JN438808

INTRODUCTION TO AUDIOLOGY

제12판

청각학 개론

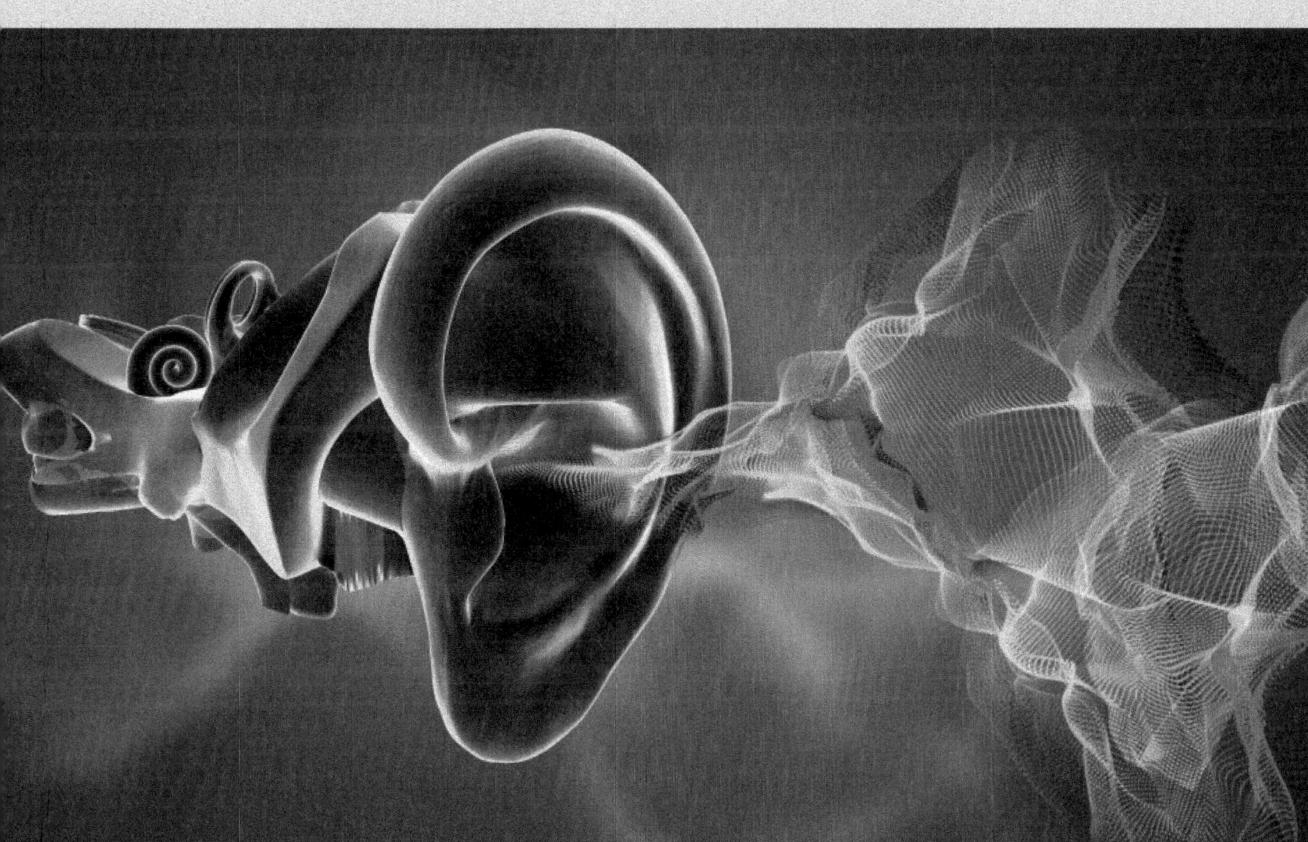

Frederick N. Martin · John Greer Clark 지음 | 허승덕 옮김

박학사

Introduction to Audiology, 12/e

Frederick N. Martin, John Greer Clark

Authorized Translation from the English language edition, entitled INTRODUCTION TO AUDIOLOGY, 12th Edition by MARTIN, FREDERICK N.; CLARK, JOHN GREER, published by Pearson Education, Inc, Copyright © 2015

KOREAN language edition published by PEARSON EDUCATION KOREA and PAK HAK SA, Copyright © 2016

Printed in Korea

ISBN 978-89-98521-52-3

역자 서문

나는 1984년 공군에서 청각학과 조우하였다. 시작은 영어로 된 한 권의 미국 공군 업무 지침서와 한 대의 장비가 전부였다. 청각학과의 깊이 있는 만남은 1986년 *Audiology* 제5판(Newby & Popelka) 초독으로 시작되었다. 이 시기는 청각학이 태동하고 빠르게 발전하던 때라 시대적 변화를 반영하듯 많은 책들이 소개되었다. 주로 검사 기법과 새로운 평가 방법, 이명, 보청기, 인공 와우, 디지털 기술 기반 청각학적 응용, 청각 관련 질환, 청각학 기초 및 관련 학문에 관한 책들이었다.

내가 참고하였던 청각학 개론 및 심화 도서 중에는 Newby와 Popelka의 *Audiology* 제5판(1986)과 제6판(1992), Katz 편저 *Handbook of Clinical Audiology* 제3판(1985), 제4판(1994), 제5판(2001) 등이 있다. Martin의 *Introduction to Audiology*와의 만남은 제6판(1997)이 시작이었고, 제12판까지 계속되고 있다.

이 책 『청각학 개론(*Introduction to Audiology*)』 제12판은 다른 책들에 비해 빠른 개정판 발간 속도에서도 알 수 있듯이, 저자의 열정과 청각학의 학문적 경향을 읽어 낼 수 있는 매력을 가지고 있다. 책의 구성 또한 기초 및 응용과학인 청각학의 매우 빠른 발전 속도와 난청의 평가와 재활이라고 하는 사회적·정서적 변화의 흐름을 잘 반영하고 있다. 아울러 학자이면서 임상 학문을 다루는 청각 전문가들이 난청자와 관련 분야 전문가들에게 애정과 배려로 자문할 수 있는 증례 해석 과정을 체계적으로 다루고 있다. 이러한 내용들을 전문가는 물론 입문하는 학생들도 쉽게 접근할 수 있도록 구성하였는데, 이는 어쩌면 Frederick N. Martin 박사가 풍부한 임상을 바탕으로 한 학문적 연구 경험과 열정을 가진 신구자였기에 가능하였을 것이다.

『청각학』 제12판을 우리말로 소개하게 된 것을 기쁘게 생각하며, 이 과정에서 청각학을 연구하는 학자로서, 서비스를 제공하는 전문가로서 좋은 경험을 가질 수 있었다. 이 경험을 많은 분들도 함께할 수 있기를 기도하며, 간행을 위해 함께 땀 흘리신 분들께 감사의 말씀을 드린다.

2016년 8월

허승덕

60여 년 동안 최고의 친구로서 도움과 격려를 아끼지 않았던 사랑하는 아내 Cathy, 마취과 의사로서 의술뿐만 아니라 다양한 방면에서 관용을 지닌 아들 David, 회사 인사 전문가로 풍부한 재능과 자애심을 지닌 훌륭하고 상냥한 딸 Leslie Anne, 큰 병원의 네트워크 관리 의료 전문 법률 대리인인 며느리 April, 60년 동안 친구이자 동료이며 청각학에 수많은 업적을 남긴 Mark Ross 박사, 많은 학생들과 수업 조교들, 특히 놀랄 만한 경력을 가진 John Greer Clark 박사, 마지막으로, 내 삶을 기쁨으로 채워 준 대단한 구조견 Fearless-Bluedog과 Gaia, 내 곁에 있는 것 자체가 축복이었던 Decibelle과 Compass Rose와의 추억들을 떠올리며.

— FNM

하루하루를 소중하게 해준 아내이자 동반자인 Suzanne, 아이들, 손녀, 내게 처음이자 가장 좋아하는 편집자이자 멋진 친구인 어머니 Kitty, 그리고 끝없이 도전과 가르침을 주는 학생들에게.

— JGC

저자 소개

Frederick N. Martin은 4년의 미국 공군 복무를 마친 뒤 대학으로 돌아와 학사와 석사 과정을 마치고, 임상에서 청각전문가로서 삶을 시작하였다. 임상에서 8년간 일하다가 대학원으로 돌아와 박사 학위를 받았다. 텍사스 대학교(Austin)에서 교수로 38년간 교육과 연구에 전념하였다. 그는 현재 Lillie Hage Jamail Centennial의 의사소통 및 장애학과(Communication Sciences and Disorders) 명예교수이다.

지금까지『청각학 개론』을 12판까지 개정하였는데, John Greer Clark 박사와 여섯 번 공동 저자였다. Martin은 7권의 책을 저술하였고, 또 다른 7권을 공동 저술하였다. 13권의 편저서와 3권의 공동 편저서가 있다.

그는 모두 24장의 교재 편저, 122편의 학술 논문, 104편의 학술대회 발표 논문, 5장의 CD-ROM을 발표하였다. 청각학 분야 학술지 편집위원으로 활동하였고, 수년간 *Audiology: A Journal for Continuing Education*의 공동 편집위원장으로 활동하였다. 텍사스 대학교에서 교수로 재직하는 동안, 대학 의사소통 협회에서 강의 우수상(Teaching Excellent Award), 대학원 강의 우수상(Graduate Teaching Award), 텍사스 대학교 동문회 고문상(Advisor's Award)을 받았다. 전미청각언어병리학전공학생회(National Student Speech-Language-Hearing Association)는 2002~2003년 텍사스 대학교의 의사소통 및 장애학 강의를 높이 평가하여 그를 '올해의 교수(Professor of the Year)'로 추대하였다. 1997년 미국청각협회(American Academy of Audiology, AAA)에서 '청각 분야 직업인 상(Career Award)'을, 2006년 Texas Academy of Audiology에서 '평생 업적 상(Lifetime Achievement Award)'을, 2009년 Arkansas Hearing Society에서 Thomas A. LeBlanc 상을 각각 수상하였다. 그의 저서『청각학 개론(*Introduction to Audiology*)』은 2006년 텍사스 대학교에서 Hamilton Book 수상의 영광을 안았다. AAA와 미국언어청각협회(American Speech-Language-Hearing Association, ASHA) 회원이며, ASHA와 Texas Speech-Language Hearing Association 평생 명예 회원, Austin Audiology Society의 첫 번째 평생 명예 회원이다.

텍사스 대학교(Austin)의 의사소통 대학(College of Communication)은 2011년 Frederick N. Martin이 기부한 장학금으로 설립되었다. 이 장학금은 청각전문가를 희망하는 대학원생들에게 매년 영원히 지급될 것이다.

John Greer Clark은 퍼듀 대학교에서 이학사를 취득하고, 텍사스 대학교(Austin)에서 석사 학위를 받았다. 루이지애나 주립대학교에서 임상과정을 밟은 뒤, 신시내티 대학교에서 박사 학위를 받았다.

신시내티 대학교에서 동문공로상(Prominent Alumni Award)과 동문우수상(Distinguished Alumnus Award)을, Ohio Speech and Hearing Association에서 명예상을 받았다. Clark 박사는 1996년 ASHA 특별회원에 선출되었다. 전미재활청각학회(Academy of Rehabilitative Audiology) 회장과 전미청각위원회(American Board of Audiology) 위원장을 역임하였고, 미국청각협회(American Academy of Audiology) 회원이다. 4년 동안 AAA 이사로 봉사하였으며, 아내와 함께 중서부청각학회(Midwest Audiology Conference)를 설립하였는데, 이 협회는 후에 인디애나, 오하이오, 켄터키 주 학회로 분리 발전하였다.

Clark 박사는 지방과 전미, 국제학회 등에서 많은 특별 강연을 하였다. Ida Institute에서 근무하였으며, 다수의 전문 학술지 협력 편집위원, 편집 자문, 편집위원 등으로 활동하였다. 편저, 공저, 단독 저서, 15개 장(chapter)의 저술 참여, 의사소통에 관련한 학술잡지 논문 등을 포함한 100편 이상의 출판물이 있다. 최근에는 성인 청각재활, 청각자문, 동물 청각학 등에 관심을 가지고 있다.

Clark 박사의 첫 직장은 루이지애나 주 인구보건국(Department of Health and Human Resources)이었다. 이곳에서 청각전문가로서 장애 유소아 프로그램을 담당하였고, 노인을 위한 의사소통 선도 과제(Geriatric Pilot Project in Communicative Disorders) 협력관으로 일하였다. 신시내티 의료원 이비인후과학-악안면외과에서 임상 조교수로 일하였으며, 개인 클리닉을 개원하기 전까지 15년 동안 Helix Hearing Care of America의 임상 서비스 과장으로 재직하였다. 최근에는 신시내티 대학교 의사소통 및 장애학과 부교수, 덴마크 Ida Institute 연구원, 루이빌 대학교 객원 교수, Clark Audiology, LLC 회장으로 재직하고 있다.

저자 서문

청각학 선구자들은 이 분야가 유소아 및 성인 청각과 평형기관 질환까지 담당할 것이라고 예상하지 못하였을 것이다. 청각학은 전문적 진단과 재활(원서는 치료, 이하 재활과 혼용)에 관한 획기적 발전을 계속하고 있고, 여전히 흥미진진한 진화가 계속되고 있다.

청각학의 최종 목적지는 성공적인 재활이고, 이러한 과정은 진단이 없으면 불가능하다. 일부 사람들은 청각학의 역할이 청력검사만 하는 것으로 착각하기도 한다. 분명한 사실은 청력검사가 매우 필수적인 것이지만 검사는 청각학 및 관련 분야 학문적 역량을 충분히 갖추지 못한 사람들도 시행할 수 있다. 역사적으로도 청각학은 단순히 검사만 하는 것을 인정하지 않았고, 잘 훈련받고, 철저한 자기 감독하에 환자 및 가족과 충분한 상담을 통해 진단과 재활, 관리 등의 전문가로서 업무를 수행하면서 발달하였다. 따라서 청각학은 앞으로도 계속 난청자와 인간적 관계를 형성하며 청각학적 서비스를 제공하는 방향으로 발전할 것이다. 즉, 청각전문가들은 난청자와 그 가족들이 최고의 만족을 느낄 수 있도록 재활 서비스를 제공할 것이다.

청각전문가가 되기 위해서는 과거 석사 학위만으로도 충분하였으나 최근 임상 박사 학위(Doctor of Audiology, AuD)를 요구하는 방향으로 바뀌고 있다. 이러한 원인은 빠르게 발달하는 기술에 대한 추가 교육과 훈련 및 임상 수련 경험 등이 필요하기 때문이다.

제12판에서 달라진 점

이번에 개정된 제12판은 최근 연구 결과들을 추가하였고 여기에 학생들이 공부하기 쉽도록 구성하는 것을 목표로 하였다. 추가된 자료가 많아 다소 생소할 수 있지만 청각학에 입문한 학생들과 함께할 수 있을 것이라 믿는다. 입문서로 청각학에 대한 충분한 정보를 제공하여, 청각학이 자신을 투자할 가치가 있는 매력적인 학문이라는 것을 깨닫기를 바란다.

기존 내용을 보완하거나 추가된 내용들은 아래와 같다.

- 증례를 추가하고 증례를 더 깊이 있게 분석하였다.
- 각 장마다 자주 묻는 질문(FAQ)을 추가하였다. 이 질문들은 학생들이 강의시간이나 연구실을 방문하여 질문한 내용들이다.
- 최신 참고 문헌을 인용하였다.

이 책의 활용법

이 책이 지난 40년 동안 개편을 거듭하면서, 입문 과정부터 전공 과정까지 학습할 수 있도록 내용이 다양해졌다. 이 책을 주로 청각학, 언어병리학, 청력손실 특수 교육 등을 공부하는 학생들이 청력손실과 이에 관련한 학문적 배경 등을 공부하기 때문에 어설픈 지식으로 전문가의 도움이 필요한 난청자나 그 가족에게 피해를 주지 않기 위해서라도 심화 과정까지 공부할 수 있도록 한 것이다.

이 책의 장별 순서는 대부분의 청각학 교재와 다소 차이가 있다. 대부분의 책들은 청각기관의 해부와 생리를 다룬 후 청각학적 평가와 재활 방법을 소개한다. 이 책은 청각학 분야에 대한 소개를 시작으로 귀의 개요가 뒤를 잇는다. 이렇게 개념적 이해를 도운 후, 청각학적 진단을 설명하면서 관련 해부와 생리를 상세하게 설명한다. 이러한 방식은 평가 방식에 대한 원리, 증례를 통한 학습 그리고 서로 다른 청각기관 질환 학습으로 연결하여 이론을 정립하는 데 도움이 된다.

이 책은 기존에 어렵게 여기던 것들을 쉽게 접근할 수 있도록 구성하였다. 만약, 기존 방식으로 공부하기를 원한다면 장별 순서를 바꾸면 된다. 해부학, 생리학, 청각 질환, 청각기관 손상 부위에 따른 치료 및 재활로 구성된 9~12장을 청각 평가로 구성된 4~8장보다 먼저 보면 된다. 책 마지막에는 같은 내용 내용들을 다시 한 번 다룬다.

이 책으로 강의하시는 분들이 보기에 일부 내용이 생각하였던 것보다 심화된 것을 느낄 수도 있다. 만약 그렇다면, 표제 및 부제를 통해 첨삭된 부분을 쉽게 이해할 수 있을 것이다. 또 더 자세한 학습을 원한다면, 추천 학습 목록을 활용하면 더욱 깊이 있는 학습이 가능하다. 이 책은 특정한 주제 중심으로 공부하는 모듈 구성이어서 특정 주제를 더 상세하게 공부할 수 있다는 장점이 있다.

이 책의 각 장은 해당 주제에 대한 설명과 학습 목표를 소개하면서 시작된다. 표제, 부제, 삽화, 그림 등으로 구성되어 있고, 각 장의 마지막에 요약을 통해 중요한 부분을 반복 학습하도록 하였다. 새로운 용어는 글꼴을 **굵게**(bold) 표시하였고, 용어 부분에 정의를 소개하였다. 마지막 장에 다시 보기를 넣어 중요한 내용을 정리하였고, 질문을 통해 학습 내용을 올바르게 이해하였는지 확인하도록 하였다. 아울러 배운 내용을 종합하고 임상 증례를 통해 응용하고 싶다면 증례 분석을 이용하고, 색인을 통해 원하는 내용을 빠르게 찾아볼 수 있다.

감사의 말

출판물을 디지털 형식으로 변환해 준 Christina Robb, 제12판을 검토해 준 Austin 주립대학교 Frank Brister, Stephen F., Mercy College의 Nancy Datino, Utah 주립대학교의 John Ribera, Minnesota 주립대학교 Mankato 캠퍼스의 Renee Shellum, 원고의 세심한 곳까지 살펴 준 Jouve North America의 John Shannon에게 감사를 표합니다. 마지막으로, 10여 권 이상의 책의 주필(executive editor)로서 최선을 다해 준 Steve Dragin에게도 감사를 표합니다. 저자들은 모든 도움을 기억하며, 앞으로 계획한 모든 일에 성공이 함께하길 기원합니다.

차례

제3부

이 책의 **참고 문헌**은 지면상 실지 못했습니다
박학사 웹사이트(http://www.pakhaksa.co.kr)의 '자료실'에 가시면 내려 받을 수 있습니다.

청각학 개론

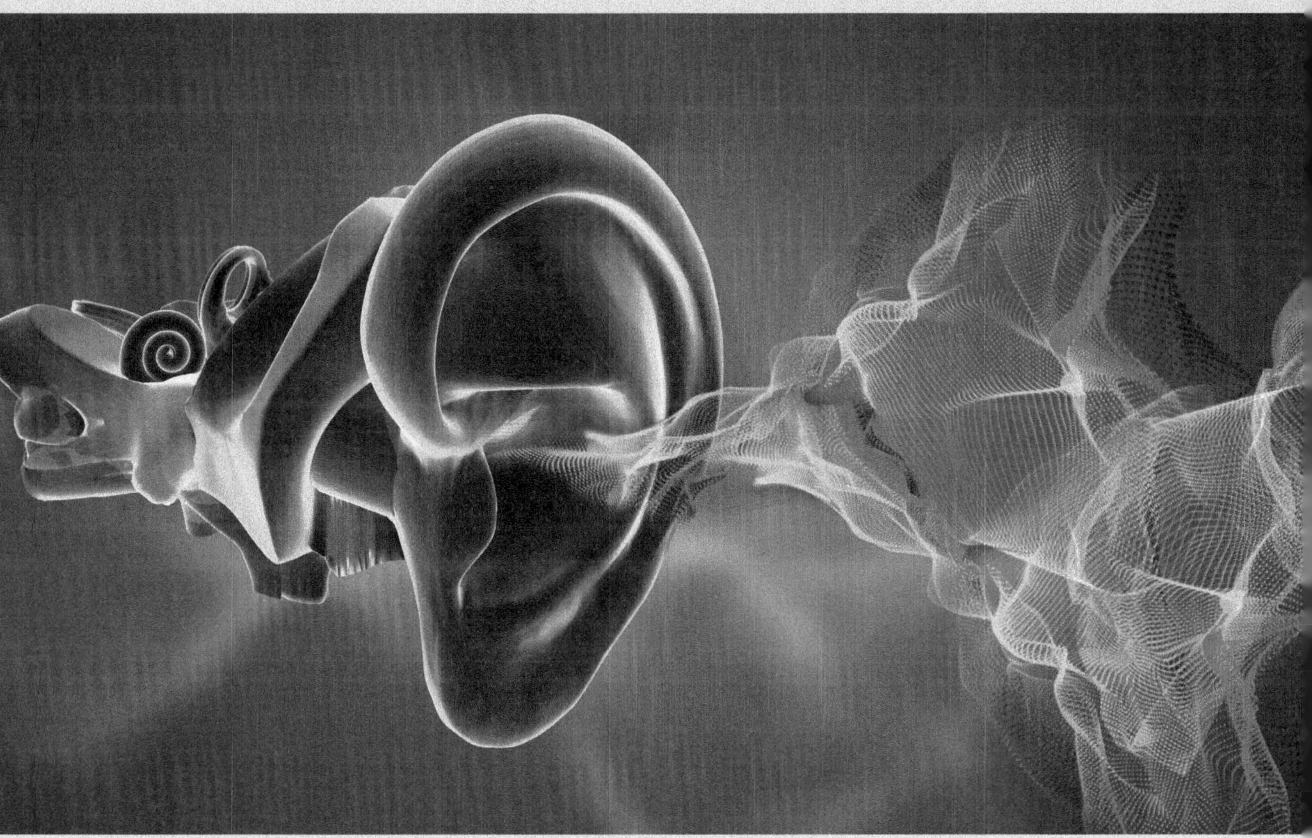

제1부

청각학

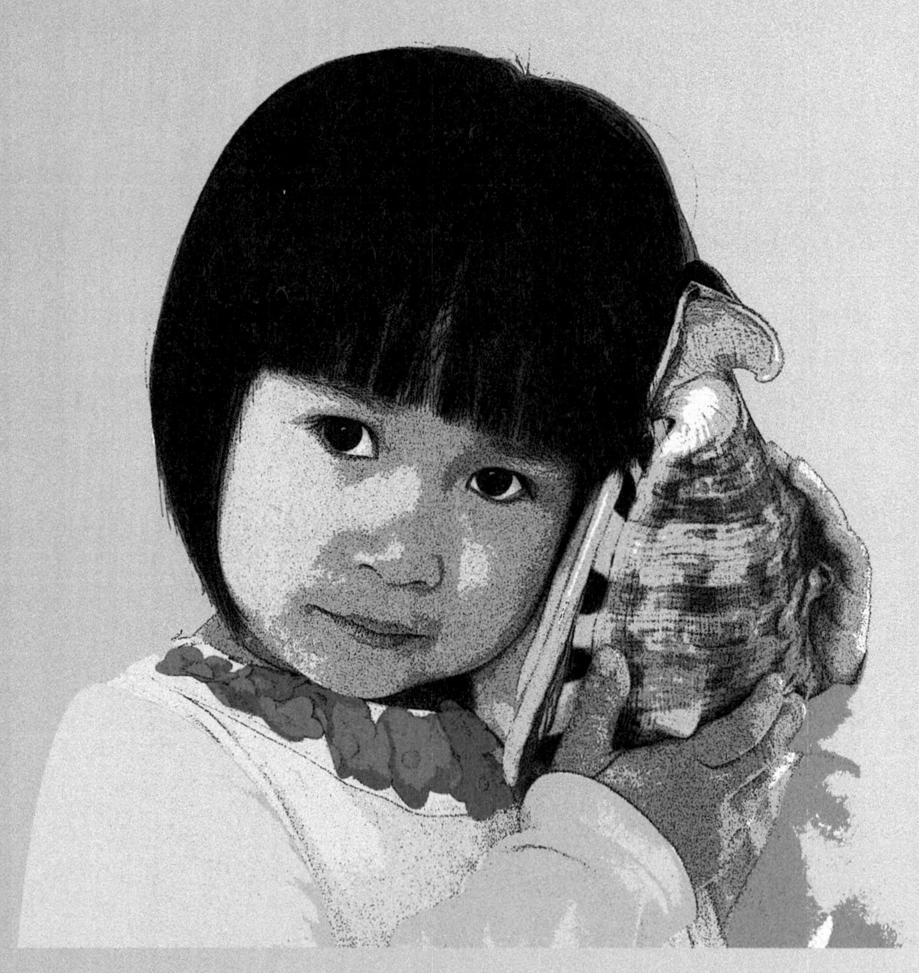

이 책 1장에서는 청각학을 미리 알 필요는 없다. 1장은 전문 직업 분야로서 청각학의 역사와 미래 비전 등 전반적인 개요를 소개한다. 2장은 청각계통의 기본 해부학을 설명하고, 난청 성질과 간단한 청력검사에 대한 이해를 도울 것이다. 더 자세한 내용은 다음 장에서 설명할 것이다. 음차검사는 세 가지 목적으로 기술한다. 먼저, 오늘날 많은 전문가들이 사용하고 있고, 둘째, 과학과 임상 학문으로서 청각학 역사의 중요한 한 부분이고, 셋째, 현대적 청력검사를 이해하는 데 필수적인 몇 가지 기본 개념이 담겨 있기 때문이다. 3장은 소리의 물리학과 현대의 청각학적 평가를 수행하는 데 중요한 측정 단위를 설명한다. 청각학을 공부하는 사람들은 새로운 정보만을 간단히 참고하면 될 것이다. 이 분야를 처음 접하는 독자는 다음 장에 어떤 내용들이 계속될 것인지를 이해하기 위해서 꼭 읽어야 할 부분이다.

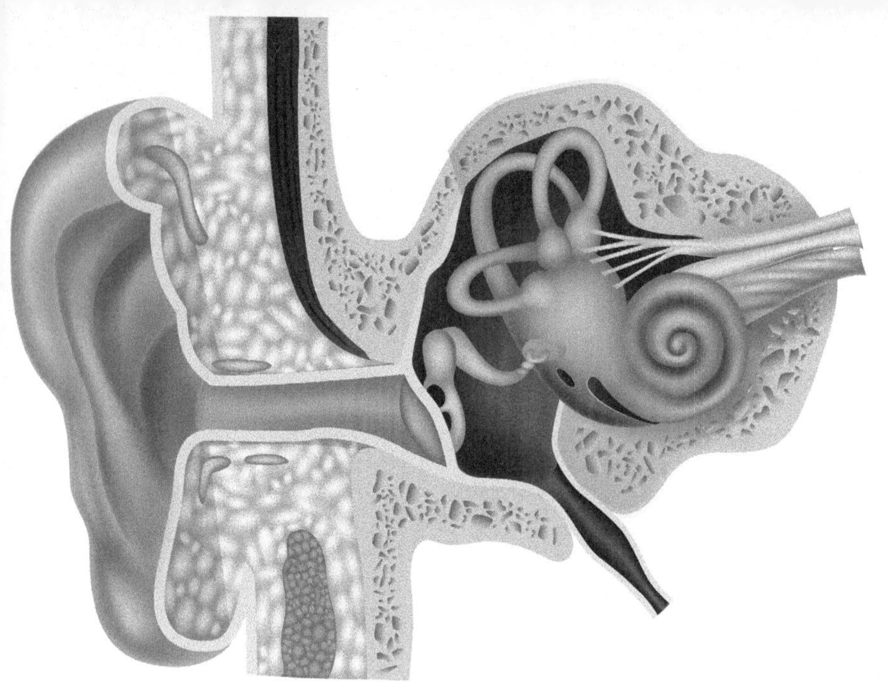

제 1 장

전문 직업 분야로서 청각학

학습 목표

책을 시작하는 첫 번째 장의 목적은 전문 직업 분야로서 청각학의 기원, 발달 과정, 청각 건강 전달체계에서 역할 등을 소개하는 것이다. 이 장에서 학습할 내용은 다음과 같다.

- 전문 직업 분야로서 청각학의 변천
- 청력손실이 개인과 사회에 미치는 영향
- 청각학의 세부 분야와 청각전문가들의 고용 조건
- 전문적 서비스 제공을 위하여 언어병리전문가와 청각전문가의 긴밀한 관계 형성이 필요한 이유

전문 직업 분야로서 청각학은 70여 년 전 처음 소개된 이후 급격하게 성장하였다. 청각학은 제2차 세계대전 참전으로 난청이 발생한 상이군인들의 사회 재기를 돕는 데서 출발하였으며, 지금은 모든 국민들에게 정확한 청각학적 진단과 재활 등 전문적 서비스를 제공하는 분야로 성장하였다. 지금 청각학을 공부하는 학생들에게는 성장 동력이 있는 미래 직업 중 하나로 기대할 수 있으며, 난청자들의 청각적 요구를 충족시

키는 보람을 느낄 수 있다.

청각학 발달사

제2차 세계대전 이전 청각 건강 서비스는 의사와 보청기 사업자들이 담당하고 있었다. 전쟁 후반까지 청각보호구 사용이 일반화되지 않아서 참전군인들의 청각은 현대 무기의 강한 소음에 그대로 노출되었다. 이 군인들이 은퇴하여 사회로 재진입하는 과정에서는 군 **청각재활**(aural rehabilitation) 센터의 **이과학**(otology; 귀 질환을 담당하는 의학 세부 분야)과 **언어병리학**(speech-language pathology) 전문가들이 함께 담당하였다.

이 센터들은 종전 후 민간 분야에서 서비스를 제공해야 할 프로그램 개발에 다양한 분야 전문가들의 참여가 필요하다고 믿었다. 첫 번째 난청 재활 프로그램은 지역사회를 기반으로 한 이과 전문의들의 노력으로 설립되었다. 그러나 운영은 군에서 신설 지역 재활센터로 이직한 언어병리전문가들이 담당하였다. 이들은 군에서 주로 청력검사 기술과 재활 방법을 개발한 사람들이다(Henoch, 1979).

미국에서 청각학은 의학과 별개의 전문 영역으로 빠르게 발전하였다. 같은 시기 다른 나라들에서도 청각학은 지속적으로 발전하였으나 청각학 연구 및 임상은 대부분 이과 전문의들이 담당하였다. 미국을 제외한 이 국가들의 청력검사는 청각학 학술단체 등에서 관리하는 시험에 합격한 사람들이 담당하고 있으며, 검사 이외의 검사 처방과 환자 관리 등은 이과 전문의가 맡고 있다. 일부 국가들에는 강력한 청각학 학술단체가 있고, 미국과 같이 청각전문가들이 독립적인 역할을 수행하고 있다. 지구촌의 대부분 청각전문가들은 자율적 권한을 가진 미국을 모델로 성장하고자 한다.

audiology(청각학)라는 단어는 라틴어에 뿌리를 둔다는 것에는 의심의 여지가 없으나 그 어원은 분명하지 않다. '듣기'라는 뜻의 어근 *audire*(to hear)와 '연구'라는 뜻의 그리스어 접미사 *logos*(the study of)를 합성하여 *audiology*(청각학)라는 용어를 만든 것이다. 청각학이 학문적으로 독립하지 않았던 시기인 1945년 군 청각재활 센터 설립에 적극적이었던 Raymond Carhart*와 Norton Canfield 박사가 동시에 만들었다는 문헌 기록도 있다. 그러나 1939년 Auricular Foundation Institute of Audiology가 "Audiological Problems in Education"이라는 이름으로 설치한 과정과 이보다는 시기적으로 앞선 1935년 Mayer Shier 감독의 ≪청각학≫이라는 단순한 이름의 홍보 영화에서 처음 사용하였다는 주장이 있다(Skafte, 1990). 용어의 기원과는 관계없이 청각전문가(audiologist)는

* Dr. Raymond Carhart(1912~1975), 청각학의 아버지.

학위가 있고 임상적 훈련을 거쳐 임상 면허 또는 전문 자격을 갖춘 사람을 말하며, 업무는 청각 및 전정 기능에 대한 청각학적 인지, 평가, 진단, 치료, 예방 등을 포괄적으로 담당한다(American Academy of Audiology, 2004).

청각학 전공 교육 과정

미국의 청각전문가를 위한 교육 과정은 학문적 영역을 과학 기술 분야로 확장하고, 진단 과정에 대한 다양성을 증대시키며, 임상 전문가로의 안목을 확대하는 방향으로 변하고 있다(American Academy of Audiology, 2004; American Speech-Language-Hearing Association, 2004b). 청각학은 임상 분야에서 청력손실을 찾아내고, 난청을 감별 진단하여 청각은 물론 전정 질환에 대한 비의학적 재활 치료 등을 포함하여 성장하고 있다. 주정부 자격 취득 요건은 학사 학위 이상에서 석사 이상으로 바뀌었고, 대부분의 주에서는 임상 실습을 자격 취득의 필수 요건으로 정하고 있다. 사반세기 이전부터 청각학을 태동시킨 사람 중의 한 명이었던 Raymond Carhart는 석사 학위 이상으로 정한 자격요건의 한계를 인정하였다(Carhart, 1975). 결국 이후 Academy of Dispensing Audiologists의 학술대회에서 자격 요건을 박사 학위 이상으로 정하자는 데 의견을 함께하였다(Academy of Dispensing Audiologists, 1988).

최근 몇 년 동안에는 청각학 임상 학위인 청각학 박사(doctor of audiology, Au.D.) 프로그램이 활성화되었다. 이 프로그램은 대부분의 대학이 학부 졸업 후 4년 동안 심화 이론 강의와 임상 실습을 받도록 하고 있으며, 마지막 4년차에서는 유급 상근 임상 전문가로 근무하여야 한다.

청각전문가 교육 과정은 비록 이질적 측면이 있지만 청각과 말 과학, 해부 및 생리학, 의사소통 및 의사소통 장애 개론, 상담학, 전자공학, 컴퓨터공학, 청각과 전정 질환 진단 및 재활 실습 등을 포함하고 있다. 이렇게 폭넓은 학문 배경을 제공하는 대학 프로그램은 임상 전문가로서 독립적 판단 역량을 강화하고, 전문적 서비스 제공을 통해 수요자들의 삶의 질 향상에 기여하기 위한 것이다.

면허 및 자격

미국에서 청각학적 서비스는 면허를 받거나 주정부 및 워싱턴 DC에 등록한 후 제공하도록 규제하고 있다. 이러한 규제는 청각학 서비스 제공자들이 필요한 최소한의 교육을 받게 하기 위한 것이며, 대부분의 주에서는 역량 유지를 위해 최소한의 보수 교육(평생 교육, continuing education)을 받을 것을 요구하고 있다. 청각전문가의 면허 취득이나 등록은 전문 직업인으로서 서비스 제공을 위한 법적 요구 조건이다. 면허 및 등록은 중요한 소비자 보호 장치이며, 이를 분실하거나 취소당하면 청각학적 서비스 제공이 금지된다. 면허를 취득하기 위해서는 소정의 과정과 약 2,000시간의 임상 실습을 이수하고, 청각전문가 국가시험을 통과해야 한다.

면허 및 등록과 달리 자격은 청각학 서비스 제공을 위한 법적 요구 조건은 아니다. 미국언어청각협회(American Speech-Language-Hearing Association, ASHA) 회원이면서, ASHA의 공인청각사(Certificate of Clinical Competence in Audiology, CCC-A)임을 인정하는 자격이다. 이 자격은 협회가 정한 기준에 합격하였는지, 전문가로서 보수 교육은 이수하였는지 등을 인정하는 것이다. 대부분의 청각전문가들은 평생 교육의 자발적 참여를 약속하고 American Board of Audiology(ABA)에서 자격을 받는다. ABA 자격은 자신의 전문적 역량을 전문 협회나 면허 및 등록을 위한 기준보다 높게 유지할 것을 서약한 후 취득한다.

다양한 청각학적 서비스 영역별 지원 인력(audiologist assistants, 청각사) 고용도 늘어나고 있다. 미국청각협회(American Academy of Audiology, 1997)는 이들의 직무와 책임을 규정하였고, 거의 절반에 가까운 주정부들도 환자 검사 업무 수행을 허용하고 있다. 이들은 청각학적 서비스 업무 효율 향상에 크게 기여하고 있으며, 난청자 증가에 따른 수요를 감당하고 있다. 청각전문가는 이들의 충분한 업무 수행을 위한 교육과 훈련을 책임져야 한다.

⚜ 난청 유병률과 청력손실의 영향

청각학이라는 전문 직업 분야는 비록 국방부의 후원으로 시작되었으나 난청 유병률과 청력손실이 삶을 황폐화하는 정도를 고려하여 민간 영역에서도 빠르게 성장하였다. 난청 유병률은 추정 방법(인구별 실제 평가나 설문 조사 방식), 청력손실 기준, 표본 인구 연령 등에 따라 다소 차이가 있다. 세계보건기구(World Health Organization, WHO)의 청력손실 기준에 따른 미국의 유병률은 두 귀의 경우 최대 3,000만 명, 한 귀 이상의 경우 최대 4,800만 명 정도이다(표 1.1 참조).

난청 **유병률**(prevalence)은 나이에 따라 증가하고, 청력손실이 있는 65세 이상 미국인은 2015년 기준 1,300만 명 정도에 이를 것으로 추산하고 있다. 유소아의 영구적 난청은 성인보다 현저히 낮다. 그러나 유소아 난청 유병률은 거의 충격적이다. 이것은 유소

표 1.1 난청 유병률과 관련 질환

5,000만 명 이명 자각
3,000만 명 유해 소음이나 이독성 약물에 노출
4,800만 명 한 귀 또는 두 귀 청력손실 자각(hard of hearing)
1,000만 명 약간의 영구적 소음성 난청
200만 명 농
1,000명 중 6명 유소아 선천성 난청
베이비붐 세대(baby boomer, 41~59세) 6명 중 1명 난청 자각
X세대(29~40세) 14명 중 1명(또는 7.4%) 난청 자각
15% 학령기 아동, 중이 감염에 의한 청각선별검사 재검 대상자
90% 유소아, 6세 이전에 적어도 한 귀 중이 감염 병력 보유

출처: Johns Hopkins Medical Center(www.ata.org); Tinnitus Association(www.ata.org); Centers for Disease Control and Prevention(www.cdc.gov); National Institute for Occupational Safety and Health(www.cdc.gov/niosh/topics/noise); Better Hearing Institute(www.betterhearing.org).

아에게 흔한 일시적이고 경미한 중이 감염만으로도 말-언어 발달과 학업 성적에 영향을 준다는 것을 고려해야 하기 때문이다. 모든 유소아의 귀 질환이 2차적 문제로 이어지는 것은 아니지만 미국의 경우 3세 미만 유소아의 75%가 적어도 한 귀에 감염이 있다(National Institute on Deafness and Other Communication Disorders, 2010a).

재발성 또는 지속성 귀 질환을 앓고 있는 유소아는 전반적 발달에 심각한 영향을 받는다. 이들은 또래에 비하여 조음, 음운 발달, 구어를 통한 수용 및 표현 언어 발달, 문법과 구문 사용, 어휘 습득, 청각적 기억과 수용 발달, 사회적 발달 등에서 지연되는 것으로 나타났다(Clark & Jaindl, 1996). 그러나 초기 감염에 의한 시작 단계의 말-언어 발달 지연은 초등학교 2학년 시기에 또래 아이와 같아진다(Roberts, Burchinal, & Zeisel, 2002; Zumach, Gerrits, Chenault, & Anteunis, 2010). 3학년과 4학년의 잡음하 어음이해도는 중이 감염 여부와 관계없이 유의한 차이가 없다. 그러나 중이 감염 경험이 있으면 큰 차이가 나타난다(Keogh et al., 2005). 이 연구는 중이 감염 병력이 있는 일부 아동들이 어음이해에 상당한 어려움을 겪고 있다는 것을 의미한다.

사실, 유소아의 중이 감염 병력이 말-언어나 교육적 발달 지연으로 이어지지는 않으며, 중이 감염에 의한 청력 변동이 학습 활동에 영향을 줄 수 있다(Davis, 1986; Williams & Jacobs, 2009). 그렇다고 이것이 중재가 중요하지 않다는 것을 의미하는 것은 아니다. 그 정도가 더 심한 영구적 청력손실은 아동의 말-언어와 교육 발달에 영향을 미치고(Diefendorf, 1996), 또한 가족과 또래 관계에서 심리적으로 역동적인 영향을 미친다(Altman, 1996; Clark & English, 2014).

영구적 난청을 진단받은 성인은 어린 자녀에게 난청이 있다는 것을 통보받은 부모가 느끼는 것처럼 비탄에 빠진다(Martin, Krall, & O'Neal, 1989). 물론 난청의 원인을 진단할 때까지 청력손실이 미치는 영향은 뭐라 단정할 수 없다. 성인 난청을 방치하면 가정이나 사회에서의 관계를 악화시키며, 노인 난청자들은 청력손실로 신체 활동이 감소하고 우울감을 느끼는 등 건강이 전반적으로 악화되는 것으로 보고되었다. 실제로 Bess, Lichtenstein, Logan, Burger와 Nelson(1989)은 진행성 난청 노인들의 신체적 · 심리적 장애가 증가하는 것으로 보고했다.

청력손실이 미치는 영향은 개인차 또한 존재하며, 개인과 사회적 재정 부담을 현저하게 증가시킨다. National Institute on Deafness and Other Communication Disorders (2010b)는 유소아기 중이 감염 치료를 위한 재정 부담은 최대 50억 달러에 이르는 것으로 보고했다. 만약 재활 교육과 교육 프로그램에 투입되는 비용과 난청자의 잠재 수입을 고려하면 실로 엄청나다. Northern과 Downs(1991)는 1세 고도 난청 유아의 기대 수명을 71세로 보았을 때 경제적 부담이 100만 달러를 초과할 것으로 추정했다.

Better Hearing Institute는 44,000가구 이상의 미국 가정을 조사하여 난청이 적어도 1,000억 달러의 연소득을 줄어들게 하는 것으로 보고했다(National American Precis Syndicated, 2007). 사람들은 주로 성인기 난청이 개인의 삶에 크게 영향을 미칠 것으로 생각한다. 베이비붐 세대(미국의 경우 제2차 세계대전 이후인 1946년부터 1965년 사이에 출생한 세대—역자 주) 중 삶의 전성기에 있는 41~59세에서 난청자는 6명 중 1명 정도이다. Better Hearing Institute는 보청기 사용이 난청자 수입의 50% 정도를 감소시키는 효과가 생기고, 이 때문에 난청자 4명 중 1명만이 재활을 시도하는 것으로 보고했다.

기술과 과학의 융합

청각학은 인간 발달과 청각의 기본 원리를 기초로, 청력손실의 생리학 및 심리사회학적 영향과 난청 진단 및 청각재활 등에 관한 기술적 측면을 연구하면서 지속적으로 발전하는 학문 분야이다. 몇 년 동안 청각학은 서비스 제공 과정에서 학문적 노력이 기술적 측면에 국한되지 않도록 노력해 왔다. 실제로 Hawkins(1990)는 청각학에서 관찰한 많은 기술적 진보가 성공적 청가 건강 서비스 과정에서의 상담과 재활의 역할과 비교하면 그리 크지 않은 것으로 지적했다.

청각학은 난청자 재활이라는 임상적 분야와 기술 및 과학을 융합하여 전문성을 높이게 되었다. 인도적 측면을 강조한 전문 학문으로서 청각학은 청각전문가를 난청자 및 그 가족에게 가까이 다가갈 수 있게 하였고, 이러한 임상적 서비스의 제공은 청각전문가들이 보람이라는 혜택을 수혜하는 계기가 되었다. 청각클리닉에서는 모든 환자들이 자신의 삶, 개인적인 성공, 인지하거나 인지하지 못한 한계 등을 이야기한다. 청각전문가는 이들이 자신의 이야기를 하고 싶도록 적극적으로 호응하면서 경청한 후, 개인적 요구를 효과적으로 반영한 진단과 재활을 설계해야 한다(Clark & English, 2014).

❀ 실전 해설

언어병리전문가들은 자신들이 청각전문가와 긴밀하게 협력하고 있는 것을 자주 느낄 것이다. 이것은 발생률이 높은 노화에 의한 의사소통 장애 노인뿐만 아니라, 말-언어 발달에 직접적인 영향을 미치는 유소아 난청에서 더욱 그렇다. 흔히 청력손실과 언어 장애는 공존하며, ASHA는 청각선별검사와 청각언어재활, 보청기에 대한 간단한 점검 등을 언어병리전문가의 직무 범위에 포함시켰다(ASHA, 2001, 2004a).

청각학 세부 전공 분야

청각학 교육 과정은 대부분 청각전문가가 다양한 분야를 경험하고 공부할 수 있도록 설계되어 있다. 많은 청각전문가들은 학위를 취득한 후, 자신이 관심을 갖고 시간과 노력을 다하는 청각학 세부 전공 분야를 하나 이상 선택한다. 여러 가지 세부 전공에 대한 학습은 연구자로서 활동과 임상 영역을 확대하여 진단과 치료 방법의 적용에 많은 도움이 된다. 아울러 청각전문가는 유소아나 말-언어에 어려움을 느끼고 청각학적 서비스가 필요한 사람들을 위해 언어병리전문가나 난청자 교육을 담당하는 교사와 서로 긴밀히 협조해야 한다.

다양한 청각학 임상 분야들은 청각학 분야 전문가로서 경력을 촉진하고 보람을 느낄 수 있게 한다. 실제로 청각전문가들이 관심과 도전이라는 측면에서 자신들의 경력을 평가한 결과, 전문 직업인으로서도 만족도가 높은 것으로 확인되었다(Martin, Champlin, & Streetman, 1997). 2013년에 청각학은 고용 전망, 예상 수입, 작업 환경, 스트레스 수준, 직업 수요 등 5개의 평가 항목에서 갖고 싶은 네 번째 직업으로 선정되었다(CareerCast, 2013). 전문 직업으로서 청각학은 다양한 세부 전공별로 직업을 선택할 수 있어서 더욱 매력적이다.

의학 청각학

많은 청각전문가들은 대학병원, 종합병원, 개인병원, 건강 관리 기관 등 보건의료 기관에서 근무할 수 있다. 이 외에도 군병원, 재향군인회, 보훈병원, 보건소 등에서 근무할 수 있다. 이 세부 전공 분야는 대부분 청각과 전정 질환의 진단 평가 계획과 서비스 제공에 초점이 맞춰져 있다(**그림 1.1** 참조). 이 책에서는 의학 분야 청각전문가가 담당하는 모든 연령층 환자에 대한 세부 진단 방법에 대해 설명할 것이다. 최종 청각학적 평가 결과는 아직 진단을 결정하지 못한 의학 및 비의학 분야 전문가와 공유한다. 의학 분야 청각전문가는 신생아 청각선별 프로그램과 약물 치료 중인 사람의 청각보존 프로그램도 관리할 수 있다. 이 외에도 비의학적 측면에서 보청기 장착 업무를 책임지고 수행한다.

교육 청각학

1975년 미국 공법 94-142호에 의거, 연방 정부 위임 명령인 장애아동교육법과 1986년 공법 99-457호 개정 장애인 교육법에 따라 학교에서 청각전문가 수요가 증가했다. 그러나 교육 분야 청각전문가는 여전히 공립학교 교육적 수요의 절반에도 미치지 않는 실정이다. 이들은 청력손실이 난청 영유아의 교육에 미치는 엄청난 영향을 최소화하

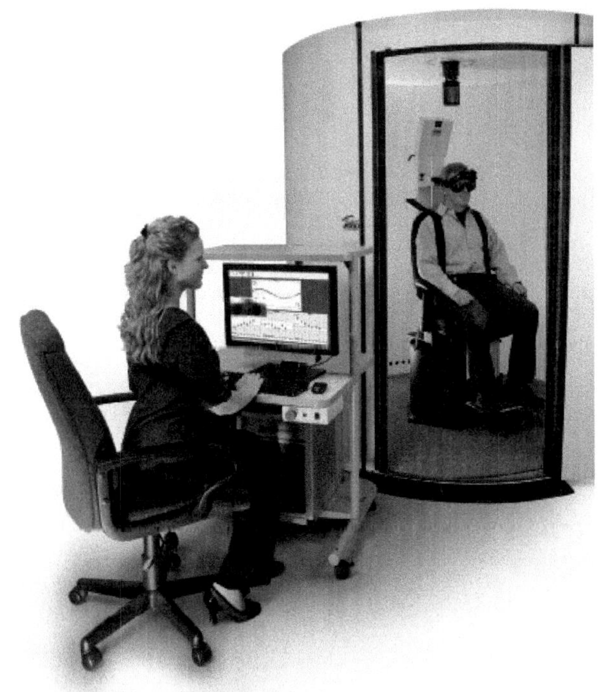

그림 1.1 평형 장애로 고통받고 있는 환자를 컴퓨터화된 회전의자 검사로 평가하고 있는 모습

출처: Micromedical Technologies, 10 Kemp Drive, Chatham, IL 62629.

고, 교육 현장에 있는 농 및 난청 유소아 교육자, 언어병리전문가들과 긴밀하게 협력해야 할 의무가 있다. 이 세부 전공 분야의 청각전문가는 유소아 난청 확인과 필요한 경우 의학 및 관련 분야 전문가들에게 의뢰하는 것은 물론 청능 훈련, 구화, 언어 음성 보존(speech conservation) 등을 포함한 재활 활동 지원, 난청 예방 프로그램, 학생 및 교사, 난청 부모를 대상으로 하는 상담과 교육, 개인 및 집단용 증폭장치 선택과 평가 등의 책임이 따른다(Johnson & Seaton, 2011).

소아 청소년 청각학

난청자 및 그 가족들을 대상으로 하는 청각전문가의 직무는 다른 어떤 업무보다 광범위한 영향을 미친다. 소아 청소년 분야 청각전문가들은 영유아 진단 평가를 위하여 특별히 배려하는 것은 물론, 특별히 어려운 시기를 보내고 있는 부모와 가족들을 공감하면서 잘 대응할 수 있도록 준비하고 도와주어야 한다. 소아 청소년 청각전문가의 중요한 역할 중 하나는 앞으로의 재활 활동에 큰 힘이 될 수 있도록 격려하는 것이다.

이 분야 청각전문가들은 난청 아동의 의사소통과 교육을 맡는 관련 분야 전문가들과 긴밀한 협력을 유지해야 한다. 근무 형태는 난청 아동과 그 가족을 중심으로 다양하게 할 수 있다. 아동병원이나 규모가 큰 재활센터, 지역 기반 청각언어센터 등에도 이 전문가들의 도움을 필요로 하는 소아 난청자 및 그 가족들이 많다.

보청기 장착 및 재활 청각학

거의 40여 년 전, ASHA는 청각전문가들의 보청기 장착을 금지하는 규정을 폐지했다. 이후, 청각재활을 위한 청각전문가들의 종합적인 활동이 크게 증가했다(14장 참조). 많은 청각전문가들은 병원이나 개인의원과 함께 보청기 장착 및 재활 클리닉을 설립하였는데, 지역 사회에서 독립 사무실을 개설할 수 있다는 점은 큰 매력이 아닐 수 없다. 기관에 소속 여부와 관계없이 보청기 장착은 청각전문가 직무의 한 부분이다.

산업 청각학

11장에서 설명하는 것처럼, 강한 소음에 노출하는 것은 증가하고 있는 청력손실의 주된 원인이다. 오늘날 대부분의 제조업체에서는 근로자의 청력을 영구적으로 손상시킬 수 있는 강한 소음을 발생한다. National Institute for Occupational Safety and Health(2001)는 3,000만 명 이상이 근로자들이 위험한 소음에 노출되어 있고, 이로 인해 가장 흔한 직업병 중의 하나이며 두 번째로 많은 산업재해를 일으키는 직업성 소음성 난청이 발생하는 것으로 보고했다. 미국 보건부는 소음 허용 수준과 근로자의 소음 피폭 시간을 규정하고 있으며, 고용주가 청각보호구를 준비하고 근로자들이 이를 효과적으로 사용할 것을 권고하고 있다. 산업체에서 청력 보존 프로그램을 관리하는 청각전문가는 과도한 소음의 측정, 생산 설비에서 발생하는 소음 정도를 낮추기 위한 자문, 근로자 청력 감시, 과도한 소음 피폭에 의한 영구적 난청에 대한 교육, 과도한 소음에 노출된 근로자에게 청각보호구 처방 등의 업무를 수행한다. 청각전문가의 일부는 특정 산업체에 상근하면서 독점적으로 관리하기도 하지만 대부분 청각전문가들은 비상근 자문 계약으로 업체와 근로자를 위해 서비스를 제공하거나 다양한 형태의 서비스를 제공하기도 한다. 산업체 자문역으로서 청각전문가는 변호사, 산업의학 전문의, 산업의학 전문 간호사, 산업위생, 산업공학, 관리부서 노사 및 인사 담당자, 노동조합 등과 긴밀한 협력 관계를 유지하는 것이 좋다.

원격 청각학

원격 의료는 전통적 방법으로 진단과 치료를 접근하기 어려운 오지 환자에게 원격 서비스를 제공하는 것을 말한다. 청각학 영역에서는 개발지역이나 오지에 사는 사람들에게 특별히 유용한 서비스를 제공할 수 있는 것으로 밝혀졌다. 자세한 내용은 15장에서 설명한다. 세계보건기구(World Health Organization, WHO)는 난청을 **원격 청각학**(tele-audiology)의 역할에 크게 의존할 수밖에 없는 첫 번째 손실(불능)로 보고했다. 사실, 대부분의 개인, 아마도 이들 중 최대 90%가 원격 청각학을 필요로 하며(Nemes, 2010), 센터로부터 먼 곳에 살고 있는 사람들이 새로운 접근 방식을 통해 혜택을 누릴 것이다.

원격 청각학적 서비스를 활용하면 도시에 있는 전통적 청각센터까지 장거리 여행을 할 수 없는 사람들에게 모든 청각 건강 서비스 전체를 제공할 수 있다. 이 대상 지역은 말 그대로 이 세계 구석구석을 포함하지만 미국의 경우에는 저소득 지역을 대상으로 할 수 있다. 원격 청각학은 네트워크 개발과 구축으로 실현되었다. 원격 청각학은 지리적 · 문화적 차이와 재정 상황에 따른 특별한 프로그램 개발, 모든 사람들에게 전문적 청각 건강 관리 서비스를 제공하고자 하는 꿈, 이 전공 분야에 변화와 개선 등의 측면에서 긍정적 변화가 일어날 것이다.

여가 청각학과 동물 청각학

청각전문가들은 자신이 직무를 전적으로 책임지면서 활동할 수 있는 세부 전공 분야가 많다. 여가 분야와 동물 청각학 분야도 새롭게 부상하는 분야 중 하나이다. 11장에서 자세히 설명하겠지만 강한 소음은 인간의 청각에 해로운 영향을 미친다. 그러나 염려스러운 점은 인간이 자신의 청각에 해로운 것도 기꺼이 즐기는 성향이 있다는 것이다. 청각에 부정적인 영향을 미치는 활동으로 음악 감상과 총기 사용 등이 있고, 이 외에도 모터보트, 스노모빌, 오토바이, 경주용 자동차까지 매우 다양한 활동들을 여가 목적으로 즐기고 있다. 여가 분야 청각전문가들은 지나치게 강한 소리와 함께 여가를 즐기는 사람들에게 청각보존 서비스를 제공하기 위한 방안을 찾아야 한다.

최근에는 그 분야가 매우 좁지만 동물, 특히 사람과 가장 친한 친구인 개(**그림 1.2** 참조)를 위한 청각학적 서비스를 제공하는 세부 전공 분야가 있다. 80여 종 이상의 개들의 선천성 난청이 보고되어 있고, 많은 개들이 인간처럼 노화로 청력이 손실된다. 개의 안전과 소통 문제의 상담은 동물 청각전문가들의 중요한 서비스이다(Scheifele, Clark, & Scheifle, 2012). 동물, 특히 훈련을 위해 지속적으로 시간과 경비를 투자하는 군견의 청력보존 서비스는 동물 청각전문가와 조련사의 관심 분야 중 하나이며, 개의 청력손실의 효과적인 예방과 관리는 지금도 지속적으로 계속하고 있는 연구 분야이다.

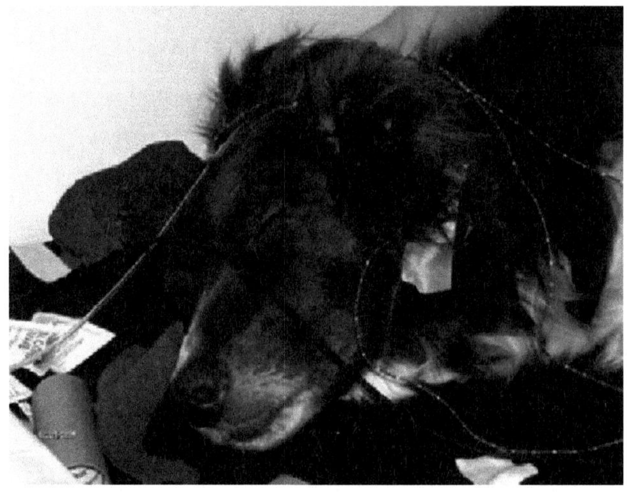

그림 1.2 개의 청력손실 발견, 진단, 관리는 자격이 있는 전문가가 체계적인 원칙에 따라 수행한다. 7장에서 설명한 인간의 객관적 청각 평가와 마찬가지로 가벼운 진정하에 성공적으로 수행할 수 있다.

출처: The Facility for the Education and Testing of Canine Hearing and the Laboratory for Animal Bioacoustics [FETCH~LAB], University of Cincinnati.

⚜ 고용 조건

청각전문가들은 연구자, 관리자, 대학교수 등으로 82% 이상이 고용되어 임상적 서비스를 직접 제공하고 있다(American Academy of Audiology, 2010). **그림 1.3**에서 보는 것처럼 서비스는 독자적인 경우보다 의료 환경에서 더 많이 제공하고 있다. 개인병원에 고용된 청각전문가들이 두 번째로 많은 것으로 조사되었다.

대부분의 석사 과정 학생들은 미래에 청각학 임상 학위(Au.D.)를 취득하고 의료기관에 개인 사무실을 열기를 희망하는 경향을 보였다(Freeman & Doyle, 2001). 지금까지 가장 빠른 성장을 보인 청각전문가들의 고용 조건은 개인 사무실이다. 오늘날, 청각전문가 개인 사무실에서는 보청기 장착과 재활에 집중하고 있으나, 다양한 진단 청각학적 서비스 제공도 증가하고 있다.

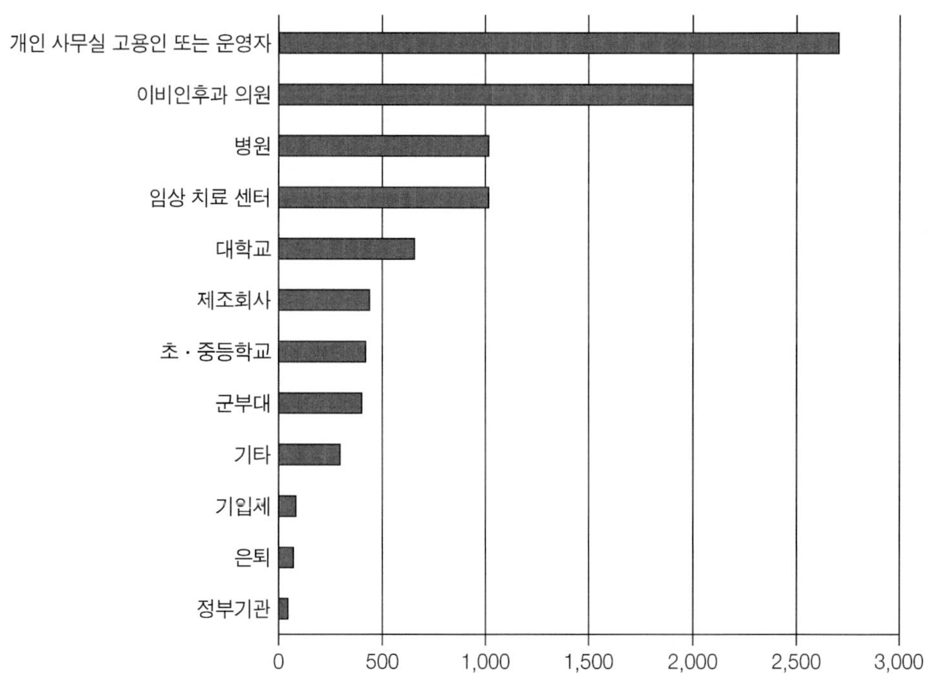

그림 1.3 미국청각협회 회원 설문 조사에 따르면, 청각전문가 대다수가 병원, 클리닉, 개인의원 등 의료기관에 근무하고 있다. 82% 이상이 임상 서비스 제공자라고 하였다. 불과 몇 년 전만 해도 많은 청각전문가들이 개인 사무실에서 근무했다. 주: 9,203명의 응답

출처: American Academy of Audiology, Membership Demographics, 2010.

전문 단체

다수의 전문 단체들은 청각전문가들의 이익 창출과 신분을 보호하기 위한 노력을 하고 있다. 1927년 설립된 American Society for the Study of Disorders of Speech는 American Speech Correction Association이라는 이름을 거쳐, 1947년 American Speech and Hearing Association(ASHA)이라는 이름을 확정하면서 청각학을 전문 직업 분야로 인정하였다. 1978년 ASHA는 American Speech-Language-Hearing Association으로 이름을 다시 바꾸었으나 약어는 그대로 유지하였다. ASHA는 청각학 서비스 표준을 정하고, 청각전문가와 언어병리전문가를 위한 교육 프로그램 인증 기준을 마련하였다. ASHA는 보수 교육, 두 분야의 전문 및 과학 학술잡지 발행과 공동 관심사 등을 논의하며 발전을 도모하고 있다.

청각학 분야에서는 고유 권한과 이익을 대표할 수 있는 강력한 협회가 필요하여 1988년 미국청각협회(American Academy of Audiology, AAA)가 설립되었다. 협회는 청각학을 신속하게 전문 직업 분야로 인정하였고, 6,000명 이상의 청각전문가들이 AAA로 옮겨 왔는데, 이때가 10여 년 전이다. 20년 후에는 10,000명 이상에 이를 것이다. 이 협회는 미국 국민과 정부 요원, 국회의원들을 대상으로 청각과 평형 장애에 대한 인식을 개선하고 청각학을 발전시키기 위해 최선을 다하고 있다. 이 학회의 학술잡지와 보수 교육 프로그램은 자신이 선택한 전문 직업인으로서 최고의 수준을 유지할 수 있도록 독려한다. AAA는 ASHA와 함께 환자 관리 품질을 향상시키기 위하여 임상 표준과 프로토콜, 지침 등을 개정하고 있다.

청각전문가들은 하나 또는 두 개의 전국 학술단체에 가입하여 자신이 선택한 영역에서 전문적 역량을 촉진할 수 있다. 청각전문가들은 공동의 관심을 가진 전문가들과 함께 Academy of Rehabilitative Audiology, Academy of Doctors of Audiology, Educational Audiology Association 등의 학술단체에 가입할 수 있다. American Auditory Society는 청력손실과 관련한 의학 및 비의학 분야의 다양한 전문가들이 서로 관계를 가질 수 있는 기회를 제공한다. 일부 청각전문가들은 Hearing Loss Association of America와 Alexander Graham Bell Association for the Deaf and Hard of Hearing처럼 수요자가 주도하는 하나 이상의 학술단체에 가입하기도 한다.

＊ 요약

건강 분야에서 청각학은 제2차 세계대전 기간 동안 이과학과 언어병리학이 함께 노력하여 탄생한 후 빠르게 성장하고 있는 학문 분야이다. 전쟁 후, 청각학은 높은 난청 유병률과 청력손실이 난청자 및 그 가족에게 미치는 엄청난 영향으로 전문적인 임상 서비스 제공과 함께 학문 연구 분야로서도 민간 영역까지 빠르게 성장했다. 특히, 청각전문가들은 유소아 난청자들을 완벽하게 지원하기 위해 언어병리전문가 및 교육자와 긴밀히 협력해야 한다. 청각재활을 선도하는 각 분야 전문가들은 서로 존중하면서 최고 수준의 치료 서비스를 제공해야 한다.

오늘날 전문 직업으로서 청각학은 다양한 세부 전공 분야가 있다. 전공으로 청각학을 선택한 학생들은 전문 직업인으로 성장하고 있는 자신을 발견할 수 있을 것이다. 이것은 인구통계가 다시 한 번 입증해 준다.

＊ 추천 사이트

아래 웹사이트는 직업적 쟁점, 법률 발의, 서비스 공급자 및 소비자 교육 등 청각학 관련 전문가 및 소비자 단체에 접속하여 도움을 얻을 수 있다.

- Academy of Doctors of Audiology, *www.audiologist.org*
- Academy of Rehabilitative Audiology, *www.audrehab.org*
- Alexander Graham Bell Association for the Deaf and Hard of Hearing, *www.agbell.org*
- American Academy of Audiology, *www.audiology.org*
- American Auditory Society, *www.amauditorysoc.org*
- American Board of Audiology, *www.americanboardofaudiology.org*
- American Speech-Language-Hearing Association, *www.asha.org*
- American Tinnitus Association, *www.ata.org*
- Better Hearing Institute, *www.betterhearing.org*
- Educational Audiology Association, *www.edaud.org*
- Facility for the Education and Testing of Canine Hearing/Laboratory for Animal Bioacoustic3, *www.fetchlab.org*
- Hearing Health Fundation, *www.hearinghealthfoundation.org*
- Hearing Loss Association of America, *www.hlaa.org*
- Military Audiology Association, *www.militaryaudiology.org*

＊ 자주 묻는 질문

Q 어느 경우에 의사와 만나고, 어느 경우에 청각전문가와 만날 것인지를 어떻게 결정하는가?

A 일반적으로 난청이 주된 문제이면 청각전문가를, 통증과 질병이 주된 문제이면 의사를 만난다.

Q 청력을 완전히 잃을 수 있는가?

A 가능하지만 극히 드물다.

Q 이과 의사는 무엇이고, 이비인후과 의사와 어떻게 다른가?

A 이과 의사는 이비인후과 의사 중 귀만 보는 사람이며, 이비인후과 세부 전공으로 코만 보는 비과 의사와 목만 보는 후두과 의사 등이 있다.

Q 다른 나라에도 청각학은 있는가?

A 그렇다. 하지만 실전에 대한 요구 사항은 매우 다양하다. 오스트레일리아, 뉴질랜드 그리고 캐나다는 미국과 비슷하게 인증 과정을 요구한다. 대부분의 다른 나라들은 이비인후과 의사가 그 분야의 기술적 측면에서 감독받을 것을 청각전문가에게 요구하기도 한다.

Q 청각전문가의 면허와 자격의 차이점은 무엇인가?

A 면허는 워싱턴 DC와 50개 주에서 모두 등록 후 임상 서비스를 제공할 수 있으나 자격은 등록이 필요없다. 자격은 American Board of Audiology(ABA)와 American Speech-Language-Hearing Association(ASHA)에서 받을 수 있으나 임상 서비스 제공에 반드시 필요하지는 않다.

Q 청각전문가 자격을 주는 두 기관의 차이점은 무엇인가?

A American Board of Audiology(ABA)에서 주는 자격은 임상 서비스 제공을 위한 높은 수준의 보수 교육에 자발적 참여를 요구하며, 미국청각협회(National Audiology Association) 주 지부 중 한 곳에 회원 등록을 해야 한다. American Speech-Language-Hearing Association(ASHA) 자격을 얻으려면 반드시 ASHA 회원으로 등록되어 있어야 한다.

Q 대학 이외의 곳에서도 청각전문가들의 연구가 수행되고 있는가?

A 대다수의 발표된 연구는 대학과 연관되어 있다. 하지만 개인 임상 실습, 지역사회의 청각언어센터, 재향군인병원처럼 다양한 곳에서부터 많은 연구들이 나온다. 정확한 숫자는 알려져 있지 않다.

※ 추천 도서

American Academy of Audiology. (2004). Audiology: Scope of practice. *Audiology Today*, *16*(30), 44-45.

American Speech-Language-Hearing Association. (2004). Scope of practice in audiology. *Asha*, *24* (Suppl.), 35-37.

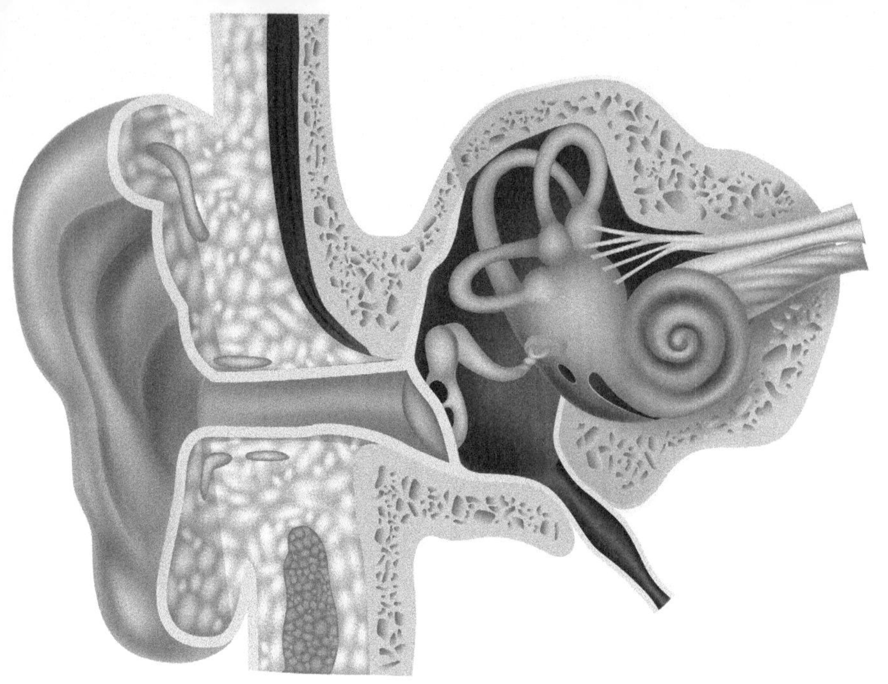

제 2 장

청각기관과 음차검사

학습 목표

이 장은 인간 청각기관의 간단한 구조와 난청 특성을 확인할 수 있는 음차검사에 대하여 학습하는 것을 목표로 한다. 이를 토대로 뒤이어 계속될 심화학습을 이해하는 데 도움을 주고자 한다. 이 장에서 학습할 내용은 다음과 같다.

- 귀 관련 용어
- 자세한 청력검사를 학습할 수 있는 핵심 이론
- 청각기관 해부와 소리의 전달 경로
- 세 가지 난청 성질
- 난청 성질에 따른 음차검사 결과의 해석

해부학은 신체의 구조를, 생리학은 해부학적 구조물의 기능을 연구하는 학문이다. 좀 더 설명하면, 해부학자들은 청각계통을 개개의 기능적 단위로 세밀하게 나눈다. 소리는 **청각전달로**(auditory tract)를 지나면서 음향 에너지가 기계(mechanical), 수력(hydraulic), 전기화학(electrochemical) 에너지로 그 형태를 바꾸면서 소리의 의미를 식별하는 마지막 단계인 뇌로 도달된다.

인간의 청력은 **기도 전도**(air conduction, AC)와 **골도 전도**(bone conduction, BC)의 두 가지 전달 경로로 나누어 검사한다. **음차**(tuning forks, 소리굽쇠)검사는 새로운 방법이 아니지만 기도와 골도 전달 경로 각각을 평가할 수 있다. 음차검사는 청력이 정상인 검사자와 비교하여 청력을 예측할 수 있고, 기도와 골도의 비교, 외이도 개방과 폐쇄에 따른 골도 변화, 골도 청취 방향 등을 통해 청각을 평가할 수 있다.

청각기관 해부와 생리

관상면으로 살펴본 청각기관의 세 부분은 그림 2.1과 같다. **외이**(outer ear)는 머리 양쪽으로 조개 모양으로 돌출되어 있고, 이어 소리가 지나가는 외이도, 외이도 맨 끝에 **고막**(eardrum membrane, tympanic membrane)이 있다. **중이**(middle ear)는 공기가 가득 찬 공간으로 이소골 연쇄가 있으며, 세 번째 뼈인 등골은 우리 몸에서 가장 작다. **내이**(inner ear)는 **와우**(cochlea)라고도 하며, 소리를 수용한다. 와우는 액체가 가득 담겨 있고, 많은 미세 구조물들이 있다. **청신경**(auditory nerve)은 내이 구조물과 뇌 사이를 뇌간을 통해 연결하고, 이를 통해 소리 정보를 전달한다. 뇌간은 대뇌 피질의 고위 청각중추까지 단순하게 신경이 연결되어 있는 것은 아니며, 소리 정보를 받아 분석하고 신경 흥분을 청

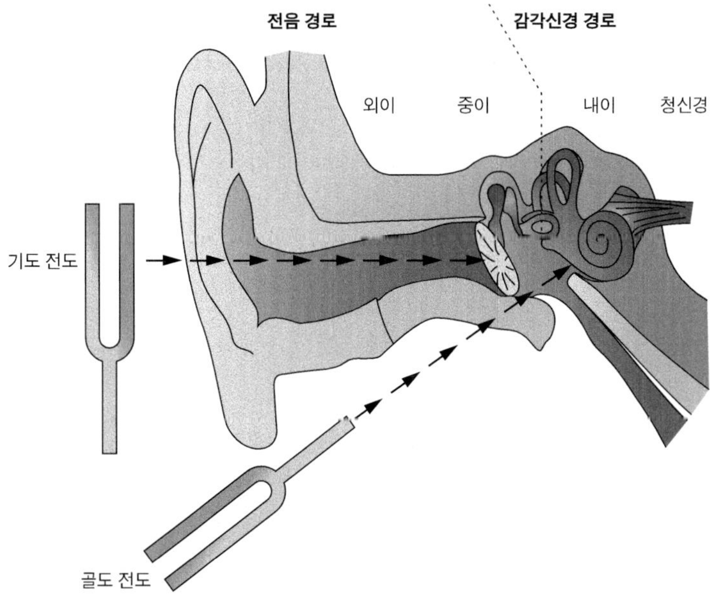

그림 2.1 기도 전도와 골도 전도 경로를 볼 수 있는 귀의 관상면

각전달로를 따라 전달하는 여러 개의 중계 기지(way stations)들이 있다. 소리 자극은 외이와 중이를 지나지 않고, 골도 전도를 통해 곧바로 내이에 도달하기도 한다.

소리의 전달

청각전문가와 의사들은 청각기관을 해부학에서 구분하는 것과 달리 청력 평가를 위해 듣는 관점에서 다르게 분류하기도 한다. 이들은 외이와 중이로 구성된 전음부와 내이와 청신경의 감각신경부로 구분하며, 이들 부위 손상에 의한 청력손실은 **그림 2.2**에서 보는 것과 같다.

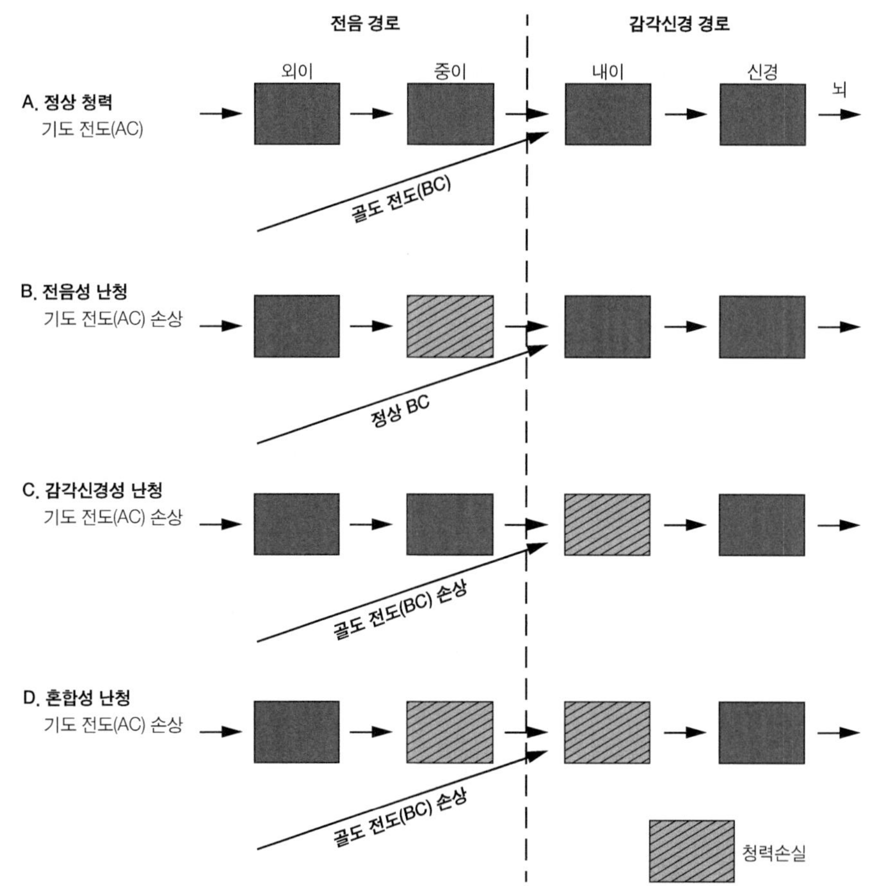

그림 2.2 귀의 구조도. 전음성 난청은 중이 손상을 의미하며, 외이 손상도 같은 결과를 보인다. 마찬가지로 감각신경성 난청은 청신경은 물론 내이 손상에 의한 것이다.

어떤 소리라도 기도 전도는 외이, 중이, 내이를 통해 듣게 된다. 두개골을 진동시키면 외이와 중이를 무시하고 내이를 직접 자극하는 것이 가능하며, 골도 전도는 이와 같은 방법으로 듣게 된다. 따라서 기도 전도는 외이, 중이, 내이, 청신경을 지나는 전달로 기능에 따라 달라지며, 골도 전도는 내이 이후의 청각전달로 기능에 따라 달라진다.

난청 성질

전음성 난청

소리의 강도가 낮아지는 것을 **감쇠**(attenuation)라 한다. 청각기관에서 나타나는 소리의 감쇠는 정확하게 전음성 난청의 결과이다. 소리가 전달되는 도중에 외이나 중이에 장애물이 나타나면 언제라도 듣는 데 지장을 느낀다. 기도 전도는 이 장애물에 의해 청력손실이 생기고, 골도 전도는 장애물을 무시하고 소리를 내이로 직접 전달한다. 이때 내이나 감각신경계통 구조물에 손상이 없으면 골도 전도 청력은 정상을 보인다. 이렇게 기도 전도에 손실이 있고, 골도 전도가 정상인 경우를 **전음성 난청**(conductive hearing loss)이라 한다(그림 2.2 참조). 그림에서 난청[**청력손실**(hearing loss)]은 중이 손상에 의해 생긴 것이며, 외이 기형의 경우도 기도와 골도 전도의 관계가 같은 양상을 보인다.

감각신경성 난청

만약, 청력손실의 원인이 내이나 청신경과 같이 감각신경계통에 있다면, 기도 전도에서도 청력손실이 나타난다. 소리 감쇠 원인이 골도 전도에 있기 때문에 골도 전도에 의한 청력손실만큼 기도 전도에서도 청력손실이 나타난다. 기도와 골도 전도 청력손실 정도가 같다면 전음계통의 문제가 있을 가능성은 없다. 이러한 경우는 **감각신경성 난청**(sensory/neural hearing loss)[감각성 난청(sensory hearing loss)과 신경성 난청(neural hearing loss)으로 진단할 수 없는 경우 감각신경성 난청(sensory/neural hearing loss)이라 한다. 이후 필요한 경우 sensorineural hearing loss(SNHL)로 표기한다—역자 주]으로 진단할 수 있다. 그림 2.2C는 내이 손상에 의한 감각신경성 난청이며, 청신경이 손상된 경우도 기본적인 원칙은 같다.

내이나 청신경 손상에 의한 청력손실은 지각성 손실(perceptive loss) 또는 신경성 손실(nerve loss)이라 할 수 있다. 이 두 가지 용어는 정확하게 구분하기 어렵지만 일부 사람들이 여전히 사용하고 있다. 지각성 손실이라는 용어는 지각이 뇌의 중추에서 이루어지기 때문에 내이나 청신경에서 사용할 수 없다. 신경성 손실이라는 용어 또한 감각신경성 난청의 병소 부위가 청신경에 국한된 경우가 극히 드물기 때문에 적절하지 않다.

수십 여 년 전, 감각신경성 난청은 내이와 청신경의 동시 손상 또는 이 중 하나의 손상에 의한 것으로 보고 사용하기 시작한 용어이다. 더 정확한 과학적 용어로 사용하기 위해서는, 비록 *sensori*-라는 낱말이 사전에 없지만 붙임표로 연결한 용어가 두 낱말 뜻을 모두 포함하고 있어서 상당히 과학적인 용어이다. 용어 *sensori-neural*에서 붙임표를 제거하여 하나의 합성어로 사용하고 있으나 감각과 신경 모두의 손상은 극히 드물기 때문에 바른 용어로도 보기 어렵다. 진단 청각학 분야에서 감각성 난청과 신경성 난청을 정확하게 분류할 수 있을 때 이 합성어에 대한 고민은 사라지게 될 것이다.

혼합성 난청

그림 2.2D는 전음기관과 감각신경계통이 모두 문제가 있는 경우이다. 이 난청은 감각신경계통의 손상으로 인한 골도 전도 손실이 있고, 기도 전도 손실은 이보다 더 크다. 여기서 기도 전도 손실은 감각신경계통 손상에 의한 골도 전도 손실이 반드시 포함되어 있고, 여기에 전음기관 손상에 의한 기도 전도 손실이 더해진 것이다. 달리 설명하면, 골도 전도에 의한 소리 전달 감쇠는 내이 손상에 의한 것이며, 기도 전도에 의한 감쇠는 중이와 내이가 모두 손상된 때문이다. 이러한 손실을 **혼합성 난청**(mixed hearing loss)이라 한다.

비기질성 난청

종종 정상 청력이거나 대체로 감각신경성 난청에서 청력손실 정도가 심하여 청각기관 병리만으로 설명하기 어려운 경우가 있다. 이러한 현상은 13장에서 자세하게 설명하겠지만, 그 저변에는 정신역학적 문제가 복잡하게 숨어 있다. 과거에는 **비기질성 난청**(nonorganic hearing loss)이 금전 또는 다른 이익을 목적으로 의식적으로 거짓 난청을 보이거나 심리적 질환으로 청력손실이 있을 것이라고 이분법적으로 단순하게 생각했다. 이 중 전자를 위난청[**사기 난청**(malingering)], 후자를 **심인성 난청**(psychogenic hearing loss)이라 명명했다. 이렇게 지나치게 단순화한 점에 대해서는 이 책 후반부에 약간의 추가 설명을 하기로 한다.

⚜ 청력검사

초기 청력검사는 손뼉 치는 소리, 말소리와 같은 소리들을 들려주고 되돌아보는가를 통해 이루어졌다. 만약, 시계 초침 째깍거리는 소리나 두 개의 동전을 마찰시킨 소리를 들었다면 고주파수 대역 소리에 대한 반응을 검사한 것이다. 물론, 이 검사들은 약간의 정량적 또는 정성적 정보만을 얻을 수 있다.

⚜ 음차검사

음차(그림 2.3 참조)는 대개 철이나 마그네슘 또는 알루미늄 등으로 만들며, 악기를 조율하거나 가수가 특정 음색을 발성하는 데에도 이용한다. 음차는 깨끗한 음질의 특정한 음색을 낼 수 있다. 음차가 제대로 진동하면 양 날개가 서로 가까워졌다가 다시 멀어지는 운동을 계속하며(그림 2.4 참조), 손잡이는 피스톤처럼 움직인다. 이러한 운동을 통해 배음(3장 참조)이 없는 순음을 발생한다.

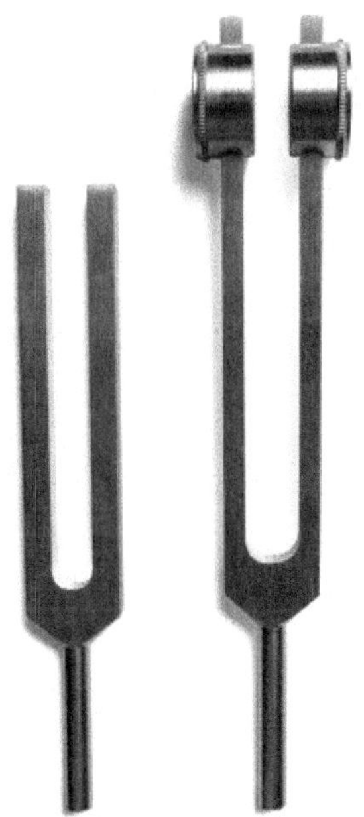

그림 2.3 여러 가지 음차. 크기가 작은 음차보다 큰 음차가 저음역이다.

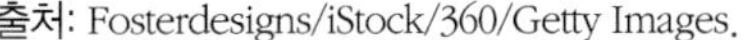

출처: Fosterdesigns/iStock/360/Getty Images.

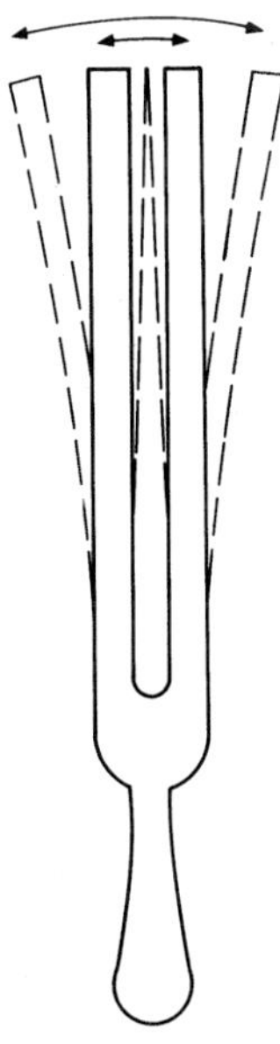

그림 2.4 음차의 진동 양상

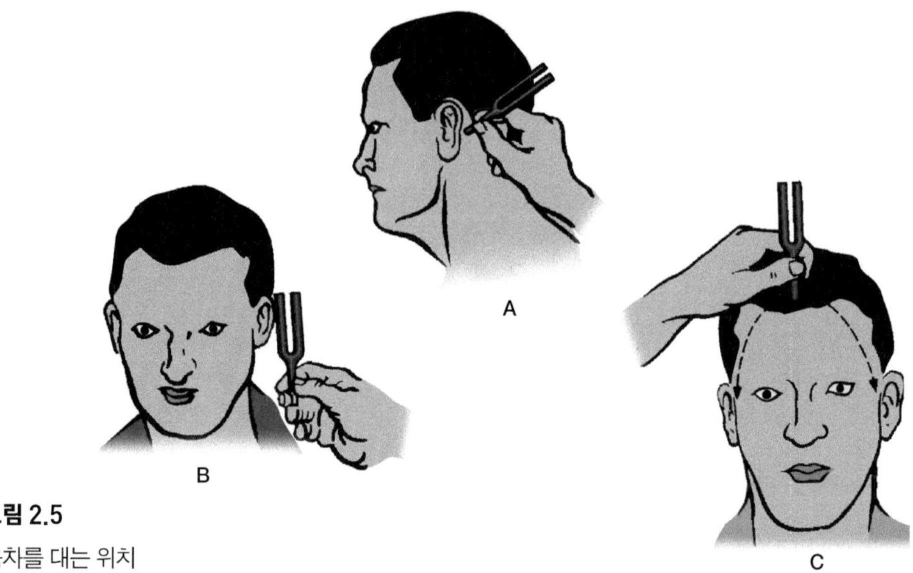

그림 2.5
음차를 대는 위치

이 장에서 소개하는 음차검사는 19세기 중반부터 20세기 초반까지 사용하던 것으로, 이 검사들의 원리와 각각의 방법들을 소개한 독일 이과 의사 이름을 따서 명명한 것이다. 청각전문가들은 비교적 정밀한 검사 장비를 사용하기 때문에 음차검사를 그다지 사용하지 않았다. 그러나 음차검사는 현재도 시행하고 있는 특정 검사 원리를 담고 있다.

음차검사는 손잡이 부분을 잡고 날개 중 하나를 치면 진동이 발생한다. 진동은 신발의 고무 뒷굽이나 손가락(중수골 관절), 팔꿈치, 무릎 등으로 쳐서 일으킨다. 너무 단단한 것으로 치면 음차 고유 진동 주파수의 소리 대신 날카로운 소리가 들릴 수 있다.

음차가 청력검사 도구로 사용된 것은 100여 년 전의 일이다. 음차가 내는 음색에서 정량적 결과를 얻을 수 있었기 때문이다. 음차는 C음계 특성을 갖는 여러 가지 종류가 있으며 주파수마다의 청력을 검사할 수 있다. 그러나 음차검사를 이용한 진단은 제한적이라는 사실을 반드시 기억해야 한다.

Schwabach 검사

Schwabach 검사*는 1980년에 소개된 골도 검사이다. 진동하는 음차를 검사자와 피검자의 **유양돌기**(mastoid process, 귀 뒤 뼈가 돌출된 부분)에 각각 대어 골도 청력을 비교한다(그림 2.5A 참조). 음차를 댈 때는 머리에 압력이 가해서 피검자가 소리를 충분히 들을 수 있어야 한다. 음차의 진동은 시간이 지나면서 약해져서 소리가 작아진다. 피검자

* Dabobert Schwabach(1846~1920) 박사의 이름에서 명명됨.

가 음차의 진동(소리)을 느끼지 못하면 곧바로 검사자가 들어 본다. 이 과정에서 피검자와 검사자의 골도 청취 시간을 초 단위로 측정한다.

이 검사는 검사자의 청력이 정상이어야 하며, 청력손실이 있으면 검사는 의미가 없다. 만약, 검사자와 피검자 모두 청력이 정상이라면 청취 시간이 거의 같고, 이를 '정상'으로 보고한다. 그러나 피검자가 감각신경성 난청을 가지고 있다면 청취 시간이 검사자보다 단축되며, 이를 '청취시간 단축'으로 보고한다. 이때 피검자가 소리를 듣지 못한 순간부터 검사자가 추가로 들었던 시간(검사자 청취 시간에서 피검자 청취 시간을 뺀 시간)을 기록하면 어느 정도 정량화가 가능하다. 예를 들어 검사자가 피검자보다 10초 정도 더 들었다면 '10초 단축'으로 보고할 수 있다. 만약, 피검자의 난청이 전음성이면 골도 청력은 정상이다. 전음성 난청자들의 일부는 저음역 골도 전도를 정상 청력자보다 더 잘 들을 수 있어서 청취 시간이 길어진다. 이때 결과는 '청취시간 연장'이라 기록한다.

Schwabach 검사의 적용과 해석에는 다소 한계가 있다. 혼합성 난청인 경우 특히 더 한계가 많다. 이것은 두 귀 내이가 두개골에 함몰되어 있어서 한쪽만을 자극하는 것이 불가능하기 때문이다. 따라서 두 귀 내이 청력(골도 전도)이 다르다면 골도 청력이 좋은 귀로 들을 수 있을 가능성이 높고, 결과는 '위정상(false normal)'으로 해석될 수 있다. 이 경우에 검사자는 실제로 어느 쪽 귀로 들었는지 판단할 수 없다.

ꕥ Rinne 검사

Rinne 검사*는 피검자의 기도와 골도 전도를 비교한다. 먼저 Schwabach 검사처럼(**그림 2.5A** 참조) 귀 뒤에 음차를 대었을 때와 외이도 입구 바로 앞에 두었을 때(**그림 2.5B** 참조)를 비교하여 어디에 대었을 때 더 크게 들렸는가를 대답하게 하여 검사한다. 기도 전도는 골도 전도보다 더 효과적으로 소리를 내이로 전달한다. 따라서 청력이 정상인 사람들의 경우 귀 뒤에 대었을 때보다 음차를 외이도 입구에 대었을 때 더 크게 듣는다. 결과가 이렇게 관찰되었다면 '양성'으로 기록한다. Rinne 검사 양성은 감각신경성 난청에서도 나타난다. 감각신경성 난청은 기도와 골도 전도의 감쇠가 같기 때문이다(**그림 2.2C** 참조).

경도의 전음성 난청인 경우 골도 청력은 정상이고(**그림 2.2B** 참조), 따라서 음차를 외이도 입구에 대었을 때(기도 전도)보다 귀 뒤에 대었을 때(골도 전도) 더 크게 듣는다. 이 결과는 '음성'으로 기록한다. 가끔씩 피검자가 음차 소리에 집중하지 못하기도 하는데, 이때 '위음성'이 나타날 수 있다. Schwabach 검사에서 언급한 것처럼 골도 검사에서

* Heinrich Rinne(1819~1868) 박사의 이름에서 명명됨.

더 자주 나타난다. 예를 들어, 오른쪽 귀를 검사하는데 실수나 의도하지 않게 오른쪽 귀로 들려준 기도 전도 소리와 왼쪽 귀 골도 전도 소리를 비교할 수 있다. 만약, 왼쪽 골도 전도 청력이 오른쪽 골도 전도 청력보다 좋으면 '위음성'이 나타날 수 있으며, 이 경우 전음성 난청으로 잘못 판단할 수 있다.

Bing 검사

청력이 정상인 사람의 외이도를 막으면 골도 전도 청취 능력이 좋아진다. 이것은 **폐쇄효과**(occlusion effect, OE)에 의한 것으로, 주로 저음역에서 나타난다. 이 효과는 감각신경성 난청자에서도 관찰할 수 있으나 전음성 난청자에서 관찰할 수 없다. 이러한 과정은 **Bing 검사***로 확인할 수 있다.

음차 손잡이를 귀 뒤에 대고(**그림 2.5A** 참조), 검사자가 손가락으로 피검자의 외이도를 막았다 열기를 반복한다. 청력이 정상이거나 감각신경성 난청이면 피검자는 소리가 커졌다가 작아지기를 반복해서 들린다고 표현하며, 이를 '양성'이라 한다. 전음성 난청이면 소리의 변화를 느낄 수 없고 이를 '음성'이라 표현한다. Schwabach 검사나 Rinne 검사처럼 반대쪽 귀로 듣고 반응할 가능성이 있으므로 주의해야 한다.

Weber 검사

Weber 검사**는 지금까지 소개한 음차검사 중 청각전문가들이 현대의 전자식 청력검사 장비를 활용하여 가장 많이 시행하고 있다. 이 검사는 한쪽으로 치우치는 **편기**(lateralization) 현상을 관찰하며, 피검자가 소리를 듣고 청취 방향을 오른쪽이나 왼쪽 또는 양쪽으로 표현하게 하여 결과를 판정한다.

Weber 검사는 진동하는 음차를 두개골 중앙선에 댄다. **그림 2.5C**는 음차를 전두부에 댄 모습으로 가장 흔한 방법이다. 머리 꼭대기인 두정이나 머리 뒤쪽, 턱, 상절치(위쪽 앞니) 등에 대어도 된다. 이중 위쪽 앞니에 대었을 때 골도 전도 음을 가장 크게 들을 수 있다. 피검자는 골도로 전도된 소리를 듣고 크게 들리는 쪽을 말하면 된다.

청력이 정상이거나 전음성, 감각신경성, 혼합성 등 두 귀의 난청 성질이 같고 청력손실 정도가 비슷한 경우 머리 중앙으로 들린다고 말한다. 이것은 두 귀가 같은 크기로 듣는다는 것을 의미하며, 두 귀 차이가 없다고 하거나 머리 가운데서 들린다고 말할 수 있

---

* Albert Bing(1844~1922) 박사의 이름에서 명명됨.

** Friedrich Weber(1832~1891) 박사의 이름에서 명명됨.

다. 만약, 한 귀가 감각신경성 난청인 경우 청력이 좋은 귀로 듣는다. 그러나 한 귀가 전음성 난청인 경우 청력이 나쁜 귀로 듣는다.

머리 가운데로 듣는다는 것은 이해하기 쉽다. 만약 두 귀 청력이 같고, 같은 크기의 소리를 들려준다면 논리적으로도 두 귀가 함께 들어야 한다. 감각신경성 난청에서 Weber 효과는 Stenger 원리를 기초로 한다. **Stenger 원리**(Stenger principle)는 크기를 달리 한 두 개의 소리를 두 귀로 들려주는 경우 오직 큰 소리만을 듣게 되는 것을 말한다. 만약, 한쪽 귀 골도 전도 청력이 다른 귀보다 나쁜 경우에 같은 크기의 소리를 두 귀에 함께 들려주면, 청력이 나쁜 귀는 작게 들리거나 들리지 않는 것으로 느낀다.

Weber 검사에서 편측 전음성 난청의 결과를 이해하는 데 많은 시간이 필요하다. Schwabach 검사에서 골도 전도가 연장되는 것과 같은 이치로, 골도 전도 음은 정상 귀가 듣는 것보다 전음성 난청 귀가 더 크게 듣는다.

Weber 검사는 Schwabach 검사가 '위정상'으로, Rinne 검사가 '위음성'으로 나타나서 편측 감각신경성 난청을 전음성 난청으로 잘못 진단하는 오류를 피할 수 있다. 편측 전음성 난청은 난청이 있는 쪽으로 청취하게 된다. Weber 검사는 대부분의 청각 평가 도구들처럼 다소의 단점이 있지만 빠르고, 쉬우며 유용하게 사용할 수 있다. 임상에서 편측 전음성 난청자 중 일부에서 잘 들리는 쪽으로 들린다고 부정확한 대답을 하기도 한다. 검사 과정에서 피검자의 반응은 어느 쪽으로 유인되지 않도록 주의하면 된다. Weber 검사도 혼합성 난청에서 결과 해석에 어려움이 있을 수 있다.

❀ 실전 해설

청각학적 평가에서 전자식 검사기들은 음차를 이용한 골도 전도 검사를 대치했다. 하지만 많은 이과 의사들은 여전히 음차검사를 시행하고 있다. Bing 검사와 Weber 검사는 전자식 검사기로도 쉽게 사용할 수 있고, 피검자가 반응에 혼란을 느끼는 경우 감별 진단에도 유용하다.

심화 증례 학습

아래 증례들을 살펴보면서 병력을 통해 어떻게 감별 진단하는가를 생각해 보자. 각각의 증례는 음차로 Rinne, Schwabach, Weber 검사를 시행하여 어느 정도 예측할 수 있다.

검사 결과와 결론을 읽기 전에 혼자서 예측해 보자. 다음 장에서 이 증례들의 정확한 검사와 진단, 치료 등에 대한 정보를 획득하는 것에 대해 설명하기로 한다.

증례 1: 전음성 난청 – 외이 질환

9세 남아이다. 눈이 아래로 처져 있고, 아래턱이 작으며, 광대뼈가 덜 발달해서 아래 눈꺼풀도 내려져 있으며, 이개와 외이도가 없었다. 아동은 표정은 밝고 친근했으며, 골도 보청기를 끼고 잘 듣고 있었다. 몇 년 전 이비인후과에서 특별히 해줄 것이 없다는 의견을 들었다고 한다. 청각언어재활을 위해 방문했다.

증례 2: 전음성 난청 – 중이 질환

23세 여자이다. 아주 어릴 때 양측 중이염과 이루(otorrhea)를 경험했다고 보고했다. 청력손실을 정도가 다르게 항상 자각하고 있으며, 상대방이 크게 말하면 잘 이해한다. 검사를 의뢰한 이과 의사는 과거 감염에도 불구하고 양측 고막이 정상 소견이라 보고했다.

증례 3: 감각신경성 난청 – 내이 질환

감염이나 소음에 노출된 적이 없는 79세 남자이다. 청력손실은 약 10년 전부터 자각했으며 진행되고 있는 것으로 보고했다. 소란스럽거나 여러 사람이 함께 이야기할 때보다 조용한 곳에서 더 잘 들린다고 한다. 소리가 작게 들리는 것보다 잘못 알아듣는 것에 더 많이 불편을 느끼고 있으며 다른 사람들이 자신에게 큰 소리로 말하는 것도 좋아하지 않는다. 난청자의 부인은 최근 난청자가 말을 알아듣는 데 더 많은 어려움을 느끼면서 사람들과 만남을 싫어하고, 영화 감상, 연극 관람, 종교 활동 등도 모두 피하는 것으로 보고했다. 난청을 노화로 볼 수 있으나 추가 평가가 필요하다.

증례 4: 감각신경성 난청 – 청신경 질환

최근 몇 년 동안 왼쪽 청력이 점점 나빠지는 것을 느끼고 있는 36세 여자이다. 오른쪽 청력은 정상이어서 주변에 잡음이 심하거나 여러 사람들이 한꺼번에 이야기하는 경우를 제외하면 비교적 잘 듣는 편이다. 최근 어지러움과 두통으로 이신경과 의사(neurologist)의 진료를 받았다. 왼쪽 청력손실이 청신경 병변에 의한 것으로 의심하고 정밀 검사를 기다리고 있다.

증례 5: 비기질성 난청

소음성 난청 보상을 위해 고용주와 소송 중인, 45세 남자 소음 환경 공장 근로자이다. 작업 중 9 m 떨어진 곳에서 폭발이 있었고, 이 때문에 왼쪽 귀는 아무 소리도 들리지 않고 이명만 크게 들린다고 한다. 오른쪽 귀는 정상적으로 잘 들린다고 한다. 1~2 m 거리를 두고 오른쪽에서 말을 하면 잘 대답하지만 왼쪽에서 말을 하면 들리지 않는다고만 말한다. 청력손실과 이명이 회사 책임이라는 점을 지나치게 강조하고 있다.

증례 6: 유소아 난청

발화하지 않는 3세 여아이다. 언어 발달 지연 문제로 소아청소년과 의사, 심리전문가 등의 전문가와 상담을 했고, 정신과학적 문제와 자폐라는 일차 진단을 받았다. 오빠가 있으며, 오빠는 지금 여아의 나이보다 어릴 때부터 완전한 문장을 구사했다고 했다. 부모는 아이의 진단과 재활에 적극적이며, 최근 면담한 언어병리전문가가 청각학적 평가를 권하여 방문했다. 중이 감염이나 가족력은 없으나 소리에 대한 반응이 일관되지 않아 청력손실을 의심하고 있었던 것으로 보고했다. 신생아실 퇴원 당시 청각선별검사는 통과했으나 결과의 오차 가능성과 후천성 난청 발생 가능성에 대한 부모 교육은 받았다 했다.

음차검사 결과와 결론

증례 1: 전음성 난청 – 외이 질환

대부분 청각전문가들은 음차검사를 시행하지 않으나 9세 정도 나이라면 반응을 믿을 수 있다. 예측할 수 있는 결과는 Schwabach 검사에서 양측 '정상', Rinne 검사에서 '음성', Weber 검사에서 '머리 중앙' 등으로 나타날 수 있다. 모든 결과는 전음성 난청으로 일치하지만 외이관의 문제인지 중이가 포함된 것인지는 확인할 수 없다.

증례 2: 전음성 난청 – 중이 질환

Rinne 검사에서 '음성', Schwabach 검사에서 양측 '정상', Weber 검사에서 어느 쪽으로도 치우치지 않고 '머리 중앙'으로 듣는 결과가 나타날 수 있다. 이러한 결과는 일관되게 전음성 난청으로 볼 수 있고, 중이 감염 병력과도 일치한다. 그러나 청력손실 정도 등을 분명하게 결정하기 위한 정밀 검사가 필요하다.

증례 3: 감각신경성 난청 – 내이 질환

양측 귀의 Rinne 검사는 '양성', Schwabach 검사는 '연장'으로 나타날 수 있고, Weber 검사는 '머리 중앙'으로 나타날 수 있다. 특히, 충분히 큰 소리로 들려주어도 어음이해에 어려움을 느낀다는 병력은 음차검사 결과로 예상할 수 있는 감각신경성 난청과 일치된다. 현재 청력손실 발생(자각) 시 나이를 함께 고려하면 일차적인 원인을 노인성, 미로성 난청으로 볼 수 있으며, 추가 정밀 검사가 필요하다.

증례 4: 감각신경성 난청 – 청신경 질환

오른쪽 귀의 Rinne 검사는 '양성', Schwabach 검사는 '정상'으로 나타날 수 있고, Weber 검사는 저주파수 음차를 사용하면 '양쪽', 고주파수 음차를 사용하면 '오른쪽'으로 들린다고 할 수 있고, 고주파수 음차는 왼쪽에 대어도 '오른쪽'으로 들리는 것으로 보고할 수 있다. 이러한 결과를 종합하면 청력손실은 왼쪽 고주파수에 국한하고, 오른쪽 청력은 정상일 가능성이 크다.

증례 5: 비기질성 난청

결과는 Rinne 검사에서 오른쪽의 경우 '양성'을 보일 수 있으나 왼쪽의 경우 기도나 골도 모두 전혀 들리지 않는다고 할 수 있다. Schwabach 검사는 오른쪽의 경우 '정상' 왼쪽 골도의 경우 아무 소리도 들리지 않는다고 말할 수 있다. Weber 검사는 오른쪽으로 들린다고 보고할 수 있다.

경제적인 보상을 목적으로 소송이 진행중인 것과 충분히 강한 소음의 경우 오른쪽 귀뿐만 아니라 왼쪽 귀에서도 청력손실이 나타나야 한다는 점 등을 근거로 청력손실 정도를 과장하는 비기질성 난청이 의심된다. 또한 사람의 두 귀 사이에서 생기는 음영 손실은 13 dB에 불과하기 때문에 오른쪽에서 말하더라도 왼쪽에서 반드시 들려야 한다. 만약, 피검자의 왼쪽 귀가 실제로 감각신경성 난청이라고 가정하더라도 Rinne 검사와 Schwabach 검사에서 왼쪽 유양돌기로 댄 음차의 골도 전도 소리는 두개골을 진행하면서 감쇠가 생기지 않기 때문에 오른쪽으로 들을 수 있어야 한다.

증례 6: 유소아 난청

이 정도 나이의 유아에게 음차검사는 곤란한 경우가 많다. 얼핏 보기에 환경 소리에 반응하지 않았다. 처음에서 삽입 수화기를 귀에 억지로 끼우게 하지 않고, 스피커로 소리 듣는 연습을 시도했지만 산만해져서 중단했다. 장난감 놀이는 거부하지 않아서 지켜보았다. 부모에게 환경 소리에 반응할 때 강화하는 요령을 설명하고, 언어병리전문가와 추적 관찰 및 청각학적 평가를 위해 며칠 후 다시 방문하게 했다. 클리닉을 떠나기 전 발포 고무 재질의 귀꽂이를 보호자에게 주면서 아이가 적응하게 하도록 요청했다.

* 요약

청각기관의 손상은 크게는 전음계통과 감각신경계통에서 생길 수 있다. 기도 전도 검사는 청각전달로 전체 경로를 통한 듣기 능력을 본다. 골도 전도 검사는 내이와 내이 이후 뇌까지의 듣기 능력을 본다. Schwabach 검사는 청력이 정상인 검사자와 피검자의 골도 전도 청력을 비교한다. Rinne 검사는 피검자의 기도와 골도 전도 청력을 비교하여 전음성 난청과 감각신경성 난청을 감별한다. Bing 검사는 폐쇄효과를 검사하여 전음성 난청을 확인한다. Weber 검사는 편측성 난청에서 음차를 머리 중앙선에 대고 전음성이나 감각신경성 난청을 감별한다.

다시 보기 표 2.1 난청 성질

해부학적 부위	목적	난청 성질
외이	소리 에너지 전달	전음성
중이	소리 에너지 전달 증폭	전음성
내이	수력 에너지를 전기화학 에너지로 변화	감각신경성
청신경	전기화학적 흥분을 뇌로 전송	감각신경성

다시 보기 표 2.2 음차검사

검사	목적	음차 위치	정상	전음성	감각신경성
Schwabach	피검자 골도를 정상과 비교	유양돌기	정상, 청취 시간 정상과 같음	정상 또는 연장, 정상과 같거나 오래	단축, 정상보다 짧게
Rinne	기도와 골도 비교	외이도 입구와 유양돌기	양성, 기도를 더 잘 들음	음성, 골도를 더 크게	양성, 기도를 크게
Bing	폐쇄효과 여부	유양돌기	양성, 외이도 폐쇄 시 잘 들음	음성, 크기 변화 없음	양성, 폐쇄 시 크게
Weber	편측성 난청의 청취 방향	머리 중앙선	머리 중앙으로	난청 쪽	정상 쪽

다시 보기 표 2.3 기도 전도와 골도 전도 관계에 따른 난청 성질

소견	정상 또는 난청 성질
정상 기도 전도	정상 청력
정상 골도 전도	정상 청력이거나 전음성 난청
골도 전도보다 기도 전도가 나쁨	전음성 난청이거나 혼합성 난청
기도 전도와 골도 전도가 같음	정상이거나 감각신경성 난청

✻ 자주 묻는 질문

Q 소리는 내이의 어느 부분에서 수용하는가?

A 평형을 담당하는 말초 기관은 구형낭, 난형낭, 반규관이며, 소리를 수용하는 말초 기관은 와우이다.

Q 감쇠는 무엇이며, 전음성 난청에 어떤 관련이 있는가?

A 사전적으로는 '약해지는 힘, 축소되는 정도 또는 가치'로 정의한다. 소리의 감쇠는 음강도가 낮아지는 것을 말한다. 일반적으로 전음성 난청을 통해 확인할 수 있는데, 청력이 정상인 사람보다 더 작게 들리는 것으로 설명할 수 있다. 감각신경성 난청은 소리를 크게 한다고 하더라도 항상 명확하게 들리는 것은 아니며, 다소의 왜곡이 생긴다.

Q 혼합성 난청을 단순히 전음성 난청과 감각신경성 난청을 합친 것으로 보지 않는 이유는 무엇인가?

A 기도 가청역치는 감각신경계통의 손상에 의한 골도 가청역치와 전음계통 손상에 의한 기도-골도 차이를 합한 전체 청력손실을 의미한다. 혼합성 난청은 시간이 지나면서 감각신경 요인은 증가하고, 종종 기도-골도 차이는 감소한다. 이것은 데시벨 단위가 선형보다 대수로 계산하기 때문으로 생각된다.

Q 청신경 손상에 의한 난청도 감각신경성 난청으로 보는가?

A 그렇다. 와우나 청신경 손상으로 생긴 난청은 감각신경성 난청으로 함께 분류한다. 새로운 청각학적 평가 도구들은 감각성 난청과 신경성 난청으로 나눌 수 있다.

Q 청력검사기의 발전에도 불구하고 음차검사를 배워야 하는 이유는 무엇인가?

A 순음청력검사의 기도와 골도 관계에 관한 원리를 이해할 수 있고, 청력검사 발달에 관한 역사에서 비중이 있으며, 마지막으로 상당수의 의사들이 이 검사를 여전히 시행하고 있기 때문에 청각전문가들도 결과를 해석하기 위해서 반드시 이해해야 한다.

Q 감각신경성 난청의 Rinne 검사에서 '위음성'이 나오는 이유는?

A 잘 듣는 쪽을 차폐하지 않는 이상 음차를 나쁜 귀 유양돌기에 음차를 대면 소리는 들을 수

있고, 나쁜 귀 외이도 입구에 음차를 놓고 들려준 기도 소리보다 더 크게 듣는다. '위음성'은 외이도 입구와 귀 뒤쪽 소리 중 어느 경우에 더 크냐고 물으면, 귀 뒤쪽 소리를 더 크게 들었다고 하는 것으로, Rinne 검사 '음성'의 결과인 전음성 난청으로 잘못 해석할 수 있다.

Q **가끔씩 의사들이 음차를 이용하여 얻은 결과가 청력검사 소견과 일치하지 않더라도 청각전문가들이 음차를 사용하지 않는 이유는 무엇인가?**

A 음차검사에서 오류가 발견되더라도 청력검사기를 이용한 청각학적 평가는 부정확한 결과가 나타날 이유가 없다. 이러한 오류는 과학적인 검사 방법들을 교차 검증하는 도구로 사용한다.

Q **Rinne 검사를 하는 동안 음차의 손잡이는 어디에 두어야 하는가?**

A 유양돌기에 두었을 때 가장 크게 듣기 때문에 유양돌기에 댄다.

Q **Schwabach 검사는 피검자의 기도 또는 골도, 검사자의 기도 또는 골도를 각각 비교하는가?**

A 골도만을 비교한다.

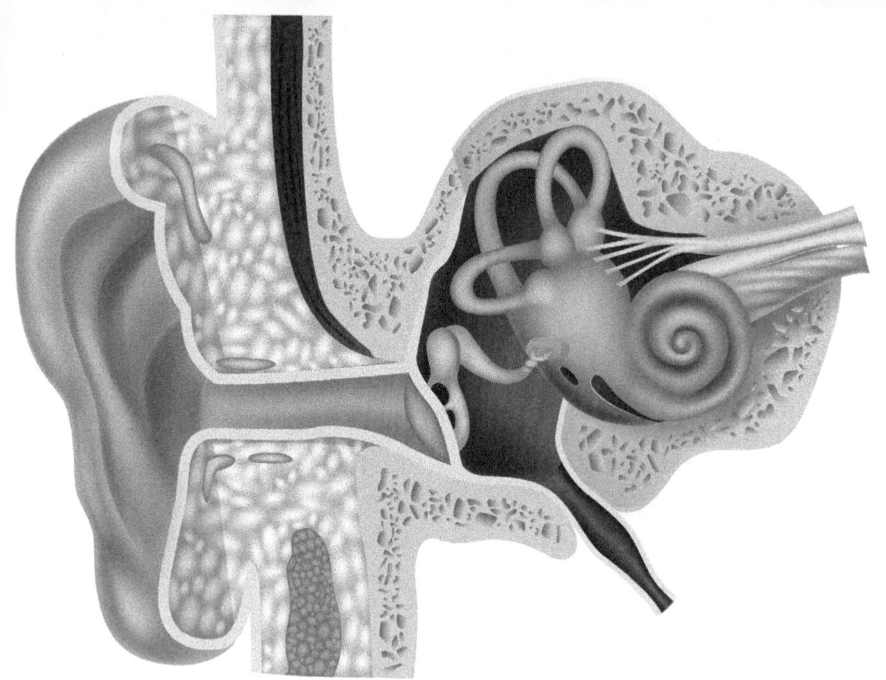

제3장

소리와 측정

학습 목표

수학적 또는 물리학적 지식은 이 장을 이해하는 데 분명히 도움이 되지만 그렇다고 특별한 배경 지식을 필요로 하지 않는다. 이 장에서 학습할 내용은 다음과 같다.

- 음파의 정의, 일반적 속성, 특성 평가와 표현 방법
- 음압 측정에 대한 기초와 간단한 계산(임상적 술기보다 물리적 개념 파악에 중점).
- 여러 가지 데시벨(deciBel) 단위
- 음향물리학과 심리음향학의 차이
- 청력검사기 보정 이유와 용어

음향물리학, 소리의 특성, 소리 지각과 평가 등에 대한 기본적 이해 없이 청력손실을 공부한다는 것은 불가능한 일이다. 소리는 진동으로 발생하고, 공기 중에서 압력파 형태로 우리에게 전달된다. 사람의 귀는 이런 공기의 압력 변화(음파)를 통해서만 들을 수 있다.

인간의 비정상 청력은 음향 물리와 소리의 지각 및 평가에 대한 기초를 이해하는 것

이 필수적이다. 소리는 진동으로 발생하고 압력파 형태로 우리의 주변에 전달되며 청각 기관이 지각하며 들을 수 있게 된다. 소리의 발생과 전파에는 많은 요인들이 관여하는데, 크게는 주파수와 음강도로 물리적 특성을 표현할 수 있다. 사람은 심리적 상태와 주관적 경험을 토대로 소리에 반응하여 소리의 높낮이, 크기, **음질**(sound quality)을 결정하며, 음원의 방향을 찾아내는 능력을 갖는다.

소리

소리는 심리학 및 물리학적 현상으로 설명할 수 있다. 심리학적 측면에서는 소리를 듣는다고 하는 청각적 경험으로, 물리학적 측면에서는 공기와 같은 탄성 매질을 통해 전파되는 분자 운동으로 각각 설명할 수 있다.

소리는 모든 탄성체를 매질로 전달이 될 수 있다. 그러나 우리 주변은 단위 공간(cm^3)마다 수억 개의 매우 작은 공기 입자들이 둘러싸고 있어서 공기 전달에 더 친숙하다. 이들 입자는 쉬지 않고 부딪히면서 무질서하게 운동한다. 매질의 **탄성**(elasticity, springiness)은 입자 사이의 거리가 단축될수록 증가한다. 만약, 용수철을 구부리면 다시 원래 모양대로 되돌아오며, 이때 원형대로 되돌아오는 것은 매질의 탄성에 의해 결정된다. 분자들의 밀도는 공기 중에서보다 액체에서, 액체에서보다 고체에서 더욱 높다. 이 때문에 탄성은 고체가 높고 이어서 액체, 기체 순으로 낮다.

주전자에 물을 채우고 끓이면 입자가 사방으로 튕기면서 입자들 사이 거리를 더욱 멀어지게 한다. 에너지가 증가하면 수증기가 만들어진다. 이 수증기 입자들이 주전자의 작은 구멍을 통해 빠져나오면서 삐 하는 휘파람 소리가 들린다. 공기 중에 열이 있으면 입자는 끊임없이 진동한다. 공기 중에서 일어나는 무질서하고도 빠른 입자의 운동을 **브라운 운동**(Brownian motion)*이라고 하며, 환경의 열의 영향을 받아 온도가 올라가면 입자 속도가 빨라진다.

파동

공기 입자는 물체에 부딪히면서 **진동**(vibration)을 시작하는데, 부딪힌 곳으로부터 인접한 분자에 튕겨 나올 때까지 운동 범위로 진동한다. 입자는 스스로 갖는 탄성 때문에 인

* 영국의 식물학자 Robert Brown(1773~1858)의 이름에서 명명됨.

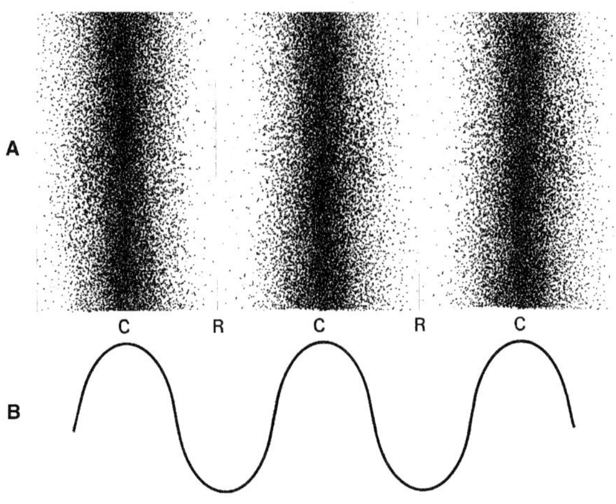

그림 3.1 공기 중에서 나타나는 간단한 파동 운동. A는 입자 운동(공간에서 압력파 이동), B는 정현파형(sinusoidal waveform; 압력파를 시간의 함수로 표시), C는 압축상(compressions), R은 희박상(rarefactions)을 각각 의미한다.

접한 입자와 부딪히고 튕겨 나오면서 원래의 위치로 되돌아갈 수 있다. 이때 입자들이 서로 가까이 모이게 되면 공기 압력이 압축된 상태가 되며, 입자 사이 공간이 좁다. 이와 반대로 입자 사이 공간이 넓어지면 공기 압력이 희박한 상태가 된다.

입자들은 이렇게 서로 밀고 당기기를 반복하면서 **파동**(waves)을 형성한다. 따라서 공기 중에서 파동은 **압축상**(compressions)과 **희박상**(rarefactions)이 서로 교대하여 반복한다. **그림 3.1A**는 입자 밀도가 서로 다른 파동을, **그림 3.1B**는 같은 파동의 운동을 시간 함수로 각각 설명하는 것이다.

횡파

횡파(transverse waves)는 입자의 운동이 파동의 진행 방향과 수직을 이루는 경우를 말한다. 이해를 돕기 위해 물결을 예를 들어 본다. 수조에 조약돌을 떨어뜨려 보자. 조약돌이 떨어진 곳에는 물웅덩이가 생긴다(**그림 3.2A**). 이어 물웅덩이를 채우기 위해 웅덩이 주변으로 물이 이동한다(**그림 3.2B**). 웅덩이를 채우면서 주면으로 생긴 골을 매우기 위해 또 다른 골(물결)이 생긴다(**그림 3.2C**). 둥근 물결의 원은 커지면서 지각할 수 없을 정도까지 골이 얕아진다. 물웅덩이를 채우려는 물의 움직임(물결, 파동)에서 위아래로 큰 원을 만든다. 수면의 움직임은 고정 부표를 통해 확인할 수 있으며, 수면이 위아래로만 출렁거리는 것을 볼 수 있다. 파동이 바깥쪽으로 진행하면 물결의 움직임은 부표 표면에 종축으로 원이나 타원형을 그리는 것을 볼 수 있다. 이렇게 만들어진 수평운동을 횡파라 한다.

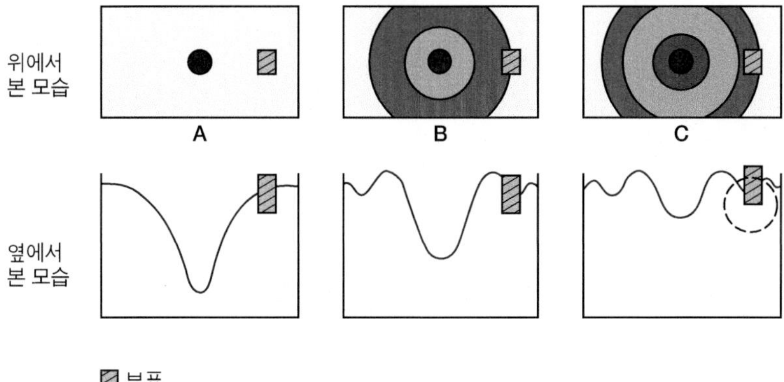

그림 3.2 물결파를 통한 횡파 설명. (A) 조약돌을 떨어뜨려 물웅덩이를 만든다. (B) 웅덩이 주변의 물이 웅덩이를 메우면서 첫 번째 골이 만들어진다. (C) 다시 첫 번째 골을 채우면서 두 번째 골이 만들어진다. 위아래로 출렁이는 물결이 고정한 부표(cork)에 원을 그린다.

종파

소리 이해에서 중요한 또 다른 파형은 종파이다. **종파**(longitudinal waves)는 빨대에 밀가루 같은 것을 넣고 한쪽 끝을 불었을 때 다른 쪽 끝에서 나타나는 공기 입자 운동으로 설명할 수 있다. 빨대를 불면 밀가루에는 파동의 같은 축으로 힘이 가해지기 때문에 공기 입자도 같은 축으로 이동한다. 이렇게 파동과 입자의 운동 방향이 수평으로 같은 경우를 종파라 한다.

정현파

음파는 보이지 않지만 공기를 통해 전파된다. 소리는 듣는 사람이 아무도 없을지라도 전파된다. 음파의 설명에는 그래프 사용이 흔하고 이해하기 쉽다. **그림 3.3**은 기록지 위에 매달아 둔 페인트 통을 이용하여 정현파를 설명하고자 한다. 만약, 페인트 통 바닥에 작은 구멍을 뚫고 앞뒤로 움직이게 하면 통이 움직임에 따라 그림이 그려질 것이다. 이때 통이 앞쪽으로 움직이면 공기가 압축되고, 뒤쪽으로 움직이면 공기가 흩어진다고 하자. 또 통이 앞뒤로 진자 운동을 일정하게 계속하는 동안 기록지를 같은 시간 간격을 두고 왼쪽 방향으로 움직이면 종이에는 매끄러운 물결 모양이 그려진다. 이 물결은 시간이 지나면서 공기가 압축되고 희박해지는 과정을 하나씩 교대로 반복해서 나타내며, 이 중 압축과 희박이 한 번씩 반복했을 때를 **주기**(cycle)라 한다. 만약, 1초 동안 압축과 희박을 교대로 반복한 두 개의 주기가 나타났다면, **주파수**(frequency)는 초당 주기의 수인

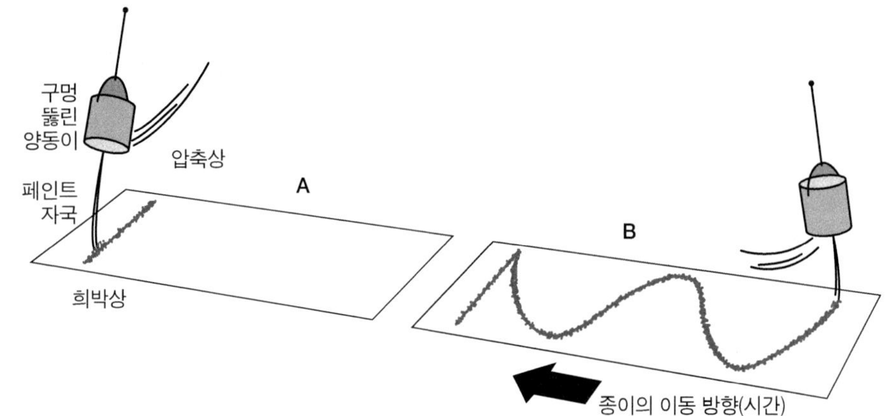

그림 3.3 정현파 운동. 움직이는 구멍 뚫린 양동이가 앞(희박, rarefaction) 뒤(압축, compression)로 운동하면서 종이에 남긴 페인트 자국(A). 일정한 시간 간격으로 종이를 왼쪽으로 움직이면(B), 종이에 정현파(sinusoidal waves)가 그려진다.

2 cps(cycle per second)가 된다.

진동(vibration 또는 oscillation)은 앞뒤로 움직이는 것을 말하며, 한 주기의 진동은 특정 지점에서 시작하고, 바로 그 지점에서 끝난다. 진동의 정의는 음향학 연구에서 수학적 분석을 위해 중요한 의미를 갖는다. 이러한 운동을 하는 파형을 **정현파**(sine waves 또는 sinusoidal waves)라 한다. 물체가 정현파로 진동하면 소리가 중복되지 않고 주파수가 하나인 소리가 되며, 이를 **순음**(pure tone)이라 한다. 1초 동안 만들어지는 정현파의 수는 그 파형의 주파수가 된다. 정현파에서 압축은 기저선 위쪽으로 그려지고, 희박은 기저선의 아래쪽으로 그려진다. 한 주기는 360°의 위상각으로 쪼갤 수 있다(그림 3.4). 한 주기를 위상각 관점에서 살펴보는 것은 이 장 마지막 부분 학습에도 유용한 도움이 된다. 소리가 위상각 0°에서 시작하지 않고 90°에서 시작하는 경우, 이 파형을 **코사인파**(cosine wave)라고 한다.

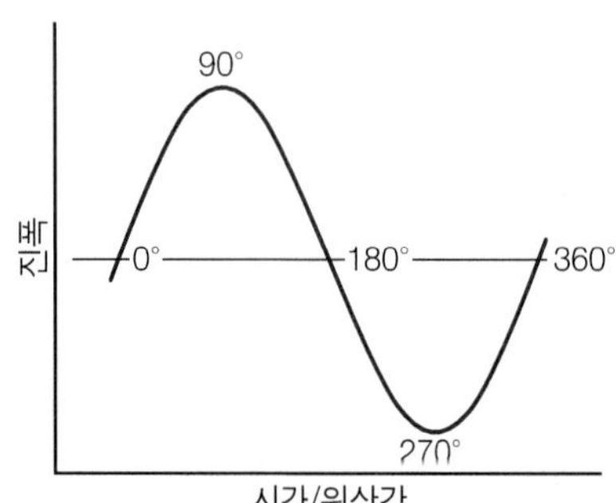

그림 3.4 위상각을 360°로 표시한 정현파

진동

적절한 에너지가 가해지면 물체는 진동하며, 이 과정에서 다양한 요인들이 물체의 진동 특성에 영향을 줄 수 있다.

진동에서 에너지의 효과

정현파에서 에너지 효과는 **그림 3.5**와 같다. 진동하는 물체가 A에서 B로 이동하면, 물체가 원점으로 다시 되돌아가기 위해서는 반드시 멈춰야 한다. **그림 3.3**에서 페인트 통이 운동 방향을 원점으로 바뀌기 전에 멈추는 것과 같다. 이렇게 동작이 멈추는 지점에서는 **운동에너지**(kinetic energy 또는 moving energy)는 없지만 **위치에너지**(potential energy)는 커진다. 다시 B에서 D로 이동하면서 진동하는 물체의 속도는 커지는데, C에서 운동에너지는 최대가 되고, 위치에너지는 없어진다. D에 이르면 B에서처럼 운동에너지는 작아지고 위치에너지가 커진다.

자유 진동

공기 중에서 줄에 매달린 추와 같은 진동하는 물체(**그림 3.6A**)는 공기 입자 운동의 영향으로 반대되는 힘이 생긴다. 물체는 처음 이동을 시작하면서 에너지의 일부를 열로 변환하며, 마찰은 물체의 진자 운동이 완전히 멈출 때까지 속도를 늦추는 역할을 한다. 이 과정에서 외부 힘이 작용하지 않으면 운동은 멈추지 않고 영원히 지속하며, 이 운동을 **자유 진동**(free vibration)이라고 한다. 물체의 진동은 시간이 지나면서 점차로 작아지는데, 이를 경감쇠(lightly damped)라고 한다. 또 물체의 진동이 빠르게 멈추면 이를 **중감쇠**(heavy damping)라 하며, 한 주기가 완성되기 전에 진동이 멈추면 이를 임계감쇠

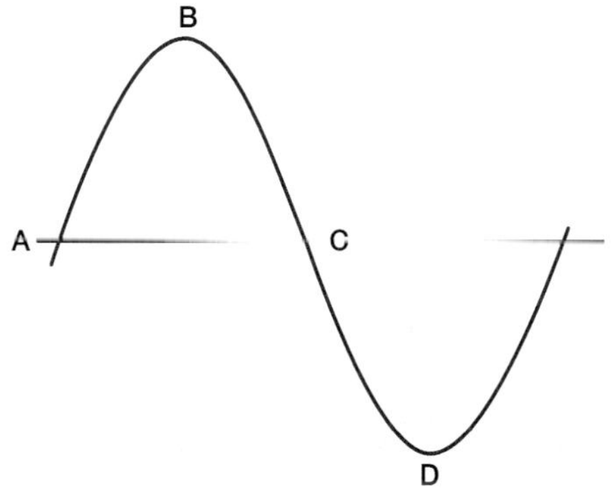

그림 3.5 진동하는 물체의 에너지 효과. A는 진자가 움직이지 않는 휴지 상태, B는 휴지 상태에서 최대 운동을 보인 후 다시 반대로 운동하기 위해 멈춘 상태이며, 에너지는 모두 위치에너지이고, 운동에너지는 없다. C는 속도가 최대이고, 에너지는 모두 운동에너지이고, 위치에너지는 없다. D는 B와 마찬가지로 진자 운동 속도가 떨어지면서 D에 도달하면 에너지는 모두 위치에너지로만 나타난다.

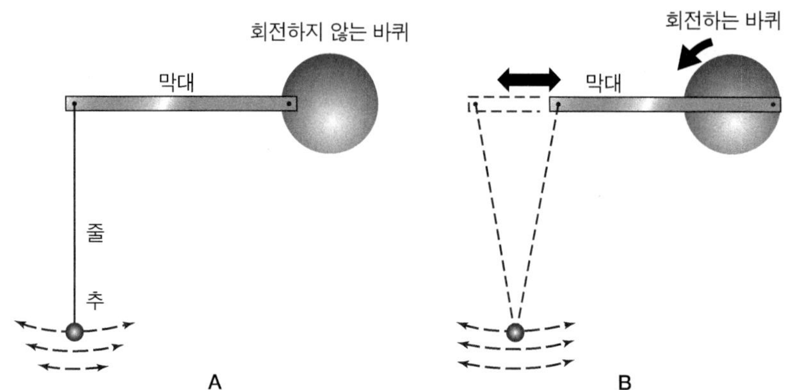

그림 3.6 자유 진동과 강제 진동. A에서 줄 끝에 매달린 추를 밀면, 진자 운동은 완전히 멈출 때까지 서서히 감소한다. 만약 B처럼 바퀴가 움직이면서 막대가 왕복운동을 하면, 추의 진자 운동 거리는 바퀴가 움직이지 않을 때까지 그대로이다. 그림에서 A는 자유 진동, B는 강제 진동을 의미한다.

(critically damped)라 한다.

강제 진동

진자 운동에 외부의 힘이 가해지면(**그림 3.6B**), 그 힘을 제거할 때까지 운동이 계속되며, 이러한 운동을 **강제 진동**(forced vibration)이라 한다. 만약 외부의 힘을 없애면 물체의 진자 운동 거리가 좁아지면서 운동을 멈추는 자유 진동으로 바뀐다. 자유 진동과 강제 진동 모두 추가 앞뒤로 운동하는 횟수(주파수)는 진자 운동 거리(진폭)에 영향을 받지 않는다. 진폭에서는 입자의 운동이 둔화되면 움직이는 속도가 떨어진다.

주파수

우리는 종종 어떤 일이 일정한 시간 동안 얼마나 자주 또는 어느 정도로 일어나는지에 대해 묻곤 한다. 발생 빈도는 하루나 분 단위의 시간 동안 일어나는 비율을 말한다. 그렇지만 음향학적 측면에서 시간 단위라 하면 초(second)를 사용한다. 박자 측정기(metronome)에서 진자를 예로 들면, 진자는 특정 위치로부터 출발하여 오른쪽 끝까지 움직였다가 다시 되돌아오면서 원래의 위치를 지나 왼쪽 끝까지 간 후, 다시 원점으로 되돌아오면 한 주기가 완성된다. 방향을 달리하여 왼쪽 끝과 오른쪽 끝을 각각 들러 원점으로 되돌아오더라도 주기가 하나인 것은 마찬가지이다. 이때 한 주기를 완성하는 데 1초

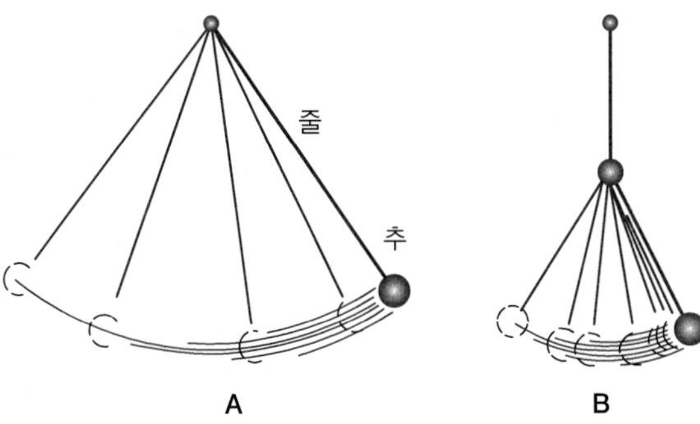

그림 3.7 추를 묶고 있는 줄의 길이가 진동 주파수에 미치는 효과. 일정한 길이의 줄에 매달린 추가 양쪽 끝을 왕복하는 진자 운동은 단위 시간 초당 특정한 횟수로 반복한다. 만약 줄의 길이를 짧게 하면(B), 추의 왕복 운동은 점점 빨라진다(주파수가 높아진다).

의 시간이 걸렸다면 1초에 1주기(cycle per second, cps)를 갖는 주파수라고 할 수 있다. 이 cps 단위는 **헤르츠**[Hertz(Hz)]*라는 용어로 대신 사용한다. 박자 측정기의 진자를 두 번 왕복하도록 했다면 진자는 기준 시간의 절반 만에 한 번을 왕복해야 한다. 이것은 한 주기를 완성하는 데 필요한 시간[**주기**(period)]이 있다는 것을 의미한다. 1초에 두 번 왕복한 경우 2 Hz가 되며, 주기는 1/2초가 된다. 결국 주파수와 주기 사이에는 아래와 같은 관계를 이룬다.

주기(period) = 1/주파수(frequency)

주파수 길이의 효과

줄의 끝에 매달린 물체가 천천히 앞뒤로 움직인다고 생각해 보자(그림 3.7A). 이 상태에서 줄이 길이를 갑자기 짧게 하였다고 생각해 보자(그림 3.7B). 줄의 길이가 짧아지면 추의 움직임이 많아져서 초당 진자 운동이 잦아진다. 따라서 주파수가 증가한다. 반대로 길이가 길어지면 주기의 수(Hz)도 감소한다. 하프라는 악기를 통해 설명하면 줄의 길이가 짧아질수록 주파수가 빨라지는 것을 눈으로 확인할 수 있고 귀로 들을 수 있어서 길이가 주파수에 미치는 영향을 쉽게 이해할 수 있다.

질량이 주파수에 미치는 효과

진동체의 **질량**(mass)이 커지면 위치에너지를 유지하면서 속도가 낮아진다. 다시 말하면, 물체가 커지면 진동 주파수가 낮아진다. 하프 줄의 두께를 두껍게 하고, 길이를 길게 하면 소리가 낮아지는(주파수가 낮아진다) 것이 그 예이다.

* 독일의 물리학자 Heinrich Hertz(1857~1894)의 이름에서 명명됨.

긴장도가 주파수에 미치는 효과

진동체는 저마다 고유의 전도 능력을 가지고 있다[**긴장도**(stiffness)와 관련]. 전도가 증가한다는 것은 어떤 진동체가 가장 쉽게 진동하는 주파수(공명 주파수)가 낮아진다. 특정 물체의 탄성이 높으면 저주파수보다 고주파수에서 쉽게 진동할 수 있다.

공명

대부분 진동체는 그 크기와 관계없이 진동하며, 물체마다 고유의 특성이 있어서 가장 자연스럽게 진동하는 주파수가 있다. 이 주파수는 가장 쉽게 진동하면서 진폭은 쉽게 가장 커지지만, 감쇠는 느리게 진행된다. 이때 특정 물체가 가지는 자연스런 진동 비율을 **공명 주파수**(resonant frequency)라 한다. 물체의 진동은 공명 주파수가 아닌 다른 주파수로도 진동한다. 그러나 외부 힘을 제거하면 다른 주파수는 감쇠되고 공명 주파수의 진동만 남는다.

유리잔에 공명 주파수와 같은 주파수의 외부 음원을 가하면서 그 **진폭**(amplitude)을 충분히 크게 하면 자연스럽게 유리잔 진동도 커진다. 공명에 의한 진폭은 포화되지 않기 때문에 진폭을 충분히 크게 하면 유리잔이 크게 찌그러지면서 산산조각이 난다.

음속

음속(velocity)은 소리가 음원에서 다른 지점까지 얼마나 빠르게 이동하는가를 의미한다. 음속은 몇 가지 요인에 의해 결정된다. 이 요인들 중 가장 중요한 것은 매질의 밀도이다. 이미 설명한 것처럼 입자들은 고체가 액체나 기체보다 서로 촘촘하고 가깝게 배치되어 있다. 입자는 서로 가까울수록 인접한 입자와 부딪히기까지 더 짧은 거리를 움직이며, 인접한 입자로 운동을 전달할 수 있다. 따라서 소리는 기체보다 액체에서, 액체보다 고체에서 빠르게 이동한다. 청각학적 측면에서는 공기를 매질로 한 소리의 이동에 관심을 갖는다. 음속은 표준 온도(20℃)와 압력 조건이면 공기 중에서 매초 약 344 미터(1,130 피트) 정도이다. 온도와 습도가 높아지면 소리도 빠르게 이동한다. 그러나 고도가 높아지면 입자 사이 거리가 멀어지기 때문에 음속은 느려진다.

음속은 특정 순간에 결정해야 하는데, 이를 순간 음속(instantaneous velocity)이라 한다. 소리(음파)는 매질을 통과하기 때문에 매질의 영향을 받아 음속이 변한다. 이 경우 평균 음속은 소리가 이동한 거리를 시간으로 나누어 구한다. 속도를 이야기할 때 시속(kilometers per hour, miles per hour, mph)이라 말하는데, 초속[meters per second (m/s), centimeters per second (cm/s) 등으로도 표현할 수 있다. 속도가 빨라지면 가속이, 속도가 느려지면 감속이 일어난다.

어떤 물체가 공기 중에서 이동한다면 공기 입자들과 부딪히면서 진로 밖으로 공기 입자들을 밀어내고, 공기 입자는 파동 운동을 하게 된다. 만약, 물체의 이동 속도가 음속을 초과하면 진행 방향의 공기 입자는 압축을 하고, 지나온 뒤쪽으로 부분 진공 상태를 만든다. 여기서 다시 압축된 공기 입자들은 진공 상태로 돌진하면서 갑자기 과도한 압력(overpressure)이 생긴다. 이러한 과정에서 발생하는 폭음을 소닉붐(sonic boom)이라 한다. 이 소리는 음속보다 빠르게 날 수 있는 비행기가 음속을 돌파하는 순간 들을 수 있다. 사격할 때 들을 수 있는 매우 강렬한 소리는 화약 폭발에 의한 것보다 탄환이 총열을 벗어나고 음속 장벽을 무너뜨리면서(음속을 돌파할 때) 생긴 것이다.

⚜ 파장

소리 특성에서 주파수와 관련되는 것은 **파장**(wavelength)이다. 음파의 길이는 정현파에서 위상각 0~360° 중 어느 한 특정 지점에서 다음 주기의 같은 지점까지를 말한다(**그림 3.8**). 파장을 구하는 공식은 w = v/f으로, w는 파장(wavelength), v는 음속(velocity), f는 주파수(frequency)이다. 속도를 구하기 위한 공식은 v = f · w로, 주파수를 구하는

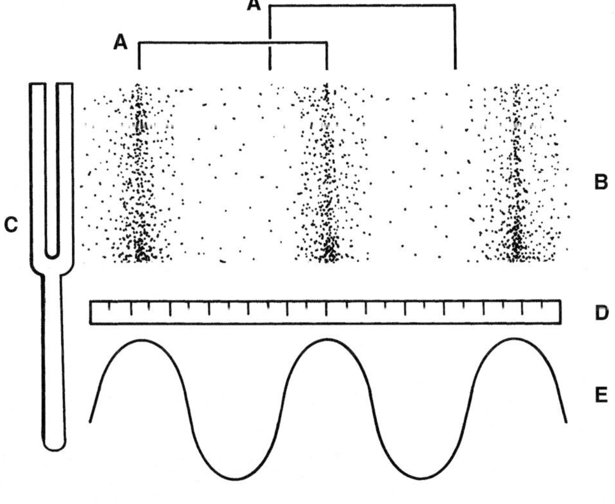

그림 3.8 파장(A)은 압력파의 특정 지점부터 다음 파형의 같은 지점까지의 길이이다. 압력파(B)는 음사(C) 진동이 공기 입자를 정렬시켜 나타난다. 이들 파의 이동 길이는 자(D)로 잴 수 있고, 시간 축으로 표시할 수 있다(E).

공식은 f = v/w로 각각 사용할 수 있다. 따라서 주파수가 높아지면 파장이 짧아진다. 예를 들어, 250 Hz 순음의 파장은 w = v/f = 344/250 = 1.336 미터이며, 8,000 Hz 순음의 파장은 w = v/f = 344/8,000 = 0.043 미터이다.

❀ 실전 해설

난청자들이 느끼는 일반적인 불편은 다른 방에 있는 사람이 하는 말을 듣기 어렵다는 것이다. 파장에 대해 확실하게 이해한다면 이 원인을 쉽게 찾을 수 있다. 모음은 파장이 긴 저주파수 소리이며, 말소리에서 대부분 자음은 파장이 짧은 고주파수 소리이다. 밀폐된 방이나 모서리 등에서는 자음보다 모음이 쉽게 이동한다.

위상

순환 운동을 기술하는 용어인 위상각은 서로 다른 파에서 일치하는 지점들의 관계를 설명하는 데 편리하게 이용할 수 있다. 정현파의 특정 지점을 위상각(°)으로 표시한 후 서로 비교할 수 있기 때문이다. 표준은 0°로 하며, 만약 진동이 0°(또는 360°)에서 시작한다면 이를 표준 **위상**(phase)이라 한다(그림 3.9A). 소리가 표준 위상을 벗어나는 경우(그림 3.9B, C, D)는 표준 시간 축으로부터 각도를 사용한다.

간섭

하나 이상의 소리가 발생하면 이 소리들 사이에서는 간섭이 일어난다. 이 간섭은 서로 다른 소리들의 주파수, 음강도, 위상 등에 따라 달라진다. 때로 순간적으로 동시에 발생한 소리는 그 진폭이 합쳐지며, 주파수와 위상 등이 같은 두 개의 소리는 진폭이 커져서 서로를 강조한다. 그러나 주파수가 같은 소리일지라도 두 개의 소리 위상이 서로 180° 다르면 서로 상쇄하여 진폭이 0이 된다. 실험실과 같은 이상적인 조건을 벗어날 경우 두 개 이상의 서로 다른 소리가 완벽하게 강조되거나 **상쇄**(cancellation)되는 현상을 관찰하기 어렵다.

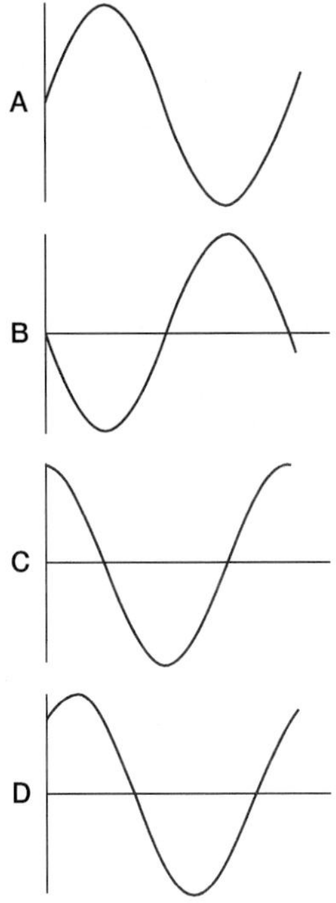

그림 3.9 주파수가 같으나 위상이 서로 다른 4개의 파형

맥놀이

예를 들어 1,000 Hz와 1,003 Hz처럼 주파수가 거의 같은 소리가 있다면, 이 소리의 3 Hz 차이가 음강도를 느낄 수 있을 만큼 크게도 하고, 작아지게도 한다. 이렇게 느낄 수 있을 정도의 진폭 변화를 **맥놀이**(beats)라 한다. 주파수가 서로 다른 두 개의 소리를 함께 들을 때, 두 주파수의 차이가 커지면 초당 맥놀이 수도 증가하며, 단속음처럼 변했다가 소리가 거칠어지면서 마지막에는 복합음(complex sounds)으로 변한다. 두 소리의 주파수 차이가 충분히 커지면 시작한 주파수 소리를 기준으로 높은 소리로, 낮은 소리로, **다른 소리**(difference tone)로, 합쳐진 소리 등으로 지각하며, 이 경우에는 원래의 소리들을 Hz로 표현한다.

복합음

지금까지 설명한 순음은 자연계에서는 듣기가 거의 어렵다. 순음은 음차나 정현파 순음을 발생하는 전자 장치 등을 통해서만 들을 수 있다. 자연계에 존재하는 대부분의 소리는 서로 다른 주파수와 진폭, 위상의 소리들이 섞여 있다. Fourier*는 처음으로 **복합파**(complex wave)를 여러 개의 정현파 **성분**(components)으로 분석하였다.

기본주파수

여러 개의 순음이 있는 경우 이 순음들 중 하나는 주파수가 다른 소리보다 더 낮게 관찰된다. 소리의 진동수가 가장 낮은 주파수를 **기본주파수**(fundamental frequency)라 하고, 이 값은 진동체의 물리적 특성에 의해 결정된다. 일부 복합음은 말소리나 음악처럼 계속 반복되기도 한다. 이렇게 반복되는 소리를 **주기음**(periodic sounds)이라 한다. **비주기음**(aperiodic sounds)은 기본주파수가 없으며 아무렇게나 변하기 때문에 소음으로 들리게 된다.

배음

주기적인 복합음에서 각 소리들의 주파수는 기본음의 배수 관계를 갖는다. 이렇게 기본주파수보다 높은 소리들은 **화음**(harmonics) 또는 **배음**(overtones)이라 한다. 기본주파수가 100 Hz인 소리의 **스펙트럼**(spectrum)은 200, 300, 400 Hz 등 계속해서 높은 주파수의 소리가 섞인다. 각각의 주기적인 배음들은 번호를 통해 구분한다. 첫 번째 화음은 기본주파수이고, 기본주파수의 두 배는 두 번째 화음 등으로 계속해서 번호를 달리한다. 첫 번째 배음은 두 번째 화음과 같고 이후 연속되는 번호를 사용한다.

복합음의 스펙트럼

주파수가 서로 다른 두 개 이상의 순음이 동시에 발생하면 이 소리들은 시간 단위로 진폭이 합쳐진다. **그림 3.10**에서 보는 것처럼 약간 생소한 새로운 파형의 소리가 생긴다. 여기에 네 번째, 다섯 번째 소리도 더할 수 있다. 이러한 방식의 복합음은 근본적으로 **푸리에 분석**(Fourier analysis)과 반대되는 개념으로 실험실에서 합성할 수 있다.

기본주파수는 비록 전체 화음의 주파수에 따라 결정되지만 화음들의 진폭은 서로 다르다(**그림 3.11A**). 관악기의 경우 기본주파수는 클라리넷의 발성체인 리드, 트롬본의 마우스피스에 댄 입술, 좀 특이한 관악기로 볼 수 있는 인간의 성도와 후두 내의 성대 등과 같이 진동체에 의해 결정된다. 이 관악기들은 길이와 단면적을 변화시킬 수 있다. 트롬본의 경우 슬라이드를 이동시키고, 클라리넷의 경우 키를 누르고, 성도의 경우 혀를

* 프랑스의 수학자이자 물리학자 Jean Baptiste Joseph Fourier(1768~1830)의 이름에서 명명됨.

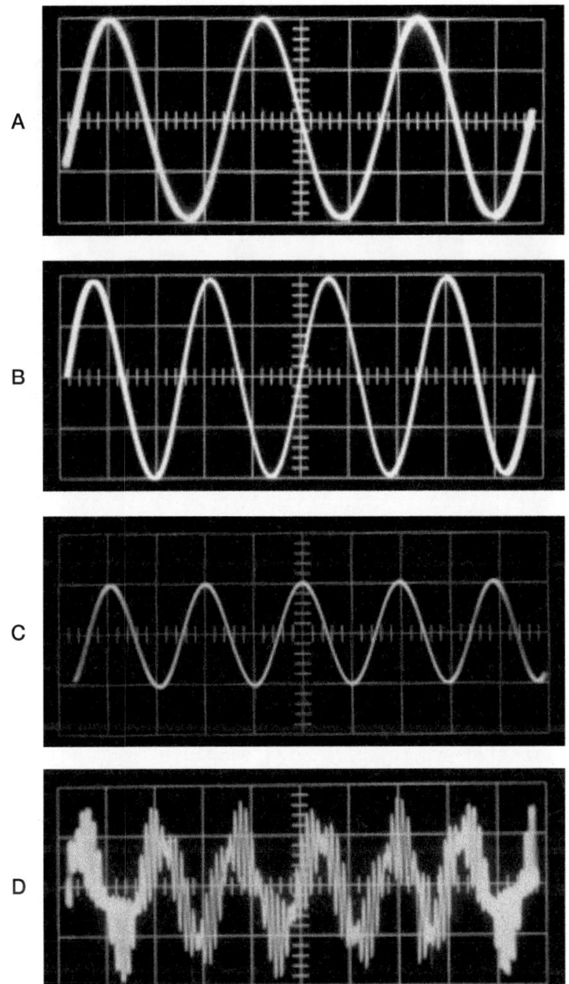

그림 3.10 주파수와 진폭이 서로 다른 세 개의 정현파(A, B, C)가 합성된 복합파형(D). 진폭이 시간 단위로 합쳐져서 새로운 파형을 만든다.

올리거나 내리고 또는 앞으로 빼거나 안으로 넣어서 다양하게 변화시킨다. 비록 기본주파수와 화음이 같을지라도 이와 같은 방식으로 관악기를 조절하여 악기마다 진폭이 서로 다른 화음을 내고(그림 3.11B, C), 다양하고 특색 있는 연주를 가능하게 한다.

말하는 동안, 대개는 혀를 움직여서 성도의 크기와 모양을 바꿀 수 있고, 이를 통해 주파수와 특정 화음을 강조하고 나머지 화음을 억제하면서 강도를 조절할 수 있다. 이렇게 구한 파형은 일련의 골과 마루가 계속하여 나타난다. 여기서 각각의 마루를 **포만트**(음영대, formant)라 하고, 이 포만트 주파수를 정교하게 조절하여 서로 다른 모음을 쉽게 인지할 수 있게 한다. 마루에는 연속해서 번호를 붙이는데, 가장 낮은 주파수 또는 첫 번째를 제1포만트, 두 번째를 제2포만트와 같은 방식으로 계속한다. 관악기의 스펙

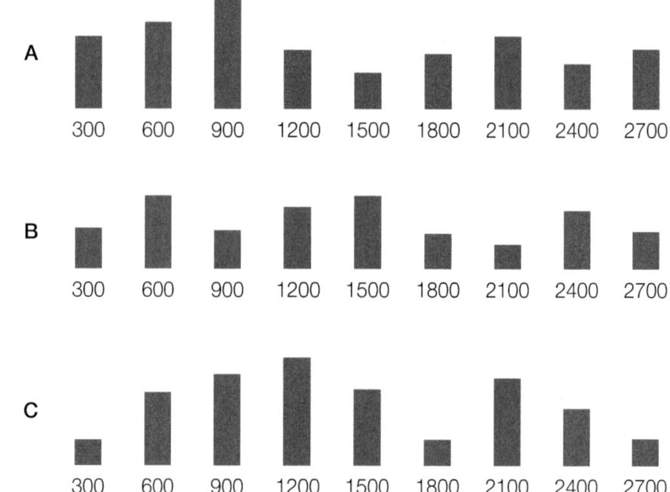

그림 3.11 세 가지 관악기 스펙트럼의 막대그래프. 기본주파수는 각각 300 Hz로 같지만 화음의 진폭은 다르다.

트럼 구조는 모음과 유사하고, 음향 장치의 공명에 의해 결정된다.

소리의 화음 구조는 기본주파수에 의해 결정되지만, 기본주파수는 정상 청력자가 소리를 명확하게 지각하는 데 있어서 크게 기여하지 않는다. 전화기를 예로 들어 보자. 사람의 음성은 후두의 크기와 모양, 성문 하압 등에 따라 특징이 결정되며, 평균 기본주파수는 남자가 85~150 Hz 정도, 여자가 175~250 Hz 정도이다. 그러나 전화기는 대략 300 Hz 이하의 낮은 주파수는 필터를 통해 버리고 사용하지 않는다. 그럼에도 불구하고 발화자의 성별, 신원 등을 알 수 있다.

강도

지금까지 진동 주파수와 이에 관련한 문제들을 살펴보았다. 진동체의 진동이 얼마나 빨리 그리고 얼마나 멀리 진행하는지 또한 중요한 문제이다. 이는 **강도**(intensity)를 통해 살펴볼 수 있다. **그림 3.12A**는 주파수가 같은 두 개의 순음으로, 높이에서 차이가 있다. 분명한 것은 이러한 차이가 소리 발생을 위해 가해진 **힘**(force)이 아래쪽보다 위쪽이 더 크다는 점이다. 매질의 입자가 안정 상태에서부터 이동한 거리를 진폭(amplitude)이라 한다. 진폭은 공기 중에서 입자 운동과 관련된다. 강한 힘이 공기 입자에 가해지면, 공기 입자가 안정된 상태로부터 더 멀리 이동하고, 공기의 압축과 희박도 더 커져서 진폭이 커진다. **그림 3.12B**는 진폭이 같지만 위상의 시작과 주파수가 다른 두 개의 순음을, **그림 3.12C**는 진폭과 주파수가 같지만 위상이 다른 두 개의 순음을 각각 설명하는 그림이다.

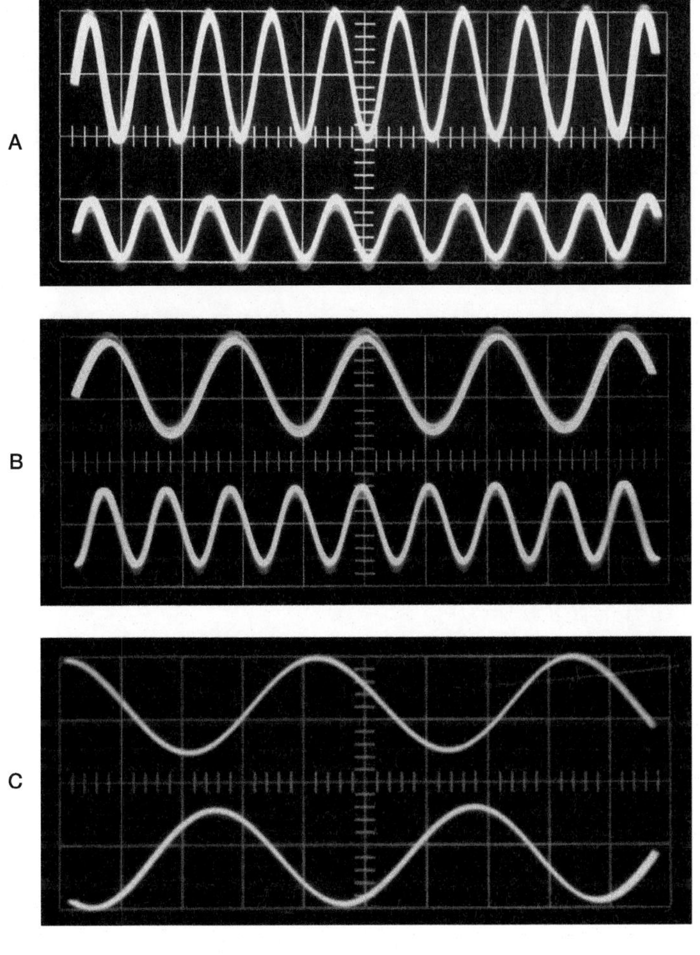

그림 3.12 (A) 주파수와 위상이 일정하지만 진폭이 다른 두 개의 순음. (B) 진폭과 위상이 일정하고 주파수가 다른 두 개의 순음. (C) 진폭과 주파수가 일정하고 위상이 다른 두 개의 순음.

힘

음차와 같은 진동체가 진동하면 공기 입자에도 정해진 힘이 가해진다. 강한 힘이 가해질수록 음차의 진동은 커지고, 소리의 진폭도 커진다. 사람의 귀는 소리에 아주 민감하기 때문에 매우 작은 힘에 의해 발생되는 소리도 들을 수 있다. **다인**(dyne, d)은 힘의 변화를 정량화하는 데 유용한 단위이다.

1 다인은 1 그램의 물체를 1초 동안 1 센티미터를 가속시키기에 충분한 힘을 말한다. 만약, 실량 1 그램인 물체를 해수면에 고정시키려 한다면 중력의 힘은 약 1,000 다인이다. 최근 국제표준단위계는 **뉴턴**(Newton, N)*을 사용한다. 1 뉴턴은 1 킬로그램의 물체를 1초 동안 1미터(1 m/s^2) 가속시키는 힘이다.

* 영국의 수학자이자 천문학자, 물리학자인 Isaac Newton(1643~1727) 경의 이름에서 명명됨.

압력

압력(pressure)은 힘을 표면에 가했을 때 발생한다. 예를 들어 자동차 바퀴에 가해지는 압력은 단위 면적(inch^2, in^2)에 가해지는 힘(pounds, lb)을 측정한다. 정상 대기압은 14.7 lb/in^2, 1,000,000 dyne/cm^2 또는 105 **파스칼**(pascal, Pa)*이다. 만약, 주어진 단위 면적이 일정하다면 가해지는 힘이 증가하면 압력도 커진다.

미국에서 측정 단위계는 센티미터-그램-초(centimeter-gram second, CGS)를 널리 사용했는데, 최근 미터-킬로그램-초(meter-kilogram-second, MKS)로 대치하고 있다. 국제표준단위계가 프랑스 시스템을 따른 때문이다. CGS 단위는 dyne/cm^{2}를, 국제표준단위계는 Pa를 각각 사용한다.

사람의 청각은 아주 예민하기 때문에 사람이 들을 수 있는 음강도 범위의 음압 단위를 고려하여 1,000,000분의 1 Pa(micropascals, μPa) 단위를 이용한다. 젊고 건강한 귀가 겨우 들을 수 있는 데 필요한 압력은 0.0002 dyne/cm^2, 20 μPa 정도이다. 음압이 2×10^8 μPa 정도에 이르면 사람의 귀가 손상될 수 있다.

일량

공기 입자로 가득한 어떤 매질을 움직이기 위해 소비되는 에너지는 **일량**(work)으로 표현한다. 전체 일량은 매질에 가한 힘과 이동 거리를 곱한 것이다. 1 **에르그**(erg, e)는 1 다인의 힘이 물체를 1 센티미터 이동시킬 때 작용한 전체 일량을 말한다. 1 **줄**(joule, J)** 은 1,000만 에르그이다.

일률

일률(power)은 물체에 가해진 힘이나 에너지의 양을 의미하며, 소비 에너지 비율로 표시한다. 단위는 마력(horsepower, ps) 또는 와트(watt, W)***이다. 음향학 분야에서는 인간의 청각을 고려하여 1 erg/s(1초당 1 erg)와 같은 작은 단위를 사용한다. 1 와트는 100만 erg/s 또는 10^{21} joule/s와 같고, 1 마력은 746 와트와 같다. 일률은 소리 크기를 측정하는 데 널리 사용한다. 음원으로부터 거리가 멀어지면 소리의 일률은 넓은 지역으로 확산되기 때문에 특정 지점에 도달하는 소리의 에너지는 감소한다.

---

* 프랑스의 수학자이자 철학자인 Blaise Pascal(1623~1662)의 이름에서 명명됨.

** 영국의 물리학자 James Prescott Joule(1818~1889)의 이름에서 명명됨.

*** 스코틀랜드의 발명가 James Watt(1736~1819)의 이름에서 명명됨.

음강도

소리는 진동 가능한 범위에서 음원으로부터 거리가 멀어지면 공기 입자의 움직임도 더 커진다. 따라서 음강도는 특정한 지점으로부터 측정할 수 있다. 음강도는 단위 면적에 가해지는 힘의 총합을 의미한다. 음강도는 음원으로부터 거리 제곱에 비례하여 감소하며[**역자승 법칙**(inverse square law)], 사람이 겨우 들을 수 있기 위한 음강도는 1,000 Hz의 경우 10^{-12} watt/m^2 또는 10^{-16} watt/cm^{2}이다.

소리는 음원으로부터 둥글게 널리 퍼지는 것을 가정하여 아래와 같은 수식으로 나타낼 수 있다.

$$\text{음강도(watts/cm}^2\text{ 또는 watts/m}^2) = \frac{\text{일률(watts)}}{4\pi \times \text{반지름}^2\text{ (cm 또는 m)}}$$

pounds 또는 miles 단위로도 측정할 수 있으나 이 단위들은 사람의 청각을 나타내기에는 지나치게 커서 수치가 매우 복잡해진다. 음강도는 기준 음강도와 특정 음강도 사이가 몇 배의 관계인가를 통해 표시하는 것이 편리하다. 이러한 목적으로 널리 사용되고 있는 단위가 **데시벨**(deciBel, dB)이다.

데시벨

두 개의 숫자 사이 비율을 편하게 표현할 수 있는 것이 **대수**(logarithm)이다. 대수를 이용하는 단위 중 하나가 Alexander Graham Bell(1847~1922)*의 이름을 따서 만든 **벨**(Bel)이다. 그러나 이 단위는 지나치게 커서 음향학과 청각학에서는 벨의 1/10에 해당하는 데시벨(deciBel) 단위를 사용한다.

데시벨 단위가 가지는 중요한 의미는 (1) 비율 척도이며, (2) 대수식을 이용하며, (3) 비선형적 관계이고, (4) 기준치를 다양하게 할 수 있으며, (5) 상대적 측정 단위라는 점이다. 이 다섯 가지 측면을 기억할 필요가 있다.

대수

대수(로그, log)는 단순하게 보면 기준 숫자의 몇 배인가를 **지수**(exponent)로 표현하는 것이다. 10^2은 log(2)로, 이 값은 기준 숫자인 10을 두 번 곱한다($10 \times 10 = 100$)는 것을

* 스코틀랜드 출신의 미국인. 청력손실을 가진 아동들을 위한 유명한 교육자이자 전화기 발명가.

의미한다. 따라서 지수는 예를 들어 10^3일 경우 10 × 10 × 10과 같이 10을 세 번 곱한 것처럼, 기준 숫자보다 몇 배나 더 곱했는지를 뜻하며, 일률(power)을 의미한다.

기준 숫자는 모든 숫자를 사용할 수 있다. 그러나 음향학에서는 10을 가장 흔하게 사용한다. 따라서 대수는 단순하게 숫자 '1' 뒤로 '0'이 몇 개나 있는지를 표현하는 데도 편리하다. 표 3.1A와 B는 연속되는 10의 대수를 이해하는 데 도움이 될 것이다. 참고로 1의 대수는 0이다.

대수는 두 숫자 사이의 비율을 설명하는 데 유용하다. 이 비율은 어떤 수를 다른 수로 나누어 표시한다는 점을 기억해야 한다. 만약 25 ÷ 25처럼 같은 숫자를 나눌 경우 그 비율은 1:1로 숫자 크기에 관계없이 항상 일정하다. 기준 숫자가 같은 수를 나눌 경우, $10^3 \div 10^2 = 10^1$처럼 분모는 고려하지 않고 분자끼리 빼주면 된다. 또 $10^2 \div 10^3 = 10^{-1}$처럼 한쪽의 분자나 분모가 커지더라도 수학적 원칙은 변하지 않는다. 분수로 어떤 비율을 표현하는 경우 분모는 분자와 비교하는 기준이다. 상업적 광고에서 물건이 두 배 좋다고 하거나 3배 밝다 또는 100% 빨라졌다 등의 주장은 특별한 기준이 없기 때문에 의미가 없다.

음강도 단위

음강도 단위를 데시벨(dB)로 표시하는 것은 어떠한 조건에서도 유용하다. 현장에서 사용하는 단위 면적당 와트(watt/m^2)의 경우도 기준치(I_R)를 정하여 표시할 수 있다. 예를 들어 스피커와 같은 장치에서 출력을 I_O로 하면 아래와 같은 공식으로 데시벨 값을 구할 수 있다.

$$dB = 10 \times \log(I_O / I_R)$$

기준치는 필요에 따라 변경할 수 있지만 대개는 10^{-12} watt/m^2(또는 10^{-16} watt/cm^2)를 사용한다. 지수는 소수점에서 숫자 '1'이 오른쪽이나 왼쪽으로 어느 정도에 있어야 하는지를 의미한다. 지수가 양수이거나 별도의 표시가 없다면 '0'은 숫자 '1' 뒤로 놓이고, 지수가 음수이면 '0'은 숫자 '1'보다 앞에 놓인다. 또 지수가 양수이면 숫자가 크다는 것을, 음수이면 작다는 것을 각각 의미한다. 따라서 10^{-12} watt/m^2는 0.000000000001 watt/m^2를 의미하는 매우 작은 수이다.

음강도 단위의 기준 강도(I_R)를 알고 있을 경우 기준 강도보다 높거나 낮은 수치만 있으면 앞서 언급한 수식과 기준 강도인 10^{-12} watt/m^2를 사용하여 쉽게 구할 수 있다. 이렇게 구한 값을 **음강도 단위**(intensity level, dB IL)라 한다.

표 3.1 배율, 대수, 음강도와 음압에서 기준치를 근거로 결정한 데시벨 값

		C 음강도(I_C)				G 음압(P_O)		
A 배율	B 대수	CGS (watt/cm^2)	SI (watt/m^2)	D db IL*	E 등가진폭	F dB SPL†	CGS (dyne/cm^2)	SI (μPa)
					가청역치			
1:1	0	10^{-16}	10^{-12}	0		0	.0002	20.0 (2×10^1)
10:1	1	10^{-15}	10^{-11}	10		20	.002	200.0 (2×10^2)
100:1	2	10^{-14}	10^{-10}	20		40	.02	2,000.0 (2×10^3)
1,000:1	3	10^{-13}	10^{-9}	30		60	.2	20,000.0 (2×10^4)
10,000:1	4	10^{-12}	10^{-8}	40		80	2.0	200,000.0 (2×10^5)
100,000:1	5	10^{-11}	10^{-7}	50		100	20.0	2,000,000.0 (2×10^6)
1,000,000:1	6	10^{-10}	10^{-6}	60		120	200.0	20,000,000.0 (2×10^7)
10,000,000:1	7	10^{-9}	10^{-5}	70		140	2000.0	200,000,000.0 (2×10^8)
100,000,000:1	8	10^{-8}	10^{-4}	80				
1,000,000,000:1	9	10^{-7}	10^{-3}	90				
10,000,000,000:1	10	10^{-6}	10^{-2}	100				
100,000,000,000:1	11	10^{-5}	10^{-1}	110				
1,000,000,000,000:1	12	10^{-4}	10^{0}	120				
10,000,000,000,000:1	13	10^{-3}	10^{1}	130				
100,000,000,000,000:1	14	10^{-2}	10^{2}	140				
					통증역치			

*음강도 dB 값은 기준치를 10^{-12} watt/m^{2}로 하고, dB (IL) = $10 \times \log (I_O/I_R)$의 수식으로 구한다.

† 음압 dB 값은 기준치를 20 μPa로 하고, dB (SPL) = $20 \times \log (P_O/P_R)$의 수식으로 구한다.

만약, 출력 강도와 기준 강도가 같을 경우($I_O = I_R$), 그 비율은 1:1이 되며, 대수 값 1은 0이므로 0 dB IL이 된다. 이 경우 0 dB은 소리가 없다는 것을 의미하는 것이 아니고, 출력과 기준 강도가 같다는 것을 의미한다. 다시 출력 강도가 10^1 watt/m^{2}이라면 dB IL은 130이 된다. **표 3.1**에서는 출력 음강도(C), 배율(A), 일률(대수)(B), 데시벨(D) 등의 숫자 증가와 이들 사이의 관계를 설명한다.

기억할 것은 데시벨이 대수 관계라는 것이다. 음강도가 두 배라고 해서 데시벨이 두 배가 되는 것이 아니고, 세 배 증가한다. 예를 들어 첫 번째 스피커로 출력되는 소리와 같은 강도의 소리를 두 번째 스피커로 들려줄 경우 데시벨은 두 배가 아닌 세 배가 되는 것이다. 이것은 두 개로 출력되는 음강도가 파동 간섭 원리와 대수 규칙에 따라 추가되기 때문에 생기는 현상이다. 일례로, A 스피커로 60 dB IL(10^{-6} watt/m^2), B 스피커로 60 dB IL(10^{-6} watt/m^2)을 각각 들려줄 경우 음장(sound field)의 같은 지점에서 듣는 소리는 63 dB IL(2×10^{-6} watt/m^2)가 된다.

음압 단위

청각학과 음향학 전문가들은 소리 계측을 강도(intensity)보다 **음압 단위**(sound pressure level, SPL)로 표현하는 압력(pressure)을 이용한 계측을 더 선호한다. 이것은 음강도가 압력의 제곱에 비례하기 때문이며, 이들 사이는 다음과 같은 수식으로 나타낼 수 있다.

$$\text{음강도 기준(intensity reference): } dB(IL) = 10 \times \log(I_O/I_R)$$

$$\text{음압 기준(pressure reference): } dB(SPL) = 10 \times \log(P_O^2/P_R^2)$$

음강도 단위는 음압 단위의 제곱과 비례한다. 그래서 수식에서 I_R은 P_R^2으로, I_O는 P_O^2으로 각각 사용한다. 이 숫자들의 제곱은 대수 값으로 2배에 해당한다. 따라서 dB SPL은 다음과 같다.

$$dB(SPL) = 10 \times \log(P_O^2/P_R^2) \text{ 또는}$$

$$dB(SPL) = 10 \times 2 \times \log(P_O/P_R) \text{ 또는}$$

$$dB(SPL) = 20 \times \log(P_O/P_R)$$

음강도 단위에서 데시벨과 마찬가지로 기준 음압과 출력 음압이 같으면($P_O = P_R$), 두 소리의 비율은 1:1이어서 0 dB SPL이 된다. 음압 단위에서도 마찬가지로 0 dB SPL은 소리가 없는 침묵을 의미하는 것이 아니라 출력 음압이 기준 음압과 비교하여 0이라는 것

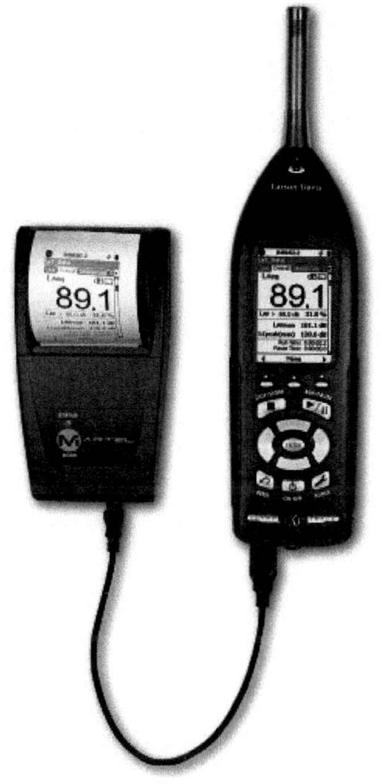

그림 3.13 다양한 음향 환경에서 음압을 측정할 수 있는 소음계

출처: Soundtrack LXT photo courtesy of Larson-Davis Laboratory, a Division of PCB Piezotronics, Inc. [www.larsondavis.com]

을 뜻한다.

1 dyne/cm²는 해수면에서 정상 기압의 100만분의 1인 1 **마이크로바**(microbar, μbar)와 같다. 따라서 이 두 용어는 종종 혼용한다. 0.0002 dyne/cm²는 음압의 기준으로 물리학 및 음향학 분야에서 일정 기간 사용되었다. 그러나 국제표준단위계가 이 값은 20 μPa로 대치하고 있다. 이 값은 대부분 **소음계**(sound-level meter; **그림 3.13**)가 사용하는 값이고, 이 장치를 이용하여 다양한 음향 환경에서 음압을 측정하는 데 이용하기 때문이다. 따라서 20 μPa은 0 dB SPL로 본다. 귀가 통증을 느끼는 역치는 140 dB SPL 정도이다. dB SPL 단위는 20 μPa을 기준 압력으로 한 것이며, **표 3.1**에서 μPa(또는 dyne/cm²)(G)가 높아지는 것은 배율(A), 대수(B), 그리고 dB SPL(F)을 반영한 결과이다.

데시벨은 두 개의 음강도나 두 개의 음압 사이의 비율을 표현하는 것이어서 단순하게 더하거나 뺄 수 없다. 따라서 60 dB + 60 dB은 120 dB이 아니다. 소리의 압력 값으로 보면 두 배이지만 데시벨 값으로 보면 6이 증가한다. 다시 말하면, 60 dB(20,000 μPa) + 60 dB(20,000 μPa) = 66 dB(40,000 μPa)이 된다. 실제로도 두 개의 소리가 완벽하게 일치할 경우 음압 증가는 3 dB에 불과하다. 또 6 dB을 증강시키려 한다면 음강도와 음압의 관계를 고려하여 위상이 동일한 네 개의 스피커가 필요하다.

참고로 음파의 진폭은 음강도 기준을 사용하거나 음압 기준을 사용하는 것과 관계없이 데시벨 값은 같다(표 3.1에서 C와 G 참조). 음강도와 음압은 같은 소리를 다른 각도에서 바라보는 것일 뿐이다. 표 3.1E는 이런 관점을 설명하고 있다.

가청 단위

청력검사기는 서로 다른 주파수에서 소리를 듣는 정도를 검사하기 위해 고안한 장치이다. 초기에는 각 청력검사기 제조업체들이 정상 청력 평균을 고려하여 음압으로 출력되게 하였다. 따라서 제조업체마다 차이가 날 수밖에 없었다. 정상 청력 평균은 청력에 이상이 없는 젊고 건강한 다수의 성인들을 대상으로 구하였고(Beasley, 1938), 1951년 미국국립표준협회(American Standards Association, ASA)에서 표준을 정하였다. 이 협회는 훗날 **미국국립표준연구소**(American National Standards Institute, ANSI)로 개명하였다.

정상 청력자가 들을 수 있는 가장 낮은 음강도는 0 **가청 단위**(hearing level, HL)로 부르고 있다. 이것은 청각기관의 가장 민감한 주파수 대역이 1,000~4,000 Hz 범위이며, 주파수마다 듣는 정도가 달라서 0 dB HL을 구하기 위한 음압 값이 서로 다르기 때문이다. 초기 청력검사기의 데시벨 음압 기준은 비록 ASA-1951 기준에 맞춰 주파수마다 다르게 보정하였을지라도 가청 단위 조절용 다이얼은 정상 청력 기준(청력검사 기준; audiometric zero)을 이용하였다. 이 장비들의 음강도 조절 범위는 최대 110 dB HL이었다.

다양한 국제 표준을 결정하기 위해서 한 명 이상의 회원이 있는 148개국으로 구성된 국제기구가 설립되었다. 이 단체가 국제표준기구(International Organization for Standardization)이며, 사무국은 스위스 제네바에 있다. 전 세계에 통용할 수 있는 국제적 약어가 필요하지만 언어적 문제로 고민이 있었다. 예를 들어 국제표준기구는 영어로는 IOS, 프랑스어로는 Organisation Internationale de Normalisation을 의미하는 OIN 등으로 차이가 있기 때문이다. 고민 끝에 '같다'는 뜻을 가진 그리스어 *isos*를 고려하여 국가별 언어와 관계없이 ISO로 정했다.

청력검사 기준은 영국이 **국제표준기구**(International Organization for Standardization, ISO) 기준을 채택하기 전까지 나라마다 차이가 있었기 때문에 청력검사기에서 출력되는 SPL이 약간 차이가 있었다. ISO-1964로 불리고 있는 개정된 음압 기준은 ASA-1951에 비해 전체 검사 주파수에 걸쳐 평균 10 dB 정도 더 낮게 결정되었다. 두 표준 사이의 차이는 연구를 진행하는 동안 검사실 환경, 청력검사기, 검사 방법 등이 개선되어 정상치에 반영된 때문으로 보고 있다.

ASA 기준을 결정하기 위하여 정상 청력자를 대상으로 한 평가에 직접 참여한 청각전문가들은 상당수 피검자에서 기준인 0보다 더 좋은 −10 dB HL까지 반응하는 것을 확

표 3.2 헤드폰 기도 수화기의 등가 가청역치 음압 기준(reference equivalent threshold sound-pressure levels, RETSPLs)(dB re 20 μPa)(ANSI, 2004).

주파수(Hz)	TDH Type JE318C IEC318	TDH 39 NBS9A	TDH 49/50 BS9A
125	45.0	45.0	47.5
160	38.5		
200	32.5		
250	27.0	25.5	26.5
315	22.0		
400	17.0		
500	13.5	11.5	13.5
630	10.5		
750	9.0	8.0	8.5
800	8.5		
1000	7.5	7.0	7.5
1250	7.5		
1500	7.5	6.5	7.5
1600	8.0		
2000	9.0	9.0	11.0
2500	10.5		
3000	11.5	10.0	9.5
3150	11.5		
4000	12.0	9.5	10.5
5000	11.0		
6000	16.0	15.5	13.5
6300	21.0		
8000	15.5	13.0	13.0
어음	20.0	19.5	20.0

인하고 ISO 표준에 이를 반영하였다. 미국국립표준연구소(ANSI, 2004)에서 발표한 헤드폰 기도 수화기(supra-aural earphones)의 SPL 표준 값은 ISO 값에 더욱 가깝게 나타났다(표 3.2 참조). 이 값들을 등가 가청역치 음압 기준(reference equivalent threshold sound-pressure levels, RETSPLs)이라고 한다.

감각 단위

또 다른 데시벨 단위는 개인별 **역치**(threshold)를 기준으로 한 것이 있다. 순음 가청역치는 자극을 50% 이상 인지할 수 있는 가장 작은 소리로 정의한다. 이 역치를 기준으로 이보다 큰 소리의 데시벨 값을 **감각 단위**(sensation level, SL)라고 한다.

어떤 사람의 가청역치가 특정 주파수에서 5 dB HL이었다고 가정하자. 이 사람에게 50 dB HL의 소리를 들려준다면 역치보다 45 dB 높은 소리가 되며, 이를 45 dB SL로 표현한다. 같은 크기의 소리를 가청역치가 20 dB HL인 사람에게 들려준다면 감각 단위는 30 dB SL이 된다. 감각 단위는 기준을 당사자의 가청역치로 한다는 사실을 반드시 기억해야 한다. 따라서 dB SL을 결정하려면 개인의 주파수별 가청역치를 알아야 한다.

환경음

사람의 귀는 가청역치부터 통증을 주는 강도까지 음강도 범위가 매우 넓다는 것은 이미 설명하였다. 정상 청력자들은 우리 주변의 모든 소리들을 불편을 느끼지 않고 들을 수 있다. 표 3.3은 일상 환경의 소리와 그 음강도를 예로 표시한 것이다. 이 표는 소리 크기를 이해하는 데 도움이 될 것이다.

심리음향학

지금까지는 소리를 음향물리학적 관점에서 살펴보았다. 이 물리학적 특성들은 사람이 듣거나 그렇지 않거나와 관계없이 변하지 않는다. 하지만 물리적 자극에 대한 심리적 반응의 관계를 연구하는 심리음향학(psychoacoustics)적 측면을 이해하는 것도 중요하다.

고저

고저(pitch; 높낮이)는 소리가 '높다' 또는 '낮다'라고 하는 주관적인 인상을 설명하는 용어이다. 소리의 고저는 주파수와 관련된 개념으로, 대체로 사람의 가청음역(audible range, 20~20,000 Hz) 안에서 진동하는 주파수가 높아지면 고저도 높아진다. 서양 음악에서는 **음계**(octave)를 사용한다. 음계는 주파수가 두 배로 되면 한 음계가 높아지거나 낮아진다. 그러나 고저는 정확하게 두 배가 되거나 절반이 되는 것은 아니다. 음강도 또한 고저 지각에 어느 정도 관여하지만 주파수에 비하면 그 정도가 작다.

고저는 멜 척도(mel scale) 단위를 이용하여 주관적으로 평가할 수 있다. 1,000 mel은

표 3.3 일반 환경음의 강도

데시벨	환경 소리
0	겨우 들을 수 있는 크기
10	나뭇잎 스치는 소리
20	4 피트 거리에서 속삭이는 소리
30	자동차가 없는 저녁 조용한 거리
40	도시 밤 소음
50	10 피트 거리의 조용한 자동차 소리
60	백화점
70	혼잡한 교통 소음
60~70	3 피트 거리에서 보통 대화
80	매우 복잡한 교통 소음
80~90	나이아가라 폭포
90	트럭 소음
100	스노모빌, 오토바이
110	iPod의 최대 음량 평균
115	시끄러운 록 콘서트
120	4~6 피트 거리에서 듣는 증폭된 록 음악
125	통증을 느끼기 시작
140	잠시만 들어도 영구 난청을 유발하는 강도
165	12 게이지 산탄총 발사
194	지상에서 나올 수 있는 가장 강력한 소리

*기준음압은 10^{-16} watt/cm^2.
출처: Van Bergeijk, Pierce, & David, 1960; http://www.gcaudio.com/resources/howtos/loudness.html.

순음 1,000 Hz의 40 dB SL을 들었을 때 높이이다. 2,000 mel은 주파수를 조절하여 이 소리보다 두 배 높게 듣는 소리를 말하며, 500 mel은 절반으로 낮게 듣는 소리를 말한다. mel은 소리의 높낮이를 이렇게 계속해서 평가할 수 있다. 그러나 실제로는 mel과 주파수 수치가 일치하지 않는다. mel의 측정(고저 척도; pitch scaling)은 정상 청력자를 훈련시킨 후 수행하며, 이 값은 **그림 3.14**에 소개한다.

강약

강약(loudness; 크기, 세기)은 음강도의 물리적 힘과 대비되는 것으로, 개인이 주관적으로 경험한 내용이 반영된 것이다. 음강도와 강약의 관계를 좀 더 쉽게 설명한다면, 음강도를 높이면 소리를 크게 느낀다는 것으로 표현할 수 있다. 데시벨은 강약을 측정

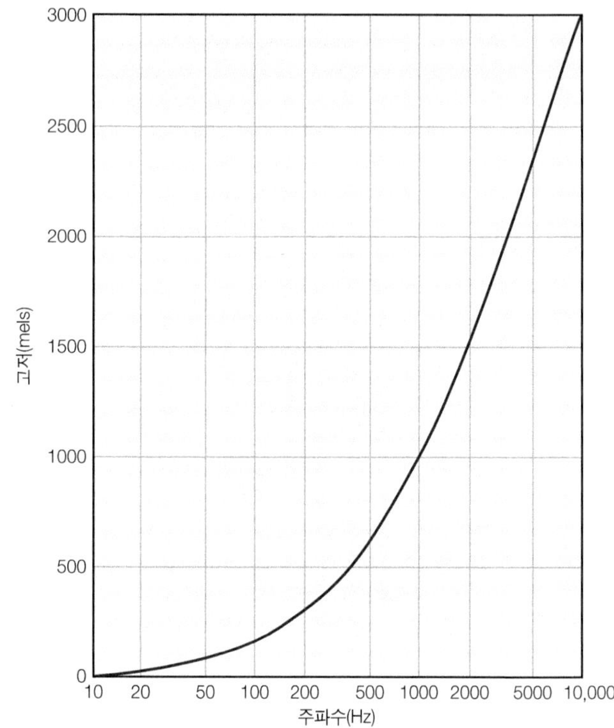

그림 3.14 멜 척도. 고저(mel 단위)와 주파수(Hz 단위) 사이의 관계이다.

할 수 있는 단위가 아니다. 따라서 "이곳의 소음 크기(세기, 강약)는 60 dB이다"와 같은 표현은 옳지 않다. 이것은 소리 강약을 느끼는 데 주파수와 지속시간이 관계되기 때문이다.

이미 알고 있는 것처럼 청각기관은 모든 주파수의 소리를 같은 크기로 지각하지 않는다. 마찬가지로 소리의 강약도 주파수마다 다르게 지각한다. 주파수마다 강약의 변화를 순음 1,000 Hz의 음강도와 비교하면 서로 다른 주파수의 **강약 정도**(loudness level)를 결정할 수 있다. **그림 3.15**는 크기(강약)의 증가가 중간 주파수 대역보다 저주파수와 고주파수 대역에서 빠르게 변하는 것을 볼 수 있다. 강약의 단위는 **폰**(phon)이다.

손(sone)은 1,000 Hz의 서로 다른 음강도에 대한 강약을 표현하는 단위이다. 1 sone은 1,000 Hz, 40 dB SL 소리를 지각하는 소리의 크기(강약)이다. 피검자가 1 sone의 소리를 절반의 크기로 지각하면 그 음강도가 0.5 sone이 되고, 1 sone보다 두 배의 크기로 지각하면 2 sone이 된다. 강약 정도(phon 단위)와 강약(sone 단위)은 서로 상관이 있지만 **그림 3.16**에서 보는 것처럼 정확하게 일치하지 않는다.

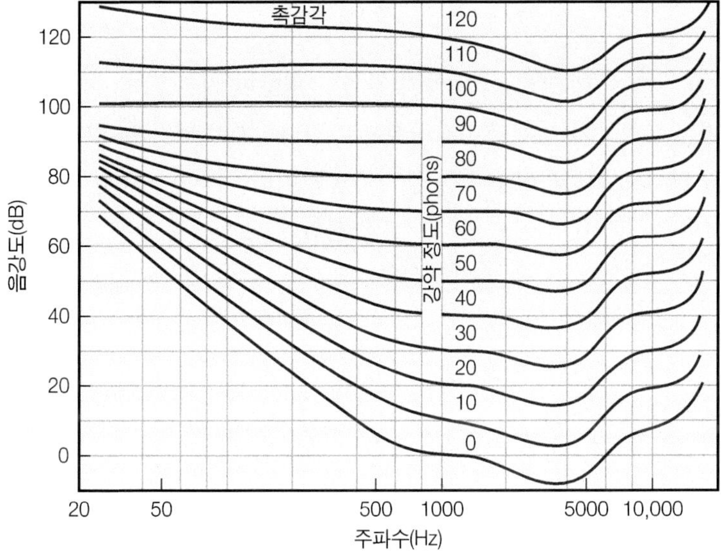

그림 3.15 등감도 곡선은 주파수마다에서 강약 정도(phon 단위)와 음강도(dB) 사이의 관계를 확인할 수 있다.

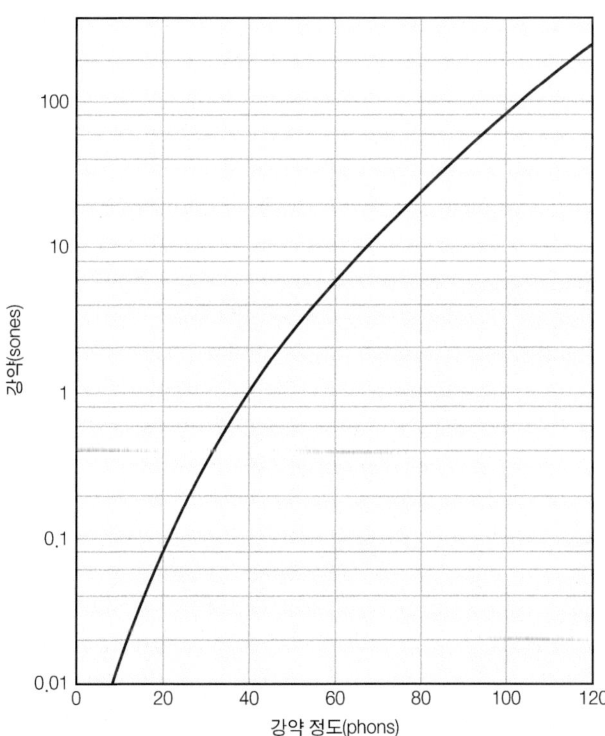

그림 3.16 강약(sone 단위)과 강약 정도(phon 단위) 사이의 강약(크기) 특성 곡선

음원 위치 감각

청각은 시각이나 촉각, 후각 등과 달리 여러 가지 간섭의 영향이 적은 거리 감각이다. 소리는 모서리를 돌면서 주파수가 높아지고 단방향으로 진행되지만 왜곡은 적다. 여러 상황에서 소리를 보지 않고도 어디서 오는지를 알 수 있다. 이러한 능력을 음원 위치 감각[**국재화**(localization)]이라 하며, 이는 두 귀가 서로 간섭하여 생기는 복잡한 현상이다. 음원 위치 감각은 원시시대 인간이 가능한 위험으로부터 벗어나는, 생존을 위한 중요한 기능이었다.

음원의 위치는 두 귀로 도달하는 소리의 강도와 시간, 위상 등을 고려하여 판단할 수 있는데, 1,500 Hz 이하의 저주파수에서는 두 귀 사이의 위상 차이, 고주파수에서는 강도 차이를 이용한다.

단단한 벽이 있는 공간에서 소리가 반사되어 잔향(reverberation)이 생기는 것은 자연스러운 현상이며, 음원과 잔향의 차이는 인지할 수 있다. 자유 음장(free field)은 잔향의 원인이 되는 딱딱한 벽이 없는 구역을 말하며, 현실적으로는 산꼭대기가 이에 해당할 수 있고, 특별히 제작한 무향실(anechoic chamber)이 있다(**그림 3.17**).

차폐

두 개의 소리가 동시에 들릴 때, 한 소리가 충분히 강하게 들리면 나머지 소리가 들리지 않을 수 있다. 이렇게 한 소리가 다른 소리의 가청역치 변화를 초래하는 것을 **차폐**

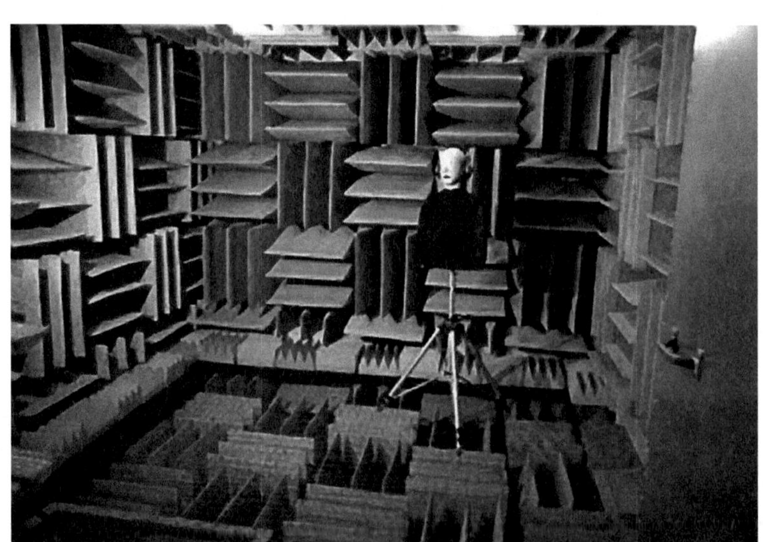

그림 3.17 잔향을 제거하기 위해 설계된 무향실 내부

출처: Orfield Laboratories

(masking)라 한다. 소음이 많은 곳에서 말소리를 이해하지 못하는 것도 차폐의 한 형태이며, 이러한 현상을 누구나 한 번쯤은 경험하였을 것이다. 이때 말소리를 이해하지 못하도록 간섭하는 소리를 차폐원(masker)이라 한다. 임상청각학에서 차폐는 매우 중요한 부분이며, 이에 대해서는 6장에서 자세히 설명한다.

임피던스(저항)

모든 움직일 수 있는 물체가 이동하기 위해서는 이동에 필요한 힘이 이를 방해하는 저항보다 커야 한다. 소리는 공기 중으로 전달되면서 공기 입자와 충돌하고, 이러한 충돌은 소리 전달을 지연시키거나 방해한다. 매질의 임피던스(이하 저항과 혼용)는 소리 전달을 방해하는 힘이다.

일반적으로 소리 전달 경로에서는 공기 입자가 모아지고 이러한 변화가 소리에 대한 저항을 키운다. 예를 들어 문이 닫힌 방에서는 음파의 공기 밀도보다 문이 더 단단하기 때문에 소리가 반사된다. 만약 나란히 인접한 방에서 발생한 소리를 들었다면 음파가 문을 진동시키고, 이 진동이 자신이 있는 방의 공기 입자에 작용하여 새로운 진동을 일으키기 때문이다. 이때 문의 총저항은 옆방 음파 진폭을 이용해서 구할 수 있다. 문의 저항이 커지면 옆방으로 전달된 음파의 진폭은 작아진다.

물체는 관성을 극복할 수 있는 에너지가 충분히 공급되면 진동한다. 물체나 매질의 공명 특성은 공명 주파수와 진동 효율에 의해 결정된다. **공명**(resonance)은 물체나 매질의 부피, 탄성, 마찰 등에 의해 결정된다. 따라서 공명 특성은 저항에 의해 결정된다. 위에서 예로 든 출입문의 경우처럼 저항은 주파수마다 다르다. 일반적으로 문의 두께는 저주파수보다 고주파수 소리를 더 감쇠시킨다. 감쇠는 문을 경계로 옆방의 소리가 작아지는 것을 말한다.

전체 임피던스(Z)는 두 가지 요인에 따라 결정된다. 첫 번째 요인은 단순 저항(simple resistance, R)이며 이 저항은 주파수나 진동의 영향을 받지 않는다. 간단히 생각하면 직류 회로에서 저항과 같다. 건전지의 경우 전자는 양극에서 음극으로 이동한다. 두 번째 요인은 복잡 저항 또는 **유도 저항**(complex resistance, **reactance**)이다. 유도 저항은 주파수에 영향을 받으며, 주파수마다 저항이 다르다. 60 Hz 가정용 전원과 같은 교류 회로에서 볼 수 있다.

전체 유도 저항은 **질량 리액턴스**(mass reactance, M)과 **긴장도 리액턴스**(stiffness reactance, S)라고 하는 두 가지 세부 요인의 영향을 받는다. 물체의 물리적 부피(mass)나 진동 주파수가 증가하면 질량 리액턴스 요인이 작용한다. 다시 말하면 질량 리액턴스 요인은 부피와 주파수의 두 가지 세부 요인 모두의 영향을 직접 받는다. 긴장도 요인은 반대 방향으로 반작용이다. 물체의 물리적 강도가 높아지면 긴장도 요인이 작용한다. 그러나 주파수가 높아지면 긴장도가 낮아져서 반비례관계를 보인다.

단순 저항, 유도 저항, 질량, 긴장도 등 모든 요인이 함께 작용하여 전체 임피던스가 결정된다. 이 네 가지 요인은 모두 같은 측정 단위 **옴**(ohm, Ω)*을 사용한다. 전체 임피던스를 Z, 단순 저항은 R, 질량 리액턴스를 πfM, 긴장도 리액턴스를 S/2πf라 하면 전체 임피던스는 아래 수식으로 구할 수 있다.

$$Z = \sqrt{R^2 + \left(2\pi fM - \frac{S}{2\pi f}\right)^2}$$

소음 측정

청각전문가들은 청각기관의 손상으로 청력손실이 있는 난청자의 청취 능력과 환경에서 음압을 측정하는 두 가지에 관심을 갖는다. 첫 번째 문제는 청력손실을 정량적으로 평가할 수 있는 순음청력검사기 개발로 이어졌다. 순음청력검사기는 피검자의 가청역치를 구하여 정상치와 비교가 가능하고, 가청역치는 피검자가 겨우 들을 수 있는 음강도를 말한다. 청력은 서로 다른 순음의 정상 평균(0 dB HL)을 기준으로 이보다 좋거나 나쁜 정도를 데시벨 값으로 표현한다.

순음청력검사기

순음청력검사기의 구성은 **그림 3.18**과 같다. 순음 발생장치는 125, 250, 500, 750, 1,000, 1,500, 2,000, 3,000, 4,000, 6,000, 8,000 Hz로 정해진 주파수 순음을 발생시킨다. 각각의 순음은 500~4,000 Hz 범위에서 110 dB HL 나머지 주파수에서 이보다 낮은 강도까지 출력할 수 있게 증폭된다.

증폭된 순음은 다이얼이나 전자식 조절기로 조절되는 감쇠기를 통과하면서 조절기에 표시된 수의 강도로 출력된다. 따라서 출력과 감쇠되는 정도는 서로 반대되는데, 장치에 표시된 데시벨 값이 높으면 감쇠가 적어진다. 청력검사기에는 잡음이 없는 단속기를 이용하여 소리를 들려주거나 중단할 수 있다. 소리는 출력 선택 스위치를 통해 오른쪽

* 독일의 수학자이자 물리학자인 Georg Simon Ohm(1787~1854)의 이름에서 명명됨.

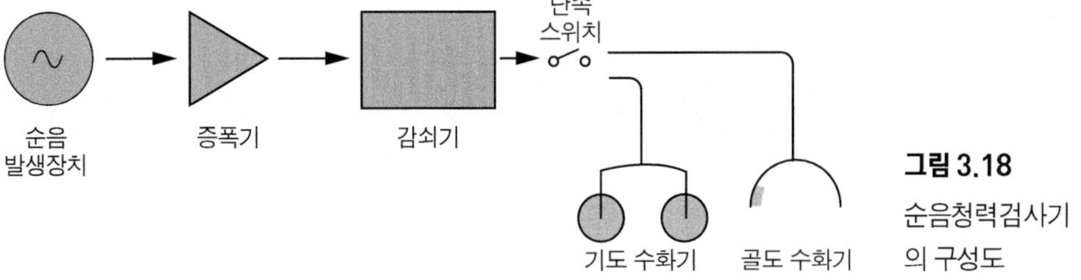

그림 3.18
순음청력검사기의 구성도

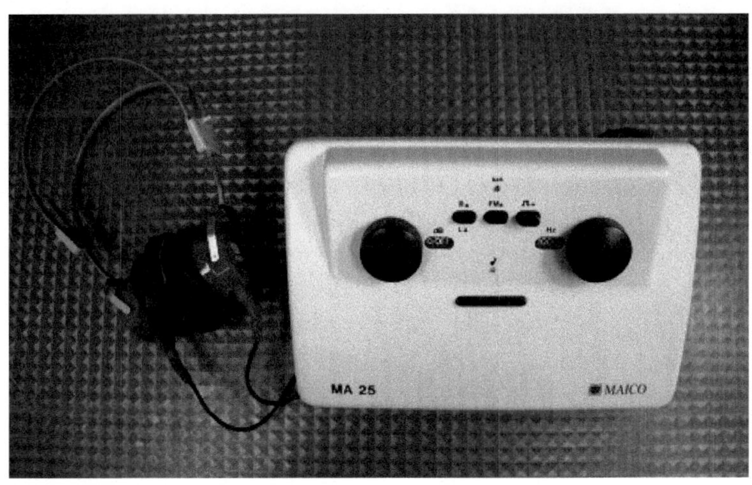

그림 3.19
주파수와 음강도를 조절하여 가청역치를 구할 수 있는 순음청력검사기

출처: MAICO

또는 왼쪽, 기도 또는 골도 수화기 등을 고를 수 있고, 선택한 수화기를 통해 들려줄 수 있다. **그림 3.19**는 순음청력검사기 사진이다.

기도 전도

수화기는 금속 재질의 머리띠에 부착되어 있고, 이 머리띠를 착대하여 사용한다. 머리띠 끝부분에는 강철 이음쇠가 달려 있어서 고정할 수 있다. 기도 수화기는 전자석에 연결된 박막을 통해 청력검사기에서 보내온 전기 신호를 음향 신호로 바꾸는 역할을 하고, 청력검사기에서 선택한 주파수와 강도의 소리를 출력한다. 기도 수화기 주변에는 고무 재질의 귀대기가 있고, 이 귀대기가 귀를 감싼다. 기도 수화기에서 진동하는 박막은 공기 입자 운동을 유발하여 소리가 외이도로 직접 전달되게 한다. **그림 3.20**은 귀대기가 달린 헤드폰 기도 수화기이다.

기도 전도 순음청력검사에서 헤드폰 기도 수화기는 외이도로 삽입하는 삽입 기도 수화기보다 뚜렷한 장점이 있다고 생각했다. 장점 중 하나는 환자가 편안하다는 점이다. 장점에 대해서는 뒷부분에서 좀 더 자세히 설명하기로 한다. **그림 3.21**은 삽입 기도 수

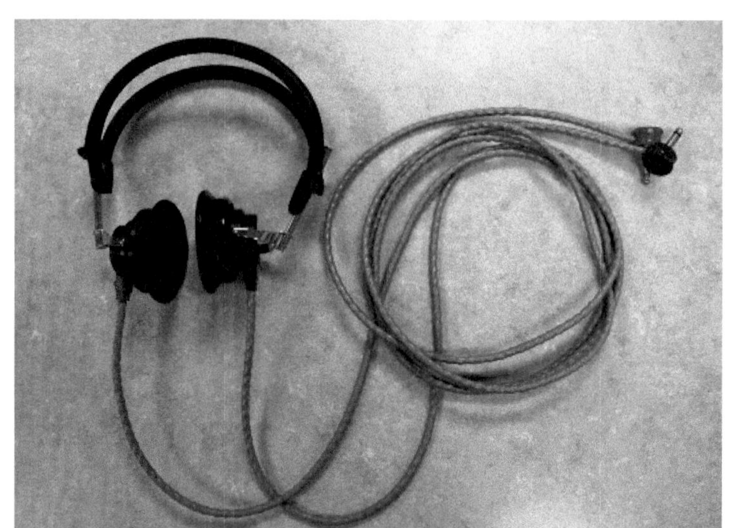

그림 3.20
헤드폰 기도 수화기

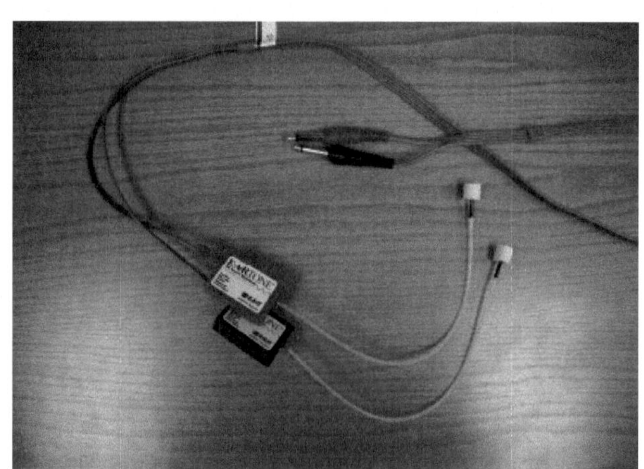

그림 3.21 삽입 기도 수화기

출처: Etymotic Research

화기 사진이다.

❀ 실전 해설

청력검사 기준(audiometric zero)은 헤드폰 기도 수화기와 삽입 기도 수화기(표 3.2와 3.5)에서 서로 다르다. 청력검사 과정에서 이 수화기들을 보정 없이 사용할 경우 정확한 결과를 얻기 어렵다.

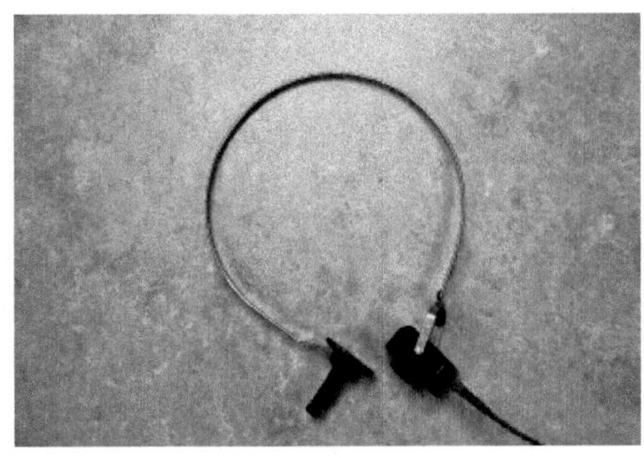

그림 3.22 골도 전도 순음청력검사에 사용하는 골도 수화기

출처: Clark Audiology

골도 전도

순음청력검사기의 출력을 골도 수화기로 선택하면 두개골에 장착하기 편하도록 오목하게 제작된 플라스틱 부분으로 신호가 전달된다. 골도 수화기는 얇은 박막 대신 플라스틱 틀을 사용한 것을 제외하면 그 원리가 기도 수화기와 같다. 골도 수화기는 플라스틱을 이용하여 매질(두개골)로 진동을 전달해야 하기 때문에 기도 수화기보다 더 많은 에너지가 필요하다. 따라서 최대 출력 음강도는 주파수에 따라 최대 50~80 dB HL을 초과하지 않고, 골도 전도 순음청력검사는 250~4,000 Hz 범위만 검사한다.

골도 수화기는 진동면을 이마나 유양돌기에 대고 두개골에 착대한다. 이마에 대는 경우는 플라스틱 머리띠로 고정할 수 있고, 유양돌기에 대는 경우는 탄력이 있는 금속 머리띠로 고정한다. **그림 3.22**는 골도 수화기를 보여 주고 있다.

어음청력검사

앞으로 자세히 공부하겠지만, 어음을 사용하는 검사는 청각 질환 진단에 유용한 도움이 된다. 어음청력검사는 진단용 순음청력검사기(**그림 3.23**)를 통해서 검사할 수 있다.

그림 3.24에서 어음을 자극하기 위하여 마이크(송화기), CD 장치, 대체 음향 입력 장치 등이 청력검사기에 연결된 것을 볼 수 있다. 이 장치들로 입력되는 신호는 음량 단위계(volume unit meter, VU meter)로 불리는 평균 전압계로 감시한다. 음량 단위계는 와트(watt) 단위의 dB을 표시한다. 어음 신호는 순음청력검사기의 증폭기 및 감쇠기처럼 강도를 조절하여 가청 단위(dB HL)로 출력한다. 어음청력검사용 0 dB HL은 20 dB SPL이다(ANSI-2004 기준, TDH-49 기도 수화기). 일부 청력검사기에서는 바늘로 표시되는 음량 단위계 대신 발광다이오드를 사용하기도 한다.

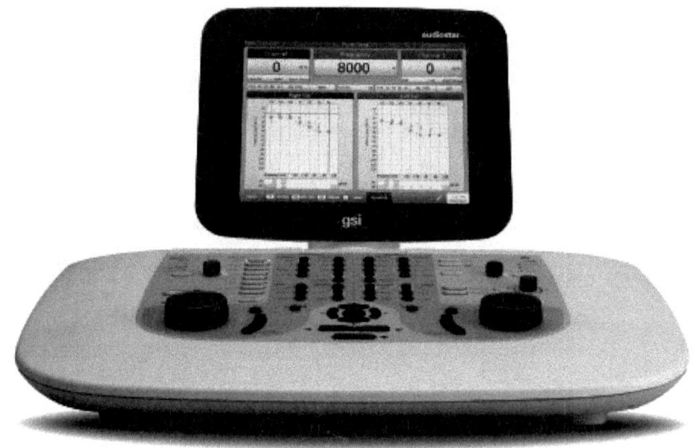

그림 3.23 진단용 청력검사기는 기도와 골도 수화기를 이용하여 순음 및 어음청력검사가 가능하다.

출처: Grason-Stadler Co.

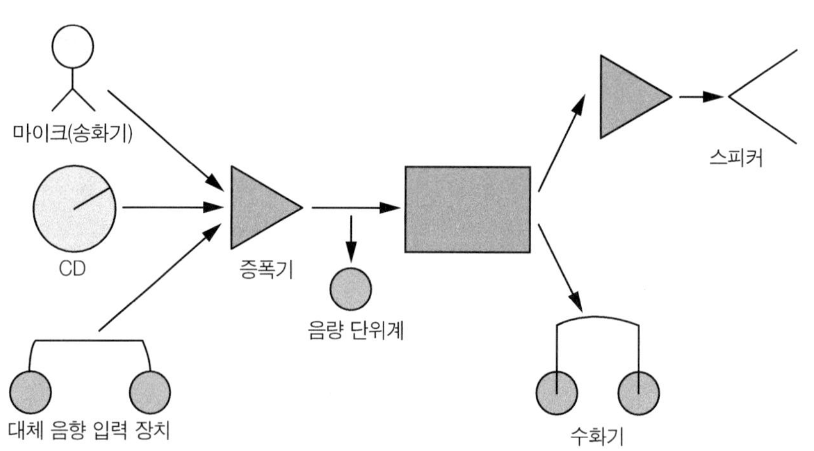

그림 3.24 진단용 청력검사기의 어음청력검사 구성도.

기도 전도

어음청력검사는 대부분 기도 수화기를 이용하며, 오른쪽, 왼쪽, 양쪽을 선택할 수 있다. 음강도는 −10~110 dB HL까지 조절할 수 있다.

음장

음장(sound field) 어음청력검사는 일상에서 말소리가 귀로 바로 들어가지 않고 방이나 환경 소리와 함께 들어가기 때문에 하나 또는 하나 이상의 스피커를 이용하여 검사할 필요가 있다. 청력검사기는 기도 수화기로 신호를 전달할 수 있도록 신호를 발생하기 때문에 크기가 큰 스피커를 사용하는 경우 출력이 충분하지 않을 수 있다. 따라서 스피

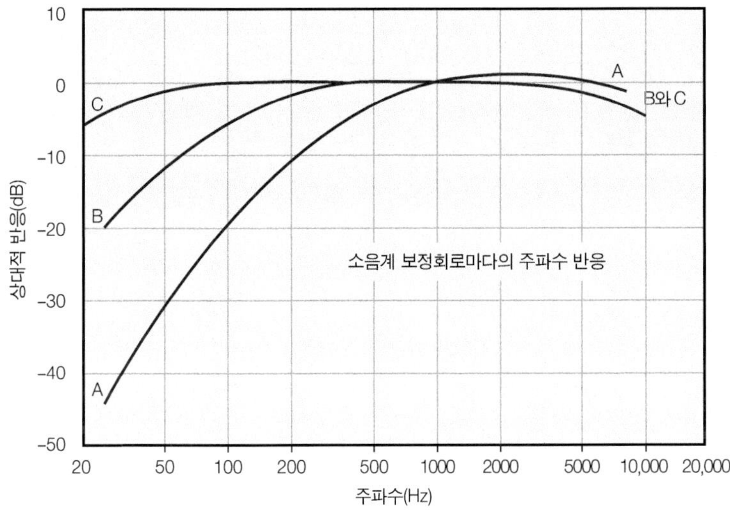

그림 3.25 소음계의 보정회로.

커를 사용하는 경우에는 신호를 충분히 출력할 수 있도록 증폭기가 필요하다.

소음계

이미 설명한 것처럼 공기 중 소리는 소음계(sound-level meters)를 이용하여 측정한다. 소음계는 송화기, 증폭기, 감쇠기, 압력 탐지기와 변환 장치, 전기량 계측과 dB 단위 음압 판독 장치 등으로 구성된다. 소음계의 기준치는 20 μPa이다.

인간의 귀는 주파수마다 다르게 듣는다. 따라서 소음계도 이러한 청취 특성을 반영하기 위한 보정회로가 있다. phon 단위를 사용하는 등감도 곡선(**그림 3.15**)을 보면 인간은 저주파수 낮은 음강도에서 예민하지 않으나 음강도를 높일수록 저주파수 음강도에 대한 청취 능력이 약간씩 개선된다. 소음계 보정회로는 세 가지가 일반적으로 사용되며, **그림 3.25**는 이 보정회로들의 주파수 반응 곡선이다.

소음계는 음향학 연구와 소음에 대한 우려가 커지면서 보편적인 장치가 되었다. 청각학적 평가에서 소음이 크다면 검사 음을 차폐하여 정확한 가청역치를 구하는 데 방해가 된다. 특히, 정상이나 정상 범위에 있는 청력을 검사하는 경우 소음은 반드시 제거한 후 시행하여야 한다.

청력검사에 대한 허용 소음 수준

표 3.4는 기도 전도 순음청력검사 시 헤드폰 기도 수화기와 삽입 기도 수화기의 ANSI-1999 허용 소음 기준이다. 골도 전도 순음청력검사에서는 기도 수화기가 감쇠시키는 만

표 3.4 청력검사 주파수 대역에서 헤드폰 기도 수화기와 삽입 기도 수화기의 최대 허용 소음 수준. 소음 측정 범위는 125~8,000, 250~8,000, 500~8,000 Hz이다.

	헤드폰 기도 수화기			삽입 기도 수화기		
음계	125~ 8,000 Hz	250~ 8,000 Hz	500~ 8,000 Hz	125~ 8,000 Hz	250~ 8,000 Hz	500~ 8,000 Hz
125	35.0	39.0	49.0	59.0	67.0	78.0
250	25.0	25.0	35.0	53.0	53.0	64.0
500	21.0	21.0	21.0	50.0	50.0	50.0
1000	26.0	26.0	26.0	47.0	47.0	47.0
2000	34.0	34.0	34.0	49.0	49.0	49.0
4000	37.0	37.0	37.0	50.0	50.0	50.0
8000	37.0	37.0	37.0	56.0	56.0	56.0

* 단위 dB, 기준음압은 20 μPa, 0.5 dB 반올림.
출처: American National Standards Institute, 1999

큼 허용 소음 수준을 낮추어야 한다.

청력검사기의 보정

청력검사기는 정기적인 보정도 중요하지만 장비의 작동 상태 등을 수시로 점검하여야 한다. 초기 청력검사기 신뢰도 판정은 정상 청력을 가진 검사자를 대상으로 한 결과를 이용하였다(심리음향학적 방법). 이 방법은 가청역치의 중앙값을 찾고, 청력검사기 눈금에 표시된 dB 값과의 오차 보정 표를 만들어 검사 결과에 반영한다.

최근에는 많은 청각센터들이 소음계와 커플러(coupler)를 이용하여 전기음향학적 보정을 시행한다. 커플러는 **인공 귀**(artificial ear)라고도 하며, 기도 수화기 끝에 조심스럽게 장치한다. 커플러에는 기도 수화기와 고막 사이 공간을 고려한 평균 6 cm^3 용적의 공간이 있다. 기도 수화기는 커플러와 연결한 후 500 g 정도 또는 비슷한 정도의 탄력을 가진 스프링으로 힘을 가한다. 기도 수화기 박막에서 출력한 소리는 커플러 하단에 설치한 민감도 좋은 마이크를 이용하여 탐지하여 소음계의 화면에 dB SPL 값이 표시된다. 소음계로 판독한 소리 강도는 기도 수화기에서 출력된 음압을 의미하며, 주변 소음의 영향을 배제하기 위해서는 소음 강도가 측정값보다 충분히 낮은 것이 좋다. 장치의 보정에는 70 dB HL의 소리를 이용하며, 주파수마다 출력된 dB SPL 값은 주파수마다의 보정 값에 70 dB을 더한 값과 같아야 한다(**표 3.2**). **그림 3.26**은 보정시 인공 귀로 측정한 값을 기록하기 위한 양식이며, **그림 3.27**은 소음계와 보정 장비 사진이다.

For TDH-49 Earphone

University of Texas Speech and Hearing Center
AUDIOMETER CALIBRATION

Calibrated By ________ Audiometer ________ Serial No. ________ Date ________

Obs.	Attn. HL	Err.	Frequency Dial	Count	HL	Right Air Output* Obs.	Cor.	Err.	Left Air Output* Obs.	Cor.	Err.	HL	Mastoid Output # Obs.	Cor.	Err.	Forehead Output # Obs.	Cor.	Err.
	110																	
	105		125		70		117.5			117.5		—	—	—	—	—	—	—
	100																	
	95		250		70		96.5			96.5		25		66.4			79.9	
	90																	
	85		500		70		83.5			83.5		40		70.7			85.7	
	80																	
	75		750		70		78.5			78.5		40		59.3			71.8	
	70																	
	65		1000		70		77.5			77.5		40		56.9			66.9	
	60																	
	55		1500		70		77.5			77.5		40		55.4			66.4	
	50																	
	45		2000		70		81.0			81.0		40		48.1			56.6	
	40																	
	35		3000		70		79.5			79.5		40		46.6			54.1	
	30																	
	25		4000		70		80.5			80.5		40		51.2			57.7	
	20																	
	15		6000		70		83.5			83.5		—	—	—	—	—	—	—
	10																	
	5		8000		70		83.0			83.0		—	—	—	—	—	—	—
	0																	
	Ttl Err.		Speech		70		90.0			90.0		40		( )			( )	

FUNCTIONAL CHECKS WITH TOLERANCES:
Rise Time (20 – 100 milliseconds) ________ .
Fall Time (5 – 100 milliseconds) ________ .

Overshoot and ringing (± 1dB) ________ .

Total Harmonic Distortion (max. −30dB) ________ .

Comments:

*Figures in this column are dB re 20 μPa for proposed ANSI standards for use with TDH-49 receivers mounted in MX-41/AR cushions.
#These figures include corrections for the B&K Model 4930 artificial mastoid for a B–70A bone-conduction vibrator.

FNM/80

그림 3.26 보정용 주파수별 출력음 강도 기록 양식의 예

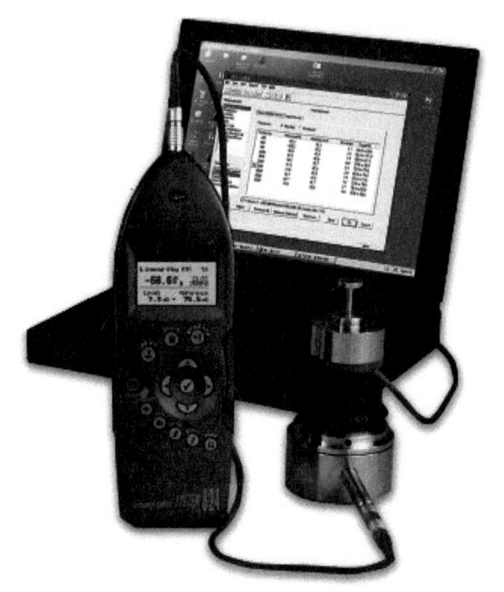

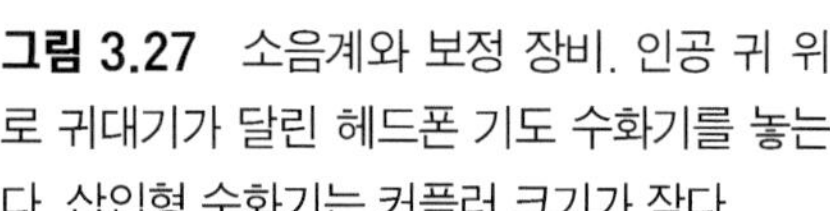

그림 3.27 소음계와 보정 장비. 인공 귀 위로 귀대기가 달린 헤드폰 기도 수화기를 놓는다. 삽입형 수화기는 커플러 크기가 작다.

출처: AUDit™ with System 824 photo courtesy of Larson-Davis Laboratory, a Division of PCB Piezotronics, Inc. [www.larsondavis.com])

삽입형 수화기는 크기와 모양이 달라서 표준형 6 cm^3 커플러로는 보정할 수 없으므로 이보다 작은 2 cm^3 커플러를 사용한다. 삽입형 수화기 보정을 위한 등가 음압 기준은 **표 3.5**와 같다.

청력검사기의 어음 보정은 순음, 모든 주파수의 음강도가 거의 동일한 잡음, 또는 연속 발화 모음 등을 사용한다. 입력하는 신호는 입력 단위계로 '0'이 되도록 조절해야 하며, 가청 단위 눈금은 70 dB HL로 둔다. 소음계로 측정한 값은 출력 강도 70 dB HL에 보정 기준 20 dB SPL을 더한 90 dB SPL이어야 한다.

골도 전도 청력검사기 보정 방법은 여러 가지가 있다. 한 가지 방법으로 감각신경성 난청자를 통한 임상 보정이 있다. 이 방법은 각 주파수에서 구한 기도와 골도 가청역치 중앙값 차이를 비교한다. 골도 전도 가청역치는 보정된 기도 전도 가청역치 평균과 차이를 구하여 그 값을 보정 값으로 청력검사기에 부착한다. 이 보정은 정상 청력자의 경우 골도 수화기를 댄 귀가 막히지 않아서 주변 소음으로 차폐되기 때문에 사용할 수 없다.

인공 유양돌기(arificial mastoid; **그림 3.28** 참조)는 청력검사기의 골도 전도 수화기를 전기음향학적으로 보정하는 데 사용하는 장치이다. 사용 방법은 기도 전도 보정 과정과 비슷하다. 골도 수화기를 인간의 두개골, 두피, 피부 등과 비슷한 특성을 가진 인공 유양돌기 위에 대고 진동시킨다. 인공 유양돌기는 진동에 따른 전기적 신호를 dB 단위로 변환하여 표시한다. **그림 3.26**은 골도 수화기를 전두부 또는 유양돌기에 대고 시행한 보정 결과를 기록하는 양식의 하나이며, **표 3.6**은 등가 가청역치 힘 기준(reference

표 3.5 삽입형 수화기 보정을 위한 등가 가청역치 음압 기준(RETSPLs)(기준 음압 20 μPa)

주파수(Hz)	밀폐 시뮬레이터	도음관이 있는 HA-2 커플러	HA-1 커플러
125	28.0	26.0	26.5
160	24.5	22.0	22.0
200	21.5	18.0	19.5
250	17.5	14.0	14.5
315	15.5	12.0	15.0
400	13.0	9.0	10.5
500	9.5	5.5	6.0
630	7.5	4.0	4.5
750	6.0	2.0	2.0
800	5.5	1.5	1.5
1000	5.5	0.0	0.0
1250	8.5	2.0	1.0
1500	9.5	2.0	0.0
1600	9.5	2.0	1.5
2000	11.5	3.0	2.5
2500	13.5	5.0	4.5
3000	13.0	3.5	2.5
3150	13.0	4.0	2.5
4000	15.0	5.5	0.0
5000	18.5	5.0	1.5
6000	16.0	2.0	−2.5
6300	16.0	2.0	−2.0
8000	15.5	0.0	−3.5
어음	18.0	12.5	12.5

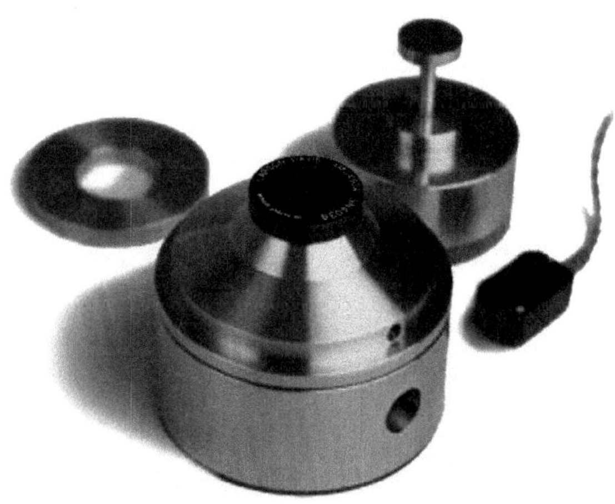

그림 3.20 골도 수화기 보정을 위한 인공 유양돌기 구성. 인공 유양돌기는 두개골, 두피, 피부 등과 비슷한 특성을 갖는다. 골도 수화기를 보정 장치와 연결된 인공 유양돌기 위에 댄다.

출처: AMC493B photo courtesy of Larson-Davis Laboratory, a Division of PCB Piezotronics, Inc. [www.larsondavis.com]

표 3.6 골도 수화기 등가 가청역치 힘 기준

주파수(Hz)	유양 골도(dB re 1μN)	전두 골도(dB re 1μN)	전두 골도 – 유양 골도
250	67.0	79.0	12.0
315	64.0	76.5	12.5
400	61.0	74.5	13.5
500	58.0	72.0	14.0
630	52.5	66.0	3.5
750	48.5	61.5	13.0
800	47.0	59.0	12.0
1000	42.5	51.0	8.5
1250	39.0	49.0	10.0
1500	36.5	47.5	11.0
1600	35.5	46.5	11.0
2000	31.0	42.5	11.5
2500	29.5	41.5	12.0
3000	30.0	42.0	12.0
3150	31.0	42.5	11.5
4000	35.5	43.5	8.0
5000	40.0	51.0	11.0
6000	40.0	51.0	11.0
6300	40.0	50.0	10.0
8000	40.0	50.0	10.0
어음	55.0	63.5	8.5

출처: American National Standards Institute, 2004.

equivalent threshold force levels, RETFLs)이다.

스피커를 보정하기 위해서는 소음계를 이용하거나 정상 청력자를 대상으로 한 검사가 필요하다. 옮기기 어려운 고정 의자를 배치한 후, 스피커와 의자 사이는 스피커 직경의 3배에 약 30 cm를 더한 거리부터 1m 이내의 거리를 두는 것이 좋다. 소음계는 피검자가 의자에 앉았을 때의 높이에 놓는다.

음장에서 어음을 두 귀로 들을 경우 스피커 0 dB HL은 14.5 dB SPL이다. 만약, 청력검사기 눈금을 70 dB HL로 두었다면 소음계 눈금은 70 dB HL에 어음 0 dB HL의 보정 값인 20 dB SPL을 더하고, 5.5 dB를 뺀 84.5 dB SPL에 있어야 한다. 여기서 5.5 dB을 빼는 이유는 헤드폰 기도 수화기로 구한 순음의 최소가청음압(minimum audible pressure, MAP)(Sivian & White, 1933)은 스피커를 사용하여 음장에서 구한 최소가청음장(mini-

표 3.7 음장 검사를 위한 등가 가청역치 음압 기준(RETSPLs)

주파수(Hz)	음장 양이청취*	음장 단이 청취		
	입사각 0°	입사각 0°	입사각 45°	입사각 90°
125	22.0	24.0	23.5	23.0
160	18.0	20.0	19.0	18.5
200	14.5	16.5	15.5	15.0
250	11.0	13.0	12.0	11.0
315	8.5	10.5	9.0	8.0
400	6.0	8.0	5.5	4.5
500	4.0	6.0	3.0	1.5
630	2.5	4.5	1.0	−0.5
750	2.0	4.0	0.5	−1.0
800	2.0	4.0	0.5	−1.0
1,000	2.0	4.0	0.0	−1.5
1,250	1.5	3.5	−0.5	−2.5
1,500	0.5	2.5	−1.0	−2.5
1,600	0.0	2.0	−1.5	−2.5
2,000	−1.5	0.5	−2.5	−1.5
2,500	−4.0	−2.0	−5.5	−4.0
3,000	−6.0	−4.0	−9.0	−6.5
3,150	−6.5	−4.5	−9.5	−6.5
4,000	−6.5	−4.5	−8.5	−4.0
5,000	−3.0	−1.0	−7.0	−5.0
6,000	2.5	4.5	−3.0	−5.0
6,300	4.0	6.0	−1.5	−4.0
8,000	11.5	13.5	8.0	5.5
9,000	13.5	15.5	10.5	8.5
10,000	13.5	15.5	11.0	9.5
11,200	12.0	14.0	10.0	7.0
12,500	11.0	13.0	11.5	5.0
14,000	16.0	18.0		
16,000	43.5	44.5		
어음	14.5	16.5	12.5	11.0

*ISO 389-7에서 제시한 음장과 확산 음장(Diffuse Field) 조건에서의 가청역치 기준

출처: American National Standards Institute, 2004.

mum audible field, MAF)(Fletcher & Munson, 1933)보다 약간 높기 때문이다. 별도의 외장 증폭기를 사용하는 경우에는 별도 전원을 사용하는 스피커가 필요하기 때문에 음량을 따로 조절해야 한다. 최근 사용되는 대부분의 진단용 청력검사기는 보조(booster) 증폭기를 사용하고 있지만 이 증폭기의 음량 조절은 함부로 할 수 없다. 표 3.7은 음장 검사를 위한 등가 가청역치 음압 기준이다.

청력검사기 출력은 어느 주파수에서도 기준보다 2.5 dB 이상 차이가 나면, 그 차이를 청력검사기 음강도 조절 눈금 값에 반영하여야 한다. 이때 보정은 5 dB 단위로 하여 가까운 음강도로 반올림하여 적용한다. 이러한 과정은 다소 불합리하게 보일 수 있지만 가청역치가 낮아지거나 높아지더라도 필요한 경우 음강도 조절기 눈금 값에서 빼거나 더해야 한다. 기계적 보정은 기준과 차이가 커지면 그때마다 재보정을 해야 하고, 비록 새로 구입한 장비일지라도 출력 상태를 확인하거나 보정을 해야 한다. 청력검사기는 음강도 보정뿐만 아니라 주파수 카운터를 이용하여 ANSI 기준에 따른 주파수 보정도 시행하여야 한다.

음강도 조절기의 적절한 작동 여부는 전압계를 이용하여 쉽게 확인할 수 있다. 점검은 전체 범위를 확인하여야 하고, 눈금에 표시된 특정 강도로 이동하여 해당 강도가 출력되는지, 그리고 5 dB 단위로 올리거나 내렸을 때 변화가 정확하게 반영되는지 등을 확인한다. 아울러 각각의 음강도마다 오차는 해당 주파수의 오차 기준을 초과하지 않아야 한다. 그림 3.26에는 각 음강도마다 출력 강도를 기록할 수 있는 칸이 있다.

청력검사기는 순음을 발생시키지만 종종 수화기 왜곡으로 2 배음을 발생시키기도 한다. 예를 들면 1,000 Hz를 발생시켰는데, 여기에 2,000 Hz 에너지가 포함되는 형태로 나타난다. ANSI 표준은 검사 주파수(기본주파수)에 대한 화음 왜곡을 어느 정도까지 낮춰야 한다는 기준이 있으며, 주파수 카운터와 같은 장비로 확인할 수 있다.

✻ 요약

소리는 파형을 주파수, 음강도, 위상, 스펙트럼 등으로 나누어 관찰하면 충분히 객관적 분석이 가능하다. 아울러 고저, 강약과 신호 간섭을 이용한 차폐나 음원 위치의 감별 등 주관적 연구도 가능하다. 소리 에너지는 Hz, dB IL, dB SPL, dB HL, dB SL, mels, sones, phoes 등과 같은 다양한 측면에 대한 정확한 분석이 무엇보다 중요하다.

청력검사는 순음은 물론, 어음이나 다른 복잡한 신호에 대한 반응을 평가한다. 이러한 검사는 신호에 대한 미국국립표준연구소 표준에 따라 보정이 필요하다. 그렇지 않으

다시 보기 표 3.1 음향학 측정 단위

측정 단위	CGS	SI	약어 CGS	약어 SI	동일한 값
길이	Centimeter (cm)	Meter (m)	cm	m	1 cm = 0.01 m 1 m = 100 cm
질량	Gram	Kilogram	g	kg	1 g = 0.001 kg 1 kg = 1000 g
면적	Square centimeter	Square meter	cm^2	m^2	1 cm^2 = 0.0001 m^2 1 m^2 = 10,000 cm^2
일량	Erg	Joule	e	J	1 e = 0.0000001 J 1 J = 10,000,000 e
일률	Ergs per second	Joules per second	e/sec	J/sec	1 e/sec = 0.0000001 J/sec 1 J/sec = 10,000,000 e/sec
	Watts	Watts	w	w	1 w = 1 J/sec 1 w = 10,000,000 e/sec
힘(force)	Dyne	Newton	d	N	1 d = 0.00001 N 1 N = 100,000 d
강도	Watts per centimeter squared	Watts per meter squared	w/cm^2	w/m^2	1 w/cm^2 = 10,000 w/m^2 1 w/m^2 = 0.0001 w/cm^2
압력	Dynes per centimeter squared	Newtons* per meter squared	d/cm^2	N/m^2	1 d/cm^2 = 0.1 Pa
		Pascal		Pa	1 Pa = 10 d/cm^2 1 Pa = 1 N/m^2
속도	Centimeters per second	Meters per second	cm/sec	m/sec	1 cm/sec = 0.01 m/sec 1 m/sec = 100 cm/sec
가속도	Centimeters per second squared	Meters per second squared	cm/sec^2	m/sec^2	1 cm/sec^2 = 0.01 m/sec^2 1 m/sec^2 = 100 cm/sec^2

*아주 정확하게 일치하지는 않음.

다시 보기 표 3.2 소리의 심리학적 지각 요인

지각 요인	1차 요인	부수 요인
고저	주파수	강도
강약	강도	주파수, 지속시간
음질	스펙트럼	

다시 보기 표 3.3 소리의 심리학적 분석

분석	단위	기준	물리학적 특성
고저	Mel	1,000 mels (1,000 Hz 40 dB)	주파수
강약	Sone	1 sone (1,000 Hz 40 dB)	강도
강약 단위	Phon	0 phons (1,000 Hz 가청역치와 같은 크기)	강도
음질			스펙트럼

다시 보기 표 3.4 소리의 물리학적 측정

측정	단위	참조	공식	심리학적 특성
주파수	cps/Hz			고저
강도	dB IL	10^{-16} watt/cm (CGS) 10^{-12} watt/m^2 (SI)	NdB = 10 log I_O/I_R	강약
음압 단위	dB SPL	0.0002 dyne/cm^2 (CGS) 20 μPa(SI)	NdB = 20 log P_O/P_R	강약
가청 단위	dB HL	ANSI (2004)	NdB = 20 log P_O/P_R	강약
감각 단위	dB SL	피실험자의 가청역치 값	NdB = 20 log P_O/P_R	강약
임피던스	ohm		$Z = \sqrt{R^2 + (2\pi fM - S/2\pi f)^2}$	

면 정확한 검사를 시행할 수 없다. 정확한 검사라 하면 검사실 환경 소음도 허용 수준을 초과하지 않아야 하며, 다양한 소음은 소음계로 측정할 수 있다.

✻ 자주 묻는 질문

Q 주파수가 거의 같은 두 개의 소리를 들려주면 커지거나 작아지는 이유는?

A 두 소리의 진폭이 수시로 변하고, 이에 따른 위상 차이가 서로 간섭을 일으키기 때문이다. 두 소리 사이의 주파수 차이는 초당 비트로 연결된다.

Q 푸리에 분석(Fourier analysis)은 무엇인가?

A 복잡한 소리를 순음 성분으로 쪼개어 분석하는 과정이다.

Q 한 음계를 올리더라도 고저(pitch)가 두 배로 되지 않는 이유는 무엇인가?

A 주파수와 고저는 직접 관련되지만 정확하게 1대 1 관계는 아니다. 고저 단위는 mel을 사용한다.

Q dB 단위 중 가청 단위(HL)와 음압 단위(SPL)는 각각 언제 사용하는가?

A 가청 단위는 그 기준이 정상 청력 평균으로 청력검사 목적에 사용하며, 음압 단위는 그 기준이 20 μPa 또는 0.0002 dyne/cm^{2}이며 청력검사 이외의 대부분 측정에 사용한다.

Q 기도 수화기 보정은 어떻게 하는가?

A 소음계와 기도 수화기 사이에 커플러를 연결하여 음압을 측정하며, 기도 수화기로부터 나오는 음압 단위 숫자와 청력검사기 눈금에 표시된 숫자를 비교하여 시행한다. 이때 청력검사기 눈금은 dB HL, 소음계 눈금은 dB SPL이다. 따라서 이들의 수치를 보정해야 한다.

Q ANSI는 무엇의 약자인가?

A ANSI는 미국국립표준연구소인 American National Standards Institute의 약자이다. 이 연구소는 청력검사기를 포함한 다양한 장치에 대한 기준을 마련한다.

Q 강약을 전기적으로 측정할 수 있는가?

A 고저는 주관적으로 경험하는 것이기 때문에 장비로 측정할 수 없다. 물리학적 관점에서 유사한 용어인 강도는 소음계로 측정한다.

Q 강약(크기)은 왜 데시벨로 측정할 수 없는가?

A 데시벨은 소리의 압력(sound pressure)이나 소리의 일률(sound power)에서 사용하는 단위이고, 객관적이며, 수학적인 단위이다. 강약은 심리적 현상이며, phons이나 sones으로 측정한다.

Q mel은 무엇인가?

A mel은 고저를 측정하는 단위이다. 1,000 mel은 1,000 Hz 40 dB SL 크기의 소리이다. 소리의 고저가 2배로 되면 2,000 mel이라 한다.

Q 청력검사 과정에서 큰 도넛 모양의 헤드폰 기도 수화기를 사용하면 더 편안한가?

A 청력검사기는 귀대기형 헤드셋이나 삽입 기도 수화기를 사용한다. 새로운 모양의 헤드폰 기도 수화기를 사용하기 위해서는 보정해야 하는데 그 기준이 마련되어 있지 않기 때문에 사용이 어렵다.

Q 감각 단위(sensation level)는 무엇인가?

A 단어가 주는 의미 때문에 오해의 소지가 있으나 듣는 사람의 가청역치보다 얼마나 높은가만을 의미한다.

Q 골도 전도는 어떻게 듣는가?

A 음차나 골도 수화기를 두개골에 대고 진동시키면 두개골 진동이 발생한다. 내이를 감싸고 있는 두개골의 진동은 내이 안으로 파급되고 감각세포까지 전달된다. 감각세포로 전달된 신호가 뇌까지 진행하여 소리를 분석한다.

※ 추천 도서

Frank, T. (2007). Basic instrumentation and calibration. In R. J. Roeser, M. Valente, & H. Hosford-Dunn (Eds.), *Audiology diagnosis* (pp. 195-237). New York: Thieme.

Hamill, T. A., & Price, L. L. (2007). *The hearing sciences*. San Diego: Plural Publishing.

제2부

청력 평가

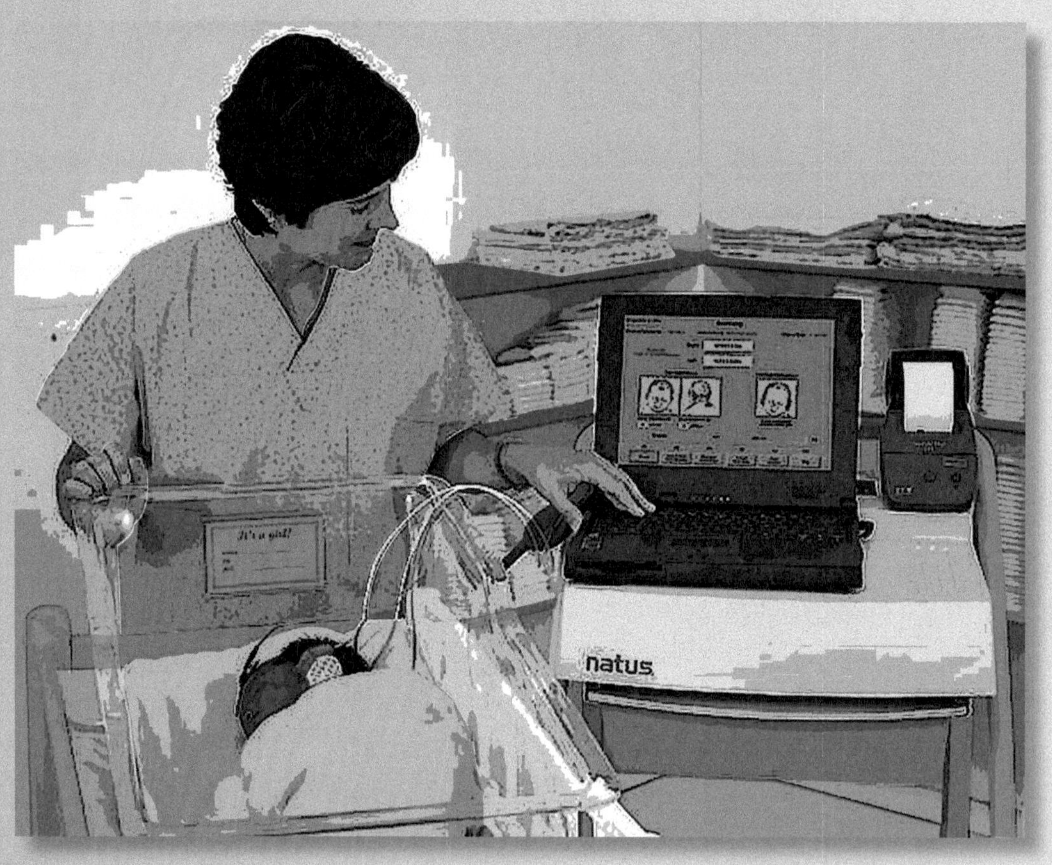

경험이 풍부한 청각전문가들도 기본 검사를 과학적이며 정확한 절차에 따르기보다 습관적 동작으로 시행하는 경우가 종종 있다.

2부에서는 청각학적 평가를 완벽하게 마무리하기 위한 과정을 다루고자 한다. 2부의 시작인 4장에서는 2장에서 언급한 음차검사를 정량화한 것으로 볼 수 있는 순음청력검사를 다룰 것이다. 5장에서는 어음 자극을 이용하는 어음청력검사의 방법과 진단 및 치료의 활용에 대하여 언급하고자 한다. 6장에서는 차폐가 필요한 시기와 적절한 방법에 대하여 설명할 것이다. 7장에서는 청각계통에서 서로 다른 청각적 질환을 일으키는 병소 부위 판단을 위한 평가 방법들을 기술하고자 한다. 이러한 평가 도구들로는 병소 부위를 판단할 때 상대적으로 객관적 결과를 얻을 수 있는 전기생리학 및 전기음향학적 평가와 피검자의 적극적 협조가 필요한 주관적 평가가 있다. 이 평가들의 단계적 절차와 해석 방법을 설명할 예정이다. 8장에서는 유소아 진단, 평가를 위한 특수 검사 도구들과 검사 결과 간 비교의 중요성도 살펴볼 것이다.

개별 검사들은 특정 상황에서 적절하게 활용될 수 있도록 세심한 배려가 필요하며, 이 과정에서는 신뢰도와 타당도 두 가지 요인을 고려해야 한다. 신뢰도는 검사가 얼마나 재현성 있게 잘 이루어졌는가를 말한다. 신뢰도가 낮으면 결과는 의미가 없다. 그렇지만 좋은 신뢰도가 타당성 있는 결과를 만들지 않는다면 꼭 필요한 것이라 할 수 없다. 타당성 문제는 어떤 결과를 얻기 위해 어떤 평가를 하였는지에 따라 좌우되며, 어떤 검사라도 다음 네 가지 중 하나의 결과를 도출할 수 있다.

1. **양성**(true positive): 질환과 일치하는 바른 결과
2. **음성**(true negative): 질환이 아니라고 배제하는 바른 결과
3. **위양성**(false positive): 질환을 의심하게 하는 바르지 않은 결과
4. **위음성**(false negative): 질환이 아니라고 배제하는 바르지 않은 결과

청각학적 평가 도구들은 **임상적 결과 분석**(clinical decision analysis, CDA)을 통해 각각의 검사에 대해 질환을 얼마나 잘 진단하는지에 대한 **민감도**(sensitivity), 민감도와 반대되는 개념으로서 잘못된 진단을 얼마나 잘 배제하는지에 대한 **특이도**(specificity), 위양성과 위음성 백분율로 나타내는 **효용성**(efficiency), 양성과 음성 결과의 백분율을 의미하는 **예측치**(predict value) 등을 수학적 모델로 제시할 수 있다.

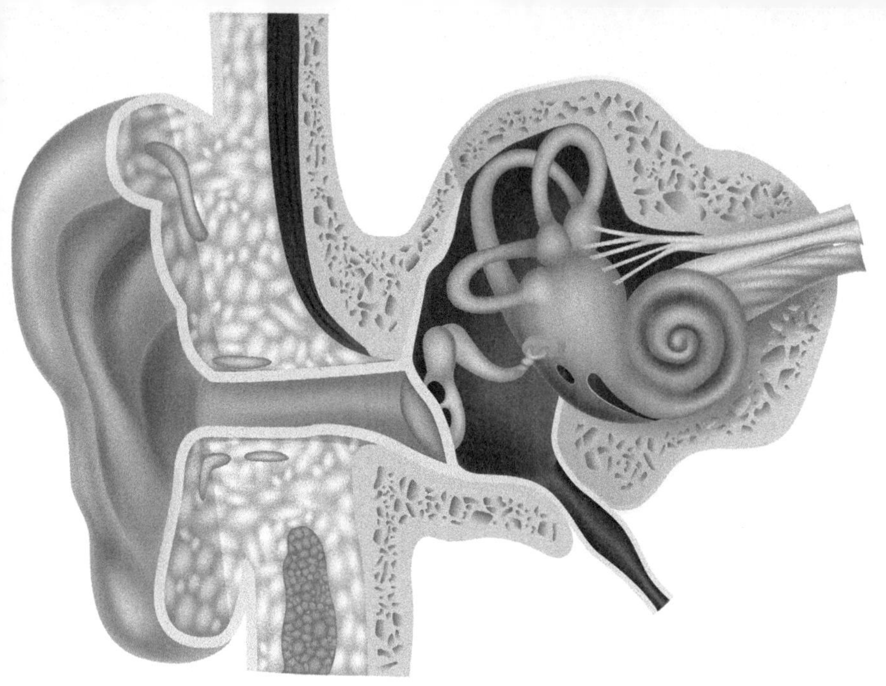

제 4 장

순음청력검사

학습 목표

이 장을 학습하기 위해서는 경험 많은 감독자의 지도와 잘 작동되는 청력검사기가 있어야 한다. 이 장에서 학습할 내용은 다음과 같다.

- 순음청력검사의 기초와 신뢰도 있는 **청력도**(audiogram)의 요건
- 순음청력검사의 수행
- 다양한 순음청력검사 결과의 해석

순음청력검사는 전자 장비인 **순음청력검사기**(audiometer)*를 이용하여 시행한다. 그 원리는 음차검사인 Schwabach 검사나 Rinne 검사와 같다. 절차에 따라 검사를 시행하는 과정을 순음청력검사(audiometry)라 한다. 음차검사의 가장 큰 단점은 정량화할 수 없다는 것이다. Schwabach 검사의 경우에 감각신경성 난청이 정상에 비해서

* 청력검사기라는 용어는 영국의 물리학자인 Benjamin Richardson이 1879년 처음 사용하였다. 그러나 이 검사기는 1919년 Lee Dean과 Cordia Bunch가 음계 단위로 검사할 수 있도록 개발하여 활용하고 있는 것과 다르다.

민감도가 낮다는 것만 확인할 뿐, 얼마나 낮은지는 알 수 없다. Rinne 검사도 전음성 요인이 있다는 것만 알 수 있을 뿐 전음성 난청이 어느 정도인지는 알 수 없다.

청력검사의 목적은 난청자의 청력손실 정도와 성질 등을 결정하고, 이들에 대한 청각-언어병리학적 훈련, 습득(habilitative) 및 재활 계획을 수립하는 데 이용하기 위한 것이다. 청력검사로 얻은 정보는 난청자의 의학적 · 사회적 · 교육적 · 심리학적 상태 등에 따라 심각하게 영향을 받을 수 있다. 따라서 청력검사는 세심하게 수행하고 정확하게 해석하는 것이 무엇보다 중요하다. 모든 검사의 신뢰도는 장비 보정, 검사실 조건, 피검자 협조, 검사자의 역량 등과 서로 밀접한 연관이 있다. 최종 분석 과정에서는 음향자극에 반응을 보이지 않은 경우 듣지 못한다는 것을 의미하고, 그 반응을 보인 가장 낮은 강도를 피검자의 청력으로 판단한다. 2장과 3장에서 수많은 용어들을 살펴보았지만 이 장에서는 새로운 개념과 문제들을 접할 것이다. 이 문제들은 곧바로 해결할 수도 있고, 일부는 단순히 보충하거나 이해하는 수준에 머물 수 있다.

순음청력검사기

순음청력검사기는 여러 검사 주파수마다의 이미 구해진 정상치를 이용하여 피검자의 **가청역치**(thresholds)를 결정하는 데 100년 이상 사용하고 있는 장비이다. 초기 청력검사기는 음차가 내는 주파수가 서로 다른 여러 개의 소리들을 발생시켰다. 이후에는 순음을 전기적으로 발생시킬 수 있도록 고안하였다. 전자 시대의 도래와 함께 청력검사기는 진공관, 트랜지스터를 거쳐 오늘날 사용하고 있는 집적회로에 이르게 된다. 다른 전자 장치들과 마찬가지로 청력검사기 가격도 천차만별이다. 이것은 미국국립표준연구소(American National Standard Institute, 2004) 제원 기준에 따라 품질과 성능이 다양하기 때문이다.

청력검사기는 필요에 따라 이동이 가능하고, 기도 전도와 골도 전도 역치를 검사한다. 스위치는 장치에서 발생 가능한 순음을 쉽게 선택할 수 있어야 한다. 기도 전도 검사 주파수는 125, 250, 500, 750, 1,000, 1,500, 2,000, 3,000, 4,000, 6,000, 8,000 Hz 등을 포함하여야 한다. 자극 음강도는 500~6,000 Hz 주파수에서는 −10~110 dB HL 정도 출력할 수 있어야 하고, 125, 500, 8,000 Hz에서는 최대 출력 강도가 약간 낮아진다. 특별한 진단 목적으로 고주파수 대역을 발생할 수 있는 특수 청력검사기는 8,000~20,000 Hz까지 검사가 가능하다. 이렇게 조절한 소리는 스위치 조작을 통해 정해진 헤드폰 기도 수화기로 출력한다.

골도 전도는 250~4,000 Hz 범위의 주파수를 검사한다. 골도 전도의 최대 자극 음강도는 기도 전도보다 낮아서 250 Hz에서는 50 dB HL을, 500 Hz 이상의 검사 주파수에서는 70 또는 80 dB HL을 초과하지 않는다. 골도 전도 최대 자극 음강도가 기도보다 낮은 것은 골도 수화기 작동에 기도 수화기보다 큰 에너지가 필요하며, 골도 수화기가 높은 음강도를 출력하면 특히 낮은 주파수에서 화음 왜곡이 나타난다. 또 골도 수화기로 출력시킨 높은 강도의 순음은 피검자가 소리로 듣기보다 진동으로 느끼는 것 등도 이유로 들 수 있다. 이 외에도 차폐를 위하여 주는 잡음의 기도와 골도 전도 한계가 다른 것도 원인으로 볼 수 있다. 일부 순음청력검사기는 **차폐**(masking) 잡음의 스펙트럼이 맞지 않기도 하고 검사 목적을 달성하기 적합한 보정이 이루어지지 않는 경우도 있다. 기도 및 골도 전도 청력검사가 가능한 휴대용 청력검사기를 사용하는 경우 차폐 시기와 방법을 숙지하지 못하기도 한다. 그러나 대부분의 순음청력검사기는 차폐 잡음을 효과적으로 발생하고 순음청력검사 과정에서 다양하게 활용할 수 있다(**그림 4.1**). 차폐를 시행하는 이유와 방법에 대해서는 6장에서 논의하기로 한다.

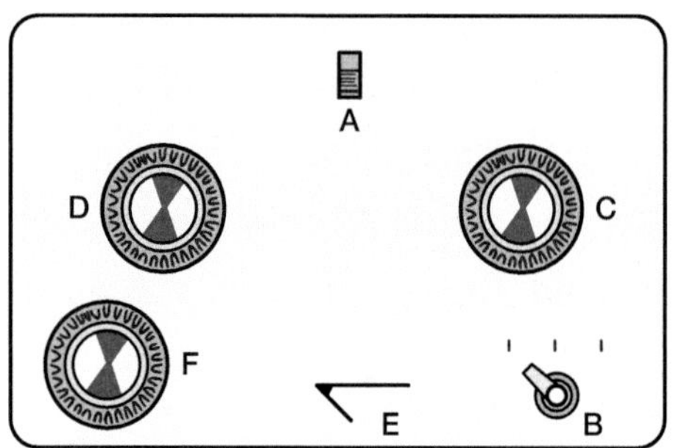

그림 4.1 대부분 순음청력검사기의 모습. (A) 전원 스위치. (B) 출력 선택 스위치. 좌우 귀 또는 골도 선택, 골도 검사 방향과 반대쪽 기도로 차폐 잡음을 전달한다. (C) 주파수 선택 다이얼. 기도 전도는 125, 250, 500, 750, 1,000, 1,500, 2,000, 3,000, 4,000, 6,000, 8,000 Hz를 선택할 수 있다. 골도 전도는 250, 500, 750, 1,000, 1,500, 2,000, 3,000, 4,000 Hz를 선택할 수 있다. (D) 음강도 선택 다이얼. 기도 전도 눈금은 −10~110 dB HL(500~6,000 Hz), −10~90 dB HL(250과 8,000 Hz), −10~80 dB HL(125 Hz). 골도 전도 눈금은 −10~50 dB HL(250 Hz), −10~70 dB HL(500 Hz), −10~80 dB HL(750~4,000 Hz). (E) 소리 자극 단추. 정해진 발생 및 소멸 시간 동안 소리를 들려주지만 단추 조작 소리는 들리지 않아야 한다. (F) 차폐 눈금 다이얼. 검사하지 않는 귀로 들려주는 잡음 강도를 조절할 수 있고, 스펙트럼과 강도는 제조회사마다 다르다.

검사실 조건

기도와 골도 전도 검사를 위해 허용되는 최대 허용 환경 소음 기준은 표 3.4와 같다. 일반적인 사무실은 항상 이러한 조건을 충족하지 못하며, 안타깝게도 작업장이나 학교 등에서 시행하는 청력검사는 대부분 허용 환경 소음 기준을 충족하지 못한 상태에서 시행된다. 따라서 청력검사를 수행하거나 감독하는 전문가는 여러 가지 제약에도 불구하고 배경 잡음이 역치를 상승시켜 청각선별을 재검으로 판단하지 않도록 주의해야 한다. 특수하게 고안한 헤드폰 사용, 삽입형 수화기 사용, 방음실 사용 등 주로 세 가지 방법으로 실내 소음을 감쇠시킬 수 있다.

수화기 감쇠 장치

청력검사기 수화기와 쿠션은 하나의 장치로 구성되며, 정상 청력자의 가청역치인 0 dB HL을 구하는 과정에서 대부분의 배경 잡음을 감쇠시키지는 못한다. 기도 수화기는 이외에도 컵 모양의 커다란 귀마개(supra-aural)와 이 컵 안으로 쿠션을 채운 형태의 기도 수화기가 있으며, 이러한 수화기는 배경 잡음을 낮추는 데 다소 도움이 된다(**그림 4.2**). 헤드셋을 머리에 단단히 밀착시키기 위하여 대부분 유체 내장형 쿠션을 사용하는데, 효율은 모델마다 서로 다르다(Franks, Engel & Themann, 1992).

보정(calibration) 관련 문제는 헤드셋을 잘 장착시키더라도 나타난다. 수화기는 인공귀 커플러가 사용하는 6 cm^3 용적과 정확히 일치하지 않는다. 보정 과정에서는 수화기와 커플러의 밀착 정도에 따라서도 약간의 차이가 나타날 수 있고, 수화기 착용 상태에 따라서도 차이가 나타나므로 주의가 필요하다. 이러한 차이는 특히, 낮은 주파수에서

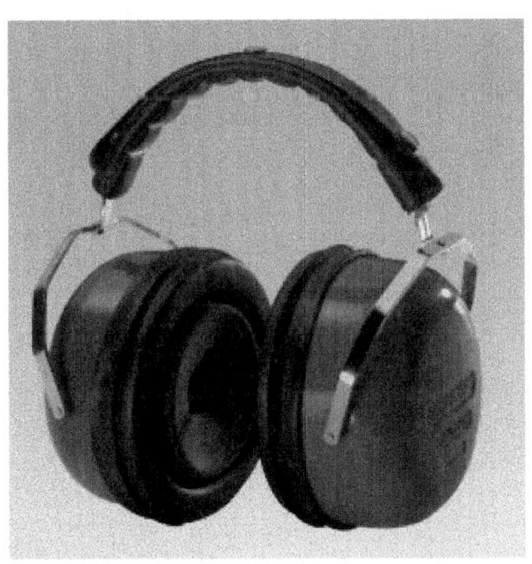

그림 4.2 가청역치를 측정하는 동안 검사실 배경 잡음 감쇠를 위해 사용하는 상업용 기도 수화기

출처: Audiocups courtesy of Amplivox, Ltd.

흔하게 나타날 수 있다.

검사실 잡음은 기도 검사에 영향을 미치지 않더라도 외이도를 개방하는 골도 검사에서 오류 가능성을 배제할 수 없다. 어린이들은 검사받는 동안 수화기가 무겁고 불편해서 협조 정도가 낮아지고 검사 결과에 오차가 나타날 수 있다.

삽입형 수화기

외이도에 수화기를 직접 삽입하는 청력검사는 귀마개를 사용하는 수화기에 비하여 배경 소음을 추가로 감소시켜 주는 것을 포함하여 일회용 도구를 사용하기 때문에 감염을 예방할 수 있다는 장점이 있다. 발포 고무 재질의 삽입형 수화기 전용 귀꽂이를 외이도 깊숙이 삽입하여 약간 불편을 느낄 수 있지만 배경 잡음을 더 감쇠시킬 수 있다. 이러한 불편은 피검자가 입을 서너 번 오물거리면 괜찮아진다. 삽입형 수화기는 유소아는 물론 성인의 검사에서도 사용할 수 있다. 골도 검사에서 차폐 잡음을 삽입형 수화기로 들려준다고 해도 검사실 환경 잡음은 여전히 문제가 된다.

실전 해설

청각전문가는 청력검사와 계속되는 추적 관찰 과정에서 환자와 접촉이 가져올 수 있는 감염에 유의해야 한다. 만약, 환자와 직접 또는 간접적으로 접촉되는 곳을 청결하게 관리하지 않으면 유해 세균이 옮겨 갈 수 있다. 임상에서 감염의 중요성은 아무리 강조해도 지나치지 않다.

방음실

방음실(음향격리실)은 영어 표현으로 soundproof room으로 잘못 사용하고 있으나 모든 소리를 완벽하게 제거하는 방음실을 만들기는 불가능하다. 따라서 음향격리실(sound-isolated chambers)이라는 표현이 적절하다(우리나라에서 널리 표현되고 있는 점을 고려하여 원저자의 의도는 설명으로 대신하고, 이 용어는 방음실로 계속 표현한다—역자 주). 진단 청각학 분야에서 방음실은 정상 청력자의 가청역치를 구하는 과정에서 배경 잡음으로부터 방해받지 않아야 하며, 방음실은 사용 목적에 따라 주문하기도 하고 이미 제작된 것을 조립하여 사용하기도 한다.

방음실의 주목적은 검사실 내부의 잡음이 방음실 안으로 들어가는 것을 차단하는 것이다. 방음실은 건물 벽과 일정한 간격을 유지하는 독립된 공간이어야 하고 방음실 벽은 유리 섬유로 절연한 밀폐 공간이어야 한다. 출입문은 딱딱한 금속 재질로 음향을 차단할 수 있어야 하며, 일부 방음실은 내부와 외부로 각각 향하는 이중문을 사용하기도 한다. 내벽은 반사와 회절을 최소화하기 위하여 음향 타일과 같은 부드러운 재질을 사용한다. 바닥, 천장, 출입 통로는 부드러운 재질로 잘 마감하여야 한다. 무향실은 공간 내부 잔향을 현저히 감소시킨 방을 말한다. **그림 3.17**은 무향실 내부의 모습이다.

방음실은 단실(single room) 또는 양실(two room) 중 하나를 선택할 수 있다. 단실은 피검자와 장비 그리고 검사자가 같은 방에 있거나 피검자만 방음실 내부에 있고 장비와 검사자는 외부에 있게 된다. 양실은 피검자가 들어가는 검사실과 장비와 검사자가 들어가는 조정실로 나뉘며, 두 방 사이는 창문을 두고 지켜볼 수 있다. 마찬가지로 벽에 설치되는 창은 조정실에서 장비를 조작하면서 나는 소리를 감쇠할 수 있어야 하고, 창에 습기가 서리지 않도록 흡습성이 있는 재료를 사용하여야 한다. 공간이 벽으로 나누어지더라도 청력검사기와 수화기는 물론 검사자와 피검자가 소통하는 마이크와 스피커 등을 직접 연결하는 것이 중요하다.

주문식 방음실은 인접한 방에서 들리는 잡음 감쇠에 더 큰 관심을 갖는데, 바닥이나 벽을 통해 전달되는 건물 자체 진동을 충분히 차단하지 못하기도 한다. 딱딱한 콘크리트 바닥을 걸을 때 들리는 구두 소리 등은 방음실과 건물 벽 사이 거리를 1 미터(4 피트) 정도 띄우면 다소 개선된다.

주문식 방음실은 충분한 공간과 경제적 여유가 있고 설계 및 시공 능력이 있다면 현명한 선택이 될 수 있다. 현재 대부분의 청각센터들은 금속 패널로 조립하는 방음실을 선호한다(**그림 4.3** 참조). 방음실 제조회사들은 구매자들의 이해 여부와 관계없이 정해진 환경에서 구한 잡음의 전체 감쇠 정도만을 기술 사양으로 표시하며, 조립 후 내부 소음 수준을 보증하지는 않는다.

조립식 방음실은 단실이나 양실을 선택할 수 있으며, 검사자나 감독자 등이 관찰할 수 있는 여러 개의 창을 설치할 수 있다. 방음실 내벽은 구멍 난 강철 벽이 있고, 벽 안에는 흡음제가 채워져 있다. 방음실 벽은 단벽(single wall)은 물론, 방음실 외부로 하나의 벽을 더 대어 큰 방이 하나 더 있는 이중벽(double wall)도 있다. 조립식 이중벽 방음실은 두 벽이 서로 닿지 않으며, 바닥으로 연결된 특수 통로를 통해 천장에서 외부와 환기한다.

주문식이나 조립식 방음실의 최대 단점 중의 하나는 자체 환기 장치가 없다는 점이다. 종종 밀폐된 방음실의 공기 순환을 위해 건물 냉난방 덕트에 직접 연결하기도 한다. 그러나 이 경우 잡음이 발생하거나 감쇠 정도가 낮아질 수 있다.

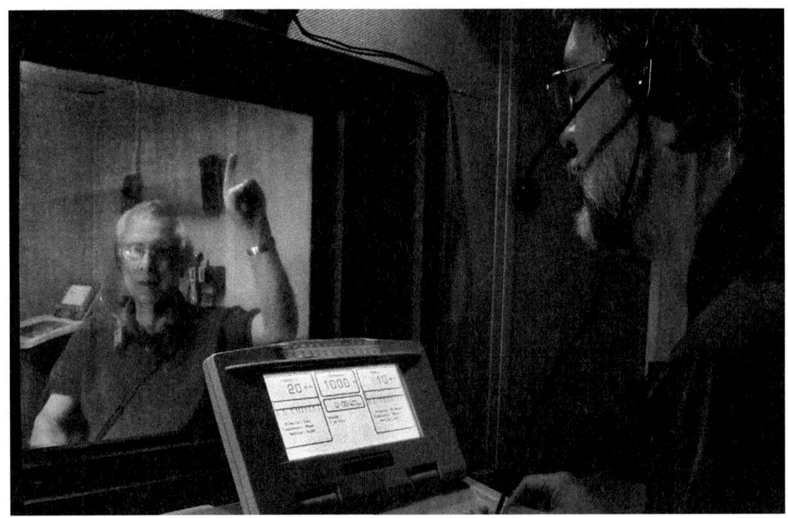

그림 4.3 상업용 양실(double-room) 방음실에서 청력검사를 진행하는 장면

방음실 조명은 검사실이나 조정실 모두 백열등을 사용한다. 만약 형광등이 필요할 경우 원격 점등 장치 사용이 필요하며, 이 경우에 60 Hz 전기 잡음이 간섭을 일으킬 수 있다.

피검자 역할

청력검사 결과는 피검자의 나이, 지능, 교육 정도, 검사 동기, 협조 의지 등에 따라 큰 영향을 받는다. 유소아나 특별한 배려가 필요한 피검자는 두려움, 수줍음, 적대감 등이 있을 수 있어서 검사를 대하는 태도가 성인과 매우 다르다. 검사 방법도 구어 언어 활용 정도와 검사자와 공감하는 낱말 사용 정도 등에 따라 달라진다. 결과는 구어 언어로 방법을 설명하고 이해할 수 있을 때 쉽게 얻을 수 있다. 그러나 검사 수행 정도와 결과는 모든 피검자들에서 일관되게 나타나지 않는다는 점을 기억해야 한다.

믿을 수 있는 결과를 얻기 위해서는 피검자에게 검사 진행과 응답 방법 등에 대한 역할과 책임을 이해시키는 것이 중요하다. 피검자는 매우 작은 소리라도 듣게 되면 말이나 받아쓰기, 동작 등 다양한 방법으로 들었다는 것을 알려 주어야 한다. 피검자가 겨우 들었을지라도 그 강도는 피검자의 가청역치이며, 순음청력검사는 각기 다른 주파수의 가청역치를 구하는 과정임을 기억해야 한다.

피검자 응답

피검자는 검사 방법을 모두 충분히 숙지해야 하고, 소리를 들을 때마다 자신들이 들었다는 것을 다양한 방법으로 표현해야 한다. 반응 방법은 피검자가 소리를 듣는 경우 손을 들었다가 더 이상 소리가 들리지 않을 때 손을 내리는 방법을 사용하기도 하고, 때로는 오른쪽 귀로 소리가 들리면 오른손을, 왼쪽 귀로 소리가 들리면 왼손을 들게 하기도 한다. 수신호 반응법은 청각사가 피검자의 반응을 직접 관찰하면서 역치를 구할 수 있어서 선호하는 방법 중의 하나이다. 가끔씩 역치 범위 소리 크기에서 분명하게 들을 때와 비교하여 손들기를 망설이기도 한다. 이것은 소리를 듣고 반응하는 방법으로 손드는 것을 망각하였거나 들었다 말았다 하며 일관된 반응을 하지 않기 때문이다.

수신호 방법 중 하나로 집게손가락을 사용하기도 한다. 소리를 들으면 손가락을 펴서 올리고 들리지 않으면 접어서 내리면 된다. 이 방법도 손들기와 같은 장단점이 있으며, 검사자가 조정실에서 관찰하는 데 다소 어려움이 있을 수 있다.

피검자가 소리를 듣고 반응하는 방법으로 누름단추를 사용하기도 한다. 피검자가 소리를 듣고 단추를 누르면 청력검사기 조정판에 LED 등이 켜지며 신호음으로 들리는 것도 있다. 누름단추 반응은 피검자가 들었거나 듣지 못했거나 양단간 결정에 대한 반응 동작이 크지 않아서 육안으로 관찰하는 데 제한이 따르기도 한다. 일부 피검자들의 경우 소리를 듣고 단추를 눌렀다가 떼는 동작이 매우 느리기도 하기 때문에 반응 시간도 때로는 큰 단점 중의 하나가 될 수 있다. 또 누름단추를 손가락으로 살짝 건드리기만 하는 경우 청력검사기 조정판에 LED 등이 켜지지 않을 수 있으므로 주의가 필요하다. 유소아나 신체적 불편함이 있는 사람들을 검사할 때 누름단추를 이용한 반응은 다소 불리하다. 유소아들은 성인 대상자들과 비교하여 누름단추 사용 시 검사 시간이 지연되고 선호도가 낮은 것으로 보고되고 있다(DiGiovanni & Repka, 2007).

또 다른 방법으로 음성 반응법이 있는데, 피검자가 소리를 들으면 "네"라고 대답하거나 "들었어요"라고 대답하는 것이다. 이 방법은 일부 피검자들이 자신의 말소리가 울린다며 불만스러워하기도 하지만 가청역치 측정에는 어려움이 없다. 특히, 유소아나 검사에 어려움이 있는 피검자들을 대상으로 하는 경우 재미와 동기를 부여할 수 있어서 유용하게 사용할 수 있다. 이 방법에 대해서는 8장 유소아-청소년 청각학에서 다시 의논하기로 한다. 기도 순음청력검사에서 가청역치는 소리를 들으면 음강도를 10 dB 단위로 낮추었다가 듣지 못하면 5 dB 단위로 올리는 방법으로 반응을 확인하여 구한다.

위반응

위반응은 피검자 주관에 의존하는 행동 반응 청력검사 과정에서 검사자가 확인할 수 있으며, 위반응을 감별하지 못하면 역치가 잘못 결정된다. 잘못 결정한 가청역치는 심각한 진단 오류로 이어질 수 있기 때문에 매 순간 주의할 필요가 있다. 위반응은 대체로 피검자가 소리를 듣고 표현하는 방법이 서툴러서 오는 경우가 많다. 일부 피검자의 경우, 듣지 못하는 것처럼 꾸며 대거나 실제로 듣는 정도보다 더 나쁘게 과장하려는 의도를 갖기도 하며, 이러한 경우를 **위음성 반응**(false negative responses, 13장 참조)이라 한다.

위양성 반응(false positive responses)은 소리를 들려주지 않았는데도 반응하는 경우를 말하며, 검사자를 더 곤혹스럽게 한다. 피검자 대부분은 아무 소리도 들려주지 않는 대기 시간이 길어지거나 반응을 하여야 한다는 강박감이 있을 때 약간의 위양성 반응을 보일 수 있다. 이러한 경우에는 검사 속도를 늦추면서 피검자의 반응을 살피어 위양성 반응을 줄이고 정확한 결과를 얻을 수 있도록 노력해야 한다. 이러한 상황을 모면하기 위해서는 피검자나 검사자 모두 잠시 쉬면서 주의를 환기시키고 검사 방법을 처음부터 다시 설명하는 것도 좋은 방법이다. 일부 피검자들은 귀울림(이명)과 검사 신호음을 혼동하기도 한다.

검사자 역할

이 장을 시작하면서 언급한 것처럼 순음청력검사의 첫 번째 단계는 검사 방법과 목적을 교육하는 것이다. 만약, 피검자에게 검사 방법을 구두로 설명한다면 다음과 같은 내용을 담을 수 있을 것이다.

> 지금부터 여러 가지 소리를 두 귀에 차례로 들려드리겠습니다. 소리가 굵거나 가늘거나 크거나 작거나 관계없이 들으시면 손을 들어(또는 단추를 눌러) 소리를 들었다는 신호를 보내 주세요. 검사가 진행되는 내내 소리를 들으실 때마다 그때 그때 꼭 손을 들어(또는 단추를 눌러) 알려 주세요. 어렵지 않으시죠? 혹시 궁금하신 점 있으세요?

만약, 다른 응답 방법을 사용한다면 그에 맞는 설명을 하면 된다. 손들기 반응은 자극과 관련한 피검자 반응을 육안으로 관찰할 수 있어서 위반응을 다소 줄일 수 있다.

청각학적 평가를 시작하기 전에 피검자가 알아야 할 내용들을 미리 정리해 둔다면 피검자가 검사 방법을 이해하는 데 많은 도움이 된다. 이러한 사전 안내 사항은 청각 평가를 예약하는 경우에 안내문을 집에서 읽게 하거나, 대기실에서 검사를 기다리는 동안에

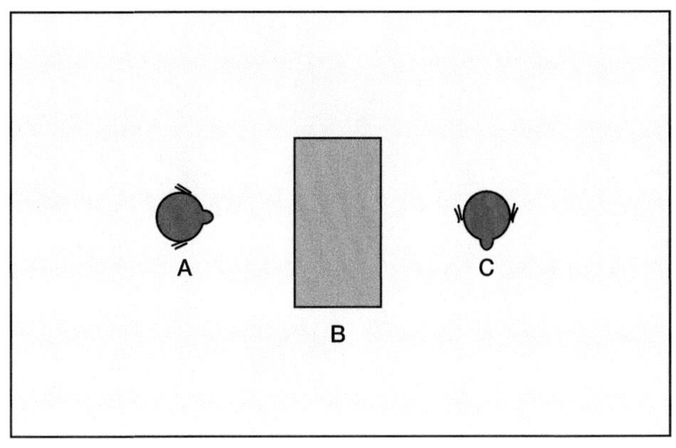

그림 4.4 단실 방음실에서 순음청력검사를 진행할 때의 적절한 배치. (A) 검사자, (B) 청력검사기, (C) 피검자.

읽게 하는 것도 좋은 방법이다. 이렇게 유인물을 사전에 읽게 한 후 구두로 설명하면 더욱 효과적이다. 그러나 피검자가 유인물을 읽었다고 하더라도 설명은 구두로도 반드시 해주어야 한다.

검사 중 피검자의 배치

청각사는 순음청력검사를 시작하는 순간부터 마치는 순간까지 피검자의 일거수일투족을 한 순간도 놓치지 않고 지켜보아야 한다. 검사 과정에서 피검자가 사전에 교육한 방법으로 응답을 하지 않더라도 시선 및 손과 팔 등을 통해 보여 주는 미세한 동작들이 자극한 소리와 관련될 수 있으므로 관찰을 게을리해서는 안 된다. 만약 단실에서 피검자와 함께 있다면 청력검사기가 피검자의 측면에 놓이도록 앉게 한다(그림 4.4 참조). 때로는 피검자가 등을 돌리게 하여 시각적 단서를 완전히 차단하기도 하는데, 이 방법은 피검자를 당황하게 만들기도 하고 표정 등을 통한 관찰 단서를 놓치게 하는 원인이 될 수 있다.

피검자와 청각사가 서로 다른 두 개의 방을 사용하더라도 피검자는 검사자의 동작을 볼 수 없어야 한다. 그림 4.5는 양실 사용 시 이상적인 배치의 한 예이다. 물론 검사자는 항상 피검자를 잘 관찰할 수 있어야 한다.

기도 순음청력검사

기도 순음청력검사의 목적은 피검자가 서로 다른 여러 주파수의 소리를 어느 정도까지 들을 수 있는지를 알아보는 것이다. 만약 청력손실이 있다면 기도 순음청력검사 결과를

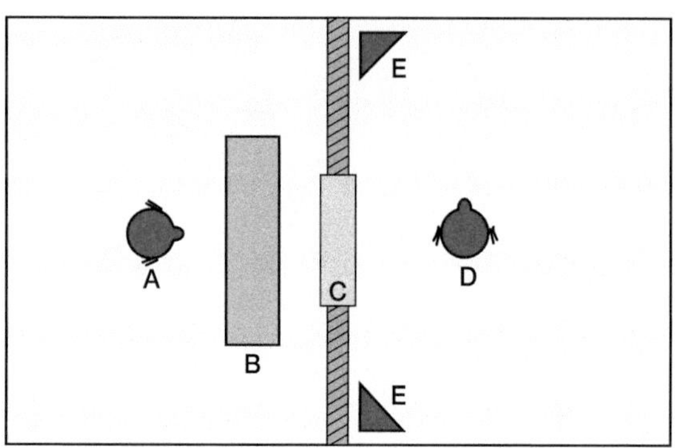

그림 4.5 양실 방음실에서 순음청력 검사를 진행할 때의 적절한 배치. (A) 검사자, (B) 청력검사기, (C) 관찰 창, (D) 피검자, (E) 스피커. 음장 검사는 피검자를 관찰 창을 향해 앉히고 좌우 각각에 놓인 스피커(E)와 각 귀가 입사각 45°가 되게 한다.

통해 어느 정도를 듣고 있는지 알 수 있지만 소리 전달 경로 중 전음, 감음, 신경계 중에서 어느 한 곳이나 두 곳 이상에서 손실이 발생한 것인지는 알 수 없다.

헤드폰 수화기의 올바른 착대는 **그림 4.6A**에서 보는 것과 같다. 머리띠는 반드시 정수리(두정골) 바로 위에 위치하여야 하며, 귀고리처럼 방해가 될 만한 것들은 가급적 모두 제거하여야 한다. 안경은 안경테가 기도 수화기 위치를 바꾸기도 하고 머리띠 압력과 귀마개에 눌려 불쾌감을 줄 수 있으므로 벗게 하여야 한다. 그러나 일부 피검자들은 안경을 벗게 하면 분명하게 볼 수 없어서 불안해하면서 안경 벗기를 꺼려하기도 한다. 이 경우 삽입형 수화기를 사용하면 검사에 방해를 주지 않고 안경을 사용할 수 있다는 장점이 있다.

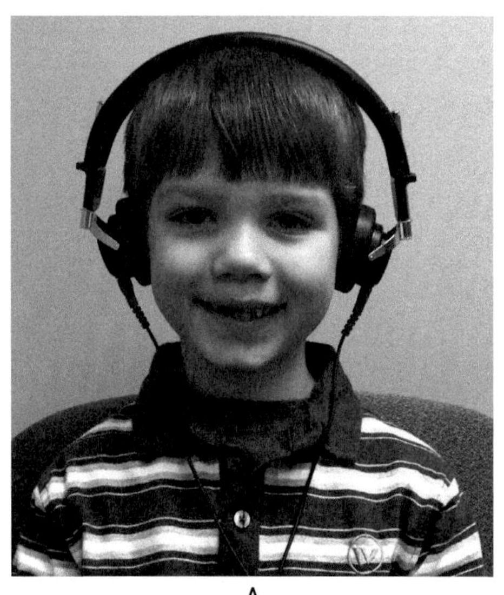

A

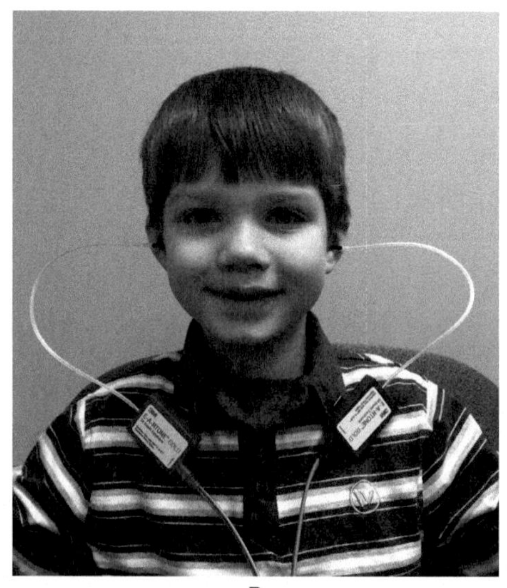

B

그림 4.6 헤드폰(A)과 삽입형(B) 기도 수화기의 올바른 착대

헤드폰 수화기를 사용하는 경우 딱딱한 고무 재질의 귀덮개 쿠션이 외이도를 단단히 밀폐시킨다. 수화기는 박막이 외이도와 잘 일치되도록 착대한 후, 머리띠 길이를 조절하여 정확하게 고정한다. 머리띠 길이는 수시로 조절할 수 있는데, 피검자의 두개골 크기 등을 고려하여 충분히 길게 착대한 후 적절한 길이로 줄여 주어 불쾌감을 느끼지 않도록 배려한다. 기도 수화기를 제거할 때도 피검자가 불쾌감을 느끼지 않도록 배려하여야 한다.

헤드폰 수화기는 머리띠 압력에 의해 외이도를 막아 붕괴를 일으킬 수도 있으며, 외이도 붕괴가 있으면 고주파수 대역에 기도 가청역치가 상승하여 고음역에 국한한 전음성 난청으로 오진할 수 있다. 따라서 검사 전 기도 수화기 착대 상태를 미리 확인하는 것이 좋다. 외이도 붕괴는 이개나 외이도가 특별히 연약할 때 일어날 수 있으므로 검사 중 의심된다면 수시로 확인하는 것이 좋으며, 발포 고무 재질의 삽입형 수화기용 귀꽂이를 사용하는 것도 좋은 해결책이다. 삽입형 수화기용 귀꽂이는 서로 다른 크기마다 규격 번호가 있으므로 기억하는 것이 좋다.

기도 순음청력검사용 삽입형 수화기는 대부분 클리닉에서 외이도 붕괴에 대비한 기본 해결 방법으로 사용하고 있다. 발포 고무 귀꽂이는 손가락으로 감싸 누른 후, 플라스틱으로 된 관을 잡고 외이도에 밀어 넣으면 발포 고무가 외이도 형상으로 빠르게 부풀어 자세를 잡는다. 삽입형 수화기는 음향변환기가 네모난 플라스틱 상자에 담겨져 있고 클립으로 피검자의 상의에 고정한다. 발포 고무 귀꽂이와는 길이 250 mm 실리콘 관을 통해 연결된다. 귀덮개 수화기와 마찬가지로 삽입형 수화기는 오른쪽은 빨간색으로, 왼쪽은 파란색으로, 각각 색이 다르다. 삽입형 수화기의 올바른 사용은 **그림 4.6B**에 나타나 있다.

֍ 기도 순음청력검사법

먼저 검사하는 귀는 특별히 청력에 차이가 없다면 청각사가 임의로 선택할 수 있다. 그러나 두 귀 청력에 차이가 있다면 잘 들리는 귀를 먼저 검사하여야 한다. 검사 주파수 순서는 결과에 영향을 미치지 않는다. 그렇지만 대부분 중심 주파수인 1,000 Hz를 먼저 검사하고 주파수를 올려가며 검사한 후, 다시 1,000 Hz를 검사한다. 계속하여 주파수를 내려가며 검사한다. 따라서 주파수는 1,000, 2,000, 3,000, 4,000, 6,000, 8,000, 1,000, 500, 250 Hz의 순서로 검사한다. 125 Hz는 시행하기도 하고 하지 않기도 한다.

750, 1,500, 3,000, 6,000 Hz의 중간 음계는 검사자에 따라 시행하기도 하고 하지 않기도 한다. 그러나 미국언어청각협회(American Speech-Language-Hearing Association,

ASHA, 2005)에서는 500~2,000 Hz 범위에서는 인접 음계와 가청역치를 비교하여 20 dB 이상 차이 나면 중간 음계를 시행하고, 3,000과 6,000 Hz는 고주파수 특정 음계의 가청역치가 급격히 낮아지는 특징적 현상을 놓치지 않기 위해 반드시 시행할 것을 권고하고 있다. 순음에 대한 가청역치를 구하면 **청력도**(audiogram)에 기록한다.

순음 가청역치 결정은 몇 년에 걸쳐 여러 가지 방법들이 사용되어 왔다. 순음은 단속음을 자동으로 들려주기도 하고 수동으로 들려주기도 한다. 소리 크기는 피검자가 충분히 들을 수 있는 역치보다 큰 소리부터 시작하여 더 이상 들을 수 없는 낮은 소리까지 낮추는 방법(하강법)을 사용하기도 하고, 역치보다 낮은 소리부터 시작하여 반응이 나타날 때까지 올리는 방법(상승법)을 사용하기도 한다. 이 외의 여러 가지 방법들이 여전히 사용되고 있다.

Carhart와 Jerger(1959)는 청각학이 새로운 전문 분야로서 생소하던 시기에 여러 가지 방법으로 구한 가청역치들이 실제로 차이가 나타나지 않는 것으로 보고하였다. 그렇지만 가청역치 결정을 위한 검사는 널리 통용되는 방법을 선택하여 그 방법이 정하는 절차를 따르는 것이 좋다. 현재는 Carhart와 Jerger가 제안한 방법을 기초로 대부분 사람들이 가장 잘 들을 수 있고, 검사-재검사 신뢰도가 가장 높은 1,000 Hz부터 시작한다. 그러나 1,000 Hz나 그 이상의 주파수에서 심한 청력손실이 있다면 이보다 낮은 다른 주파수에서 시작하는 것도 좋을 수 있으며, 실제로 그렇게 시행하기도 한다.

ASHA(2005) 지침에는 검사를 역치상 강도인 30 dB HL부터 시작할 것을 권고하고 있다. 이 지침에 따르면 만약 피검자가 이 소리를 듣지 못한다면 50 dB HL로 올린 다음 반응을 확인하고, 여기서도 반응하지 않는다면 10 dB 단위로 올리면서 최초 반응을 확인할 것을 권고하고 있다.

최초 반응을 확인한 후에는 소리를 10 dB 단위로 낮춘다. 소리는 1~2초 정도씩 들려주며 소리를 자극하는 동안에는 음강도 다이얼을 조작하지 않는다. 소리를 자극하는 동안 다이얼을 돌리면 기계적 잡음이 발생할 수 있고 이 잡음에 피검자가 반응할 수 있기 때문이다. 이후 소리는 5 dB 단위로 올린다. 따라서 피검자 반응에 따른 음강도 조작은 반응이 나타날 때까지 5 dB 단위로 올리고, 반응이 나타나면 10 dB 단위로 내리면서 50%를 응답하는 가청역치를 구한다. 가청역치는 같은 크기의 소리를 세 번 들려주어 적어도 두 번 응답하는 가장 낮은 음강도이다. 항상 그런 것은 아니지만 검사는 5 dB 단위로 시행하기 때문에 이 강도를 50% 반응인 가청역치로 인정하며 때로 75~100% 반응을 가청역치로 결정할 수 있다.

순음청력검사는 대부분 지속음을 자극한다. 그러나 Burk와 Wiley(2004)는 자동으로 들려주는 단속음이 위반응, 검사 신뢰도, 검사 시간 등에서 장점이 있는 것으로 보고하였다. 이들의 연구는 정상 청력자를 대상으로 하였으며, 이명을 느끼고 있다면 단속음에 대한 인지도가 높아지기 때문에 다소 유리할 것으로 보고하였다. 이명 환자를 대상으로 하는 경우 **주파수 변조**(frequency-modulated, warble) 신호음을 사용하는 것도 유리할 수 있다. Franklin, Johnson, Smith-Olinde와 Nicholson(2009)은 정상 청력자를 대상으로 한 연구에서 단속음, 지속음, **주파수 변조음**(warble tone)을 자극하여 각각 구한 가청역치 사이에는 유의한 차이가 없는 것으로 보고하였다. 그러나 주파수 변조음은 고음역으로 갈수록 가역역치가 급격하게 낮아지는 청력도를 보이는 피검자에서 사용을 주의하여야 한다.

일부에서는 가청역치를 숫자로 기록하는 것을 선호하기도 한다. 그림 4.7A는 숫자 청력도의 예이며, 교육 중에 있는 신임 청각사들에게 유용하다. 이 표는 청력검사 결과를 그래프로 옮기기 전에 숫자로 기록할 수 있으며, 반복 검사한 1,000 Hz 가청역치와 6장에서 논의할 차폐 가청역치 등도 기록할 수 있다. 이 양식에 기록된 결과를 통해 차폐 여부를 결정할 수 있고, 적절한 유효 차폐 강도 또한 기록할 수 있다. 숫자 청력도를 그래프로 옮기기 위해서는 올바른 기준이 필요하며, 일부에서는 그래프를 사용하지 않고 숫자 청력도만을 사용하기도 한다. 이 양식에는 반복 검사를 시행한 경우 검사 번호를 기록할 수 있는 칸이 있다(그림 4.8). 대부분의 경우 청력도라고 하는 그래프에 결과를 직접 기록하는 것을 선호하며, 이때 결과의 기록은 기호를 사용한다(그림 4.7B).

청력도는 그 양식이 다를지라도 피검자 이름, 나이, 성별, 검사 일자, 사용 장비, 검사자 이름 등의 최소한의 정보를 기록할 수 있어야 하고 검사 신뢰도는 반드시 기록하여야 한다. 기도 가청역치를 구한 후에는 두 귀의 500, 1,000, 2,000 Hz 가청역치 평균을 기록하여야 한다. 이 가청역치 평균을 **순음청력손실 평균**(pure tone average, PTAs)이라 한다. 순음청력손실 평균은 어음청력 역치는 물론 청력손실이 의사소통에 미치는 영향을 예측하는 데 매우 유용하다. 표 4.1은 순음청력손실 평균이 의사소통에 미치는 영향 정도를 예측하는 지표이다. 이 표는 Stewart와 Downs(1984)가 유소아를 위해 고안한 것이지만 성인에게도 적용할 수 있다. 500, 1,000, 2,000 Hz 가청역치 중 좋은 두 개 주파수 가청역치를 이용하여 구한 2분법 순음청력손실 평균은 어음청력이 3분법 순음청력손실 평균보다 좋을 것으로 예상되는 경우 사용한다. **가변 순음청력손실 평균**[variable pure tone average, VPTA(Clark, 1981)]은 500, 1,000, 2,000, 4,000 Hz의 가청역치 중 가장 나쁜 세 개 주파수 평균을 이용하며, 청력손실이 의사소통 능력에 미치는 영향을 예측하기 위하여 사용한다.

일반인들은 주파수, 음강도에 대한 개념이 친숙하지 않기 때문에 청력손실의 정도를 백분율로 표현하기도 한다. 청력손실 백분율이 다소 오래된 개념이고 심지어 판단 오류

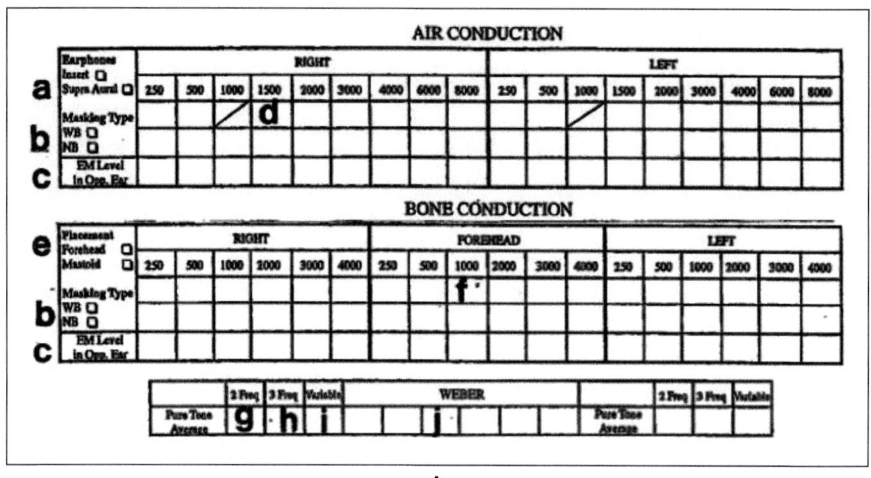

A

SPEECH AUDIOMETRY

Masking Type
WB
Speech
RIGHT
LEFT
SRT 1
SRT 2
Recognition 1
Recognition 2
List
HL
%
EM Level
In Opp. Ear

FREQUENCY IN HERTZ
125 250 500 1000 2000 4000 8000
750 1500 3000 6000
HEARING LEVEL in dB
(ANSI - 1996)
10 0 10 20 30 40 50 60 70 80 90 100 110 120
k
l
m

Speech Presentation
MLV Recorded
SRT
WRS

AUDIOGRAM KEY
Right Left
AC Unmasked
AC Masked
BC Mastoid Unmasked
BC Mastoid Masked
BC Forehead Masked
Both
BC Forehead Unmasked
Sound Field
Opp Ear Masked
Examples of No Response Symbols
n

B

a. 기도 수화기 종류
b. 차폐 잡음 종류. 6장 참조
c. 유효 차폐 잡음 강도. 6장 참조
d. 기도 가청역치: 칸을 반으로 나눈 것은 반복 검사한 결과를 기록하기 위한 것이며, 가끔은 차폐한 결과를 기록하기도 한다. 6장 참조
e. 골도 수화기 착대 위치
f. 전두 골도 또는 우측과 좌측 유양 골도 가청역치: 칸을 반으로 나눈 것은 반복 검사한 결과를 기록하기 위한 것이며, 가끔은 차폐한 결과를 기록하기도 한다. 6장 참조
g. 2분법 순음청력손실 평균(500, 1,000, 2,000 Hz 가청역치에서 좋은 두 개 주파수의 가청역치 평균)
h. 3분법 순음청력손실 평균(500, 1,000, 2,000 Hz 가청역치 평균)
i. 가변 순음청력손실 평균(500, 1,000, 2,000, 4,000 Hz 가청역치 중 나쁜 세 개 주파수의 가청역치 평균)
j. Weber 검사 결과
k. 청력도
l. 가청 단위에 대한 ANSI 기준
m. 정사각형은 어느 곳에서도 한 음계 간 거리와 20 dB 사이의 거리가 같아야 함을 의미
n. 청력도에 사용하는 기호

그림 4.7 순음청력검사와 어음청력검사 결과를 숫자로 기록하는 양식의 예(A). 차폐 귀와 반대쪽 귀로 들려주는 적정 유효 차폐 잡음 강도를 기록할 수 있다. 청력도의 예(B). 청력도에 포함되는 정보는 하단 설명 참고.

SERIAL AUDIOMETRIC DATA

Patient's Name ______________________________

		RIGHT EAR							LEFT EAR							
		250	500	1000	2000	3000	4000	8000	250	500	1000	2000	3000	4000	8000	
Date	Air															Air
	Bone							XXXX							XXXX	Bone
Date	Air															Air
	Bone							XXXX							XXXX	Bone
Date	Air															Air
	Bone							XXXX							XXXX	Bone
Date	Air															Air
	Bone							XXXX							XXXX	Bone
Date	Air															Air
	Bone							XXXX							XXXX	Bone
Date	Air															Air
	Bone							XXXX							XXXX	Bone
Date	Air															Air
	Bone							XXXX							XXXX	Bone
Date	Air															Air
	Bone							XXXX							XXXX	Bone
Date	Air															Air
	Bone							XXXX							XXXX	Bone

그림 4.8 반복 검사 결과를 기록할 수 있는 숫자 청력도. 결과는 모두 10회 정도 기록하여 청력손실 정도가 개선되거나 심해지는 정도를 비교할 수 있다.

표 4.1 500, 1,000, 2,000, 4,000 Hz*의 가변 순음청력손실 평균(Variable Pure-Tone Averages, VPTA)을 이용한 청력손실 척도.

VPTA(dB)	의사소통 영향 정도	보청기 사용	청각언어재활
−10~15	없음	필요 없음	필요 없음
16~25	약간 (미세한 수준)	유소아인 경우 필요	필요에 따라
26~40	경도	성인은 필요시 유소아는 반드시	대체로 필요
41~55	중등도	반드시	반드시
56~70	중등고도	반드시	반드시
71~90	고도	반드시	반드시
91 이상	전농	인공 와우 이식	반드시

* 음강도는 ANSI-2004 기준

가 생기기도 하지만(Clark, 1981, 1982) 계속하여 사용하는 것은 환자 상담에서 실질적으로 사용할 수 있기 때문이다.

청력손실 백분율은 청력도 양상을 무시하고 오직 순음청력손실 평균만으로 구한다는 것이 단점의 하나이다. 미국안이비인후과학회(American Academy of Ophthalmology and Otolaryngology, AAOO, 1979)에서는 이를 개선하기 위하여 순음청력손실 평균에 3,000 Hz 가청역치를 추가로 사용한다. 이 방법은 Sataloff, Sataloff와 Vassallo(1980)가 약간 개정하였는데, 구하는 방법은 아래와 같다.

1. 500, 1,000, 2,000, 3,000 Hz 순음청력손실 평균을 구한다.
2. 순음청력손실 평균에서 AAOO 기준 정상 범위 한계인 25 dB을 뺀다.
3. 이 값에 1.5를 곱하여 백분율을 구한다. 이렇게 두 귀 각각의 청력손실 백분율을 구한다.
4. 좋은 귀 청력손실 백분율에 5를 곱하고, 나쁜 귀 청력손실 백분율을 더하여 6으로 나눈다. 이 값이 두 귀 청력손실 백분율이다.

피검자나 그 가족들은 전문 용어로 설명하는 청력손실 정도에 피로감을 느끼고 혼란스러워 한다. 예를 들어 표 4.1을 보면 순음청력손실 평균 25 dB HL은 미세 난청에 해당하지만 AAOO 기준은 정상 범위이기 때문에 청력손실이 0%로 정상 청력 범위에 있는 것으로 볼 수 있다. 마찬가지로 순음청력손실 평균 92 dB HL은 100% 청력손실이 된다. 일반인들은 92 dB HL을 전농으로 인지하고 소리를 전혀 들을 수 없는 것으로 판단하게 되지만 실제로는 잔존 청력이 있는 경우가 많다.

청력도는 청각학 분야에서만 사용하는 2차원 그래프를 사용한다. **그림 4.7B**처럼 주파수(Hertz, Hz)는 가로축, 음강도(deciBel in hearing level, dB HL)는 세로축으로 하는 좌표를 사용한다. 그래프는 가로축의 한 음계 사이 길이와 세로축 20 dB 길이는 반드시 같아야 하며, 대부분의 2차원 좌표와 달리 청력도는 0을 위쪽에 배치하고 있다. 이것은 가청역치가 낮은 것을 위로 배치하여 청력이 좋다는 점을, 가청역치가 높은 것을 아래로 배치하여 청력이 나쁜다는 점을 쉽게 이해할 수 있도록 배려한다. 이러한 방식은 초보 청각사들이 혼란스럽게 만들기도 한다.

순음 가청역치는 청력검사기 주파수(Hz)와 음강도(dB HL) 다이얼의 눈금 값이며, 이 값을 적절한 기호로 표시한다. 기도 순음청력검사의 기호는 오른쪽을 빨간색, 왼쪽을 파란색으로 표시하며, 오른쪽을 '○', 왼쪽을 '×' 기호로 표시한다. 모든 기호를 청력도에 표시한 후에는 실선으로 연결한다. 검사하지 않은 쪽 귀를 차폐한 경우 오른쪽 결과는 빨간색의 '△', 왼쪽 결과는 파란색의 '□'를 사용한다.

검사 주파수의 최대 자극 강도에도 반응하지 않은 경우에는 해당 주파수 최대 자극 강도에 기호를 표시한 후, 기호 하단에 아래쪽으로 향하는 화살표를 추가로 기록한다. 상당수의 유소아들은 청력검사기가 출력할 수 있는 가장 낮은 강도인 −10 dB HL보다 낮은 강도까지 들을 수 있는데, Halpin(2007)은 이 경우 −10 dB HL에 기호를 넣고, 기호 옆으로 화살표를 넣을 것을 권고하기도 하였다.

ASHA(1990)는 다양한 청력도 기호(audiogram symbol)를 추천하였으며, **그림 4.9**는 현재 널리 사용하고 있는 기호들이다.

청력도와 기호의 표준화를 통해 서로 다른 클리닉의 결과일지라도 혼란을 피할 수 있

Modality	Ear: Right	Both	Left
Air Conduction - Earphones *Unmasked*	O		X
Masked	△		□
Bone Conduction - Mastoid *Unmasked*	<		>
Masked	[		]
Bone Conduction - Forehead *Unmasked*		V	
Masked	]		[
Air Conduction - Sound Field		S	

Modality	Ear: Right	Both	Left
Air Conduction - Earphones *Unmasked*	O↙		X↘
Masked	△↙		□↘
Bone Conduction - Mastoid *Unmasked*	<↙		>↘
Masked	[↙		]↘
Bone Conduction - Forehead *Unmasked*		V↓	
Masked	]↙		[↘
Air Conduction - Sound Field		S↓	

그림 4.9 ASHA가 추천하는 순음청력검사용 차폐와 비차폐 가청역치(위)와 무응답(아래) 기호

AIR CONDUCTION

Earphones: Insert ☒ / Supra Aural ☐	RIGHT									LEFT								
	250	500	1000	1500	2000	3000	4000	6000	8000	250	500	1000	1500	2000	3000	4000	6000	8000
Masking Type	5	10	5/5	5	5	0	10	10	15	10	5	5/5	10	10	5	15	10	10
WB ☐ NB ☐																		
EM Level in Opp. Ear																		

BONE CONDUCTION

Placement: Forehead ☒ / Mastoid ☐	RIGHT						FOREHEAD						LEFT					
	250	500	1000	2000	3000	4000	250	500	1000	2000	3000	4000	250	500	1000	2000	3000	4000
Masking Type							5	5	5	10	10	10						
WB ☐ NB ☐																		
EM Level in Opp. Ear																		

	2 Freq	3 Freq	Variable	WEBER							2 Freq	3 Freq	Variable
Pure Tone Average	5	7	8	M	M	M	M	M	M	Pure Tone Average	5	7	10

A

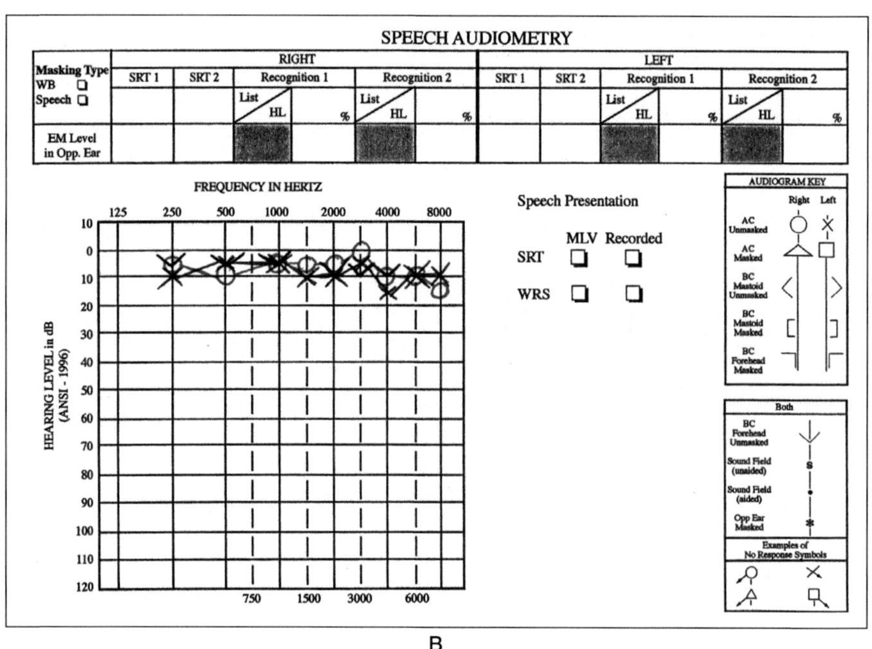

B

그림 4.10 (A) 정상 청력의 숫자 청력도. 기도와 골도 가청역치는 모두 15 dB HL을 초과하지 않는다. (B) 정상 청력 순음청력도. 3분법 청력손실 평균은 7 dB HL로 당연하게도 2분법 청력손실 평균은 다소 좋고, 가변 순음청력손실 평균은 약간 높게 관찰된다.

고, 기관 간 비교가 용이하다. 또한 흑백 복사나 전송 장치로 열람한 결과를 해석하는 데도 유리하기 때문이다. 이러한 까닭으로 표준 기호 사용을 적극 추천한다. 그림 4.10은 두 귀 청력이 정상인 청력도의 한 예이다. 가청 단위(hearing level)가 잘 보정된 청력검사기로 구한 정상 청력자의 청력도 양상은 수평으로 나타난다.

⚜ 골도 순음청력검사

골도 전도 청력을 구하는 목적은 피검자의 감각기관과 신경이 듣는 정도를 확인하기 위한 것이다. 2장에서 이에 대해 간단히 설명하였으나 골도 전도는 생각보다 매우 복잡한 현상이다. 실제로 골도 전도는 적어도 세 가지 서로 다른 현상이 작용하여 일어난다.

골도 수화기나 음차 등을 이용하여 두개골을 진동시키면 뼈의 구조가 왜곡되는 진동이 일어나서 내이의 와우 안으로 파급된다. 이 진동은 특정 세포를 발화시키고, 기도 전도와 같은 전기화학적 변화가 일어난다. 이를 **변성 골도 전도**(distortional bone conduction)라 한다.

두개골 진동이 관성에 의해 중이의 이소골 연쇄로 이어지고, 이소골 연쇄는 기도 전도에 의해서 와우로 진행하는 것과 같은 방법으로 등골과 난원창을 통해 내이로 파급된다. 이렇게 전도되는 골도 전도는 **관성 골도 전도**(inertial bone conduction)라 한다.

골도 수화기의 진동은 두개골 진동과 동시에 공기 중으로도 전도되며, 이렇게 공기 중에 전달된 소리는 외이도와 고막을 통해 기도 전도 방식으로 내이까지 전달된다. 이러한 방식을 **골고실 골도 전도**(osseotympanic bone conduction)라 한다. 골도 전도는 이 세 가지 방식으로 와우를 자극한다.

몇 년 동안 골도 순음청력검사는 골도 수화기를 귀 뒤 유양돌기에 대고 측정했다. 유양돌기를 사용한 것은 (1) 정상 청력자들에게 골도를 들려주면 유양돌기에 대었을 때 크게 듣고, (2) 두 귀 유양돌기가 각 귀에 가까이 위치하기 때문이다. 귀 뒤에 골도 수화기를 대었을 때 더 크게 듣는 것은 진동이 이소골 연쇄의 축에 직접 작용하고 이소골 연쇄가 경첩과 같은 역할을 하여 전달 효율을 최대화하기 때문이다. 진동은 골도 수화기를 어느 곳에 대더라도 두 귀 모두에 동시에 전달된다. 따라서 오른쪽에 골도 수화기를 대었다고 해서 오른쪽으로만 듣는다고 생각하는 것은 잘못이다(그림 4.11 참조).

Studebaker(1962)는 골도 가청역치 검사에서 유양 골도보다 전두 골도가 여러 가지 장점이 있는 것으로 보고했다. 이것은 진동을 두개골로 전달하는 압력, 중이에서 비정상 음향 전달 특성에 의한 잡파 생성, 검사-재검사 차이 등에서 유양돌기에 댈 때보다 전두골에 댈 때 작기 때문이다. 외이도에서 발생하는 음향 에너지 총합은 전두골보다 유양돌기에 대었을 때 큰 것도 전두 골도의 장점을 뒷받침하는 증거이다(Fagleson & Martin, 1994).

전두 골도 순음청력검사의 이론적인 장점 이외에도 임상적으로 편리함이 있다. 골도 수화기의 머리띠는 유양돌기보다 전두골에 대기가 쉽고, 유양돌기와 달리 전두골은 안경을 착용한 상태로 검사할 수 있는 편리함 등이 그것이다.

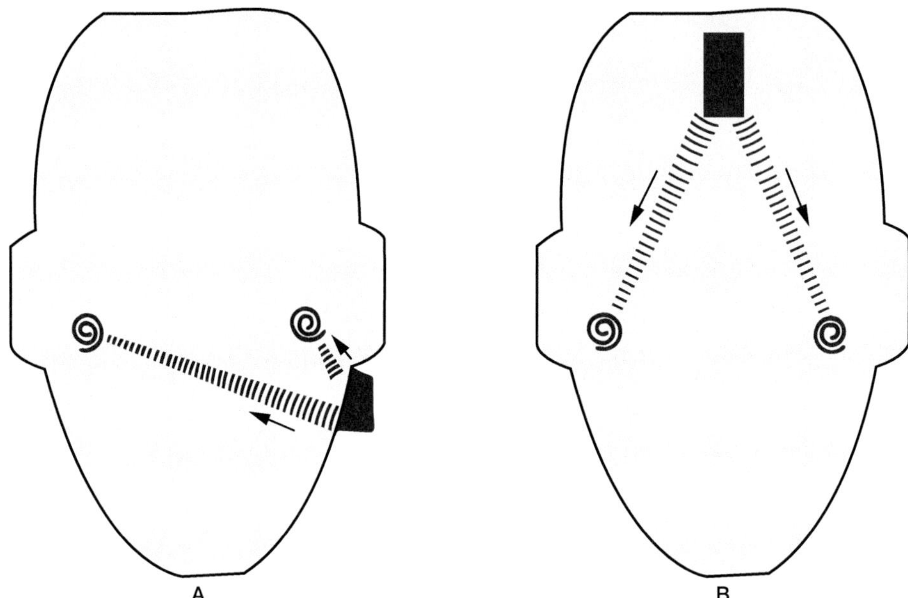

그림 4.11 두개골을 진동시키는 골도 전도는 골도 수화기가 유양돌기(A)나 전두골(B) 어디에 있든 관계없이 두 귀를 동시에 자극한다.

전두 골도 순음청력검사의 주된 단점은 정상 가청역치를 구하기 위해서는 10 dB 높은 강도의 소리가 필요하며, 이럴 경우 검사할 수 있는 최대 자극 강도도 그만큼 낮아져야 한다는 점이다. 골도 순음청력검사는 유양 골도와 전두 골도를 모두 시행하는 경우가 있기도 하지만 전두 골도도 기본 검사로 사용할 수 있다. 몇 년 동안의 연구 결과를 분석해 보면, 결과 정확도를 포함한 여러 가지 문제(예를 들어 Barany, 1938)가 있는데도 불구하고 유양 골도가 계속하여 널리 사용되고 있다.

유양 골도는 금속 재질의 머리띠를 좌우로 교차하여 착용한다(**그림 4.12A** 참조). 전두 골도는 골도 수화기를 눈썹 바로 위 이마 정중선에 댄 후 플라스틱 머리띠로 둘러매어 고정한다(**그림 4.12B** 참조). 골도 수화기는 진동면과 두피 사이에 머리카락을 포함한 이물이 끼이지 않도록 대고, 유양 골도나 전두 골도 모두 차폐가 필요하면 삽입형 수화기를 사용하는 것이 좋다.

골도 순음청력검사는 반드시 두 귀를 막지 않고 시행해야 한다. 정상 청력이나 감각신경성 난청이 있는 경우 헤드셋 등으로 외이도를 막으면 골도 진동이 와우로 추가로 전달되기 때문에 순음청력검사기에 표시된 강도보다 높은 소리가 전달된다. 이러한 음압의 증강은 골고실 전도량이 부분적으로 증강되어 생긴다. 이러한 현상을 폐쇄효과(occlusion effect, OE)라 하며, 1,000 Hz 이하의 낮은 수파수 대역에서 발생한다. 폐쇄

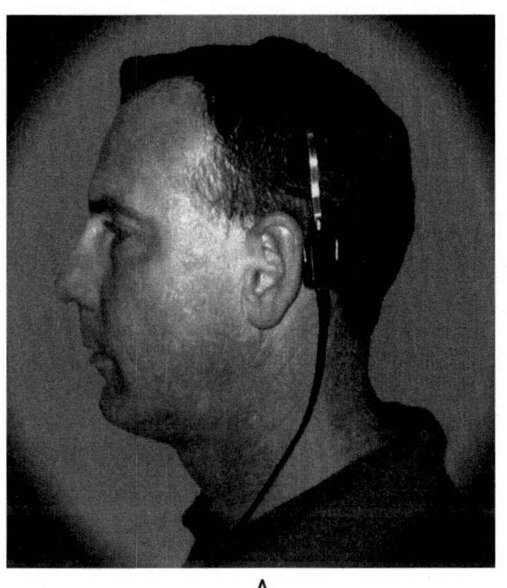
A

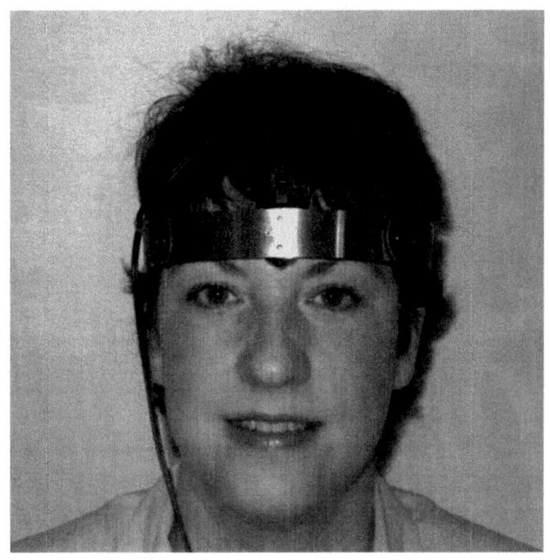
B

그림 4.12 골도 수화기를 유양돌기(A)와 전두부(B)에 댄 모습

효과는 전음성 난청에서 드물게 나타난다. 이것은 폐쇄효과로 증강된 소리가 손상된 전음기관을 지나면서 감쇠되기 때문이다. 폐쇄효과는 2장 Bing 검사에서 설명한 바 있다(표 4.2 참조). 선행 연구들도 폐쇄효과는 외이도 입구를 막아 외이도에서 음압 증강이 생기는 것으로 보고 있다(Fagelson & Martin, 1994; Martin & Fagelson, 1995). Dean과 Martin(2000)은 헤드폰 수화기와 삽입형 수화기의 발포 귀꽂이를 외이도 입구에 살짝 또는 깊게 넣어 폐쇄효과를 비교하였다. 이들의 연구 결과, 폐쇄효과는 귀꽂이를 외이도 깊숙히 넣었을 때 현저히 감소하였고, 1,000 Hz에서는 생기지 않는 것으로 나타났다. 이 결과는 차폐 골도 순음청력검사에서 중요한 의미를 갖는다. 이에 대해서는 6장에서 논의한다.

표 4.2 골도 순음청력검사를 시행하는 동안 헤드폰 기도 수화기로 외이도를 막았을 때 생기는 폐쇄효과.*

주파수(Hz)	250	500	1,000	2,000	4,000
폐쇄효과(dB)					
Elpern과 Naunton(1963)	30	20	10	0	0
Hodgson과 Tillman(1966)	22	19	7	0	0
Martin 등(1974)	20	15	5	0	0

*이 값은 폐쇄효과 범위 중 중앙값에 해당한다.

골도 순음청력검사법

유양 골도 순음청력검사에서 어느 쪽을 먼저 검사할 것인가는 중요하지 않다. 이것은 **그림 4.11**에서 본 것처럼 비록 어느 한쪽에 소리를 들려준다고 할지라도 어느 쪽 귀로 듣는지를 알 수 없기 때문이다. 물론 검사 주파수 범위와 주파수마다의 최대 자극 강도가 기도보다 낮지만 검사 순서는 기도 순음청력검사와 같다.

골도 가청역치는 기도와 마찬가지 방법으로 그 결과를 별도의 기록지나 청력도에 공통된 기호(청력도 기호, audiogram symbol)로 표시하여 다양한 전문가들이 해석할 수 있다. 전두 골도 가청역치 기호는 'V'이며, 검은색으로 표시한다. 만약 전두 골도를 검사하지 않는 귀로 잡음을 주고(차폐) 검사하였다면 오른쪽 가청역치는 'ㄱ'를 빨간색으로, 왼쪽 가청역치는 '⌐'을 파란색으로 각각 사용한다. 유양 골도 가청역치 기호는 피검자와 마주 보고 있다는 가정으로 오른쪽을 빨간색으로 '<', 왼쪽을 파란색으로 '>'로 각각 표시한다. 차폐 유양 골도 가청역치 기호는 꺾쇠 괄호를 사용하여 오른쪽을 빨간색으로 '[', 왼쪽을 파란색으로 ']'로 각각 표시한다. 기도 가청역치 기호들은 실선으로 서로 연결하지만 골도 기호는 연결하지 않는 것이 기본이다. 그러나 일부에서는 점선으로 연결하기도 한다. 때로 골도 순음청력검사에서 청력검사기 최대 자극 강도에도 반응하지 않는 경우가 있다. 이 경우 해당 주파수의 골도 최대 자극 강도에 기호를 넣고 아래로 향하는 화살표를 추가로 표시한다. **그림 4.10**은 정상 청력을 가상한 결과이다.

Weber 검사

2장에서 설명한 Weber 검사는 청력검사기 골도 수화기를 이용하여 시행할 수 있다. 이때 골도 수화기는 전두 골도 순음청력검사를 하는 것처럼 두개골 중앙에 착대하고 순음을 피검자의 가청역치보다 높은 강도까지 올려 들려준다. 서로 다른 주파수 순음들을 들려준 후, 오른쪽이나 왼쪽 또는 중앙으로 들었는지를 말하게 한다. 피검자가 소리를 중앙으로 듣는 경우 두 귀 모두 들린다고 하거나 어느 쪽으로도 치우치지 않는다고 표현하기도 한다.

Weber 검사 결과는 골도 순음을 나쁜 귀로 듣는다고 표현하면 난청 귀의 청력손실을 전음성 난청으로, 좋은 귀로 듣는다고 표현하면 난청 귀의 청력손실을 감각신경성 난청으로, 그리고 가운데로 듣는다고 표현하면 두 귀 모두 정상이거나 대칭성 난청으로 각각 해석한다. **Weber 검사**(audiometric Weber test)는 골도 순음청력검사에서 어느 귀를 차폐할 것인가를 결정하는 데도 사용할 수 있다. Weber 검사는 결과를 잘못 해석할 소지가 있어서 평가 도구로 적극적으로 권장하지는 않는다. 그러나 순음청력검사 결과를 뒷받침하거나 의심스러운 결과를 뒷받침하는 근거로 유용하다. 이 교재에서는 청력도에 Weber 검사 결과를 종종 기록할 것이다.

청력도 해석

청각학적 평가는 결과 기록을 수치로 기록하거나 청력도에 그리거나 관계없이 해석이 같다. 결과는 각 주파수에서의 (1) 기도 전도 청력손실의 정도(dB HL), (2) 골도 전도 청력손실의 정도, (3) 기도와 골도 전도의 관계 등을 반드시 확인하여야 한다.

순음청력도 양상은 여러 가지 병리적 특징에 따라 모양이 다르게 나타난다. 종종 순음청력도 일부는 병리적 특징을 확인할 수 있기도 하지만 순음청력도 양상만으로 병리를 항상 확인할 수 있는 것은 아니다. 성별 영향에서 순음청력도 양상은 매우 다양하게 관찰되고, 남자에서 급격한 하강형(steeply sloping)이 더 많이 관찰된다(Ciletti & Flamme, 2009).

그림 4.13A와 B는 두 귀 **전음성 난청**(conductive hearing loss) 결과이다. 기도 청력은 각 주파수에서 거의 비슷한 수준이고, 골도 청력은 모든 검사 주파수에서 정상으로 나타났다. 기도 전도 청력은 35 dB HL 정도이고 골도 청력은 손실이 나타나지 않아 감각신경성 요인이 없는 것으로 본다. 여기서 기도와 골도 청력의 차이를 **기도-골도 차이**(air-bone gap, AB gap)라 하며, 이 차이는 청력손실이 전음성 난청임을 의미한다.

그림 4.14는 그림 4.13과 비슷한 정도의 청력손실이 있다. 그러나 그림 4.14는 양측 **감각신경성 난청**(sensorineural hearing loss)이다. 다시 한 번 설명하면, 기도 청력이 35 dB HL 정도를 보이고 있으나 기도-골도 차이가 0 dB HL로 나타나 전음성 난청 요인이 없다.

그림 4.15A와 B는 두 귀의 전형적인 **혼합성 난청**(mixed hearing loss) 결과이다. 이 예제는 이전 두 예와 비교하여 청력손실이 더 심하다. 결과에 나타난 것처럼 기도 청력은 60 dB HL이며, 골도 청력은 35 dB HL이다. 이때의 35 dB HL은 감각신경성 난청이며 기도-골도 차이인 25 dB HL의 전음성 난청이 추가된 것이다.

일부 피검자들은 골도 수화기로 들려준 고주파수의 최대 자극 음강도로 들린다고 하기도 한다. 이 경우 기도-골도 차이가 있는 것으로 잘못 판단할 수도 있다. 그러나 이러한 현상은 주로 3,000 Hz와 4,000 Hz의 주파수에서만 발생하기 때문에 오진으로 이어질 가능성은 그다지 높지 않다. 이 현상은 심각하지는 않지만 결과의 신뢰도를 높이

AIR CONDUCTION

Earphones: Insert ☒ / Supra Aural ☐	RIGHT									LEFT								
	250	500	1000	1500	2000	3000	4000	6000	8000	250	500	1000	1500	2000	3000	4000	6000	8000
Masking Type: WB ☐ NB ☐	35	30	40/40	40	35	35	40	45	45	35	30	40/40	35	35	45	40	45	50
EM Level in Opp. Ear																		

BONE CONDUCTION

Placement: Forehead ☒ / Mastoid ☐	RIGHT						FOREHEAD						LEFT					
	250	500	1000	2000	3000	4000	250	500	1000	2000	3000	4000	250	500	1000	2000	3000	4000
Masking Type: WB ☐ NB ☒	0*	-5*	5*	0*	5*	10*	0	-5	5	0	5	10	0*	-5*	5*	0*	5*	10*
EM Level in Opp. Ear	35	30	40	35	45	40							35	30	40	35	35	40

	2 Freq	3 Freq	Variable	WEBER							2 Freq	3 Freq	Variable
Pure Tone Average	33	35	38	M	M	M	M	M	M	Pure Tone Average	33	35	38

A

SPEECH AUDIOMETRY

Masking Type: WB ☐ Speech ☐	RIGHT				LEFT			
	SRT 1	SRT 2	Recognition 1 (List / HL / %)	Recognition 2 (List / HL / %)	SRT 1	SRT 2	Recognition 1 (List / HL / %)	Recognition 2 (List / HL / %)
EM Level in Opp. Ear								

FREQUENCY IN HERTZ

125 250 500 1000 2000 4000 8000

750 1500 3000 6000

HEARING LEVEL in dB (ANSI - 1996)

-10 0 10 20 30 40 50 60 70 80 90 100 110 120

Speech Presentation

	MLV	Recorded
SRT	☐	☐
WRS	☐	☐

AUDIOGRAM KEY

Right Left

AC Unmasked

AC Masked

BC Mastoid Unmasked

BC Mastoid Masked

BC Forehead Masked

Both

BC Forehead Unmasked

Sound Field (unaided) S

Sound Field (aided)

Opp Ear Masked *

Examples of No Response Symbols

B

그림 4.13 (A) 두 귀 전음성 난청 결과 기록표. 골도 가청역치는 전두 골도이며, 처음에는 차폐를 하지 않았고, 다시 차폐를 하여 검사하였다. 적정 차폐 강도도 결과 기록표에 작성되어 있다. 차폐 시행 여부와 적정 잡음 강도는 6장에서 논의한다. (B) 두 귀 전음성 난청 결과 기록표에 보고된 내용을 토대로 완성한 청력도. 두 귀의 3분법 순음청력손실 평균이 35 dB HL 정도이며, 두 귀 기도-골도 차이(전음성 난청 요인)도 35 dB HL 정도이다. 별표(*)는 검사하지 않는 귀에 잡음을 들려주고 차폐한 것을 의미한다. 골도 순음청력검사는 골도 수화기를 전두부에 대고 시행하였다. 차폐 전두 골도는 왼쪽에 잡음을 주고 오른쪽을, 오른쪽에 잡음을 주고 왼쪽을 각각 검사하였다. Weber 검사 결과는 어떤 주파수에서도 한쪽으로 편기되지 않고 중앙으로 들었다.

AIR CONDUCTION

Earphones Insert ☒ Supra Aural ☐	RIGHT									LEFT								
	250	500	1000	1500	2000	3000	4000	6000	8000	250	500	1000	1500	2000	3000	4000	6000	8000
Masking Type	25	30	35/35	40	40	50	55	65	65	20	25	30/30	40	50	60	65	65	70
WB ☐ NB ☐																		
EM Level in Opp. Ear																		

BONE CONDUCTION

Placement Forehead ☒ Mastoid ☐	RIGHT						FOREHEAD						LEFT					
	250	500	1000	2000	3000	4000	250	500	1000	2000	3000	4000	250	500	1000	2000	3000	4000
Masking Type							25	30	30	40	55	55						
WB ☐ NB ☐																		
EM Level in Opp. Ear																		

	2 Freq	3 Freq	Variable	WEBER							2 Freq	3 Freq	Variable
Pure Tone Average	33	35	43	M	M	M	M	M	M	Pure Tone Average	28	35	48

A

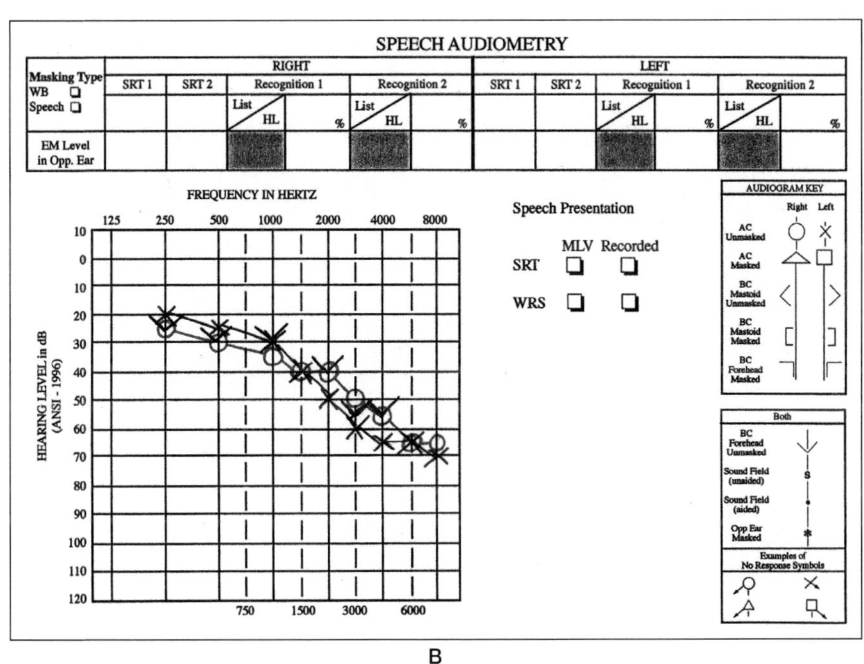

B

그림 4.14 (A) 두 귀 대칭성 감각신경성 난청 결과 기록표. (B) 두 귀 감각신경성 난청 결과 기록표를 토대로 완성한 순음청력도. 기도 순음청력손실 평균은 35 dB HL 정도, 골도 순음청력손실 평균은 33 dB HL 정도였다. Weber 검사 결과는 모든 검사 주파수에서 중앙으로 들었다.

AIR CONDUCTION

Earphones: Insert ☒ / Supra Aural ☐	RIGHT									LEFT								
	250	500	1000	1500	2000	3000	4000	6000	8000	250	500	1000	1500	2000	3000	4000	6000	8000
Masking Type	55	65	60/60	60	55	65	70	75	80	60	60	60/60	65	60	70	80	80	75
WB ☐ NB ☐																		
EM Level in Opp. Ear																		

BONE CONDUCTION

Placement: Forehead ☒ / Mastoid ☐	RIGHT						FOREHEAD						LEFT					
	250	500	1000	2000	3000	4000	250	500	1000	2000	3000	4000	250	500	1000	2000	3000	4000
Masking Type	25*	35*	35*	35*	40*	40*	25	35	35	35	40	40	25*	35*	35*	35*	40*	40*
WB ☐ NB ☒																		
EM Level in Opp. Ear	60	60	60	60	70	80							55	65	60	55	65	70

	2 Freq	3 Freq	Variable	WEBER							2 Freq	3 Freq	Variable
Pure Tone Average	58	60	65	M	M	M	M	M	M	Pure Tone Average	60	60	67

A

SPEECH AUDIOMETRY

Masking Type: WB ☐ / Speech ☐	RIGHT						LEFT					
	SRT 1	SRT 2	Recognition 1		Recognition 2		SRT 1	SRT 2	Recognition 1		Recognition 2	
			List / HL	%	List / HL	%			List / HL	%	List / HL	%
EM Level in Opp. Ear												

FREQUENCY IN HERTZ

125 250 500 1000 2000 4000 8000

750 1500 3000 6000

HEARING LEVEL in dB (ANSI - 1996)

Speech Presentation

	MLV	Recorded
SRT	☐	☐
WRS	☐	☐

AUDIOGRAM KEY

	Right	Left
AC Unmasked	○	×
AC Masked	△	□
BC Mastoid Unmasked	<	>
BC Mastoid Masked	[	]
BC Forehead Masked	˥	˥

Both

BC Forehead Unmasked

Sound Field (unaided) S

Sound Field (aided)

Opp Ear Masked *

Examples of No Response Symbols

B

그림 4.15 (A) 혼합성 난청 결과 기록표. 골도 순음청력검사의 차폐(6장에서 설명)는 모든 검사 주파수에서 시행. (B) 결과 기록표를 토대로 완성한 두 귀 혼합성 난청의 순음청력도. 기도 순음청력 평균은 60 dB HL(전체 청력손실)이며, 골도 순음청력손실 평균은 35 dB HL(감각신경성 난청 요인)이다. 기도-골도 차이는 25 dB HL(전음성 난청 요인)이며, Weber 검사 결과는 어느 쪽으로도 편기되지 않았다.

기 위하여 유양 골도 대신 전두 골도 가청역치를 검사하여 해결할 수 있다. Harkrider와 Martin(1998)은 고주파수 대역에서 발생하는 음향방사(acoustic radiation)가 동측 유양 골도보다 전두 골도에서 적게 나타나는 것으로 보고하였다.

기도-골도 차이 분석은 다음과 같은 수식을 이용할 수 있다. 기도 전도(air-conduction, AC) 가청역치는 골도 전도(bone-conduction, BC) 가청역치와 기도-골도 차이(air-bone gap, ABG)를 합한 것이다. 이 공식은 각 주파수마다에서 구해야 하며 앞의 네 개의 예제를 공식에 적용하면 다음과 같다.

Formula	**AC = BC + ABG**
그림 4.10	5 = 5+ 0 (정상)
그림 4.13	35 = 0 + 35 (전음성 난청)
그림 4.14	35 = 35 + 0 (감각신경성 난청)
그림 4.15	60 = 35 + 25 (혼합성 난청)

기도와 골도의 관계

그림 2.2에서 (1) 정상 청력이나 감각신경성 난청은 기도와 골도 가청역치가 같고 기도-골도 차이가 나타나지 않으며, (2) 전음성 난청 또는 혼합성 난청은 기도 가청역치가 골도 가청역치보다 나쁘고, (3) 골도 전도 청력은 기도 전도 청력보다 나빠지지 않는다. 이것은 기도 및 골도가 모두 감각계통 및 신경계통의 최종 전달 경로이기 때문이다. (1)과 (2)는 쉽게 이해할 수 있지만 (3)의 경우 종종 일치하지 않는 결과가 나타나기도 한다. 그러면 왜 잘 보정한 청력검사기를 사용하여 검사하더라도 골도 가청역치가 기도보다 낮게 나타나기도 하는 것일까? 그 이유 중의 일부로 관성 골도와 골고실 전도를 들 수 있다. 이러한 전도 방식은 외이와 중이에서 비정상적인 골도 전도를 일으키기 때문이다. Studebaker(1967)는 통계적 변화량을 기초하여 기도와 골도 가청역치 사이에는 약간의 차이가 있는 것을 보고하였다. 두 역치 사이에서 예상되는 차이(Barry, 1994)는 ANSI(1992)의 골도 전도 표준 규정에서도 언급하고 있다. 이것은 초보 청각사들이 골도가 기도보다 좋아야 한다는 원칙을 벗어난 결과가 나타날 경우 이를 수정하려는 유혹을 떨치기 어렵고 이로 인한 진단적 가치 하락을 우려하기 때문이다. 아울러 이 문제는 윤리적으로도 심각한 문제를 야기한다. 문제 해결을 위해서는 무엇보다 기도 청력이 골도 청력보다 절대 낮아지지 않는다는 사실에 대해 때로 고민하며 저항할 필요가 있다.

⊛ 촉감 반응

고도 이상의 난청자에서 나타나는 최대 근처의 강한 자극에 대한 반응은 청각에 의한 반응인지 촉각에 의한 반응인지를 확신하기 어렵다. Nober(1970)는 골도 수화기로 강한 소리를 들려주고 피검자가 반응할 경우 피검자가 소리로 들었을 수도 있으나 진동으로 느낄 수도 있다고 보고하였다. 이 반응은 감각신경성 난청을 혼합성 난청으로 해석할 수도 있고, 이러한 해석은 전음성 요인을 제거하기 위하여 불필요한 외과적 수술을 시도할 수도 있다. Martin과 Wittich(1966)는 일부 고도 난청 유소아들의 경우 소리인지 촉감인지 구별하지 못하는 것으로 보고하였으며, Nober는 청력검사기 최대 자극 강도의 소리를 들려주면 특히 낮은 주파수 범위에서 기도나 골도 모두 촉감에 반응하는 것으로 보고하였다. 따라서 고도의 혼합성 난청을 보이는 청력도에 대한 올바른 해석을 위해서는 세심한 주의가 필요하다.

Dean과 Martin(1997)은 고도의 혼합성 난청에서 기도-골도 차이가 전음성 요인인지 촉감에 의한 것인지를 감별하는 방법을 소개하였다. 이들의 방법은 소리로 듣는 경우 유양 골도보다 전두 골도 가청역치가 높지만 촉감 역치는 특히 저음역에서 유양 골도보다 전두 골도가 낮다는 사실을 기초로 한 것이다. 최초 골도 가청역치를 전두부에서 구한 것으로 가정하고 방법을 설명하면 다음과 같다. 골도 수화기를 유양돌기로 옮기고 500 Hz를 다시 검사한다. 유양 골도로 구한 가청역치가 낮아지면(좋아지면) 처음 골도 역치는 소리로 들은 것이다. 만약, 유양 골도 가청역치가 높아지면(나빠지면) 처음에 구한 전두 골도 결과는 촉감이다.

유양 골도 순음청력검사를 먼저 시행하였으나 **촉감 반응**(tactile response)이 의심되는 경우 골도 수화기를 전두부로 옮기고 500 Hz를 다시 검사하며, 전두 골도 가청역치가 낮아지면 원래 반응은 촉감이고, 높아지면 원래 반응이 소리를 들은 것으로 판단한다.

⊛ 음영 청력

두 귀 청력에 차이가 있을 경우 한쪽(검이)으로 들려준 소리가 실제로는 소리를 들려주지 않은 반대쪽(비검이)으로 들을 수 있다. 청각전문가는 이러한 현상이 나타날 가능성을 염두에 두고 효과적으로 대처하는 것이 무엇보다 중요하다. 이에 관해서는 6장 차폐에서 자세하게 이야기한다.

자기청력검사

일부 청력검사기는 특별한 양식에 피검자의 반응을 자동으로 기록하여 역치를 확인할 수 있다. 이 자동 청력검사기는 주파수를 나누어 검사하거나 100부터 10,000 Hz까지 주파수를 연속해서 옮겨 가면서 검사할 수 있다. 소리 자극은 200 ms씩 들려주고 중단하는 단속음과 멈추지 않고 계속 들려주는 연속음을 사용한다. 소리는 들리지 않는 아주 낮은 강도부터 시작해서 차차 커진다. 만약, 피검자가 소리를 들으면 누름단추를 누른다. 단추를 누르고 있으면 소리는 반대로 작아진다. 다시 소리가 들리지 않으면 단추를 떼고, 피검자가 단추를 떼면 소리는 커진다. 주파수는 고정하거나 소리가 커지고 작아지는 동안 일정한 비율로 계속 높아지게 조절할 수 있다. 피검자의 가청역치는 고정 주파수 또는 연속 주파수 반응을 통해 확인할 수 있다. 이 검사는 피검자가 스스로 검사할 수 있다 하여 자기청력검사라 하고, **Békésy 자기청력검사**(Békésy audiometry)*라고도 한다.

자기청력검사는 청각학적 병변 진단 방법이 제한적이었을 때 널리 사용되었지만 최근에는 그 활용 정도가 낮아졌다. 하지만 산업(직업) 청각학 분야에서는 여전히 활용도가 높다.

전산화 청력검사

청각학 분야의 컴퓨터 활용은 기도와 골도 순음청력검사에서 자극 관리, 응답 관리, 차폐 여부 결정, 차폐 강도 조절 및 적정 차폐 강도 결정, 피검자 반응 분석 및 가청역치 결정과 그 기준 등을 들 수 있다. 검사 종료 후에는 청력도에 가청역치를 표시하고 순음청력손실 평균 등을 구하여 표시하는 것까지도 컴퓨터를 활용하고 있다. **전산화 청력검사**(computerized audiometry)는 마이크로프로세서 제어 장치로 검사를 수행하고, 범용 컴퓨터로 다양한 청각학적 평가 결과들을 저장하는 등의 목적으로 활용할 수 있다.

상당한 기관들이 경비 절약을 위해 청각을 전공하지 않은 비전공자들에게 특수 청력검사까지도 수행하게 한다. 이 비전공자들은 청각학과 청각 질환 등에 관한 학문적 배경 지식이 없어서 20분 이내에 자동으로 수행되도록 프로그램 된 순음청력검사, 어음청력검사(5장 참조) 그리고 이미턴스 청력검사(6장 참조) 등을 수행할 수 있도록 교육

---

* 이 검사는 헝가리 태생의 물리학자이자 진행파 이론으로 1961년 노벨상을 수상한 Georg von Békésy(1899~1976) 박사가 고안하였다.

을 받은 후 단순 검사 업무를 담당한다. 이 기관들은 결과를 신뢰할 수 있다고 주장하지만 아직 검증되지는 않았다. 분명한 것은 자기청력검사도 적극적으로 협조하지 않는 피검자(13장 참조)나 영유아 및 나이가 아주 많은 사람들의 경우 검사 속도 등을 대상자에 맞게 개별화하지 않는 한 검사가 어렵다.

심화 증례 학습

2장에서 여섯 개의 가상 증례를 보았다. 다음 단계는 4장에서 학습한 내용을 토대로 순음청력검사 결과를 예측하고 분석하는 것이다. 아래 증례들을 보기 전에 2장 끝부분에 있는 증례 분석을 다시 한 번 읽고, 증례에서 확인한 정보와 여러분이 분석한 결과를 비교하기 바란다.

증례 1: 전음성 난청 – 외이 질환

피검자는 외이도가 없는 어린아이이다. 삽입형 수화기를 사용할 수 없어서 헤드폰 수화기를 외이도가 있을 것으로 추정되는 위치에 착대하였다. 두 귀 모두 기도-골도 차이가 크게 나타났고, 기도 순음청력손실 평균은 50~60 dB HL로 관찰되었다. 결과는 **그림 9.10**과 비슷하고, 피검자는 검사에 잘 협조하여 신뢰도는 양호하다. 골도 수화기를 전두부에 대고 구한 최소 가청역치는 정상 범위에서 관찰되었다. 차폐는 헤드폰 수화기로 충분한 강도의 잡음을 줄 수 없고, 잡음에 의한 교차 차폐로 차폐 딜레마(6장 참조)가 생길 수 있을 것으로 판단되어 시행하지 않았다. 추후 전기생리학적 평가가 필요할 것으로 보인다.

증례 2: 전음성 난청 – 중이 질환

청각학적 평가는 **그림 4.13**에서와 비슷한 결과이다. 두 귀 기도 청력은 중등도 난청이지만 골도 청력은 정상 범위를 보여 감각기관과 신경계는 정상으로 보인다. 결과적으로 기도-골도 차이 정도의 전음성 난청으로 판단한다. 이 증례는 다른 난청 원인이 나타날 것으로 보이지는 않지만 차폐(6장 참조)가 꼭 필요할 것으로 보인다. 병력으로 확인된 귀 감염이 청력손실의 원인일 것으로 추정되지만 분명한 해석을 위한 노력이 필요하다.

증례 3: 감각신경성 난청 – 내이 질환

이 증례는 그림 4.14와 비교하면 똑같은 결과는 아니지만 비슷한 청력도이다. 가변 순음 청력손실 평균(VPTA)이 45 dB HL 정도인 중등도 난청이며, 기도와 골도 청력은 거의 같다. 기도-골도 차이가 없는 것으로 보아 난청 원인이 와우나 신경에 있을 것으로 추정되는 감각신경성 난청이다. 추가 평가가 필요하지만 병력을 토대로 노화가 원인일 것으로 추정된다.

증례 4: 감각신경성 난청 – 청신경 질환

청각학적 소견은 왼쪽에 국한한 편측성 난청을 호소하는 피검자의 보고와 일치한다(그림 12.2 참조). 왼쪽 청력손실이 기도-골도 차이가 없는 감각신경성 난청으로, 차폐 검사가 필요하다(6장 참조). 어음청력검사(5장 참조)는 정확한 진단을 위해 반드시 시행하는 것이 좋다. 병력과 청력도는 병소 부위로 청신경을 추정할 수 있지만 확실한 판단을 위하여 추가 검사가 필요하며 의학적 배려가 우선되어야 한다.

증례 5: 비기질성 난청

이 증례는 그림 13.2A와 매우 닮았다. 오른쪽 귀는 정상으로 들린다고 말했으나 왼쪽 기도와 골도 수화기를 통해 최대 자극 강도로 들려준 소리에 응답하지 않았다. 한쪽 귀가 정상 청력인 경우 두개골을 통해 반대로 전달된다. 들리지 않는 쪽으로 소리를 주는 경우 헤드폰 수화기는 최소 40 dB HL 정도, 삽입형 수화기는 최소 70 dB HL 정도에서 정상 귀로 들을 수 있다. 따라서 이러한 응답은 현실적으로 불가능하다. 피검자가 반응을 보이지 않은 것은 성실하게 검사를 수행한 것으로 볼 수 없고, 현재까지 평가 내용으로는 청력손실 유무를 알 수 없으며 청력손실이 있다고 하더라도 어느 정도인지는 알 수 없다. 5장에서 이 증례에 대한 추가 논의가 있을 것이며, 13장에서 비기질성 난청을 위한 평가들에 대해 설명할 것이다.

증례 6: 유소아 피검자

4장의 청력검사는 피검자가 유아, 소아, 성인 할 것 없이 검사에 대한 성실한 협조가 필요하다. 일부 유아들은 응답 방법을 일부 수정하여 성인 대상자들과 같은 방법으로 검사하여도 정확한 반응을 한다. 8장에서 차차 설명하겠지만 이들의 청력은 다양한 유소아 청력검사를 이용한다.

✻ 요약

만족할 만한 순음청력검사 결과를 얻기 위해서는 배경 잡음 정도, 장비 보정, 환자 교육, 전문가의 전문 지식 수준 등 다양한 요인들이 작용한다. 청각전문가는 소리가 정확하게 검사 귀로 전달되었는가, 반응은 정확하게 하였는가를 냉철하게 판단하여야 한다. 검사하지 않는 귀로 들리는 음영 청취가 일어나면 절차에 따라 차폐하여 문제를 극복할 수 있어야 한다(6장 참조). 순음청력검사는 종종 숙련에 의한 기술로 시행되기도 하지만 대부분은 철저히 과학을 기초로 수행하여야 한다.

다시 보기 표 4.1 순음청력검사 요약*

검사	기도 검사	골도 검사
목적	순음을 듣는 정도	순음을 감각신경계가 듣는 정도
해석	각 주파수에서 청력손실 정도	각 주파수에서 감각신경계가 듣는 정도
		각 주파수에서 기도-골도 차이는 전음성 난청 요인

*최소 이간감약은 헤드폰 수화기는 40 dB, 삽입형 수화기는 70 dB.

다시 보기 표 4.2 기도와 골도 가청역치를 이용한 해석

결과	가능한 해석	배제할 수 있는 해석
정상 기도	정상 청력	전음성 난청 감각신경성 난청 혼합성 난청
정상 골도	정상 청력 전음성 난청	감각신경성 난청 혼합성 난청
기도 손실	전음성 난청 감각신경성 난청 혼합성 난청	정상 청력
골도 손실	감각신경선 난청 혼합성 난청	정상 청력 전음성 난청

✻ 자주 묻는 질문

Q 피검자가 소리를 들었는데 반응하지 않았을 경우에 사용하는 용어는 무엇인가?

A 피검자가 소리를 듣고 반응하지 않았다면 '음성'이라는 용어를 사용한다. 그러나 소리를 듣

지 못해서 반응하지 않았을 경우 '음성', 소리를 듣고도 반응하지 않으면 '위음성'이라 한다.

Q 혼합성 난청으로 해석하는 기준은 무엇인가?

A 혼합성 난청은 감각신경성 난청과 전음성 난청이 함께 있는 것을 말하며, 청력손실도 서로 다른 원인이 작용하여 발생한 것이다.

Q 검사 중 피검자와 얼굴을 마주하는 것이 왜 문제인가?

A 검사 중 피검자가 청각전문가를 바라보면서 수행할 때 생기는 가장 큰 문제는 위양성 반응을 일으킬 수 있다는 것이다. 청력검사 중에는 청각전문가가 피검자의 측면을 바라볼 수 있도록 자세를 잡는 것이 가장 이상적이다.

Q Weber 검사에서 순음을 어느 한쪽으로 듣는다면 어떻게 해석할 수 있는가?

A Weber 검사는 골도 수화기를 전두부 중심선에 대고 소리를 들려줄 경우 편측성 감각신경성 난청은 좋은 귀로, 편측성 전음성 난청은 나쁜 귀로 듣는다. 정상 청력자는 두 귀가 같은 크기로 듣거나 머리 중앙으로 듣는다.

Q 1,500 Hz는 언제 검사하는가?

A 과거 ASHA 규정은 인접한 음계 사이의 가청역치 차이가 20 dB 이상일 때 중간 음계들을 검사하도록 권고하였다. 새로운 규정은 750과 1,500 Hz의 경우 여전히 같으나 3,000과 6,000 Hz의 경우 반드시 검사하도록 바뀌었다.

Q 고도 이상의 감각신경성 난청을 혼합성 난청으로 종종 잘못 해석하는 이유는 무엇인가?

A 이런 현상은 피검자가 골도 수화기 자극을 소리로 듣지 못하지만 진동으로 느끼기 때문이다. 일반적으로 1,000 Hz 이하의 저음역 골도 최대 자극 강도에서 나타나는 반응이다.

Q 청력검사기와 수화기가 적절히 보정된 것을 어떻게 알 수 있는가?

A 가장 확실하고도 유일한 방법은 전기음향계측기를 이용하는 것이다. 청각전문가들은 자신이 사용하는 장비가 제대로 작동하는지를 확인할 수 있어야 한다. 일반적으로 단순 검사자는 문제가 발생할 경우 임시 대응하지만 청각전문가들은 정기적으로 관리하면서 스스로 해결한다.

Q 기도-골도 차이가 의미하는 것은 무엇인가?

A 기도 가청역치는 청력손실 전체를, 골도 가청역치는 감각신경성 요인에 의한 청력손실을 각각 의미한다. 기도와 골도 전도의 가청역치 차이를 말하는 기도-골도 차이는 청력손실의 전음성 난청 요인을 의미한다.

Q 음차를 이용한 Rinne 검사에서 정상 청력자의 기도 전도는 골도 전도보다 좋다. 그러나 순음청력검사에서 정상 청력자는 기도 전도와 골도 전도를 같은 강도로 들을 수 있다. 실제로는 기도와 골도 전도 중 어느 쪽이 더 좋은가?

A 사람이 듣는다는 것은 실질적으로 기도 전도를 통한다. 따라서 골도 전도보다 효율적이다. 이 때문에 정상 청력이나 감각신경성 난청자들은 음차를 귀 뒤에 대었을 때(골도 전도)보다

외이도 입구에 대었을 때(기도 전도) 더 크게 듣는다. 그러나 청력검사기는 얇은 막으로 된 기도 수화기보다 플라스틱으로 된 골도 수화기를 동작시키는 데 더 강한 에너지를 필요로 한다. 이 때문에 골도 수화기로 출력된 소리가 고막 등으로 전달될 수 있어서 기도보다 크게 듣기도 한다.

Q 변성 골도 전도, 관성 골도 전도, 골고실 골도 전도의 세 가지 골도는 가청역치 결정에 어느 정도 작용 하는가?

A 변성 골도는 두개골의 진동이 골미로에 직접 작용하기 때문에 골도 가청역치 결정에 가장 크게 관여한다. 변성 골도를 제외한 나머지는 외이와 중이의 전음기관 역할에 의존하여 기여 정도가 결정된다.

Q 피검자에게 청력손실의 정도를 설명할 때 청각전문가는 순음청력손실 평균을 참고하여야 하는가? 만약 그렇다면 2분법, 3분법, 가변 3분법 청력손실 평균 중 어느 방법으로 하여야 하는가?

A 상담은 청각전문가에게 가장 중요한 업무 중 하나이다. 평가 결과와 관련된 사항을 얼마나 자세하게 피검자나 그 가족에게 전달할 것인지도 중요하다. 어떤 경우에도 피검자의 질문을 듣고 자세하고 정확하게 대답하는 것이 중요하다. 만약 순음청력손실 평균으로 상담할 경우 급격한 경사형 청력도라면 2분법을 사용하고, 2분법 평균은 어음청취역치와 비교할 경우에도 이용할 수 있다. 수평형 청력도이면 3분법을 사용하며, 고음역 청력손실이 의사소통에 미치는 영향을 배려해야 한다면 가변 3분법을 사용한다.

✻ 추천 도서

Bankaitis, A. U., & Kemp, R. J. (2003). *Infection control in the audiology clinic*. Boulder, CO: Auban.

Schlauck, R. S., & Nelson, P. (2009). Puretone evaluation. In J. Katz, L. Medwetsky, R. Burkhard, & L. Hood (Eds.), *Handbook of clinical audiology* (pp. 30-49). Baltimore: Lippincott Williams & Wilkins.

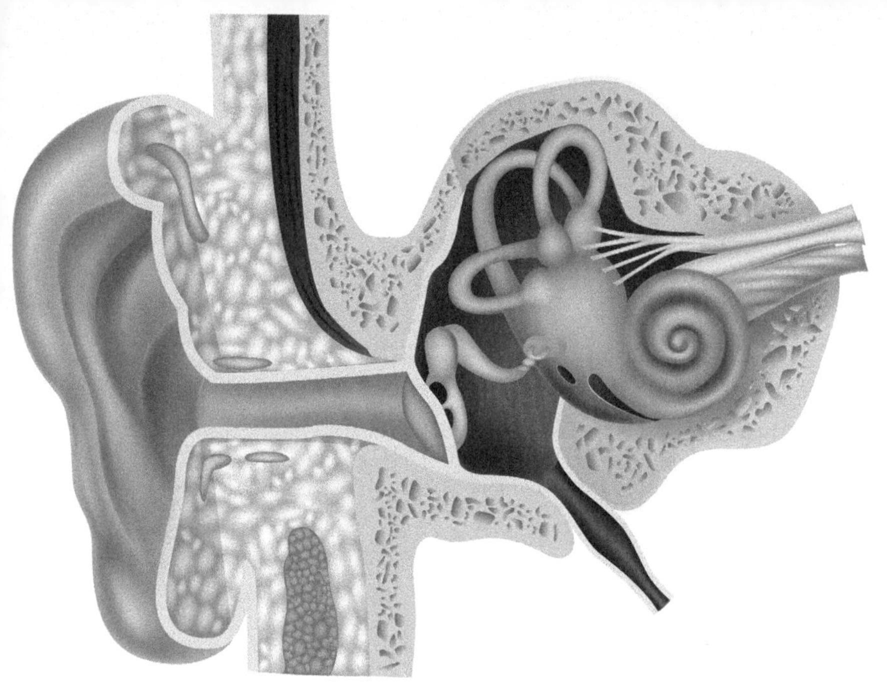

제 5 장

어음청력검사

학습 목표

4장에서는 순음청력검사의 개념, 시행, 해석 등을 설명하였다. 이 장에서는 어음청력검사 개념을 이해하고, 활용에 대해 이야기할 것이다. 이 장에서 소개하는 새로운 용어는 어음청력검사 개념 파악에 필수적인 사항이며, 이 장을 마칠 때는 어음청력검사를 충분히 이해할 수 있어야 한다. 이 장에서 학습할 내용은 다음과 같다.

- 역치, 쾌적 강도, 불쾌 강도, 어음이해도의 정의
- 감독자의 지도 아래 어음청력검사 실습과 결과 해석
- 언어병리학적 치료 계획과 목표에 적용하는 어음청력검사 결과의 의미

순음청력도에 나타난 청력손실이 말-언어를 이용한 의사소통에 어느 정도 영향을 미치는지를 일반화하여 설명하기는 힘들다. 이것은 난청자들이 듣기 어렵다고 하는 것과 말을 이해하기 어렵다고 하는 두 가지의 큰 불편을 나누어 설명하지 못한다는 것을 뜻한다. 이러한 한계는 청력손실을 듣는 정도와 어음이해 정도로 각각 나누어 평가해야 한다는 논리적 근거이기도 하다. 현재 사용되고 있는 진단용 청력검사기는

다양한 언어 의사소통 능력을 평가하는 데 어려움이 없도록 설계되어 있다(그림 3.23, 3.24). 어음청력검사는 난청자에게 말소리를 가장 편안하게 느끼는 강도, 불편을 느끼는 강도, 편안한 느낌이 유지되는 강도 범위 등을 확인하는 데, 무엇보다 가장 중요한 점은 말소리 인지 능력과 이해 수준을 평가하는 데 사용된다. 어음청력검사 결과는 언어병리학 등 관련 분야 전문가들이 치료 계획을 수립하고, 난청자와 그 가족을 대상으로 예후 등에 대한 상담에 유용하다.

진단용 청력검사기

초기 어음청력검사기는 5장에서 설명하게 될 검사를 수행할 수 있도록 별도의 장비를 사용하였다. 최근에는 어음청력검사기를 순음청력검사기와 하나의 장치에 통합하여 사용한다. 이 진단용 청력검사기는 마이크, CD, 음성 파일 등으로 어음 자극을 줄 수 있으며, 음량 단위계(volume unit meter, VU meter)로 입력 음성의 강도를 감시할 수 있다.

진단용 청력검사기는 검사하지 않는 귀를 차폐하거나 검사 귀로 어음 자극과 잡음을 동시에 줄 수 있다. 검사는 **한 귀만**(monaural) 또는 **두 귀**(binaural)를 동시에 수행할 수 있으며, 하나 또는 여러 개의 스피커로 음장(sound field)에서도 수행할 수 있다. 소리 크기는 ANSI(2004)는 −10~110 dB HL로 권고하고 있으나 통상 120 dB HL 정도까지 사용하는 장비도 있다.

어음청력검사실

어음청력검사는 반드시 방음이 되는 공간에서 시행하여야 하고, 방음실은 피검자만 방에 들어가는 단실(single room) 또는 검사자와 피검자가 각각의 방을 사용하는 양실(double room)을 이용한다(그림 4.3 참조). 검사자와 피검자의 격리는 **훈련된 육성음**(monitored lived-voice, MLV) 검사 시 반드시 필요하다. 이것은 검사자가 피검자와 같은 공간에 있을 경우 검사자가 말하는 어음을 검사기를 통하지 않고 육성으로 직접 들을 수 있기 때문이다. 만약 녹음된 음성을 사용한다면 표준안을 마련한 후 같은 방에서 검사가 가능하다. 배경 잡음의 문제는 4장 순음청력검사에서 이미 언급한 것과 마찬가지로 어음청력검사에서도 매우 중요하다.

녹음 어음을 이용한 어음청력검사는 청각사의 역량과 무관하게 일관된 자극을 줄 수 있다는 이점이 있다. 많은 청각사들은 어음 자극을 유연하게 줄 수 있고 시간을 절약할 수 있어서 훈련된 육성음을 사용한다. CD나 음성 파일은 녹음 어음이 갖는 일련의 한계를 해결할 수 있어서 육성음을 대신하는 좋은 도구가 되고 있다.

피검자의 역할

어음청력검사에 사용하는 낱말은 피검자가 단어의 뜻을 분명히 잘 알고 있어야 한다. 검사 종류에 따라 때로 육성으로 응답하거나 응답지에 기입하는 방법 또는 검사에서 지시하는 낱말 등에 해당하는 그림 카드를 선택하는 방법으로 응답하게 한다.

피검자의 육성 응답법은 다른 방법보다 더 많이 사용하고 있지만 장점과 단점이 명확히 구분된다. 장점 중 하나는 피검자의 응답을 빠르게 점수화할 수 있다는 것이다. 이를 위해서는 피검자와 청각전문가가 친밀감을 바탕으로 말을 통한 충분한 소통이 가능해야 한다. 그러나 청력검사를 받는 많은 사람들의 경우 말-언어 이해에 어려움을 느끼고 있다. 이로 인해 피검자가 분명하게 이해하지 못한 상태에서 하는 반응은 정확하지 않을 수 있고, 이를 청각전문가가 오반응으로 처리할 수 있다는 것은 단점 중 하나로 볼 수 있다. 실례로, Nelson, Henion과 Martin(2000)은 스페인어를 모국어로 사용하는 사람들의 어음이해도 점수가 다른 사람들에 비해 높다는 것을 보고하였다. 또한 피검자의 음성 응답을 잘못 대답한 것으로 처리하여 결과가 나쁘게 나타나기도 한다. 이 원인 중 하나로, 저렴한 방음실 통화 장치(talk-back intercom) 사용 때문에 피검자가 반응한 음성 품질이 저하되는 것을 지적하기도 하였다.

받아쓰기는 피검자가 스스로 응답할 수 있을 때 가능하며, 검사를 마친 후 결과를 분석할 수 있다. 만약 검사를 진행하면서 곧바로 분석이 필요한 경우에는 적절하지 않은 방법이다. 피검자의 음성 명료도가 낮아 응답을 알아듣기 어려운 경우에 오차를 줄일 수 있으며, 피검자의 응답 오류를 영구 보관할 수 있다. 그러나 받아쓰거나 표시하는 방법은 검사 시간이 연장되고, 검사 종료 후 응답 결과를 내는 데 시간이 필요하다. 아울러 피검자의 맞춤법과 철자 표기 능력도 결과에 영향을 미친다.

그림 카드나 실물을 사용하는 방법은 자극을 주고 자극에 맞는 그림을 지시하거나 실물을 선택하여 반응을 확인한다. 이 방법은 협조에 어려움을 느끼는 영유아 검사에 이용한다. 물론 성인일지라도 다양한 원인으로 검사에 어려움이 있다면 사용할 수 있다.

어음청력검사도 순음청력검사와 마찬가지로 위반응이 나타날 수 있다. 위양성 반응은 낱말이나 문장을 역치보다 낮은 강도로 들려주기 때문에 피검자가 응답할 수 없어서 이론상 나타날 수 없다. 만약, 역치보다 낮은 강도에서 반응이 있었다면 이것은 피검자가 부주의한 검사자의 표정이나 입술 모양을 눈으로 읽고 응답한 것일 수 있다. 위음성도 피검자가 검사를 충분히 이해하도록 하고 적절하게 응답하도록 한다면 나타나지 않는다.

피검자에게 검사 방법을 아무리 잘 알려 준다 하더라도 피검자마다 응답하는 기준이 다르기 때문에 완벽한 결과를 얻기는 어렵다. 이러한 경우는 응답 기준이 상대적으로 덜 엄격한 노인 피검자를 예로 들 수 있다. Jerger, Johnson과 Jerger(1988)는 노화만으로는 어음 자극에 대한 반응이 달라지지 않는 것으로 보고했다. 따라서 검사 전 주의 깊게 방법을 설명하고, 기대하지 않았던 반응이 나타나는지 잘 관찰하는 것이 중요하다.

청각전문가의 역할

어음청력검사에서 무엇보다 먼저 필요한 것은 검사가 진행되는 동안 피검자에게 기대하는 응답 방법을 잘 설명하는 것이다. 검사 방법 설명은 성인과 청소년에게는 말과 필담을 함께 사용하는 것이 효과적이며, 영유아나 특별한 도움을 필요로 하는 일부 성인 피검자들에게는 표정, 몸짓, 과장 동작이 도움이 된다. 때로는 사용하고 있는 보청기를 이용하거나 청력검사기로 증폭하여 설명하는 것도 도움이 된다.

어음청력검사를 하는 동안에도 순음청력검사와 마찬가지로 피검자가 검사자를 볼 수 없도록 하여야 하며, 육성음으로 검사할 때 더욱 주의하여야 한다. 검사 시 좌석의 배치는 그림 4.5에서 보는 것과 같다.

어음 역치검사

순음청력검사에서의 역치 측정 방법은 어음청력검사에서도 적용된다. 만약, 피검자의 어음청력 역치를 구할 수 있는 경우 이 역치는 정상 청력 평균과 비교하여 어음청력손실이 어느 정도인지를 알 수 있다. 어음 역치에는 **어음탐지역치**(speech-detection threshold, SDT)와 **어음청취역치**(speech-recognition threshold, SRT)의 두 가지가 있다.

어음청력검사에 관한 용어는 일관되게 사용되지 않았다. Konkle과 Rintelmann(1983)은 음성 언어가 지나치게 일반적이고 특정 어음 자극은 어느 검사에서도 사용되고 있다고 생각했다. 또한 이들은 청취자가 언어를 수용하기보다는 인식하고 말하기 때문에 어음수용역치라는 기존 용어에 우려를 가지고 있었다. ASHA(1988)는 "어음 역치 결정을 위한 지침"에서 초기 용어인 어음수용역치(speech reception threshold)보다 어음청취역치(speech-recognition threshold)를 권고하고 있다(용어의 의미에도 불구하고 이하 '어음청취역치'로 번역—역자 주).

⦿ 어음탐지역치

어음탐지역치(SDT)는 피검자가 어음을 겨우 느낄 수 있는 가장 낮은 어음의 강도로 정의하며, 어음포착역치(speech-awareness threshold, SAT)라는 용어를 사용하기도 한다. 이때 피검자는 어음 자극을 어떻게든 이해하는 것이 아니라 소리가 있다는 것만 느끼는 것을 의미한다. 검사를 하는 방법 중의 하나는 수화기를 통해 피검자에게 자연스러운 질문이나 이야기를 한다. 이때 어음 강도는 피검자가 충분히 들을 수 없는 낮은 강도부터 시작해서 점차로 올려 주면서 말소리가 있다는 것을 겨우 느껴진다고 표현하는 가장 낮은 어음 강도를 찾는 것이다.

SDT 검사에 사용하는 어음 도구는 독립 단어나 구가 적절하며, 발화 음성의 정점(peak)이 음량 단위계에서 지시침이나 LED 신호가 '0'보다 낮도록 단조로우면서도 빠르게 말하는 것이 좋다. 이 어음 도구는 상대적으로 관심을 일으키지 않도록 무미건조하게 말하는 것이 좋으며, 이를 **무미건조 발화**(cold-running speech)라 한다.

검사는 오른쪽이든 왼쪽이든 무작위로 먼저 시작하는 쪽을 선택하며, 때로 양이를 검사하기도 하고, 보청기 사용 여부에 관계없이 스피커로 검사하기도 한다. 피검자가 아주 작더라도 소리를 느낀다면 들린다고 말을 하거나 손 또는 손가락, 누름단추 등으로 표시하게 하고, 이렇게 반응한 가장 낮은 어음 강도(dB HL)을 확인하여 이를 어음탐지역치로 결정한다.

⦿ 어음청취역치

어음청취역치(SRT)는 어음을 겨우 이해할 수 있는 가장 낮은 어음 강도(dB HL)로 정의할 수 있다. 여기서 겨우 이해할 수 있다는 것은 자극한 어음의 절반을 이해할 수 있는 가장 작은 소리를 말하며, 어음 역치로는 SDT보다 더 폭넓게 받아들여지고 있다. 이 책에서는 SDT도 임상에서 유용성이 있지만 크게 언급하지 않을 것이다. SRT도 SDT처럼 차분히 대화하거나 독립 단어 등 다양한 도구를 사용하여 평가할 수 있다.

오늘날, SRT는 대부분 두 음절 모두에 강세가 있고(강강격), 발성에 같은 노력이 드는 2음절 낱말(spondee)을 사용하여 검사한다. 영어의 구어 표현에는 이러한 낱말이 드물지만 강세를 조금만 조절하면 검사 도구로 사용 가능하다. 영어 낱말로는 *baseball*, *hot dog*, *toothbrush* 등이 있고, 우리말 낱말로는 '사과, 학교, 단추, 감자' 등이 있다. 2음절 낱말은 마이크에 육성으로 말하든 CD 또는 음성 파일을 사용하든 두 음절 모두의 강세가 청력검사기의 음량 단위계 눈금 '0'까지만 올라가야 한다. 이렇게 음량 단위계를 보면서 발성하기 위해서는 다소의 연습이 필요하지만 쉽게 터득할 수 있다. SRT는 녹음 어음으로 검사하더라도 특별한 장점이 없으며, 억양이 심하게 차이 나지 않는 한 검사자가 다르더라도 결과를 동일하게 인정한다.

낱말을 미리 녹음하여 사용할 경우 특정 대역의 소리를 함께 녹음하여 보정 후 사용하여야 한다. 보정 신호음은 음량 단위계의 바늘을 '0'으로 조절할 수 있도록 충분히 길게 재생되어야 한다. 녹음된 2음절 낱말 앞에는 "낱말을 듣고 따라 말하세요."라는 설명문을 미리 녹음해 두는 것이 좋다. 이러한 설명문을 미리 녹음했을 때의 실질적 장점은 아직 입증되지 않았고, 설명문에 대한 선호도도 검사자마다 다르다.

무미건조 발화를 이용한 어음청취역치검사

무미건조한 연결 어음을 이용한 SRT 검사는 피검자가 검사자의 말을 겨우 따라 할 수 있는 매우 작은 어음 강도를 찾는다. 이때 어음 강도는 5 dB 단위씩 올려주며, 결과의 정확도를 높이기 위해 여러 차례 반복한다.

강강격 2음절 낱말을 이용한 어음청취역치검사

SRT는 일반적으로 강강격(양양격) 2음절 낱말들을 불러 주어 50%를 바르게 응답한 가장 낮은 어음 강도로 정의한다. 이 정의는 50%를 이해하기까지 얼마나 많은 낱말을 사용하여야 하는지에 대한 규정이 없고 SRT를 구하기 위하여 어음 강도를 어떻게 높이고 낮추는지에 대한 분명한 지침이 없어서 다소 모호하다.

Martin과 Stauffer(1975)는 결과의 정확성을 손상시키지 않으면서도 검사 시간을 단축할 수 있는 대안으로 어음 강도를 전통적으로 사용해 오던 2 dB 대신 5 dB 단위로 조작하기를 권고하였다. SRT는 독립적으로 청력을 평가하는 도구이면서 순음 가청역치(순음청력손실 평균)의 신뢰도를 평가할 수 있다. SRT를 이용한 신뢰도 평가는 순음 가청역치를 기억하거나 의존하지 않고 검사하는 것이 중요하다. Martin과 Dowdy(1986)는 기존의 권고(Tillman & Olsen, 1973)를 토대로 아래와 같은 절차를 권고하고 있다.

1. 먼저 30 dB HL에서 2음절 낱말을 하나 불러 주어 바르게 응답하면 이 강도는 피검자의 역치보다 높다는 것을 의미한다.
2. 만약, 응답하지 못하면 어음 강도를 50 dB HL로 올리고 다시 2음절 낱말 하나를 불러 준다. 이때에도 응답하지 못하면 어음 강도를 10 dB씩 올리면서 각 어음 강

도마다 2음절 낱말을 하나씩 들려준다. 검사는 올바르게 응답을 하거나 계기상 최대 어음 강도까지 올라갈 경우 중단한다.

3. 응답을 바르게 하면 10 dB을 내리고 2음절 낱말 하나를 들려준다.
4. 다시 응답을 하지 못하면 5 dB을 올리고 2음절 낱말 하나를 들려준다. 이후 응답을 하면 10 dB 내리고, 응답을 하지 못하면 5 dB씩 올리면서 바르게 응답한 어음 강도를 찾는다.
5. 이렇게 각각의 어음 강도마다 2음절 낱말을 하나씩 들려주면서 5 dB 올리고, 10 dB 내리는 과정을 반복하여 주어진 어음 강도에서 3개를 바르게 응답할 때까지 검사한다.
6. 역치는 3개의 2음절 낱말을 바르게 응답하였으면서 적어도 50%를 바르게 응답한 가장 낮은 어음 강도로 정의한다.

ASHA(1988)는 SRT 검사를 위하여 어휘를 미리 들려주어 친숙하게 할 것을 권고하였다. 사전에 들려주는 낱말은 SRT 검사에서 실제 사용하는지 여부에 관계없이 피검자가 청력검사기를 통해 충분히 들을 수 있어야 고유의 목적을 달성할 수 있다. 이 낱말들은 피검자가 반응에 조금이라도 어려움을 느낀다면 목록에서 제거해야 한다. 피검자가 어음 자극에 친숙해야 한다는 ASHA의 권고는 중요하다. 그러나 실제 ASHA가 권고하는 검사(ASHA, 1978, 1988)는 여러 가지 방법상 제한 때문에 피검자가 편안하고 즐거운 마음으로 수행하기가 어렵다(Martin, Champlin, & Chambers, 1998).

피검자가 방법을 충분히 숙지하고 검사받기 위해서는 가능하면 인쇄한 어음 목록과 함께 검사 전체 과정에 대한 설명을 미리 주는 것이 바람직하다. 검사 방법은 검사 결과에 큰 영향을 미친다. 따라서 사전에 인쇄물을 미리 주었다고 해서 구두 설명을 생략하면 안 된다. 유용한 사전 안내문의 예제는 아래와 같다.

> 이 검사는 얼마나 작게 말해도 듣고 따라 하는지를 알아보기 위해 시행합니다. 검사는 '사과', '기차', '학교' 등과 같은 두 개의 음절이 있는 낱말 목록 중 하나를 선택하여 미리 알려 드린 후 시행합니다. 낱말이 들리면 크기가 작더라도 그때마다 곧바로 따라서 말해 주세요. 비슷하다고 생각되는 낱말이 있으면 추측해서 따라 말하셔도 괜찮습니다. 어렵지 않으시겠죠? 혹시 궁금한 점 있으세요?

Burke와 Nerbonne(1978)는 정상 청력자를 대상으로 한 연구를 기초로 피검자가 추측하지 않고 응답한 때보다 추측하면서 반응할 때 SRT 결과가 개선되는 것으로 보고하였다. 난청자의 경우도 낱말을 듣고 반응하기 위해 지속적으로 연상하는 과정에서 어음

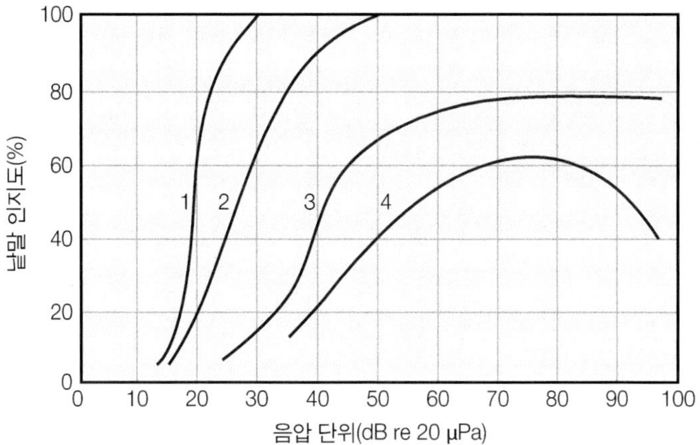

그림 5.1 2음절(spondee)과 단음절(PB word) 낱말에 대한 어음 강도–수행력 관계 곡선(performance–intensity function). (1) 2음절 낱말. 어음 강도는 50%를 바르게 응답한 지점보다 5 dB 정도만 높아도 대부분 낱말을 이해할 수 있다. 이러한 결과는 20~80%에서 어음 인지도가 매 1 dB마다 거의 10% 정도씩 상승한다는 것을 보여 준다. (2) 단음절 낱말. 단음절 낱말 명료도 곡선은 2음절 낱말로 구한 것보다 경사가 완만하다. W–22 낱말 목록을 사용한 경우 어음 인지도는 매 1 dB마다 약 2.5%씩 상승한다. 어음 강도를 올려 주면 어음 인지도도 높아지면서 최대 100% 근처에 이르며, 정상 또는 전음성 난청에서 관찰할 수 있다. (3) 단음절 낱말 목록을 사용한 것으로, 어음 강도를 올려 주면 어음 인지도도 높아지지만 최대 어음 인지도가 90% 미만이다. 감각신경성 난청에서 관찰할 수 있다. (4) 단음절 낱말 목록 검사이다. 어음 인지도는 특정 어음 강도까지 소리를 올려 주면 향상되지만 특정 어음 강도 이상부터는 오히려 낮아진다. 예제가 많지는 않지만 고위 청각 중추 병변에서 관찰할 수 있다(12장 참조).

자극에 집중하는 효과를 얻을 수 있다.

SRT 검사에서 강강격 낱말을 사용하는 이유 중 하나는 상대적으로 쉽게 변별할 수 있고, 추측을 통해서도 맞힐 수 있는 확률이 높기 때문이다. 검사는 가청역치 결정 기준인 2음절 낱말을 50% 응답하면 낱말을 모두 맞추는 어음 강도까지 올릴 필요는 없다. **그림 5.1**은 어음 강도 증강에 따른 2음절 낱말 명료도 향상의 관계를 설명한 것이다. SRT 검사는 통상 육성음을 사용하는 경우가 많고, 검사자 공간의 전등을 끄기도 하여 피검자가 검사자를 볼 수 없게 하여야 한다.

SRT 결과의 기록

SRT를 구하면 적절한 보고서 양식에 그 결과를 기록하여야 한다(**그림 5.2**에서 p 부분). 많은 청각전문가들은 양이 검사나 음장 검사를 시행하고 있다. 이 책에서는 많은 어음청력검사 보고서 양식들처럼 양이 또는 음장 검사 결과를 기록할 수 있는 칸이 있는 보

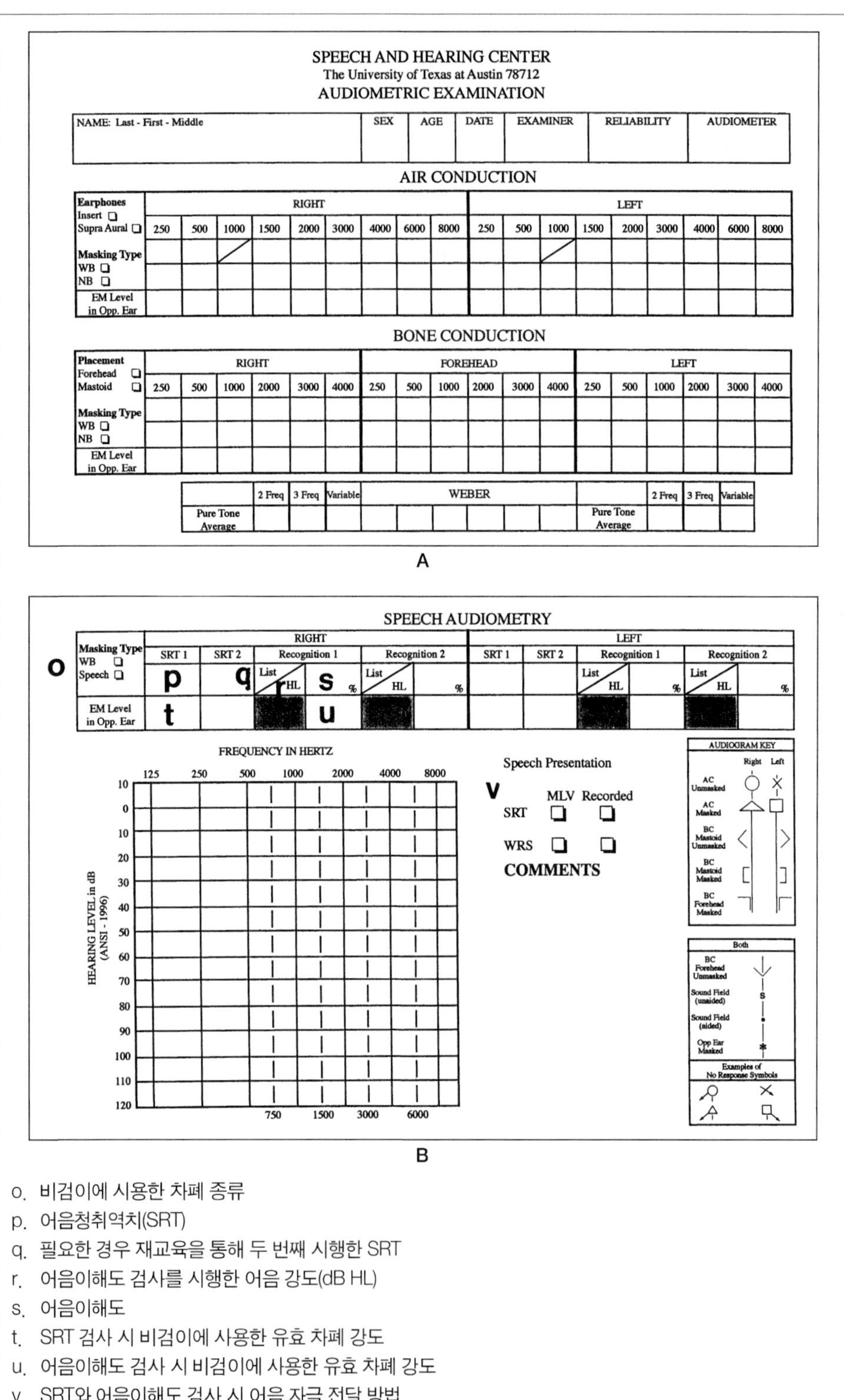

SPEECH AND HEARING CENTER
The University of Texas at Austin 78712
AUDIOMETRIC EXAMINATION

NAME: Last - First - Middle	SEX	AGE	DATE	EXAMINER	RELIABILITY	AUDIOMETER

AIR CONDUCTION

Earphones	RIGHT									LEFT								
Insert ❑ Supra Aural ❑	250	500	1000	1500	2000	3000	4000	6000	8000	250	500	1000	1500	2000	3000	4000	6000	8000
Masking Type																		
WB ❑ NB ❑																		
EM Level in Opp. Ear																		

BONE CONDUCTION

Placement	RIGHT						FOREHEAD						LEFT					
Forehead ❑ Mastoid ❑	250	500	1000	2000	3000	4000	250	500	1000	2000	3000	4000	250	500	1000	2000	3000	4000
Masking Type																		
WB ❑ NB ❑																		
EM Level in Opp. Ear																		

	2 Freq	3 Freq	Variable	WEBER		2 Freq	3 Freq	Variable
Pure Tone Average					Pure Tone Average			

A

SPEECH AUDIOMETRY

o Masking Type	RIGHT				LEFT			
WB ❑ Speech ❑	SRT 1	SRT 2	Recognition 1	Recognition 2	SRT 1	SRT 2	Recognition 1	Recognition 2
	p	q	List / HL r s %	List / HL %			List / HL %	List / HL %
EM Level in Opp. Ear	t		u					

B

o. 비검이에 사용한 차폐 종류
p. 어음청취역치(SRT)
q. 필요한 경우 재교육을 통해 두 번째 시행한 SRT
r. 어음이해도 검사를 시행한 어음 강도(dB HL)
s. 어음이해도
t. SRT 검사 시 비검이에 사용한 유효 차폐 강도
u. 어음이해도 검사 시 비검이에 사용한 유효 차폐 강도
v. SRT와 어음이해도 검사 시 어음 자극 전달 방법

그림 5.2 (A)의 표를 이용한 결과 보고서에는 어음청력검사 결과를 표시할 수 있는 칸이 없다. (B)의 청력도에는 어음청력검사 결과를 모두 표시할 수 있는 칸이 있다.

고서를 사용한다.

SDT, SRT와 순음청력도의 관계

SRT는 SDT보다 어음 강도가 항상 높다. Egan(1948)은 SDT와 SRT 차이는 최대 12 dB을 초과하지 않는 것으로 보고하였다. 그러나 이 두 역치는 순음청력도 모양에 따라 달라질 수 있다.

SRT는 몇 년 동안 순음청력도를 통해서 예측하였는데, 결과는 대체로 잘 일치한다. 청각전문가들은 SRT를 500, 1,000, 2,000 Hz의 세 주파수 중에서 가청역치가 낮은 두 개의 평균으로 예측하였다(Fletcher, 1950). Carhart와 Porter(1971)는 순음 500, 1,000 Hz 가청역치 평균에서 2 dB을 뺀 값으로 예측할 수 있다고 보고하기도 하였다. Wilson과 Margolis(1983)는 비록 500, 1,000, 2,000 Hz를 '어음 주파수'라고 부르고 있지만 전체 주파수 중에서 이 한정된 주파수만이 어음 변별에 필수적이고 전적으로 관여하는 것처럼 잘못 판단할 소지가 있다고 지적하였다.

순음청력도가 고음역에서 급격하게 낮아지는 경우 SRT는 순음청력손실 평균보다 더욱 낮게(청력이 좋게) 나타나기도 한다. 그러나 중추 청각에 질환이 있는 노인들의 경우 SRT가 3분법 순음청력손실 평균보다 높게(청력이 나쁘게) 나타나기도 한다. 또 다른 특별한 경우로 비기질성 난청은 SRT와 순음청력손실 평균이 의미 있게 일치하지 않는 결과를 보이기도 한다. 이에 대해서는 13장에서 설명한다.

❀ 실전 해설

SRT는 제한된 진단적 단서를 이용하여 결정하기 때문에 그 가치에 의문이 생기기도 한다. 그러나 SRT는 두 가지 측면에서 활용 가치가 있다. 첫 번째 활용 가치는 순음청력검사와 비교하여 두 검사 모두에 대한 신뢰도(정확성)를 평가하는 데 있다. 다음으로, 피검자에게 청력손실 정도와 관련한 상담 자료로 활용하는 데 있다.

⚜ 골도 어음청취역치

진단용 청력검사기의 골도 수화기는 수시로 보정하지는 않다. 따라서 골도 어음청력검사를 시행하기 위해서는 어느 정도 장비 관리 능력이 필요하다(Barry & Gaddis, 1978).

그럼에도 불구하고 골도 수화기를 이용한 SRT는 진단에 유용하게 활용되기도 한다. 대부분의 진단용 청력검사기는 골도 수화기를 통해 어음 자극을 전달할 수 있다.

골도 어음청취역치는 소리 대신 낱말을 사용하여 게임처럼 검사할 수 있어서 특히 영유아 피검자에게 유용하다. 전음성 난청 요인이 있는 영유아 피검자들의 경우 골도와 기도 어음청력을 비교하여 유용한 진단적 정보를 얻을 수 있다. 이것은 500, 1,000, 2,000 Hz에서의 골도 순음 가청역치와 골도 어음청취역치가 높은 상관관계가 있기 때문이다(Goetzinger & Proud, 1955). Hahlbrock(1962)은 골도 어음청취역치는 골도 자극을 촉감으로 느끼는 것을 감별하는 데도 유용한 것으로 보고하였다. 물론 골도 어음청력검사는 일부 피검자들은 검사가 불가능하기도 하고, 적절한 차폐를 하지 않을 경우 검사 귀가 어느 쪽인지 알 수 없다. 그러나 골도 어음청력검사를 이용하여 획득한 제한된 정보가 추론을 통해 진단에 도움이 되기도 한다.

쾌적 강도

피검자가 가장 편안하게 느끼는 어음 강도(dB HL)는 때로 유용한 정보가 되기도 한다. 청력이 정상인 대부분 사람들은 가청역치보다 40~55 dB 높은 어음 강도에서 가장 편안하게 듣는다.

쾌적 강도(most comfortable loudness, MCL) 검사는 피검자와 쉬지 않고 연속적으로 대화하여야 하고, 검사를 마칠 때까지 어음 강도를 달리하면서 구해야 한다. 이때 대화 또는 담화는 SDT나 SRT 검사에서와 마찬가지로 무미건조 발화(cold running speech)를 주로 사용한다.

피검자에게는 말소리를 편하게 느낄 때 신호할 수 있도록 교육한다. 검사는 SRT 검사보다 약간 높은 강도에서 시작하는 것이 좋으며, 어음 강도는 말을 하면서 천천히 높여 준다. 피검자는 다양한 어음 강도의 말소리에 대해 "너무 작다", "너무 크다", "아주 편안하고 좋다"와 같은 방법으로 느낌을 이야기하게 한다. 쾌적 강도는 충분히 낮거나 높은 어음 강도부터 시작하여 여러 가지 방법으로 구할 수 있다.

쾌적 강도는 수화기를 사용하여 한 귀씩 검사하기도 하고 스피커를 사용하여 두 귀를 동시에 검사하기도 한다. Martin 등(1998)은 대부분의 청각전문가들이 보청기 사용 평가를 제외하면 쾌적 강도 검사를 그다지 활용하지 않는 것으로 보고했다.

불쾌 강도

피검자가 듣기 불편한 어음 강도는 종종 유용한 정보로 사용할 수 있다. 정상 청력자의 경우 불편을 느끼는 어음 강도가 청력검사기 최대 강도를 넘기도 한다(100~110 dB HL). 그러나 난청자의 경우 **불쾌 강도**(uncomfortable loudness level, UCL)는 어음청취 역치보다 높지만 정상 청력자들에 비하여 현저히 낮아지기도 한다. 어음으로 측정하는 불쾌 강도는 보청기 착용 대상자 평가에 사용하기도 한다. 그러나 어음을 이용한 불쾌 강도는 주파수마다 구하는 것보다 임상적으로 유용성이 낮아진다. 이에 대해서는 14장에서 설명한다.

불쾌 강도(uncomfortable loudness level)의 약자를 어떻게 UCL로 결정하였는지는 알 수 없다. 다만, '불쾌'를 표현하는 단어가 하나뿐이어서 이 단어를 사용하고 자연스럽게 약자로 연결되었을 것으로 추정된다. 그러나 이러한 방식의 약자는 종종 혼란을 일으킨다. 피검자들이 특정 강도에서 말소리를 불편하게 느끼는 것은 소리 크기가 원인인 경우도 있고, 소리의 물리적 압력이 원인인 경우도 있다. 따라서 불쾌 강도라는 용어는 불편함을 어떻게 느끼게 되었는지에 따라 결정하는 것도 가능하다. 이런 측면에서 불쾌 강도는 불쾌감을 느끼는 음량(UCL), **불쾌 역치**(threshold of discomfort, TD), **음량 불쾌 단위**(loudness discomfort level, LDL) 등의 용어로 사용하기도 한다.

불쾌 강도는 보청기 사용자가 참아 낼 수 있는 소리의 강도(tolerance level, 14장 참조)를 확인하는 데에도 사용하고 있지만, 보청기 사용은 여전히 음장에서 교정 불쾌 강도를 찾는 데 국한하여 이용한다. 불쾌 강도 검사는 쾌적 강도 검사와 마찬가지로 어음 검사 도구들을 사용한다. 피검자에게는 소리나 어음 등 자극에 대해 불편을 느끼면 곧바로 검사자에게 알려 주도록 교육한다. 피검자들은 종종 UCL이 상당히 크면서 들을 만하다고 생각하기도 한다. 그러나 UCL에 해당하는 소리를 들려주면 참기 어려울 수도 있다. 음장에서 불쾌 강도 검사는 소리 되돌림(feedback, howling)이 검사 진행을 방해하기도 한다.

실전 해설

어음 자극을 이용한 불쾌 강도 검사는 피검자가 인지하는 음량이 저주파수 대역을 반영하고 있다는 점에 주의할 필요가 있다. 피검자가 참을 수 있는 소리 강도를 주파수마다 평가하는 것은 난청 재활 계획에서 중요한 기초가 된다.

쾌적 음량 범위

쾌적 음량 범위(range of comfortable loudness, RCL)는 불쾌 강도와 가청역치의 산술적 차이를 말하며, **가청 범위**(dynamic range, DR, 또는 **역동 범위**)라는 용어로도 사용한다. 정상 청력자들의 쾌적 음량 범위는 순음이나 어음에서 모두 100 dB 또는 그 이상이며, 이 값은 보청기 선택 등의 청각재활 과정에서 자주 사용한다. 만약, SRT를 검사할 수 없는 경우 SDT를 대신 사용하여 합리적인 추정이 가능하다. 보청기 음향특성을 조절하는 경우에는 쾌적 음량 범위를 주파수마다 측정하는 것이 무엇보다 중요하다.

어음이해도 검사

많은 난청자들은 말소리를 듣고 이해하기 어렵다고 하면서 소리를 크게 하면 이 문제가 해결될 것이라고 생각한다. 난청자들이 소리를 크게 들을 수 있는 방법으로는 화자와 거리를 단축하거나 발화자가 말소리를 크게 하거나 또는 증폭장치를 이용하는 방법 등이 있다. 대부분 전음성 난청자들은 소리만 키워 주면 말소리를 잘 이해할 수 있다.

난청자들은 사람들이 도대체 무슨 말을 하는지 알아들을 수 없다는 점을 가장 큰 불편으로 꼽는다. 대부분 감각신경성 난청자들은 소리를 크게 하더라도 말을 분명하게 듣기 어렵다고 말한다. 이 변별의 어려움은 소리가 적게 들리는 것보다 더 큰 문제로 인식하면서 말소리를 듣는다는 것을 고통스럽게 생각하기도 한다.

세월이 흐르면서 여러 가지 어음 변별 검사들이 사용되기 시작했다. **어음이해도**(speech recognition score, SRS, word recognition score, WRS; 뒤이어 계속될 설명에도 불구하고 한글 용어는 어음이해도만으로 표현한다—역자 주)로 표현되는 검사가 문헌에 자주 등장하였다. Konkle과 Rintelmann(1983)은 단어 변별 점수(word discrimination score)가 문맥상 서로 다른 여러 자극들을 구별할 수 있는 것이라고 주장하면서 이에 반해 인지(recognition)는 단일 자극을 듣고 따라 말하는 것이라 제안하였다. 이 책을 포함한 대부분의 경우 어음이해도(speech recognition score, SRS; 어음 인지도)는 기존에 개인이 어음 자극을 듣고 따라 한 정도를 표현하는 어음이해도(speech discrimination score, SDS; 어음 변별도)라는 용어를 대치하며, 낱말을 어음 자극으로 사용할 때 사용할 수 있는 용어이다.

어음이해도를 평가하기 위한 검사 도구 개발 과정은 힘든 여정이다. 어떤 검사에 사용하더라도 반드시 신뢰도와 타당도 평가가 필요하기 때문이다. 신뢰도는 검사-재검사처럼 반복해서 검사하더라도 비슷한 성적을 얻을 수 있어야 하고, 같은 검사를 다른 도구로 시행하더라도 동등한 성적이 나타나야 높게 평가할 수 있다. 어음이해도에 대한 타당도는 아래와 같이 설명할 수 있다

1. 무엇을 검사하였고, 얼마나 잘 검사하였는가? (어음이해의 어려움)
2. 유사한 다른 검사와 비교하여 얼마나 잘 수행되었는가?
3. 다른 검사에서 확인된 신호의 왜곡이나 잡음 등이 결과에 미치는 영향을 구체적으로 확인할 수 있는가?

청각전문가는 여러 가지 방법을 이용하여 피검자의 어음이해 능력을 포함한 아래의 내용을 정량적으로 결정할 수 있어야 한다.

1. 결과는 어음이해에 느끼는 어려움의 정도를 표현할 수 있어야 한다.
2. 결과는 청각계통에서 병소 부위를 진단하는 데 도움이 되어야 한다.
3. 결과는 증폭장치의 필요성과 선택 결정에 도움이 되어야 한다.

어음이해도 검사는 무의미 낱말, 숫자, 단음절어, 문장 등을 이용하고 개량한 여러 가지 방법들이 사용되고 있다. 이 검사들은 보기를 주지 않거나(open-set, 단답형) 보기에서 선택하는 방법(closed-set, 선택형)으로 수행할 수 있으며, 시중에서 구입하여 사용할 수 있다.* 보기를 주지 않는 단답형은 피검자가 들은 그대로 응답하며, 보기를 주는 선택형은 몇 개의 낱말이나 문장 또는 그림들을 보여 주면서 어음 자극을 들려주어 피검자가 듣고 맞는 것을 선택하게 한다.

Egan(1948)은 단어 속 소리의 수와 낱말 인지도 관계를 조사하여, 음소와 음향 중복이 많은 낱말일수록 쉽게 인지하는 것으로 보고하였다. 아울러 낱말이 고주파수 대역일수록 어음 탈락이 생겨 인지도가 나빠진다. 이것은 고음역이 전반적인 소리 크기에 영향을 받지 않지만 명료도를 나쁘게 하는 데 크게 관여한다는 것을 의미한다. 이것은 고주파수 대역만 제거하였을 때보다 1,900 Hz 이하의 낮은 주파수 성분을 제거하였을 때 어음 인지도에 영향이 적었다는 연구(예: French & Steinberg, 1947)와도 일치한다. 고주파수 대역에서 청력손실 정도가 다양한 난청자들이 어음을 어떻게 듣는지에 대한 **가상 난청**(simulated hearing loss) 음성 파일은 인터넷에서 쉽게 찾을 수 있다.

* Auditec of St. Louis(800-669-9065).

음성 균형 낱말 목록

초기 시행된 어음이해 검사(Egan, 1948)는 모든 음성적 요인들이 담긴 **음성 균형 낱말 목록**(phonetically balanced word list, PB word list)도 포함되어 있었다. Egan은 하버드 대학교 음향심리연구소(Psychoacoustic Laboratories)에 재직하는 동안 영어 담화의 정상 비율을 고려하여 50단어 20개 목록을 소개하였다. 이 목록으로 평가하는 경우, 어음이해도는 50개 중에서 맞게 응답한 낱말의 수에 2를 곱하여 백분율(%)로 표시한다.

Hirsh 등(1952)은 Egan이 소개한 1,000개 낱말 대부분을 없앴다. 대신 Egan의 낱말 중 180개를 포함하여 모두 200개 낱말을 소개하였다. 200개의 낱말은 다시 50개 낱말씩 네 개의 목록으로 나누었고, 각각의 목록은 다시 6개의 하위 목록으로 발췌하였다. 이렇게 생겨난 검사 도구가 CID W-22이다. Ross와 Huntington(1962)은 W-22 단어 목록으로 구한 어음이해도가 목록마다 약간씩 차이가 나타나는 것을 확인하였다. 그러나 그 정도가 그다지 크지 않아서 임상적으로 허용할 수 있는 수준인 것으로 보고하였다.

Martin, Champlin과 Perez(2000)는 음성 균형을 이루는 낱말 목록과 비슷한 낱말 목록에서 의도적으로 음성 균형을 깨고 정상 청력자와 감각신경성 난청자들에게 각각 들려주어 어음이해도를 비교하였다. 연구 결과, 어음이해도는 거의 동일하게 관찰되어, 검사 도구로 사용하는 낱말의 음성 균형이 꼭 필요한가 하는 의문을 갖게 하였다.

성인용 단어 목록에 있는 많은 낱말들은 유소아들에게 친숙하지 않다. Haskins(1949)는 유아들이 사용하는 어휘에서 선정한 50개 낱말들로 구성한 네 개 목록을 개발하였다. 이 목록은 CD와 녹음 장치로 재생하여 들려줄 수 있고, 점수는 소아 청소년이나 성인 검사와 같은 방식으로 결정한다. 이 검사의 난이도는 3.5세 미만에서 급격하게 높아진다(Sanderson-Leepa & Rintelmann, 1976).

많은 전문가들이 검사 도구의 기준을 음성 균형 낱말(PB words)인 것으로 잘못 이해하기도 한다. 이 낱말은 단어 자체로 보기보다 균형을 이룰 것이라 믿는 목록에 불과하다는 점을 기억하여야 한다. 따라서 음성 균형이라는 용어는 전통적으로 사용해 왔으므로 바뀌지는 않겠지만 사실 정확하지는 않다.

CNC 낱말 목록

영어는 구조적 측면에서 음성적으로 완벽하게 균형을 이룰 수 있는 낱말 목록이 없다. 특히 상대적으로 짧은 경우 음소의 변수가 거의 무한대에 가깝고, 서로 다른 음소가 나란히 위치하는 것처럼 변이음(allophone)이 만들어지기도 한다. Lehiste와 Peterson(1959)은 음성 균형보다 현실적 판단 기준을 적용하여 선정한 50개의 낱말로 구성된 10

개의 검사 도구를 소개하였다. 각각의 단음절 낱말은 자음과 모음 또는 이중모음 그리고 계속해서 또 다른 자음의 형태이다. 이들은 이 낱말을 **CNC 낱말**(consonant-nucleus-consonant word)이라 하였고, 점수 계산은 PB 낱말 목록과 같은 방식을 사용한다. 이 CNC 낱말 목록은 명사, 희귀 낱말 등을 제거한 개정판(Lehiste & Peterson, 1962)까지 소개되고 있다.

Tillman, Carhart와 Wilber(1963)는 Lehiste와 Peterson(1959)의 CNC 낱말 목록에서 95개 낱말을 추리고, 자신들이 만든 5개 낱말을 더해 50개의 낱말이 든 2개의 목록을 만들었다. Tillman과 Carhart(1966)는 다시 검사 간 신뢰도가 높은 50개 낱말의 목록 4개를 만들었다(Northwestern University Test No. 6). 이 네 개의 목록은 낱말을 각각 무작위로 추려 낸 것들이다. NU-6와 CID W-22는 현재 가장 널리 사용되는 어음이해도 검사 도구이며(Martin et al., 1998), 조용하거나 배경 잡음을 주는 음향 조건의 검사에서 NU-6의 성적이 다소 높게 나타나기도 하지만 두 도구로 얻은 결과를 대체로 비슷하게 인정하고 있다. 그러나 이 도구를 사용한 어음이해도 검사에서 피검자 반응은 녹음에 관여한 화자 차이 등 여러 가지 변인에 따라 달라질 수 있음을 기억해야 한다. 이러한 영향은 배경 잡음을 주고 검사할 경우 그 차이가 커진다. 이러한 영향을 해결할 수 있는 방법은 충분한 검증을 거쳐 시판되고 있는 도구를 사용하는 것이다.

고음역 강조 낱말 목록

Gardner(1971)는 각 낱말마다 4%로 계산할 수 있도록 25개 낱말을 사용하는 두 개의 목록을 개발하였다. 이 도구는 고음역 청력손실로 말소리를 이해하는 데 어려움을 겪고 있는 난청자들의 어음이해도를 구하기 위해 고안되었다. 각각의 단어는 '킥'과 같이 무성 자음 앞에 모음 /이/가 위치하는 형태이다. Gardner는 목소리가 비교적 고음인 여성이 발성하는 것이 검사에 더 유용하다고 언급했다. Pascoe(1975)도 비슷한 방법으로 고주파수 대역을 강조하는 낱말 목록을 사용했다.

무의미 음절 목록

Edgerton과 Danhauer(1979)는 모든 낱말이 '자음/모음/자음/모음(CVCV)'의 두 음절로 발화되는 25개 무의미 음절로 구성된 두 개의 목록을 발표했다. 일찍이 Carhart(1965)가 제안했던 무의미 CVCV 낱말들은 너무 추상적이고, 피검자가 변별하기 어려웠다. 이 낱말들을 사용한 검사의 장점은 '모 아니면 도(all-or-none)'식의 평가 분석을 배제하고 각각의 음소를 개별적으로 점수화할 수 있다는 것이다.

25개 낱말 목록을 이용한 어음이해도 검사

검사에 사용하는 낱말을 목록의 절반인 25개로 제한하고, 각 낱말을 4%로 계산하면 시간을 절약할 수 있다. 물론 이러한 방식은 (1) 선택한 절반의 낱말이 다른 절반보다 청각적으로 적은 단서를 제공할 수 있고, (2) 절반씩 나누어진 두 개의 목록으로 구한 어음이해도 차이가 낱말 구성에 의한 것일 수도 있으며, (3) 두 개로 나눈 낱말들의 음성 균형에 문제가 생길 수 있다는 이유를 들어 반대하기도 한다. Tobias(1964)는 진단 검사에서 유용한 결과를 얻는 데 굳이 음성 균형이 필요하지 않기 때문에 절반으로 나눈 목록을 사용하여 얻은 성적이 50개 낱말을 사용하여 얻은 것과 같다고 지적했다. Thornton과 Raffin(1978)도 25개 낱말 검사는 50개 낱말 검사만큼 신뢰도가 있다고 지적했고, Martin의 연구 팀(1998)도 대부분 검사에서 25개 낱말을 이용하고 있다고 보고했다.

독립 음소 단음절 낱말 목록

독립 음소 단음절 낱말 목록(Boothroyd, 1968)은 검사의 타당도를 낮추지 않으면서 어음이해도 검사 시간을 단축시킬 목적으로 고안되었다. 30개 음소가 담긴 '자음/모음/자음(CVC)' 구조의 낱말 10개씩 15개 목록이 있다. 낱말이 맞거나 틀린 것을 통해 검사 점수를 매기는 전통적 방식과 달리 어음 인지 오류가 생길 수 있는 30개 각각의 음소들을 개별적으로 채점한다. 이렇게 복수의 독립 음소 목록으로 몇 개의 어음 강도에서 낱말 인지 수행력을 평가하면 시간을 상당히 절약할 수 있다. 독립 음소 단음절 낱말 목록과 CID W-22 낱말 목록을 사용하여 검사하면 두 검사 결과는 유의할 만한 차이가 나타나지 않는다(Tonry, 1988).

보기에서 선택하는 단음절 검사

보기를 주고 어음이해도를 구하는 방식(closed-set paradigm, 선택형 채점 방식)은 Fairbanks(1958)의 라임 검사를 따른 것이다. House, Williams, Hecker와 Kryter(1965)는 라임 검사를 개량하였다. 이 검사는 피검자에게 6개의 라임 낱말 목록을 준 후, 음성으로 들려준 소리에 해당하는 하나를 선택하게 하는 것이다. 검사는 50세트를 사용할 수 있고, 검사 귀에 잡음을 주고 시행할 수 있다. 검사 세트의 절반은 첫 음소(초성)의 변화가 매우 다양하고, 나머지 절반은 마지막 음소(종성)의 변화가 다양하다.

고음역 청력손실로 인해 어음이해에 어려움을 겪는 피검자를 위해 고안된 검사는 **캘리포니아 자음 검사**(California Consonant Test; Owens & Schubert, 1977)이다. 100개의 단음절 낱말은 두 개의 목록으로 나뉘어 있고, 피검자는 네 가지 보기 중 하나를 선택하여 답안지 기록한다. 이 검사는 정상 청력자들의 경우 높은 점수를 획득할 수 있지만 고음역 청력손실이 있는 난청자는 응답에 어려움을 느낀다.

그림 찾기 과제(Picture Identification Task, PIT)는 Wilson과 Antablin(1980)이 말 산출이 어렵고 인쇄 용지를 통한 반응에 어려움을 느끼는 성인 피검자의 어음이해도를 평가하기 위해 고안하였다. CNC 낱말을 들려주고, 네 개의 라임 낱말 세트에서 선택할 수 있다. PIT 개발자는 말 산출에 어려움을 느끼는 성인 피검자 어음이해도를 평가하는 데 좋은 도구가 될 수 있음을 확인하였다.

유아는 성인과 같은 방식의 응답에 서툴러 검사에 협조할 수 없거나 협조하지 않을 수 있어서 이들을 위한 어음이해도 평가 도구가 별도로 필요하다. Ross와 Lerman(1970)은 이들을 위해 **그림 찾기 어음이해도 검사**(Word Intelligibility by Picture Identification, WIPI)를 개발하였다. 유아 피검자에게 각각 여섯 개의 그림이 그려진 카드를 연속으로 보여 준다. 여섯 개의 그림 중 네 개는 검사에서 정답으로 지목할 수 있으나 나머지 두 개는 추측으로 응답하는 것을 막기 위해 어음 자극에는 없는 것이다. 25개 조합의 카드가 나선형 바인더에 묶여 있다. 유아는 소리를 듣고 맞는 것이라 생각하는 그림을 가리키게 한다. 이 검사는 유소아들이 사용하는 어휘에 한정한 낱말을 사용하고, 검사 과정이 쉬워서 협조에 어려움을 느끼는 유아의 어음이해도를 평가하는 데 매우 유용하다. 3.5세 미만 유아의 단순 낱말 식별 오류에 대해서는 아직 확실한 기전을 알 수 없다.

Northwestern 대학교 어린이 어음 수용 검사(Northwestern University Children's Perception of Speech, NUCHIPS; Elliott & Katz, 1980)는 WIPI와 비슷하다. 유아들에게 네 개의 그림이 한 세트인 카드(모두 50단어 65항목)를 연속으로 보여 주면서 반응을 확인하고 점수를 매긴다.

문장 어음이해 검사

어음이해를 평가하기 위해서 여러 개의 서로 다른 문장 검사가 고안되었다. Jerger, Speaks와 Trammell(1968)은 어음의 시간 축에서 충분한 정보를 담고 있지 않은 단순 낱말만으로 어음이해를 평가하는 방식에 처음으로 이의를 제기하였다. 계속 이어지는 연결 발화는 시간에 따라 지속적으로 변화하는 양상을 보인다. 따라서 실질적 검사를 위해서는 단순한 낱말보다 긴 문장 샘플을 이용할 필요가 있다. Jerger 등은 이러한 문제는 보기 없는 검사에서도 반복된다고 언급하였다. 그러나 문장 검사는 반복 검사에 따른 기억 효과, 학습, 문항 친밀도, 그리고 채점 방법 등의 문제가 있다. 문장 검사를 반대하는 의견은 문장이 가진 의미를 대부분 잘 추측할 수 있다는 점을 들고 있다.

Jerger 등(1968)은 10개의 합성 문장이 포함된 검사를 고안하였다. 각각의 문장은 의미를 전달하지 않는 명사, 서술어, 목적어 등의 7개 낱말을 담고 있으며, 모든 낱말은 가장 친숙한 1,000개의 Thorndike 목록에서 선택한 것이다. 문장은 CD에 기록하고, 피검자가 CD로 재생한 문장을 듣고 올바른 번호를 선택하여 응답한다. 이때 일부 문장은 다른 문장보다 어렵다. 이것은 **합성 문장 인지**(synthetic sentence identification, SSI)에 관한 초기 실험에서 조용한 조건일 때 충분히 어렵지 않다는 점을 보완하기 위하여 합성 문장과 함께 연결 발화되는 경쟁 메시지를 주거나 강도를 다양하게 조절한 경쟁 메시지를 주고 검사하기 때문이다.

여전히 사용하고 있는 또 다른 문장 검사로는 Central Institute for the Deaf(CID)의 일상 문장 검사(Everyday Sentence Test; Davis & Silverman, 1978)가 있다. 핵심 낱말 50개가 10개의 문장으로 된 10개 세트 안에 각각 포함되어 있다. 검사 점수는 핵심 단어를 올바르게 인지한 백분율로 결정한다.

경쟁 조건에서 어음이해 검사

조용한 음향 조건에서 시행하는 어음이해도는 실제로 일상생활에서 겪는 여러 가지 의사소통의 문제를 충분하게 반영하지 못한다. 이 때문에 검사하는 귀에 잡음이나 경쟁 신호를 함께 들려주면 피검자는 어음 인지에 더 큰 어려움을 느낀다. 이때 들려준 잡음 강도와 비교한 신호(어음)의 상대적인 강도를 **신호 대 잡음비**(signal-to-noise ratio, SNR)라 한다. 여기서 신호 대 잡음비의 비(ratio)는 비율을 의미하지 않고, 원하는 소리인 신호와 원하지 않는 소리인 잡음의 차이를 말한다. 표 5.1은 예를 든 것이다.

신호(어음)에 대한 수행력을 낮추는 데에는 한 사람이나 두 사람의 말소리를 합성하거나 두 명 또는 서너 명이 함께 말하는 소리 그리고 여러 사람들이 웅얼거리는 소리와 함께 변조 백색 잡음을 사용하기도 한다. 경쟁 잡음으로는 어음과 비슷한 스펙트럼을

표 5.1 세 가지 신호 대 잡음비

신호(signal)	잡음(noise)	SNR
50 dB HL	50 dB HL	0 dB
40 dB HL	50 dB HL	−10 dB
10 dB HL	0 dB HL	+10 dB

갖는 잡음을 전기적으로 발생시킨 것보다 어음이 더 효과적이다.

Kalikow, Stevens와 Elliott(1977)은 각각 50개 문장으로 구성된 8개의 검사 목록을 개발하였으며, 목표 검사 낱말은 문장의 마지막에만 배치하여 모두 200개로 구성하였다. 검사 목록은 하나 또는 두 개의 채널로 CD에 기록하였고, 웅성거리는 음성은 두 번째 채널에 기록하였다. 이 두 개의 채널 각각의 소리 크기는 청력검사기 가청 단위(hearing level) 다이얼로 조절하여 두 신호의 비율을 달리할 수 있다. 이 과정을 **잡음하 어음 청취 검사**(Speech Perception in Noise test, SPIN test)라 하며, 이후 많은 개정이 있었다(Bilger, Nuetzel, Rabinowitz, & Rzeczkowski, 1984). Schum과 Matthews(1992)는 노인 난청자들에게 문맥 단서를 사용하지 않고 SPIN을 검사하면 대조군인 젊은 사람들보다 효과적이었다는 흥미로운 결과를 보고하였다.

속성 잡음하 어음 검사(Quick Speech In Noise test, quick SIN test)(Etymōtic Research, 2001)는 잡음이 있는 곳에서 듣기 어려워하는 사람의 실생활 수행력을 평가하기 위하여 고안하였다. 검사는 네 명의 발화자가 재잘거리는 소리와 함께 여섯 개의 문장을 들려준다. 각 문장에는 다섯 개의 핵심 낱말이 담겨 있다(표 5.2 참조). 문장은 정상적으로 청취할 수 있는 조건부터 잡음에 의해 심하게 왜곡된 상태까지 다섯 가지 신호 대 잡음비에 맞춰 사전 녹음된 것을 들려준다. quick SIN 점수는 SPIN 점수를 dB SNR로 표시하고 정상치와 비교한다. 검사는 단 몇 분 만에 마무리할 수 있으며, 결과는 적절한 증폭 방향에 대한 상담에도 이용할 수 있다.

유용한 잡음하 문장 검사 중 하나로 **연결 발화 검사**(Connected Speech Test, CST; Cox, Alexander, & Gilmore, 1987; Cox, Alexander, Gilmore, & Pusakulich, 1988)가 있다. 가장 최근 버전은 6명의 발화자가 재잘거리는 잡음과 함께 검사 문장을 시각적 단서와 동시에(audiovisual) 녹화한 방식이다. 실제로 검사에서는 청각적 단서만 줄 수도 있

표 5.2 Quick SIN용 문장.

잡음 강도를 올려 주면서 문장을 들려준다. 첫 번째 문장은 25 dB SNR에서 들려주며, 여섯 번째 문장은 0 dB SNR에서 들려준다. 검사는 18개의 등가 목록을 사용한다.

1	The lake sparkled in the red hot sun.
2	Tend the sheep while the dog wanders.
3	Take two shares as a fair profit.
4	North winds bring colds and fevers.
5	A sash of gold silk will trim her dress.
6	Fake stones shine but cost little.

출처: © Etymotic Research, Inc. 허락하에 사용함.

고, 시각적 단서와 함께 줄 수도 있다. 여섯 구절의 8세트로 구성되어 있고, 피검자가 한 번에 한 문장씩 듣고 따라 하면 이해한 정도를 평가한다. 각 단락에는 25개의 핵심어가 있고, 이 낱말들을 정확하게 따라 한 수를 토대로 이해도를 평가한다.

잡음하 듣기 검사(Hearing in Noise Test, HINT; Nilsson, Soli, & Sullivan, 1994)는 조용한 곳과 잡음이 있는 곳에서 문장 듣기 능력을 평가한다. 65 dB HL의 어음 잡음을 계속 들려주면서 어음 강도가 다른 10개의 문장 목록을 들려주어 50%를 바르게 응답하는 강도를 찾는다. 검사 점수는 잡음 강도와 50%를 이해하는 어음 강도 차이로 표시한다. 예를 들어 50%를 이해한 어음 강도가 70 dB HL이었다면 잡음 강도인 65 dB HL을 뺀 5 dB SNR이 된다. 만약, SNR이 높게 관찰된다면 잡음하 듣기에 어려움을 느낀다는 것을 의미한다.

이음이해도 검사 결과의 기록

가장 널리 사용하고 있는 어음이해도 검사는 바르게 응답한 백분율을 결과 보고서에 기록한다. 여기에 검사 번호, 목록 번호, 들려준 어음 강도, 만약 차폐를 하였다면 잡음 종류와 유효 차폐 강도(6장 참조) 등을 추가로 기록한다. 경쟁 잡음을 검사 귀로 들려주면서 별도로 시행한 어음이해도 검사가 있다면 dB SNR 등의 결과와 결과 해석에 필요한 정보들을 추가로 기록한다. 청각학적 평가는 어음의 양이 처리 이점을 분석하기 위해 양이 검사를 시행하는 경우가 많다. 이 책에서는 양이 결과를 기록할 수 있는 칸을 준비하지 않았지만 대부분 청력검사 보고서는 양이 결과를 기록할 수 있는 칸이 있다.

실전 해설

4장에서 설명한 것처럼 골도 결과는 청력손실에 감각신경성 요인이 포함되어 있는지를 감별하기 위하여 반드시 검사하여야 한다. 그러나 어음이해도가 청력손실 정도에 맞지 않게 좋은 결과를 보이거나 이미턴스 검사(7장 참조)에서 전음성 난청 요인이 발견되지 않는다면 골도 검사를 굳이 시행하지 않는 경우도 있다.

어음이해도 검사 수행

어음이해도 검사를 시행하기 위해서는 무엇을 얻기 위해, 어떻게 진행하고, 어떤 식으로 반응할 것인지 등 검사 전반에 대해 피검자가 올바르게 이해하는 것이 매우 중요하다. 검사 전 반드시 결정이 필요한 내용은 다음과 같다.

1. 어음 자극 전달 방법(녹음 어음일 경우 중간 점검은 육성이 가능할 것을 추천)
2. 자극 어음 종류
3. 응답 방법
4. 자극 어음 강도
5. 어음 강도는 하나 이상으로 조절할 수 있을 것
6. 검사 귀 또는 스피커로 들려주는 어음이나 경쟁 잡음 강도 조절
7. 차폐가 필요한 경우 잡음 종류와 강도

피검자에게는 검사 방법과 주의 사항 등이 담긴 인쇄물을 이용하거나 구두로 사전에 교육하여야 한다. 구두 설명을 이해하지 못하는 피검자에게는 다소 과대한 동작은 물론 수화까지 사용하여 충분히 설명해야 한다. 이러한 노력에도 불구하고 피검자가 이해하지 못한다면 어음이해도 검사가 불가능할 수도 있다. 피검자가 듣고 따라 말하는 방식으로 응답하는 경우 적당한 말소리 크기, 마이크와의 거리 등에 대해서도 설명한다. 받아쓰기로 반응하는 경우에는 받아쓸 답안지 양식, 작성 방법을 알려 주고 받아쓰는 데 불편이 없도록 필요한 도구를 제공한다. 이 과정 전반을 피검자가 충분히 숙지한다면 시간을 절약하는 것은 물론 불필요한 반복 검사를 피할 수 있다.

❀ 자극 선택, 도구 및 반응 방법

자극 어음 강도는 정확하게 조절되어야 하고, 청력검사기 음량 단위계(VU meter)를 통해 감시하여야 한다. 녹음 어음을 사용할 경우 음량 단위계 눈금을 관찰하면서 보정할 수 있는 신호음이 담겨 있어야 하며, 이 신호음은 재생하여 음량 지시침이 '0'에 위치하도록 장치의 이득을 보정한다. 육성음으로 검사하는 경우 마이크 사용 기술을 터득하는 것이 매우 중요하다. 청각전문가는 마이크를 정면에 두고 앉은 후, 마이크 박막을 향해 말을 한다. 단음절 검사는 검사 방법을 충분히 설명하고, 피검사가 자극 낱말에 응답할 준비를 마치면 시작한다. 음량 지시침이 '0'을 초과하지 않도록 관찰하면서 발성하여 문장의 마지막 단어까지 적절한 크기로 자극하여야 한다. 때로 말소리 음량 크기가 매우 큰 변화를 보일 수 있으므로 단조로운 강세로 말한다. 그렇더라도 검사 어음 발성은 음량 지시침이 항상 '0'에 위치하지는 않는다. 검사 어음 사이에는 3~5초 정도 간격을 두어 피검자가 충분히 반응할 수 있도록 한다. 미리 녹음된 검사 도구를 사용할 때에도 피검자와의 대화는 대부분 육성을 사용한다. 녹음 어음 성적은 피검자가 어렵게 느끼는

부분을 더 정확하게 반영한다. 이것은 녹음 어음 성적이 훈련된 육성음(monitored live-voice, MLV) 성적보다 낮게 나타나는 점을 통해서도 확인 가능하다. 녹음 어음은 동일한 피검자에게 다른 검사자가 다른 날 시행하더라도 결과 비교가 용이하여 검사를 표준화할 수 있다. MLV는 검사 결과의 타당성을 확인하기 위한 적절한 절차가 반드시 필요하다.

피검자는 어음을 듣고 따라 말하기 방식으로 응답할 수 있으며, 받아쓰기 방식은 표준 낱말 목록 25개 또는 50개를 기록할 수 있는 답지를 사용하기도 하고, 보기 번호에 동그라미나 ✔로 표시하거나 물건이나 그림을 지시하여 응답하게 할 수 있다. 솔직하게 말하면 피검자들이 검사 어음을 듣고 반응을 꼼꼼하게 한 것인지 대충 한 것인지에 대한 반응 기준을 결정하기란 어렵다. 그럼에도 불구하고 Jerger 등(1988)은 노인을 대상으로 한 연구를 통해 이러한 문제를 통제하기 위한 노력이 필요하지 않다는 결론을 내렸다.

청각전문가들은 일반적으로 사용하고 있는 검사 도구들에 대해 실질적 만족을 느끼지 못하고 있으며 선호하는 도구도 서로 다르다. 청력검사 실제에 대한 조사(Martin et al., 1998)에서 W-22를 가장 선호하였고, 그 뒤를 이어 NU-6을 선호하였다. 임상 현장에서도 이 두 가지 도구가 널리 쓰이고 있다. 이 두 가지 검사의 민감도는 다른 검사들과 비교하여 실질적 차이를 찾기 힘들다(Wiley, Stoppenbach, Feldhake, Moses, & Thordardottir, 1994). 물론, 임상에서는 기본적으로 기도 수화기를 사용하고 한 가지 검사 도구를 선호하며, 특별한 진단 목적이 있을 경우에는 또 다른 검사를 이용하기도 한다.

어음 강도에 따른 어음이해 특성

어음이해도 검사에 사용하는 많은 낱말 목록들은 제2차 세계대전 중 말소리를 전달하는 전자 의사소통장치의 효용성을 평가하기 위하여 개발되어 오늘날까지 사용되고 있다. 이것은 이 도구들이 주로 군사용 통화 장비를 사용하여 음성 정보를 전달하였을 때 수신자가 메시지를 어느 정도 이해하였는가를 평가하는 목적으로 사용되었기 때문이다. 이런 까닭에 조음(articulation)이라는 용어는 청취자와 발화자 사이에서 의사소통 체계를 통해 서로 함께한다는 것을 의미하기도 한다. 이런 맥락에서 보면 조음이라는 용어의 사용은 언어병리학에서 혀, 입술, 치아 등의 해부학적 구조물을 통해 산출되는 말소리라고 배운 학생들에게 혼란을 줄 수 있다.

다양한 어음 강도에서 낱말을 바르게 인지하는 백분율을 결정하기 위해 이용되는 낱말 목록은 조음 이득 특성(articulation-gain functions)에 관한 연구를 동반하였다. 그림 5.1에서 보는 것처럼, 정상 청력자의 최대 성적(100%)은 어음청취역치(SRT)보다 34~

40 dB 높은 어음 강도에서 나타난다. 많은 감각신경성 난청자의 최대치는 어음 자극 강도에 관계없이 100% 이하에서 관찰된다. 많은 선행 연구들은 목록에 있는 낱말들의 음성 균형을 이루기 위해 노력하였고, 자극 어음 강도에 관계없이 최고 성적을 얻을 수 있다. 이 최고 성적을 **최고 명료도**(PB_{max})라고 한다(Eldert & Davis, 1951). **자극 강도별 일음절 낱말 수행 특성**(performance-intensity function for PB word lists, PI-PB)은 이전에 사용하던 용어인 조음 이득 특성을 대치한다. 자극 강도별 PB 낱말 수행 특성은 다양한 검사 도구마다 구할 수 있다. 예를 들면 **자극 강도별 어음 인지 특성**(PI functions for speech recognition, PI-SR) 등으로도 사용할 수 있다. 이 특성의 평가와 진단적 가치에 대해서는 이 책 뒷부분에서 다시 이야기한다.

자극 어음 강도

어음이해도 검사와 별개로 감각 단위는 이미 설정한 강도보다 높은 정도를 말하며, 여기서는 두 귀 각각에 들려주는 어음 강도가 어음청취역치(SRT)보다 얼마나 높은가를 말한다. 따라서 이 감각 단위로 표시하는 자극은 청력손실 정도와 청력도 형태에 따라 달라진다. 만약, 특정 어음 강도에서만 어음이해도를 검사한다면 100%에 이르지 않는 한 피검자의 최고 명료도는 알 수 없다. 따라서 이상적인 어음이해도 검사는 최소 두 개 이상의 어음 강도에서 검사하여야 한다. 첫 번째 검사는 쾌적 강도(MCL)상 5~10 dB 정도에서 시행하는 것이 좋다. MCL보다 5~10 dB 높은 어음 강도에서는 대체로 모든 어음을 들을 수 있어서 최고의 수행력에 가까운 결과를 얻을 수 있다. 다음으로 두 번째 어음 강도는 매우 강한 소리를 이용하는데, 일반적으로 90 dB HL을 사용한다. 이렇게 강한 자극은 수행력이 다시 낮아지는 rollover(그림 5.1 참조)가 있는지를 확인하기 위함이다. Rollover는 와우 이후 청신경 영역의 손실을 암시한다. 어음 강도를 더 높이거나 낮추는 것은 어음 강도에 따른 특성을 좀 더 구체적으로 확인하기 위한 것이다. 보통 말소리 정도(45~50 dB HL)에서 검사하는 것은 의사소통에 어려움을 느끼는 경우나 보청기 이득을 예후하여 상담에 활용하기 위한 것이다.

어음이해 검사의 문제점

정상 청력자와 전음성 난청자에게서 낱말 검사의 검사-재검사 신뢰도는 양호하다. 이러한 일관성은 주로 감각신경성 난청자에서 낮아지기도 한다(Engelberg, 1968). Thornton과 Raffin(1978)은 특정 개인의 어음이해도에서 유의한 차이가 검사의 문항 수와 실제 점수에 의존한다 하였다. 통계적 관점에서는 어음이해도가 50% 정도로 중간 범위일

표 5.3 낱말 어음이해도 평가를 위한 일반 지침서(Goetzinger, 1978)*

낱말 어음이해도(%)	일반적인 낱말 이해 능력
90~100	정상 범위
75~90	전화 듣기와 비슷한 경미한 어려움
60~75	중등도 어려움
50~60	심한 어려움; 특히 따라 말하기와 같은 의사소통에서 현저한 어려움을 느낀다
50 이하	매우 심각한 어려움; 일상적 담화가 불가능할 수 있다.

* 기준 적용을 위한 주의 사항은 이 책의 내용을 참조.

때 유의성이 가장 크고, 0이나 100%의 극한 값일 경우 유의성이 가장 작다. Thornton과 Raffin(1978)은 같은 환자에서 구한 두 개의 어음이해도가 중간 범위에 있을 경우, 이 두 값이 통계적으로 유의한 차이를 갖기 위해서는 20% 이상이어야 한다고 보고하였다. 일반적으로 변화는 문항의 수가 많아지면 적어질 것으로 추측할 수 있다. 따라서 특정한 피검자의 어음이해도가 높아지거나 낮아졌다면 이 변화가 실질적인 변화인지에 대한 결정에 주의가 필요하다.

어음이해도 검사 결과는 피검자가 실생활에서 느끼는 다양한 불편과 연결하여 설명할 필요가 있다. 예를 들어 "검사 결과는 어떤 소리를 들을 경우 72%를 이해할 수 있는 것으로 나왔습니다."라고 말한다면 이는 지나치게 단순하고 비전문가적 의견을 말하는 것과 같다. 이것은 문맥상 단서, 입술 및 표정 읽기, 주변 소음, 발화 명료도 등 실제 생활에서의 다양한 요인을 무시한 것이기 때문이다. Goetzinger(1978)는 **표 5.3**과 같은 어음이해도 평가를 위한 일반 지침서를 발표하였다. 이 표는 어느 정도 도움이 되겠지만 완벽한 것으로 해석하지 말아야 한다. 따라서 많은 피검자들의 어음이해도 성적은 일상적 대화에서 느끼는 것보다 훨씬 좋게 나타나고 다른 것과 비교해도 비슷하지 않다. 어음이해도 검사는 진단에 도움이 될 수 있지만 실생활에서 의사소통 능력을 완벽하게 예측하는 데 여전히 한계가 많다.

골도 어음이해도 검사

심한 혼합성 난청은 기도 청력손실 정도가 심해서 가장 좋은 어음이해도 성적을 구하기 어려운 경우가 있다. 상당수의 혼합성 난청의 경우 SRT 검사에서 설명한 것과 같은 방법으로 골도 검사를 이용하여 최상의 어음이해도를 구할 수 있다. 비록 골도 검사는 일상적으로 수행하지 않지만 때때로 유용한 정보를 제공할 수 있다.

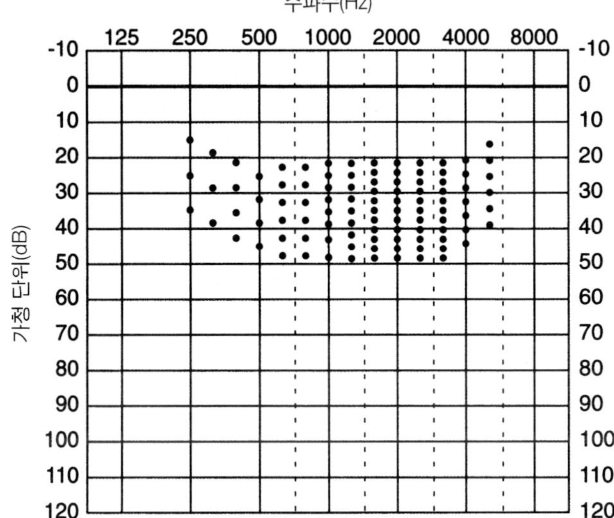

그림 5.3 청력도상 가청 점. 피검자의 가청역치보다 낮은 곳에 있는 점의 수는 난청자가 3~6피트 거리에서 회화 어음을 들을 수 있는 백분율을 의미하는 가청지수이다.

어음이해, 가청지수, 언어치료 응용

특정 청력손실에서 어음 자극을 들을 수 있는 정도는 해당 난청자의 어음이해도를 추정할 수 있는 단서이다. 이러한 추정 값을 원래 조음 이득 특성 검사에서 사용한 용어인 **조음지수**(articulation index)라 했으나 요즘은 **가청지수**(audibility index, AI)라는 용어로 자주 사용한다.

원 용어인 조음지수의 계산 공식은 결과를 쉽게 이해할 수 있도록 단순화하는 데 주안점이 있었다(Clark, 1992; Killion, Mueller, Pavlovic, & Humes, 1993). 이러한 취지에 따라 가청지수(AI)는 청력도의 가청 단위마다에 점을 그려 넣고, 단순히 이 점의 수를 헤아린다(**그림 5.3**). 이 값은 백분율로 표시하며, 청력손실에도 불구하고 난청자가 3~6피트 거리에서 대화 음성 에너지를 들을 수 있는 정도를 의미한다.

일반적으로 AI가 낮아지면 소리를 수용할 수 없는 한계가 많아진다(Holcomb, Nerbonne, & Konkle, 2000). 임상적 측면에서 AI는 약 45~50 dB HL 정도인 보통 말소리 강도에서 어음이해도를 반영한다. 청력도에 표시된 점들은 특정 청력손실이 주는 영향에 대해 고민하거나 보청기 사용 전후를 비교한 시각적 자료로서 유용하다.

청력도에 피검자의 청력검사 결과를 기록한다는 것은 언어병리전문가가 언어치료 서비스를 제공할 때 난청자가 들을 수 있는 어음 주파수 성분이 무엇인지를 보는 것이라 생각하면 쉽다. 무성 자음 음성은 1,500 Hz 범위에 분포하고, *f*, *s*, *th* 등과 같은 자음의 음성 에너지는 4,000 Hz 영역에 분포한다. 맨 귀 청력이나 교정 청력이 목표 어음의 소

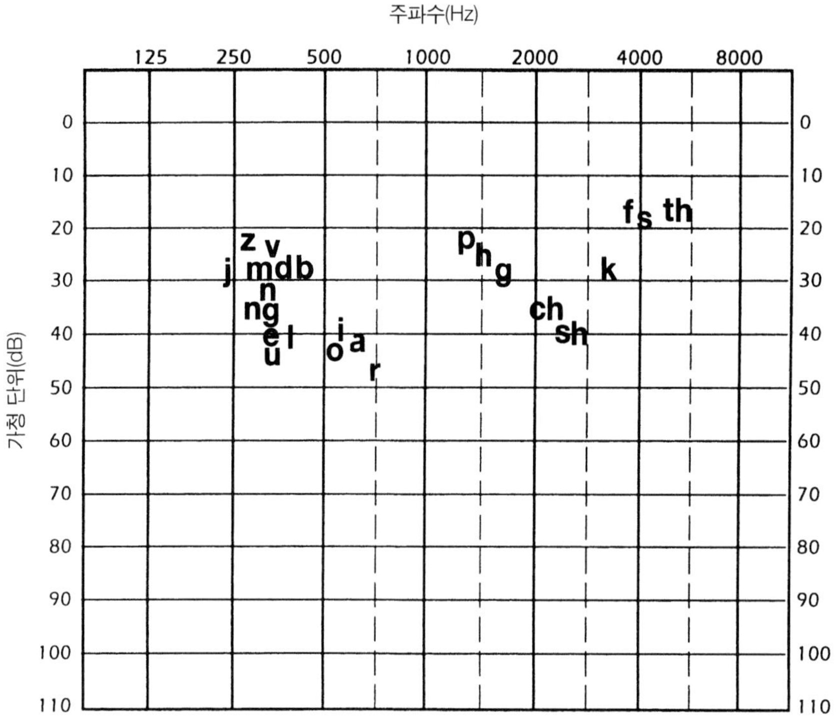

그림 5.4 음소 분포 청력도는 특정 난청자가 들을 수 있는 어음을 시각화한 것이다. 이 청력도에서 음소는 가청역치보다 높은 강도에 있어야 피검자가 들을 수 있다. 고음역 청력손실은 고주파수에 분포하는 치조음, 무성 파찰음 등의 청취 능력을 감소시켜 난청자가 "사람들의 말소리는 들을 수 있는데, 도대체 무슨 말을 하는지 알아들을 수가 없다."라고 자주 불만의 소리를 낸다.

리를 완전히 수용하지 못하는 난청자에게 청각적 접근법으로 어음 변별 훈련과 언어 산출 치료에 집중하는 것은 도움이 되지 않는다. 따라서 난청자가 어떤 소리를 들을 수 있고, 어떤 소리를 들을 수 없는지를 언어병리전문가에게 빠르게 제공하여 효과적인 언어 치료법을 결정할 수 있도록 조언해야 한다. **그림 5.4**는 음소 분포 청력도이다.

난청자가 보청기를 사용할 때와 사용하지 않을 때 음소를 듣고 이해할 수 있는 정도는 교사, 보호자, 주 양육자 등에게 설명하는 데 유용하다. 어음이해와 난청 관리 등에 대해서는 15장에서 좀 더 설명한다.

전산화 어음청력검사

어음청력검사는 다른 주관적 청력검사들과 마찬가지로 충분한 교육과 연습을 통해 시행하고, 이렇게 획득한 결과는 과학적 의미를 갖는다. 대부분의 경우, 이 검사들은 과학적이며 체계적인 방법으로 논리적 결정 과정을 통해 수행한다. 40여 년 전, Wittich, Wood와 Mahaffey(1971)는 차폐 여부, 피검자 반응 분석, 청력도 기록 등을 포함한 어음청취역치와 어음이해도를 컴퓨터로 프로그램하여 사용하였다. 이들은 컴퓨터를 이용한 검사 결과가 숙련된 청각전문가가 검사한 결과와 비교하여 높은 상관관계가 있는 것으로 보고하였다. 여기에 전산화 어음청력검사는 특별한 제한 없이 육성검사를 시행할 수 있다.

실전 해설

컴퓨터 프로그램 개발은 많은 청력검사를 자동으로 수행할 수 있다. 청력을 검사하지 않고서는 치료 및 재활을 수행할 수 없다는 점에서 자동화는 매우 반가운 일이다. 그러나 청각학의 모든 것이 청력검사라고만 잘못 생각하고 있는 사람들에게는 매우 조심스러운 일이다. 자동화 청력검사는 그 노력을 인정하고 허용하더라도 청각학은 효과적인 난청 치료라는 더 큰 목표를 가지고 있음을 기억하여야 한다.

심화 증례 학습

여기서는 기본 어음청력검사 결과 분석 등에 대하여 설명한다. 아래에 소개하는 증례들을 보기 전에 4장의 순음청력검사 결과를 기초로 어음청력검사에서 무엇을 알고자 하는지, 여섯 개의 증례에서 어음청취역치(speech recognition threshold, SRT), 어음이해도(speech recognition score, SRS), 쾌적 강도(most-comfortable loudness, MCL), 불쾌 강도(uncomfort loudness, UCL), 어음이해도를 구하기 위한 어음 강도 등을 계산하기 바란다.

증례 1: 전음성 난청 – 외이 질환

어음 자극은 기도 수화기를 통해 들려주었으나 실제로는 골도 전도를 일으켜 진동으로 느낀 것으로 보인다. 어음청취역치는 50~60 dB HL 정도인 순음청력손실 평균과 일치해야 하며, 어음이해도는 90~100% 범위에 있어야 할 것으로 예상된다. 쾌적 강도는 어음청취역치보다 40~50 dB 높게 있을 것으로 추정되며, 불쾌 강도는 나타나지 않을 것으로 예상된다. 어음이해도 검사를 위한 감각 단위는 30 dB SL 정도이면 될 것이다. 증례 설명 첫 번째 문장에 나타난 설명을 감안하면, 어음 자극은 두 귀 중 특정 한 귀를 자극하더라도 두 귀 중 어느 귀가 듣는 것인지는 확실히 알 수 없다. 이러한 상황을 차폐 딜레마(masking dilemma)라 하며, 6장에서 설명한다.

증례 2: 전음성 난청 – 중이 질환

두 귀 어음청취역치는 2분법이나 3분법 순음청력손실 평균과 일치해야 한다. 이 증례는 35 dB HL정도이며, 어음이해도는 거의 100% 정도로 아주 높을 것으로 예상된다. 전음성 난청의 경우 쾌적 강도는 일반적으로 정상 청력과 거의 같은 감각 단위에서 나타나며, 이 증례는 약 45 dB SL인 80 dB HL에서 관찰될 것으로 예상된다. 어음 자극과 주파수 성분이 있는 대역 잡음에 대한 불쾌 강도는 청력검사기 최대 자극 강도까지 관찰되지 않을 것으로 예상된다. 어음이해도는 30 dB SL로 시작하여도 좋을 것이고, 다른 자극 강도를 주더라도 유용한 결과를 얻을 수 있다. 이 전음성 난청의 역치상 검사들에 대한 차폐도 필요하다.

증례 3: 감각신경성 난청 – 내이 질환

이 피검자의 두 귀 어음청취역치는 2분법이나 3분법 순음청력손실 평균인 약 35 dB HL 범위에서 관찰되어야 한다. 감각신경성 난청의 어음이해도는 청력손실 정도에 비례하여 점차 나빠지는 것이 일반적이다. 이 피검자의 합리적인 어음이해도는 70~80% 정도로 예상되며, 쾌적 강도는 와우 손상이 원인인 감각신경성 난청의 경우 일반적으로 낮아진다. 따라서 25~30 dB SL, 즉 60~65 dB HL 정도로 기대된다. 어음 강도를 약간 높여 반복 검사할 경우 고음역 어음 신호 청취를 개선시킬 수 있고(**그림 5.7 참조**), 결과도 약간 향상될 수 있다. 경쟁 잡음을 주고 대화 어음 강도인 45~50 dB HL로 검사하면 난청자나 그 가족에게 청력손실이 미치는 영향과 보청기 사용 이득 등에 관해 설명하는데 좋은 참고가 될 수 있다. 불쾌 강도는 낮아지기 때문에 80~90 dB HL 정도로 예상된다. 90 dB HL과 같은 높은 어음 강도에서 어음이해도를 구하면 감각성(내이성) 난청 진단에 중요한 정보를 획득할 수 있다. 높은 어음 강도에서의 어음이해도는 먼저 고음역의 어음 성분을 들을 수 있는 30 dB SL에서 구한 후, 두 번째 검사로 90 dB HL을 시행해야 한다.

ꕥ 증례 4: 감각신경성 난청-청신경 질환

피검자의 오른쪽 귀는 모두 정상이다. 어음청취역치는 0 dB HL, 어음이해도는 40~50 dB HL 정도에서 시행하여 100%, 불쾌 강도는 계기상 최대 강도 근처에서 관찰될 수 있다. 그러나 왼쪽 귀는 저음역은 거의 정상에 가깝고, 나머지 주파수는 극적인 변화가 관찰된다. 어음청취역치는 정상 범위에서 관찰될 수 있으나 어음이해도는 청신경 손상이 어음 자극을 왜곡시키기 때문에 낮아지며, 특히 높은 어음 강도에서 더 심하게 낮아질 수 있다. 쾌적 및 불쾌 강도는 오른쪽 귀와 거의 비슷할 것으로 예상된다.

ꕥ 증례 5: 비기질성 난청

이 증례는 검사 과정이 도전의 연속이다. 피검자가 매우 작은 소리에도 반응하여야 한다는 원칙을 충실히 따르지 않고 있다는 것을 알 수 있다. 순음을 들려줄 때와 같은 방법으로 어음 자극을 들려주어, 오른쪽 귀의 어음청취역치, 어음이해도, 쾌적 강도, 불쾌 강도 모두 정상 범위에서 관찰되었다. 그러나 왼쪽 귀는 어떤 어음 자극에도 응답하지 않았다. 순음의 경우와 마찬가지로, 왼쪽 귀에서 반응이 전혀 관찰되지 않는 것은 깊이 생각하지 않아도 비기질성 난청의 증거임을 알 수 있다. 이것은 헤드폰 수화기를 사용하는 경우 50 dB HL, 삽입형 수화기를 사용하는 경우 80 dB HL 정도에서 반드시 음영청취(shadow hearing)가 일어나기 때문이다. 검사 방법 재교육, 왼쪽 귀가 농이라는 사실 설명과 함께 적극적 협조를 요청하는 설득에도 불구하고 피검자는 일관되게 반응하지 않을 수 있다. 이 경우 비기질성 난청 가능성이 점점 높아지며, 설사 어떤 응답이 있더라도 정확한 청력손실 정도를 알 수 없다. 이 피검자들에 대해서는 지금까지 설명한 것보다 더 복잡한 검사가 필요하다. 이에 대해서는 다음 장에서 설명한다.

ꕥ 증례 6: 유소아 피검자

이 유아의 문제 중 하나는 말 언어 발달의 지연이며, 심한 청력손실이 의심된다. 그러나 5장에서 설명한 검사 도구들을 사용할 경우 협조하지 않을 것으로 판단된다. 이러한 유소아 평가는 항상 성인과 같은 방법으로 시작하고 필요에 따라 방법을 수정하는 것이 좋다. 유소아 어음청력검사는 8장에서 설명하고, 이 증례에 대해서도 함께 검토한다.

＊ 요약

어음청력검사는 어음청취역치(speech recognition threshold, SRT), 어음탐지역치(speech-detection threshold, SDT), 쾌적 강도(most comfortable loudness level, MCL), 불쾌 강도(uncomfortable loudness level, UCL 또는 loudness discomfort level, LDL), 가청 범위[dynamic range, DR; 또는 쾌적 음량 범위(range of comfortable loudness, RCL)], 어음이해도(speech-recognition score, SRS 또는 word recognition score, WRS) 등의 어음에 대한 역치를 구한다. 어음청력검사는 기도 수화기, 골도 수화기, 스피커 등을 이용하여 두 귀를 따로 또는 동시에 검사할 수 있다. 검사 도구는 2음절 낱말, 단음절 낱말, 문장 또는 연결 발화 등이 있고, CD와 같은 녹음 재생 장치를 이용한 녹음 어음이나 마이크를 통해 육성으로 들려줄 수 있다. 때로는 기도 수화기로 들려준 소리가 골도 전도를 통해 검사하지 않는 귀로 들릴 수도 있다. 소리가 교차 전달(cross hearing)되어 음영청취하는 경우 검사하지 않는 귀를 차폐하여 이를 제거해야 한다. 이에 대해서는 6장에서 설명한다.

어음청력검사는 피검자의 청력손실과 음량 균형, 어음이해 등의 정보를 추가로 활용하여 순음청력검사 결과를 보완한다. 어음청력검사로 얻은 정보는 청각계통에서 병소부위를 확인하는 것은 물론 청각학적 재활에도 유용하다.

4장에서 보여 준 결과들인 정상 청력, 전음성 난청, 감각신경성 난청은 **그림 5.5, 5.6, 5.7**로 반복한다. 이 그림들은 차폐를 포함한 어음청력검사에서 얻을 수 있는 결과이다.

다시 보기 표 5.1 어음청력검사 평가 항목 요약

검사	목적	도구	단위
SRT	어음청력손실 정도 순음청력검사 검증	2음절 낱말, 무미건조 발화	dB
SDT	어음을 느끼는 정도(난청 정도)	무미건조 발화	dB
MCL	어음을 편하게 느끼는 강도	무미건조 발화	dB
UCL	어음을 불편하게 느끼는 강도	무미건조 발화	dB
RCL (DR)	말소리를 듣는 크기 범위	무미건조 발화	dB
SRS	어음을 이해하는 정도	PB 낱말, CNC 낱말, 라임 낱말, 문장	%

AIR CONDUCTION

Earphones Insert ☒ Supra Aural ☐	RIGHT									LEFT								
	250	500	1000	1500	2000	3000	4000	6000	8000	250	500	1000	1500	2000	3000	4000	6000	8000
Masking Type	5	0	5/5	5	0	5	10	5	5	0	5	5/5	5	5	0	0	0	5
WB ☐ NB ☐																		
EM Level in Opp. Ear																		

BONE CONDUCTION

Placement Forehead ☒ Mastoid ☐	RIGHT						FOREHEAD						LEFT					
	250	500	1000	2000	3000	4000	250	500	1000	2000	3000	4000	250	500	1000	2000	3000	4000
Masking Type							0	5	5	5	5	0						
WB ☐ NB ☐																		
EM Level in Opp. Ear																		

	2 Freq	3 Freq	Variable	WEBER							2 Freq	3 Freq	Variable
Pure Tone Average	0	2	5	M	M	M	M	M	M	Pure Tone Average	5	5	5

A

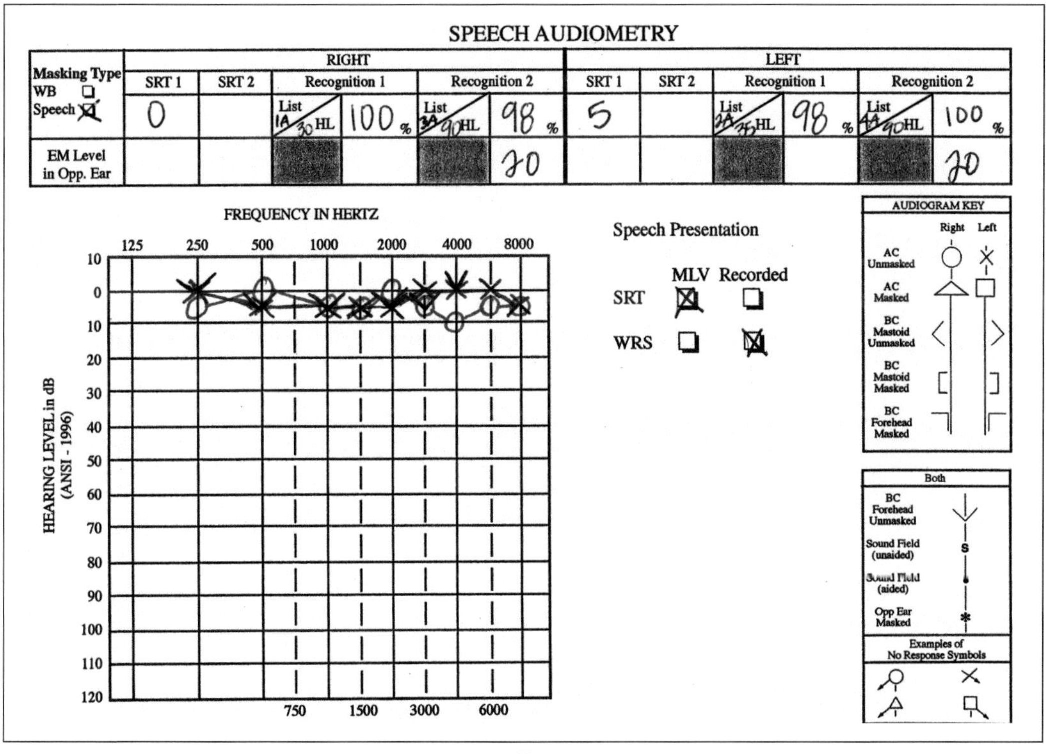

SPEECH AUDIOMETRY

Masking Type	RIGHT						LEFT					
WB ☐ Speech ☒	SRT 1	SRT 2	Recognition 1		Recognition 2		SRT 1	SRT 2	Recognition 1		Recognition 2	
	0		List 1A 30 HL	100 %	List 3A 90 HL	98 %	5		List 2A 35 HL	98 %	List 4A 90 HL	100 %
EM Level in Opp. Ear						70						70

B

그림 5.5 (A) 양측 정상 청력. (B) 어음청취역치(SRT)는 순음청력도의 2분법, 3분법 순음청력손실 평균(PTAs)과 비교한다. 두 귀 각각의 어음이해도(WRS)는 30 dB SL과 90 dB HL에서 모두 매우 높다. 높은 어음 강도에서의 검사는 차폐가 필요하다. 차폐는 6장에서 설명한다.

AIR CONDUCTION

Earphones: Insert ☒ Supra-Aural ☐	RIGHT									LEFT								
	250	500	1000	1500	2000	3000	4000	6000	8000	250	500	1000	1500	2000	3000	4000	6000	8000
Masking Type WB ☐ NB ☐	35	40	~~45~~ 45	40	40	50	45	50	55	40	40	~~45~~ 45	45	50	55	55	60	60
EM Level in Opp. Ear																		

BONE CONDUCTION

Placement: Forehead ☒ Mastoid ☐	RIGHT						FOREHEAD						LEFT					
	250	500	1000	2000	3000	4000	250	500	1000	2000	3000	4000	250	500	1000	2000	3000	4000
Masking Type WB ☐ NB ☒	5*	5*	15*	20*	20*	15*	5	5	15	20	20	15	10*	5*	15*	20*	20*	20*
EM Level in Opp. Ear	40	40	45	50	55	55							45	40	45	40	50	55

	2 Freq	3 Freq	Variable	WEBER							2 Freq	3 Freq	Variable
Pure Tone Average	40	42	43	M	M	M	M	M	M	Pure Tone Average	43	45	50

A

SPEECH AUDIOMETRY

Masking Type WB ☐ Speech ☒	RIGHT						LEFT					
	SRT 1	SRT 2	Recognition 1		Recognition 2		SRT 1	SRT 2	Recognition 1		Recognition 2	
	45		List 1A / 80 HL	100* %	List 3A / 90 HL	98* %	45		List 2A / 80 HL	98* %	List 4A / 90 HL	100* %
EM Level in Opp. Ear				45		55				45		55

FREQUENCY IN HERTZ: 125, 250, 500, 1000, 2000, 4000, 8000 (750, 1500, 3000, 6000)

HEARING LEVEL in dB (ANSI - 1996): 10, 0, 10, 20, 30, 40, 50, 60, 70, 80, 90, 100, 110, 120

Speech Presentation

	MLV	Recorded
SRT	☒	☐
WRS	☐	☒

AUDIOGRAM KEY (Right / Left): AC Unmasked; AC Masked; BC Mastoid Unmasked; BC Mastoid Masked; BC Forehead Masked

Both: BC Forehead Unmasked; Sound Field (unaided) S; Sound Field (aided); Opp Ear Masked *

Examples of No Response Symbols

B

그림 5.6 (A) 양측 전음성 난청. (B) 순음청력손실 평균(PTAs)은 어음청취역치(SRT)와 일치한다. 두 귀 어음이해도(WRS)는 90 dB HL의 어음 강도에서도 높게 관찰된다. 검사 과정마다 차폐가 필요하며, 차폐는 6장에서 설명한다.

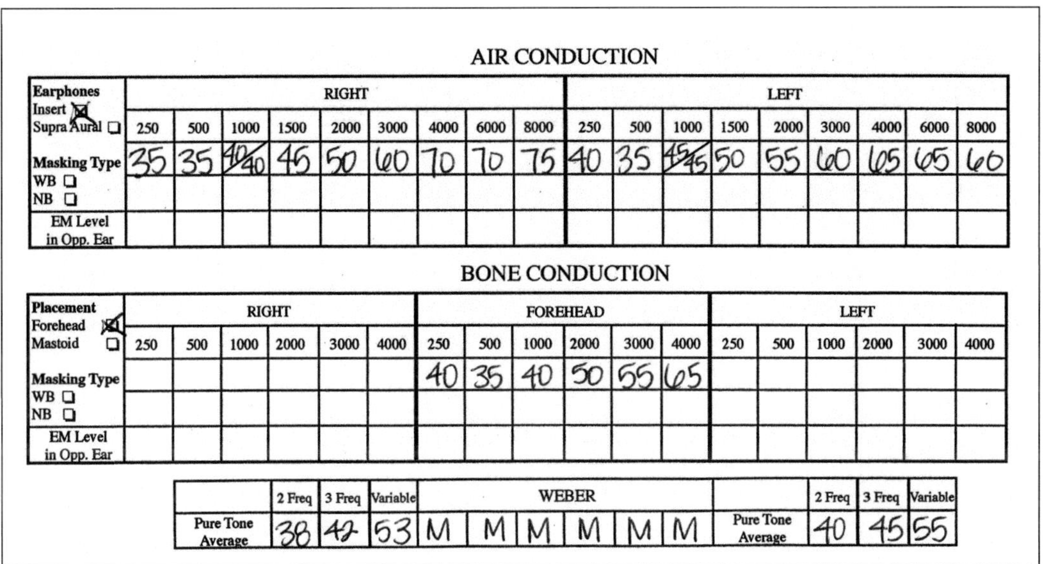

AIR CONDUCTION

Earphones Insert ☒ Supra Aural ☐	RIGHT 250	500	1000	1500	2000	3000	4000	6000	8000	LEFT 250	500	1000	1500	2000	3000	4000	6000	8000
Masking Type	35	35	~~40~~ 40	45	50	60	70	70	75	40	35	~~45~~ 45	50	55	60	65	65	60
WB ☐ NB ☐																		
EM Level in Opp. Ear																		

BONE CONDUCTION

Placement Forehead ☒ Mastoid ☐	RIGHT 250	500	1000	2000	3000	4000	FOREHEAD 250	500	1000	2000	3000	4000	LEFT 250	500	1000	2000	3000	4000
Masking Type							40	35	40	50	55	65						
WB ☐ NB ☐																		
EM Level in Opp. Ear																		

	2 Freq	3 Freq	Variable	WEBER							2 Freq	3 Freq	Variable
Pure Tone Average	38	42	53	M	M	M	M	M	M	Pure Tone Average	40	45	55

A

SPEECH AUDIOMETRY

Masking Type	RIGHT SRT 1	SRT 2	Recognition 1		Recognition 2		LEFT SRT 1	SRT 2	Recognition 1		Recognition 2	
WB ☐ Speech ☐	35		List 1C / 65 HL	78 %	List 3C / 90 HL	76 %	40		List 2C / 70 HL	80 %	List 4C / 90 HL	82 %
EM Level in Opp. Ear												

FREQUENCY IN HERTZ

125 250 500 1000 2000 4000 8000

750 1500 3000 6000

HEARING LEVEL in dB (ANSI - 1996)

10 0 10 20 30 40 50 60 70 80 90 100 110 120

Speech Presentation

	MLV	Recorded
SRT	☒	☐
WRS	☐	☒

AUDIOGRAM KEY

Right Left

AC Unmasked

AC Masked

BC Mastoid Unmasked

BC Mastoid Masked

BC Forehead Masked

Both

BC Forehead Unmasked

Sound Field (unaided)

Sound Field (aided)

Opp Ear Masked

Examples of No Response Symbols

B

그림 5.7 (A) 양측 감각신경성 난청. (B) 2분법, 3분법 순음청력손실 평균(PTAs)은 어음청취역치(SRT)와 잘 일치한다. 그러나 고음역 손실이 커서 다른 순음청력도와 비교했을 때보다 SRT가 낮다. 두 귀 어음이해도(WRS)는 다소 낮다.

＊ 자주 묻는 질문

Q 어음청력검사 시 음량 단위계의 바늘이 '0'을 가리키는 의미는 무엇인가? SDT, SRT, WRS에서는 어떤 낱말을 검사에 사용하는가?

A 음량 단위계의 바늘이 '0'을 가리킨다는 것은 청력검사기에 표시된 음강도가 수화기에도 전달되고 있다는 것을 의미한다. SDT는 무미건조 발화를, SRT는 2음절 낱말을, SRS는 단음절 낱말을 각각 사용한다.

Q 나이가 들면 불쾌 강도도 낮아지거나 높아지는가?

A 불쾌 강도는 나이가 들어도 분명하게 높아지지는 않는다. 그러나 누가현상이 동반되는 감각성(미로성) 난청에서는 불쾌 강도가 낮아질 수 있다.

Q 발성시 음량 단위계 바늘이 '0'을 가리키기 위해서는 어느 정도 연습해야 하는가?

A 개인차가 있다. 대체로 적은 노력과 시간으로도 가능하다.

Q 유아 어음이해도 검사에서 보기를 주는 방법과 주지 않는 방법 중 어느 것을 자주 사용하는가?

A 유아의 나이와 발달 정도에 따라 다르다. 더 어린 유아에게는 WIPI와 같이 보기를 주고, 좀 더 나이 든 유아에게는 유아용 낱말 목록인 PBK를 사용하거나 성인용 단음절 낱말을 사용한다.

Q 보청기 평가에서도 MCL을 사용하지 않는 이유는 무엇이라 생각하는가?

A 기도 수화기를 이용해서 MCL을 검사하기도 하지만 진단적으로 크게 활용하지 않기 때문에 검사하지 않는 것으로 보인다. 만약, MCL이 대화 어음 강도인 45 dB HL 정도보다 높은 경우 난청자 상담에 유용한 자료로 활용할 수 있다.

Q 어음 강도 특성(PI function)으로 무엇을 확인할 수 있는가?

A 곡선의 모양에 따라 전음성, 미로성(감각성), 후미로성(신경성)의 난청 성질을 판단하는 데 유용한 기준이 된다. 특히 곡선의 크게 꺾일수록(rollover) 도움이 많다.

Q 감각신경성 난청에서 어음이해도가 낮아지는 이유는?

A 감각신경계가 손상되면 어음 신호를 왜곡하며, 많은 경우 음소 인지는 말소리를 크게 하더라도 도움이 되지 않는다.

Q 신호 대 잡음비는 무엇인가?

A 이 용어는 비율을 의미하지 않는다. 이 용어는 원하는 신호와 원하지 않는 신호(잡음)의 차이를 dB로 표현한다. 신호의 강도가 크면 '+' 신호와 숫자를, 잡음의 강도가 크면 '−' 신호와 숫자를 기록한다.

Q 전음성 난청의 어음이해도는 대부분 완벽하게 정상을 보인다. 그렇다면 어떻게 정상 청력자와

구분할 수 있는가?

A 순음과 어음에 대한 가청역치를 이용하여 감별한다.

Q Rollover 비율을 이용한 진단 기준은?

A 0.25보다 큰 경우 후미로성 병변으로 판단한다.

Q 어음탐지역치검사에서 낱말 대신 문장을 사용하는 이유는?

A 소리가 들린다는 것을 판단하기 위해서는 충분히 긴 신호를 들어야 한다. 낱말의 길이는 이러한 판단을 내리기 충분하지 않기 때문이다.

Q 단음절 낱말보다 2음절 낱말의 이해도 곡선의 경사가 큰 이유는?

A 자극이 길고, 단어에 포함된 음소와 음절이 많기 때문에 쉽게 인지할 수 있다. 강강격 낱말은 2음절이고, 낱말이해도는 단음절 낱말을 이용한다.

Q 고음역 손실이 큰 난청자를 위한 어음이해도 검사는?

A 캘리포니아 자음 검사가 가장 일반적이다.

Q 우리말을 제외한 다른 언어를 사용하는 어음이해도 검사도 있는가?

A 그렇다.

Q 타국어를 이용한 어음청력검사에 대한 신뢰도와 타당도는 충분히 검토된 것으로 보는가?

A 검사 언어에 따라 다르다.

Q 2분법 순음청력손실 평균이 어음청력을 예측하는 데 가장 좋은 이유는?

A 어음청취를 예측하는 데 종종 활용하기는 하지만 항상 그런 것은 아니다. SRT 예측에는 많은 인자가 관여한다. 고음역 청력손실은 많은 경우 저음역을 통해 더 많은 단서를 얻는다. 따라서 모음은 충분한 단서가 있지만 자음은 2음절 낱말에서 추측한다. 따라서 이렇게 고음역 청력손실이 큰 난청자들의 경우 2분법 순음청력손실 평균이 어음청력을 가장 잘 예측할 수 있다.

Q 어음이해도 검사 시 어음 강도는 어떻게 결정하는가?

A 감각 단위는 두 귀 각각 따로 구하여 사용하거나 두 귀 동일한 강도를 사용하기도 하고, 쾌적 강도를 사용하기도 한다. 동일 강도로 검사하여 최고 명료도가 100%에 이르지 않으면 피검자의 최대 수행력을 알 수 없다.

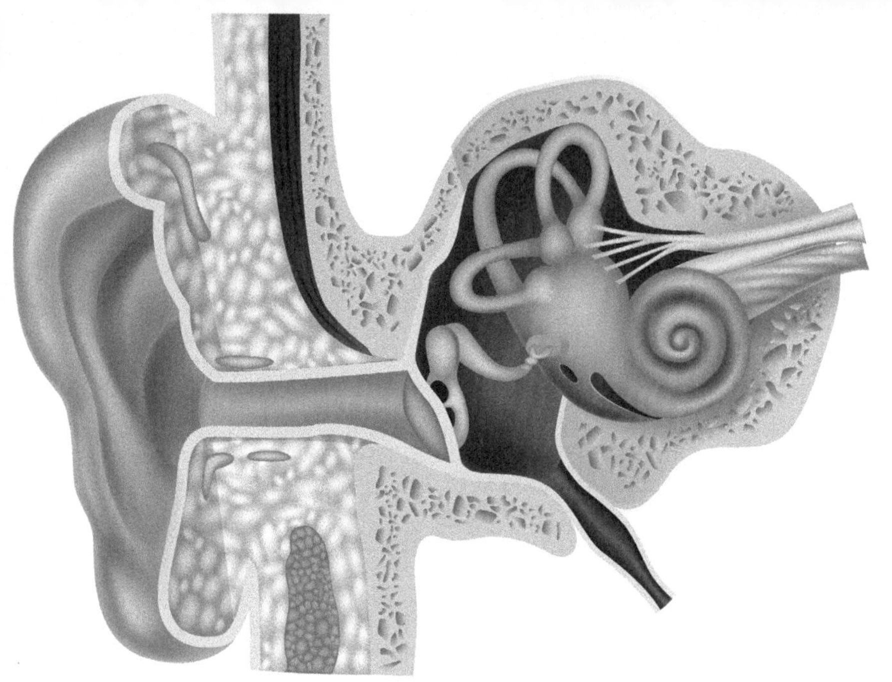

제 6 장

차폐

학습 목표

청각학적 평가는 필요한 경우 차폐 역치를 구하여야 하며, 이때 피검자는 검사 하지 않는 귀로 들려주는 소리에는 반응하지 않아야 한다. 이 장에서 학습할 내용은 다음과 같다.

- 교차 청력(음영 청취)의 개념
- 차폐가 필요한 경우
- 기도 및 골도 순음청력검사, 어음청취역치검사, 어음이해도 검사에서 차폐 결정과 차이
- 차폐 방법의 차이
- 순음청력검사와 어음청력검사의 차폐 잡음 스펙트럼 차이

시력검사에서는 한쪽 눈을 가리고 가리지 않은 눈을 검사한다. 이렇게 검사하지 않는 한쪽을 가리는 것을 차폐라 한다. 불행하게도 청력검사 동안에는 반대쪽 귀가 듣는 것을 막기 위해 시행하는 차폐가 그렇게 간단하지 않다. 골도 검사 과정에서 검사하지 않는 귀를 차폐하기 위해 수화기로 귀를 덮으면 검사 귀로 들려준 소리를 오히려 더 크게 듣기도 한다. 이 때문에 역치가 상승하기도 한다. 따라서 청각학적 평가에서 차

폐가 필요한 시기와 적용은 상황에 따라 매우 다양하다.

기도 및 골도 순음청력검사에서 교차 청력(음영 청력)

한 귀의 청력이 다른 쪽보다 50~70 dB 정도로 상당히 좋다고 가정해 보자. 이 경우 나쁜 귀에 들려준 소리는 청력이 나쁜 귀로 들었을 수도 있지만 소리가 수화기를 빠져나와 다양한 경로를 통해 잘 들리는 귀로 들을 수도 있다. 이렇게 소리를 주지 않은 좋은 귀로 듣고 반응한 결과를 청력도에 표시한 경우 이를 음영 청력도(shadowgram)라 한다. 기도 수화기를 통해 한 귀로 소리를 들려주더라도 실제로는 골도 전도를 통해 반대쪽 귀로 전달된다(Chaiklin, 1967; Martin & Blosser, 1970). 이 현상은 헤드폰 또는 삽입형 기도 수화기로 충분히 강한 소리를 들려주었을 때 나타날 수 있으며, 강한 소리가 기도 수화기를 나와 곧바로 두개골을 진동시키는 골도 전도를 일으키기 때문이다. 골도 전도를 일으키는 소리의 강도는 청력이 좋은 비검이 골도 가청역치보다 높아야 한다. 예를 들어 피검자의 검사 귀 가청역치가 매우 나쁘다고 가정한다. 이때 검사 귀 역치에 이르지 않지만 좋은 귀 가청역치보다 큰 소리를 들려주면 검사하지 않는 귀로 골도 전도되어 소리를 듣게 된다. 이 결과는 검사 귀 청력이 반응한 것보다 상당히 나쁠 것으로 예상할 수 있다.

머리에서 한쪽 귀 소리가 반대쪽 귀로 이동하면 전달 과정에서 에너지 손실이 생긴다. 이 손실은 한 귀에 들려준 소리와 다른 귀로 들은 소리의 차이를 말하며, 이를 **이간감약**(양이감쇠, interaural attenuation, IA)이라 한다. 기도 전도에서 이간감약은 개인마다 주파수마다 다르다. 서로 다른 두 가지 기도 수화기를 사용하여 구한 세 개의 연구

표 6.1 (A) Coles와 Priede(1968), (B) Zwislocki(1950), (C) Sklare와 Denenberg(1987)의 연구 결과를 기초로 한 헤드폰 및 삽입형 기도 수화기를 이용한 최소 이간감약

	이간감약 (양이감쇠, IA)		
주파수(Hz)	(A) 헤드폰 기도 수화기	(B) 헤드폰 기도 수화기	(C) 삽입형 기도 수화기
250	61	45	89+
500	63	50	94+
1,000	63	55	81
2,000	63	60	71
4,000	68	65	77

결과를 **표** 6.1에 소개한다.

음영 청력을 **교차 청력**(cross hearing)이라고도 한다. 교차 청력은 검사 귀(test ear, TE) 기도 자극 강도에서 이간감약을 뺀 값이 검사하지 않는 귀(nontest ear, NTE)의 골도 가청역치와 같거나 높을 경우 언제든 생길 수 있다. 자극 강도와 이간감약 및 골도 가청역치 사이의 관계는 다음과 같은 수식으로 표시할 수 있다.

$$AC_{TE} - IA \geq BC_{NTE}$$

특정 피검자의 이간감약은 사전에 미리 알 수 없다. 따라서 보수적인 접근이 필요하며, 헤드폰 기도 수화기를 사용한 경우 이간감약은 최소 40 dB로 본다. 삽입형 수화기는 헤드폰 수화기보다 이간감약이 더 크다. 위 공식에 40 dB 대신 70 dB을 대입한다. 이 말은 삽입 수화기를 사용하면 차폐가 필요한 경우가 훨씬 적어진다는 것을 의미한다.

골도 전도된 소리 자극은 골도 수화기를 댄 위치와 무관하게 어느 쪽 와우로 들었는지 확실하게 알 수 있는 방법이 드물다. 따라서 골도 검사 동안에는 늘 교차 청취가 일어날 수 있는 것으로 의심해야 하며 임상적 평가에서 골도 전도의 이간감약은 0 dB로 본다. 교차 청력의 문제를 극복하기 위한 많은 방법들이 있지만 이 책에서는 한 가지 방법만을 이야기하기로 한다.

실질적인 관점에서 보면, "순음청력검사를 하는 동안 피검자가 어느 쪽 귀로 듣고 반응한 것인가?"라는 질문은 중요한 문제이다. 기도 전도 검사의 경우에는 두 귀 각각이 듣는 정도 하나만큼은 알기 때문에 "어느 쪽으로 들리는지를 알 수 있다."라고 단호하게 말할 수 있다. 그러나 골도 전도 검사의 경우에는 전음성 난청인 **그림** 4.14, 혼합성 난청인 **그림** 4.15에서 보는 것처럼 두 뒤 각각의 골도 가청역치가 기도와 비교하여 전음성 요인이 포함되어 있고, 정상 청력인 0 dB HL과 비교하여 감각신경성 요인이 포함되어 있기 때문에 같은 대답을 할 수 있다. 만약, 골도 반응이 검사하지 않는 귀에서 나타난다면 검사 귀 결과는 완전히 잘못된 것이다. **그림** 4.14의 경우 골도 전도 신호를 어느 쪽 귀로 들었는지는 아무 문제가 되지 않는다. 이것은 기도-골도 차이가 없고, 두 귀 모두 비슷한 정도의 감각신경성 난청이기 때문이다. 결국 골도 전도 검사에서 교차 청력은 기도-골도 차이가 있을 때만 고려한다.

차폐

검사 과정에서 교차 청력이 의심된다면 각 단계마다 의심되는 요인을 제거해야 한다.

이를 위해 (1) 최초의 반응이 검사하지 않는 귀로 듣고 한 것인지, (2) 만약 그렇다면 검사 귀의 실제 가청역치는 어느 정도인지 등을 찾아가는 과정이다. 청각 신호를 올바르게 차폐하는 유일한 방법은 검사하지 않는 귀에 잡음을 들려주고, 검사 귀에서의 교차 청력을 제거하여 반응 역치를 상승시키는 것이다.

ASHA(2005)는 만약 어떤 사람의 같은 귀 골도 가청역치가 기도 가청역치보다 10 dB 또는 그 이상 차이가 나면 차폐할 것을 권고하고 있다. 그러나 전음성 난청 요인이 없는 피검자일지라도 기도와 골도 가청역치 사이에는 차이가 있을 수도 있고 때로는 골도가 기도보다 나쁘게 나타나기도 한다. 실제 임상에서는 10 dB까지의 기도-골도 차이는 정상적인 변동 범위로 보고 의미를 두지 않는다. 따라서 검사 귀에서 나타나는 기도-골도 차이가 10 dB을 넘어서면 교차 청력을 의심할 수 있다.

$$ABG_{TE} > 10 \text{ dB}$$

❀ 실전 해설

차폐를 하지 않으면 검사 결과는 검사하지 않는 귀의 반응일 가능성을 배제할 수 없다. 이러한 경우 언제라도 반드시 차폐를 해야 한다. 다시 말하면, 차폐를 하면 어떤 주파수에서든지 두 귀의 결과가 변할 수 있어서 난청 성질과 청력손실의 정도 등 진단이 달라질 수 있다. 적절한 차폐 후 구한 가청역치는 전음성 난청이 있을 경우 기도-골도 사이에 차이가 있고, 골도 가청역치는 정상 청력이어야 한다.

많은 청각전문가들은 피검자가 어느 쪽 귀로 듣고 반응한 것인지를 확신할 수 없기 때문에 골도 전도 검사의 경우 항상 차폐해야 한다고 주장하고 있다(Martin, Champlin, & Chambers, 1998). 이렇게 하면 많은 검사 시간이 필요하고, 불필요한 검사를 할 수 있으며, 피검자에게 불쾌감을 줄 수 있다. 그래서 일부 청각전문가들은 모든 검사에서 차폐를 하는 대신 이간감약 값을 활용하기도 하고, 교차 청력 가능성이 있는 10 dB를 이용하기도 한다. 그러나 골도 전도는 이간감약이 없다는 것을 항상 기억해야 한다.

차폐를 하지 않고 구한 골도 전도 결과는 진단이 달라질 수 있기 때문에 차폐를 할 것인가 하는 문제는 매우 중요하다. 표 6.2의 예처럼 같은 귀를 검사한 특정 주파수의 결과에서 네 가지 일상적인 기도-골도 차이 관계를 볼 수 있다. 차폐 골도 전도 검사에서 반응한 결과(가청역치)는 차폐를 하지 않았을 때와 비교하여 변하지 않을 수도 있고, 더 나빠질 수도 있다는 점을 꼭 기억해야 한다. 차폐를 하더라도 가청역치는 절대 좋아지지

표 6.2 비검이 차폐가 골도 가청역치 진단에 미치는 효과

	기도	골도	기도-골도 차이	진단의 변화
정상 청력	10	5	5	없다
감각신경성 난청	35	30	5	없다
전음성 난청	35	5	30	있다
혼합성 난청	60	35	25	있다

지 않는다.

만약, 좌우를 나누어 기록하는 청력도를 이용하는 경우 비차폐 전두 골도 가청역치를 따로 기록할 필요는 없다. 그러나 기도 검사에서 차폐가 필요한지를 결정하려면 모든 주파수의 두 귀 기도 가청역치를 전두 골도 가청역치와 반드시 비교해야 한다(다시 한 번 차폐 결정에 관한 $AC_{TE} - IA \geq BC_{NTE}$의 공식을 기억하라). 골도 차폐는 각각의 주파수에서 기도-골도 차이가 없다는 것을 반드시 확인한다($ABG_{TE} > 10$ dB). 만약, 차이가 없다면 차폐를 하지 않아도 된다.

표 6.2에서 정상 청력과 감각신경성 난청은 모든 검사 주파수에서 의미 있는 기도-골도 차이가 나타나지 않으며, 이것은 전음성 난청 요인이 없다는 것을 의미한다. 따라서 골도 검사에서 반대쪽 귀로 차폐를 하더라도 골도 가청역치는 변하지 않으며, 때로 차폐가 골도 가청역치를 기도보다 나쁘게 만들기도 한다.

표 6.2에서 보는 것과 같이 전음성 난청과 혼합성 난청은 모두 기도-골도 차이가 있다. 이 차이는 청력손실에 전음성 요인이 포함되었다는 것을 의미한다. 어떤 경우라도 골도 전도 가청역치가 차폐로 나빠졌다면 처음 검사로 얻은 가청역치가 검사하지 않는 귀로 들었다는 것을 의미하며 진단이 극적으로 변할 수 있다. 비검이로 자극 신호를 들었을 경우 차폐가 이를 막아 주기 때문에 결과에 나타난 전음성 난청이 실제로는 감각신경성 난청일 수 있다. 아울러 차폐를 하지 않았을 때보다 감각신경성 요인이 더욱 많아질 수 있다.

그러나 실제로 교차 청력이 나타날 확률은 우려한 것보다 낮다. 그러나 예방을 위해서는 교차 청력이 나타날 가능성을 항상 열어 두고 고민해야 한다. 이러한 염려는 차폐에 실패하는 것보다 불필요하게 시행하는 것이 오히려 낫기 때문이다. 따라서 청각학 임상에서는 자극 신호를 검사하지 않는 귀로 들었을 것으로 의심되면 차폐를 시행해야 한다.

❀ 실전 해설

임상 경험이 풍부한 청각전문가들은 유양 골도 검사로 검사 주파수의 기도-골도 차이가 관찰되지 않는 경우 정말로 차폐 검사를 하지 않아도 되는 것인지를 심각하게 고민해야 한다고 지적한다. 물론 두 귀 기도 전도 가청역치도 유양 골도 가청역치와 반드시 비교해야 한다. 이렇게 하면 청력도 해석 과정에서 추가 검사를 시행하지 않아도 되는 경우를 분명히 알 수 있다.

순음검사 차폐에서의 잡음 사용

순음검사의 차폐에서 잡음의 유효성 비교는 잡음의 스펙트럼, 잡음 강도 조절 다이얼 보정 방법, 잡음을 들려주는 수화기 종류 등을 포함한 여러 가지 변수를 이용한다. 이 다양한 요인들을 잘 이해하고 조절할 수 있다면 차폐는 생각보다 쉽다.

시판되고 있는 순음청력검사기로 사용할 수 있는 차폐 잡음에는 여러 가지 종류가 있다. 각각의 잡음은 특정한 스펙트럼이 있고, 이에 따라 효과적으로 차폐할 수 있는 주파수 대역이 서로 다르다.

백색 잡음(white noise)은 주파수마다 에너지가 거의 비슷하고, 상대적으로 주파수 범위가 넓은 잡음이다. 이 용어는 모든 스펙트럼을 담고 있는 빛을 백색 광선이라고 부르는 데서 착안한 것이다. 온열 잡음이나 가우시안* 잡음이라고도 하며, 소리는 '쉬' 하는 것처럼 들린다. 많은 청력검사기에 사용하는 수화기는 아주 고급은 아니어서 매우 높은 주파수의 소리를 출력할 수 없다. 이 때문에 이 기도 수화기는 백색 잡음에서 6,000 Hz 이상의 소리를 출력하는 데 제한이 따른다. 이러한 이유로 청력검사기가 발생시킨 백색 잡음은 **광역 잡음**(broad band noise)이라 하는 것이 더욱 정확한 표현일 수 있다.

순음에 대한 차폐의 경우에는 해당 순음의 주변 주파수 잡음을 이용하는 것이 효과적이며, 이는 이미 검증된 사실이다. 따라서 광역 잡음은 해당 순음 주변 주파수 이외의 소리들을 쓸모없이 중복해서 사용하는 결과를 초래하며, 이 때문에 차폐 효과에는 영향이 없는 소리들을 피검자에게 들려주는 모양이 된다. 이러한 문제는 광역 잡음 대신 대역 필터로 조절한 **대역 잡음**(narrow band noise)을 사용하여 해결한다. 디지털 기술은 원하는 대역 범위를 정해 원하는 주파수의 소리만을 담은 디지털 잡음을 출력할 수 있다.

각 순음은 **임계 대역**(critical band)의 잡음을 사용하여 최소의 소리를 주고 **최대 차폐**

---

* 독일의 수학자이자 물리학자인 Karl F. Gauss(1777~1855)의 이름에서 명명됨.

(maximum masking) 효과를 얻을 수 있다. 잡음 대역의 폭은 필요한 임계 대역보다 좁히면 차폐 강도를 높여야 한다. 반대로, 임계 대역을 넓히면 차폐 효과는 개선되지 않으면서 잡음 강도만 더 커진다. 대부분 청력검사기가 출력하는 대역 잡음은 그 폭이 임계 대역보다는 훨씬 넓다.

순음청력검사를 하는 동안 잡음을 들려주는 기도 수화기는 귀덮개 쿠션 MX-41/AR와 함께 TDH-39, TDH-49 또는 TDH-50P 등이 여전히 사용되고 있다. 삽입형 수화기를 선호하는 데는 귀를 덮어 생기는 폐쇄효과를 감소시킬 수 있어서 골도 전도 검사에 유리하다(Dean & Martin, 2000). 이 외에도 삽입형 수화기는 두개골을 감싸는 면적이 좁기 때문에 이간감약이 70~100 dB로 커서 유리하다. 삽입형 수화기 도음관 끝에 부착되어 있는 발포 고무 귀꽂이는 외이도 깊숙이 삽입할 수 있고, 15~20 dB 정도의 이간감약을 추가로 얻을 수 있다(Killion, Wilber, & Gudmundsen, 1985).

순음검사 차폐 잡음의 보정

순음검사용 차폐 잡음은 자극 순음과 마찬가지로 다이얼에서 선택한 강도와 실제 출력되는 잡음 강도가 일치하고, 다이얼을 올리거나 내리면 그에 맞게 조절되며 잡음 스펙트럼이 정확하게 출력되도록 매년 정기적인 전자 보정을 시행해야 한다. 조사에 따르면 차폐 잡음의 dB 기준은 음압 단위나 가청 단위를 일반적으로 사용한다. 그러나 임상에서는 청력검사기를 잘 보정하여 **유효 차폐**(effective masking, EM)의 개념을 널리 사용하고 있다.

유효 차폐는 특정 강도의 소리를 들을 수 없게 하는 데 필요한 최소 잡음 강도로 정의한다. 따라서 1,000 Hz에서 20 dB EM이라 하면 1,000 Hz 순음 20 dB HL의 소리를 들을 수 없게 하는 강도를 말한다. 마찬가지로 유효 차폐가 50 dB EM이라 하면 피검자가 50 dB HL의 소리를 들을 수 없게 하는 잡음 강도이다. 50 dB EM에서는 피검자의 청력손실이 50 dB HL 미만이라 가정하고 소리를 50 dB HL보다 한 눈금 높은 55 dB HL로 올리지 않는 한 청력손실 정도와 관계없이 50 dB HL의 소리를 듣지 못한다. 여기서 55 dB HL의 소리를 듣게 되는 것은 청력손실이 있는 검사 귀가 자극 순음과 잡음을 똑같이 감쇠시키고 있지만 자극 강도가 높아지면서 교차가 일어나기 때문이다.

유효 차폐 단위의 잡음은 10여 명의 정상 청력을 가진 사람을 대상으로 다음과 같은 과정을 통해 보정할 수 있다.

1. 청각 피로 현상을 예방하기 위하여 on/off 간격이 좁은 단속 순음을 사용하여 1,000 Hz 순음 30 dB HL을 한 귀로 들려준다.

2. 같은 귀에 대역 잡음을 들려준다.
3. 30 dB HL의 순음을 들을 수 없을 때까지 잡음을 5 dB 단위로 올려 준다. 그러나 35 dB HL의 순음은 반드시 들을 수 있어야 한다. 정확도를 높이기 위해 여러 차례 반복 검사한다.
4. 30 dB HL을 겨우 차폐한 잡음 강도 평균을 구한다. 평균은 5 단위 눈금에서 더 가까운 쪽을 선택한다.
5. 평균의 분산을 고려하여 충분히 넉넉하게 10 dB을 안전 값으로 추가하면, 이 값이 1,000 Hz에서 30 dB EM이다.
6. 이 값에서 30 dB을 빼면 1,000 Hz에서 0 dB EM이다.
7. 이 과정을 모든 주파수에서 시행한다.
8. 이 값들을 기록하여 두고, 청력검사기 잡음 강도 눈금 보정에 사용한다.

유효 차폐 강도를 구하는 기록 양식은 **그림 6.1**과 같고, 유효 차폐의 예는 **표 6.3**과 같다. 요즘 대부분의 청력검사기는 전체 검사 주파수에서 잡음 강도 눈금과 보정 값이 비슷해서 5 dB을 초과하는 경우가 드물다. 그러나 잡음 강도 눈금과 실제 강도 차이가 늘 유지되는 것은 아니기 때문에 자신이 사용하는 장비에 대한 주관적(심리음향학적) 보정을 반드시 시행해야 한다.

보정이 완료되면, 보정 값을 이용하여 어떤 주파수 어떤 강도에서도 잡음의 역치 강도부터 청력검사기 최대 잡음 강도까지 간단하게 차폐할 수 있다. 위 예와 같이 만약 0 dB EM에 필요한 보정 값이 +15dB이라면, 40 dB HL의 순음을 차폐하기 위해서는 잡음 강도 다이얼을 40 dB EM 눈금으로 맞추어야 한다. 따라서 청력검사기 잡음 눈금 다이얼은 15 dB을 보정하여 실제로는 55 dB HL에 맞추어야 한다. 장치 보정 값에는 안전 값이 포함되어야 하는데, 개별 차폐 강도를 구하여 적용하는 경우에는 안전 값을 더하지 않는다.

물론 차폐는 검사하는 기도 수화기 반대쪽으로 잡음을 들려주면서 시행한다. 이러한 과정은 자극하는 검사 소리가 한쪽으로 넘어가고 이 소리를 검사하지 않는 귀가 들었다고 가정하고 진행한다. 따라서 자극 순음이 실제로 편기되면 유효 차폐 잡음 강도를 검사하지 않는 귀로 들려주어 비검이로 교차 청력이 일어나지 않도록 해야 한다. 여기서 유효 차폐 잡음 강도는 비검이 차폐 역치에 안전 값과 보정 값을 더한 것과 같다. 차폐 수평은 유효 차폐 잡음 강도부터 나타난다(수평법은 곧 설명한다). 만약, 자극 순음의 편기가 일어나지 않으면 같은 강도의 잡음을 검사하지 않는 쪽으로 들려주더라도 듣는 데 영향을 주지 않는다. 이 말은 처음부터 자극 순음을 검사 귀로 계속 들었다는 것을 뜻한다. 이러한 과정은 모든 검사 주파수마다 시행해야 한다.

A	HL of Signal	30	30	30	30	30	30	30	30	30	30	30	30
B	Mean Noise Level												
C	Rounded to Multiple of 5												
D	Safety Factor												
E	Correction Factor (C + D)												
F	Subtract 30												
G	This is 0 dB EM (E – A)												
	Subject	125	250	500	750	1000	1500	2000	3000	4000	6000	8000	Speech
	1												
	2												
	3												
	4												
	5												
	6												
	7												
	8												
	9												
	10												
	11												
	12												

a. 각 주파수 순음과 2음절 낱말을 30 dB HL로 들려주면서 잡음도 같은 강도로 들려준다.
b. 순음 또는 어음 자극을 겨우 차폐할 수 있을 때까지 잡음 강도를 조작한다. 결과는 각각의 주파수 또는 어음 칸에 기록한다. 각 행의 결과를 B열에 기록한다.
c. B열 값은 5 단위 눈금에서 가까운 쪽을 선택하여 C열에 기록한다.
d. C열 값에 안전 값 10을 더한다.
e. C와 D를 더한 값이 30 dB EM이다.
f. 30을 빼고 E에 기록한다.
g. 이 값이 0 dB EM이다(F열 값에서 A열 값을 뺀다).

그림 6.1 정상 청력자를 대상으로 순음과 어음에 대한 0 dB EM을 구하여 기록하는 양식. 표의 칸은 각 과정을 수행한 후 채우고, G열의 결과는 청력검사기에 기록하여 사용한다.

차폐 보정의 또 다른 예를 들면, 삽입형 수화기를 사용한 피검자 역치가 다음과 같다고 가정한다.

오른쪽 귀 기도 전도 20 dB HL

오른쪽 귀 골도 전도 10 dB HL

왼쪽 귀 기도 전도 80 dB HL

표 6.3 유효 차폐의 예*

1 1,000 Hz 순음 dB HL	2 같은 귀 잡음 dB HL	3 차이	4 안전 값	5 30 dB EM 보정 값	6 유효 차폐를 위한 검사기 눈금	7 유효 차폐
30	35	5	10	+15	45	30
20	25	5	10	+15	35	20
10	25	5	10	+15	25	10
0	5	5	10	+15	15	0

*단위: dB, 10여 명의 정상 청력자를 대상으로 하여 1,000 Hz 순음 30 dB HL을 겨우 차폐하는 잡음 강도 평균이 45 dB HL로 나타났다.

이 증례는 오른쪽 귀를 차폐하고 왼쪽 귀 청력을 다시 검사해야 한다. 이것은 교차 청력 가능성이 있기 때문이다[80 dB(검사 귀 기도) − 70 dB(이간감약) = 10 dB HL(비검이 골도)].

최초 차폐 잡음 강도가 20 dB EM이라면, 유효 차폐 잡음이 20 dB EM에 도달하도록 청력검사기 눈금을 안전 값 10 dB을 포함한 보정 값(correction factor, CF) 15 dB을 더하여 35 dB HL로 해야 한다. 이를 공식으로 표시하면 다음과 같다.

$$\mathrm{EM} = \mathrm{AC}_{\mathrm{NTE}} + \mathrm{CF}$$

중추 차폐

Wegel과 Lane(1924)은 반대쪽 귀로 차폐 잡음을 들려주면 순음 가청역치가 높아지는 것을 발견했다. 이 가청역치의 상승은 잡음 강도를 올리면 가청역치도 올라가는데 그 정도가 5 dB 정도로 미미하다. 이렇게 역치가 올라가는 것은 뇌의 청각 중추가 작용하는 것으로 믿고, 이를 **중추 차폐**(central masking)라 명명했다. 중추 차폐는 반드시 **과대 차폐**(overmasking, OM)와 구분해야 한다. 과대 차폐는 차폐 잡음이 지나치게 강해서 검사한 귀로 교차 청취를 일으켜서 생기며, 이 때문에 검사 귀가 자극 순음을 듣는 데 방해를 받아 역치가 높아진다.

기도 전도 차폐법

차폐는 기도 전도 검사에서 교차 청력이 일어날 가능성이 있을 때 반드시 시행해야 한다. 차폐 방법을 묻는 설문 조사에서 청각전문가들은 방법에서 다른 청력검사들에 비하여 일관되지 않은 것으로 나타났다(Martin et al., 1998).

막무가내 방식

임상 현장에서는 차폐가 실제로 어떤 것이며 어떻게 해야 하는지를 잘 모르면서 잡음 강도를 고정하거나 임의의 잡음 강도를 들려주어 시행하는 경우가 상당히 많다. 만약, 피검자 청력손실이 복잡하지 않다면 이러한 방법만으로도 충분할 수 있다. 이것은 감독자로부터 충분한 지도를 받을 수 없었거나 자신의 실수를 편리하게 숨길 수도 있고, 잡음의 특성 및 유용성 등을 모른 채 강도는 그냥 '70 dB'만 주면 되는 것으로 잘못 알고 있는 것들이 그 원인이다. 이 경우 잡음 강도가 지나치게 낮거나 높게 올라가더라도 알지 못하는 수가 많다.

최소 잡음법

순음을 차폐하는 데 필요한 최소 잡음 강도는 보정 과정을 통해 구할 수 있다. 보정 과정은 필요한 강도보다 많은 잡음을 사용하지 않기 때문에 환자 부담도 적다. 이미 설명한 것처럼 잡음 강도는 유효 차폐 강도(dB EM)가 가장 효과적이다.

차폐에는 상당한 시간을 필요로 한다. 그렇지만 임상적으로는 비현실적인 노고를 반복하지 않는 것이 중요하며 이를 위한 많은 노력이 있었다. 이러한 노력의 결과로 유효 차폐의 최소 강도와 최대 강도 결정을 위한 공식을 개발하여 사용하고 있다. Martin (1974)은 다른 공식을 적용하더라도 잡음 강도가 같고, 단순한 방법으로 계산하여 적용할 수 있는 수식을 소개했다.

초기 검사에서 교차 청력이 의심되면 세밀한 검사가 필요하다. **그림 6.2**를 통해 생각해 보자. 헤드폰 기도 수화기를 사용했다고 가정하면 왼쪽 기도 전도는 차폐가 필요한 기준에 해당한다. 이것은 가청역치 60 dB HL에서 40 dB의 이간감약(IA)을 빼면 10 dB HL인 오른쪽 골도 전도 가청역치보다 높기 때문이다. 물론 검사는 주의 깊게 수행되었을 것으로 추측되기 때문에 반응한 60 dB HL은 가청역치이다. 그러나 여기서 가질 수 있는 의문은 "그럼, 이 값은 어느 귀의 가청역치인가?"이다. 만약, 오른쪽 귀에서의 반응이라면 차폐로 그 결과가 바뀔 것이고, 왼쪽 귀에서의 반응이라면 변하지 않을 것이다. 반응이 변하지 않는다는 것은 최초 반응을 왼쪽 귀에서 들었다는 것으로 해석할 수 있다. 만약, 검사 결과가 변했다면 차폐에 의해 오른쪽이 듣는 것을 막았다는 것을 의미한다. 즉, 왼쪽 결과는 잘못된 것이며 여기에는 5 dB 정도인 중추 차폐도 함께 관여했을 것이다. 물론 오른쪽 귀는 처음 반응을 가청역치로 볼 수 있다. 그러나 왼쪽 귀는 차폐를 하고 다시 검사하여 가청역치를 구해야 한다. 이 예에 대해서는 삽입형 수화기를 사용하거나 차폐를 통해 모든 문제를 해결해야 한다.

역치 검사에서 최소 잡음 강도는 검사하지 않는 귀 기도 전도 가청역치에 이미 구한 보정 값을 더한 유효 잡음 강도이며, 이를 **초기 차폐**(initial masking)라 한다. 초기 차폐는 기도와 골도 전도에서 검사 귀의 가청역치를 5 dB 상승시킬 수 있는 충분한 잡음 강도이다. 만약 검사 귀 가청역치가 처음부터 검사하지 않는 귀 골도 전도로 들었던 것이라면 비검이 차폐가 이 자극들에 대한 반응을 제거하기 때문에 검사 귀의 가청역치를 상승시킨다.

최대 차폐

충분한 강도의 소리를 검사 귀에 들려주면 검사하지 않는 귀로 편기될 수 있다. 이때 차폐를 하면 잡음도 차폐한 귀에서 검사 귀로 편기될 수 있다. 두 과정 모두 골도 전도에 의해 일어난다. 개인의 이간감약은 검사 귀의 기도 전도 가청역치와 검사하지 않는 귀 골도 가청역치 차이보다 작아지지 않는다. **그림 6.2**를 통해 살펴보면, 검사 주파수에서 검사 귀 기도 가청역치와 비검이 골도 가청역치의 차이가 이간감약 50 dB로 해당 주파수의 이간감약보다 작지 않기 때문에 교차 청력일 가능성이 높다.

잡음의 유효 차폐 강도에서 이간감약을 뺀 값이 검사 귀 골도 가청역치보다 크다고 하자. 이렇게 충분한 강도의 잡음은 검사 귀 와우로 전도되어 가청역치를 상승시킬 수 있다. 이를 과대 차폐(overmasking)라 한다(**그림 6.3** 참조). 순음 과대 차폐에 관한 수식

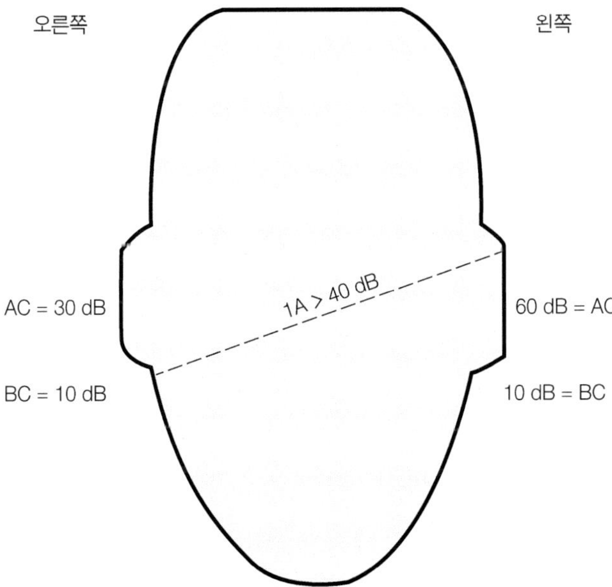

그림 6.2 기도 검사 중 차폐가 필요한 경우이다. 왼쪽 기도 가청역치(60 dB HL)와 오른쪽 골도 가청역치(10 dB HL) 사이의 차이가 이간감약(헤드폰 기도 수화기의 경우 40 dB)을 초과하기 때문에 교차 청력이 나타날 가능성이 있다. 이 피검자의 경우 최소 이간감약은 50 dB(왼쪽 기도와 오른쪽 골도 차이)이다. 오른쪽 귀차폐로 30 dB EM의 잡음이 필요하다.

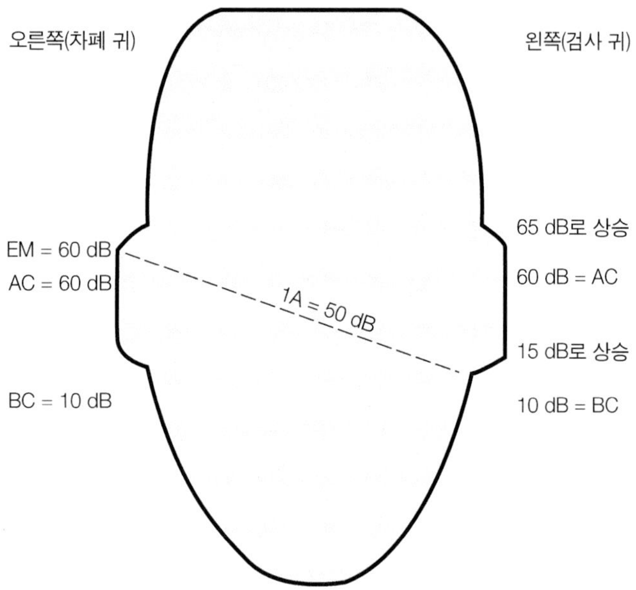

그림 6.3 과대 차폐 예. 오른쪽 유효 차폐 강도(60 dB)는 이간감약(50 dB)으로 낮아져서 10 dB EM이 왼쪽 귀 골도 전도로 들을 수 있는 소리이다. 이때 중추 차폐가 추가되기 때문에 골도 가청역치는 15 dB로 변한다. 여기에 오른쪽으로 잡음을 더 주면 이로 인해 왼쪽의 가청역치는 추가로 상승할 수 있다. 이 경우 최소 잡음 강도는 필요한 강도보다 높아져서 과대 차폐를 일으킬 수 있는 잡음 강도가 된다.

은 아래와 같다.

$$EM_{NTE} \geq BC_{TE} + IA$$

따라서 최대 차폐는 검사 귀 골도 가청역치에 이간감약을 더한 후, 중추 차폐에 의해 상승될 수 있는 5 dB을 뺀 값에 해당한다. 만약, 기도-골도 차이가 크게 나타난다면 최소 차폐는 빠르게 과대 차폐로 변할 수 있다. 따라서 이러한 경우 종종 차폐 순음 가청역치를 구하기가 어렵다. 이러한 경우 청각전문가는 정확한 진단을 위해 문제를 파악하고 신뢰할 수 있는 다른 검사를 시행하여야 하며 계속하여 관찰할 필요가 있다.

수평법

이 책에서는 처음 보고(Hood, 1960)된 이후 수정을 거듭하면서 반세기 이상 널리 사용된 차폐 방법을 소개한다. 이 방법은 Hood의 수평법으로 최소 잡음법을 적용하여 차폐 귀 기도 가청역치에 이미 구한 보정 값을 더한 최소 잡음 강도부터 시작한다. 만약 순음을 듣지 못하더라도 반대쪽 귀에 차폐 잡음을 들려주면서 순음에 대한 가청역치를 다시 한 번 확인한다. 가청역치는 잡음 강도를 5 dB 올린 후 확인한다. 이러한 절차는 잡음을 5 dB씩 올려 줄 때마다 순음 자극에 대한 강도가 5 dB 상승하기도 한다. 이 경우는 검사 귀의 순음에 대한 실제 가청역치가 아직 구해지지 않은 상태로 **과소 차폐**(undermasking)라 하며, 자극 순음과 잡음을 모두 검사하지 않는 귀로 듣고 있다는 것을 의미한다

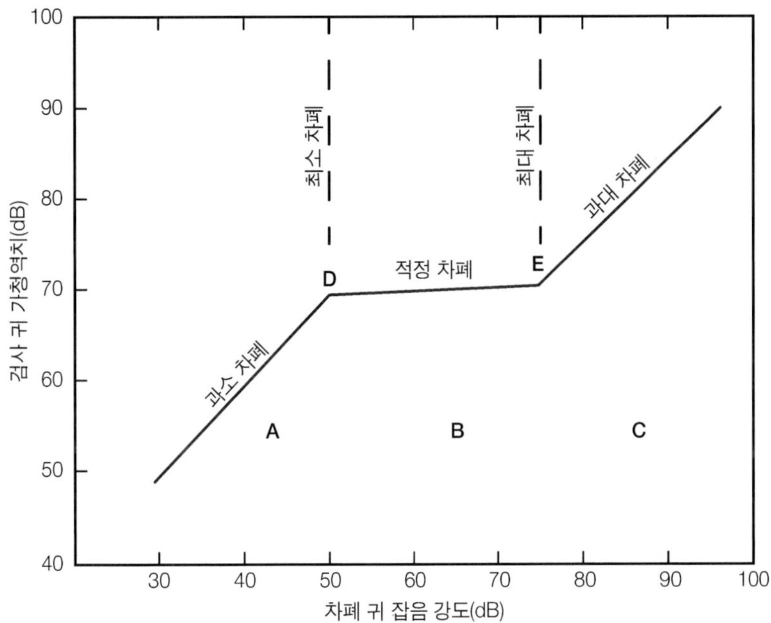

그림 6.4 차폐 수평법. (A) 과소 차폐: 잡음을 들려주는데도 불구하고 자극 순음 강도가 검사 귀 역치보다 여전히 낮아 차폐하는 귀로 듣는다(교차 청취). (B) 수평: 검사 귀가 가청역치로 듣는다. 이때는 차폐 귀의 잡음 강도를 올려도 자극 순음에 대한 가청역치는 변하지 않는다. (C) 과대 차폐: 잡음 강도가 지나치게 강해서 검사 귀로 전달된다. 따라서 잡음 강도를 올리면 가청역치도 따라서 상승한다. 최소 차폐(D)와 최대 차폐(E) 강도는 수평 양 끝에 있다.

(**그림 6.4** 참조). 그러나 잡음 강도를 몇 차례 올려도 순음에 대한 가청역치가 변하지 않는다면 검사 귀의 정확한 가청역치가 나타난 것으로 볼 수 있다(**그림 6.4** 참조). 이렇게 잡음 강도 변화에도 가청역치가 영향받지 않는 범위를 **수평법**(plateau method)이라 한다. 만약, 잡음 강도가 특정 강도(검사 귀 골도 가청역치에 이간감약을 더한 값)를 넘으면 과대 차폐가 시작되어 검사 귀로 순음과 잡음이 섞여서 들릴 수 있다. 잡음을 더 올리면 순음에 대한 가청역치도 계속해서 상승한다(**그림 6.4C** 참조). 최소 차폐와 최대 차폐는 **그림 6.4D**와 **그림 6.4E**를 참조하기 바란다.

과대 차폐의 문제는 두 귀 모두에서 기도-골도 차이가 큰 경우 수평법을 포함한 모든 차폐 방법에서 나타난다. 기도-골도 차이는 클수록 수평이 좁고, 작을수록 수평이 넓게 나타난다.

차폐 수평의 폭은 (1) 비검이(차폐 귀)의 기도 가청역치, (2) 검사 귀의 골도 가청역치, (3) 피검자의 이간감약 등에 의해 결정된다. 차폐 귀의 기도 전도 가청역치가 높으면 초기 차폐 강도가 높아야 한다. 높은 잡음 강도는 잡음이 검사 귀로 교차될 가능성을 커지

표 6.4 차폐 수평의 폭에 영향을 미치는 요인

요인	좁은 수평 폭	넓은 수평 폭
차폐 귀 기도 가청역치	높을수록	낮을수록
검사 귀 골도 가청역치	낮을수록	높을수록
이간감약	작을수록	클수록

게 한다. 검사 귀의 골도 가청역치가 좋으면 반대쪽의 높은 잡음 강도가 검사 귀 와우로 도달하고, 이렇게 교차된 잡음이 검사 귀 가청역치를 초과하면 역치 상승으로 이어진다. 이간감약이 작아질수록 높은 강도의 잡음은 검사 귀로 쉽게 도달한다. 이간감약은 차폐 귀에서 검사 귀로의 교차뿐만 아니라 검사 귀에서 차폐 귀로의 교차에도 영향을 미친다. 삽입형 수화기는 과대 차폐를 줄이고 수평을 넓게 한다. 이상의 개념이 표 6.4에 요약되어 있다.

일상적인 청각 평가에서 시간은 종종 적절한 원칙에 따라 수행하는 것을 어렵게 하기도 한다. 확실한 예를 든다면 완벽한 골도 전도 검사는 기도 수화기를 착대하지 않아야 하지만 잡음을 들려주기 위해서는 다시 수화기를 착대해야 한다. 검사 과정에서 실용성과 편의성은 무시할 수 없지만 과학적 접근에는 한계가 있다. 그러나 분명하게 시간을 절약해야 하는 경우 일부 과정을 줄일 수 있다. 표 6.5는 기본 청력검사 과정에서 생길 수 있는 7개의 가상 증례이다. 이 증례들은 귀를 덮는 헤드폰 기도 수화기를 사용하였다고 가정하며, 괄호 안의 숫자는 실제 차폐 가청역치를 의미한다.

표 6.5의 7개의 예제 중 예제 3번만 골도 전도 검사를 시행하기 전이라도 차폐가 필요하다는 것을 정확하게 알 수 있다. 그러나 예제 4~7번은 비차폐 결과가 같아서 적절한 차폐 검사를 시행하지 않는다면 완전히 다르게 진단할 수 있다. 예제 4, 6, 7번을 삽입 수화기를 이용하여 차폐하지 않고 검사했다면 이간감약이 증가하여 아마도 결과에 차이가 있을 수 있다.

❀ 실전 해설

삽입형 수화기의 이간감약은 유의하게 높아서 차폐 결정이 상대적으로 쉽다. 여기에는 두 가지 이유가 있다. 먼저, 수식으로 차폐 필요성을 결정할 때($AC_{TE} - IA \geq BC_{NTE}$), 이간감약 값이 70 dB로 높기 때문에 많은 경우 차폐 대상으로부터 제외된다. 둘째, 차폐가 필요한 경우 이간감약이 크기 때문에 과대 차폐 위험이 크게 낮아진다.

표 6.5 기도 순음청력검사 결과에서 기도 차폐가 필요한 7개 예제

예제	기도 오른쪽	기도 왼쪽	골도 오른쪽	골도 왼쪽
1	5	5	5	5
2	35	30	30	30
3	60 (60)	5	5 (5)	5
4	60	60	5 (5)	5 (60)
5	60	60	60	60
6	60	60 (60)	5	5 (35)
7	60 (NR)	60	5 (NR)	5 (5)

예제 1. 골도 결과가 없더라도 두 귀의 기도 차폐는 필요하지 않다. 이 경우 대부분 골도 전도는 검사하지 않는다. 최종 진단은 두 귀 정상 청력이다.

예제 2. 헤드폰 기도 수화기 가청역치가 그리 높지 않아서 교차 청력은 생기지 않는다. 따라서 골도 가청역치가 정상이라고 하더라도 기도 차폐는 하지 않아도 된다. 최종 진단은 양측 감각신경성 난청이다.

예제 3. 골도 검사 전이라 하더라도 두 귀 기도 가청역치가 차이가 이간감약보다 커서 교차 청력이 나타날 수 있으므로 차폐가 분명히 필요하다. 왼쪽을 차폐하고 오른쪽 기도 전도를 재검사하고, 골도 전도도 차폐가 필요하다. 왼쪽 차폐 필요성이 명백한 예제이다. 최종적으로 오른쪽 전음성 난청, 왼쪽 정상 청력이다. 음영 청취는 실제로 일어나지는 않았다.

예제 4. 골도 전도 결과를 확인하기 전까지는 차폐는 필요 없다. 두 귀 기도와 골도 전도는 차폐한 재검사가 필요하다. 왼쪽 귀의 경우 처음에는 기도-골도 차이가 있었으나 이것은 교차 청력에 의한 것이다. 최종적으로 왼쪽 감각신경성 난청, 오른쪽 전음성 난청으로 해석할 수 있다.

예제 5. 기도 전도 결과는 예제 4와 같다. 따라서 당장 차폐 검사가 필요한 것은 아니다. 만약 한 귀 또는 두 귀에서 기도-골도 차이가 있으면 골도 전도 검사는 차폐를 해야 한다. 이 예제는 시행하지 않으며, 추가 차폐 검사가 필요 없는 양측 감각신경성 난청으로 최종 진단할 수 있다.

예제 6. 기도 전도 결과는 예제 4와 5처럼 차폐가 필요하지 않은 것으로 보인다. 골도 차폐 여부를 결정하기 위해서는 골도 검사를 시행해야 한다. 최종 진단은 오른쪽 전음성 난청, 왼쪽 혼합성 난청이다. 처음 시행한 기도 검사는 정확한 결과이다.

예제 7. 이 예제는 예상 밖이지만 이론상 가능한 결과이다. 최초 결과는 예제 4, 5, 6처럼 양측 대칭성 난청을 보인다. 그러나 계속해서 검사한 차폐 골도 전도 결과는 오른쪽 전농, 왼쪽 전음성 난청으로 나타났다. 이 예제의 경우 차폐를 하지 않을 경우 완전하게 잘못 진단할 가능성이 있다.

골도 전도 차폐

골도 전도 차폐 방법은 기도 전도와 매우 흡사하고, 성공 여부는 교육과 관심, 동기 등에 따라 달라진다. 골도 전도 차폐에서 나타나는 문제점 중 하나는 차폐 잡음을 들려주는 방법이 기도 전도 방법만 있다는 것이다. 이 문제는 기도 전도 청력검사를 수행하는 동안에는 두 귀 모두 기도 수화기를 사용하고 있고, 한쪽 수화기로 자극 순음을 다른 쪽 수화기로 차폐 잡음을 들려줄 수 있으므로 간단하다. 그러나 골도 전도 검사의 경우 두 귀를 덮지 않지만 차폐가 필요하다면 잡음을 들려주기 위하여 차폐 귀를 기도 수화기로

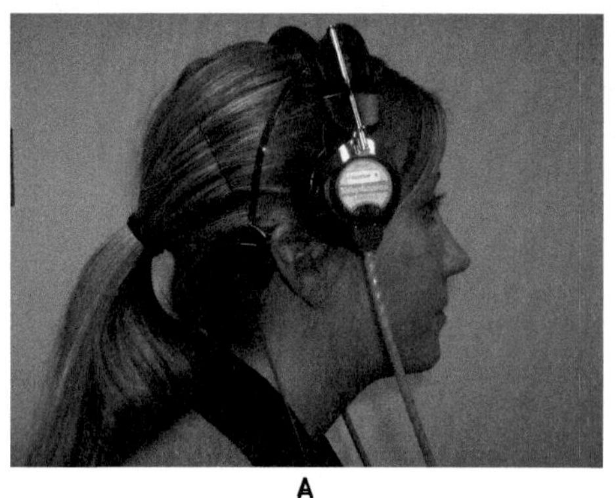
A

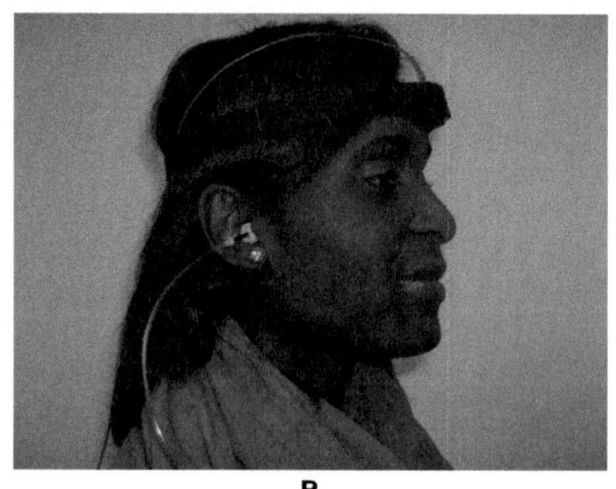
B

그림 6.5 골도 전도 청력검사를 수행하는 동안 비검이에 차폐 잡음을 전달하는 방법. (A) 골도 수화기는 유양돌기에 대고 잡음은 헤드폰 기도 수화기를, (B) 골도 수화기는 전두부에 대고 잡음은 삽입 수화기를 사용하였다. 골도 전도를 위한 머리띠는 검사 장비와 함께 구입할 수 있다.

막아야 한다. 그러나 검사 귀는 폐쇄효과에 의한 음압의 추가 증강을 예방하기 위하여 외이도를 막지 않는다. **그림 6.5**는 차폐 골도 전도 검사 중 헤드폰 기도 수화기(A)와 삽입형 수화기(B)를 적절하게 착대한 모습이다. 골도 수화기는 유양돌기와 전두부에 각각 착대하였다.

방금 설명한 것처럼 차폐를 위하여 헤드폰 기도 수화기를 비검이 외이도 위로 덮으면 폐쇄효과가 생긴다. 폐쇄효과는 저음역 소리를 더 크게 듣게 하며 이것은 비검이 외이도 폐쇄에 의해서 생긴다. 물론, 차폐 귀가 전음성 난청이라면 폐쇄효과가 생기지는 않는다. 그러나 차폐 귀 청력손실이 반드시 전음성만 있는 것은 아니라는 점을 기억해야 한다.

헤드폰 기도 수화기는 차폐 귀로 골도 전도 순음을 더 크게 들을 수 있게 한다. 초기 유효 차폐 강도는 폐쇄효과에 의해 발생하는 에너지 총합을 꼭 더해 주어야 한다. 이렇게 하지 않으면 많은 경우 과소 차폐가 나타날 수 있다. 따라서 차폐 골도 전도의 초기 유효 차폐 강도는 차폐 귀(비검이)의 순음 기도 가청역치에 검사 주파수에서 이미 구해둔 보정 값(correction factor, CF)과 폐쇄효과(occlusion effect, OE)를 더해 주어야 한다. 이러한 관계는 아래 수식으로 표현할 수 있다.

$$EM = AC_{NTE} + CF + OE$$

물론 잡음 총량의 증가는 과대 차폐를 유발시킬 수 있다는 점을 염려해야 한다. 많은 증례에서 삽입형 수화기로 차폐 잡음을 들려줄 경우 폐쇄효과가 낮아 잡음 강도를 낮출 수 있어 유리하다. 아울러 삽입형 수화기와 같이 크기가 작은 수화기들은 이간감약을 줄여 주기 때문에 과대 차폐 가능성을 추가로 낮출 수 있다.

Martin, Butler와 Burns(1974)는 폐쇄효과 발생 여부와 그 정도를 확인하고 이 값을 초기 기도 전도 유효 차폐 강도에 더할 수 있는 간단한 방법을 소개했다. 이 과정은 골도 차폐가 필요하다고 판단하면 청력검사기를 이용한 Bing 검사(2장 참조)로 짧은 시간에 간단히 시행할 수 있다. 평가는 다음 세 단계를 거친다. (1) 피검자의 비차폐 골도 가청역치를 구한 후, 기도 수화기로 외이도를 막는다. 이때 잡음은 들려주지 않는다. (2) 비검이를 막은 상태에서 폐쇄효과가 나타날 수 있는 주파수 순음인 250, 500, 1,000 Hz 비차폐 골도 가청역치를 다시 검사한다. (3) 외이도를 막고 구한 각 주파수의 가청역치들을 외이도를 막지 않고 같은 주파수에서 구한 가청역치에서 빼 주면 된다. 이 차이가 피검자의 폐쇄효과로 증강된 값이며, 이 값은 골도 전도 검사를 위한 초기 차폐 강도 결정에 반영하면 된다. 골도 수화기는 유양돌기나 전두부 어느 곳에 대어도 된다.

청력검사기를 이용한 Bing 검사 결과에서 전음성 난청은 잡음 강도를 극히 일부만 추가하거나 전혀 추가하지 않는다. 전음성 난청은 폐쇄효과가 나타나지 않기 때문에 잡음 강도를 올리면 과대 차폐 위험성이 커진다. 차폐 귀를 폐쇄한 것 때문에 잡음을 증강시킬 필요가 있으면 정확하게 측정하여 잡음 총량에 추가해야 한다. 정확한 잡음 강도는 평균과 다를 수 있는데, 개별 피검자마다 때로는 더 높거나 낮을 수 있다.

그림 6.6은 청력검사기를 이용한 Bing 검사 시 유용한 기록표 양식이다. 결과를 기록하면 폐쇄효과로 초기 유효 차폐 강도에 더해 주어야 할 정량적인 정보를 한눈에 볼 수 있다. 또 청력검사기를 이용한 Bing 검사도 음차로 시행한 원래의 검사 목적과 마찬가지로 전음성 난청이나 감각신경성 난청을 감별하는 데 도움을 얻을 수 있다.

청력도상 차폐 결과 기록

기도나 골도 전도 차폐 검사 결과는 청력도에 기록하여야 하고, 이 역치들을 기록할 수 있는 기호는 청력도에 표시되어 있다. 적정 잡음량인데도 불구하고 차폐를 하자마자 가청역치가 상승하는 경우에는 이를 중추 차폐로 가정하고 반응한 역치에서 5 dB을 빼고 기록하기도 한다. 기호로 청력도를 완성하는 경우 가청역치를 정확하게 해석할 수 있도록 올바르게 표시해야 한다. 그렇지 않으면 혼란을 초래하고 결과를 잘못 해석할 수 있는 원인이 된다. 비차폐 반응의 기록은 혹시 모를 변화를 대비해서 청력도 상단에 숫자로 기록하기도 한다. 비검이를 차폐한 기도 및 골도 전도 순음청력검사에서 유효 차폐 강도는 반드시 청력도에 기록하여야 한다. 이렇게 하면 재검사나 검사 결과를 해석하는

SPEECH AND HEARING CENTER
THE UNIVERSITY OF TEXAS AT AUSTIN 78712

Name: Last-First-Middle	Sex	Age	Examiner	Reliability	Date

	AUDIOMETRIC BING TEST					
	RIGHT			LEFT		
Frequency (Hertz)	250	500	1000	250	500	1000
1) Unoccluded						
2) Occluded						
3) Occlusion Effect (1-2)						

그림 6.6 청력검사기를 이용한 Bing 검사 결과를 작성할 수 있는 기록표 양식

누군가가 검사에 사용한 정확한 유효 차폐 강도를 한눈에 볼 수 있다.

그림 6.7은 오른쪽 귀가 정상이고, 왼쪽 귀가 감각신경성 난청인 결과 기록표이다. 처음에는 검사 결과를 칸에 숫자로 기록하고, 비차폐 왼쪽 기도 가청역치와 비차폐 전두골도 가청역치를 비교하여 왼쪽의 청력손실을 전음성 난청으로 의심한다. 그러나 오른쪽 귀를 적절히 차폐하면 왼쪽 귀의 기도-골도 차이가 없어져서 최종적으로 감각신경성 난청으로 판단할 수 있다.

❀ 실전 해설

곧이어 7장에서 설명하게 될 이미턴스 검사 결과는 그림 6.7의 증례에서 보는 왼쪽 귀의 전음성 난청 유무를 골도 전도 검사를 시행하지 않고도 결정할 수 있다.

그림 6.8의 비차폐 결과는 두 귀 모두 전음성 난청으로 오른쪽 기도 청력손실이 더 크게 나타났다. 이미 설명한 여러 가지 기준들을 고려하면 오른쪽 기도와 양쪽 골도에 차폐가 필요한 것으로 판단할 수 있다. 차폐 후 결과는 왼쪽 청력손실은 변하지 않고 유지되었지만 오른쪽은 실제 청력손실이 고도의 혼합성 난청인 것으로 확인되었다.

AIR CONDUCTION

Earphones Insert ☐ Supra Aural ☐	RIGHT									LEFT								
	250	500	1000	1500	2000	3000	4000	6000	8000	250	500	1000	1500	2000	3000	4000	6000	8000
Masking Type WB ☐ NB ☐	5	0	0/0	5	5	15	15	10	10	30	35	35/35	40	40	45	55	50	45
EM Level in Opp. Ear																		

BONE CONDUCTION

Placement Forehead ☐ Mastoid ☐	RIGHT						FOREHEAD						LEFT					
	250	500	1000	2000	3000	4000	250	500	1000	2000	3000	4000	250	500	1000	2000	3000	4000
Masking Type WB ☐ NB ☐							5	0	5	5	15	10	30*	35*	35*	40*	35*	55*
EM Level in Opp. Ear													55	50	40	50	45	65

	2 Freq	3 Freq	Variable	WEBER							2 Freq	3 Freq	Variable
Pure Tone Average	0	2	7	R	R	R	R	R	R	Pure Tone Average	35	37	43

A

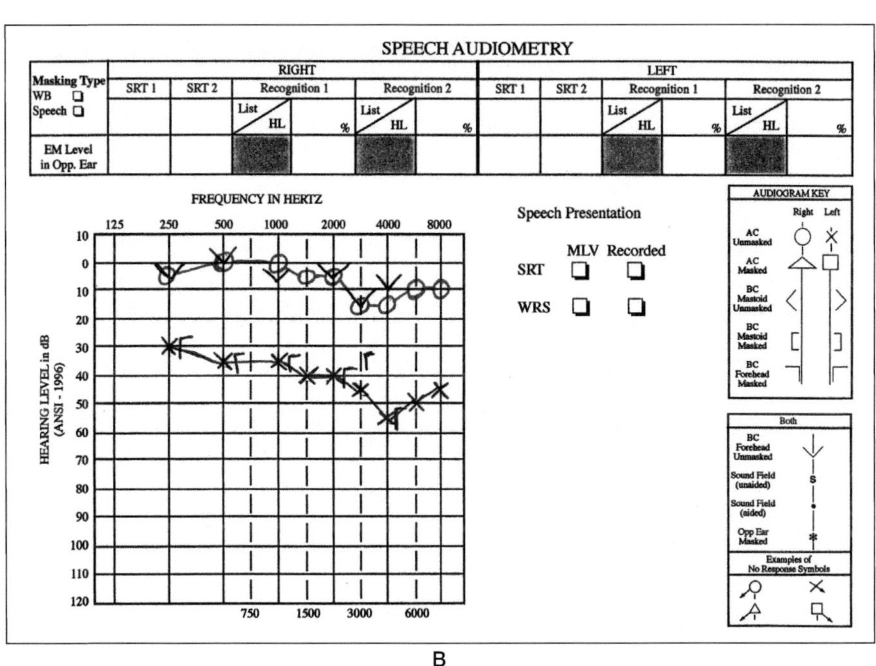

B

그림 6.7 (A) 오른쪽 귀가 정상이고, 왼쪽 귀가 감각신경성 난청을 보인 청력검사 결과 기록표. (B) 순음청력도. (B) 그림에서 차폐하지 않고 처음 시행한 기도와 골도 전도 결과는 왼쪽에서 기도-골도 차이가 나타나고 있어서 전음성 난청을 추정할 수 있다. 그러나 오른쪽 귀로 적절한 잡음을 들려주면 골도 가청역치가 상승하여 기도-골도 차이가 없어진다. 순음에 대한 Weber 검사 반응은 잘 듣는 오른쪽으로 편기된다.

AIR CONDUCTION

Earphones: Insert ☐ / Supra Aural ☒	RIGHT 250	500	1000	1500	2000	3000	4000	6000	8000
Masking Type	50	55	45/50	50	55	65	70	70	75
WB ☐ / NB ☒	55*	65*	70*	70*	75*	80*	85*	NR*	NR*
EM Level in Opp. Ear	60	60	80	75	75	75	85	110	105

Earphones: Insert ☐ / Supra Aural ☒	LEFT 250	500	1000	1500	2000	3000	4000	6000	8000
Masking Type	45	40	45/45	45	45	50	60	60	70
WB ☐ / NB ☒									
EM Level in Opp. Ear									

BONE CONDUCTION

Placement: Forehead ☒ / Mastoid ☐	RIGHT 250	500	1000	2000	3000	4000	FOREHEAD 250	500	1000	2000	3000	4000	LEFT 250	500	1000	2000	3000	4000
Masking Type	25*	35*	40*	45*	45*	50*	5	0	10	15	10	20	5*	0*	10*	15*	10*	20*
WB ☐ / NB ☒																		
EM Level in Opp. Ear	75	85	85	85	95	100							55	65	70	75	80	85

	2 Freq	3 Freq	Variable	WEBER							2 Freq	3 Freq	Variable
Pure Tone Average	68	70	77	L	L	L	L	L	L	Pure Tone Average	43	43	50

A

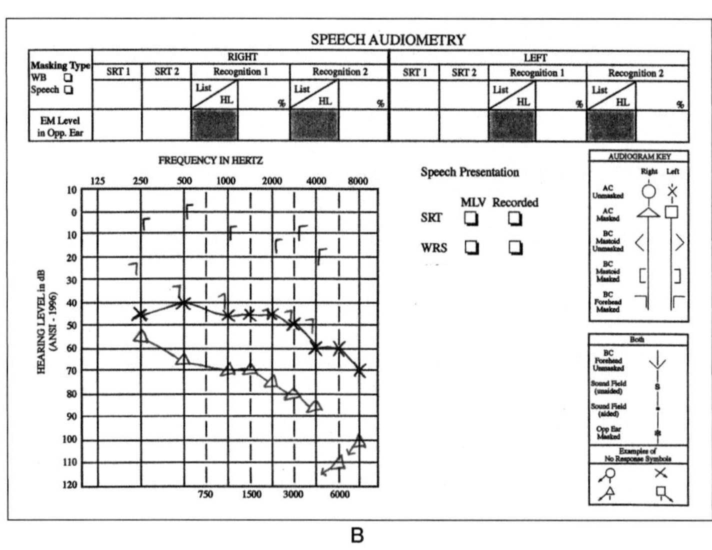

B

그림 6.8 (A) 기록표에 나타난 결과는 오른쪽 혼합성 난청, 왼쪽 전음성 난청이다. (B) 6.8A의 표에 결과를 청력도에 표시한 것. 그림 (A)와 (B)에서 비차폐 결과는 두 귀 모두 전음성 난청으로 볼 수 있다. 기도 검사에서 오른쪽을 차폐하면 역치가 약간 상승하였다. 두 귀의 차폐 골도 전도 검사는 오른쪽 귀에서 역치 상승이 나타났다. Weber 검사는 일관되게 왼쪽으로 편기되었다. 이것은 왼쪽의 감각신경계 민감도가 높다는 것을 의미한다. 왼쪽을 차폐하였을 때 오른쪽 6,000, 8,000 Hz의 기도 전도가 최대 자극 강도에서도 반응이 나타나지 않았다.

어음청취역치 차폐

어음청취역치검사에서도 음영 청취 가능성이 있다면 비검이 영향을 배제하고 정확한 가청역치를 구하기 위하여 차폐를 시행해야 한다. 청각전문가는 순음청력검사에서의 차폐 결정과 마찬가지로 실제 교차 청취가 일어나는 것보다 더 많은 증례에서 차폐가 필요하지 않을까 염려하여야 한다. 따라서 특정 증례에서 교차 청력이 의심스럽다면 차폐를 시행해 보는 것이 현명하다.

삽입형 수화기의 순음에서 이간감약은 70 dB 정도이다. 이 값은 어음청력검사에서도 삽입형 수화기 사용이 과대 차폐를 피하는 데 도움이 된다는 것을 의미한다. 삽입형 수화기는 헤드폰 수화기를 사용하였을 때보다 차폐 딜레마(masking dilemma)를 포함한 많은 문제를 극복할 수 있다.

어음청취역치검사에서 음영 청취

어음청취역치검사에서 음영 청취의 문제가 발생하는 것은 기도 순음청력검사와 똑같은 이유이다. 따라서 두 귀 어음청취역치가 유의한 차이를 보이면 교차 청력이 발생할 것이라고 의심하여야 한다(Martin et al., 1998). 이러한 개념은 기도 전도보다 골도 전도에 의해 소리가 반대쪽으로 넘어간다고 하는 기존의 개념을 무시하는 것처럼 보일 수 있다. 교차 청력은 검사 귀의 어음청취역치에서 이간감약을 뺀 값이 비검이 골도 가청역치보다 크거나 같으면 언제든지 생길 수 있다. 이간감약은 헤드폰 수화기인 경우 40 dB, 삽입형 수화기인 경우 70 dB을 통상적으로 받아들이고 있다. 여기서 어음은 복합 신호 성분이고 골도 가청역치는 순음으로 구하기 때문에 어떤 주파수를 이용하여 계산할 것인지를 결정하여야 하는 문제가 생긴다. Martin과 Blythe(1977)는 어음 자극이 정상 이간감약 정도에 도달하기 전까지는 반대쪽 귀로 들려주는 2음절 낱말의 인지에 250 Hz 주변의 주파수들이 기여하지 않는 것을 확인했다. 이들의 연구 결과는 어음청취역치를 비검이의 500, 1,000, 2,000, 4,000 Hz 골도 순음 가청역치 중 가장 낮은(좋은) 것과 비교해야 한다고 하는 ASHA(1988)의 권고 기준에 사용되었다. 어음청취역치검사에서 교차 청력일 것이라는 판단은 아래 수식을 기준으로 결정할 수 있다.

$$\mathrm{SRT_{TE}} - \mathrm{IA} \geq \text{best } \mathrm{BC_{NTE}}$$

어음청력검사에서 잡음의 사용

어음청력검사에서 사용하는 차폐 잡음은 순음보다 제한적이다. 이것은 어음의 스펙트럼이 넓어서 어음 차폐 잡음도 주파수 대역이 넓어야 하기 때문이다. 스펙트럼 대역이 넓은 백색 잡음은 많은 진단용 청력검사기에서 사용할 수 있다. 어음청력검사도 백색 잡음을 사용할 수 있으나 적절한 차폐를 하기에는 저주파수 대역의 에너지가 약간 낮다.

어음 잡음은 백색 잡음에서 1,000 Hz 이상의 잡음을 음계당 12 dB 정도씩 감쇠시키는 필터를 통과시켜 만든다. 따라서 백색 잡음보다 저음역 에너지가 더 강조되며, 전반적으로 어음 스펙트럼과 더 비슷하다. 어음 잡음은 시판되는 모든 청력검사기에서 출력할 수 있으며, 어음청력검사 차폐에 가장 바람직한 잡음이다.

어음 차폐 잡음의 보정

어음청력검사에서 차폐는 순음청력검사와 마찬가지로 필요한 모든 것을 적절하게 조절할 수 있어야 한다. 차폐 잡음 조절 다이얼의 수치와 출력은 항상 일치되어야 하며, 만약 차폐가 유효 차폐 강도(dB)로 보정되었다면 어음 차폐 과정도 순음과 같은 방법으로 시행한다. 유효 차폐를 위한 주관적(심리음향학적) 보정은 정상 청력자 집단을 대상으로 다음과 같은 방식으로 수행한다.

1. 30 dB HL에서 2음절 낱말을 들려준다.
2. 잡음(어음 잡음이 적당)을 같은 수화기로 들려준다.
3. 피검자가 자극 낱말을 50% 이상 틀릴 때까지 잡음 강도를 5 dB 단위로 올린다. 이 과정을 여러 번 반복한다.
4. 30 dB HL의 어음을 차폐하는 잡음 강도 조절기 눈금을 읽고, 평균을 구한다. 이 값이 어음에 대한 30 dB EM이다.
5. 위의 단계 4번 과정에서 구한 값에서 30 dB을 뺀다.
6. 모든 예에서 유효 차폐가 될 수 있도록 안전 값 10 dB을 더한다.
7. 이 값은 보정 기록부에 기록하여 잘 보이는 곳에 두고, 0 dB HL에 반드시 더하여 사용한다(이 값이 0 dB EM).

이렇게 마친 보정 값은 어음청취역치에 더하여 유효 차폐 잡음 강도로 결정하고 어느 어음 강도에서도 차폐 잡음으로 사용할 수 있다. 즉, 45 dB HL의 어음청취역치에 대한 차폐는 잡음 강도 다이얼을 45 dB로 맞추고 여기에 45 dB EM의 보정 값을 더한 강도의 잡음을 들려준다. 물론, 순음과 마찬가지로 어음 차폐 잡음 보정을 마치면 차폐 잡음은 검사 귀의 반대쪽 기도 수화기로 들려준다. 이러한 과정을 통해서는 검사 어음 신호가 편기되는지, 실제로 비검이로 들었는지, 차폐가 필요한 것인지 등을 추정할 수 있다. 만약 어음 신호가 실제로 편기된다면 유효 차폐 강도의 잡음을 검사하지 않는 귀로 들려주어 검사 어음을 들리지 않게 하여야 한다. 그리고 비검이로 교차 청력(음영 청취)이 생긴다면 순음 차폐에서의 방법과 마찬가지로 수평법을 사용한다.

어음의 중추 차폐

비검이에 기도 수화기로 잡음을 주면서 동시에 말(담화)을 하거나(Martin, Bailey, & Pappas, 1965) 2음절의 강강격 낱말(Martin, 1966)로 검사하면 역치가 상승되는 것을 이미 확인하였다. 교차 청력을 예방하기 위해 들려주는 잡음의 강도는 충분히 높게 할 필요는 없다. 잡음 강도가 높으면 순음에서와 마찬가지로 어음에서도 중추 차폐 현상이 일어날 수 있기 때문이다. Martin과 DiGiovanni(1979)는 중추 차폐에 의한 역치 상승은 이전에 보고된 것보다 낮다고 보고하였다. 이들은 반대쪽 귀로 잡음을 들려주면 5 dB 정도의 역치 상승이 나타날 수 있다고 예상하였다. 이러한 역치 상승은 잡음 강도가 상대적으로 낮아도 나타날 수 있는 것으로 보고되었다(Konkle & Berry, 1983).

어음청취역치검사의 차폐법

그림 6.9는 어음청취역치에서 음영 청취 가능성을 살펴보는 예이다. 귀를 덮는 헤드폰 기도 수화기를 사용하였다고 가정하면 검사 귀의 어음청취역치(45 dB HL)는 비검이 골도 가청역치(0 dB HL)와 이간감약(40 dB)보다 크다. 참고로, 이 예에서 특정 주파수의 골도 가청역치는 소개하지 않았다. 실제 임상에서는 어음청취역치를 비검이의 순음 500, 1,000, 2,000, 4,000 Hz의 골도 가청역치 중 가장 좋은 것(최량 골도 가청역치, best

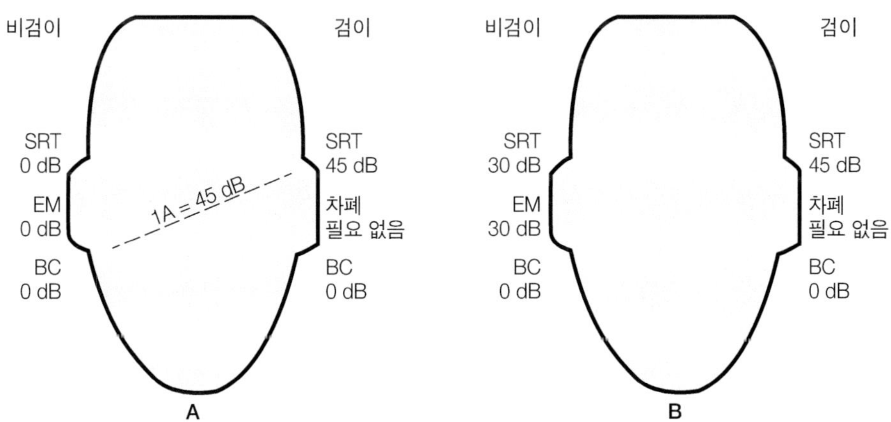

그림 6.9 어음청취역치검사 과정에서의 교차 청력 가능성. 만약, (A)와 (B) 모두 검사 귀의 어음청취역치와 검사하지 않는 귀의 최량 골도 가청역치의 차이가 이간감약을 초과한다면, 어음 자극(40 dB)을 주면 반대쪽으로 편기될 수 있다. 그러나 비검이 어음청취역치는 (A)는 0 dB HL, (B)는 30 dB HL이다. 이 역치로는 어음 자극을 주더라도 음영 청취는 하지 않는다. 검사 귀의 어음청취역치는 반드시 반대쪽 최량 골도 가청역치와 비교하여야 한다. 어음청취역치를 구하기 위한 최초 유효 차폐 강도는 비검이의 어음청취역치와 같다. 여기서는 (A)의 경우 0 dB EM, (B)의 경우 30 dB EM이다.

bone conduction, best BC)과 비교한다. 만약 비검이가 처음부터 검사 어음을 들었다면 차폐 귀의 어음청취역치와 보정 값을 더한 유효 차폐 잡음 강도로 먼저 차폐해야 한다. 이때 검사 귀의 어음청취역치가 5 dB(중추 차폐) 이상 상승하지 않았다면 최초 어음청취역치는 바르게 검사된 것이다. 이 경우 비검이는 검사 과정에서 어음 자극을 청취하지 않았다는 것을 의미하며, 더 이상의 차폐는 하지 않아도 된다. 그러나 5 dB 이상의 역치 상승이 나타났다면 비차폐 검사 결과는 음영 청취를 통해 비검이가 들었을 것으로 추측할 수 있다. 만약 비차폐 검사에서 어음을 음영 청취로 들었다면 차폐 검사에서 수평법으로 역치를 찾아야 한다.

어음의 최대 차폐는 순음에서 이미 설명한 일반적인 규칙에 준한다. 만약, 음영 청취가 발생하였다면, 피검자의 이간감약은 검사 귀의 어음청취역치에서 검사하지 않는 귀의 최량 골도 가청역치를 뺀 값보다 크지 않다. 만약, 유효 차폐 잡음(effective masking noise, EMN) 강도에서 피검자의 이간감약을 뺀 값이 검사 귀의 최량 골도 가청역치보다 크거나 같으면 과대 차폐(overmasking, OM)가 나타난 것으로 볼 수 있다. 이를 공식으로 하면 다음과 같다.

$$OM = EMN_{NTE} - IA \geq \text{best } BC_{TE}$$

수평법

수평법은 순음청력검사와 마찬가지로 어음청취역치검사에서도 사용한다. 어음청취역치의 음영 청취를 확인하고 유효 차폐를 찾았다면 어음청취역치검사는 비검이에 이 잡음 강도를 들려주면서 시행한다. 먼저 검사하지 않는 귀의 잡음 강도를 5 dB을 높이고 검사 귀에 강강격 2음절 낱말을 들려준다. 만약 6개의 낱말 중 3개를 정확하게 응답하지 못했다면 어음 강도를 다시 5 dB 높여 들려준다. 만약, 잡음 강도를 5 dB 단위씩 적어도 세 번을 올리거나 내려도 낱말에 대한 가청역치가 변하지 않는다면 이 어음 강도가 실제 어음청취역치이다. 어음의 수평은 순음청력검사에서와 마찬가지로 피검자의 이간감약과 검사 귀의 골도 가청역치, 검사 귀의 어음청취역치 등의 영향을 받는다.

차폐 어음청취역치의 기록

차폐 어음청취역치가 차폐하지 않고 구한 최초 역치와 비교하여 상승하였다면 보고서에는 중추 차폐에 의한 보정 값 5 dB을 빼고 기록해야 한다. 차폐 어음청취역치검사에 필요한 최대 유효 차폐 강도는 보고서에 반드시 기록하여야 한다.

어음이해도의 검사에서 음영 청취와 차폐

어음이해도 검사는 역치상 강도로 어음을 자극하고, 음영 청취는 기도로 전달한 소리가 골도 전도를 통해 일어난다. 이 점을 고려하면 음영 청취의 위험성은 역치 검사보다 어음이해도 검사가 훨씬 높다. 따라서 어음이해도 검사는 높은 어음 자극 강도 때문에 반대쪽 귀로 들을 수 있는 가능성이 높다. 또한 검사하지 않는 귀의 골도 가청역치가 좋으면 검사 귀로 들려준 어음 자극이 검사하지 않는 귀로 음영 청취할 확률이 더욱 높아진다. 이때 교차 청취 가능성은 검사 귀 어음 자극 강도($SRSHL_{TE}$)에서 이간감약(IA)을 뺀 값이 비검이 최량 골도 가청역치(best BC_{NTE})와 같거나 커질수록 높아진다. 이를 수식으로 표현하면 다음과 같다.

$$SRSHL_{TE} - IA \geq \text{best } BC_{NTE}$$

이간감약은 어음청취역치검사에서와 같이 헤드폰 기도 수화기이면 40 dB, 삽입형 수화기이면 70 dB을 최소로 보고, 500, 1,000, 2,000, 4,000 Hz의 비검이 골도 가청역치 중 가장 좋은 값과 비교하여 활용한다.

어음청취역치검사에서 차폐를 시행했다면 같은 쪽 귀 어음이해도 검사는 차폐가 반드시 필요하다. 이것은 어음이해도 검사가 어음 자극 강도를 어음청취역치보다 높게 하기 때문이다. 어음이해도 검사의 잡음은 그 종류와 관계없이 어음청취역치검사에 사용한 것을 사용하여야 하고, 잡음은 유효 차폐를 위한 보정이 필요하다. 차폐 방법은 여러 가지가 있지만 이미 설명한 것처럼 Martin(1972) 방법이 널리 사용되고 있다. 유효 차폐 강도는 어음이해도 검사 시 자극한 강도(HL)에 보정 값(CF)을 더한 후 헤드폰 수화기는 40 dB, 삽입형 수화기는 70 dB의 이간감약(IA)을 빼 준다. 마지막으로 차폐 귀에서 가장 큰 기도-골도 차이(ABG_{NTE})를 더해 준다.

$$EM = HL_{TE} + CF - IA + ABG_{NTE}$$

유효 차폐 강도는 이간감약인 40 dB보다 낮고(삽입형 수화기는 70 dB) 전체 차폐 잡음보다 충분히 크다면 비검이를 충분히 차폐할 수 있다. 만약 이간감약을 어음청취역치검사처럼 계산으로 적용할 수 있다면 수식에서 큰 숫자를 이용하는 것이 유효 차폐 잡음 강도를 낮출 수 있고, 과대 차폐의 우려를 줄일 수 있다. 이간감약은 검사 귀 비차폐 어음청취역치에서 검사하지 않는 귀 최량 골도 가청역치를 뺀 값보다 절대 작아지지 않는다.

어음이해도 검사에서 삽입형 수화기는 헤드폰 수화기와 비교하여 몇 가지 분명한 장점이 있으며, 이 수화기는 장비 보정이 적절하게 시행되었다면 서로 바꿔 가며 사용하기도 한다(Martin, Severance, & Thibodeau, 1991). 이간감약은 삽입형 수화기로 어음 자극을 들려주면 커진다. 실제로 이간감약은 차폐 여부를 결정하기 위한 수식에서 40 dB 대신 70 dB을 사용한다. 이 때문에 삽입형 수화기를 사용하면 어음이해도 검사에서도 차폐하지 않아도 되는 경우가 많다. 차폐가 필요한 경우에도 잡음을 삽입형 수화기로 들려주면 이간감약이 커지기 때문에 과대 차폐를 염려하지 않아도 된다. 마지막으로, 삽입형 수화기는 헤드폰 수화기에 비해 배경 잡음을 많이 감쇠시키기 때문에 특히, 낮은 감각 단위(dB SL)에서 검사하거나 배경 잡음이 문제 되는 곳에서 검사하는 경우 어음 인지를 높일 수 있다.

비검이를 차폐하고 시행하는 어음이해도 검사는 다른 검사와 마찬가지로 유효 차폐 강도를 결과 기록표에 반드시 표시해야 한다. 이를 통해 또 다른 전문가가 청력도를 해석하거나 추적 과정에서 유효 차폐 강도를 유용하게 사용할 수 있다.

❀ 실전 해설

삽입형 수화기는 순음청력검사와 마찬가지로 어음청력검사에서도 차폐를 하지 않아도 되거나 줄일 수 있어서 검사를 간단하게 시행할 수 있다. 차폐가 필요한 경우도 헤드폰 수화기를 사용하였을 때보다 과대 차폐를 현저하게 줄일 수 있다.

중추 차폐 보상

중추 차폐 보상을 위해서는 반대쪽 귀를 차폐하여 어음청취역치를 구한 경우 최종 결과에서 5 dB을 빼 줄 수 있다. 이 값은 어음이해도 검사를 위한 어음 강도를 결정할 때 꼭 명심해야 한다. 어음이해도 검사에 차폐가 필요한 경우 어음청취역치를 차폐하여 구했다면 5 dB의 변화가 있었을 것이라고 반드시 가정해야 한다. 이것은 충분한 음량에서 어음이해도를 구하기 위하여 어음 강도를 높일 수밖에 없기 때문이다.

최대 차폐

자극 어음의 강도를 높이면 이에 따라 잡음도 증강시킬 필요가 있다. 이때 차폐 귀로 들려주는 잡음의 강도도 올려 주기 때문에 과대 차폐 가능성이 높아진다. 어음 검사에서 최대 차폐와 과대 차폐에 대한 기준은 어음청취역치검사에서 논의하였다. 역치상 어음이해도 검사에서 차폐하기 위해서는 세밀하고 주의 깊게 확인하기 바란다.

심화 증례 학습

아래의 여섯 증례는 검사를 수행하는 동안 차폐의 필요성 측면에서 검토하기 위한 것이다. 정확한 차폐 방법은 병인과 순음청력검사, 어음청력검사, 기타 검사 등을 통해 결정한다.

증례 1: 전음성 난청 – 외이 질환

외이도가 없는 소아 환자이다. 삽입형 수화기를 사용할 수 없어서 헤드폰 수화기를 통해 반응을 확인하였다. 이 결과는 비차폐 골도 반응보다 40 dB HL 또는 그 이상으로 추정되어 골도 전도를 통해 들었을 것으로 보인다. 헤드폰 수화기를 이용하기 때문에 차폐 검사는 아주 복잡하다. 이것은 기도 전도 검사이든 골도 전도 검사이든 어느 귀가 신호음과 잡음을 들었는지 결정할 수 없기 때문이다. 청력손실 정도 해석은 비차폐 결과를 토대로 추측에 의존하는 수밖에 없다. 전기생리학적 검사가 추가로 필요할 것이다(7장에서 설명).

증례 2: 전음성 난청 – 중이 질환

차폐가 필요한 경우 과대 차폐의 위험으로부터 안전한 삽입형 수화기가 최고의 선택이다. 만약, 피검자의 외이도가 감염이 없고 염증성 분비물이 없이 깨끗하다면 삽입형 수화기를 사용하는 것이 좋다. 차폐는 적어도 골도 전도 검사에서 꼭 필요할 수 있다. 그러나 어음청취역치검사에서 차폐는 기도 가청역치와 반대쪽 골도 골도 가청역치 차이에 따라 필요할 수도 있다. 어음이해도 검사에서는 어음 자극 강도를 높이기 때문에 차폐 검사를 해야 할 가능성이 높다.

증례 3: 감각신경성 난청 – 내이 질환

이 증례의 피검자 청각학적 평가 결과는 두 귀 사이의 가청역치와 기도-골도 사이에 유의한 차이가 없는 것으로 나타났다. 이 때문에 높은 자극 강도로 어음이해도 검사를 시행하는 경우를 제외하면 차폐는 필요하지 않을 것으로 보인다.

증례 4: 감각신경성 난청—청신경 질환

이 증례의 여성 피검자의 청력은 편측성 난청 특성상 적어도 골도 전도나 어음이해도 검사에서 차폐가 필요할 것으로 보인다. 기도 순음청력검사와 어음청취역치검사에서 차폐 여부는 청력손실이 심한 귀의 기도 가청역치와 청력이 좋은 귀의 골도 가청역치 차이(dB)를 고려하여 결정한다.

증례 5: 비기질성 난청

기본 검사 결과는 논리적으로 설명할 수 없는 비정상적인 반응으로 판단된다. 이 때문에 차폐는 하지 않을 수 있다. 만약 실제로 청력손실이 있다면 피검자 반응을 토대로 편측성 난청으로 의심된다. 따라서 차폐를 하지 않아도 반대쪽에서 반응이 없는 것을 논리적으로 설명할 수 있어야 하며, 먼저 합리적으로 믿을 수 있는 결과를 얻을 수 있도록 재검사해야 한다. 차폐를 위한 반복 검사는 필요하지 않으며, 피검자의 반응이 믿을 수 있고 해석 가능한 반응을 얻을 때까지 비차폐 검사를 시행한다.

증례 6: 유소아 피검자

이 소아 피검자는 어떤 검사에도 결과에 한계가 있을 가능성이 높고, 믿을 수 있는 결과가 나올 때까지 여러 차례 재검사가 필요할 수 있다. 따라서 적어도 첫 번째 검사에서만큼은 차폐가 필요하지 않을 것으로 판단된다. 유소아 피검자에게는 크게 들리는 잡음을 무시하고 작은 소리에 관심을 가지라는 것 자체가 무리이다. 꼭 차폐가 필요하다면 끈기를 가지고 검사하면 한 번에 마칠 수도 있다.

✻ 요약

차폐는 교차 청력(음영 청취)이 나타나면 적절한 방법으로 시행해야 한다. 차폐 방법은 기도 및 골도 순음청력검사와 마찬가지로 어음청취역치검사에서도 아주 비슷하게 사용한다. 초기 유효 차폐 잡음 강도는 검사하지 않는 귀 비차폐 가청역치에 이미 구해 둔 보정 값을 더한 것과 같다. 어음이해도 검사는 역치상 어음 강도를 사용한다. 따라서 비차폐 검사를 먼저 시행할 필요는 없으나 결과를 다소 잘못 해석할 소지는 있다. 어음이해도 검사의 차폐는 수식에 다소 많은 요인들이 포함되지만 매우 실용적으로 사용할 수 있

다시 보기 표 6.1 순음청력검사 차폐*

검사	기도 전도	골도 전도
언제	검사 귀 기도와 검사하지 않는 귀 골도가 이간감약을 초과한 때	검사 귀 기도-골도 차이가 10 dB을 넘을 때
어떻게	최초 차폐 = 검사하지 않는 귀 기도. 소리를 듣지 못하면 수평법	기도와 같으나 검사 귀 폐쇄효과를 추가로 더한다.
과대 차폐	차폐 귀 유효 차폐 강도에서 이간감약을 뺀 값이 검사 귀와 같은 주파수의 골도와 같거나 클 때	기도와 같다.

*최소 이간감약은 헤드폰 수화기를 40 dB, 삽입형 수화기를 70 dB로 본다.

다시 보기 표 6.2 어음청력검사의 차폐*†

검사	목적	도구	단위	시기	최초 차폐 강도
SRT	어음 역치 순음청력 검증	강강격 낱말 무미건조 발화	dB	$SRT_{TE} - 40 \geq BBC_{NTE}$	$EM = SRT_{TE}$, 5dB 이상 상승하면 수평법
SDT	어음 인지 역치	무미건조 발화	dB	$SDT_{TE} - 40 \geq BBC_{NTE}$	$EM = SDT_{TE}$
MCL	어음 쾌적 강도	무미건조 발화	dB	$SDT_{TE} - 40 \geq BBC_{NTE}$	$EM = BBC_{TE} + 40$ dB
UCL	어음 불쾌 강도	무비발화음성	dB	$UCL_{TE} - 40 \geq BBC_{NTE}$	$EM = BBC_{TE} + 40$ dB
RCL (DR)	어음 가청 범위 (또는 역동 범위)	무미건조 발화	dB		
WRS	어음이해	PB, CNC, 라임 낱말, 문장	%	$HL_{TE} - 40 \geq BBC_{NTE}$	$HLTE - IA + ABG_{NTE}$

*최소 이간감약: 헤드폰 수화기는 40 dB, 삽입형 수화기는 70 dB로 본다.

†CNC(consonant-nucleus-consonant)=자음-모음-자음; TE(test ear)=검사 귀; NTE(nontest ear)=비검이; PTA(pure tone average)=순음청력손실 평균; EM(effective masking)=유효 차폐; IA(interaural attenuation)=이간감약; BBC(best/lowest bone conduction threshold)=최량 골도 가청역치.

다. 그림 5.5는 90 dB에서 어음청취역치검사 시 차폐가 필요한 경우에 대하여, 그림 5.6은 차폐가 필요한 검사들에 대하여 설명하고 있다.

✱ 자주 묻는 질문

Q 전음성 난청에서 폐쇄효과가 나타나지 않는 이유는 무엇인가?

A 전음성 난청은 청각기관 손상에 의한 청각전달 왜곡현상이다. 이러한 왜곡은 폐쇄효과에 의한 음향 증강을 상쇄하기 때문이다. 폐쇄효과는 골도 전도된 소리가 외이도로부터 다시 전도되는 과정이다(골고실 골도 전도; osseotympanic bone conduction). 즉, 외이도로 누설

된 에너지가 중이를 통해 전도되며, 내이에서는 두개골을 통해 전도된 에너지와 함께 증강되는 효과를 얻는다. 폐쇄효과는 외이도의 소리가 귀 밖으로 빠져나가는 것을 막기 때문에 중이로 진행할 수밖에 없다. 그러나 중이에 문제가 있으면, 외이도로 빠져나온 골도 전도 소리가 왜곡되어 와우에 도달할 수 없다.

Q 삽입형 수화기를 사용하면 왜 이간감약이 커지는가?

A 교차 청력(음영 청취)이 나타나면 소리는 골도 전도를 통해 편기된다. 수화기로 출력된 기도 전도 소리가 너무 크면 소리는 두개골에 고실 진동을 일으킨다. 기도 수화기에서는 헤드폰 수화기가 삽입형 수화기보다 두개골에 닿는 면이 넓다. 따라서 삽입형 수화기는 골도 전도를 일으키는 강도가 상대적으로 낮은 반면 헤드폰 수화기는 골도 전도를 일으키기 쉽다.

Q 검사 결과에 영향을 미친다면 검사하지 않는 귀 기도 수화기를 씌우지 않으면 되는데, 왜 그렇게 하지 않는가?

A 검사를 위한 자극은 검사 귀의 기도 수화기로 들려주기 때문에 영향을 미치지 않는다. 그러나 교차 청력(음영 청취)이 나타나면 검사 귀에 소리를 들려준 소리가 검사하지 않는 귀로 전도되는 것을 막기 위하여 기도 수화기를 착대하여야 한다.

Q 차폐는 언제 시행하는가?

A 사용하는 자극 종류(순음 또는 어음)에 따라 다르고, 또한 전도 방식(기도 전도 또는 골도 전도)에 따라 다르다. 자세한 것은 6장을 참조하기 바란다.

Q 가장 흔한 차폐 문제는 무엇인가?

A 차폐 귀에 잡음을 너무 적게 들려주어 검사 신호음이 여전히 검사하지 않는 귀로 들리는 과소 차폐와 이와 반대로 잡음을 너무 많이 들려주어 잡음이 검사 귀로 전도되어 역치를 상승하게 하는 과대 차폐이다.

Q 만약, 어음청취역치검사에서 음영 청취가 일어났다면 어떻게 알 수 있는가? 차폐의 시행 여부는 어떻게 결정하는가?

A 이 두 질문은 기본적으로 같다. 차폐 여부의 결정은 한 귀의 어음청취역치와 반대쪽 귀의 500, 1,000, 2,000, 4,000 Hz의 골도 가청역치 중 가장 좋은 것을 비교한다(250 Hz는 제외). 만약 이 차이가 헤드폰 수화기를 사용하여 40 dB을 초과하거나 삽입형 수화기를 사용하여 70 dB을 초과하면 교차 청취가 발생했고 차폐가 필요하다는 것을 의미한다.

Q 청각학적 평가에서 교차 청력을 피할 수 있는 최선의 방법은 무엇인가?

A 삽입형 수화기를 사용하고, 언제 그리고 어떻게 차폐를 하는지에 대한 기본 원칙을 따르는 것이다.

＊ 추천 도서

Ross, R. J., & Clark, J. L. (2007). Clinical masking. In R. J. Roeser, M. Valente, & H. Hosford-Dunn (Eds.), *Audiology diagnosis* (2nd ed., pp. 261-287). New York: Thieme.

Yacullo, W. S. (2009). Clinical masking. In J. Katz, L. Medwetsky, R. Burkard, & L. Hood (Eds.), *Handbook of clinical audiology* (6th ed., pp. 80-122). Philadelphia: Lippincott Williams & Wilkins.

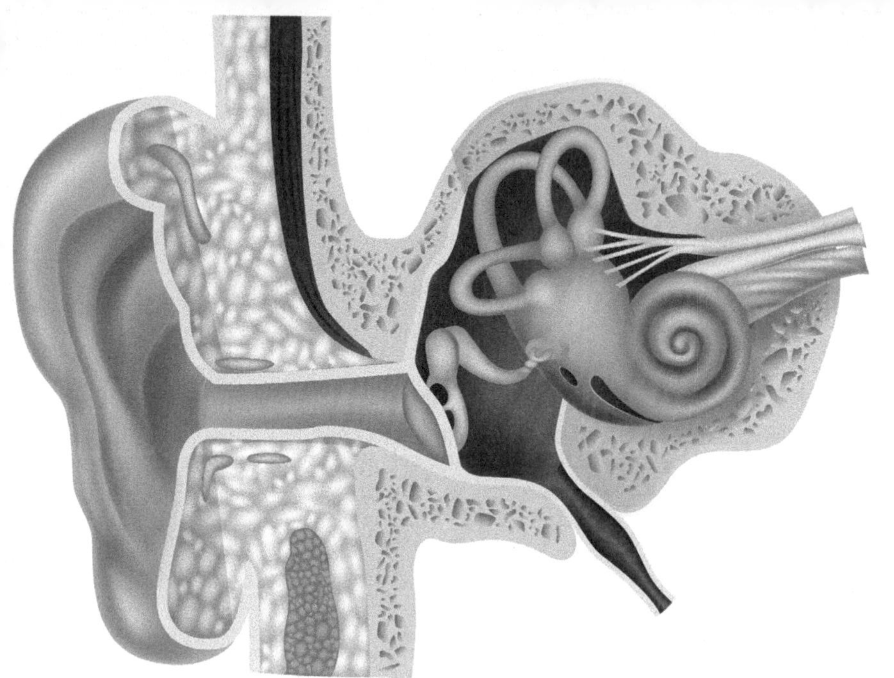

제 7 장

청각기관의 생리학적 평가

학습 목표

7장의 학습 목표는 청력손실 유무와 병소 부위 진단을 위해 개발된 전기음향학적 · 전기생리학적 평가에 대해 논의하는 것이다. 이 평가 도구는 피검자의 주관적 반응을 필요로 하지 않는다. 이 장에서 학습할 내용은 다음과 같다.

- 중이 이미턴스 검사의 목적과 고막운동성 검사 및 등골근 반사 검사의 수행 절차
- 이미턴스 결과를 통해 예상되는 병리적 현상
- 자발 이음향방사, 일과성 자발 이음향방사, 변조 이음향방사의 차이점
- 청성유발전위의 측정 방법, 청각기관의 기능과 병소 부위에 관한 정보의 해석

생리학적 평가를 공부하기 전에 청력검사들에 관한 깊이 있는 이해가 필요하다. 또한 귀가 어떻게 구성되며 소리에 어떤 방식으로 반응하는지에 대한 일반적 지식도 숙지해야 한다. 청각학적 평가 방법은 매우 다양하지만 대체로 기도 및 골도 순음청

력검사와 어음청취역치 및 어음이해도를 보는 어음청력검사가 가장 널리 시행된다. 이 장에서 설명할 검사는 청각클리닉에서 기본 평가 도구로 사용하거나 9장부터 12장에서 설명할 추가 진단 정보가 필요한 특별한 경우에 시행하기도 한다.

청각학적 평가는 구조적 평가와 기능적 평가로 나눌 수 있다. 청각전문가들은 이 중 결과들을 분석하여 특정 병변을 추론하는 데 더 큰 관심이 있다. 현대 의학은 영상 의학 기술의 발달에 힘입어 청각기관의 특정 구조물을 직접 관찰할 수 있다. 이러한 영상 의학 기술의 놀랄 만한 발달은 청각학적 평가 과정의 중요성을 낮추지 않으면서 두 학문 분야가 서로 시너지 효과를 낼 수 있도록 한다.

이 장에서 설명하는 평가 도구들은 특별히 고안한 장비를 필요로 한다. 청각전문가들은 이 장비를 이용하여 다양한 평가를 시행하고 귀중한 진단적 정보를 획득할 수 있다. 이 검사들은 고막 면에서 반사되는 소리를 통해 저항(임피던스)과 전도(컴플라이언스, 이하 탄성과 함께 사용)를 측정하여, 소리 자극에 대한 내이 상태, 내이에서 전기적 변화, 청신경과 뇌의 반응 등을 평가할 수 있다. 이 평가 도구들은 역사적으로 보조적 검사였으나 병소 부위 판단에 유용하게 응용하고 있다.

⚜ 순음 및 어음청력검사와 이미턴스 청력검사의 보완적 활용

이미턴스 청력검사는 순음청력검사(4장에서 설명) 및 어음청력검사(5장에서 설명)와 함께 기본 검사로 시행하여 서로의 결과를 보완한다. 이러한 보완적 활용을 통해 이 검사 도구들이 진단에 필요한 핵심적 기본 평가 도구로 자리를 잡을 수 있게 되었고, 더욱 향상된 응용 검사 시행을 위한 출발점 역할을 하게 되었다. 만약, 이미턴스 청력검사에 등골근 반사 검사를 포함한 경우 종종 골도 전도 순음청력검사를 생략할 수 있는 근거로서 사용되기도 한다. 육성 단음절 검사는 가장 일반적으로 사용되는 검사이지만 녹음 어음에 표준치가 마련되어 있다면 육성보다 녹음 어음 사용을 추천한다.

⚜ 이미턴스

음향 **이미턴스**(immittance) 측정은 순음청력검사 및 어음청력검사와 함께 기본으로 사용하는 필수 평가 도구이다. 이미턴스 측정은 청각기관의 비정상을 확인하는 유용한 몇 가지 방법을 제공한다. 30년 이전에 도입된 이미턴스 검사는 청각학 분야에서 획기적이었고, 대부분 청각전문가들은 이미턴스 검사가 여전히 기본적 도구라는 데 동의한다.

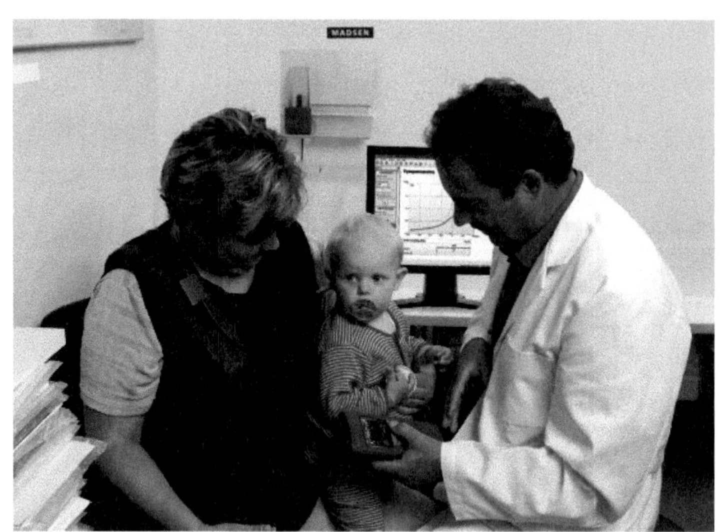

그림 7.1 중이 기능을 평가하기 위한 전기음향 이미턴스 장치(이하 이미턴스 검사기)로 고막운동성, 중이강 내 공기 압력, 등골근 반사 등을 확인할 수 있다. 무선 블루투스 기술을 이용해 수집한 데이터를 저장하고 인쇄할 수 있도록 개인용 컴퓨터로 보낼 수 있다.

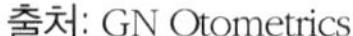
출처: GN Otometrics

몇 년 동안, 다양한 병리적 현상이 고막의 음향 저항[**음향 임피던스**(acoustic impedance)]에 미치는 영향을 연구하였다. 초기 이미턴스 검사는 장치가 너무 어설프고, 기본 검사로 사용하기에는 너무 어려웠다. 오늘날에는 다양한 전기음향 임피던스 장치(electroacoustic impedance meters)들이 널리 사용되고 있다(그림 7.1 참조). 이 장치는 밀폐된 공간의 공기 용적을 표현하는 **전도**(compliance)량을 측정하며, 중이에서 전도량은 등가 공기 용적을 세제곱센티미터(cm^3) 또는 밀리리터(mL) 등으로 표현한다.

고막 면에서 측정한 다양한 결과들은 몇 가지 용어로 정의하여 사용하고 있다. 이미턴스(immittance)라는 용어는 음향에 대하여 고막에서 생기는 저항(impedance), 전도(탄성, compliance), 수용(admittance)의 모든 것을 포함한다. 미국국립표준연구소(American National Standards Institute, 2007)는 이미턴스 검사에 사용하는 장비의 특성과 이에 관련되는 기술적 용어 등을 정의하는 일련의 기준을 채택하였다.

음향 이미턴스 검사는 '임피던스 청력검사(impedance audiometry)'라고 불려 왔다. 그러나 이 용어에는 등골근 반사만 포함되기 때문에 엄밀한 의미에서 정확한 용어라 볼 수 없다. 또 '중이 검사'라는 용어로도 자주 사용하였는데, 음향에 대한 이미턴스가 실제로는 중이에서의 현상이 아니기 때문에 이 또한 잘못된 표현이다. 모든 중이 기능은 고막 면에서 간접적인 방법으로 측정하여 결정된다.

이미턴스 검사기를 이용한 평가

기본적으로 고막 면에서 아래의 세 가지를 평가한다.

1. **정적 탄성**(static acoustic compliance, static acoustic admittance): 외이도에 특정 압력을 주고 구한 고막 반응을 통해 고막의 운동성을 평가.
2. **고막운동성 계측**(tympanometry): 외이도에 양압부터 음압까지 다양한 공기 압력을 주고 고막운동성을 평가하여 중이강 압력을 측정(외이도의 공기 압력이 양압 또는 음압으로 갈수록 정상 중이는 운동성이 떨어진다).
3. **음향 반사**(등골근 반사, acoustic reflex)로 알려진 중이 근육의 수축 확인: 강한 소리에 대하여 중이가 긴장하면 음향 전도 능력이 낮아진다.

이 기본 검사들과 다양한 병리에 따른 예상 결과에 대해서는 10~12장에서 설명한다.

이미턴스에 영향을 미치는 요인

3장에서 물체의 저항(impedance, Z, 이하 임피던스)은 물체의 마찰 저항(frictional resistance, R), 질량(부피, mass, M), 긴장도(강도, stiffness, S)에 의해 결정된다는 것을 설명하였다. 질량과 긴장도는 소리의 주파수(frequency, f)에 따라 정해진다. 따라서 임피던스는 아래와 같은 수식으로 표현할 수 있다.

$$Z = \sqrt{R^2 + \left(2\pi fM - \frac{S}{2\pi f}\right)^2}$$

질량과 긴장도(공식의 괄호 안)를 복합 저항 또는 유도 저항[**리액턴스**(reactance)]이라 한다. 질량 및 긴장도 리액턴스는 서로 반비례 관계이며, 결정적으로 주파수에 의존한다. 그러나 단순 저항은 분명히 공식에서 나머지 부분과 상관없다. 만약 주파수가 높아지면 질량 리액턴스 총합이 증가하지만 반대로 긴장도 리액턴스 효과는 감소한다. 따라서 질량 리액턴스는 고주파수에서 긴장도 리액턴스는 저주파수에서 중요한 변수가 된다. 긴장도가 높아지면 전도 정도가 적어진다는 것을 말하며, 이 경우 초기 운동이 유지되기 어렵다 따라서 전도는 공식에서 보는 것처럼 긴장도와 역의 관계를 갖는다.

2장에서 귀의 해부를 간단하게 설명하였다. 자세한 설명은 9~12장에서 계속할 예정이며 이때 다양한 질환이 이미턴스에 미치는 효과를 설명할 것이다. 그러나 현재로서는 저항이 중이강의 세 개의 뼈와 이 뼈들을 지탱하고 있는 인대에 의해 결정된다고 간단하게 설명할 수 있다. 질량은 이소골과 고막의 중량에 의해 결정되며, 긴장도는 내이와 연결된 등골 족판에 가해지는 림프 압력에 의해 주로 결정된다. 따라서 귀는 적어도 낮은 주파수 소리에 대하여 긴장도가 예민하게 작용하는 장치(stiffness-dominated system)이다.

❀ 실전 해설

기도와 골도 순음청력검사에서 많은 전음성 난청이 저주파수의 가청역치가 가장 먼저 낮아지고, 가장 많은 손실을 보인다. 이것은 대부분 전음성 난청이 중이의 긴장도를 높이는 경향이 있고, 위의 임피던스 공식에서 보는 것처럼 주파수가 높아지면 긴장도 효과가 줄어들기 때문이다. 그러나 청력도 양상에는 예상 외의 경우가 많기 때문에 기도 청력도만으로 난청의 성질을 감별한다면 엄청난 실수를 저지를 수 있다.

중이 이미턴스 검사 장치

그림 7.2는 전기음향 이미턴스 검사기이다. 세 개의 작은 플라스틱이나 고무 재질의 관이 금속 재질의 탐침에 연결되어 있으며, 이 탐침을 외이도에 밀봉 삽입한다. 탐침 끝에는 모양과 크기가 다른 귀꽂이를 연결하여 피검자의 외이도에 밀봉 삽입한다. 이 세 개의 관은 (1) 고주파 순음 사용이 가능하지만 대부분 220 Hz나 226 Hz 순음을 발생할 수 있는 소형 스피커, (2) 소형 스피커에서 발생한 소리의 일부와 고막에 부딪혀 되돌아온 소리를 받아들이는 소형 마이크, (3) 외이도 안으로 양압이나 음압의 공기 압력을 부하하는 공기 펌프와 각각 연결되어 있다. 공기 펌프의 눈금은 밀리리터(milliliters, mL), 밀리미터 수압(millimeteres of water, mmH_2O), 데카파스칼(dakapascals, daPa, 10 Pascals) 등의 단위로 보정한다. 이 단위들은 표준 온도와 압력 조건에서 1 daPa = 1.02 mmH_2O, 1 mmH_2O = 0.98 daPa로 매우 비슷하다. 이를 위해서는 장비가 설치된 검사

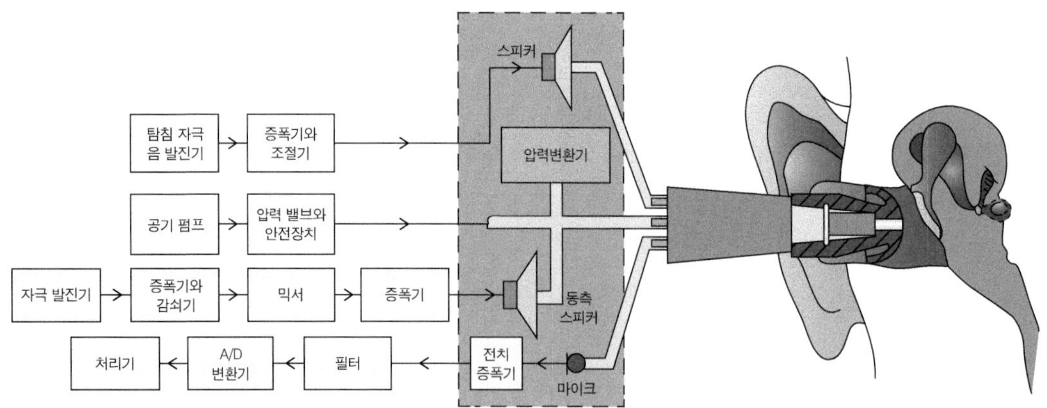

그림 7.2 전기음향 이미턴스 검사기. 세 가지 주요 구성 장치는 소리를 외이도 들려주는 스피커, 고막으로부터 반사된 소리를 측정하는 마이크, 외이도 안으로 다양한 공기 압력을 부하하는 공기 펌프이다.

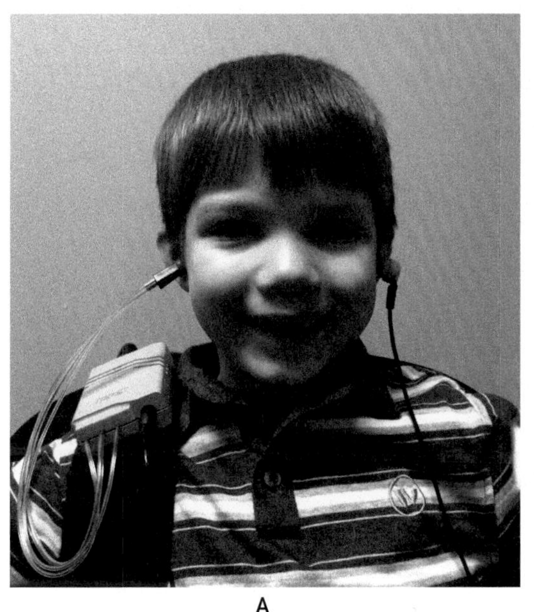
A

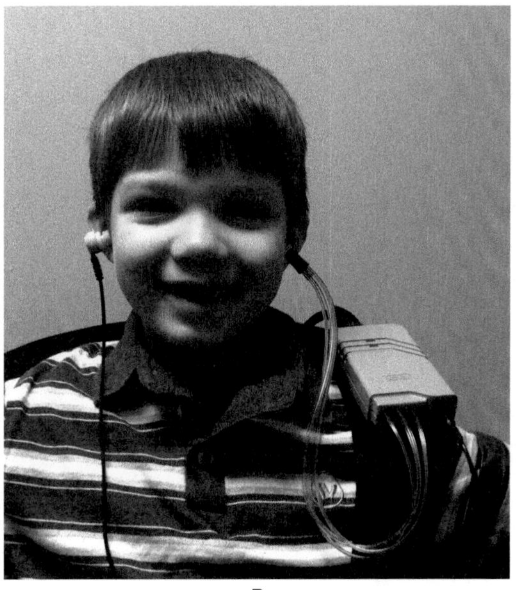
B

그림 7.3 이미턴스 검사 장면. (A) 어깨 착용 패드를 오른쪽 어깨에 두고, 탐침을 오른쪽, 삽입형 수화기를 왼쪽으로 장착한 모습. 이렇게 하면 오른쪽의 고막운동성 계측, 정적 탄성, 동측 등골근 반사, 왼쪽을 자극하는 대측 등골근 반사를 검사할 수 있다. (B) 어깨 착용 패드를 왼쪽 어깨에 두고, 탐침을 왼쪽, 삽입형 수화기를 오른쪽으로 장착한 모습. 이렇게 하면 왼쪽의 고막운동성 계측, 정적 탄성, 동측 등골근 반사, 오른쪽을 자극하는 대측 등골근 반사를 검사할 수 있다.

장소의 대기압이 0 daPa (0 mmH_2O, 0 mL)이 되도록 보정해야 한다. 탐침은 헤드폰 한쪽에 부착되어 있고, 반대쪽에 등골근 반사를 일으키기 위해 순음청력검사기와 같은 모양의 기도 수화기가 있다(그림 7.3).

❀ 정적 탄성 검사

정적 탄성 검사는 탐침이 아주 작은 부스러기로 막히면 검사를 할 수 없거나 검사가 되더라도 결과를 잘못 해석할 수 있다. 따라서 검사 전 피검자의 외이도 내 귀지나 이물을 반드시 제거해야 한다. 귀꽂이는 외이도 입구에 대고 비틀면서 밀봉 장착해야 한다. 밀봉 후 공기 펌프로 압력을 높여 양압을 부하한다. 만약 밀봉되지 않으면 이미턴스 검사기에서 확인할 수 있으며, 이때는 크기가 다른 귀꽂이를 사용하여 밀봉한다. 귀꽂이가 잘 밀봉되면 공기 압력이 +200 daPa까지 올라간다. 대부분 이미턴스 검사기 탐침의 자극 음강도는 85~90 dB SPL로 자동 조절되며, 이 압력에서 세제곱센티미터(cubic centimeters, cm^3)의 **등가 용적**(equivalent volume)을 구할 수 있다. 최근의 장비들은 이 값을 자동으로 표기한다. 이것은 고막을 +200 daPa로 긴장시켜 구하며, C_1이라 한다. 즉, C_1은 외이도에 부하한 양압으로 고막의 운동성을 둔화시켜 구하고, 외이도에서 탄성(외이도 용적)으로 표현한다.

❀ 실전 해설

C_1은 양압을 주고 처음 검사한 세제곱센티미터 단위의 등가 용적으로, 임상적 타당도가 높다. 인간의 C_1 평균은 영유아 0.5 cc부터 성인 1.5 cc까지 다양하다. 만약, 이 값(C_1)이 매우 높으면 고막에 천공이 생긴 것을 의미한다. 그러나 이 값은 고막 천공과 함께 중이염이 진행 중인 경우 정상 범위에서 관찰될 수 있다는 점도 기억해야 한다.

두 번째 단계인 정적 탄성은 외이도 압력을 점차로 낮추어서 고막에서 탄성이 최대로 관찰되면 구할 수 있다. 고막의 최대 탄성은 고막을 경계로 외이도와 중이강 압력이 거의 같은 때 나타난다. 이 값을 C_2라 하며, 외이와 중이에서 전도 정도를 표현한다. C_2는 외이도 압력이 대기압인 0 daPa 범위에서 관찰되어야 한다. 중이에서 정적 탄성(C_x)은 다음과 같은 수식으로 표현할 수 있다.

$$C_X = C_2 - C_1$$

C_1을 검사하는 동안 고막의 상태는 상대적으로 운동성이 적어서 탐침으로 되돌아오는 소리 에너지가 크고, 외이도에서 측정되는 소리의 압력이 높아진다. C_2을 검사하는 동안 고막은 운동성이 커져서 중이로 진행하는 에너지가 많아지고, 고막과 탐침 사이의 소리 압력이 낮아진다. 중이의 정적 탄성은 이 두 가지 상태의 차이로, 외이에서 전도 정도를 뺀 값이다. 따라서 중이에서 정적 탄성은 아래의 수식으로 표현할 수 있다.

$$C_X\,(ME) = C_2\,(EAC + ME) - C_1\,(EAC)$$

정적 탄성 정상치

과거 몇 년 동안 정적 탄성 정상치에 관한 연구는 합의점을 찾지 못하였다. 그러다가 유소아와 성인에게서 탐침 자극 주파수마다 다르다는 것을 확인하였다. 대부분 이미턴스 검사기는 외이도에서 자극되는 소리와 반사되는 소리의 위상각은 무시한다. 정상 귀는 중이 상태에 따라 전도 정도가 높아지기도 하고 낮아지기도 하면서 중복되는 변화가 나타나기 때문에 이미턴스 검사의 상당 부분은 이 값을 유의하게 낮출 수 있다. 유소아와

표 7.1 정적 탄성 정상치, 고막운동도 폭(TW), 외이도 용적(V_{ea})*

나이	전도, 탄성(cc)	TW(daPa)	V_{ea}(cm^2)
유소아(3~10세)	0.25~1.05	80~159	0.3~0.9
성인(18세 이상)	0.30~1.70	51~114	0.9~2.0

*Margolis & Hunter, 2000.

성인 정적 탄성 정상치는 표 7.1과 같다. 정상 범위는 비교적 넓게 분포하고, 비정상 중이도 분명하게 그 범위를 벗어나지 않는다면 분간이 어렵다. 심지어 정상 중이일지라도 정적 탄성 값은 나이와 성별에 따라서도 다양하게 나타난다.

정적 탄성의 기록과 해석

요즘 이미턴스 검사기들은 자동으로 검사하고, 각 귀의 전도 값들을 출력할 수 있다. 전도 값이 정상 범위보다 낮은 경우 고막의 운동성이 정상보다 둔화되어 긴장도나 질량 또는 저항이 변하였다는 것을 의미한다. 이러한 결과는 공기로 채워져 있어야 할 중이에 액체가 담겨져 있거나 이소골 연쇄가 움직이지 않는다는 것을 의미한다. 고막의 탄성 저하는 노화나 반흔성 천공을 그 원인으로 볼 수 있다. 정적 탄성이 매우 높으면 질병 또는 골절에 의한 이소골 연쇄의 탈구가 있거나 고막의 비정상적인 탄성이 그 원인일 수 있다. 만약 이미턴스 검사를 수동으로 하는 경우 결과 기록표에 직접 작성한다(그림 7.4F).

정적 탄성 검사가 그 어떤 청각학적 평가보다 필수적인 검사이지만 다른 진단 검사처럼 잘못 해석할 수도 있다. 귀의 비정상은 다르게 나타날 수 있는데, 결과가 반대로 나타날 수도 있고, 정상 이미턴스 범위로 나타날 수도 있다(Popelka, 1983).

⊛ 고막운동성 계측

고막은 외이도와 중이강의 양쪽 압력이 같을 때 가장 효과적으로 진동한다. 이 점은 고막운동성 계측을 이해하는 데 가장 기본이다. 고막이 안정 상태에서 외이도를 통해 양압 또는 음압을 받으면 고막의 진동 능력이 낮아진다.

고막운동성 계측은 고막에 +200 daPa까지 공기 압력을 가한 상태에서 전도 정도를 측정한다. 계속해서 외이도에 압력을 낮추어 대기압인 0 daPa을 지나 음압까지 부하하면서 각각의 압력 상태에서 전도 정도를 측정한다. 고막운동성 계측의 목적은 중이강 압력점과 고막의 최대 탄성을 찾는 것이다. 이러한 검사는 중이 구조 상태에 관한 귀중한 정보를 제공한다. 고막운동성 계측은 C_1을 확인하면 곧바로 C_2와 등골근 반사 역치를 구하기 위한 외이도 압력 값을 결정한다.

SPEECH AND HEARING CENTER
The University of Texas at Austin 78712

IMMITTANCE

NAME: Last - First - Middle	SEX	AGE	DATE	EXAMINER	INSTRUMENT

ACOUSTIC REFLEXES

		RIGHT				LEFT			
	Frequency (Hz)	500	1000	2000	4000	500	1000	2000	4000
a	Ipsilateral (Probe same)								
b	Contralateral (Probe opposite)								
c	Audiometric Threshold								
d	Reflex SL								
e	Decay Time (Seconds)								

STATIC COMPLIANCE

$C_x = C_2 - C_1$

	RIGHT					LEFT				
	Tymp. Width	M.E. Pressure	C_1 Volume	C_2	C_x Compliance	Tymp. Width	M.E. Pressure	C_1 Volume	C_2	C_x Compliance
f										

TYMPANOGRAMS

g RIGHT LEFT

그림 7.4 이미턴스 검사 결과 기록. (a) 탐침과 같은 방향에서 유발한 등골근 반사; (b) 대측 등골근 반사 역치, (c) 순음청력검사 가청역치; (d) 등골근 반사 감각 단위(b−c); (e) 등골근 반사 진폭이 반으로 줄어드는 데 걸리는 시간(등골근 반사 소실); (f) 고막운동도 폭(tymp. width), 중이강 압력(M.E. pressure), 외이도 용적(C_1 volume), 최대 탄성(C_2), 정적 탄성(C_X compliance); (g) 각각의 압력에서 전도(탄성) 특성(pressure–compliance function)을 기록한 고막운동도.

고막운동성 계측은 일반적으로 순음 220 또는 226 Hz의 낮은 주파수 순음을 자극으로 사용한다. 고주파수 순음을 자극하거나 다중 주파수 또는 여러 주파수를 연속해서 자극하면 다양한 결과를 얻을 수 있고, 이러한 검사를 활용하면 더 가치 있는 진단 정보를 획득할 수 있다(Shanks, Lilly, Margolis, Wiley, & Wilson, 1988). 다중 주파수 고막운동도 활용의 문제는 마이크로프로세서 기반의 새로운 장비로 해결하고 있다.

고막운동성 계측 결과의 기록과 해석

전도 정도의 측정은 검사 시작과 동시에 Y축을 전도량, X축을 압력으로 하는 좌표에 자동으로 기록되며, 이를 **고막운동도**(tympanogram)라고 한다. 이렇게 자동으로 기록하여 인쇄한 결과는 이미턴스 결과 기록표 양식에 표시할 수도 있다(그림 7.4G).

Jerger(1970)는 전형적인 고막운동성 계측 결과를 서로 다르게 분류하였다. 고막운동도는 질적으로 평가가 가능하지만 주관적인 정보만을 표시하는 전통적 분류법은 여전

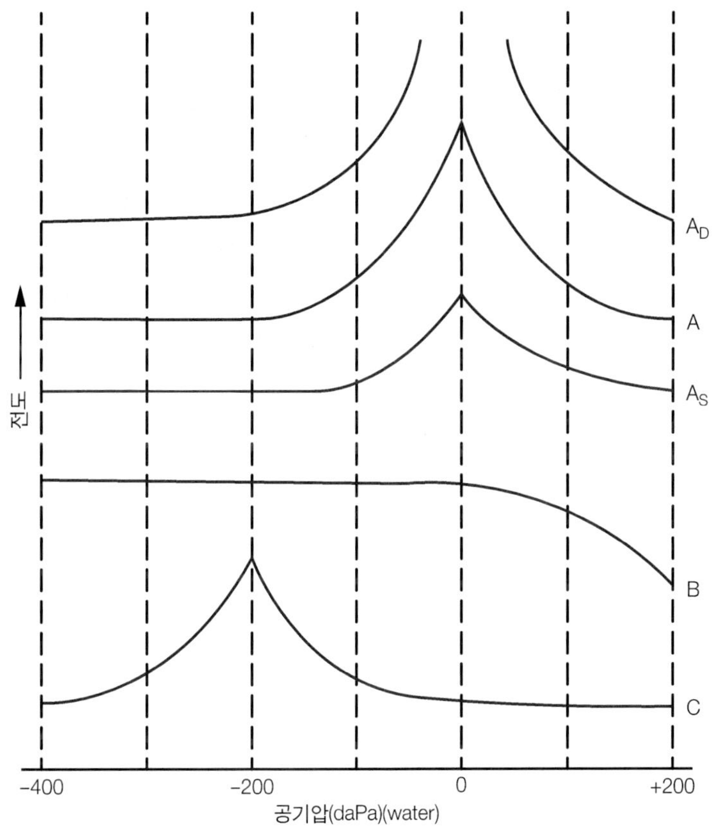

그림 7.5 다섯 가지 고막운동도. 중이의 다양한 상태를 그림으로 표현한다. A형은 정상 압력-탄성 곡선을 가지며, 중이 기능이 정상일 때 나타나는 전형적인 모양이다. A_S형은 A형과 같으나 높이가 낮다. 이소골 중 가장 작은 등골이 경직되어 있을 때 나타날 수 있다. A_D형은 A형보다 더 심한 경사를 갖는다. 고막에 탄력이 없거나 이소골 연쇄가 단절되었을 때 나타날 수 있다. B형은 최대 탄성이 나타나지 않으며, 중이강에 삼출액이 있음을 의미한다. C형은 최대 탄성이 음압에서 형성되며, 중이강 안에 음압이 형성되어 있음을 의미한다.

히 폭넓게 이용하고 있다. 직접 비교할 수 있도록 다섯 가지 고막운동도 유형을 같은 양식에 기록하였다(그림 7.5).

A형. A형은 정상 중이 기능을 가진 피검자에서 관찰할 수 있다. 최대 탄성은 0 daPa에서 관찰되며, 곡선은 약간 큰 역 V자 모양이 특징이다.

A_S형. A_S형은 최대 탄성이 중이강 압력이 정상인 0 daPa 근처에서 나타난다. 그러나 정점이 A형보다 낮다. A_S형은 등골의 운동성이 부분적으로 떨어진 피검자에서 종종 관찰된다. 여기서 'S'는 'stiffness(긴장)' 또는 'shallow(얇은)'를 의미한다.

A_D형. A_D형은 여전히 전형적인 A형 모양을 유지한다. 그러나 진폭이 비정상적으로 크거나 곡선이 양압과 음압 쪽으로 나뉘어 중앙에서 만나지 않는 형태를 보이기도 한다. 이러한 유형을 보이는 고막은 매우 얇아서 탄력이 없거나 이소골 연쇄의 분리를 의심할 수 있다. 여기서 'D'는 'discontinuous(불연속)' 또는 'deep(깊은)'을 의미한다.

B형. B형은 중이강에 액체가 채워져 있을 때 관찰할 수 있다. 이 경우 외이도에 다양한 압력을 주더라도 고막 안쪽에 채워진 액체와 일치되는 압력, 즉 최대 탄성 지점을 찾을 수 없기 때문에 나타난다. B형은 외이도 내부 작은 귀지나 이물이 직경이 좁은 탐침 끝을 막아서 나타날 수도 있으며, 고막 천공에 의해서도 나타난다. B형이 관찰되면 귀지나 이물에 영향을 받지 않았다는 것을 우선 확인해야 한다.

C형. C형은 10장에서 설명한 것처럼 중이강 압력이 정상보다 낮아진 상태이다. 이러한 경우 고막의 최대 탄성은 외이도에 중이강 압력과 같은 음압을 주어야 관찰할 수 있다. 만약 고막의 최대 탄성이 −200 daPa 또는 이보다 낮은 음압에서 관찰되면 중이강이 비정상적인 음압을 유지하고 있다는 것을 의미한다.

때로 고막운동도가 최대 탄성을 의미하는 정점으로 나타나지 않고 뭔가 잘못된 것처럼 평편하게 나타날 수 있다. 이것은 중이강 압력이 이미턴스 검사기로 확인할 수 없는 음압을 갖고 있어서 최대 탄성을 확인할 수 없기 때문이다. 이러한 형태의 수평 고막운동도가 기록되면, −400 daPa 이상의 낮은 음압까지 검사하는 것이 좋다. 중이강에 이런 극단적 음압이 형성되면 피검자에게 의학적 처치가 필요하다는 것을 강하게 암시하므로 의학적 치료를 받을 수 있도록 의뢰하여야 한다.

최대 탄성은 경우에 따라서 +50 daPa보다 양압에서 나타나기도 한다. 이러한 예는 울고 난 직후 어린이나 코를 푼 직후에 관찰되기도 한다. 대체로 짧은 시간 동안 나타났다가 곧바로 정상 압력으로 회복한다. 그러나 양압이 지속되면 의학적 처치가 필요하므로 의사에게 의뢰해야 한다.

고막운동성 계측에는 여러 가지 요인들이 영향을 미친다. 고막운동도의 최대 압력은 압력을 양압에서 음압으로 조절할 때가 음압에서 양압으로 바꿀 때보다 낮아지는데 결과 해석에는 영향이 없다. 다중 주파수 또는 연속 주파수 고막운동성 계측을 시행하면 또 다른 결과가 나타날 수 있다.

이미 설명한 것처럼 고막운동도 유형은 객관성이 다소 결여된 결정이다. 고막운동도 모양을 질적 특성에 따라 다소 주관적 기준으로 A형을 A_S형과 A_D형으로 분류하기도 한다. 만약, 최대 탄성이 너무 얕을(낮을) 경우 고막운동도를 A_S형이나 B형으로 분류해야 하는 상황에 직면하기도 한다. 고막운동도 모양의 전통적 해설은 여전히 널리 받아들여지고 있다. 그렇지만 전반적인 청각 평가에서 더 객관적이고 정량적 방법으로 분류하기를 원하는 청각전문가들이 증가하고 있다. 최근 이미턴스 검사기들은 이런 분류를 고막운동도 최대 압력(tympanogram peak pressure, TPP), 최대 탄성(static acoustic admittance, static compliance), 고막운동도 폭(tympanogram width, TW) 등을 통해 자동으로 계산한다(표 7.1 참조).

등골근 반사

등골근 반사 정의

중이에는 **고막장근**(tensor tympani muscle)과 **등골근**(stapedius muscle)이라고 하는 두 개의 아주 작은 근육이 있다. 이 근육들의 해부학적 위치에 대해서는 10장에서 설명할 것이다. 그러나 이 근육들의 생리학적 기능은 이미턴스 검사에서 매우 중요하기 때문에 여기서 설명하기로 한다. 고막장근은 소리에 대한 역할이 분명하지 않지만 등골근은 강한 소리에 대한 역할로 반사적 수축이 일어난다. 이 등골근의 반사적 수축을 등골근 반사라 한다. 대부분 정상 청력자들은 85~100 dB SPL의 순음을 한 귀로 들려주면 두 귀 모두에서 **등골근 반사**(intra-aural muscle reflex)가 나타난다(Gelfand, 2002).

등골근 반사 검사

이미턴스 검사기는 한 귀로 소리를 들려주고 같은 쪽 귀(동측 등골근 반사)나 반대쪽 귀(대측 등골근 반사)에서 고막의 탄성 변화를 측정한다. 이때 등골근 반사를 확인하기 위한 신호는 **반사 활성 자극**(reflex-activating stimulus, RAS)이라 하며, 순음부터 대역 잡음까지 다양한 종류가 있다. 일반적으로 순음은 500~4,000 Hz까지가 사용되며, 순음은 70 dB HL부터 자극을 시작한다. 만약 탄성 변화가 나타나지 않으면 소리 상노를 80, 90 dB HL로 올리면서 반응을 관찰할 수 있을 때까지 계기상 최대 강도까지 올린다. 시판되고 있는 이미턴스 검사기의 계기상 최대 강도는 125 dB HL 정도이다. 그러나 이 정도의 강도는 자극 시 주의를 필요로 하며 가급적 115 dB HL을 초과하지 않는 것이 좋다.

반응이 관찰되면 자극 강도를 10 dB 낮추고 다시 5 dB 단위로 올리면서 역치를 측정한다. 자극 음의 지속시간은 1초 정도이어야 하고, 500, 1,000, 2,000, 4,000 Hz와 같은 검사 주파수마다의 역치를 구하여야 한다. 그러나 정상 청력자일지라도 4,000 Hz의 등골근 반사가 합리적인 이유 없이 나타나지 않기도 한다. 등골근 반사를 관찰할 수 있는 가장 낮은 자극 음의 강도를 **등골근 반사 역치**(acoustic reflex threshold, ART)라 한다.

자극에 대한 탄성 감소 기준은 장치마다 다르다. 때로 탄성 변화가 지나치게 작아서 반응으로 볼 수 있는지 불확실할 수 있다. 이러한 경우에는 소리 강도를 5 dB 올리면 대체로 분명한 반응이 관찰된다. 때로 피검자의 호흡이나 외이도 혈관에서 발생하는 맥파의 영향을 받아 탄성이 안정되지 않고 심하게 요동치기도 한다. 물론 검사를 진행하는 동안 피검자의 발성에 의해서도 영향을 받을 수 있으므로 조용히 해야 한다. 결과 해석에 충분한 대측 등골근 반사를 유발하기 위해서는 충분한 강도의 자극이 필요하다(그림 7.4B 참조).

❀ 실전 해설

청각학과 언어병리학은 종종 일부 분야에서 서비스가 겹쳐지기도 하지만 임상적 관점에서 독립된 학문 분야이다. ASHA 윤리위원회(2004)는 추적 평가와 관리를 위해서 언어병리전문가도 중이 병변에 대한 선별검사를 할 수 있다고 지적하였다. 그러나 중이 선별은 검사를 통과하였는지의 판단과 통과 여부의 설명에 국한하고 있다. 정상 고막운동도와 함께 등골근 반사가 관찰되면 중이 기능은 정상임을 의미한다.

등골근 반사 결과

등골근 반사 결과를 이해하려면 **등골근 반사궁**(acoustic reflex arc)이라고 하는 생리학적 기본 지식을 이해해야 한다. 중추를 포함한 이 경로는 10장부터 12장에서 더 자세히 설명한다. 대신 여기서는 그림 7.6과 함께 설명한다.

외이로 들려준 소리는 기계 에너지 형태로 중이를 통과한다. 내이 와우에서는 전기화학 에너지로 변환하여 VIII 뇌신경(청신경)을 타고 뇌간으로 진행한다. 뇌간에서 전기적 흥분은 청신경핵을 거쳐 상올리브 복합체로 전달된다. 여기서 매우 흥미로운 사건이 일어난다. 상올리브 복합체의 신호는 뇌의 고위 중추(그림 7.6에서는 나타나지 않는다)로 진행하는데, 이때 신경 흥분이 같은 쪽에 있는 VII 뇌신경(안면신경)으로도 전달된다. 안면신경의 신경 흥분은 중이의 등골근으로 하강하는데, 청각을 포함한 뇌간 하부가 정상이어야 가능하다. 이상의 과정이 동측 반사 경로(ipsilateral response pathway)이며, 한 귀로 소리를 주었을 때 같은 귀의 등골근 반사를 유발하는 경로이다.

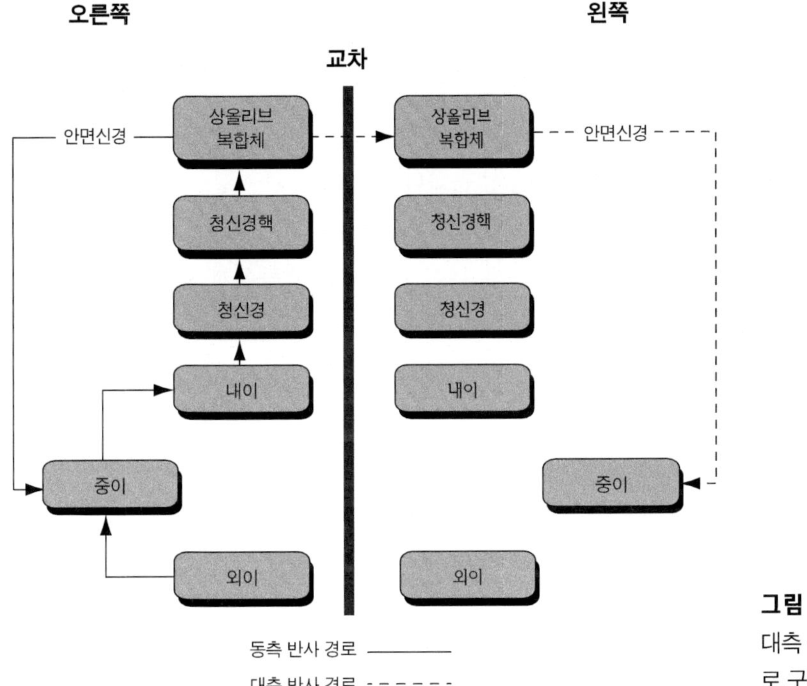

그림 7.6 동측과 대측 등골근 반사 경로 구성

거의 동시에 신경 흥분은 뇌간을 교차하여 반대쪽 상올리브 복합체를 거쳐 안면신경으로 진행하여 반대쪽 귀 등골근을 수축시킨다[대측 반사 경로(contralateral response pathway)]. 따라서 정상 청력이나 일부 난청이 있을지라도 한 귀에 소리를 주면 등골근 반사는 같은 쪽 귀는 물론 반대쪽 귀에서 동시에 유발된다. 임상에서는 반사 활성 자극(RAS)을 탐침으로 동측에 들려주거나(동측 반사, ipsilateral reflex) 기도 수화기로 반대쪽으로 들려주고(대측 반사, contralateral reflex) 탐침을 통해 등골근 반사를 확인한다(그림 7.3 참조). 동측과 대측 등골근 반사 검사는 청각학적 진단에서 매우 귀중한 정보를 제공할 수 있다.

등골근 반사는 다음의 네 가지 결과를 나타낼 수 있다.

1. 정상 감각 단위에서 등골근 반사 관찰(약 85 dB SL)
2. 계기상 최대 자극 강도(110~125 dB HL)에서 등골근 반사 관찰되지 않음
3. 난청 귀의 낮은 감각 단위(60 dB SL보다 낮은)에서 등골근 반사 관찰
4. 높은 감각 단위(100 dB SL 이상)에서 등골근 반사 관찰

등골근 반사 해석

등골근 반사 유무와 반사를 일으키는 역치상 반사 활성 자극(RAS) 강도는 유의한 관계를 갖는다(그림 7.4B와 D 참조). 물론, 탐침을 꽂은 쪽 귀 근육의 이상도 등골근 반사에 영향을 준다. 여기에 이소골 연쇄의 운동성 둔화나 탈골 또는 중이강 내 삼출액 등도 등골근 수축에 의한 영향이 고막 긴장까지 도달하지 못하게 할 수 있다.

그림 7.4에는 등골근 반사를 기록하는 부분이 있으나 학생들에게 혼동을 초래할 수 있다. 그림 7.7은 동측과 대측 자극 개념을 단순화한 것이다.

표 7.2는 등골근 반사 검사 결과를 통해 청각기관 및 고위 신경계통에서 이론적으로 설명할 수 있는 열 가지 가능성을 설명한 것이다. 각 예에서 오른쪽으로 기도 수화기를,

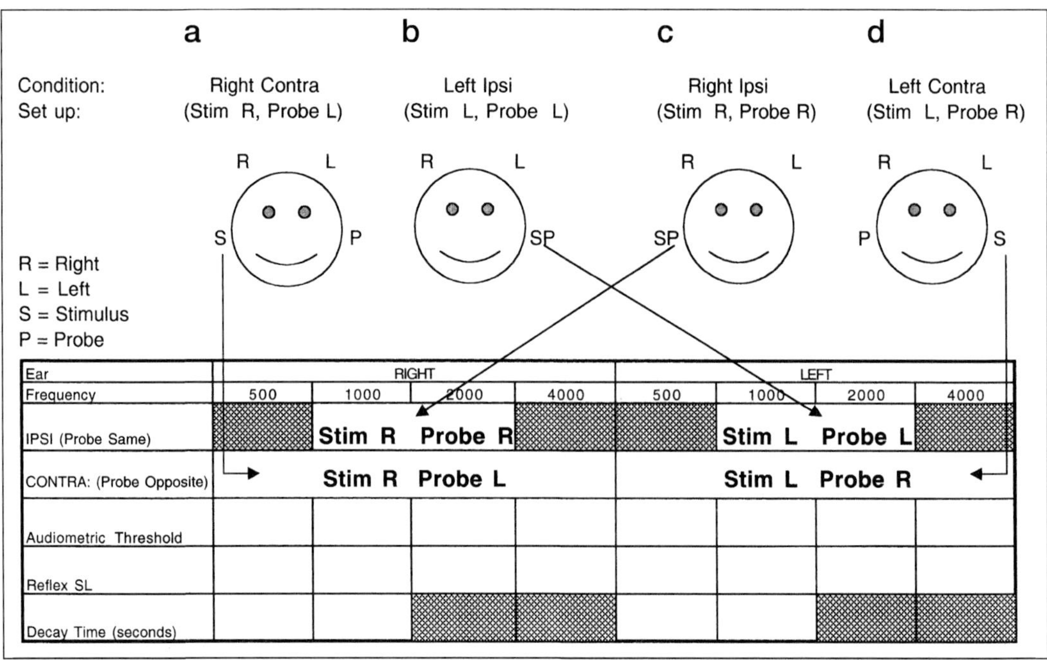

그림 7.7 등골근 반사 기록을 위한 이미턴스 검사 결과 기록 양식(그림 7.4 참조)의 일부. 등골근 반사(ART)는 반사 활성 자극(RAS)으로 순음을 사용하여 ART를 기록할 수 있는 감각 단위(SL)를 다음과 같은 방법으로 확인한다.

a. 오른쪽 대측 반사. 오른쪽에 댄 수화기로 오른쪽 귀 반사를 유발시켜 왼쪽 귀에서 반사를 확인한다. 500, 1,000, 2,000, 4,000 Hz의 ART 감각 단위는 등골근 반사를 일으킨 자극 강도에서 해당 주파수 순음 가청역치를 뺀 값이다.
b. 왼쪽 동측 반사. 1,000 Hz와 2,000 Hz 두 개의 주파수를 왼쪽에 들려주고 왼쪽 귀에서 나타나는 ART를 왼쪽에서 확인한다.
c. 오른쪽 동측 반사. 1,000 Hz와 2,000 Hz 두 개의 순음을 오른쪽에 들려주고 오른쪽 귀의 ART를 오른쪽에서 확인한다.
d. 왼쪽 대측 반사. 왼쪽에 댄 수화기로 왼쪽 귀 반사를 유발시켜 오른쪽 귀 탐침으로 반사를 확인한다. 500, 1,000, 2,000, 4,000 Hz의 ART 감각 단위는 등골근 반사 역치에서 해당 주파수 순음 가청역치를 뺀 값이다.

표 7.2 동측과 대측 등골근 반사 검사의 열 가지 서로 다른 가상 예제*

		오른쪽 대측 오른쪽 수화기 왼쪽 탐침	왼쪽 동측 오른쪽 수화기 왼쪽 탐침	오른쪽 동측 왼쪽 수화기 오른쪽 탐침	왼쪽 대측 왼쪽 수화기 오른쪽 탐침
A	오른쪽 정상 청력 왼쪽 정상 청력	정상 SL에 나타남	정상 SL에 나타남	정상 SL에 나타남	정상 SL에 나타남
B	오른쪽 정상 청력 왼쪽 전음성 난청	나타나지 않음	나타나지 않음	정상 SL에 나타남	높은 SPL에서 나타나거나 나타나지 않음
C	오른쪽 전음성 난청 왼쪽 전음성 난청	나타나지 않음	나타나지 않음	나타나지 않음	나타나지 않음
D	오른쪽 정상 청력 왼쪽 경중등도 감각성 난청	정상 SL에 나타남	낮은 SL에 나타남	정상 SL에 나타남	낮은 SL에 나타남
E	오른쪽 경중등고 감각성 난청 왼쪽 경중등고 감각성 난청	낮은 SL에 나타남	낮은 SL에 나타남	낮은 SL에 나타남	낮은 SL에 나타남
F	오른쪽 고도 감각성 난청 왼쪽 고도 감각성 난청	나타나지 않음	나타나지 않음	나타나지 않음	나타나지 않음
G	오른쪽 경중등도 신경성 난청 왼쪽 정상 청력	높은 SPL에서 나타나거나 나타나지 않음	정상 SL에 나타남	높은 SPL에서 나타나거나 나타나지 않음	정상 SL에 나타남
H	오른쪽 정상 청력 (청신경 병변) 왼쪽 정상 청력	정상 SL에 나타남	정상 SL에 나타남	나타나지 않음	나타나지 않음
I	오른쪽 정상 청력 왼쪽 정상 청력 (뇌간 병변)	나타나지 않음	정상 SL에 나타남	정상 SL에 나타남	나타나지 않음
J	오른쪽 정상 청력 (청각 피질 병변) 왼쪽 정상 청력	정상 SL에 나타남	정상 SL에 나타남	정상 SL에 나타남	정상 SL에 나타남

*SL=감각 단위(sensation level), SPL=음압 단위(sound pressure level).

왼쪽으로 탐침을 장착하였고, 다시 왼쪽으로 기도 수화기를, 오른쪽으로 탐침을 각각 장착하였다. 각 예에서 대측은 한 귀의 기도 수화기로 반사 활성 자극을 들려주면서 반대쪽 탐침으로 반사를 확인하였다. 동측은 반사 활성 자극을 탐침으로 들려주면서 같은 귀에서 반사를 확인하였다. 물론 여기에는 아래에서 보는 것처럼 많은 가능성이 있고, 다수의 변인에 따라 반응이 달라질 수 있다.

1. 정상 청력자의 중이의 근육 반사는 85 dB SL 정도에서 나타난다(표 7.2A 참조).
2. 충분한 반사 활성 자극 강도가 와우에 도달하지 않으면 중이 근육 반사는 나타나지 않는다. 순음의 강도는 여러 가지 청력손실에 의해 감쇠되며, 특히 전음성 난

청일 때 영향이 크다(표 7.2B와 C).

3. 청력손실이 있는 경우 가끔씩 상당히 낮은 감각 단위에서도 반사가 나타난다. 예를 들어 50 dB HL의 청력손실이 있는 경우 95 dB HL(45 dB SL)에서도 반사가 나타날 수 있다. 낮은 감각 단위에서의 등골근 반사는 감각성(와우성, 미로성) 난청이 원인이다. 여기서 주관적 가청역치는 이미턴스 검사기 탐침으로 동측을 자극하여 구하지 않는다. 따라서 자극 강도는 감각 단위로 표시하지 않는다. 이에 대한 설명은 간단히 마무리하고 자세한 설명은 다음으로 미루기로 한다(표 7.2D와 E). 표 7.2는 가상 예제들이다.
4. 만약 해당 귀에 감각성 난청이 심하면 계기상 최대의 반사 활성 자극을 들려주더라도 반사가 나타나지 않기도 한다(표 7.2F). 이것은 뇌간에 도달하는 자극 음의 강도가 반사를 일으키기에 충분하지 않기 때문이다.
5. 만약 청신경(VIII 뇌신경) 손상이 있다면 등골근 반사는 잘 관찰되지 않는다. 청신경 손상은 등골근 반사 감각 단위가 정상보다 높아지거나 등골근 반사 진폭이 작아지기 때문이다. 이것은 아마도 반사 활성 자극이 와우에서 신경으로 전달하는 과정에서 변화가 생기기 때문으로 추정된다(표 7.2G).
6. 안면신경은 신경 흥분을 등골근에 전달한다. 만약, 안면신경이 마비되었다면 근수축에 관한 신경 정보가 등골근으로 전달되지 않는다. 따라서 탐침을 안면신경이 손상된 귀에 꽂으면 활성 자극을 동측이나 대측으로 들려주더라도 반사는 관찰되지 않는다(표 7.2H).
7. 만약, 동측 반사 경로가 정상이고, 뇌간 영역 대측 반사 경로에서 손상이 있다면 두 귀의 동측 등골근 반사는 나타날 수 있다. 그러나 대측 등골근 반사는 한 귀 또는 일반적으로 두 귀에서 나타나지 않는다(표 7.2I).
8. 병소 부위가 청각 피질의 고위 중추에 있다면 동측과 대측 등골근 반사는 일반적으로 정상으로 나타난다. 이것은 청각 고위 중추가 등골근 반사궁보다 상부에 있기 때문이다(표 7.2J).

등골근 반사는 유소아의 경우 청각선별이나 교차 검증 도구, 협조가 곤란한 피검자의 청력 예측을 위한 도구로 사용할 수 있다. 이에 대해서는 12장에서 설명하기로 한다.

등골근 반사 역치는 순음 및 대역 잡음을 이용하여 구할 수 있는데, 이 두 역치를 비교하여 **등골근 반사 민감도 예측**(sensitivity prediction from the acoustic reflex, SPAR; Jerger, Burney, Maudlin, & Crump, 1974) 검사를 고안하였다. 이 검사는 실제 가청역치를 예측할 수 없지만 정상 청력인지, 또는 30 dB HL 이상의 감각신경성 난청인지를 구분하는 데 도움이 된다.

❀ 등골근 반사 소실 검사

정상 청력자에게 강한 소리를 들려주면 등골근 수축이 나타난다. 이 수축은 소리를 계속해서 들려주면 점차로 이완되며, 이러한 현상을 **등골근 반사 소실**(acoustic reflex decay)이라 한다. 등골근 반사 소실은 정상 청력자의 경우 고주파수에서 나타나지만, 청신경 병변이나 뇌간 병변이 있을 경우 저주파수에서 나타난다. 등골근 반사 소실은 등골근 반사 역치보다 10 dB 높은 순음을 연속으로 자극하여 반사 진폭(탄성 변화)이 50 % 감소하는 데 필요한 시간(초)을 확인한다. 검사는 10초 이내에 등골근 반사 진폭이 처음과 비교하여 반으로 줄어든 것을 확인하고 종료한다.

등골근 반사 소실 검사 결과의 기록과 해석

검사는 반사의 진폭이 반으로 줄어드는 시간(초)을 확인한다. 검사 결과는 반응의 진폭 변화가 시간 축에 자동으로 그려지며, 그림 7.4E와 같은 별도의 결과 기록표에 기록하기도 한다.

정상 청력자는 2,000 Hz나 4,000 Hz에서 반사가 소실될 수 있으나 500 Hz와 1,000 Hz에서는 소실되지 않기 때문에 고주파수는 검사하지 않기도 한다. 때로는 감각성 난청자의 경우 고주파수에서 미세한 반사 소실이 더 자주 나타나는 경향이 있다. 청신경 병변이 있으면 등골근 반사는 최초 진폭과 비교하여 3~5초 사이에 절반 이상 감쇠한다. 때로는 500 Hz에서도 관찰되는데(Anderson, Barr, & Wedenberg, 1970), 이것은 신경의 발화율을 계속 유지할 수 없기 때문이다. 중이 근육 수축은 안면신경 원심성 경로의 흥분에 의한 것이며, 안면신경이 손상되면 등골근 반사가 나타나지 않을 수 있고, 등골근 반사 소실도 빠르게 나타날 수 있다.

만약 대측 등골근 반사와 반사 소실이 정상이거나 청력검사 결과를 지지하는 정보가 관찰되었다면 동측 반사 검사를 시행하지 않아도 되는 경우가 종종 있다. 이러한 경우 많지 않지만 시간을 절약할 수 있다. 그러나 여러 번 반복 시행한 검사에서 결과를 확인할 수 없거나 검사가 되지 않는다면 동측을 검사할 수 있다. 이때 동측 검사 결과는 반사 소실 검사 결과와 다를 수도 있다(Oviatt & Kileny, 1984). 만약 비정상 양상이 관찰되면 동측과 대측 검사의 비교는 구심성 경로와 원심성 경로의 병변을 구분하는 데 도움이 된다(표 7.2 참조).

실전 해설

이미턴스 검사는 피검자의 청각학적 평가 중 가장 먼저 시행하여야 한다. 이미턴스 검사 결과를 통해 순음청력검사에서 예상되는 정보뿐만 아니라 특정한 예에서 골도 순음청력검사가 필요하지 않을 경우 이를 결정하는 도구로 사용할 수 있다. 정상 순음청력에서 높은 어음이해도, 정상 고막운동도, 정상 등골근 반사가 관찰된다면 골도 순음청력검사를 시행하지 않고서도 정상 청력으로 판단할 수 있다. 또 기도 전도 가청역치가 낮아져 있는데, 고막운동도가 정상, 등골근 반사가 나타난다면 가능한 해석 범위에서 전음성 난청은 배제할 수 있으며, 골도 순음청력검사는 감각신경성 난청 진단을 위한 추가 정보를 획득하는 데 의미가 없다. 등골근 반사가 나타나지 않거나 고막운동도가 비정상 소견으로 전음성 난청 징후가 있다면 기도-골도 차이를 확인하기 위해 골도 순음청력검사를 반드시 시행해야 한다. 불행하게도 중이 질환으로 전음성 또는 혼합성 난청이 있어서 차폐와 골도 순음청력검사를 시행해야 하는 경우 다소 복잡한 과정이 필요하다.

이음향방사

1979년 Kemp는 정상 와우가 외부 자극을 받지 않아도 소리를 만들어 낼 수 있다고 발표하였다. 당시, 많은 청각학 및 관련 분야 전문가들은 당혹감을 감추지 못하였다. **자발 이음향방사**(spontaneous otoacoustic emissions, SOAEs)는 외이도에서 기록할 수 있는 연속되는 소리이며, 정상 청력자의 절반에서 기록된다. SOAEs 주파수 범위는 현저하게 높거나 낮다는 보고도 있지만 전형적으로 1,000~3,000 Hz 정도이다. 진폭은 주파수 범위와 마찬가지로 상당한 차이가 있지만 −10~10 dB SPL 정도이며, 이 소리는 SOAEs가 기록되는 사람도 듣지 못한다. SOAEs는 한 귀에서 하나 이상으로 기록될 수 있으며, 두 귀 모두에서 관찰될 수도 있다. 이 소리에 대한 생리학적 기초는 11장에서 설명한다.

이음향방사(otoacoustic emissions, OAEs)의 두 번째 형태는 소리를 자극하면 곧바로 나타나는 것이다. 이 반응을 **유발 이음향방사**(evoked otoacoustic emissions, EOAEs)라 하며, 여러 가지 종류가 있다. EOAEs는 감각신경성 난청의 감별 진단, 신생아 및 협조에 어려움이 있는 피검자의 청각선별, 소음이나 이독성(ototoxicity) 약물에 의한 외유모세포 손상 여부 감시 등에 활용한다. 많은 청각 및 관련 분야 전문가들은 EOAEs를 유소아 청각선별검사의 표준으로 적용하고 있는 추세이다(Lonsbury-Martin & Martin, 2003). EOAE는 이 외에도 청각 보호와 감각신경성 난청의 치료 관련 연구 등에 폭넓게 사용될 것으로 기대하고 있다(Kemp, 2002). EOAEs는 크게 일과성 유발 이음향방사와 변조 이음향방사로 분류한다.

일과성 유발 이음향방사

일과성 유발 이음향방사(transient-evoked otoacoustic emissions, TEOAEs)는 click이나 tone pip과 같이 매우 짧은 소리 자극으로 유발한다. 청성유발전위 검사기와 유사한 신호 평균 가산 장치(signal averager)를 이용하여 지속되는 잡음으로부터 방사음만을 따로 기록한다. 자극은 260~500회 정도를 주며, 외이도 내부 잡음으로부터 신호 대 잡음비(signal-to-noise ratio)를 높이기 위해 반응 신호들을 평균 가산하여 파형으로 표시한다. 반응은 외이와 중이, 내이가 모두 정상인 사람에게서 관찰할 수 있다. 미로성 난청은 40 dB HL까지 반응 진폭이 낮아지다가 청력손실이 40 dB HL보다 커지면 반응이 관찰되지 않는다.

click 자극으로 와우의 광범위한 부분을 자극하게 되며, TEOAEs도 넓은 주파수 범위에서 관찰된다. 이렇게 광대역 TEOAEs가 관찰되면 청각기관의 말초부인 와우까지는 손상되지 않은 것으로 해석할 수 있다. 그러나 TEOAEs는 청신경 병변이나 와우 이후 손상에 대한 정보는 획득할 수 없다. 또 정상 TEOAEs가 정상 청력이라는 것도 보장하지 않는다. 만약 TEOAEs가 관찰되지 않으면 청력손실이 있다는 것을 암시하며 경도의 전음성 난청인지 와우의 문제인지에 대한 정보는 제공하지 않는다. **그림 7.8**은 시판되고 있는 이음향방사 청력검사기이며 **그림 7.9**는 TEOAEs의 전형적인 반응 파형이다. **그림 7.14**는 정상 청력자의 TEOAEs 결과이다.

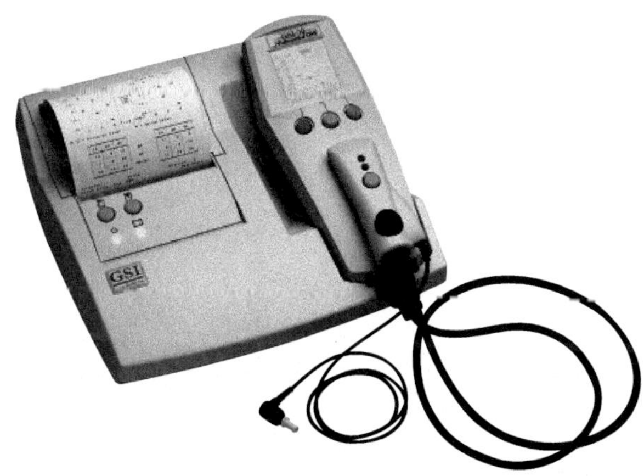

그림 7.8 시판되고 있는 이음향방사 청력검사기. 와우에서 소리가 발생한다면 와우가 정상임을 의미한다.

출처: Grason-Stadler Co.

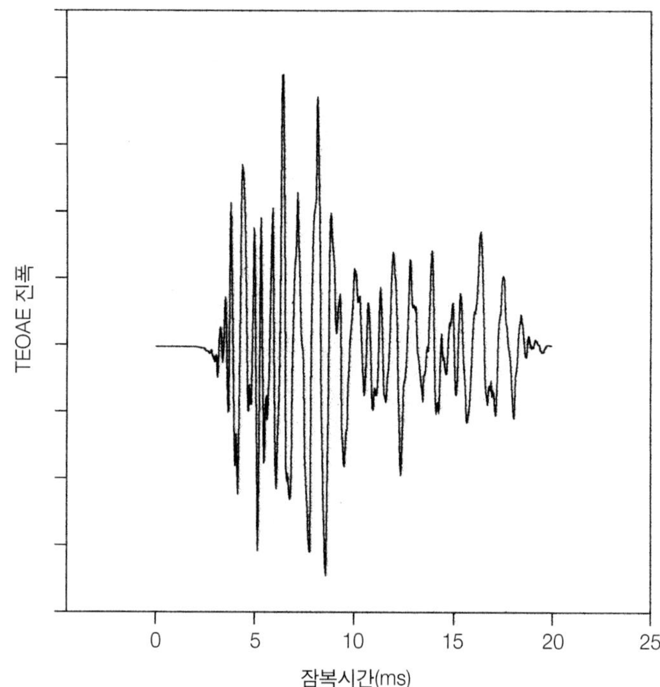

그림 7.9 전형적인 일과성 유발 이음향방사의 반응 파형

변조 이음향방사

귀에 수백 Hz 정도 차이 나는 두 개(F1과 F2, 이때 F2 > F1)의 '기본음(primary tone)'을 들려주면 정상 와우는 새로운 주파수의 소리를 만들어 내면서 반응하며, 이를 **변조 이음향방사**(distortion-product OAE, DPOAEs)라 한다. 이 검사에서 기본음의 주파수를 바꿔주면 와우의 또 다른 부위에서 반응이 나타난다. 일반적으로 기본음의 주파수 비율과 강도는 변하지 않으며, 이 반응은 청력손실이 40~50 dB HL을 초과하지 않는 순음청력검사 결과와 비교하기도 한다. TEOAEs와 마찬가지로 DPOAEs는 전음성 경로가 정상이어야 반응을 확인할 수 있다.

이음향방사 검사

초소형 회로 기술의 발전은 이음향방사 검사의 정확도를 향상시켰다. 탐침에는 방사음 유발에 사용되는 초소형 스피커를 내장할 수 있으며, 이 탐침을 외이도 내부에 장착한다. 아울러 탐침에는 초소형 마이크가 내장되어 있어서 방사음을 검출하고 소리를 전기 신호로 변환한다. 탐침은 하나의 구멍만을 사용하는 TEOAEs와 달리 DPOAEs는 두 개의 기본음을 자극하기 때문에 두 개의 구멍이 외이도 안쪽을 향해 열려 있으며 장착 시 주의해야 한다. DPOAEs는 유발되는 방사음의 주파수가 다르기 때문에 TEOAEs보다 배경 잡음의 영향을 덜 받는다. 따라서 비교적 적은 수의 자극만으로도 검사가 가능하여 검사 시간을 약간이나마 단축할 수 있다. 이음향방사 검사에서 배경 잡음은 피검자의 외이도 내부 잡음이 대부분이고, 이 잡음은 평균 가산을 통해 제거되기 때문에 생각처럼 심각하지도 않고 중요한 문제는 아니다. 만약 피검자가 울 경우 잡음 강도가 지나치게 높아지며 계측용 마이크가 이를 분리시키지 못하기 때문에 방사음이 잡음에 모두 차폐된다.

이음향방사 해석

이음향방사는 건강한 와우의 활동을 반영한다. 이에 대한 내이에서의 생리학적 현상에 관한 설명은 11장을 참고하기 바란다. 만약, 이음향방사가 관찰되었다면 전음 기관은 무조건 정상이라는 것을 의미한다. 이것은 전음성 난청의 경우 외부 소리가 외이부터 내이로 진행하는 동안 감쇠되는 것과 마찬가지로 내이에서 출발하여 외이까지 진행하는 방사음의 강도도 감쇠되기 때문이다.

이음향방사가 관찰된다는 것은 중이 기능 이상에 의한 전음성 난청이 전혀 없거나 극히 미세한 정도만 있다는 것을 의미한다. 또한 반응이 나타난 와우의 주파수 영역이 정상이거나 난청 정도가 경도를 넘지 않는다는 것을 의미한다. 감각신경성 난청에서 이음향방사가 나타난다면 외유모세포의 기능은 정상이지만 후미로에 병변이 있다는 것을 암시한다. 감각신경성 난청에서 이음향방사가 관찰되지 않았다면 분명한 와우 병리로 판단할 수 있으나 후미로 병변 동반 여부는 알 수 없다. 이음향방사 결과는 난청의 성질을 감별하는 데 매우 유용한 정보를 획득할 수 있다(Prieve & Fitzgerald, 2009).

실전 해설

1970년대 이미턴스 청력검사가 그랬던 것처럼 이음향방사 검사는 1990년대 진단청각학 분야에서 평가 해석에 관한 혜안을 가져다주었다. 일과성 유발 이음향방사는 감각성과 신경성 난청 감별에 활용할 수 있고, 변조 이음향방사는 정상, 정상 경계선, 검사에 어려움을 갖는 유소아, 의도적으로 검사에 협조하지 않는 피검자(13장 참조) 등의 평가에 활용할 수 있다. 이 검사들은 말초 청각기관에 병리가 없어야 시행할 수 있다. 이음향방사는 8장 설명처럼 신생아 청각선별검사와 이독성 약물 복용 시 와우 기능 감시 등에 사용할 수 있다. 12장 설명처럼 반대쪽 귀에 경쟁 자극을 들려주어 중추 청각의 평가에도 활용할 수 있다.

레이저 도플러 진동계 검사

레이저 도플러 진동계 검사(Laser-Doppler Vibrometer, LDV)는 이미턴스나 이음향방사 검사와 마찬가지로 연구소 수준에서 임상으로 진화하여 폭넓게 활용하고 있다. 이 장치는 고막의 제(umbo) 근처에서 소리에 의한 진동 속도를 측정한다. 이소골 병리의 감별 진단에 활용할 수 있으며, 이미턴스보다 월등한 결과를 얻을 수 있다(Rowsowski, Nakajima, & Merchant, 2008). 기도-골도 차이가 이소골 고착에 의한 것인지, 내이 기형에 의한 것인지를 감별하는 데도 유용하게 활용할 수 있다. 청각전문가들이 임상에서 기본으로 활용하기까지는 다소 시간이 필요할 수 있지만 비침습적 방법의 감별 평가에 있어서 매우 유용한 평가 도구이다.

청성유발전위

소리 자극이 내이에 도착하는 순간부터 뇌로 전달되는 정보는 소리가 아닌 신경전기 반응이다. 유소아나 협조가 곤란한 피검자를 대상으로 시행할 수 있는 객관적인 청력검사로 와우전기 반응 기록을 위한 많은 연구가 진행되었다. 이러한 노력 덕분으로 **와우전기반응검사**(electrocochleography, ECoG)가 고안되었다. 이 검사는 소리를 듣는다는 것이 뇌를 포함하는 현상이며 소리를 들었다면 뇌에서 일어나는 지속적인 전기적 활동에도 변화가 있어야 한다는 논리에 근거한 것이다. 이 전기적 반응은 두피에 부착한 전극으로 기록할 수 있다. 이러한 검사들은 여러 가지 명칭으로 불리고 있으나 **청성유발전위**(auditory-eveoked potentials, AEPs)가 일반적인 용어로 받아들여지고 있다. AEPs는 전위 발생 기시부를 근거로 다시 세분한다. 청신경계에 관한 간단한 이론적 기초 설명은 12장을 참고하기 바란다. AEPs 검사는 청각 해부학과 생리학, 관련 신경과학에 대한 이해를 개론서 수준보다 다소 높게 요구한다.

2장에서 뇌간과 소리를 수용하는 고위 중추인 대뇌 피질 사이의 연결망에 대하여 설명하였다. 이 연결망은 청각중추 안에서 핵(nuclei)이라 불리는 일련의 정거장을 통해 이루어진다. 소리가 들어오면 와우에서 곧바로 전기 반응이 생기고, 청각 경로를 따라 전파된다. 반응이 나타나기 전까지 소리 신호는 청각 경로에 후속 핵으로 계속 연결된다. **잠복시간**(latency)은 소리를 들려준 시간과 반응이 나타나기까지의 소요 시간을 말한다. **진폭**(amplitude)은 청성유발전위의 강도 또는 크기를 설명하는 용어이다.

초기 반응 AEPs는 소리를 자극한 후 10~15 ms 사이에 발생하는 전위를 말한다이 전위는 VIII 뇌신경 뇌간 영역에서 발생하는 것으로 믿었고, **청성뇌간반응**(auditory brain-stem responses, ABRs)이라 했다. 소리 자극 후 15~60 ms 사이에 발생하는 전위는 **청성중간반응**(auditory middle latency response, AMLR)이라 하며, 피질에서 발생하는 전위이다. **청성후기반응**(auditory late response, ALR)은 50~200 ms 사이에서 발생하는 전위로 피질에서 발생하는 전위로 추정하고 있다. 220~600 ms 사이의 반응을 **청성사건관련전위**(auditory event-related potentials, ERPs 또는 P_{300})라 한다. 이 전위는 소리를 연속해서 자극하는 도중 우발적인 특정 상황(사건)에서 기록되는 전위를 말하며, 뇌의 연합 영역이 포함된 것으로 추정한다.

AEPs는 두피로부터 기록할 수 있는 매우 많은 전기적 활동 중 극히 일부분이다. 뇌에서 발생하는 이 전기적 활동은 **뇌파검사**(electroencephalograph, EEG)를 통해 전기적 활동을 받아 증폭한 다음 기록할 수 있다. 전기적 활동의 변화는 모니터나 인쇄용지를 통해 관찰할 수 있고, 파형을 분석하여 중추신경계통 질환이나 비정상적 상태를 확인할 수 있다.

소리로 유발한 전위는 지속적으로 발생되는 뇌파와 섞여 있고, 이 뇌파는 청성유발전위보다 100배 정도 커서 AEPs 기록을 방해한다. AEPs 검사는 근육에서 발생하는 매우 큰 전위(근전위; myogenic potentials)를 기록하는 것보다 복잡하다. 청성유발전위의 기록은 평균 가산 컴퓨터를 도입한 후, 검사의 한계를 극복할 수 있었다. 이 장치는 다른 전기적 활동 성분이 포함되더라도 원하는 전위만을 선택적으로 기록할 수 있다. 그림 7.10은 시판되고 있는 AEPs 검사 장치의 하나이다.

AEPs를 측정하기 위해서는 일정한 비율로 연속되는 소리를 헤드폰, 골도 수화기, 스피커 등으로 들려준다. 삽입형 수화기는 착용감이 편하고 검사실 소음을 감쇠시킬 수 있으며 수화기와 250 mm 정도 플라스틱 관으로 떨어져 있어서 전기적 잡음으로부터의 간섭을 줄일 수 있다. 이 때문에 삽입형 수화기가 널리 사용된다. EEG 장비는 신경 반응을 수집하고 증폭하며, 이 정보를 일련의 시간 단위로 저장한다. 자극 후 각각의 신경 활동은 밀리초(milliseconds) 단위로 분석한다. 물론, 컴퓨터의 평균 가산은 특정 시간 단위에서 소리에 대한 반응뿐만 아니라 일정한 시간에 일어나는 임의의 뇌 활동도 포함할 수 있다. 그러나 임의의 전기적 활동들은 진폭이 매우 다양하게 나타나기 때문에 평균 가산을 진행하면 거의 '0'으로 감소한다. 신경 반응의 극성은 양이나 음 둘 중 하나이며, 이 모두를 갖지는 않는다. 따라서 단순 가산 처리만으로도 반응은 커진다. 이렇게 파형을 평균화하면 진폭을 총 자극한 신호의 수만큼 나누게 된다. AEPs의 진폭이 증가되지 않는다면 임의의 잡음 진폭은 평균 가산에 의해 충분히 감소된 것으로 볼 수 있다. 다시 말하면 평균 가산 과정을 계속 반복할수록 신호 대 잡음비는 증가한다. 청성 반응

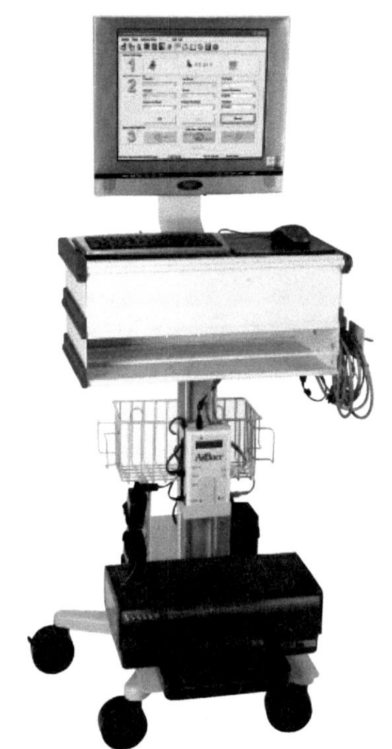

그림 7.10 청성유발전위 검사 장치. 소리에 대한 와우에서의 전기 반응과 지속되는 뇌의 전기 활동 변화를 측정한다.

출처: Natus Medical Incorporated

의 진폭은 1~5 마이크로볼트(microvolts, μV; 1 μV는 100만분의 1 볼트) 정도로 아주 작지만 기록과 해석은 충분히 가능하다.

와우전기반응검사

와우전기적 반응을 검사하는 과정을 와우전기반응검사(electrocochleography, ECoG 또는 ECochG)라고 한다. ECoG에서 활성전극(active electrode)은 외과적 처치로 와우갑각에 직접 대기도 하고 중이강 내벽에 대기도 하며, 이보다 덜 침습적인 방법으로 외이도 안에 댈 수 있는데 이 중 하나를 선택하여 사용한다. 활성전극은 내이에서 멀수록 반응의 진폭이 작아지고 이에 따라 더 많은 수의 소리를 들려주어 평균 가산하여야 안정된 파형을 기록할 수 있다.

ECoG에서 덜 침습적인 방법으로 검사하거나 더 침습적인 방법으로 검사하는 것은 모두 분명한 장·단점이 있다. 따라서 구체적 방법은 청각전문가가 소속한 직장 환경을 고려하여 결정한다(Ferraro, 1992). 경고실 접근법(transtympanic approaches)은 고막을 뚫고 전극을 대기 때문에 마취가 필요하므로 의사의 지원을 받아야 한다. 외이도 접근법(extratympanic procedures)은 외과적 처치가 필요하지 않고 피검자에게 불편을 주지 않는다. 그러나 전극이 와우로부터 멀어지기 때문에 분명한 신호를 기록하기 위해서는 많은 평균 가산이 필요하다. 전기생리학적 평가는 경고실 접근법의 단점 때문에 1970년대 중반부터 비침습적인 청성뇌간반응으로 급격하게 대치되었다(Hall, 2007). ECoG의 주된 활용은 검사가 어려운 피검자들에 대한 가청역치 측정(Cullen, Ellis, Berlin, & Lousteau, 1972), 수술 중 와우 기능의 감시, 다른 전기생리학적 평가 결과 지원 등이며, 그러나 무엇보다 메니에르병(11장 참조) 등에서 내이 기능의 감시와 진단에 중요하게 활용된다.

청성뇌간반응

뇌로부터 오는 반응은 전극을 이용하여 측정된다. 전극은 외이 뒤에 있는 유양돌기와 두정(머리 꼭대기) 그리고 접지를 반대쪽 유양돌기나 전두부 또는 목에 대는 것이 일반적이다. 자극은 click과 같이 신속하게 발생하는 것이 초기 반응 유발에 유리하다. tone pips 또는 tone burst는 주파수 특이 정보를 획득할 때 이용할 수 있다. 가산 컴퓨터를 사용하면 자극 후 첫 10 ms 이내에 일곱 개의 작은 웨이브렛 신호(파형)가 나타난다. 각 파는 청신경 뇌간 영역을 따라 위치하는 한 개 이상의 전위 발생 기시부로부터의 전기적 활동을 의미한다. Legatt, Arezzo와 Vaughan(1988)은 ABR의 주요 전위 발생 기시부가 다음과 같다고 보고하였다.

파형 번호	기시부
I	VIII 뇌신경
II	VIII 뇌신경
III	상올리브 복합체
IV	교뇌, 외측 융대
V	중뇌, 외측 융대, 하구
VI과 VII	불명확

ABR 검사는 여러 가지 방법이 있다. 여기서는 그중 한 방법을 소개한다. 먼저 환자를 전기적으로 안전하고 방음이 되는 곳에 놓인 편안한 의자에 앉게 한다(**그림 7.11**). 전극을 댈 부위의 피부를 조심스럽게 닦고 전극풀이나 젤리를 묻힌 전극을 전처치한 부위에 부착한다. 전극은 두정이나 전두부에 하나, 이수나 유양돌기에 하나를 각각 부착한다. 검사 귀 반대쪽에 **접지 전극**(ground electrode)을 부착한다. 부착한 전극은 의료용 반창

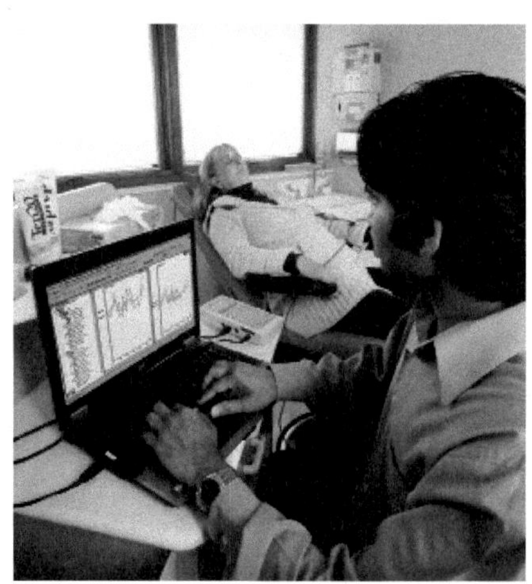

그림 7.11 ABR 검사는 수면과 무관하게 시행할 수 있다. 이 사진은 충분히 긴장을 풀 수 있는 편안한 의자에 앉아서 ABR 검사를 받고 있는 모습이다.

출처: Bio-logic Navigator® Pro AEP System photo courtesy of Natus Medical, Inc.

고로 고정한다. 전극 개별 및 전극 간 저항이 검사 수행에 필요한 기준치 이하인지 저항계로 측정하여 확인한다. 삽입형 수화기나 헤드폰 수화기를 착용시키고 피검자에게 편안한 자세를 취하도록 요청한다. 조명은 흐리게 하고, 등받이를 뒤로 하여 피검자가 편안한 자세를 갖도록 돕는다. ABR 검사는 수면의 영향을 받지 않는다. 따라서 전위를 수집하는 동안 잠이 들어도 좋다. 또 마취나 혼수 등에도 영향을 받지 않기 때문에 중요한 진단적 가치를 갖는다.

검사는 한 번에 한 귀를 검사한다. click은 초당 33.1회까지의 자극 비율로 1,000~2,000회 자극한다. click 자극 비율은 전원 주파수(60 Hz)와 실내 잡음으로부터 간섭을 배제하기 위하여 1과 자극 비율의 수 이외의 자연수로 나누어지지 않도록 소수로 선택하는 것이 좋다. 자극 음강도는 70 dB nHL 정도로 시작한다. 여기서 n(normal)은 청력이 정상인 성인들의 click 자극에 대한 정상치를 단위의 기준으로 사용하였다는 것을 의미한다. 자극에 대한 반응은 1~10 ms 사이의 여러 개의 좁은 정점과 골로 구성된 ABR 파형으로 나타난다. 이 중 주된 양극성 정점에 로마 숫자를 이용하여 I파, II파, III파, IV파, V파와 같이 표기한다(Jewett, 1970). 만약, 반응이 나타나지 않으면 음강도를 20 dB 올리고, 반응이 나타나면 V파가 나타나지 않는 음강도까지 10 또는 20 dB 단위로 내린다. 검사가 완전히 끝나면 결과를 인쇄하거나 저장장치에 저장하고, 별도의 보고서에 기록할 수 있다(그림 7.12 참조). ABR 검사를 마치면 아래와 같은 정보를 확인할 수 있다.

1. 자극 음강도마다 I부터 V파까지 절대 잠복시간
2. I-V, I-III, III-V 파간 잠복시간이나 상대 잠복시간
3. 각 파의 절대 및 상대 진폭

SPEECH AND HEARING CENTER
The University of Texas at Austin 78712

NAME: Last - First - Middle	SEX	AGE	DATE	EXAMINER	RELIABILITY	INSTRUMENT

OTOACOUSTIC EMISSIONS
(Present or Absent)

a
❑ TEOAE Level ____
❑ DPOAE Level F1____ F2____

b

Right 500	1000	2000	4000	6000	Left 500	1000	2000	4000	6000

AUDITORY BRAINSTEM RESPONSE

ABR WAVE V LATENCY-INTENSITY FUNCTION

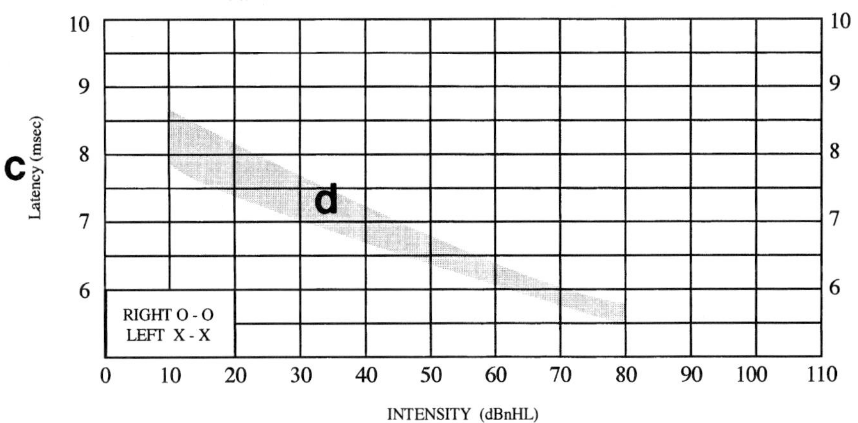

SHADED AREA REPRESENTS Normal Wave V Range for patients older than 16 mos. for 30 clicks per second

EAR	nHL dB HL e	nHL Click Rate f	g Absolute Latency (ms) I	III	V	h Interpeak Latency (ms) I-III	III-V	I-V	i Latency Change w/ Increased Rate V	Click Rate
RIGHT										
LEFT										
Interaural Differences j										

k Amplitude Ratio (V same or > I) R ____ L ____
l Estimated Air Conduction Threshold R ____ L ____
m Estimated Bone Conduction Threshold R ____ L ____

a. 일과성 유발 이음향방사(TEOAE) 및 변조 이음향방사(DPOAE) 자극 음강도
b. 각 귀 다섯 주파수에서 이음향방사의 출현(presence, P)과 비출현(absence, A)
c. 청성뇌간반응의 자극 강도-잠복시간 특성
d. V파 잠복시간 정상 분포 영역
e. 청성뇌간반응을 기록한 음강도(dB nHL)
f. click 자극 비율
g. I파, III파, V파의 절대 잠복시간
h. I-III, III-V, I-V 파간 잠복시간(ms)
i. 자극 비율 증강에 따른 잠복시간 변화(ms)
j. g부터 i까지 좌우 비교.
k. 진폭비(V파의 신폭이 I파와 같거나 큰 정도)
l. 기도 전도 가청역치
m. 골도 전도 가청역치

그림 7.12 이음향방사와 청성뇌간반응 결과 기록표.

4. 검사 목적이 가청역치를 구하는 경우 V파 역치
5. 신경과학적 진단을 목적으로 자극 비율을 높인 경우(91.1 clicks/second와 같이) 기록된 반응의 상대적 비교

청성뇌간반응은 뇌간 영역 청각전달로의 병소 진단 검사 도구들 중에서 민감도, 특이도, 효용성이 입증되어 가장 중요한 검사로 자리하고 있다. 표준 ABR 검사는 크고 작은 청신경 종양 진단에 높은 효용성이 입증되었다. **stacked ABR 검사**의 경우 1 cm 미만으로 매우 작은 청신경 종양도 확인할 수 있는 것으로 그 유용성이 검증되었다(Don & Kwong, 2009; Don, Masuda, Nelson, & Brackmann, 1997). 이 검사는 와우 전체를 자극하는 표준 ABR에 고역 통과 잡음을 이용하여 다섯 개의 주파수 대역 반응을 유발시킨다. 이 대역 반응의 진폭은 따로 정돈(stack)시키거나 전체 신경 반응에 더하여 표시한다. 청신경 특정 부분에 영향을 미치는 종양은 stacked ABR에서 정상보다 상대적으로 낮은 진폭으로 기록된다. stacked ABR 검사를 이용한 종양 진단은 임상 청각학적으로 가치를 더욱 높게 하였다.

청성뇌간반응 해석

ABR은 청각학적 및 신경과학적 기능을 평가하는 도구로 사용할 수 있다. 가청역치 검사에서 자극 강도를 낮추면 전위의 진폭은 낮아지고 잠복시간은 연장된다. ABR 역치는 7개의 정점 중 V파가 가장 높아서 V파를 관찰할 수 있는 가장 낮은 강도로 본다. 이렇게 기록한 ABR 역치는 실제 가청역치의 10~20 dB 이내로 관찰할 수 있다. 전음성 난청이 의심된다면 기도 및 골도 전도 ABR 결과를 비교하여 해석하는 것이 좋다.

ABR은 중추 청각전달로의 상태를 평가하는 신경과학적 선별검사 도구로 활용할 수 있다. 신경과학적 진단에서 가장 유의한 소견은 한 개 또는 한 개 이상의 정점 잠복시간이 연장되는 것이다. 이것은 청성 반응이 둔화되었다는 것을 의미한다. 청성 반응의 둔화는 신경이나 핵이 종양 무게에 짓눌리고 있거나 다발성 경화증, 탈수초화 질환처럼 청각 중추의 비정상이 원인일 수 있다. 만약 V파가 초당 11.1회의 저빈도 자극에서 관찰되면(종종 70 dB nHL에서 V파가 명확하게 관찰된다) 초당 89.1회의 고빈도 자극으로 검사하여 두 결과를 비교할 수 있다. ABR 결과에서 비정상이 관찰되면 뇌간의 청신경 전달로에 영향을 미치는 신경과학적 비정상이 있다는 것을 암시한다. 아래와 같은 차이를 신경과학적 비정상으로 볼 수 있다.

1. 파간 잠복시간의 연장
2. 두 귀의 각 파 잠복시간의 유의한 차이

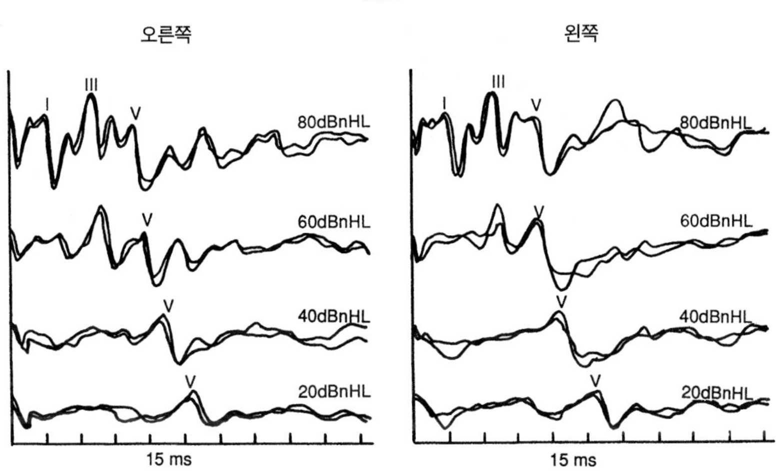

그림 7.13 정상 청력자의 청성뇌간반응. 절대 잠복시간은 그림 7.14 참조

3. 비정상 진폭비(정상적인 경우 V파 진폭은 I파보다 크다)
4. V파가 비정상적으로 연장되거나 고빈도 자극에서 소실

정상 청성뇌간반응 결과는 **그림 7.13**과 7.14로 설명한다.

청성지속반응

청성지속반응(auditory steady-state response, ASSR; steady-state evoked potential, SSEP라고도 함)은 유소아 가청역치 진단에 유용성이 입증된 청성유발전위의 또 다른 방식이며, click이나 tone burst로 유발하는 청성뇌간반응에 비해 분명한 장점이 있다.

8장 설명처럼 유소아 난청의 발견 시기는 최근 들어 현저하게 낮아지고 있다. 유소아 난청의 조기 발견으로 신생아에 대한 정확하고 객관적인 가청역치 평가의 중요성이 더욱 강조되고 있다. 이것은 난청의 성질과 청력손실의 정도 및 청력도 양상 등을 분석할 수 있으며,이를 토대로 개별화된 재활 서비스를 제공할 수 있기 때문이다. 앞서 설명한 것처럼 등골근 반사 민감도 예측(sensitivity prediction from the acoustic reflex, SPAR) 검사도 청력손실 정도, 정확한 가청역치 예측, 각 주파수의 청력손실 정도를 분석하는 데 이용할 수 있다. 이음향방사 또한 외유모세포의 기능을 통해 주파수별 정보를 예측할 수 있으나 청력손실 정도에 대한 정보는 많은 제한이 따른다. tone turst로 유발한 ABR은 청력손실에 대한 주파수별 정보와 청력도 양상을 기도 및 골도 전도 ABR은 난청 성질 등에 관한 정보를 획득할 수 있다. 그러나 이 정보를 얻기 위해서는 상당히 많은 시간이 필요하다. 검사 시간을 단축하면서도 tone burst 유발 ABR과 같은 결과를 얻

SPEECH AND HEARING CENTER
The University of Texas at Austin 78712

NAME: Last - First - Middle	SEX	AGE	DATE	EXAMINER	RELIABILITY	INSTRUMENT

OTOACOUSTIC EMISSIONS
(Present or Absent)

☑ TEOAE Level 80 dB Peak SPL
❑ DPOAE Level F1____ F2____

Right					Left				
500	1000	2000	4000	6000	500	1000	2000	4000	6000
P	P	P	P	P	P	P	P	P	P

AUDITORY BRAINSTEM RESPONSE

ABR WAVE V LATENCY-INTENSITY FUNCTION

Latency (msec)
10 9 8 7 6
RIGHT O - O
LEFT X - X
0 10 20 30 40 50 60 70 80 90 100 110
INTENSITY (dBnHL)

SHADED AREA REPRESENTS Normal Wave V Range for patients older than 16 mos. for 30 clicks per second

EAR	nHL		Absolute Latency (ms)			Interpeak Latency (ms)			Latency Change w/ Increased Rate	
	dB HL	Click Rate	I	III	V	I-III	III-V	I-V	V	Click Rate
RIGHT	80	33.1	1.8	3.75	5.7	1.95	1.95	3.9		
LEFT	80	33.1	1.6	3.62	5.6	2.02	1.98	4.0		
Interaural Differences										

Amplitude Ratio (V same or > I) R NL L NL
Estimated Air Conduction Threshold R ____ L ____
Estimated Bone Conduction Threshold R ____ L ____

그림 7.14 정상 청력자의 객관적 평가 결과표 예시. V파의 자극 강도-진폭 특성은 그림 7.13의 파형의 결과이다. 모든 잠복시간은 정상이고, 일과성 유발 이음향방사도 모두 출현하였다.

기 위한 검사가 ASSR이다. ASSR은 가청역치 평가에 있어서 신뢰할 수 있는 가장 최근 개발된 평가 도구 중 하나이다. ASSR은 순음청력검사, tone burst 유발 ABR 역치와 비교하여 결과가 비슷하고(Cone-Wesson, Dowell, Tolin, Rance, & Min, 2002), 검사 시간도 상당히 줄일 수 있다. 또 다른 중요한 점은 ABR과 마찬가지로 피검자의 각성에 영향을 받지 않는다는 점이다.

ASSR은 맨 귀의 청력손실 정도 평가는 물론 보청기 교정 청력을 평가하는 데 사용될 수 있다(Picton et al., 1998). 이 점은 tone burst 유발 ABR 검사가 자극에 대한 반응을 분명히 구별하기 어렵고, 자극 지속시간이 너무 짧아 스피커 사용 시 나타나는 심한 왜곡을 극복할 수 있어서 영유아 평가에도 유용하게 사용할 수 있다.

청성지속반응의 해석

ABR이 단일 자극에 대한 일과성 반응을 반복 수집하는 것과 달리 ASSR은 진폭 변조 순음을 지속적으로 자극하여 안정 상태로 계속 유발되는 신경의 반응을 수집한다. 만약, 뇌가 변조되는 자극을 감지하면 이 자극 자체를 탐지할 수 있다고 보는 것이다. 이런 방식으로 순음과 같이 각 주파수의 가청역치를 구할 수 있다. ASSR은 컴퓨터 알고리즘을 이용하여 자동으로 검사할 수 있고, ABR 검사와 달리 해석에서도 청각전문가의 전문적 역량 차이에 의한 주관 개입을 차단할 수 있다.

Hall(2007)은 ABR과 ASSR을 유소아 평가에서 상호 보완적으로 사용할 수 있어서 경쟁적 관계에 있지 않다고 강조한다. Hall의 말처럼 ABR은 청신경 상태를 감별하기 위한 강력한 평가 도구이다. 이에 반해 ASSR은 중등도 감각신경성 난청부터 전농까지 청력손실의 정도를 평가하는 데 가치 있는 도구이다. ABR은 청력손실이 심한 경우보다 정상이나 경도-중등도 난청에서 정확도가 높다. ASSR의 단점은 정상 청력을 난청이 있는 것처럼 과대 평가할 수 있다는 것이다. 따라서 이 두 검사의 한계를 서로 보완하면서 정확한 진단적 정보를 획득할 수 있도록 노력해야 한다.

청성중간반응

자극 후 15~60 ms 사이에 발생하는 중간반응이 두피나 귀 뒤쪽 근육에서 발생하는 전기적 근원성(myogenic)인지, 청각전달로 활동전위에 의하여 발생하는 신경원성(neurogenic)인지 확실하게 이해하지 못했던 시기가 있었다. 현재는 청성중간반응(auditory middle latency response, AMLR)을 신경원성 반응으로 폭넓게 인정하고 있다. 청성중간반응은 피질의 활동성을 반영하며 청각 피질에서 초기에 유발되는 전위이다.

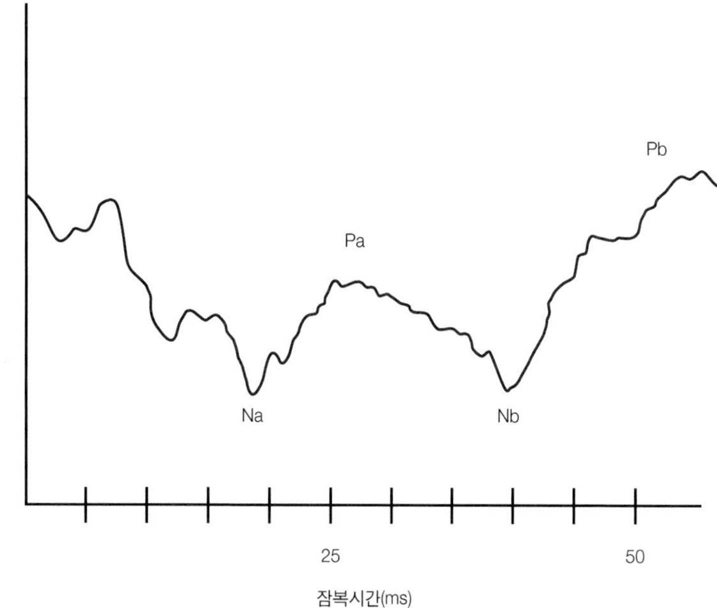

그림 7.15 2,000~4,000 Hz 범위에 대한 청각 정보를 담은 청성중간반응

청성중간반응 검사 전처치는 기본적으로 ABR과 같다. 중요한 차이는 반응 진폭이 수면 중에는 낮아지기 때문에 검사하는 동안 피검자가 깨어 있어야 한다는 점이다. ABR을 비롯한 다른 모든 청성유발전위처럼 근원성 잡파의 영향을 최소화하기 위해 피검자가 움직이지 않고 검사를 받는 것이 중요하다. 피검자는 차분히 그리고 각성 상태여야 한다. 삽입형 수화기나 헤드폰 기도 수화기로 clicks, filtered clicks 또는 tone burst를 500번 또는 1,000번 자극하여 구한 반응을 평균 가산한다.

청성중간반응의 해석

청성중간반응은 ABR과 같이 특정 주파수의 정확한 가청역치를 제공한다. 여기에 ABR과 AMLR을 동시에 검사할 수도 있다. 이렇게 하면 같은 시간을 투자하여 하나 이상의 청각전달로에 대한 더 많은 정보를 얻을 수 있다. 또한 AMLR은 고위 청각신경계통에 대한 신경과학적 정보를 평가하는 데 유용하다. AMLR 평가 기법을 더 발전시킨다면 신경과학적 진단 기술을 진보시킬 수 있을 것이다. 청성유발전위는 **그림 7.15**를 참고하기 바란다.

청성후기반응

청성유발전위에는 자극 후 최소 60 ms 이후에 나타나는 반응들도 포함되며, 이 선위

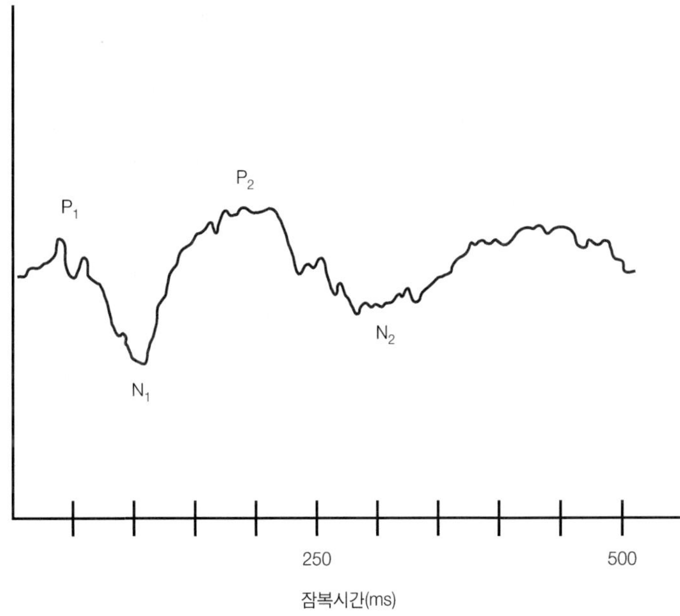

그림 7.16 청성후기 반응. 반응은 각성과 의식 상태에 영향을 받으며, 피검자가 수면에 들면 반응이 현저히 낮아진다.

는 청성후기반응으로 청각 피질에서 유발된 전위(cortical auditory evoked poetential, CAEP)를 기록한 것이다(그림 7.16 참조). 청성후기반응(auditory late responses, ALRs)은 마이크로컴퓨터나 평균 가산 기술을 이용하는 ABR이나 AMLR 관심에 밀려, 이 검사들보다 몇 년이 지나서야 관심을 갖기 시작했다. 청성후기반응 평가의 최대 장점은 순음과 같은 주파수 특이 자극이 가능하고, 음소나 음절과 같은 어음 자극이 가능하다는 점이다. ALRs은 초기 반응들보다 상대적으로 진폭이 커서 주관적으로 구한 가청역치와 오차가 작은 결과를 얻을 수 있다. 그러나 ABR과 ASSR과 달리 피검자의 각성 상태에 영향을 받아서 영유아 및 소아를 대상으로 한 평가에 한계가 있다. ALRs은 의식에도 영향을 받아서 자연 또는 인위적 요인과 관계없이 수면 중이면 파형이 유의하게 소실된다. ALRs은 순음처럼 주파수 특이 자극이 가능하기 때문에 가청역치를 평가할 수 있으며, 어음을 이용한 평가도 가능하다.

청성후기반응의 첫 번째 전위(P_1)는 적당한 크기의 소리나 어음을 주면, 자극 후 약 60 ms 정도의 잠복기를 갖고 기록된다. P_1에 이어 100~250 ms 사이에서 발생하는 일련의 음성(N)파와 양성(P)파가 차례로(N_1, P_2, N_2) 기록된다. 300 ms 정도에서 10~20 μV 정도로 큰 양성파가 기록되며, 이 반응은 P_{300} 또는 청성사건관련전위(auditory event-related potentials, ERPs)로 알려진 반응이다. P_{300}의 진폭은 환자가 (매초마다 1개 정도) 자극 수를 세면 상당히 커진다.

후기반응 중 하나인 **음성전위 부정합**(mismatch negativity, MMN)은 상당히 흥미로운 전위이다. 이 전위는 이중 자극 패러다임(돌발 자극 패러다임)을 적용하여 작은 음성파로 기록되는 전기생리학적 반응이다. 예를 들어 정해진 시간 동안 표준 자극으로 1,000 Hz를 85%, 일탈 자극으로 2,000 Hz를 15%를 자극한다(Kibbe-Michal, Verkest, Gollegly, & Musiek, 1986). 그러나 P_{300}과 달리 피검자는 표준 및 일탈 자극 모두 무시하여야 하고, 두 가지 자극은 같은 귀로 함께 들려주거나 각각의 귀에 따로 들려줄 수 있다. 파형은 표준 자극에 비해 일탈 자극에서 큰 골(greater negativity)이 관찰된다. 이것은 1,000 Hz와 2,000 Hz의 두 주파수의 물리적 속성이 신경계 반응에 반영된 때문이다. 표준과 일탈 자극에 의한 서로 다른 반응의 효과는 두 개 자극에 대한 각각의 반응으로 기록한 후 두 개의 파형을 결합하면 새로운 파형이 만들어지는데, 이 파형을 통해 MMN을 확인할 수 있다. 결합하여 만든 새로운 파형은 표준과 일탈 반응의 차이로 보며, 뇌에서 두 자극의 차이를 인지하면서 유발되는 것으로 믿고 있다. 이 때문에 '부정합(mismatch)'이라는 용어를 사용한다(Picton, 1995). MMN의 진폭과 잠복시간은 자극 강도보다 표준 자극과 일탈 자극의 차이에 영향을 받는다. MMN이 비록 뇌 활동에 있어 정상적인 배경 잡음 정도의 작은 변화는 인지할 수 없을지라도 청각적 자극의 주파수, 강도, 생성시간, 지속시간 등의 일련의 변화를 인지하고 유발되는 전위이다. MMN은 측두 피질을 포함한 여러 부위에서 발생하는 것으로 보고 있으며, 뇌의 인지적 기능을 이해하는 데 매우 중요한 열쇠이다(Näätänen, 1995). 또한, 언어, 주의, 기억, 말소리 변별 훈련 효과의 설명과 같이 고위 기능이 포함되는 질환으로부터 청각인지장애 감별에 유용하다.

청성후기반응의 해석

청성후기반응은 넓은 주파수 범위의 순음 가청역치 평가와 신경과학적 진단에 도움을 준다. 물론, 피검자가 각성 상태로 충분히 협조해야 전위를 기록할 수 있다. P_{300} 전위는 피검자가 목표 자극을 변별하는 정도에 의존하기 때문에 사건관련전위라고도 한다(그림 7.17 참조). 이 때문에 P_{300}은 자극에 의해 청신경계통이 단순히 활성화되는 것이라기보다 자극을 지각하거나 처리하는 과정과 관련될 것으로 믿고 있다. 청성후기반응, P_{300}, MMN은 임상적으로 신경과학적 질환과 손상 진단 등에 크게 활용할 수 있다. 또한 P_1, N_1, N_2와 MMN은 잔존 청력 활용을 극대화하기 위한 훈련 효과를 기록하는 데도 유용하다(Tremblay & Kraus, 2002; Tremblay, Kraus, Carrell, & McGee, 1997).

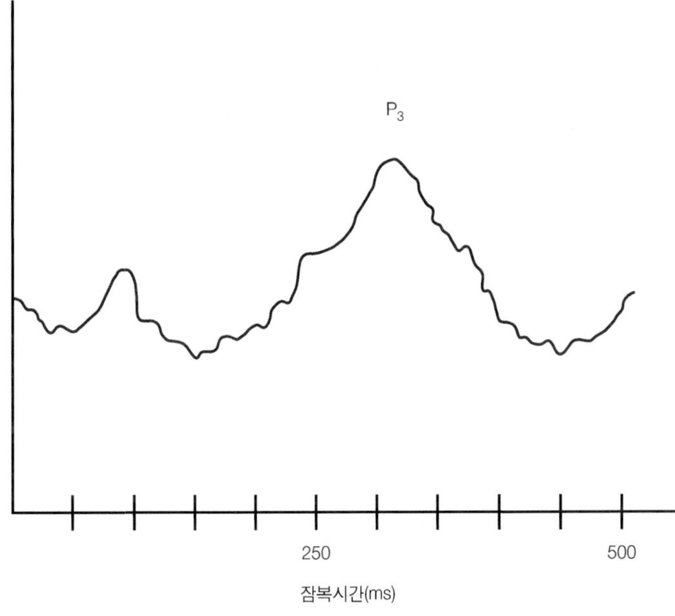

그림 7.17 청성유발전위 중 하나인 P_{300}(사건관련전위) 반응 파형. 반응은 청신경계통의 단순 활동이라기보다 음향 자극을 처리하는 과정과 관련될 것으로 생각한다.

❀ 수술 중 감시

청성뇌간반응은 장비와 검사 방법을 개선하여 수술실에서 신경외과적 처치를 하는 동안 뇌의 활동을 감시하는 데까지 사용할 수 있게 되었다(Møller, 2000). 외과적 처치를 하는 동안 환자의 생리학적 상태를 확인하는 **수술 중 감시**(intraoperative monitoring)에는 지금까지 기술한 대부분의 전기 반응 검사들을 사용하고 있다. 매우 섬세한 수술이 진행되는 동안, 외과 의사는 환자의 상태를 알고 싶어 한다. 이를 통해 청신경 손상을 예방할 수 있고, 이에 따른 추가 청력손실이나 뇌 손상을 막을 수 있다. 수술 중 감시는 내이 수술은 물론 청신경, 안면신경 주변을 수술하는 과정에서 많은 도움을 주고 있다.

수술실은 마취과 의사, 의료기사, 간호사 등 기본 인력과 수술 집도 의사, 환자가 함께 하고 있으며, 여기에 신경전기 반응 감시를 방해하는 많은 전자 장비들이 공간을 차지하고 있다. 따라서 수술실에서 일하는 것은 쉬운 일이 아니기 때문에 청각전문가를 포함한 관련 분야 전문가들은 직무 수행을 위해서 아주 특별한 훈련과 직무 능력이 필요하다. 수술 중 감시는 와우전기반응검사(ECoG)와 청성뇌간반응이 일반적이며, 청각전문가의 전문적 직무의 한 부분이 되었다.

청각학의 역사적 고찰

감각신경성 난청과 전음성 난청의 구분은 4, 5장의 순음청력검사와 어음청력검사 기초에서 설명한 것처럼 어렵지 않다. 그러나 감각성(미로성) 난청과 신경성(후미로성) 난청의 감별은 까다롭다. 전기음향학적 및 전기생리학적 검사가 오늘날처럼 보편화되기 이전까지는 감각성과 신경성 난청은 주관적 평가만으로 감별하고 있었다. 병소 부위 판정을 위한 주관적 평가 도구는 민감도와 특이도가 항상 높지 않다는 보고들이 있었다. 이렇게 단점이 있는 평가 도구들은 함께 검사하더라도 새롭고 강력한 결과를 획득하지 못한다(Durrant & Collet, 2002). 이러한 한계는 더욱 객관적 평가 도구의 사용 증가로 이어졌다. 그러나 이 주관적 평가는 여러 가지 한계에도 불구하고 오늘날 여전히 시행되고 있다. 이에 관한 짤막한 역사와 진단 청각학적 측면에서 몇 가지 중요한 개념을 설명하고자 한다.

음량 균형

음량은 음강도 증가와 더불어 논리적이고 타당한 방식으로 커진다. 이것은 음강도가 증가함에 따라 소리를 크게 느끼는 경험을 통해 확인할 수 있다. 청력손실이 있는 귀에서 음량 증가 인식을 평가하고 이해하는 것은 보청기 조절과 임상적 활용에서 매우 중요하다.

정상 청력에서는 음강도 증가와 음량 변화는 논리적 관계를 보일 것으로 기대할 수 있다. 이러한 관계는 전음성 난청에서도 유지된다. 어떤 사람의 가청역치가 10 dB HL이라 가정하고, 역치상 50 dB 소리를 들려주면(50 dB SL) 음강도는 60 dB HL이 된다. 마찬가지로 역치상 50 dB의 소리를 가청역치가 40 dB HL인 사람에게 들려주려면 90 dB HL의 음강도가 필요하다. 와우에 병변이 있는 감각성 난청은 음량 크기 지각이 매우 다르게 변할 수 있다. 예를 들어 40 dB HL의 가청역치를 가진 감각성 난청자가 60 dB HL(20 dB SL)의 소리를 듣는다는 것이 가청역치 0 dB HL인 정상 청력자가 60 dB HL(60 dB SL)로 듣는 것과 같은 크기로 느낄 수도 있다. 이러한 현상은 **누가현상**(recruitment)에 의한 것이다. 누가현상을 관찰할 수 있다면 병소 부위 진단에 유용한 도움이 될 수 있을 것이다. 또 이 현상은 보청기 사용자들에게 심각한 문제를 야기할 수도 있다.

후미로성 난청에서는 누가현상이 나타나지 않고, 자극 강도 증강에 따른 음량 지각을 정상보다 느리게 하는 **격하현상**(decruitment)을 보일 수도 있다. 예를 들면 격하현상과 함께 40 dB HL의 청력손실이 있는 피검자에게 60 dB HL(20 dB SL)를 주면 90 dB HL(50 dB SL) 정도의 크기로 느낄 수 있다. 이러한 현상은 음량 격하현상에 의해 나타나며, 그렇다고 후미로성 병변에서 항상 나타나는 것은 아니다.

편측성 난청에서 누가현상을 확인하는 가장 좋은 방법은 정상 청력을 가진 귀와 음량 증강을 비교하는 것이다. 이러한 과정을 **양이 교대 음량 균형**(alternate binaural loudness balance, ABLB) 검사라 한다. 시판되고 있는 대부분의 검사 장비는 이 검사를 수행할 수 있다. 그러나 오늘날에는 많은 청각전문가들이 이 검사를 사용하지 않는다(Martin, Champlin, & Chambers, 1998).

실전 해설

이미 언급한 것처럼 와우 병변에 의한 감각성 난청에서 등골근 반사는 낮은 감각 단위에서도 종종 관찰된다. 이 경우 청각전문가들은 음량 누가현상이 있는 것으로 해석한다. 누가현상이 있는 경우 45 dB SL의 소리만 들려주어도 95 dB HL 소리처럼 매우 강하게 느낄 수 있다. 물론 누가현상 자체가 낮은 감각 단위에서 등골근 반사를 일으킨다는 증거는 없다. 그렇지만 이 두 가지 현상은 주로 같은 피검자에게서 나타난다.

소증폭 인지도

와우에 병변이 있는 난청자들은 극히 미세한 음강도 변화도 감지할 수 있는 것으로 알려져 있다. Jerger, Shedd와 Harford(1959)는 이러한 원리를 이용하여 **소증폭 인지도**(short increment sensitivity index, SISI)라는 검사를 개발하였다. SISI는 피검자에게 20 dB SL의 소리를 연속으로 들려주면서 1 dB을 증폭하였을 때 이를 탐지하는 능력을 검사한다. 미세한 증폭은 모두 20회를 들려주며, 와우 병변이 있는 경우 미세 증폭을 100 % 가까이 탐지할 수 있다. 정상과 후미로성 및 전음성 난청에서는 탐지 능력이 없어서 거의 0 %에 가까운 수행력을 보인다. ABLB처럼 시판되는 대부분 청력검사기에 SISI 검사 기능이 있으나 실제로 수행하는 청각전문가들은 많지 않다(Martin et al., 1998).

순음 소실

때로는 정상 청력을 포함한 대부분의 경우 소리를 지속적으로 들려주면 역치 범위에서 어느 정도 듣다가 소리가 사라지는 것을 느낀다. 이러한 현상은 단속음보다 지속음 청취 과정에서 종종 나타나며, 일부 청력손실에서 나타나고 있다는 사실에 오랫동안 주목하고 있었다. 이러한 현상을 보이는 많은 난청자들은 분명히 들을 수 있는 역치상 5 dB의 소리를 빠르게 소실하여 듣지 못한다. 만약 소리 강도를 높이면 소리를 들었다가 다시 빠르게 소실한다. 이러한 현상을 **순음 소실**(tone decay)이라 한다.

정상 청력자와 전음성 난청자들은 순음 소실이 관찰되지 않는다. 미로성 난청자들은 1,000 Hz 이상의 고주파수에서 20 dB까지 약간의 순음 소실이 나타날 수 있다. 청신경 병변에 의한 난청자들은 모든 주파수에서 급격한 순음 소실이 종종 관찰되어서 강력한 진단 도구로 사용할 수 있다.

❀ 실전 해설

음량 균형, 소증폭 인지도, 순음 소실 검사들을 비교하면 민감도가 상대적으로 높아져서 청각학적 평가 도구로서 유용성을 유지하고 있다. 이 검사들은 특별한 장비가 필요하지 않고 많은 시간이 소요되지 않아 여전히 적절하게 사용되고 있다.

자기청력검사

자기청력검사는 피검자 스스로 자신의 가청역치를 추적하면서 검사가 진행된다. **자기청력검사**(Békésy audiometry)는 피검자가 소리를 들으면 단추를 누르고, 소리가 들리는 동안 단추를 계속 누르고 있다가 들리지 않으면 단추를 뗀다. 소리는 단추를 떼면 음강도가 높아지며 누르면 다시 낮아진다. 피검자의 단추 조작은 감쇠기와 함께 기록용 펜으로 연결되어 있어서 조작에 의한 음강도 변화를 청력도에 기록한다. 주파수는 고정하거나 일정한 비율로 연속하여 변하게 할 수 있다.

Jerger(1960)는 **병소 부위**(site of lesion) 진단을 위한 청각학적 평가 도구로서 자기청력검사의 활용을 처음으로 보고하였다. 병소 부위의 진단은 연속음과 단속음에 대한 반응을 통해 다섯 가지 자기청력도를 분류하여 보고하였다. 그러나 검사 시간에 비하여 민감도가 낮아 현재는 거의 사용하지 않는다.

심화 증례 학습

이 장에서 설명한 특수한 검사와 관련한 여섯 개 증례를 소개한다. 이 검사들은 이미턴스, 등골근 반사(ARTs), 이음향방사(OAEs), 청성뇌간반응(ABRs) 등이다. 처음 두 가지 검사는 대부분의 피검자들에게 기본적으로 사용된다. OAEs는 일부 클리닉에서 기본 평가로 사용하고 있으며, ABRs은 추가 진단 정보가 필요한 특수한 경우에 시행한다. 이 증례들은 질환의 개별적 특성 때문에 네 가지 검사 모두에서 얻을 수 있고 예상 가능한 결과이다. 병리적 문제 등을 포함한 자세한 사항은 참조할 수 있는 부분을 소개할 것이다.

증례 1

외이 질환으로 인한 전음성 난청을 가진 9세 남자이다. 자세한 사항은 9장 끝부분을 참고하기 바란다.

증례 2

중이 질환을 가진 23세 여자 환자이다. 자세한 사항은 10장 끝부분을 참고하기 바란다.

증례 3

내이 질환을 가진 79세 남자 결과이다. 11장 끝부분에서 확인하기 바란다.

증례 4

청신경 질환을 가진 36세 여자 환자이다. 12장 끝부분에서 계속한다.

증례 5

비기질성 난청을 가진 남자의 예로, 13장 끝부분에서 계속한다.

증례 6

언어 발달 지연이 있는 3세 남자이다. 8장 끝부분에서 계속한다.

✻ 요약

이미턴스 검사는 신뢰도가 매우 높은 중이 기능 관련 정보를 제공한다. 정적 탄성과 고막운동성 계측은 중이의 운동성을 평가한다. 고막운동도 양상의 분류는 다른 청각학적 평가 결과와 함께 전음성 난청의 숨겨진 병리를 판단하는 데 도움이 된다. 등골근 반사와 등골근 반사 소실은 청신경 전달로의 서로 다른 부위에서 발생할 수 있는 질환에 관한 진단 정보를 얻을 수 있다. 이미턴스 검사기는 청각학적 평가에서 가장 필수적인 장비이다.

이음향방사는 검사에 협조하기 힘든 피검자들에게 기본적인 검사로 적용할 수 있다. OAEs는 비침습적이며 움직이지만 않는다면 피검자의 협조를 필요로 하지 않는다. 따라서 유소아를 대상으로 한 평가에서 장점이 있다. 한 귀를 검사하는 데 필요한 시간도 1~5분 정도로 집중 시간이 짧은 유소아들의 특성을 고려하면 매우 유리하다. OAEs는 병소 진단에도 기본 검사로 활용되고 있다. OAEs는 유발전위 검사와 함께 적용하여 감각성 및 신경성 난청의 감별, 이미턴스로 확인한 중이 상태에 대한 검증 등에 유용하게 활용할 수 있다.

청성뇌간반응은 병소 부위 판단 과정에서 다른 객관적 평가 도구의 가치를 높임과 동시에 임상적으로도 매우 중요한 역할을 한다. ABR은 반복적으로 소리를 자극하고 컴퓨

다시 보기 표 7.1 객관적 평가의 요약

검사	목적	측정 단위
고막운동도	고막의 압력-전도 특성	cm^3
정적 탄성	고막의 전도	cm^3
등골근 반사	등골근 반사 감각 단위	dB
청성뇌간반응	자극 강도-잠복시간 특성	ms
이음향방사	와우 기능 평가	dB

다시 보기 표 7.2 객관적 평가의 해석

	정상 청력	전음성 난청	감각성 난청	신경성 난청
고막운동도	A	A_d, A_s, B 또는 C	A	A
정적 탄성	0.3~1.6	0.3 이하 또는 1.6 이상	0.3~1.6	0.3~1.6
등골근 반사	85~100 dB SL	무반응, 100 dB SL 이상	65 dB SL 이상에서 관찰	무반응, 100 dB SL 이상
청성뇌간반응	정상	모든 파 연장	V파 및 파간 약간 연장	V파 및 파간 심한 연장
이음향방사	나타남	나타나지 않음	나타나지 않음	나타남

터로 평균 가산하여 청각전달로상 뇌간 영역의 신경전기 활동을 기록한다. 와우전기 반응과 청성뇌간반응에서 기록되는 전위는 병소 부위 판정과 청력손실 정도를 평가하는 데 이용할 수 있으며, 신경외과적 수술 중 감시에도 많은 역할을 하고 있다. ABR은 청력 그 자체보다 신경 발화 동기화에 큰 관심을 갖지만 진단 청각학적 관점과 신경과학적 선별에도 유용하다.

ABLB, SISI, 순음 소실, 자기청력검사와 같은 평가 도구들은 대부분 객관적인 평가로 대치되고 있다. 이 검사들에 대해서는 Brunt(2002)의 주관적 병소 부위 판정 검사를 참고하기 바란다.

* 자주 묻는 질문

Q **감각성 난청의 경우 등골근 반사 역치가 낮은 감각 단위에서도 나타나는 이유는 무엇인가?**

A 감각성 난청에서 흔히 관찰되는 음량 누가현상과 관계되는 것으로 보기도 하며, 와우에서 고강도 자극을 수용하는 부위가 반응하는 것으로도 추정하고 있다. 이에 관한 문헌적 근거는 소개하지 않는다.

Q **최대 전도량이 0 daPa 근처에서 관찰되며, 정상 청력에서 볼 수 있는 고막운동도는 무엇인가?**

A A형 고막운동도이다. A형은 정상 청력에서 관찰할 수 있지만 감각신경성 난청에서도 볼 수 있다.

Q **삼출성 중이염에서 볼 수 있고, 최대 탄성이 관찰되지 않는 고막운동도는 무엇인가?**

A B형. 이 외에도 여러 가지 고막운동도가 나타날 수 있다.

Q **이음향방사는 어떻게 나타나는가?**

A 와우 외유모세포 탈분극에 의해 발생하는 것으로 보고 있다.

Q **청각 신호가 뇌로 전달되면서 처음으로 교차가 일어나는 곳은?**

A 여전히 보편타당한 견해로 보지는 않지만 동측 청신경핵(cochlear nucleus)에서 대측 상올리브 복합체(superior olivary complex)로의 교차로 보고 있다.

Q **잠복시간이 정상보다 길어졌다고 가정한다. 중이나 와우 또는 청신경 손상 등의 병리에 따른 영향은?**

A 정상과 중이 병변에서는 파간 잠복시간과 각 파 잠복시간이 매우 유사하다. 와우 병변에서는 자극 강도가 높을 경우 정상 범위이나 자극 강도가 낮으면 잠복시간이 지연된다. 청신경 병변에서는 절대 잠복시간과 파간 잠복시간이 모두 연장된다.

Q 고막운동도에서 최대 탄성이 두 개로 관찰될 경우 가능한 해석은?

A 두 개의 정점은 반흔성 고막 천공에서 나타날 수 있다.

Q 임피던스 공식에서 구성 요인들은 서로 어떤 관련이 있는가?

A 저항은 임피던스를 증가시키며, 다른 요인들은 주파수에 의존한다. 질량 리액턴스는 주파수에 비례하고, 긴장도 리액턴스는 주파수에 반비례한다.

Q 외이도 용적 검사(ear canal volume, physical volume test)는 언제 유용한가?

A 고막의 천공이 의심될 때.

Q 음량 누가현상은 무엇인가?

A 음량 누가현상은 음강도 증가를 비정상적으로 크게 인지하는 것을 말하며, 와우 병리가 있다는 것을 암시한다.

Q 격하현상은 무엇인가?

A 격하현상은 음강도 증가를 비정상적으로 작게 인지하는 것을 말하며, 청신경 병리가 있다는 것을 의미한다.

Q 최대 탄성이 음압에서 나타나는 C형 고막운동도가 이관 기능 부전과 관련될 것으로 의심하는 이유는?

A 중이강 압력이 음압을 형성하기 때문이며, 이러한 음압은 이관 개구 불량에 의한 것이다.

Q 헤드폰 기도 수화기로 반대쪽 귀에 자극을 준 후, 탐침을 이용한 등골근 반사는 왜 측정하는가?

A 등골근 반사는 병리가 없다면 양측에서 나타난다. 이것은 한쪽에만 소리를 자극하더라도 동시에 양쪽 등골근이 수축한다는 것을 의미한다. 따라서 탐침으로 반사를 감시하면서 대측에 소리를 자극할 필요가 있다.

Q 미로성 난청과 감각신경성 난청의 차이는 무엇인가?

A 감각신경성 난청이라는 용어는 청력손실의 원인을 감각기관과 신경계통 모두에 있는 것으로 추정한다. 그러나 미로성 난청은 와우 손상만을 의미하는 것으로, 미로성 난청은 항상 감각신경성 난청이지만 감각신경성 난청은 항상 미로성 난청이라 할 수 없다.

Q 등골근 반사 검사 시 탐침 귀를 검사 귀라 하는가?

A 용어가 다소 혼란스럽기는 하지만 반사 활성 신호(reflex-activating signal, RAS)를 들려주는 귀가 검사 귀이다. 예를 들어 탐침을 왼쪽으로, 헤드폰 수화기를 오른쪽으로 장착한 후, RAS를 탐침으로 들려주었다면 왼쪽 동측을 검사한 것이고, RAS를 헤드폰으로 들려주었다면 대측인 오른쪽을 검사한 것이다.

✻ 추천 도서

Clark, J. L., Roeser, R. J., Mendrygal, M. (2007). Middle ear measures. In R. J. Roeser, M. Valente, & H. Hosford-Dunn (Eds.), *Audiology diagnosis* (pp. 380-399). New York: Thieme.

Dhar, S., & Hall, J. (2009). *Otoacoustic emissions: Principles, procedures and protocols*. San Diego: Plural Publishing.

Hall, J. W. (2007). *New handbook of auditory evoked responses*. Boston: Pearson/Allyn & Bacon.

Musiek, F. E., & Baran, J. A. (2007). *The auditory system: Anatomy, physiology, and clinical correlates*. Boston: Pearson/Allyn & Bacon.

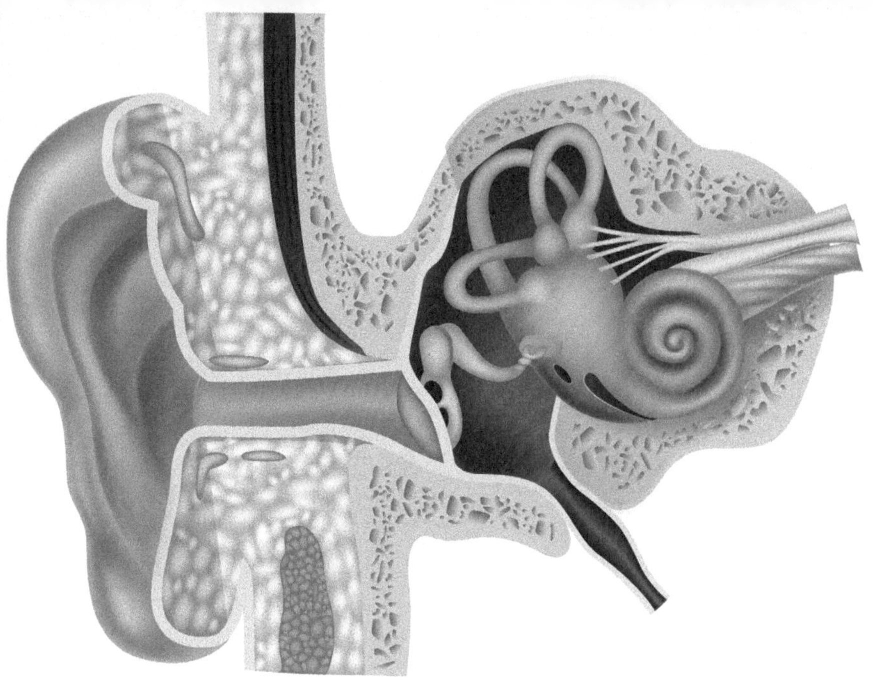

제 8 장

유소아-청소년 청각학

학습 목표

이 장에서는 난청 조기 발견과 기본 청력검사가 어려운 유소아의 청각적 능력에 대한 정보 획득을 위해 사용하는 검증되고 유용한 다양한 기법들을 알아본다. 이 장에서 학습할 내용은 다음과 같다.

- 청각적 자극에 대해 신생아가 보여 주는 다양한 반응과 수면이 반응에 미치는 영향
- 난청 조기 발견에 관한 구성 요소와 목표 및 중재 프로그램
- 나이에 따른 다양한 영유아 검사법과 이들의 반응
- 성공적인 학교 청각선별 프로그램 구성 요소와 검사 장비를 이용한 청각 선별검사
- 청각 처리 장애나 비기질성 난청처럼 복잡하고 특별한 경우 진단의 어려움

청력손실이 있는 유소아들은 아주 오랫동안 인간의 기본적인 인권마저 박탈당하였다. 이들은 성인이 되어 결혼을 해도 자신의 이름으로 하는 사업과 재산권마저 유린당하였다. 유아기부터 청력손실이 있으면 아버지가 모든 결정과 권한을 행사하는 것이

합법적이고 정당했다. 이러한 문제는 서기 400년까지 공식적인 반대가 없었다. 인류는 유소아-청소년 청각학에 대한 동기가 없었고, 의문의 여지 없이 아주 먼 길을 걸어왔다.

이 책 앞부분에서 설명한 대부분의 청력검사들은 4, 5세를 지나야 신뢰도 있는 평가 도구로 사용할 수 있다. 때로는 잘 협조하는 성인보다 덜 어렵게 검사를 수행하기도 한다. 그러나 많은 증례들이 대상 아이들의 수준을 고려한 특별한 평가 도구가 필요하다. 신생아 난청은 청각선별검사를 통해 평균 1,000명 중 1명이 선별되었고, 3.1%의 유소아-청소년들이 적어도 한 귀에 청력손실을 가지고 있는 것(Mehra, Eavey, & Keamy, 2009)으로 나타났다. 이러한 결과는 유소아-청소년 청각학의 필요성을 분명하게 뒷받침한다.

청각 반응

청각학적 평가는 이 책에서 이미 언급한 것처럼 청력 그 자체만을 의미하지 않고 소리를 듣고 반응하려는 의지와 그 능력을 포함한다. 따라서 특정인의 청력을 판단한다는 것은 청력 자체만을 관찰하지 않고 피검자의 반응을 관찰하고 추론을 통해 무엇인가 결정을 내리는 과정을 포함한다.

피검자 반응 방법은 일부 검사의 경우 이미 설명을 하였고, 크게 고려하지 않아도 좋을 것이다. 예를 들어, 피검자가 소리를 듣고 손을 들거나 들린다고 말을 하거나 또는 단추를 누르는 등의 방법은 그다지 중요하지 않다. 그러나 자극 신호에 대한 유아들의 반응 방법과 양상은 진단에 매우 중요한 단서가 된다. 또 하나의 중요한 사실은 유아들의 경우 소리 자극에 대해 가청역치 범위까지 낮은 자극에 반응하지 않고, 나이에 따라 분명한 크기로 들어야만 반응하는 강도가 있다는 것이다. 따라서 영유아를 대상으로 한 청각학적 평가는 대상자들의 나이에 맞는 **최소 반응 강도**(minimum response levels, MRLs)를 항상 고려하여야 한다. 이 MRLs는 영유아 피검자들의 역치상 반응 강도이다(표 8.1 참조).

영유아의 반응은 자극에 대한 자발적인 반응에서 신체의 불수의적 운동까지, 깜짝 놀라서 울기부터 목소리 변화까지 다양하게 나타난다. 소리에 대한 반응은 전기생리학적 장치를 이용한 평가를 제외하면 완벽하게 관찰할 수 없다. 유소아들은 훈련을 통해서만 소리에 대한 정확한 반응을 할 수 있으며, 이 반응은 다양한 정도의 감각 단위에서 한 것으로 볼 수 있다. 반대로 응답을 하지 않는 경우에도 영유아 피검자가 소리를 듣지 못한다고 판단하기 어렵다.

영유아 반응을 관찰하기 위해서는 몇 가지 분명히 배려해야 할 요인들이 있다. 가장

표 8.1 출생부터 24개월까지 정상 청력 영유아의 최소 반응 강도

나이 (월)	잡음 (dB HL)	변조음 (dB HL)	어음 (dB HL)
0~4	40	70	45
4~6	45	50	25
6~8	25	45	20
8~10	20	35	10
10~14	20	30	10
14~20	20	25	10
20~24	15	25	10

출처: Martin & Clark, 1996.

우선 배려할 사항은 소리를 들려주기 전 영유아 피검자의 생리학적 · 심리학적 상태이다. Shepherd(1978)는 자극 전 주의 집중, 편안한 각성, 졸음, 가벼운 수면, 깊은 잠 등에 대한 관찰을 주문하였다. 청각학 전공 학생들은 정상 유아의 운동 발달, 말-언어 습득, 청각적 행동 등을 반드시 이해해야 한다.

청각전문가들은 유소아 반응 중 특정한 방식을 선호하기도 한다. 그러나 이 경우 반응 방법이 무엇이든 유아 피검자들이 분명하고도 기꺼이 반응할 수 있어야 한다. 또한 검사에 효과적인 방법이라고 판단되면 언제라도 바꿀 수 있어야 한다. 검사 방법의 변경은 최종적으로 유발전위 검사일 수도 있으며 항상 세심하면서도 유연해야 한다.

생후 3개월 이전 신생아의 청력손실 확인

말-언어는 일차적으로 청각적 자극을 통해 획득되며, 청각적 자극을 모방하는 과정이다. 선천성 청력손실이나 생후 조기 발생한 후천성 청력손실은 정상 의사소통 발달 과정에서 최악의 방해가 된다. 미국에서는 해마다 400만 명의 신생아들이 태어나며, 이들 중 난청아는 1,000명당 1~3명에 이른다. 출생 후 청각선별검사를 시행하지 않을 경우 청력손실은 3세 전후에나 의심하게 된다. 유소아기 난청은 부모의 편견 때문에 발견하지 못하는 경우가 종종 있다. 만약, 아이에게 청력손실이 있다면 다른 아이들과는 분명하게 다르기 때문에 어떻게든 인지할 수 있다.

옹알이는 입과 혀를 사용하여 촉감과 자가 수용 만족을 통해 스스로 강화하는 유아 성장 활동 중의 하나이다. 그러나 난청 아동은 옹알이를 하지 않는다. 생후 6개월 즈음, 정상 청력을 가진 유아는 스스로의 입에서 나오는 옹알이(cooing)에 관심을 갖고, 속도,

높낮이, 크기 등을 다양하게 조절하기 시작한다. 난청 유아는 적절한 피드백을 받지 못하기 때문에 발성이 점차로 줄어든다. 이에 비해 정상 청력 유아는 자신의 목소리를 듣기 때문에 앵무새처럼 따라 반복하기 시작한다. 결국, 소리의 의미를 찾기 시작하고, 주관을 반영하면서 관심을 끌 수 있는 낱말을 표현하기 시작한다. 일반적으로 정상 청력 유아는 2세 이전 청력손실이 없었다면 말을 잘할 수 있다.

미국에서 청력손실을 확인하는 유아의 평균 나이는 1990년대 초반 거의 3세 정도였다(National Institutes of Health, 1993). 반면 이스라엘은 생후 7~9개월이다(Gustafson, 1989). 이러한 차이는 두 나라의 의료 전달체계와 청각선별검사 시행 여부가 주된 원인이다. 영유아에서 고도 이상의 난청은 감소하고 있지만 경도 난청은 증가한다. 경도 난청의 증가는 이들의 난청을 의심하기 어렵기 때문이다(Tharpe & Bess, 1991). 이 문제는 난청 조기 발견의 필요성을 강조하는 것으로, 일반적으로 공감을 얻고 있다. 난청을 조기 발견한 유아에게 인생 초기부터 특수 교육이나 훈련을 시작하면 그들의 인생이 성공적으로 변화하는 소중한 기회가 될 것이다(Fulcher, Purcell, Baker, & Munro, 2012). 청각선별검사는 출생 후 곧바로 시작한다고 하더라도 빠르다 할 수 없다. 신생아 통합 청각선별검사 시행에 관한 법률은 이미 미국의 모든 주에서 통과되었다. 청각선별 프로그램이 시행되고부터 난청 발견과 연이어 계속 진행되는 중재의 시기가 고무적으로 빨라지는 추세이다(Harrison, Roush, & Wallace, 2003). 난청 조기 발견과 중재(early hearing detection and intervention, EHDI) 프로그램의 목적은 유아 청력손실을 생후 3개월이 되기 전에 발견하는 것이다.

특정 질환에 대한 신생아 선별검사를 시행하기 위해서는 여러 가지 기준을 충족해야 한다. 이 조건들로는 (1) 충분히 높은 유병률로 선별할 수 있을 것, (2) 선별하지 않았을 때보다 선별하였을 때 특정 질병을 조기 발견할 수 있을 것, (3) 선별검사를 통과하지 못한 경우 추적 진단검사가 즉시 가능할 것, (4) 진단 즉시 치료 접근이 가능할 것, (5) 조기 발견 장점을 문서화할 수 있을 것 등이 있다. 신생아 청각선별검사의 경우 이 기준들을 모두 충족한다

신생아 청각선별검사

청각선별검사는 비용 효과를 포함하여 여러 가지 측면에서 충분히 타당한 도구이다. 페닐케톤뇨증이나 신생아 갑상선 기능 저하증과 같이 기본으로 시행하는 선별검사와 비교하면 청력손실을 의심할 수 있는 재검 대상자 비율은 상당히 높다. 실제로, 미국의 경우 청력손실은 만성질환 중에서 여섯 번째로 높은 유병률을 보인다(U.S. Department of

Health and Human Resources, 1993). 일반 국민의 난청 유병률은 청력손실 기준이나 선별검사 방법 등의 차이에 따라 매우 다양하게 나타나고 있다. 하지만 합리적으로 인정하는 유의할 만한 청력손실은 1,000명당 6명 정도이다(Hayes & Northern, 1996). 신생아 청각선별검사에 대한 순수한 목적을 배제하고 비용적 측면만 고려하여 신생아 청각선별검사를 시행하지 않을 경우 미국은 매년 수십 억 원을 절약할 수 있다. 그러나 이 비용은 인도적 측면을 무시하더라도 난청을 조기 발견하고 중재할 수 있다는 점에서 합당한 것으로 받아들인다.

Apgar*(1953)는 신생아를 평가하기 위한 검사 시스템을 고안하였고, 오늘날 많은 병원에서 이를 사용하고 있다. Apgar의 이름이기도 한 이 검사는 A(appearance; 안색), P(pulse; 심박수), G(grimace; 자극에 대한 찡그림 반사 반응), A(activity; 근 긴장), R(respiration; 호흡)의 머리글자를 활용한다. 기본적으로 **Apgar 검사**(Apgar test)는 호흡 유지, 근 긴장, 심박동, 얼굴색, 반사 안정성 등에 대한 정상 여부를 판단한다. 검사는 잘 훈련된 간호사가 담당하며, 출생 후 1분, 5분, 10분마다 0부터 10점까지 점수로 평가한다. 이 평가를 통해 신생아에게 산소 공급이 필요한지, 중추신경계 손상이 없는지 등을 판단할 수 있다. Apgar 점수가 낮으면 감각신경성 난청을 의심할 수 있다. 초보 청각 전문가들의 경우 이 점수를 활용하면 정상 신생아의 행동 관찰에 필요한 시간을 절약할 수 있다. 초보자들은 경험이 충분하지 않은 상태에서 만족할 만한 기준치를 제공받지 않고 문제 아이를 진단해야 하는 상황에 자주 직면한다. 따라서 미묘한 안색의 차이, 정상 청력자와 난청자의 행동 특성 차이 등을 우선적으로 배워야 한다. 이러한 임상 경험은 주관적 기준으로 진단하는 데 큰 장점이 된다.

Walker(2003)는 신생아 난청과 신생아 돌연사 증후군(sudden infant death syndrome, SIDS) 등을 포함한 여러 병리적 상태가 생물학적으로 무관하지 않다는 점을 들어 '필수 진단'의 한 영역으로서 난청 조기 발견의 중요성을 논의하였다. 이 두 요인 모두 감염의 원인일 뿐만 아니라 심장, 눈, 근골격계 등을 포함한 광범위한 질환으로 이환되는 바이오틴(biotin)과 같은 중요 효소의 선천성 결손이 원인이기 때문이다. Walker는 난청 조기 발견이 다른 질환의 예방과 치료에도 도움이 되기 때문에 신생아 선별검사로 빨리 추가해야 한다고 하면서 어린이를 위해서라면 '양육 부적응(maladaptive parenting)'도 의학적으로 배려할 것을 주장하였다.

신생아 청각선별검사의 소사

Wedenberg(1956)는 생후 1~7일 사이의 신생아 150명을 대상으로 귀 가까이에 둔 워

* Virginia Apgar(1909~1974): 미국의 마취과 의사.

낭을 작은 망치로 쳐서 소리를 들려주고 청각선별검사를 수행했다. 이들 중 149명은 눈 주위 근육을 찡그리는 **안검 반사**(auropalpebral reflex, APR)를 보였다. Wedenberg는 잠자고 있는 대상자 머리 가까이에서 청력검사기와 스피커로 소리를 들려주어 검사를 계속했다. 정상 청력 신생아에게 여러 주파수의 소리를 잠자고 있을 때 들려주면 104~112 dB SPL 범위에서 반응하는 것을 관찰했다. 그는 조산아들은 외부 자극에 반응이 둔하고 수면이나 각성에 크게 의존하는 것으로 보고했다.

Downs와 Sterritt(1967)는 자체 제작한 3,000 Hz 진폭 변조음 발생장치를 이용하여 대부분 신생아가 90 dB SPL에서 반응하는 것을 발견했다. 반응은 안검 반사가 가장 많고, 뒤이어 손이나 머리 움직임, 경악 반사(startle reponses)를 보이는 것으로 보고했다. 이 방법을 통해 10,000명의 신생아를 검사하여 150명이 선별되었고 4명이 청력손실이 있는 것으로 최종 확인했다.

청각선별검사는 신생아가 퇴원하기 전까지 결과를 알 수 있어야 난청을 의심하고 추적 관찰을 할 수 있다. 이를 위해서는 잘 훈련된 검사자의 역할이 매우 중요하다. 동반 검사자의 역할도 중요하지만 관찰 결과가 일치하지 않는 경우도 종종 있다. 이 경우 정상 청력 신생아가 선별검사를 통과하지 못할 수 있으며, 이 때문에 부모에게 청력손실에 대한 불필요하고 과도한 긴장을 유발시킬 수 있다. 아울러 음량 누가현상이 있는 중등도 난청 신생아에게 강한 음 자극을 주면 경악 반사가 나타날 수 있어서 청력손실이 없는 것으로 판정할 수 있다. 이 검사는 대규모 신생아 청각선별을 위해 사용하기에는 검사법이 정교하지 않고 시간이 많이 걸려서 본연의 청각선별 목적을 도달하기에 여전히 비현실적이다.

1994년 Joint Committee on Infant Hearing(JCIH)는 난청 위험 요인이 있는 **고위험군**(high risk registry) 신생아에 대한 난청 선별검사를 제안했다. 훗날 JCIH는 고위험 신생아를 비롯해 여전히 관심 밖에 있는 모든 신생아를 대상으로 청각선별검사를 시행해야 한다는 권고안을 마련했다(JCIH, 2000). 신생아 통합 청각선별검사(Universal newborn hearing screening, UNHS)는 특별한 제약 없이 대부분 신생아들의 청력손실 유무를 확인할 수 있어서 보편적 기준으로 자리 잡고 있다. Mehl과 Thomson(1998)은 선천성 난청 신생아의 절반 정도를 감별하지 못한다고 하면서 고위험 기준에 따른 난청 선별검사의 한계를 지적했다. 고위험군만을 대상으로 한 청각선별검사가 갖는 분명한 한계는 많은 열성 유전성 난청과 분명한 가족력이 없어도 나타나는 유전성 난청 가능성 등을 통해서도 추정할 수 있다.

최근 JCIH는 American Academy of Audiology(AAA), ASHA, American Academy of Otolaryngology-Head and Neck Surgery(AAOO), American Academy of Pediatrics,

Alexander Graham Bell Association for the Deaf and Hard of Hearing, Council on Education of the Deaf, Directors of Speech and Hearing Programs in State Health and Welfare Agencies 등과 함께 난청 조기 발견과 중재를 위한 학제 간 공동 협력을 승인했다(JCIH, 2007, 2013). UNHS를 위한 1인당 비용은 혈액검사를 이용하는 선별검사 비용보다 현저하게 높다. 그러나 유병률은 선천성 난청이 매우 높기 때문에 이를 고려하여 진단 건수마다의 상대적 비용을 감안할 필요가 있다. 실제로 선천성 양측성 난청은 최근 모든 신생아들을 대상으로 시행한 혈액검사에서 확인한 선별 결과보다 몇 배 더 높은 비용 효과가 있는 것으로 확인되었다(Mehl & Thomson, 1998).

성공적인 UNHS의 예는 아주 많지만 여전히 선별검사를 통과하지 못했는데도 적절한 추적 검사를 받지 못해 난청 확진과 조기 중재로 이어지지 못하는 경우가 많다. 2007년 JCIH는 난청 조기 발견과 이를 통해 발견되는 난청 아동들의 조기 중재를 위한 알기 쉬운 가이드라인과 강력한 보완 대책을 발표했다(JCIH, 2013). 여기에는 기존의 JCIH(2007)의 고려 사항 외에도 양육자, 가족력, 악안면 기형, 신경 퇴행성 질환, 관련 증후군 등을 포함하여 선천성 영구 난청, 출생 후 지연 발생하는 난청, 진행성 난청 위험에 관련되는 모든 예후 인자를 소개하고 있다.

일부 **유전성 퇴행성 난청**(hereditodegenerative hearing losses)을 가지는 고위험 아동은 가족력을 무시할 경우 조기 청각선별검사에서 통과하기도 한다. 이러한 경우 청력손실이 늦게 나타날 수 있음을 주지시킬 필요가 있다. 실제로 Mann, Cuttler와 Campbell (2001)은 신생아 청각선별 프로그램의 가장 큰 단점 중 하나로 청각선별검사를 통과한 난청 고위험 아동들에 대한 추적 관찰 지침이 아직 마련되지 않은 점을 지적했다.

청성뇌간반응을 이용한 신생아 선별

청성뇌간반응(auditory brain-stem response, ABR)은 신생아 청각학적 평가에 일반화되었다(**그림 8.1** 참조). 6장에서 설명한 것처럼 ABR의 단점으로는 click 자극 음이 주파수 특성이 없다는 점이다. 고위험 신생아에서 조산아는 ABR 파형이 중추신경계의 미성숙에 상당한 영향을 받을 수 있으므로 생활 연령보다 임신 연령이 같은 정상 아동의 결과와 비교하는 것이 무엇보다 중요하다. 고위험 신생아에 대한 추적 검사는 ABR 결과에 관계없이 반드시 필요하다.

ABR 장비는 초기 비용이 많이 들고, 신생아실에서 평가하기에 너무 정밀하다. 따라서 신생아 청각선별검사에는 대체 장비를 사용하더라도 결과에 영향을 적게 미치고 이동이 쉬우며 저렴한 장비가 필요하다. 이러한 수요는 사용이 쉽고, 결과 해석이 편리하

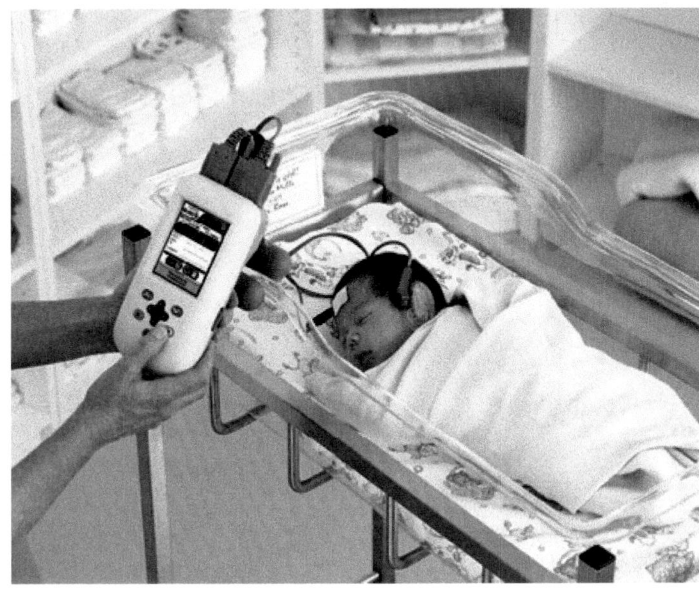

그림 8.1 청성뇌간반응 검사는 신생아 청각선별검사 중 하나로 사용할 수 있다.

출처: ALGO® A3I Newborn Hearing Screener photo courtesy of Natus Medical Incorporated

며, 봉사자나 훈련을 통해 대치 가능한 인력이 검사할 수 있는 자동화 검사기 개발로 이어졌다. 전극과 수화기는 일회용으로 쉽게 탈부착할 수 있다. 이러한 자동화 검사기는 검사를 위한 시간과 비용 절약에 크게 기여하였다.

이음향방사를 이용한 신생아 청각선별검사

신생아 청각선별검사에 이음향방사(otoacoustic emissions, OAE)의 활용은 최근 빠르게 확산되었다. 이음향방사는 신생아 청각선별검사에서 특이도, 민감도, 비용 효과 측면에서 우수하다(Dhar & Hall, 2011).

이음향방사는 신생아 말초 청각기관에서 유발되는 전위로 조용한 곳에서 탐침을 잘 장착하고 검사 조건이 잘 지키면 기록할 수 있다. 이음향방사가 기록되면 청력은 30 dB HL보다 나쁘지 않다는 것을 의미한다. 신생아는 생후 첫 며칠 동안 많은 시간을 숙면으로 보내기 때문에 몸의 움직임에 의한 간섭을 피할 수 있다. 따라서 이음향방사 청각선별검사는 이 시기에 검사하는 것이 좋다. 그러나 미세하게나마 전음성 난청이 있을 경우 이를 해결한 후 시행하여야 한다. 만약 이음향방사에서 통과하지 못하면 청성뇌간반응을 포함한 다른 검사를 시행해야 하고, 조기 중재가 가능한 전문가에게 의뢰해야 한다.

7장에서 설명한 것처럼 이음향방사는 와우 외유모세포에서 기원하는 전위이다. 만약, 와우가 정상이고 병변이 후미로에 있는 경우 이음향방사는 완벽하게 정상으로 기록된다. 이 경우에는 이음향방사 검사와 청성뇌간반응 검사를 함께 시행하여 해결할 수 있다. 청각선별검사에서 이음향방사 검사를 통과하지 못했으나 추가로 시행한 청성뇌간반응 검사를 통과하는 경우 청력손실이 없는 것으로 판단한다. 이음향방사 검사를 통과하지 못한 이유로는 외유모세포 손상을 추정할 수 있다. 또한 청력손실이 출생 후 발생하는 진행성 난청 유소아에 대한 추적 검사 지침은 없는 실정이다(Mann et al., 2001). 이러한 우려에도 불구하고 청각선별에서 이음향방사 검사를 통과하지 못하면 청성뇌간반응 검사로 추적하며, 이러한 과정이 난청 발견을 높이고, 비용을 절감할 수 있는 것으로 보고하였다(Gorga, Preissler, Simmons, Walker, & Hoover, 2001). Hall, Smith와 Popelka(2004)는 이음향방사와 청성뇌간반응의 두 검사를 각각 따로 평가하는 것보다 동시에 시행하는 것이 효과적이라고 보고하였다.

청각신경병증(Auditory neuropathy/dys-synchrony, AN/AD)은 대부분 병원에서 이음향방사만으로 청각선별검사를 시행하기 때문에 종종 통과된다. 이는 이음향방사가 뇌간 영역의 반응을 포함하지 않고 와우의 외유모세포에서 방사하는 소리만을 기록하기 때문이다. 따라서 청각신경병증이 있는 신생아는 일반적인 청각선별검사로는 감별하기 어렵다. 그러나 와우 기능에 일부 문제가 있는 경우 이음향방사 강도가 낮아지기 때문에 청각선별검사 과정에서 감별하기도 한다.

청각신경병증은 청성뇌간반응과 청성중간반응의 파형이 기록되지 않으나 이음향방사와 와우 마이크로포닉스(cochlear microphonics, CM)가 정상으로 관찰된다. 청성뇌간반응의 파형이 나타나지 않거나 전반적으로 비정상 양상을 보이더라도 청력이 항상 전농인 것은 아니다. 따라서 청력손실이 30 dB HL 정도이거나 이보다 낮은 경우 이음향방사는 관찰할 수 없으나 주관적 평가에서 전농일지라도 이음향방사가 관찰될 수 있다.

신생아 청각선별검사의 수요와 과제

미국에서는 매년 약 400만 명의 신생아가 태어난다. 이들의 청각선별검사를 수행할 지원 인력의 자격 요건은 필요하지만 이 요건이 만들어질 경우 많은 추가 부담이 생길 수 있다. 하지만 분명한 것은 청각전문가의 지휘 감독 아래 청각선별검사를 수행할 인력에 대한 자격 요건이 청각선별검사의 성공적 수행에 도움이 된다는 것이다. 이들 인력의 활용은 청각전문가에게 청각선별과 추적 평가, 난청 감별과 조기 중재 서비스 제공 등을 위하여 시간을 효과적이고 가치 있게 사용할 여건을 제공한다. 지원 인력의 업무에는 선별검사 장비의 유지 및 관리, 교육받은 절차에 따른 선별검사 장비 운용, 검사 정보의 적절한 보고, 장비의 청결 관리와 일회용품의 폐기, 정해진 절차에 따른 보고서 작성과 보관(American Academy of Audiology, 2004) 등이 포함되어야 한다.

조기 발견을 넘어

모든 신생아를 대상으로 한 난청 발견 프로그램은 난청을 가진 아동이 성공적인 교육을 받을 수 있는 최고의 기회를 제공하고 건강한 사회 구성원으로 성장할 수 있도록 돕는 것을 목적으로 해야 한다. EHDI 프로그램은 출생 시 청각선별검사의 시행, 통과하지 못한 신생아에 대한 추적, 진단 평가와 함께 난청으로 확진된 경우 6개월 이내 조기 중재의 세 가지 원칙이 있다. 생후 6개월 이내에 난청을 발견하고 중재 개입을 한 어린이들은 생후 6개월 이후 개입한 어린이들보다 말-언어 능력이 의미 있게 높은 수행력을 보인다(Yoshinaga-Itano, Sedley, Coulter, & Mehl, 1998; Fulcher, Purcell, Baker, & Munro, 2012).

유소아 청각 평가에서의 객관적 검사

청각학적 평가는 신생아 청각선별 또는 소리에 반응하지 않거나 말-언어 발달 지연 등을 이유로 난청을 의심하는 부모나 소아청소년과 의사에 의해 시행되기도 한다. 경험이 많은 청각전문가들은 서둘러 객관적 검사를 포함한 청각학적 평가를 시행하기보다 먼저 대상 아동의 의사소통과 행동 발달 상태를 주의 깊게 관찰한다(표 8.2, 표 8.3 참조). 아동의 전반적 행동은 함께 방문한 성인 보호자와 대화하고 행동하는 모습, 걸음걸이, 선 자세, 일반적 운동 능력, 대화 요령 등을 통해 세심히 관찰한다. 여기서 얻은 정보는 난청과 밀접하게 관련될 수도 있으므로 매우 중요하다. 특히, 임신 기간, 주산기, 산후 기간 동안 주목할 만한 일은 없었는지, 가족력을 포함한 특이 사항은 없는지 등에 깊은 관심을 가져야 한다. 가족 구성원이 사용하는 언어가 다를 경우 통역을 통해서라도 상세한 정보를 획득해야 한다.

ASHA의 유소아 청각 평가 지침(ASHA, 2004)은 행동, 발달 및 생리학적 평가를 포함하여 병력, 부모 보고서, 전문가 관찰 내용 등을 종합하여 검사 결과와 함께 분석할 것을 권고하고 있다. 유소아에 대한 첫 번째 청각 평가는 7장에서 이미 설명한 이미턴스나 이음향방사와 같은 객관적 평가 도구를 사용한다. 만약 이음향방사가 나타나면 청력은 경도 난청에 이르지 않는 것으로 판단한다. 고막운동성 검사는 비정상적인 중이강 압력, 이관 기능 불량, 삼출액, 운동성, 이소골 상태, 고막의 천공이나 두께, 환기관 기능 등 중

표 8.2 유소아기 의사소통 발달 점검표*

나이	행동 특성
출생~3개월	큰 소리에 놀라거나 운다. 큰 소리에 깨어난다. 주 양육자 목소리를 듣고 울음을 멈춘다. 말을 듣고 웃는다. 같은 소리를 계속 반복한다(cooing).
4~6개월	부모 목소리 변화나 '안 돼'에 반응한다. 집 안에서 나는 소리를 찾는다. 장난감 소리에 관심을 갖는다. 양순 자음을 포함한 다양한 소리를 말소리처럼 옹얼거린다. 부모에게 원하는 것을 말이나 동작으로 표현하고 반복하기도 한다.
7개월~1세	'컵', '신발', '주스'와 같은 낱말을 알아듣는다. '이리 와', '더 줘'와 같은 요구에 반응한다. 이름을 부르거나 말을 하면 고개를 돌린다. 손바닥치기 놀이나 까꿍 놀이를 즐긴다. 다른 소리를 모방한다. 분명하지 않지만 '맘마'와 같은 1, 2음절 낱말을 한다. 텔레비전에 관심을 갖는다.
1~2세	불러 주면 책에서 그림, 신체 명칭을 가리킬 수 있다. '공 굴려', '신발 어디'와 같은 단순한 명령과 질문을 이해한다. 어휘가 빠르게 발달한다. '키티 어디?', '그건 뭐?', '과자 없다', '주스 더'와 같은 한 단어 또는 두 단어 문장을 사용한다. 우연히 들은 말을 따라 한다. 전화 통화가 가능하다.
2~3세	'크다-작다', '가다-서다', '위로-아래로'와 같은 의미의 차이를 이해한다. '공 가져와서 여기 놓아'와 같은 두 가지 주문을 수행한다. 거의 모든 한 단어 문장과 두세 단어 문장을 사용한다. 소꿉놀이를 한다. 부모가 아이 말을 대부분 이해할 수 있다.
3~4세	'누구', '무엇', '어디', '왜'와 같은 간단한 질문에 대답한다. '같다'와 '다르다'의 개념을 이해한다. 유치원이나 친구 집에서 무엇을 하고 놀았는지 얘기할 수 있다. 늦게 발달하는 /r/, /l/, /th/, /s/를 제외한 대부분 음소를 정확하게 말한다. 가족 이외의 사람도 아이의 말을 대부분 이해한다. 네 낱말 또는 그 이상으로 구성된 많은 문장을 이해한다.

*정상 발달에는 많은 편차가 있다. 정상 범위를 크게 벗어나면 발달 지연 가능성이 높다.
출처: www.cdc.gov/milestones; "Your Child's Speech and Hearing" developed by the Psi Iota XI sorority and the American Speech-Language-Hearing Foundation; www.preschoollearningcenter.org.

이 질환에 관한 정보를 제공할 수 있다. 또한 등골근 반사 출현 유무와 반사를 일으키는 음강도 등을 통해 감각신경성 난청 가능성 등에 관한 일반적 정보를 획득할 수 있다. 계속하여 시행하게 될 순음청력검사(외이도 붕괴를 예방하기 위하여 삽입형 수화기를 사용하는 것이 좋다)에서 골도 전도 검사를 시행하지 않더라도 유의한 정보를 얻을 수 있다. 만약 고막운동도가 정상이고, 등골근 반사가 나타나면 골도 검사를 시행하지 않더라도 전음성 난청은 배제할 수 있다.

유소아, 특히 영유아의 이음향방사와 이미턴스 검사에서 가장 큰 문제는 울거나 움직이는 것이다. 정확한 검사를 위해서는 피검자가 가급적 움직이지 말아야 한다. 울거나 말하면 탐침에 있는 송화기가 이를 기록하기 때문에 결과의 신뢰도를 떨어뜨린다. 임상 경험이 충분한 팀은 아이가 산만하지 않고 집중하는 짧은 시간 동안 효과적으로 검사를 시행한다. 이러한 한계 때문에 영유아가 대상인 경우 검사나 결과 해석을 위한 자문을 의뢰하는 경우가 많다. 신생아나 영아는 엄마나 주 양육자가 팔에 안고 있는 짧

표 8.3 유소아기 행동 발달 점검표*

나이	행동 특성
출생~3개월	어깨로 안아 주면 머리를 지탱할 수 있다. 앙와위(바로 누운 상태)에서 머리를 들 수 있다. 정면에 있으면 얼굴을 바라본다. 움직이는 물체 따라 눈동자를 움직인다. 팔다리를 흔든다.
4~6개월	딸랑이를 쥘 수 있다. 물체를 찾아 움켜쥔다. 발가락을 움직인다. 팔을 들거나 펼칠 수 있다. 뒤집기를 한다. 소리에 반응한다. 조금만 도움주면 앉을 수 있다.
7개월~1세	흔들거리며 설 수 있다. 도와주면 컵에 물을 마실 수 있다. 양손으로 물건을 옮겨 쥘 수 있다. 잠깐이지만 혼자 앉을 수 있다. 도움이 없어도 혼자서 몇 분 정도 앉을 수 있다. 손잡이를 잡고 자신을 당기거나 밀 수 있다. 요람을 붙잡고 움직이거나 도와주면 걸을 수 있다. 손과 무릎으로 기어다닐 수 있다.
1~2세	몸을 흔들면서 인사하거나 다른 사람에게 반응할 수 있다. 한 손으로 붙잡고 걸을 수 있다. 혼자서 걸을 수 있다. 같이 하면 블록 세 단 정도는 쌓을 수 있다.
2~3세	달릴 수 있다. 계단을 오르거나 내릴 수 있다. 두 발로 펄쩍 뛸 수 있다. 같이 하면 블록 여섯 단 이상 쌓을 수 있다.
3~4세	블록을 9층 이상 쌓을 수 있다. 동그라미를 그린다. 앞쪽으로 공을 찰 수 있다. 공을 던질 수 있다.

*정상 범위를 크게 벗어나면 추가 평가가 필요하다. 2세 이전에는 미숙아는 나이에서 조산한 시기만큼 뺀 후 비교한다.

출처: National Network for Child Car(www.nncc.org); (American Academy of Pediatrics, New York Chapter, "Rapid Developmental Screening Checklist"; www.preschoollearningcenter.org.

은 시간에 검사하는 것이 좋다. 이 검사는 무섭지 않기 때문에 아이에게 겁을 주지 않고 어느 정도 교감을 통해 협조를 얻어 낼 수 있다는 장점이 있다. 영유아를 대상으로 한 이 객관적 검사는 때로 순음청력검사와 어음청력검사 직전에 좋은 분위기를 조성하기도 한다.

❀ 실전 해설

어린이의 나이에 관계없이 이음향방사 검사 시행은 신중해야 한다. 만약 이음향방사가 정상적으로 관찰되면 전음성 난청은 배제할 수 있으나 경도 난청에 이르지 않는 가벼운 감각신경성 난청을 의심할 수도 있다. 또 이음향방사가 나타나지 않으면 난청 성질이나 청력손실 정도를 확인하기 위하여 추가 검사가 필요하다. 이음향방사는 청각기관의 성숙에는 영향을 받지 않기 때문에 아주 어린 아이들도 시행할 수 있다. 변조 이음향방사(Distortion product otoacoustic emissions, DPOAEs)는 500~4,000 Hz 주파수 범위의 정보를 얻을 수 있어서, 이 주파수에 대한 정보가 필요한 경우 유용하다.

이미턴스 검사는 이음향방사가 나타나지 않고 전음성 난청이 의심스러운 경우 추가 정보를 얻을 수 있다. 이음향방사가 정상인 경우 정상 중이 기능을 예상할 수 있고, 순음과 대역 잡음을 이용한 등골근 반사 역치는 청력손실 정도를 예측하는 데 도움이 된다. 이 정보는 청각전문가가 주관적 평가를 시행하는 데 도움이 된다. 흔히 사용하는 탐침 주파수는 220 Hz로 신생아의 등골근 반사가 나타나지 않으면 660 Hz에서는 반응이 나타날 가능성이 높다. 물론, 고막운동도가 비정상인 경우 등골근 반사 검사는 추가로 시행하지 않는다. 이때는 전음성 난청 가능성을 배제할 수 없으며 감각신경성 난청 가능성도 있다.

출생부터 2세경까지의 주관적 검사

신생아 청각선별검사를 통과하였는데도 불구하고 1세 이전에 청각학적 평가를 받는 것은 이례적이다. 1세 시기에 청력손실이 있다면 정상 음성 언어 발달이 이루어지지 않을 수 있다. 이러한 까닭에 조기 청각선별검사는 대단히 중요하다. 말이 없어지면 부모나 주 양육자에게도 잠재적 문제를 야기한다.

18개월의 정상 영아는 간단한 과제를 수행할 수 있다. 이 시기에는 시끄러운 소리는 무시하고 부드러운 말소리에 반응을 잘하기 때문에 언어검사가 유용하다. 이 반응은 조용하고 잔잔하게 말할 때 나타나기도 하지만 속삭임에는 반응하지 않는다.

영아들은 스펙트럼이 넓은 소리에 더 잘 반응하고 관심을 갖는 것으로 확인되었다. 이 때문에 많은 전문가들은 말소리나 대역폭이 넓은 소리를 자극으로 사용한다. 이런 광대역 잡음에 대하여 분명한 반응을 보이는 데에는 큰 위험이 도사리고 있다. 많은 영유아 난청자들에서 일부 주파수가 정상 청력이면서 나머지 주파수가 청력손실이 있는 경우가 있다. 고주파수 청력만 급격하게 손실된 경우 이들에게 가볍게 손뼉 치는 소리나 이름을 부르는 광대역 신호음은 저주파수 성분을 담고 있어서 또렷하게 반응한다. 또 이와 반대로 저음역에 국한한 선천성 감각신경성 난청도 적지만 상당수 있다(Ross & Matkin, 1967).

영유아 검사의 개척자인 Ewing과 Ewing(1944)은 종소리, 딸랑이 소리, 종이 부스럭거리는 소리, 실로폰 소리 등 다양한 소리로 청각 반응을 관찰했다. 이들은 큰 소리에 반응하지 않더라도 컵 안에 숟가락을 흔드는 소리처럼 일상에서 들을 수 있는 소리를 잔잔하게 들려줄 때 반응하는 것을 관찰했다. Ewing의 연구는 비록 이 소리들이 주파수 특성에 관한 정보가 제한적이지만 어떤 소리를 사용하는 것이 좋은지를 밝혀냈다.

많은 유소아 청각전문가들은 방향을 통해 소리에 대한 반응을 관찰한다. 생후 6~8개

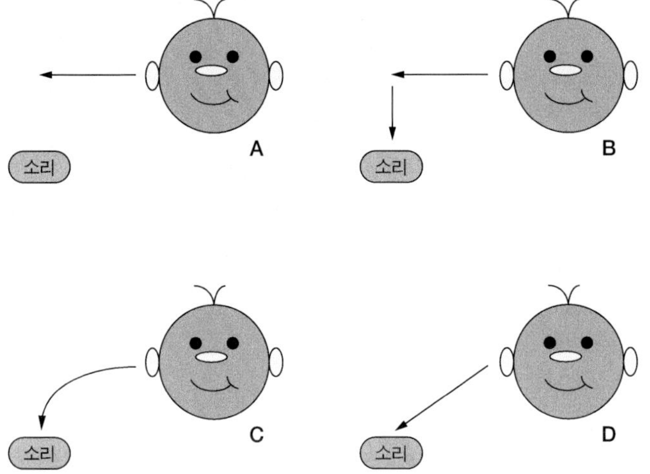

그림 8.2 신생아에서 소리 국재화 발달. (A) 생후 3개월, 수평 방향 소리에 홱 돌아본다. (B) 생후 5개월, 먼저 수평 방향으로 확인한 후 수직 방향을 확인하는 과정을 거친다. (C) 생후 6개월, 머리와 눈동자를 둥글게 돌려 음원을 찾는다. (D) 생후 8개월, 머리와 눈동자를 소리 방향으로 직접 회전한다.

월 시기에는 두 명의 전문가가 함께 **행동관찰청력검사**(behavioral observation audiometry, BOA)를 시행하기도 한다. 이때 한 명의 전문가는 부모 무릎에 앉아 있는 영아의 앞쪽에 앉아서 아이의 관심을 집중하게 하고, 다른 전문가는 엄마 뒤쪽에서 '스스스'와 같은 음소나 여러 가지 장난감 소리 등 다양한 소리를 들려준다. 주름진 셀로판지나 양파껍질 같은 종이를 부스럭거려 내는 잔잔한 소리가 유용하다. 이 소리는 보정되지 않았고 주파수 특성에 대한 정보가 제한적이지만 청력손실 유무 등에 관한 정보를 획득할 수 있다.

소리에 대한 방향 변별 능력을 이용하는 검사는 청력이 정상일 필요는 없지만 두 귀 청력이 비슷해야 한다. 영유아의 소리 국재화 능력은 눈동자와 머리를 수평으로 움직이는 것에서 시작하여 수직, 마지막으로 둥그렇게 움직여 소리 위치를 직접 지시한다(그림 8.2 참조). 만약 생후 8개월 정도 영아가 소리가 나는 방향으로 돌아보지 않으면 반드시 청력손실이 있는 것은 아닐지라도 뭔가 문제가 있는 것으로 의심할 수 있다. 정신적 문제나 소아기 기호 장애인 경우에도 이와 유사한 반응이 나타날 수 있다.

정상적인 방법으로 검사가 되지 않으면 음성 모방 검사를 시도할 수 있다. 먼저 전문가가 아이를 보지 않고 의미 없는 소리를 옹알거리다가 아이가 따라 하면 바라본다. 여기서 아이가 따라 하면 음성을 듣기 충분한 청력을 갖고 있다는 것을 의미한다. 그러나 모방하지 않으면 아이 시선이 닿는 곳에서 다시 한 번 옹알거린다. 만약, 아이가 고도 이상의 난청이 있다면 소리는 내지 않고 모양만 따라 할 수 있다. 이것은 진단에 있어 매우 중요한 단서이다. 소리를 내지 않는 모방은 청력손실이 있다는 강력한 증거이나 다른 수용 능력은 정상이라는 반증이기도 하다. 그러나 소리를 내어 모방을 시도한다면 음성 품질의 평가를 시도할 수 있다. 난청자의 음성 품질은 종종 정상 청력자의 음성 품질과 다르다. 그러나 아주 어린 영유아는 청력손실이 있더라도 정상 청력 영아의 음성과 차이를 확인하기 어렵다는 점은 꼭 기억해야 한다.

검사자에게 반응을 보이거나 소리를 모방하면 다른 소리로 옹알거려 보거나 다른 말소리를 들려주어 영아를 충분히 관찰한다. 정상 청력 영아는 소리 내는 것을 멈추기도 하고 새로운 소리를 따라 한다. 때로 따라 하는 것도 멈추고 듣지도 않는 경우가 있다. 이러한 반응은 영아가 음성을 들었다는 것으로 해석할 수 있다.

음장 청력검사

음장(sound field) 검사는 여러 개의 스피커를 이용하여 신생아를 다양한 방법으로 검사할 수 있다. 녹음한 동물 소리, 아기 울음소리, 대역 잡음 등을 이용하여 효과적으로 반응을 관찰할 수 있다. 호루라기 소리, 종소리, 북소리, 말소리 등의 소리를 이용하여 반응을 관찰할 수 있으며, 주파수 특성을 가진 소리로 평가한 결과가 실제로도 맞는 것으로 밝혀졌다. 이 소리를 스펙트럼 분석으로 검증하여 낮고 높은 주파수의 소리나 동일한 강도의 소리들을 분간할 수 있다.

신생아나 영아의 반응은 음장의 여러 방향에서 소리를 들려주고 다양하게 관찰할 수 있다. 반응으로는 음원을 바라보거나 계속하던 동작 멈추기, 잠에서 깨어나기, 얼굴 표정 바꾸기, 울기 또는 말소리 내기 등이 있다. 다시 한 번 말하지만 소리에 대한 반응이 의미가 있지만 반응이 없다고 해서 특별한 의미가 없다는 것은 아니다. **그림 8.3**은 유용한 음장 방향성 검사 배치도이다.

종종 영아들은 소리를 줄 때보다 멈췄을 때 반응하기도 한다. 멈춘 소리에 대한 반응은 잡음 발생 장치를 사용하였을 때 잘 나타나는데, 음장 검사에도 이를 적용할 수 있다. 순음이나 대역 잡음을 1분 정도 크게 들려주다가 갑자기 중단하면 반응을 보이기도 한다. 이러한 현상은 처음 검사에서 반응을 보이지 않았더라도 관찰할 수 있다.

일반적으로 생후 2개월에는 큰 소리보다 부드러운 소리로 시작하는 것이 좋은 자극이다. 생후 1~3개월에는 두들기는 악기가 안검 반사(APR), **Moro 반사**,* 활동량 증가, 울음 등과 같은 경악 반사를 잘 일으킨다. 생후 4개월에는 타악기에 대한 반사가 처음보다 둔화되지만 사람 목소리에 대한 반응은 증가한다. 생후 6개월에는 반사적 반응들이 사라지기 시작한다.

고강도 자극에 매번 반응이 나타난다면 음량 누가현상에 의한 경악 반사 가능성을 조

* 독일의 소아과 의사인 Ernst Moro(1874~1951)의 이름에서 명명됨.

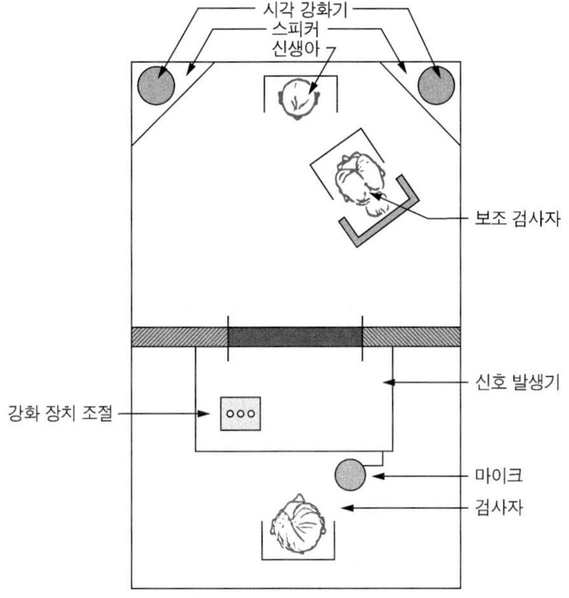

그림 8.3 영유아를 위한 음장 방향성 검사 구성도

출처: Adapted from F. N. Martin, Hearing Disorders in Children, p. 201, © 1991. Reproduced by permission of Pearson Education, Inc.

심스럽게 의심해야 한다. 만약 누가현상이 있다면 가청역치보다 약간만 크게 하더라도 소리를 크게 듣고 반응한 것일 수 있다. 누가현상이 있는 미로성 난청 영아인 경우 누가현상의 본질적 특성으로 조기 청각선별검사에서 통과하였을 수 있다. 누가현상에서 최소 반응을 보이는 음강도에 대한 기준은 난청 영유아마다 아주 다르다. 이러한 예제는 이음향방사로 충분히 효과적으로 감별할 수 있다.

생후 4개월 이상 영아는 소리 방향성 판단 능력을 이용한 평가가 가능하다. Suzuki와 Ogiba(1961)는 이를 이용하여 **조건화 반사**(conditioned orientation reflex, COR) 검사라고 하는 음장 검사를 개발하였다. 검사는 스피커 두 대를 놓고, 그 사이에 아이를 앉힌 후 시행한다. 이때 스피커는 전등을 켜면 볼 수 있는 인형이 담긴 상자와 함께 놓는다. 검사의 시작은 순음을 들려주면서 불빛을 함께 켜 준다. 이 과정을 여러 차례 반복하여 소리를 들려줄 때마다 불빛이 켜진다는 것을 예상하게 만든다. 불빛은 소리를 듣고 스피커를 바라볼 때까지 약간씩 지연시킨다. 이런 과정은 소리 방향에 대한 강화제로 작용한다. 이 방법은 일부 영아들에게 유용할 수 있으며, puppet in the window illuminated (PIWI) 검사법(Haug, Baccaro, & Guilford, 1967)과 같은 여러 가지 수정 변형한 검사들이 있다.

시각 자극 보상으로 영유아의 청각 반응을 유인하는 검사는 **시각강화청력검사**(visual reinforcement audiometry, VRA)로 이어진다(Liden & Kankkonen, 1961). 강화제는 아이의 흥미를 일으킬 수 있는 빛, 그림, 움직이는 장난감 등 그 어떤 것도 가능하다.

Schmida, Peterson과 Tharpe(2003)는 비디오 영상이 국재화 반응을 유지하는 데 최고의 강화제일 수 있다고 보고하였다. 시각강화청력검사는 음장에서도 가능하지만 아이가 착용할 수만 있다면 기도 수화기로도 가능하며, 보청기 착용 전후로도 가능하다. 영아들은 헤드폰 방식 수화기보다 삽입형 수화기를 더 쉽게 착용한다. 어음은 물론 순음도 사용할 수 있다. 시각강화청력검사 반응은 생후 6개월까지 확인할 수 있으나 미숙아인 경우 생활연령에서 조산 주 수를 뺀 나이에 맞는 반응으로 평가한다(Moore, Thompson, & Folsom, 1992). 적절한 반응이 감소하면 영유아가 검사에 지루해하지 않고 집중을 유지할 수 있도록 강화제를 바꾸어 준다.

음장 검사 자극

청각전문가들은 영유아 검사에 음향 자극이 최고라고는 생각하지 않는다. 전부는 아니지만 많은 전문가들이 순음이 영유아들에게 특별한 의미를 주지 않기 때문에 이상적인 자극은 아닐 것이라고 보고 있다. 순음은 피검자의 특정 주파수마다의 청력에 관한 정보를 얻을 수 있기 때문에 분명한 장점이 있다. 그러나 영유아가 순음에 관심을 갖지 않으면 이와 유사한 자극을 할 필요가 있다.

영유아에게는 대역 잡음 신호가 유용하다는 것은 분명하다. 아울러 대부분 청력검사기는 이 잡음들을 자극할 수 있다. 따라서 피검 아동이 반응하는 경우만 주파수 정보가 담긴 자극을 하는 것이 좋다. 그러나 순음을 제외한 자극에 대한 반응을 해석하는 데는 다소 주의가 필요하다. 많은 청력검사기에서 발생하는 대역 잡음은 주파수 대역이 충분히 좁지 않고, 음계마다 12 dB 정도씩 감쇠되는 잡음이다. 이 잡음들은 대역의 중심 주파수 소리를 듣지 못하더라도 주변 주파수들이 반응을 일으키기에 충분한 에너지를 가지고 있다. 소 울음소리, 새소리, 유리 깨지는 소리 등과 같은 다양한 효과 음향은 감쇠 정도를 크게 필터링하여 영유아나 소아는 물론 특별한 조치가 필요한 성인 피검자에게도 유용하게 사용할 수 있다(Abouchacra & Letowski, 1999). 청각전문가들은 자신들이 사용하고 있는 장비 특성을 분명히 이해하고 있어야 하며, 검사에 사용하는 대역 잡음이나 효과음이 어떤 주파수 대역인지를 반드시 확인해야 한다.

실전 해설

약 40여 년 전, Jerger와 Hayes(1976)는 영유아에 대한 서로 다른 평가 결과를 교차 검증할 수 있는 고급 기술의 필요성을 느꼈다. 행동관찰청력검사의 해석은 매우 주관적일 수 있고, 무작위 반응이 많은 활동적인 아이의 경우 조건화 반사나 시각강화청력검사의 타당성은 전문가의 판단에 전적으로 의존할 수밖에 없다. 따라서 청각전문가는 난청 아동의 청력에 대한 오판을 피하고 정확하게 평가하고 지속적으로 관리하는 스스로의 역할을 명심해야 한다. 주관적 평가 결과는 등골근 반사와 이음향방사와 교차 검증하여 반드시 일치해야 한다. 만약 일치하지 않으면 추가 평가가 필요하지만 경우에 따라 중이 병변이나 삽관된 환기관 때문에 검사가 불가능할 수도 있다. 또 영유아의 병력이나 부모가 난청을 의심하지만 주관적 평가에서 이와는 다르게 정상으로 나타났다면 중이 기능이 완전히 회복되는 즉시 재검사를 하거나 청성뇌간반응 검사를 시행해야 한다. 교차 검증은 다른 검사를 시행하더라도 어떻게든 신뢰할 수 있을 때까지 그리고 추가 검사 필요성을 느끼지 않을 때까지 하는 것이 중요하다.

2~5세 영유아의 주관적 검사

청력손실 이외의 문제가 없는 2~3세 영아들은 순음이나 특히 진폭 변조 순음에 반응하는 훈련이 가능하다. 따라서 아이의 뒤쪽에서 음성, 속삭임, 조율 관이나 기타 장치들로 소리를 들려주어 이를 인지하는 검사를 시작할 수 있으며, 점차로 주파수 특성이 있는 소리를 이용하고 실제 가청역치에 근접한 반응 역치를 구할 수 있다.

문헌을 고찰하면 5세 이전에는 순음청력검사를 이용한 가청역치는 구할 수 없다는 보고가 많다. 그러나 지금은 3세 이전에도 검사하는 것이 아주 일반적이며, 특이할 만한 다른 문제가 없고 청력손실만 있다면 실제 가청역치를 잘 구할 수 있다. 이를 위해서는 영아의 관심과 집중을 유지할 수 있도록 부드러운 분위기를 유지하면서 검사를 빠르게 시행하는 것이 중요하다.

어음청력검사

영유아 청각학적 평가는 주파수 특이 청각적 반응을 획득하는 목적에도 불구하고 주관적 검사인 경우 어음청력검사를 동시에 함께 시작한다. 어음청력검사는 청각전문가가 아동과 공감대를 형성할 수 있고, 계속해서 순음청력검사 시행에 필요한 친밀감을 형성하는 데 도움이 된다. 일부 영유아들은 순음을 들려주어도 반응하지 않고, 표현을 철저하게 자제하여 들리지 않는 것으로 잘못 판단하게도 한다. 이들 대부분은 어음 자극에 반응하므로 조건화할 수 있다. 만약, 적절한 언어 능력을 습득하고 있으면 신체 일부를 지시하거나 옷에 대한 질문에 반응할 수 있다. 이러한 반응을 시작하면 아동이 지시할 수 있도록 목록들을 들려주면서 어음 강도를 조절하여 어음 역치에 근사한 반응을 얻을 수 있다.

영아도 성인들과 마찬가지 방식으로 검사할 수 있다. 때로는 어음탐지역치(speech detection threshold, SDT)만 구하기도 하며, 이러한 경우 해석은 신중하게 해야 한다. 일반적으로 어음탐지역치는 어음청취역치(speech recognition threshold, SRT)와 10 dB 정도의 차이를 보이지만 고주파수 가청역치가 급격하게 낮아지는 경우에는 이보다 커지기 때문에 청력을 과소평가할 수 있다. 하지만 이러한 사례에서는 시간을 투자한 만큼 좋은 결과를 얻을 수 있다.

음절 각각에 강세가 있는 '사과'나 '딸기'와 같은 2음절 낱말 그림이나 실물을 두고 선택하는 방법으로도 검사가 가능하다. 처음에는 검사 방법을 훈련시키고, 검사를 시작해서 바르게 맞히면 웃음이나 고개 끄덕이기, 윙크하는 방법으로 칭찬해 준다. 그림 카드를 이용한 어음청취역치검사는 2세 정도면 가능하다. 어음청취역치 검사는 5장 설명과 같이 시행하면 된다.

영유아 어음청력검사는 심한 청력손실이 있어도 가능한 경우가 많다. 신뢰할 수 있는 순음청력검사를 수행할 수 없을 때 Ling 6 음소 검사(Ling, 1989; Ling & Berlin, 1997)로 각 주파수의 청력손실 유무를 확인할 수 있다. 이 음소는 /a/, /u/, /i/, /ʃ/, /s/, /m/이며, 대부분 영어 음성 에너지를 대표할 수 있다. /a/, /u/, /i/는 1,000 Hz 범위까지, /ʃ/는 2,000 Hz 범위, /s/는 4,000 Hz 범위의 주파수에 대한 청력 정보를 의미한다. 이 소리들을 잘 듣는지를 통해 해당 음소와 포만트 주파수(formant frequency)의 청취 정보를 알 수 있으며, 보청기의 음향이득이 적절한지도 평가할 수 있다. Ling 6 음소 검사는 음성만으로 검사하며, 순음청력검사와 어음청력검사 결과와 함께 시행하였을 때 가장 유용하다.

영유아 검사는 "엄마는 어디?"나 "손은 어디에 있어?"와 같은 간단한 질문만으로도 검사할 수 있다. "집에 가고 싶어?"와 같은 질문은 분명하게 반응하기도 하지만 맨 마지막 질문으로 사용하는 것이 좋다. 영유아가 이 질문을 들으면 더 이상 검사하는 것이 불가능할 수도 있다. 2세나 3세 영아들에게 속삭임을 들려주면 속삭임으로 자주 답하기도 한다. 만약, 속삭임에 대답을 한다면 고음역 소리들을 잘 들을 수 있다는 것을 암시한다.

어음청력검사는 순음청력검사가 불가능하거나 하지 않으려는 영아에게 시행할 수 있고, 청력손실 유무를 확인하는 데 도움이 된다. 많은 경우 초기 평가 과정에서 시간 절감 효과가 있다. 그러나 어음청력검사 중 영아의 반응은 소리를 듣지 못한 것보다 낱말을 이해하지 못해서 그림이나 사물을 지시하지 못하는 경우도 있다. 따라서 청각전문가는 부모에게 아동이 주로 사용하는 어휘가 무엇인지 물어 검사에 적용하는 것이 중요하다. 그러나 이 검사는 수용 어휘(receptive vocabulary) 검사가 아니라 어음을 청취(인지)하는 능력을 보는 것이라는 점을 기억해야 한다.

순음청력검사

영아를 대상으로 한 반복 검사에서 문제의 핵심은 반응을 얻어내는 것이다. 이 과정에서 문제의 해결이라고 하는 것은 전문가의 독창적인 생각에 의존한다. 또 피검 아동의 참여를 독려하기 위해서는 아이에게 흥미를 주어야 한다. 때로 피검 아동이 지나치게 불안해하면 위양성 반응을 지나치게 많이 하게 되므로 반응의 진위를 평가하기 어려울 수도 있다. 이러한 경우에는 성인 피검자에게 적용하는 검사법을 약간 수정하면 검사가 가능할 수 있다. 먼저 영아에게 소리가 들리는 쪽을 가리키게 한다. 이 방법은 자극 방향을 무작위로 달리하면서 계속 지시하게 하면, 반응하는 요령을 터득할 수 있다. 대화가 가능하면 단속음을 들려주고 몇 번 들었는지를 묻는 것도 좋은 방법이 될 수 있다.

자발 조건화 청력검사

반복 시행한 검사에서도 신뢰할 수 있는 반응이 나타나지 않는 경우가 있는데, 특히 정신과학적 문제가 있는 영유아에게서 심하다. Spradlin과 Lloyd(1965)는 충분한 시간과 노력에도 불구하고 검사할 수 없는 영유아를 위해 **자발 조건화 청력검사**(operant conditioning audiometry, OCA)를 고안했다.

이 검사는 먼저 피검 아동을 손으로 누르는 스위치가 달린 테이블 앞에 앉게 한다. 소리는 스피커나 기도 수화기로 들려줄 수 있으며 피검 아동이 순음이나 대역 잡음을 듣고 스위치를 누르면 칭찬해 준다. 이때 반응을 정확하게 잘하면 사탕이나 과자 같은 약간의 음식물을 주기도 하며, 관심을 가질 수 있는 공급 장치를 통해 토큰 따위를 주기도 한다. 이러한 강화를 통해 단추로 반응하는 것을 배우면, 더 많이 받고 싶어 단추를 계속 누르기도 한다. 따라서 강화는 반드시 자극과 연동해야 하며, 자극을 주지 않았는데 단추를 누르면 보상을 제공하지 않는다. 이러한 방법으로 소리가 들리지 않을 때 누르면 보상이 따르지 않는다는 것도 학습하게 한다. 검사는 피검 아동이 충분히 들을 수 있는 강도로 들려주다가 점차로 역치 범위로 낮춘다. 만약 고도 이상의 난청이 의심되면 소리 자극은 그나마 강화에 도움을 줄 수 있는 500 Hz 90 dB HL이 좋다.

자발 조건화 청력검사는 때로 피검 아동이 검사 수행 방법을 이해하는 데에도 많은 시도가 필요하기 때문에 충분한 시간과 인내가 필요하다. 다른 청력검사 방법과 마찬가지로 피검 아동이 소리를 듣고 다음 소리가 들리는 시점을 예상하여 누르기도 하므로 자극은 불규칙하게 들려주는 것이 매우 중요하다. 자발 조건화 청력검사는 다른 검사를 실패하였을 때 성공적으로 사용할 수 있다. Lloyd, Spradlin과 Reid(1968)는 자발 조건화 청력검사의 하나로 **유형 강화 자발 조건화 청력검사**(tangible reinforcement operant conditioning audiometry, TROCA)를 고안, 발표했다.

전문가들은 몇 년 동안 영유아들이 소리를 듣고 올바르게 반응할 수 있도록 조건화 장비를 이용했다. 이 방법들은 영유아의 자발적 협조 정도도 중요하지만 반응을 적절하게 잘하도록 하는 유인 방법도 중요하다.

청각학이 태동한 시기부터 문헌 기록에 나타난 조건화 청력검사 장비로는 몇 가지가 있다. 요지경(peep show; Dix & Hallpike, 1947)은 소리에 올바르게 반응하면 스피커 아래 상자 안에 전등을 켜서 그림을 보여 줌으로써 강화한다. 소아 청력계(pediacoumeter, Guilford & Haug, 1952)는 이와 비슷한 원리이며, 좀 더 정확한 검사를 위해 스피커 대신 기도 수화기를 사용한다. 만약 피검 아동이 소리를 듣고 단추를 눌러 정확하게 반응하면 일곱 가지 인형 중 하나가 깜짝 놀라며 즐거워하면서 나타나게 한다. 이 외에도 움직이는 장난감, 그림, 슬라이드 영상, 동영상, 개인용 컴퓨터 화면 등을 이용하여 비슷한 강화를 줄 수 있다.

Martin과 Coombes(1976)는 조건화 청력검사를 어음청력검사에 도입하였다. 이들은 밝은 색상의 광대 인형을 통해 손, 입, 코, 팔과 같은 신체 명칭을 들려주고, 피검 아동이 가리키게 하여 올바르게 반응하면 기계를 통해 사탕을 주는 방식으로 강화하면서 조건화하여 어음청취역치를 구하였다. 이때 강화는 광대 인형 손에 들려 있는 컵에 전등을 비추고 알갱이 사탕을 주는 방법을 사용하였다. 강화는 피검자의 반응이 적절하다고 판단되면 제공하며, 위반응인 경우 제공하지 않는다. 이 방법을 사용하면 영아의 어음청취역치를 몇 분 만에 검사할 수 있다. Weaver, Wardell과 Martin(1979)은 이 방법이 정신과학적 문제가 있는 유소아에게서도 유용한 것으로 보고하였다.

유희 청력검사

영유아 청력검사에 정교한 장비와 세밀한 방법이 필요한 것만은 아니다. 많은 검사자들이 소리가 들리면 말뚝에 반지 걸기, 블록을 상자에 담기, 구슬을 바구니에 담기 등 단순한 방법을 훈련시켜 반응을 확인하고 있다. 검사자의 관심과 애정만 있다면 피검 아동은 마치 놀이를 즐기는 것처럼 적극적으로 참여할 수 있다. 거부하지 않는다면 소리를 기도 수화기로 들려주고 아니면 스피커도 괜찮다. 수화기는 활동에 방해가 되지 않는 삽입형 수화기를 많이 사용한다. 삽입형 수화기는 이미 설명한 것처럼 이간감약이 커서 차폐가 필요한 경우가 적고, 과대 차폐 위험 부담도 적다. 스피커 검사로 검사하면 어느 쪽의 반응인지 알 수 없다.

유희 청력검사의 문제점은 검사에 대한 관심과 의욕을 유지시키기 위한 적절한 보상 방법이 필요하다는 것이다. DiCarlo, Kendall과 Goldstein(1962)은 조건화 청력검사를 성공적으로 수행하기 위하여 (1) 동기 부여, (2) (때와 장소를 가리지 않고 자극과 반응이 밀접하게 관련되는) 연속성, (3) (모든 주파수와 강도에서) 일반성, (4) (검사 소리와 배경 잡음을) 구별하는 안목, (5) (피검 영유아가 원하는) 강화 등의 요인이 필요하다고 지적하였다.

일부 전문가들은 영유아가 검사에 쉽게 싫증을 내며, 조건화가 급속히 소멸되는 점을 이유로 유희 청력검사를 사용하지 않기도 한다. 그러나 많은 영유아들이 검사 시간 동안 지루해하지 않고 '소리 게임'에 몰입하기 때문에 성인 검사와 비슷하게 결과를 얻을 수 있다. 두 개의 바구니를 두고 소리를 들을 때마다 구슬을 옮겨 담는 것도 좋은 방법이 될 수 있다. 피검 아동들은 검사를 즐기다가도 첫 번째 바구니의 구슬을 모두 사용하고 나면 더 이상 검사를 받기 싫어하는 경우도 많다.

❀ 실전 해설

피검 아동들은 믿을 수 있는 반응을 기꺼이 보여 주다가도 협조를 그만두기도 하며, 기꺼이 협조하는 시간은 그리 길지 않다. 따라서 검사는 가급적 빨리 마치는 것이 좋다. 이 경우 각 귀마다 하나 정도의 주파수만으로 기도 전도 검사만 시행하는 것도 좋은 방법이다. 만약, 이미턴스 검사가 비정상으로 관찰되었다면 골도 전도 검사도 같은 방법으로 시행한다. 이 결과는 두 귀 각각의 청력손실을 비교하거나 이미턴스 검사로 밝혀진 전음성 난청의 정도 확인에 필요한 정보를 획득할 수 있다. 만약, 어음청취역치가 정상이라면 순음청력검사는 3,000 Hz 또는 4,000 Hz의 고주파 순음을 선택하여 검사하면 어음청취역치로 간과할 수 있는 고음역 청력손실 진단에 유용한 정보를 얻을 수 있다. 6개 이내의 가청역치를 구할 수 있다면 한 귀의 기도 전도만 검사하는 것보다 두 귀 각각을 검사하는 것이 좋고, 이미턴스 검사에서 비정상 소견이 나온 경우에는 한두 개의 주파수를 선택하여 두 귀의 기도와 골도를 각각 검사하는 것이 좋다. 500~2,000 Hz 범위의 가청역치는 청력손실 정도와 청력도 양상, 난청 성질 등을 정확하게 해석하는 데 도움이 된다.

가끔씩 여러 가지 이유 때문에 한 번만으로는 검사가 불가능한 경우가 있다. 이 경우 추가 일정을 정해서 검사와 관찰을 계속하는 것이 좋다. 이때 피검 아동 부모의 관심과 역량은 검사에 유용한 도움이 되기도 한다. 이들에게 소리 자극과 반응 방법에 대하여 알려 주면 방음실의 생소함을 극복하고 집에서처럼 편안하고 쾌적하게 검사하는 효과를 얻을 수 있다. 이때 보호자 중 한 사람은 소리를 들려주고, 나머지 한 사람은 아이의 반응을 종합적으로 관찰한 후 블록을 다른 상자에 넣은 반응이나 다른 재미있는 활동을 보여 준다. 검사 과정에서 이 방법을 아이에게 권하고, 보호자의 유도에 따라 자연스럽게 스스로 참여할 수 있게 한다. 피검 아동이 흥미를 갖고 스스로 참여하기 시작하면 시각적 단서들을 하나씩 제거하고 청각적 자극만으로 반응을 관찰한다. 이러한 검사 과정은 하루에 몇 분 정도만 시행하고 다음 일정에서도 이미 친숙한 방법을 반복하여야 한다. 피검 아동의 반응을 충분히 신뢰할 수 있으면 청력을 평가하기 위한 다른 소리들을 자극하여 반응을 관찰하면 된다. 집에서 엄마가 머리띠 등을 착대하거나 발포 고무 재질의 귀꽂이를 사용하는 연습을 미리 한다면 헤드폰 수화기나 삽입형 수화기 사용에 거부감을 줄일 수 있다.

❀ 실전 해설

신생아나 영아 행동을 관찰하는 검사는 처음부터 강한 소리로 들려주면 청력손실 여부와 관계없이 반응 관찰에 실패할 수 있다. 순음청력검사와 같은 정상적인 검사에서 반응이 없으면 소리를 듣지 않았거나 듣고서도 정확하게 반응하지 못한 것일 수 있다. 이 두 가지 가능성 중 하나만을 결정하는 것은 어려운 일이다. 때로는 빛과 같은 다른 자극에 반응하게 하거나 골도 수화기를 손에 들게 하고 강한 저주파수 소리에 반응하게 하는 방법도 도움이 된다. 만약 영유아 피검자가 적절하게 반응하는 방법을 익히면 한 가지 감각 자극에 응답하도록 훈련시킨다. 이러한 과정을 거친 후에도 소리 자극에 대하여 반응하지 않으면 소리를 듣지 못하는 것으로 생각할 수 있다.

전기생리학적 검사

신생아 및 영아의 객관적 청각 평가의 필요성이 매우 높다는 점은 다시 말하지 않아도 될 것이다. 전기생리학적 검사는 오랫동안 그 역할을 대신하고 있었다. 과거의 전기생리학적 평가는 맥박, 호흡, 심장 박동, 피부 저항 등을 감시하여 검사하였다. 이러한 전기생리학적 검사들은 검사 방법의 한계와 낮은 신뢰도의 문제를 배제할 수 있어서 영유아 평가에서 그 활용도가 높아졌다.

오늘날 가청역치를 평가하는 전기생리학적 검사는 7장에서 설명한 것처럼 청성뇌간반응(auditory brainstem response, ABR)이나 청성지속반응(auditory steady state response, ASSR)과 같은 청성유발전위가 사용된다. 이 객관적 평가들의 주요 장점은 수면 중에 검사할 수 있다는 것이다. 대부분 영유아들은 자연 수면이나 진정 또는 마취 상태에서 청성뇌간반응을 검사하는데, 수면이나 마취는 결과에 영향을 미치지 않는다.

❀ 실전 해설

모든 청각학적 평가는 검사 효용성이 검사의 가치를 높인다. 특히, 영유아 청성뇌간반응 검사는 자연 수면이나 진정으로 유도한 수면으로부터 깨어나기 전 검사를 마쳐야 하기 때문에 더욱 그렇다. 청성뇌간반응 검사의 효용성은 양이 검사가 가능하다는 점이다. 만약 양이 청성뇌간반응 역치를 기록한다면 최소한 두 귀 중 잘 듣는 귀의 역치를 알 수 있다. 다른 한편으로는 잘 들리지 않는 귀를 선택하여 검사하고 나머지 귀를 검사하기 전 깨어난다면 피검 아동의 최량 청력(best hearing)를 알 수 없다. 그러나 일단 양이 가청역치를 구하고 난 후에는 두 귀 각각의 행동 반응을 관찰하여 검사하기가 용이하다. 청성뇌간반응 검사의 장점 중 하나는 난청 성질을 감별할 수 있다는 점이다. 청성지속반응 검사는 청성뇌간반응 검사를 마친 후, 고도 이상 난청에 대한 가청역치 판단에 도움이 된다.

청각 평가는 지속적인 연구를 통해 협조하지 않는 영유아의 청각 상태에 대한 효율적이고 신뢰할 수 있는 결과를 얻게 되었고, 이 성과는 의심의 여지가 없다. 이러한 목표에 도달하기까지 청각전문가들은 반복적인 시도를 통해서라도 주관적 검사 결과를 획득해야 한다. 이것은 유소아가 자발적으로 협조하여 가청역치를 구할 때까지 청각학적 진단이 마무리되지 않은 것으로 가정하기 때문이다. 물론 중복 장애의 문제가 있는 경우에는 가능하지 않고 자발적 협조로 구한 결과가 없다고 해서 청각 습득이나 재활이 지연되는 것은 아니다.

❀ 실전 해설

이음향방사와 이미턴스 검사가 정상으로 관찰되는 대부분의 경우 주관적 검사를 시행하지 못했다고 하더라도 반드시 필요하지 않다면 청성뇌간반응 검사나 청성지속반응 검사를 시행하지 않기도 한다. 이러한 임상적 과정은 검사 시간과 비용 측면에서 경제적이다. 그렇지 않으면 수면 검사를 위해 진정제 사용을 피할 수 없으며, 청성뇌간반응도 정상일 것이 분명하기 때문이다. 청성뇌간반응 검사와 청성지속반응 검사는 이음향방사와 이미턴스 검사의 객관적 평가를 기초로 청력손실이 의심되는 경우 시행할 수 있는 특수 검사이다. 그러나 주관적 검사로 확인하는 것과 마찬가지로 명확한 청력을 판단하기에는 여전히 한계가 있다.

언어 장애

말-언어 발달에 문제가 있는 영유아들은 청각기관 손상이 있을 수 있어서 청각센터 방문이 잦은 편이다. 이것은 말과 언어가 말초신경계통과 중추신경계통의 상호작용에 의존하기 때문이며, 이 때문에 자세한 병력과 문진도 철저하게 조사해야 한다. 운동 발달과 같은 다른 영역에서 발생하는 문제는 물론, 의미 있는 음성을 산출하고 선택적 의사소통 능력을 획득한 나이, 사회성 발달, 의사소통 욕구, 출생 전후 발달 요인 등에도 특별하게 관심을 갖고 확인해야 한다. 태아기 질환, 임신 기간, 난산은 물론 황달이나 청색증과 같은 출생 과정에서 있었던 문제들도 파악해야 한다. 고열이나 지속적 발열, 약물 복용 등 영유아기 질환과 사고나 발달 관련 문제 등에 대해서도 관심을 갖고 조사해야 하며, 청력, 기호 행동, 지능, 수용 및 표현 언어 능력 등도 검사해야 한다.

영유아가 협조를 꺼리고 비자발적으로 행동하면 청력손실뿐만 아니라 정신 및 정서적 문제 등이 동반되기도 하며, 이러한 현상은 모든 감각 관련 이상에서 공통적으로 관찰할 수 있다. 만약 영유아가 빛과 그림자와 같은 시각 자극이나 촉감, 진동 등에 반응하지 않는다면 이러한 행동이 어떠한 문제 때문인지 궁금할 것이다. 그러나 어떤 감각 자극 방식에 반응이 있고, 다른 방식에 반응이 없다면 반응을 일반화하거나 반응이 다소 부족한 것으로 보기보다 유의한 특정 반응으로 보는 것이 좋다. 유의한 언어 발달 지연 행동에는 목록이 긴 자극에 대한 반응 부족이 있을 수 있다. 그러나 이러한 경우는 일반적으로 난청, 일부 선천성 또는 조기 발생 후천성 기호 장애, 주의력 결핍 과잉 행동 장애(attention deficit hyperactivity disorder, ADHD), 정신 장애, 정서 장애 또는 **자폐**(autism) 등과 함께 발생한다. 전문가들이 범할 수 있는 일반적인 실수는 둘 중 하나를 선택하거나 조건에 맞는 감별을 시도하면서 하나만 빼고 나머지 모두를 고려 대상에서 제외하려 한다는 것이다. 숙련된 전문가들은 유의하게 정도가 심한 질환과 상대적으로 정도가 낮지만 가능성 있는 다른 질환을 동시에 보는 능력이 있다.

영유아 언어 장애의 가능한 원인에서 난청을 배제하지 못한 경우 가능한 도구와 전문가의 경험을 통해 적절하게 진단해야 한다. 다양하게 언급되는 임상적 행동 특성들은 아동의 행동과 발달 정도 등을 기초로 원인에서 배제하는 데 흔히 이용한다. 유아의 청력손실과 언어 장애의 감별 진단에는 아직 문제가 남아 있다. 뇌 손상 유아의 경우도 성급함, 과잉 행동, 낮은 판단력, **이상언어반복증**(perseveration), **탈억제**(dysinhibition) 등의 증상이 있고, 종종 이상 행동을 동반하지 않는 기호 장애 등을 보이기도 한다.

청각전문가들은 청력손실이 있는 것 같은 행동을 보이기도 하고, 청각적 행동이 일관되지 않아 정상 청력으로 보기도 어려운 유소아를 자주 볼 수 있다. 이 경우 부모나 교사들은 아동이 소리에 대하여 일관된 반응을 보이지 않고, 배경 잡음이나 경쟁 메시지가 적으면 수행력이 좋다가도 "그냥 집중하지 않는다."는 내용을 호소하기도 한다. 이 유소아들은 청각 평가에서 정상 청력으로 나타나기도 한다. 그렇지만 이들은 관심을 갖고 지속적으로 관찰할 필요가 있으며 청각전문가들은 학습 및 언어 장애를 동반하는 청각 처리 장애까지 염두에 두고 관찰하여야 한다. 따라서 이러한 유소아들은 청각 처리 장애에 대한 선별검사를 시행할 필요가 있다. 만약, 선별검사를 통과하지 못하더라도 그 정도는 경도에 국한될 수 있다. 이 경우 간과하지 말고 언어병리전문가와 함께 완벽한 진단과 적절한 치료를 제공해야 한다(Martin & Clark, 1977). 청각 처리 장애 평가를 위한 대부분 검사는 6세 정도에 수행할 수 있으며, 12장에서 설명한다.

최종 분석에서 진단 결과가 '판단 불가'인 경우 경험이 풍부하고 검증된 전문가가 주관적 검사를 시행해야 한다. 초기 진단에도 불구하고, 주관적 · 객관적 평가에서 말초 청각기관의 상태가 정상이라고 판단될 때까지 청력손실이 원인이 될 수도 있다는 사실을 반드시 기억해야 한다.

⚜ 청각 처리 장애

정상 청력 유소아 중에는 소리를 듣고 활용하는 능력이 말초 청각기관 손상 정도에 비하여 현저한 방해를 받고 있는 경우가 있으며, 이들에 대한 관심도 커지고 있다. 이 문제는 초기에 중추 청각 처리 장애(central auditory processing disorder, CAPD)로 불렸으나 더 포괄적 개념의 용어인 **청각 처리 장애**(auditory processing disorder, APD)로 대체되었다. 이는 특정 해부학적 부위의 문제로 보지 않고, 중추와 말초 영역 사이의 상호작용의 문제로 보기 때문이다(Jerger & Musiek, 2000). 청각 처리 장애라는 용어에는 종종 지능이나 또래에 비해 언어의 인지나 사용이 부석설한 유소아들에게 적용되기도 한다. 이 유소아들은 대부분 교육현장에서 정상적 수업에 지장을 받기 때문에 학습 장애가 나타나기도 한다.

청각 처리 장애는 유소아의 2～3% 정도에서 나타나는 것으로 추산하고 있으며, 남자가 두 배 정도 높은 유병률을 보인다(Chermak & Musiek, 1997). 청각 처리 장애는 처음부터 정해진 진단 기준이 없고, 부적절한 교육 방법 때문에 학습 장애가 나타날 수 있기도 하여 과다한 진단을 하고 있다는 우려도 있다. 청각 처리 장애의 진단은 청각전문가, 언어병리전문가, 심리전문가, 교육자들이 한데 모여 다각적이고 종합적인 분석을 토대로 정확하게 진단할 필요가 있다.

청각 처리 장애가 있는 유소아는 정상 지능에도 불구하고 경청 능력이 낮고, 집중 시간이 짧으며, 기억력과 읽기 이해 능력이 낮은 것처럼 보인다. 아울러 순차적 언어 사용 및 읽기와 철자 학습에 어려움을 느낀다. 가장 빈번하게 보고되고 있는 문제는 배경 잡음이 있는 곳에서 어음 인지에 어려움을 느낀다는 것이다. 청각 처리에 관련한 기관의 손상은 말-언어 발달 지연으로 이어지고 학교 성적이 낮게 나타난다는 것이다. 이 때문에 자존감이 낮아지고 문제가 더욱 복잡하게 진행될 수 있다. 청각 처리 장애를 가진 대부분의 유소아는 또래 친구들과 관계 형성에 어려움을 느껴서 자기보다 어린 친구들과 놀기를 좋아한다. 따라서 사회적 관계도 원만하지 않다. 부모나 이웃 사람들도 이들 아동들이 혼자 놀기를 좋아하는 것 같다고 보고하기도 한다.

중재는 경청 능력 향상에 목적을 두며, 구어 언어 이해를 위한 다전략 접근법이 필요하다. 이것은 신호 대 잡음비 향상을 포함한 청취 환경 개선이 필요하다. 이를 위해 교실에서 앞쪽에 앉도록 배정하여 배경 잡음과 잔향에 의한 영향을 줄여 주어야 하고, FM 보청기 사용(14장 참조), 청능 훈련과 **초언어 훈련**(metalinguistic training) 및 **초인지 훈련**(metacognitive training) 전략 개발 등이 필요하다(Musiek & Chermak, 2007). 청각 처리 장애 관리를 위한 내용은 15장을 참조하기 바란다.

교사와의 소통은 유소아가 학습 과정에서 느낄 수 있는 어려움을 논의하거나 특정한 치료 방법을 제안하기 위해서 매우 중요하며, 청각 처리 장애는 주의력 결핍 과잉 행동 장애, 난독증, 정서 장애 등과 함께 진단 팀의 역할과 소통이 중요하다. 학급 환경 구조 개선에 대한 제안은 담임교사에게 더욱 유용하다(Clark, 1980; Hall & Mueller, 1997).

⚜ 유소아 청각신경병증

논쟁의 여지가 많지만 청각신경병증은 소아에게서 그 예가 드물다. 그 증상으로, 경도에서 고도의 감각신경성 난청이 나타날 수 있고, 이음향방사는 정상이나 등골근 반사 역치가 현저하게 상승하며, 청성뇌간반응은 비정상이거나 기록되지 않는다. 보청기 등의 증폭장치는 성공적 사용을 장담할 수 없으며, 많은 전문가들은 언어 교육에 수화 사용을 권고한다.

심리 질환

선천성이나 인생 초기에 발현한 후천성 난청은 사회적 · 지적 · 정서적 발달에 영향을 미친다. 이 외에도 "자기중심적이고, 다른 사람과 공감하기 어려워하고, 긴장하며, 충동적이며, 강박적 의존 성향을 보이며, 상징적 의사소통보다 행동으로 감정을 표현하는 경향을 보인다."(Rose, 1983). 난청 아동의 성장 과정에서 정상 청력 부모와의 관계에는 영향을 미치지 않지만 가급적 빨리 중재하는 것이 중요하다.

발달 장애

발달 장애 유소아는 정신 장애, 뇌성마비, 간질, 자폐 또는 다양한 신체적 · 정신적 문제를 안고 있을 수 있다. 많은 발달 장애 유소아들은 인지 장애가 있지만 지능이 정상이거나 정상보다 높다. 이들의 청력손실은 이미 분명히 확인된 장애 때문에 청각적 자극에 집중하지 않는 것으로 보고 발견하지 못할 수도 있다.

발달 장애를 가진 유소아의 청각학적 평가는 매우 힘든 과정이다. 특히 고도의 중복 장애 유소아들은 자극에 관심을 갖고 보이는 행동이라기보다 반사적 반응을 보인다(Flexer & Gans, 1985). 이러한 반응을 유소아의 생활 연령보다 발달 연령적 측면에서 평가하는 것이 더 좋다. 만약, 청각적 반응이 또래의 발달 행동 특성과 비슷하다면 청력도 정상일 것으로 추정할 수 있다. 이러한 판단은 아동의 인지 장애와 발달 연령을 평가하지 않은 경우 적용할 수 없다.

7장에서 설명한 생리학적 평가는 검사가 어려운 피검자 평가에 큰 도움이 된다. 그러나 중추신경계통의 문제가 포함되어 생리학적 평가 결과가 모호하면 행동 반응도 달라질 수 있다(Martin & Clark, 1996).

학령기 아동의 난청 확인

학령기 아동의 청력손실에 대한 실태는 정확하게 파악되지 않았다. 실질적 조사를 시도하였지만 지리적 요인, 계절적 요인 등이 정확한 실태 분석을 어렵게 한다. 계절적으로는 날씨가 추울수록 더 큰 오차가 발생한다. 공립학교 재학생의 청력손실은 5% 이상일 것으로 추산하고 있으며, 여기에는 고도 이상의 청력손실을 가진 학생은 포함되지 않는다. 분명한 사실은 학령기 아동의 청력 확인을 위한 청각선별검사가 필요하다는 것이다.

청각선별 프로그램에서 장비와 공간은 중요하다. 장비는 매년 전기음향학적 보정을 시행해야 하고, 출력 상태를 수시로 확인해야 한다. 물론, 청력검사기와 수화기를 떨어뜨리거나 충력을 가한 경우는 청각선별검사를 시행하기 전 반드시 추가 보정해야 한다. 잘 훈련된 검사자에 의한 전선 연결 상태와 출력 점검은 매일 일과 시작과 함께 시행되어야 한다.

청각선별검사

학교 청각선별검사는 조기에 집단으로 시행하면 인력과 공간, 장비에 대한 수요를 낮출 수 있다. 오늘날 학교 청각선별은 장비 관리와 보정, 괜한 무서움에 위양성 반응을 보이는 등의 문제로 단체로 시행하는 대신 개별적으로 시행하고 있다. 학교 청각선별검사는 음강도를 고정해 두고 주파수만 바꾸면서 청취 여부를 확인한다. 물론 청각선별검사는 검사 주파수의 수를 제한하면 빠르게 시행할 수 있어서 학령기 소아들도 가볍게 수검할 수 있으며 수검률도 높일 수 있다. 이 때문에 일부에서는 청력손실이 많이 나타나는 4,000 Hz만 검사할 것을, 또 다른 일부는 중이염이 학령기 아동의 청력손실의 주원인으로 알려진 만큼 이미턴스 검사기로 선별할 것을 추천한다. 이미턴스 검사기를 이용한 청각선별은 중이 질환의 조기 발견으로 전음성 난청을 줄일 수 있다. 이미턴스 검사는 고막운동성과 등골근 반사 검사를 함께 시행하는 것이 청각선별검사의 목적을 달성할 수 있다. 등골근 반사는 단속음을 동측으로 자극하여 반사를 확인한다(Sells, Hurley, Morehouse, & Douglas, 1997).

1984년 ASHA는 학교에서 청력손실 확인을 위한 지침을 마련한 후, 지속적으로 보완하고 있다(예: ASHA, 1993, 1997; American Academy of Audiology, 2011). 보완된 선별검사 지침은 이미턴스 검사와 순음청력검사를 함께 시행하여 청각학 및 의학적 지원이 필요한 난청 학생을 선별하는 것을 목적으로 한다. Patrick(1987)은 정확도가 순음청력검사만 시행하였을 때 60~70% 정도인 데 반해 이미턴스 검사와 순음청력검사를 함께 시행하면 80~90%라고 보고하였다. 휴대하기 편하고, 자동으로 검사되며, 사용하기 쉬운 선별검사용 이미턴스 검사기(**그림 8.4 참조**)는 고막운동도와 등골근 반사를 몇 초

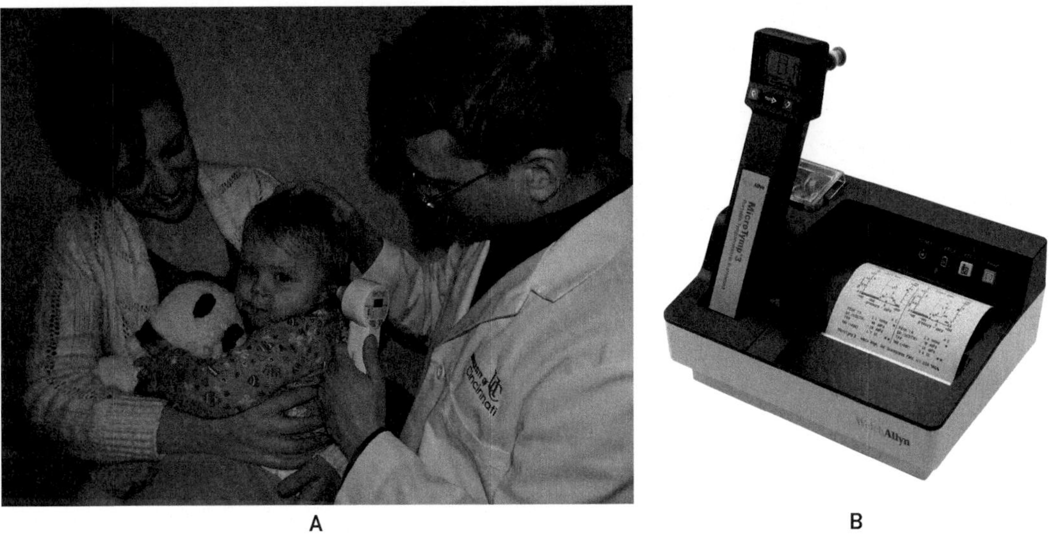

그림 8.4 휴대용 이미턴스 검사기의 사용(A). 검사기 지지 장치는 고막운동도와 등골근 반사 결과(그림 8.5 참조)를 저장, 충전, 인쇄할 수 있다.

출처: Clark Audiology, LLC, and Welch-Allyn, Inc.

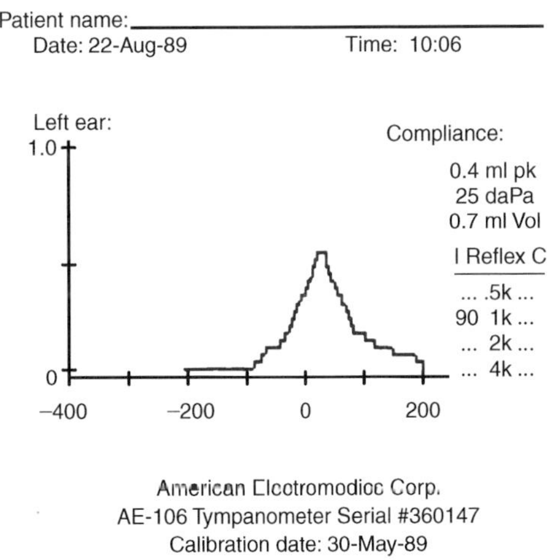

그림 8.5 정상 청력 영유아의 고막운동도와 등골근 반사 선별 결과의 출력물

만에 완성할 수 있다(그림 8.5 참조). 가장 최근의 소아기 청각선별검사 지침은 표 8.4를 참조하기 바란다(American Academy of Audiology, 2011).

표 8.4 미국청각협회(2011)의 소아 청각선별검사 지침 요약*†

대상 학년: 학령 전기; 유치원; 적어도 1, 3, 5, 7, 9학년

1. 순음 청각선별검사
   a. 1,000, 2,000, 4,000 Hz 20 dB HL. 소리는 적어도 2회 들려주며 반응이 없더라도 4회를 초과하지 않는다.
   b. 두 귀에서 어느 주파수라도 반응하지 않으면 재검 대상. 재검 대상으로 분류되면 다른 검사자가 다른 장비를 이용하여 곧바로 재검사
   c. 학령 전기, 유치원, 1학년은 순음 청각선별검사와 함께 이미턴스 검사 시행
2. 고막운동성 계측 선별검사
   a. 순음 청각선별 또는 이음향방사 검사에서 실패한 경우 2단계 선별검사로 활용
   b. 재검은 고막운동도 폭 250 daPa↑, 정적 탄성 0.2 cc↓, 중이강 압력 −200에서 −400 daPa↑
3. 이음향방사 선별검사
   a. 발달 연령이 3세 이하로, 순음 청각선별검사가 불가능한 학령 전기 및 학령기 소아
   b. DPOAE 강도는 65/55 dB SPL.
   c. DPOAE, TEOAE 기준 설정, 신생아 선별검사용 기본 설정은 적절하지 않을 수 있음
   d. 재검 대상은 고막운동도 선별검사 시행
   e. 반드시 청각전문가가 관여해야 함
4. 재선별검사
   a. 고막운동성 계측 재선별검사는 순음 청각선별검사 후 즉시 시행
   b. 순음, 이음향방사, 고막운동도 선별검사를 통과하지 못한 경우 8~10주 후
   c. 순음 청각선별검사를 통과하지 못한 경우 즉시 재검사 후 난청 의심자(refer)로 결정

*자세한 사항은 미국청각협회(American Academy of Audiology, AAA) 지침 참조.

†참고: 난청이 의심되면 신속하게 정밀 진단과 재활을 받도록 안내해야 한다. 모든 과정은 지침에 따라 잘 보정된 장비를 사용하여 조용한 곳에서 시행해야 한다. 청각선별검사는 청각전문가가 감독하는 경우 지원 인력이 수행할 수 있다.

청각선별검사의 신뢰도 평가

청각선별검사는 민감도와 특이도가 있어야 효율성을 높일 수 있다. 민감도는 청각선별검사를 통과하지 못한 학령기 아동의 실제 청력손실로 판정받은 아동의 수를 말하며, 난청을 난청으로 감별한 비율이다. 특이도는 청각선별검사를 받은 전체 아동에서 청각선별검사를 통과한 아동의 수를 말하며, 정상을 정상으로 감별하는 비율이다. 청각선별검사의 민감도와 특이도 비교는 난청이 있는 전체 인구를 분석하여 청각선별검사 결과를 예측하고, 재검률이 지나치게 높거나 낮아지는 것을 막을 수 있다.

모든 검사는 잘못 분석할 가능성을 내포하고 있다. 아무리 정교하게 청각선별검사를 설계하였다 하더라도 무결점 판단을 내리기는 어렵다. 이는 경험적으로 검증되고 있으며, Newby(1948)는 4분표(tetrachoric table)를 이용하여 목적을 잘 뒷받침할 수 있는 분석 방법을 소개하였다(그림 8.6 참조). 청각선별검사를 받은 어린이 중 무작위로 100명을 선발하여 청각센터에서 가청역치를 검사하였다. 여기서 확인한 가청역치를 이용하여 청각선별검사의 정확도를 평가하였다. 그림 8.6에서 A와 D 칸은 가청역치 검사의 청

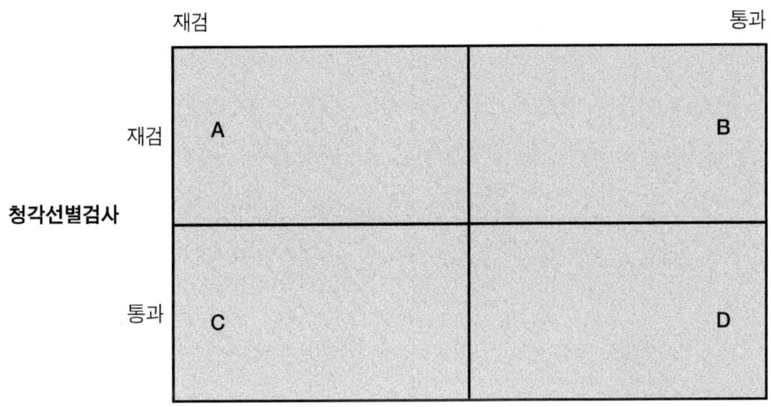

그림 8.6 청각선별검사의 효용성 평가에 사용하는 4분표. A 칸은 아동이 청각선별검사에서 재검 대상자로 분류되었고, 가청역치 검사에서도 난청으로 진단받은 경우이다. D 칸은 난청이 없는 것으로 바르게 확인된 경우이다. B 칸은 정상 청력 아동을 선별검사에서 재검 대상자로 잘못 분류한 경우이다. C 칸은 난청 아동을 청각선별검사에서 통과시킨 경우이다.

각선별검사 결과가 일치하고, 대상 유소아의 청력손실 유무를 정확하게 감별하였다. B와 C 칸은 두 검사가 일치하지 않는 것으로, 이 두 칸의 숫자가 커지면 청각선별이 제대로 수행되지 않은 것을 의미한다. C 칸은 가청역치가 높은데도 선별검사를 통과하여 난청을 확인하지 못한 것으로 선별 기준이 너무 느슨한 것을 의미한다. B 칸의 숫자는 정상 청력을 비정상으로 선별한 것이기 때문에 쓸모없이 시간만 낭비한 것을 의미한다. 이것은 청각선별 기준을 지나치게 높게 하여 통과 대상자를 재검 대상자로 감별한 것이다.

어떻게 검사하더라도 B와 C 칸의 숫자는 가장 이상적이라 할 수 있는 '0'에 도달하기 어렵다. 만약, 기준이 지나치게 높으면 아무도 청각선별검사에 통과하지 못하고 재검 대상자가 되어 정상 청력인데도 재검사를 받아야 하는 고통을 받거나 재검률을 지나치게 높일 수 있다.

실제로, 청각선별 프로그램 담당자는 청각선별검사를 효율적으로 운영하기 위해서 예산, 인력, 청각선별검사 대상 아동의 수 등의 균형을 유지해야 한다. 효율성과 정확성 사이에는 역의 관계가 있다. 효율성은 어떤 청각선별 프로그램에서 최소한의 시간과 비용으로 청각선별검사를 수행한 실적으로 정의한다.

청각선별검사를 위한 공립학교 환경은 생각보다 만족스럽지 않을 수 있다. 때로는 배경 잡음이 생각보다 커서 음향 조건이 좋지 않은 큰 교실에서 검사할 수도 있다. 또 보정에 오류가 있는 것을 제대로 확인하지 못하고 청각선별검사가 이루어지는 경우도 있다.

적정한 검사 기준을 충족하지 않은 채 청각선별검사를 시행하면 청각선별 프로그램은 실패하고 만다.

올바른 청각선별검사 절차는 매우 중요하다. 그러나 청각선별에 대한 기준을 따르지 않으면 엄청난 과오를 저지를 수 있다. 이 글을 쓰고 있는 지금도 청력손실 판단을 위한 최선의 기준은 순음청력검사이다. Calibrated Finger Rub Auditory Screening Test(CALFRAST; Torres-Russotto et al., 2009)와 같은 방법은 특히 고주파수 청력손실을 쉬이 놓칠 수도 있지만 시간을 절약할 수 있는 아주 매력적인 방법이다.

❀ 실전 해설

편측성 전농이나 편측성 부분 난청자들은 정상 청력인 귀로 청각적 정보를 획득하기 때문에 오랫동안 진단받지 못하는 경우가 많다. 이들 대부분 유소아들은 학교 수업에서 생각보다 큰 어려움을 느끼고 있다.

유소아 비기질성 난청

비기질성 난청에 대한 자세한 설명은 13장을 참조하기 바란다. 유소아 청력을 잘못(허위 또는 과대) 판단한 문헌 보고는 많다. 그 원인은 검사 설명을 이해하지 못한 것에서부터 심인성 질환으로 꾀병을 부리는 것까지 다양하다. 비기질성 난청은 검사 방법이 단순한 청각선별검사에서 쉽게 놓칠 수 있다. 대부분의 경우는 전문가가 세심히 관찰하면서 음강도를 달리 조작한다면 쉽게 확인할 수 있고 실제 가청역치도 구할 수 있다. 비기질성 난청 초기 행동은 조기에 발견할 수 있고, 아이를 달래 주면 쉽게 해결할 수 있다. 중요한 점은 비기질성 난청을 정서적 · 사회적 문제, 학업 수행력 등의 문제를 회피하거나 해결하려는 수단으로 사용하기 전에 발견하는 것이다.

비기질성 난청 유소아들은 일상적 대화 상황에서 청력손실에 준하는 행동이 보이지 않으며 순음청력검사에서 청력손실이 있는데도 불구하고 어음청력 역치가 정상을 보이기도 한다. 소아의 비기질성 난청 유병률은 일반적으로 7%를 넘지 않는다(Campanelli, 1963; Maran, 1966). 청각전문가들은 상대적으로 낮은 유병률에도 불구하고 비기질성 난청을 판별할 수 있어야 한다. 아울러 이들에 대한 가청역치를 평가하고 비기질성 난청을 추정할 수 있는 행동 특성이 있는지 부모와 상담하면서 추가 심리 치료에 대한 준비를 할 수 있어야 한다(Clark, 2002). Peck(2011)은 이들에게 실제 가청역치를 평가하는 데에만 관심을 가져서 실수를 범하는 것이며, 이를 생기게 한 뚜렷한 원인을 찾아 근본적으로 문제를 해결하는 것이 중요하다고 지적하였다.

성인의 비기질성 난청은 다양한 원인으로 발생하지만 금전적 이득을 목적으로 하는 경우가 가장 많다. 그러나 유소아들의 비기질성 난청은 그 동기가 분명하지 않는 경우가 많다. 유소아들은 심리적 보상을 원하는 것이 일반적이다. 이 외에도 부모의 별거와 이혼, 알코올, 약물, 가정에서의 신체적 · 성적 학대가 있는 경우, 가족 중 난청 형제자매가 있는 경우에도 발생할 수 있다.

많은 아동들은 청각선별검사에 정성껏 참여하여 통과하지만 일부 아동들이 비기질성 난청을 시도한다. Ross(1964)는 유소아 난청자들에 대한 강화의 위험성을 지적했다. 이들은 의식하든 그렇지 않든 난청자들에게 주어지는 이득을 보고, 이를 획득하고 싶은 마음으로 비기질성 난청을 시도하기도 한다. Ross는 학교 청각선별검사에서 청력손실이 있다는 분명하고도 합리적인 판단이 없다면 추적 검사를 위해 전문가에게 의뢰하지 말 것을 충고했다. 경험 많은 청각전문가들은 청력손실을 꾸민 아동을 불러 관심을 주면 그 아동은 어떻게든 계속해서 문제를 만드는 것으로 판단하고 있다.

심화 증례 학습

이 장에서는 증례 6만 학습한다. 이 장에서 설명한 검사들 중 어떤 검사가 3세 유아 평가에 가장 적절한지 판단한다. 어음청력검사, 순음청력검사, 조건화 청력검사, 유희 청력검사 등의 주관적 검사 결과는 어떻게 나타날 것인가? 7장에서 설명한 이미턴스 검사, 이음향방사 검사, 청성뇌간반응 검사와 같은 객관적 평가는 어떤 결과를 보일 것인가? 이 유아에 대한 소견은 언어 장애로 분명하게 판단할 수 있는가?

증례 6: 유소아 피검자

이음향방사 검사는 소아의 기본 청각학적 평가 도구로 자리 잡고 있다. 유소아의 일부는 최선을 다하여 청력 평가에 임할 준비가 되어 있으나 청각선별은 이음향방사, 이미턴스, 청성뇌간반응의 객관적 검사를 먼저 하기도 한다. 만약 이음향방사가 정상이면 경도의 감각신경성 난청보다 전음성 난청을 배제할 수 있다. 중이염을 앓은 적이 없고, A형 고막운동도가 나타나는 것은 정적 탄성도 정상 범위에 있다는 증거이다. 동측 및 대측 등골근 반사 검사는 주관적 평가 결과와 교차 검증에 이용한다.

행동 반응은 두 명의 청각전문가나 필요할 경우 부모가 참여하여 반응을 관찰하고 검사를 완성할 수 있다. 유소아가 무서워한다면 스피커로 검사하지만 기도 수화기 검사는 반드시 시도해야 한다. 4장에서 제안하였듯이, 발포 고무 재질의 귀꽂이를 이용하여 집에서 착용하는 연습을 하는 것이 검사에 도움이 된다. 이런 연습 과정은 검사를 쉽게 받아들이는 데 도움이 된다. 순음 자극에 대한 신뢰할 수 있는 손들기 반응을 얻기 위해서는 영유아기에 조건 반사나 유희 청력검사를 시행하는 것도 좋은 방안이다. 만약 이 검사에 실패하면, 조건화 검사를 시행하는 것이 좋다. 이 검사는 여러 차례 반복 검사가 필요하지만 신뢰도가 양호한 결과를 구할 수 있고, 골도 전도 반응이 나타나지 않는 70～90 dB HL의 고도의 기도 전도 손실까지 확인할 수 있다. 이음향방사와 등골근 반사가 나타나지 않았다면 순음청력검사 소견과 일치하는 결과이다. 이 아동은 언어 표현을 어려워하더라도 어음청력검사를 배제할 필요는 없고, 어음탐지역치를 찾아보고 같은 방법으로 순음 가청역치도 구하여 이 두 역치가 일치되는지 보아야 한다. 만약 행동 반응 검사가 실패하면 청성뇌간반응이 필요할 수 있다. 청성지속반응 또한 고도나 그 이상의 손실이 있는지 확인하는 데 도움이 될 것이나 70～90 dB HL 감각신경성 난청으로 관찰되어야 한다.

가청역치를 정확하게 알지 못하더라도 두 귀에 여러 주파수에서 분명한 청력손실이 있다면 보청기는 가급적 빨리 장착시켜야 한다. 최근 보청기는 장착과 조절이 매우 유연하기 때문에 청력손실에 대한 구체적인 정보를 획득하면 자세하게 조절할 수 있다. 이 아동에게는 반드시 언어 자극 훈련 프로그램을 제공해야 하며, 부모에게도 부모 지원 프로그램에 가급적 빨리 참여하도록 조언해야 한다. 필요한 경우 정확한 추적 검사를 받게 하여야 한다.

이 증례에 대한 상세한 토론은 이 장을 참고하기 바란다.

＊ 요약

유소아-청소년 청각학은 자극과 보상 과정이 필요하기 때문에 시간이 많이 걸리고 복잡할 수 있다. 대부분 성인은 청각학적 평가 결과가 실제로 일치한다. 그러나 유소아 청력손실의 정확한 진단과 관리는 청각전문가에게 맡겨진 가장 중요한 책임이라는 것을 기억해야 한다. 이상적인 경우 청력손실이 확인된 유소아는 6개월마다 청력검사를 시

다시 보기 표 8.1 유소아-청소년 청각학에서 사용하는 검사법

검사	적용 연령대	성공 가능성
진폭 변조음	신생아	양호
어음	4~8개월	좋음
COR, VRA	6개월~2세	좋음
음성 모방	1세 미만	양호
유희 청력검사	2~6세	좋음
조건화 반응	2~5세	좋음
잡음 발생기	3세 미만	양호
순음청력검사	3세 이상	좋음
ABR	모든 연령	아주 좋음
OAE	모든 연령	아주 좋음
이미턴스 검사	모든 연령	아주 좋음

행해야 하고, 일관된 결과가 나오면 매년 검사해야 한다. 이러한 검사 결과들은 문서로 보관해야 한다. 청각전문가가 유소아와 협력하면서 함께하는 것은 전문적 지식과 경험을 모두 동원해야 하는 과정이고, 창의적 융합적 사고와 인내가 필요한 과정이며, 이는 과학보다 인간 관계의 형성으로 볼 수 있다.

유소아-청소년 청각학은 이 검사들을 활용하고 특히 고전적 청력검사를 할 수 없는 유소아들의 진단 과정을 설계하는 과정도 포함한다. 청각학적 평가 방법은 생활 연령과 정신 연령마다 다양하다. 경악 반사를 이용하는 검사는 출생 후 몇 시간부터 시행할 수 있다. 이 외에도 놀이 기법이나 특별한 보상으로 강화시켜 적절한 결과를 얻는 검사들이 있다. 또 전기생리학적 및 전기음향학적 특징을 이용하여 소리에 대한 반응이나 귀에서 방사되는 소리를 탐지하는 검사들이 있다. 일부 아동들은 전통적인 성인 검사 방법을 약간 변화시켜 주면 검사가 가능한 경우가 많다. 청력검사는 유소아 의사소통 문제에 대한 원인과 정도를 판단한다. 그러나 15장에서 설명한 것처럼 언어 습득과 재활과 이이지지 않으면 거의 쓸모가 없다는 것을 기억해야 한다.

✻ 자주 묻는 질문

Q 2세 유아 난청 선별에 가장 좋은 방법은 무엇인가?

A 이 정도 아이들은 소리 자극에 반응하는 훈련을 통해 검사가 가능하다. 청성뇌간반응, 이음향방사 검사도 사용할 수 있다.

Q 특별한 도움이 필요한 유소아의 정확한 청력을 예측하기 위한 검사는 무엇인가?

A 다양한 주관적 검사와 전기생리학적 평가가 가능하다.

Q 다운 증후군이나 자폐와 같이 특별한 도움이 필요한 유소아의 청각학적 평가 시 추가로 필요한 검사는 무엇인가?

A 주관적 평가도 가능하지만 결과는 주의 깊게 해석해야 한다. 전기생리학적 평가가 필요한 경우 진정 수면 후 시행할 수 있다.

Q 유소아 청력검사 시, 부모의 역할과 검사에 방해되는 것은 무엇인가?

A 부모는 적어도 관찰자 역할로 진단 과정에 참여하여야 한다. 이럴 경우 결과 설명도 쉽게 할 수 있다. 검사 방해는 그리 흔하지 않고, 대화를 통해 충분히 협조하게 할 수 있다.

Q 청각학적 평가가 신생아나 영유아에게 상처를 주는가?

A 분명히 아니다.

Q 청력손실이 있는 유소아에게 가장 적절한 청력검사 방법은 무엇인가?

A 검사 방법은 유소아의 생활 연령, 정신 연령, 난청 정도, 장애 중복 여부 등에 따라 달라진다.

Q 부모가 관찰해야 할 유소아의 전농 징후는 무엇인가?

A 환경 소리에 대한 반응이 나타나지 않는 것이며, 말-언어 발달 지연도 나타날 수 있다. 이들 문제는 부모에게 큰 걱정을 준다.

Q 부모가 난청 유소아를 위한 청각전문가의 전문적 도움을 거부한다면 어떻게 할 것인가?

A 전문가로서 역할을 유지하고 난청 유소아에게 관심을 갖는 것을 제외하면 해줄 일이 없다. 때로 난청 유소아를 돌보는 보호자에게 조언하는 것도 유용하다.

Q 고위험군 신생아에게 해줄 수 있는 다음 절차는?

A 신생아 통합 청각선별 프로그램은 고위험군 신생아에게 적용하지 않는다.

Q 난청 신생아를 찾기 위한 첫 번째 단계는 무엇인가?

A 난청에 대한 대중의 인식 제고와 함께 신생아 청각선별검사를 시행하는 것이다.

Q 초등학교 재학 아동의 청각선별검사를 의무적으로 시행하는가?

A (미국의 경우) 대부분 주에서 청각선별을 위해 고막운동성 검사를 시행하고 있다.

✽ 추천 도서

Bess, F., & Gravel, J. (2006). *Foundations of pediatric audiology*. San Diego, CA: Plural Publishing.

Seewald, R. & Tharpe, A. M. (Eds.) (2011). *Comprehensive handbook of pediatric audiology*. San Diego, CA: Plural Publishing.

Jackson, R. (2001). *Screening for hearing loss and otitis media in children*. San Diego, CA: Singular Publishing Group.

Northern, J. L., & Downs, M. P. (2002). *Hearing in children* (5th ed.). Baltimore, MD: Lippincott Williams & Wilkins.

제3부

청각 질환

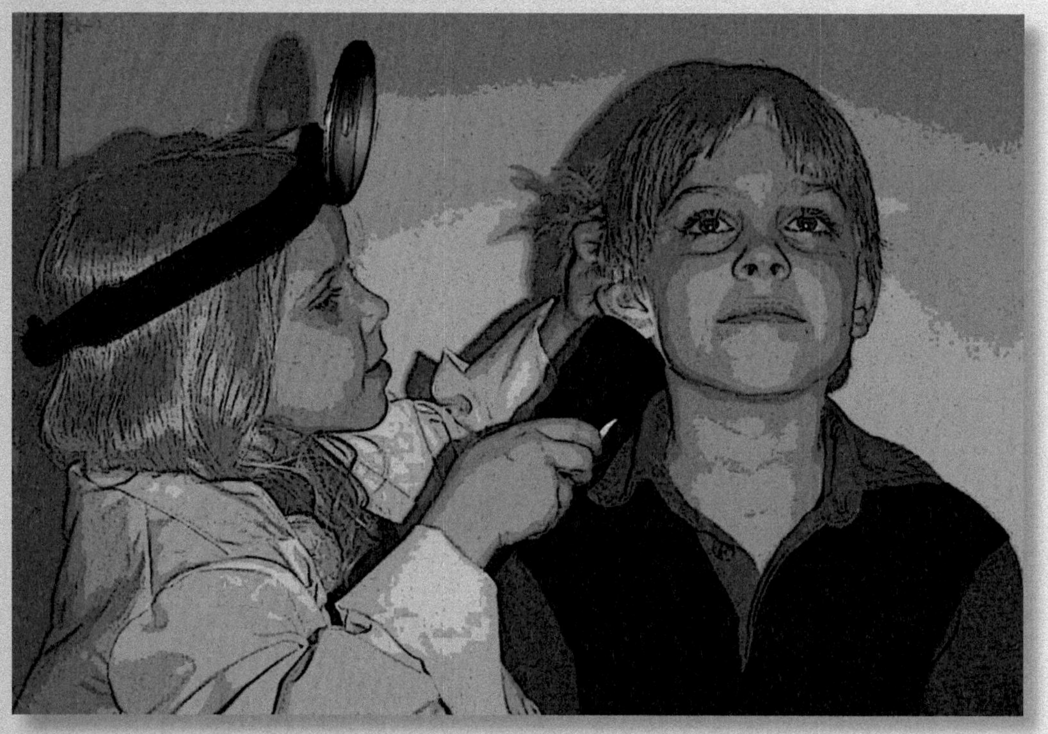

9장부터 12장에서는 청각계통을 외이, 중이, 내이, 청신경과 중추신경계통의 네 부분으로 나누어 설명한다. 해부학과 생리학은 서로 다른 질병뿐만 아니라 청각 질환의 발생과 원인 그리고 적절한 치료 등을 함께 기술한다. 13장에서는 특별한 이득을 목적으로 청력손실을 있는 척하거나 과장하는 사람들에 대해 설명한다. 5장부터 8장에서는 예제와 함께 다양한 청각학적 평가의 실제와 이론적 소견을 설명하였다. 각 질환은 진단적 관점에서 예시를 살펴보고, 적절한 추가 검사에 대하여 설명한다.

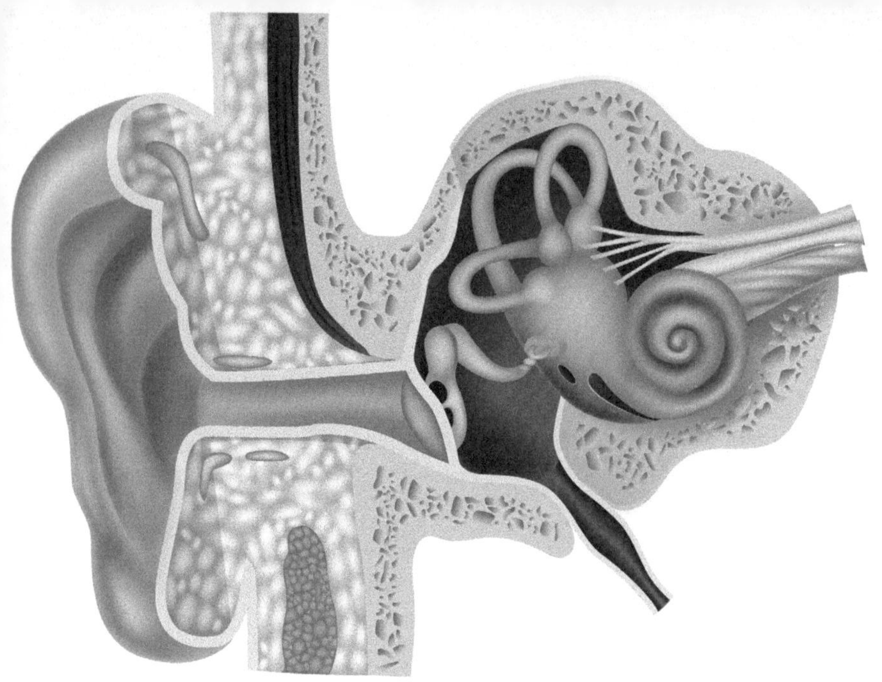

제 9 장

외이

학습 목표

이 장은 해부학에 대한 선행 지식을 필요로 하지 않는다. 그러나 음향 물리와 이미 설명한 여러 가지 검사 등은 이해하고 있는 것으로 가정한다. 따라서 외이 해부학에 대한 구체적이고 세부적인 사항은 설명하지 않는다. 이러한 것들은 해부학 책을 보면 쉽게 확인할 수 있다. 이 장에서 학습할 내용은 다음과 같다.

- 외이에 대한 해부학적 용어와 용어의 사용
- 외이에서 발생하는 여러 가지 질환
- 외이 질환의 원인과 치료, 외이 질환 진단을 위한 청력검사

일반인들은 귀를 생각하면 외이를 떠올린다. 외이는 음향 환경에서 소리를 수집해서 청각계통으로 모아 보내는 역할을 한다. 인간의 외이 구조물들 중에서 일부는 소리를 듣는 정도가 비슷한 새나 개구리 같은 동물에게는 없다. 물론 이 장에서는 인간의 외이에 대해서만 생각할 것이다.

⚜ 외이 해부와 생리

이개

외이에서 가장 눈에 띄는 부분은 **이개**(auricle 또는 pinna, 귓바퀴)이다(그림 9.1 참조). 이개의 모양과 크기는 사람마다 다르며, 깔때기 모양을 하고 있어서 음향 환경에서 소리를 실질적으로 모으는 역할을 맡는다. 이개는 대부분 연골로 구성되어 있고, 연골이 굽히고 꼬이면서 짓눌린 독특한 모양을 하고 있다. 연골은 모두 얼굴의 연장인 피부가 감싸고 있으며, 이개에서 가장 아래 부분은 이수(lobule, ear lobe, 귓불)이다. 이수에서 위로 올라가면 이개 바깥으로 테두리를 이루는 주름인 이륜(helix)이 있다. 이수 위로 대이주(antitragus)가 있으며, 이개 중심 쪽으로 이륜과 수평을 이루는 또 다른 돌출부인 대이륜(antihelix)이 있다. 약간 뒤쪽을 향해 꼭지를 이루면서 이개의 앞쪽으로 변을 이루는 작은 삼각형 모양의 돌출부는 라틴어로 '염소의 수염'이라고도 하는 **이주**(tragus, 귓기둥)이다. 이주는 언뜻 보면 억센 머리털처럼 보여 지어진 이름이다. 이주는 외이도 입구를 향해 누르면 소리를 효과적으로 차단할 수 있다. 이주를 눌러 외이도를 막으면 손가락을 마개처럼 외이도에 꽂거나 이개를 손으로 움켜잡거나 또는 특별히 만든 귀꽂이로 외이도를 막는 것보다 효과적이다. 인간은 일부 동물들처럼 이주를 이용하여 외이도를 막을 수는 없지만 이러한 목적으로 만들어진 근육의 흔적이 남아 있다.

두개골로 향하는 구멍 바로 직전까지의 외이의 중간 부분은 이개강(concha)이라 하며, 사발 모양으로 되어 있어서 이갑개(auricular concha)라고도 한다. 이갑개는 두 부분으로 나뉘며 위쪽을 이개정(cymba concha), 아래쪽을 이개강(cavum concha)이라 한다. 외이에서 이 부위는 소리가 머리의 앞, 뒤, 위, 아래 중 어느 방향에서 오는지를 구분하는 데 도움이 된다. 아울러 주변의 공기가 **외이도**(external auditory canal, EAC 또는

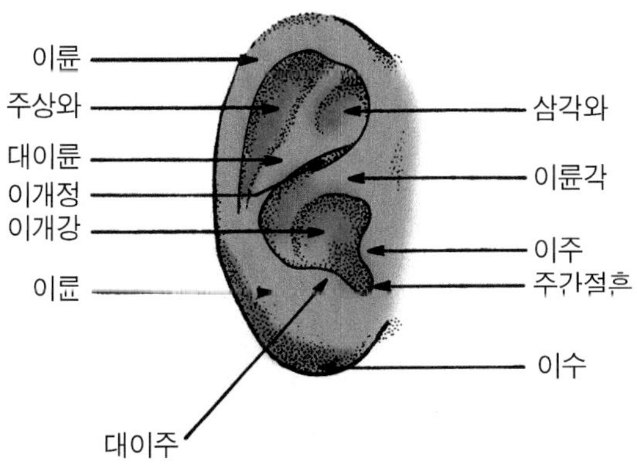

그림 9.1 인간의 이개와 주요 명칭

external auditory meatus, EAM) 입구로 들어갈 수 있도록 깔때기 역할을 한다. 이개의 해부학적 구조는 저음역의 소리보다 고음역의 소리를 전달하는 데 더 효율적이며, 머리에 도달하는 소리의 위치를 파악하는 데 도움이 된다.

외이도

설명에 앞서 외이도에서 바깥쪽(external)을 뜻하는 '외'는 12장에서 설명할 내이도(internal auditory canal, IAC)와 구분하기 위한 것이므로 '외'를 생략하지 말아야 한다. 외이도는 이개강에서 시작하여 약간 위쪽을 향해 안쪽으로 뚫린 관으로, 성인의 경우 그 길이가 2~3 cm 정도이다. 둥근 원형으로 보이지만 실제로는 위아래 높이가 9 mm, 앞뒤 폭이 6.5 mm 정도인 타원형이다. 외이도 둘레는 모두 피부 조직으로 덮여 있다(**그림 9.2** 참조).

외이도 외측 부분은 연골을 뚫고 지나간다. 이 부분의 피부에는 피지샘을 포함한 여러 개의 샘들이 있다. 피지샘은 유성의 지방질 성분의 피지를 분비한다. 이 분비물은 **이구**(귀지, cerumen)를 만드는데, 이구는 부드럽고 습한 갈색이지만 습기가 마르면 밝은 색의 부스러기가 된다. 만약 이구가 오랫동안 외이도에 쌓이면 검고 딱딱하게 변한다. 껌을 씹거나 말을 하면 외이도가 변형되어 이구는 자연스럽게 외이도 밖으로 밀려 나온다. 외이도 바깥쪽 3분의 1 지점에는 다수의 모낭이 있다. 이모와 이구는 곤충과 같은 이물이 외이도 안쪽 3분의 2 지점으로 들어가는 것을 막아 주는 기능을 한다.

외이도 내측은 측두골의 고실로 연결되며, 여기에는 샘이나 이모가 없다. 외이도의 두 부분이 만나는 지점은 골-연골 접합부이다. 하악골 돌출부인 **관절융기**(condyle)가 골-연골 접합부 바로 아래 있으며, 입을 자연스럽게 다물면 하악골 관절융기는 편안하게 놓인다. 만약 대구치(뒤어금니)가 닳거나 빠진 경우 또는 부정교합의 경우처럼 하악

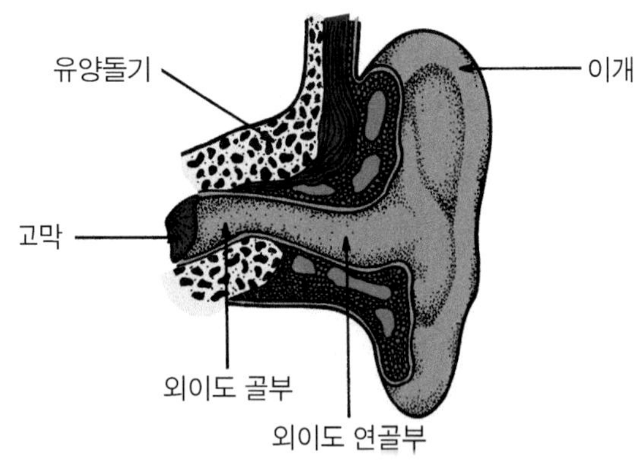

그림 9.2
외이도 단면

골이 정상 위치를 벗어나면 관절융기가 골-연골 접합부를 눌러 통증을 일으킨다. 이 신경통은 **하악-측두 관절**(temporomandibular joint, TMJ) **증후군**이라는 새로운 용어를 만들었다. TMJ 증후군은 귀로 연관통(referral pain)을 느낄 수 있으며, 성인 **이통**(otalgia)의 상당 부분은 이 때문이다.

안면근 동통 기능장애(myofacial pain dysfunction, MPD) 증후군은 두통, 바각거리는 소리(마찰음), 어지러움, 등, 목, 어깨 통증을 동반하는 측두-하악 관절에서의 통증을 설명하는 용어이다. MPD 증후군은 정서적 스트레스 및 긴장과 연관이 있으며, 치료로는 정서 치료부터 바이오피드백 훈련, 보철물 사용 및 악안면수술 등이 있다.

신생아와 영유아의 외이도 각도는 성인과 상당히 다르다. 외이도는 위쪽보다 아래쪽으로 급한 경사를 이루고 있어서 유소아의 외이도는 아래보다 위에서 바라보는 것이 좋다. 따라서 외이도 육안 검사에서 성인의 경우 이개를 후상방으로 당기는 데 반해, 유소아의 경우 후하방으로 당기는 것이 좋다.

외이도는 가장 깊숙이 자리 잡은 **고막**(tympanic membrane)을 외상으로부터 보호하고, 온도와 습도를 일정하게 유지하는 중요한 기능이 있다. 이 외에도 저음역 소리를 낮추고, 공명을 통해 2,000~7,000 Hz 사이의 고음역 소리를 높여 주어 고막의 에너지 변환 효율을 높여 주는 기능도 있다.

고막

외이도 안쪽 끝에는 고깔 모양의 오목한 고막이 있다(**그림 9.3** 참조). 고막은 'eardrum'이라고도 하는데, 진동하는 막 아래 공간(여기서는 중이강)을 포함하면 적절한 용어겠지만 막 구조물만을 이야기하기 때문에 'eardrum membrane'이 정확한 표현이다. 고막은 외이 구조물과 같이 육안으로 관찰할 수 있어서 이 책은 외이에서 고막을 설명한다. 고막은 외이와 중이의 분명한 경계를 이루지만, 실제로는 두 구조물의 공통 영역이다. 고막이 외이 또는 중이에 해당되는지보다 그 구조와 기능을 이해하는 것이 중요하다.

고막의 전체 면적은 약 90 mm^2 정도이며(Harris, 1986), 세 개의 층으로 되어 있다. 외

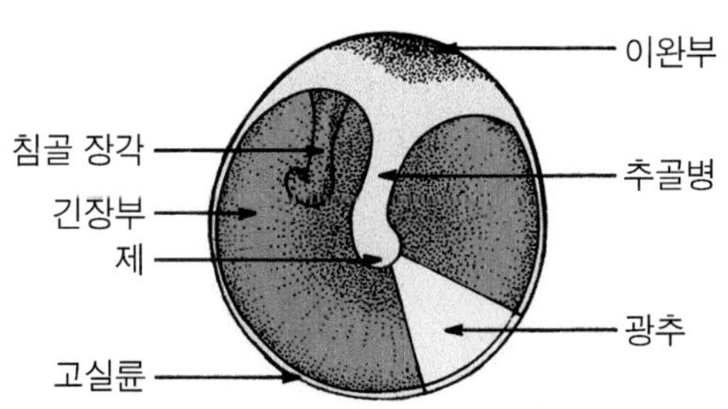

그림 9.3 외이도에서 본 오른쪽 고막. 광추(cone of light)라고 불리는 빛 반사가 고막의 전하방에서 관찰된다.

이도 쪽의 외층은 피부와 같고 외이도 골부로 뻗어 있다. 피부 바로 다음에 있는 층은 탱탱한 섬유성 결합 조직으로, 음파에 의한 고막의 진동에 가장 큰 역할을 한다. 고막 뒤로는 중이강이 점막으로 완전히 덮여 있는데, 고막의 세 번째 층은 이 점막으로 되어 있다.

고막은 평균 0.07 mm 정도로 매우 얇다. 800~6,000 Hz 범위의 가청역치 소리에 대해 10억분의 1 cm 정도로 반응하기 때문에 Harris는 고막을 '작은 고깔 모양의 스피커'라 표현하였다. 고막은 전체적으로 고르고 충분한 혈액을 공급받기 때문에 감염이나 출혈에 아주 쉽게 빨갛게 변한다.

중이에서 가장 큰 뼈인 **추골**(malleus, 망치뼈, 10장 참조)은 고막의 섬유층으로 단단히 박혀 있다. 추골의 끝부분은 고막의 중앙을 향해 하후방으로 놓여 있다(**그림 9.3** 참조). 추골병과 일직선상에 있는 180° 각도로 가상 선을 긋고, 이 선 중심에서 직각의 가상 선을 그으면 고막을 전상, 후상, 전하, 후하 방향의 사분면을 만든다. 오른쪽 정상 고막 사진은 **그림 9.4**와 같다.

추골병 끝부분은 고막의 중심이 안쪽으로 당겨진 모양을 하고 있어서 고막을 오목하게 만든다. 고막에서 가장 크게 패인 부분을 **제**(umbo)라고 한다. 고막을 관찰하기 위해서는 **이경**(otoscope, **그림 9.5, 9.6** 참조)을 이용해서 외이도 안쪽으로 빛을 비추게 된다.

고막은 반투명이어서 불빛을 비추면 중이강 내부 구조물을 볼 수 있다. 그러나 빛은 대부분 고막에 반사되고 굴절된다. 원뿔 모양의 고막은 빛 반사를 전하방에서 일으킨다.

획기적으로 발전한 현대 의료장비 중 하나는 비디오 이경이다(**그림 9.7** 참조). 이 장비는 이경에 별도의 광원과 광섬유 케이블, 비디오 카메라, 컬러 모니터 등으로 구성되어 있다. 비디오 이경은 기존과 같은 방법으로 고막을 관찰하지 않고, 컬러 모니터를 통해 검사자, 피검자는 물론 보호자 등과 함께 볼 수 있다. 고막의 모습은 인쇄 및 저장 장치를 사용하여 출력 및 녹화하여 다시 볼 수 있다. 이경이나 비디오 이경을 이용하여 고

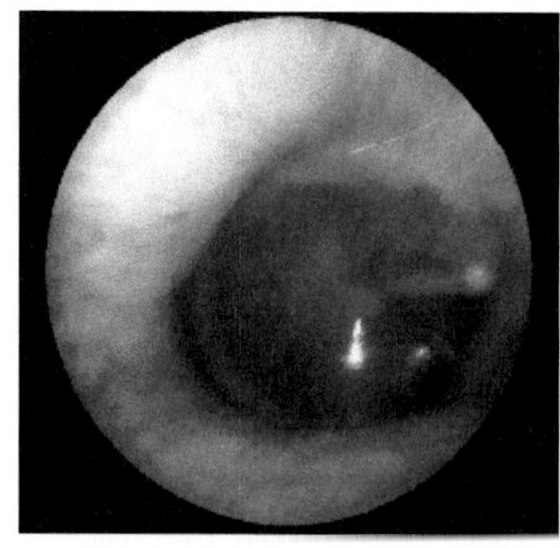

그림 9.4 오른쪽 정상 고막. 광추가 분명하게 보이고, 추골병도 고막 뒤로 볼 수 있다.

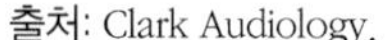
출처: Clark Audiology.

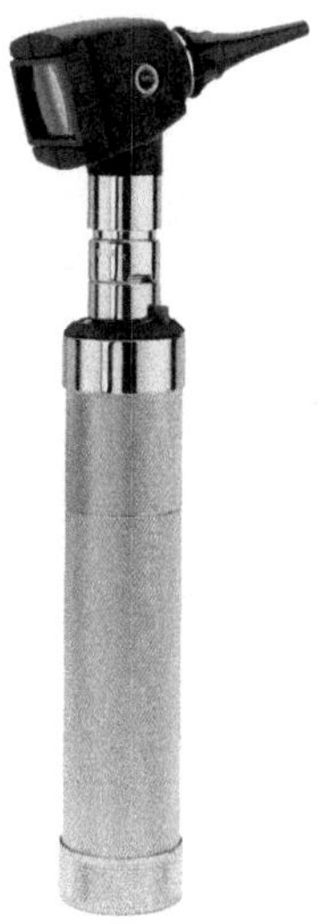

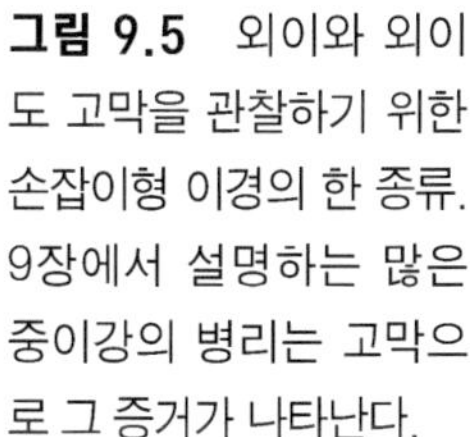

그림 9.5 외이와 외이도 고막을 관찰하기 위한 손잡이형 이경의 한 종류. 9장에서 설명하는 많은 중이강의 병리는 고막으로 그 증거가 나타난다.

출처: Welch-Allyn, Inc.

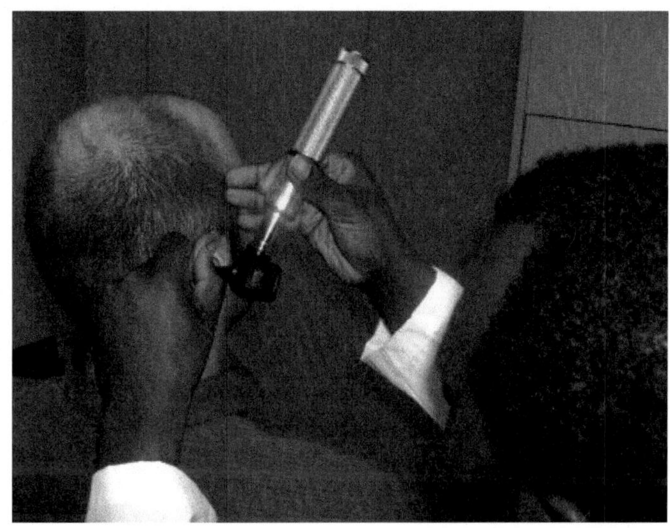

그림 9.6 외이와 외이도의 관찰은 청각 평가를 위해 사전에 시행하는 육안 검사이다. 이경은 그림처럼 이경 손잡이를 위로 하여 어깨에 닿지 않게 한다. 이개는 위쪽 뒤쪽으로 당겨(신생아 영유아는 아래 뒤쪽) 외이도를 곧게 펴 고막을 직접 볼 수 있다. 검사자는 손가락을 가볍게 펴 머리에 대는 것이 좋다. 이것은 피검자가 갑자기 움직이더라도 외이도 손상을 방지하기 위한 것이다. 이개를 머리 쪽으로 누르면 헤드폰 기도 수화기가 외이도를 눌러 생기는 붕괴가 나타날 가능성이 있다.

출처: Clark Audiology.

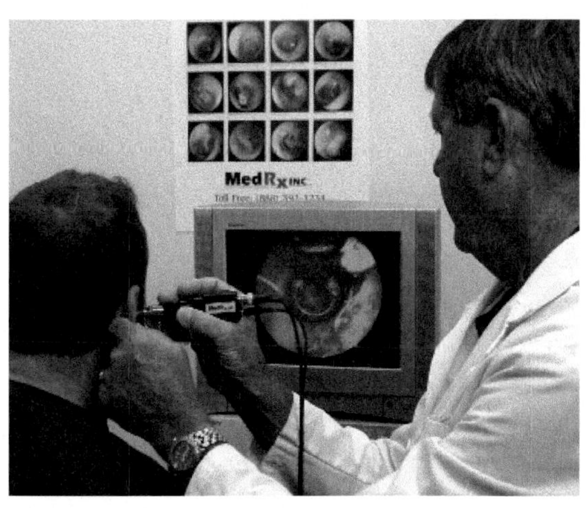

그림 9.7 비디오 이경은 검사자와 피검자가 귀의 구조를 컬러 모니터를 통해 함께 볼 수 있다. 사진은 비디오 이경과 큐렛으로 귀지를 제거하는 모습이다.

출처: MedRx, Inc.

막을 관찰하기 위해서는 적절한 사용법을 알아야 하며, 이 장치들 각각의 장점을 이해하는 것이 좋다.

반지 모양의 구조물인 **고실륜**(annulus)은 외이도 끝에서 고막을 지지한다. 고막은 중이 쪽으로 약간 당겨져 있어서 긴장된 원뿔 모양을 갖는다. 고막에서 가장 넓은 부분은 팽팽하게 펼쳐진 긴장부(pars tensa)이다. 추골과 같은 위치에 있는 고막 상부는 피부층과 점막층이 주를 이루고 있는 느슨한 **이완부**(pars flaccida)이다. 이완부는 **Shrapnell 막***이라고도 한다.

이개와 외이도는 음파가 통과하는 공명관이며, 고막은 연속되는 청각적 처리 과정에서의 첫 번째 관문이다. 고막에 부딪쳐 진동을 유발하는 압력파는 소리와 같은 스펙트럼으로 외이도로 들어간다. 고막의 운동은 고막에 부착된 추골을 진동시킨다. 이후 소리의 전달은 다음 장에서 설명한다.

외이 발달

인간은 배아기인 임신 후 28일경 **인두궁**(pharyngeal arches) 조직이 양측으로 부풀면서 머리와 목으로 발달한다. 인두궁은 많게는 여섯 개의 구(groove)와 열(cleft)이 있는데, 하악궁, 설골궁, 설인궁의 세 곳이 중요하다. 이 궁들은 이미 알고 있는 것처럼 바깥쪽의 **외배엽**(ectoderm), 안쪽의 **내배엽**(entoderm), 내핵인 **중배엽**(mesoderm)의 세 층이 있다. 중배엽은 동맥과 근육, 연골을, 외배엽은 신경을 각각 분화시킨다.

이개는 첫 두 개의 인두궁에서 발달하기 시작한다. 이주는 첫 번째 궁에서, 이륜과 대이주는 두 번째 궁에서 발달하기 시작하며, 이개는 임신 8주 이전부터 발달을 시작한다.

외이도는 첫 번째 인두구에서 형성되는데, 출생까지는 매우 얕다. 원시적인 외이도는 임신 4주, 고막 근처 골부는 임신 8주에 형성된다. 관 형태의 단단한 외이도는 임신 28주에 형성되며 골부 외이도는 사춘기까지 발달을 계속한다. 외이도 주변 측두골의 함기화는 임신 35주에 시작하여 출생 시 빠르게 발달하며 사춘기까지 발달을 계속한다.

임신 3개월에 고실륜이 형성된다. 고막의 외층은 외배엽에서, 내층은 내배엽에서, 중간층은 **간엽**(mesenchyme)에서 형성되며, 뒤에 혈관과 림프관은 물론 신체의 결합 조직 형성으로 이어지는 배아 조직이다. 고막은 임신 2개월 시작과 함께 만들어지기 시작한다.

* 19세기 영국의 해부학자인 Henry Jones Shrapnell(1792~1834)의 이름에서 명명됨

외이와 청력손실

외이를 통한 소리 전달이 차단되거나 방해를 받으면 전음성 난청이 일어난다. 이 전음성 난청은 대부분 심하지 않고 기도-골도 차이는 60 dB을 절대 초과하지 않는다. 이것은 이보다 높은 강도는 헤드폰 수화기 진동이 두개골도 진동시켜 골도 전도를 일으키기 때문이다. 질환의 일부는 외이 공명 주파수를 바꾸거나 골고실 골도 전도를 방해하여 골도 청력을 약간 달라지게 할 수 있다. 그러나 골도 청력의 변화가 감각신경계통의 비정상을 의미하지는 않는다.

외이 질환과 치료

외이의 일부 이상은 청력손실이 나타나지 않을 수 있다. 그러나 신체 일부의 선천성 이상이 다른 곳에서도 나타날 수 있으므로 귀 질환을 포함한 전신 건강에 대하여 세심한 관심을 가져야 한다.

이개 질환

청력검사는 이개를 무시하고 헤드폰 기도 수화기로 수행한다. 이는 가청역치, 어음이해도, 방향성에 어떤 영향도 미치지 않는다. 예를 들어 수술이나 사고로 이개의 일부 또는 전부를 제거하거나 암의 경우에도 뚜렷한 청력손실이 관찰되지 않는다. 때로 한 귀 또는 두 귀의 이개가 매우 작기도[**소이증**(microtia)] 하고, 이개가 거의 없거나 전혀 없는[**무이증**(anotia)] 경우도 있다. 이개의 선천성 기형은 **다운 증후군**(Down syndrome)*과 같은 질환과 관련이 있을 수 있다(그림 9.8 참조).

이개가 지나치게 돌출되었거나 눌려 있는 경우 이성형술(otoplasty) 또는 이개성형술(pinnaplasty)이라고 하는 간단한 수술적 처치를 할 수 있다. 이 수술은 미용 효과로 심리적 이득을 얻을 수 있다. 이개가 없는 유소아의 경우 이식한 피부가 정상 조직으로 성장하지 않고 흉터를 남길 수 있어서 성형 수술을 권하지 않기도 한다. 플라스틱으로 만든 인공 이개는 두개골에 달 수 있으며 아주 똑같이 만들 수 있다. 머리 모양으로도 이개 기형을 숨길 수 있다.

가장 흔한 피부암은 표피에서 시작하는 기저 세포암이다. 이 암은 태양광선의 자외선

* 영국의 의사 John Langdon Haydon Down(1828~1896)의 이름에서 명명됨.

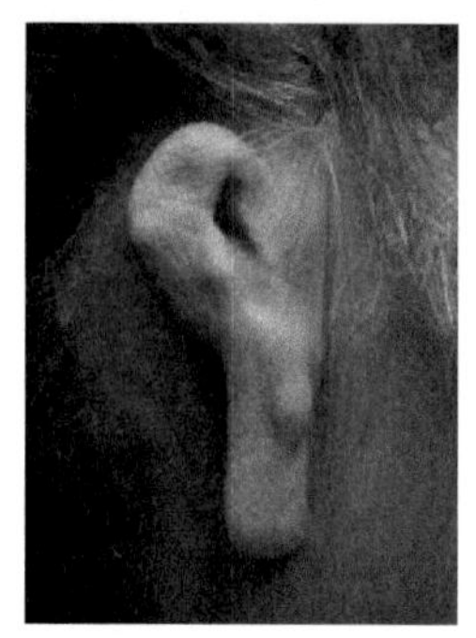

그림 9.8 소이증은 외이의 선천성 결손이다. 재건 수술은 거의 정상처럼 보이게 한다. 외이도 폐쇄증이 동반되면 전음성 난청이 함께 나타나고, 중이강 결손을 동반할 수 있다. 수술로 청력을 개선시킬 수 없는 경우에는 골도 이식 보청기를 사용할 수 있다(14장 참조).

출처: Bechara Y. Ghorayeb, MD; from http://www.ghorayeb.com/Pictures.html

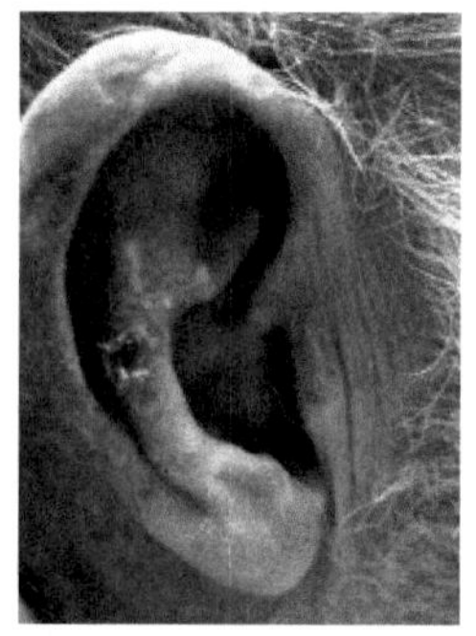

그림 9.9 가장 흔한 피부암인 기저 세포암은 태양광선의 자외선에 심하게 노출되면 귀에서 나타날 수 있다.

출처: Bechara Y. Ghorayeb, MD; from http://www.ghorayeb.com/Pictures.html

에 심하게 노출되면 이륜에서 주로 발생한다. 40세 이상에서 가장 흔하며, 병의 진행 속도가 느리고 통증이 없다. 피부 표면에 혹이 생기고, 상처에서 쉽게 출혈이 생기며, 치료가 되지 않는다. 이 암은 신체 다른 곳으로 확산되는 경우가 드물고, 조기에 발견하면 치료된다. 청각전문가들은 기저 세포암을 조기에 발견할 수 있는 기회가 많으므로 발견 즉시 의사에게 치료받을 수 있도록 권고해야 한다(그림 9.9 참조).

외이도 폐쇄증

일부 환자는 연골부나 골부 또는 외이도 전체가 전혀 없는 경우도 있다. 이런 선천성 기형은 한 귀 또는 두 귀 모두에서 나타날 수 있다. 이렇게 외이도가 없는 경우를 **외이도 폐쇄증**(atresia)이라 하며, 귀에서만 나타나기도 하고 다른 기형을 동반할 수도 있다. 유전성 질환인 Treacher Collins 증후군은 특히 관골, 하악의 안면골과 이개, 선천성 외이도 폐쇄가 나타난다. 이 기형만으로는 청력손실이 발생하지 않는다. 때로 이 증후군 환자는 배아기 발달 부전에 의해 이개 앞쪽 이전부에 부속물이 나타난다. 가끔씩 이 부속

물에 연골이 있고, 충분히 크면 부이(덧이개, accessory auricle)라 한다. 중이와 측두골에서 볼 수 있는 기형의 다수는 Treacher Collins 증후군으로 볼 수 있으며, 수술적 치료가 매우 어렵다.

CHARGE 증후군(CHARGE syndrome)은 이개와 외이도의 기형 때문에 발견된다. 그러나 대부분의 청각기관에 영향을 미친다. CHARGE는 '**c**oloboma'(망막과 홍채 또는 시신경의 결손), '**h**eart disorders'(심장 질환), '**a**tresia choanae'(후비공 폐쇄), '**r**etarded growth and development'(성장 발달 지연), '**g**enitourinary abnormalities'(비뇨생식기계 이상), '**e**ar anomalies'(귀 기형)의 약자이며, 신생아 10,000~15,000명당 1명 정도에서 발생하는(Thelin & Swanson, 2006) 유전성 질환이다. 발현한 주요 증상에 대한 재활이 어려운 중복 질환이어서 청각전문가, 언어병리전문가, 의사가 함께 참여해야 한다.

모든 외이도 폐쇄가 선천성으로만 발생하는 것이 아니고 외상이나 화상에 의해서도 발생한다. 외이 외상은 작은 혈종(blood blister, hematoma)에 의해 생길 수 있으며, 이개가 머리로부터 돌출되어 있기 때문에 강렬한 태양에 의한 화상, 극한의 추위에 의한 동상 등을 입을 수 있으며, 둘 다 이개 손실을 초래할 수 있다.

때로 영유아 외이도 형성 이상이 선천성 외이도 폐쇄에 의한 것인지 협착(stenosis)에 의한 것인지 판단하기 어려운 경우도 있다. 외이도 폐쇄의 수술적 처치는 최근 증가하고 있으며 최신의 영상 의학 기술도 외과 의사에게 큰 도움이 되고 있다. 수술은 기형이 외이도 연골부에만 있고, 중이와 고막이 정상일 때 성공 가능성이 높다. 외이도 골부를 드릴로 뚫는 경우 수술 후 관리에 심각한 문제가 생길 수 있다. 때로 선천성 외이도 폐쇄증 영유아는 수술적 처치보다 보청기 사용을 더 선호하기도 한다. 이러한 문제에 대한 최종 선택은 부모와 담당 의사의 판단에 의존하는 경우가 많다.

외이도 협착은 외이도 폐쇄증처럼 청력손실을 일으키지 않으나 귀지나 여러 가지 부스러기 때문에 좁아진 외이도가 쉽게 막히고 이로 인해 전음성 난청이 생길 수 있다. 외이도 폐쇄증에서 청력손실은 폐쇄 부위와 정도에 직접 관련된다. 외이도 폐쇄증이 연골부에 국한한 경우 청력손실은 심하지 않으나 골부까지 침범한 경우 심해진다. 이미 설명한 것처럼 한 부분에서 선천성 기형이 있으면 다른 부분의 기형 가능성도 높아진다. 따라서 외이도 폐쇄증이 있는 경우 고막이나 중이에서의 문제 가능성도 의심하는 것이 좋다. 그림 9.10A와 B는 외이도 폐쇄증 환자의 검사 결과이며, 전음성 난청이 최대(60 dB HL 정도)인 것을 볼 수 있다. 이 경우 탐침을 꽂아야 하는 외이도가 없어서 이미턴스나 이음향방사를 통한 유용한 정보를 획득할 수 없다.

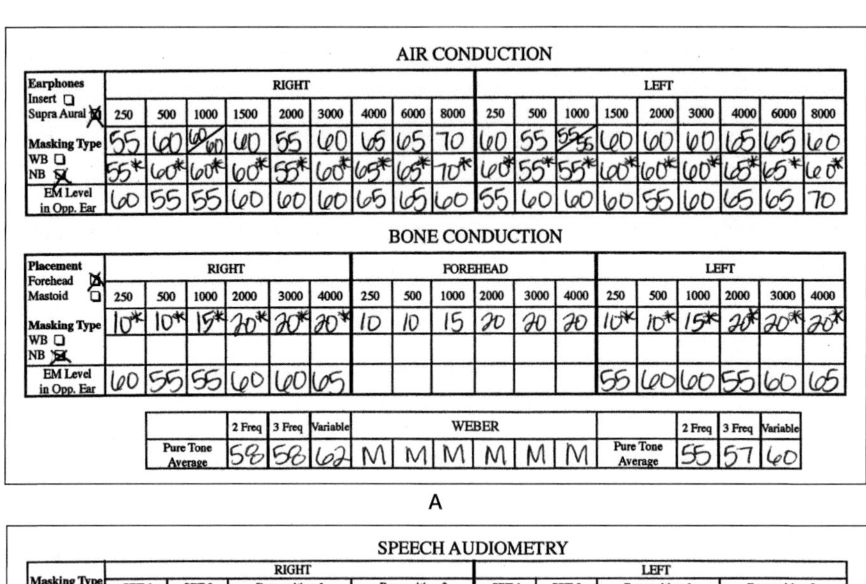

AIR CONDUCTION

Earphones: Insert ☐ Supra Aural ☒	RIGHT									LEFT								
	250	500	1000	1500	2000	3000	4000	6000	8000	250	500	1000	1500	2000	3000	4000	6000	8000
Masking Type	55	60	60/60	60	55	60	65	65	70	60	55	55/55	60	60	60	65	65	60
WB ☐ NB ☒	55*	60*	60*	60*	55*	60*	65*	65*	70*	60*	55*	55*	60*	60*	60*	65*	65*	60*
EM Level in Opp. Ear	60	55	55	60	60	60	65	65	60	55	60	60	60	55	60	65	65	70

BONE CONDUCTION

Placement: Forehead ☒ Mastoid ☐	RIGHT						FOREHEAD						LEFT					
	250	500	1000	2000	3000	4000	250	500	1000	2000	3000	4000	250	500	1000	2000	3000	4000
Masking Type	10*	10*	15*	20*	20*	20*	10	10	15	20	20	20	10*	10*	15*	20*	20*	20*
WB ☐ NB ☒																		
EM Level in Opp. Ear	60	55	55	60	60	65							55	60	60	55	60	65

	2 Freq	3 Freq	Variable	WEBER							2 Freq	3 Freq	Variable
Pure Tone Average	58	58	62	M	M	M	M	M	M	Pure Tone Average	55	57	60

A

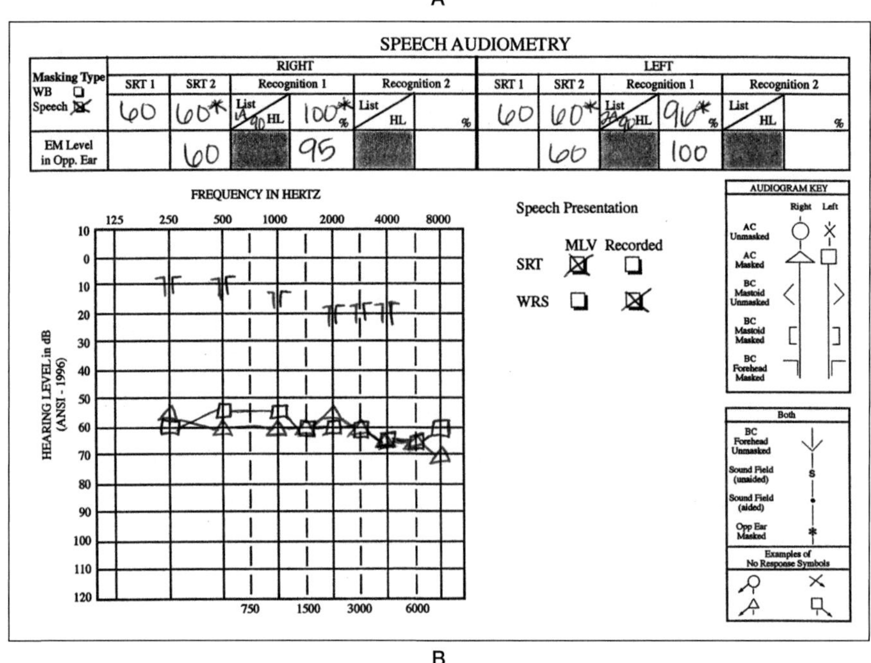

SPEECH AUDIOMETRY

Masking Type: WB ☐ Speech ☒	RIGHT						LEFT					
	SRT 1	SRT 2	Recognition 1		Recognition 2		SRT 1	SRT 2	Recognition 1		Recognition 2	
	60	60*	List 1A / 90 HL	100* %	List / HL	%	60	60*	List 2A / 90 HL	96* %	List / HL	%
EM Level in Opp. Ear		60		95				60		100		

B

그림 9.10 (A) 양측 중등고도 전음성 난청자의 역치와 유효 차폐 강도에 관한 결과 기록표. (B) Treacher Collins 증후군의 양측 중등고도 전음성 난청 청력도. 외이도 폐쇄증으로 삽입형 수화기를 사용할 수 없어서 외이도가 정상적으로 있다고 가정하고 헤드폰 수화기를 착대한다. 골도 전도가 정상으로, 기도-골도 차이가 크게 나타났다. 어음청취역치와 순음청력손실 평균은 일치하며, 어음이해도는 정상이다.

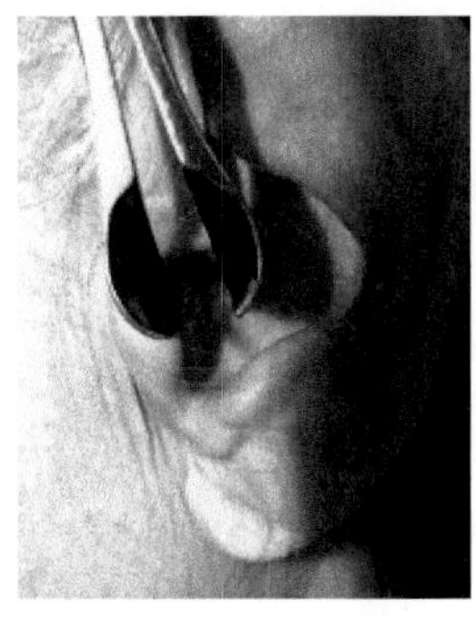

그림 9.11 왼쪽 외이도 붕괴. 외이도의 완전 붕괴는 전화기나 헤드폰 수화기 사용으로 발생한다. 외이도가 붕괴되면 위전음성(pseudo CHL) 난청이 나타난다. 정확한 검사는 외이도를 유지시켜 주는 삽입형 수화기로 가능하다.

출처: Bechara Y. Ghorayeb, MD; from http://www.ghorayeb.com/Pictures.html

외이도 붕괴

때로 헤드폰 수화기가 이개 앞쪽으로 움직여 외이도 중심축에서 벗어나기도 하며, 이 때문에 소리가 외이도로 진입하는 것을 막아 청력도에 전음성 난청이 있는 것처럼 나타나기도 한다. 이 경우 피검자가 난청을 자각하지 않으면 청력검사 전 외이를 검사하는 것이 전음성 난청으로 잘못 판단하는 것을 방지할 수 있다. 삽입형 수화기를 사용하면 헤드폰 수화기가 외이도를 붕괴시키는 문제를 피할 수 있다. 삽입형 수화기는 도음관 끝에 발포 고무 재질의 귀꽂이를 이용하거나 때에 따라 단단한 줄로 지지하면서 삽입하기도 한다.

외이도 붕괴(그림 9.11 참조)는 청력검사의 4% 정도에서 발생할 수 있으며 주로 영유아와 노인에게서 나타난다. 유소아는 외이도가 아직 단단해지지 않은 7세 이전에 생길 수 있으며, 노인은 타원형으로 된 외이도 외측의 연골부가 탄력을 잃어 생길 수 있다. 헤드폰 수화기로 외이도를 누르면서 이경으로 외이도 붕괴를 확인할 필요가 있다. 외이도 붕괴는 삽입형 수화기를 사용하면 완전히 예방할 수 있다.

외이도 이물

유소아나 일부 성인들은 이유를 설명할 수 없지만 종이, 핀, 크레용 등의 이물을 입이나 코, 귀로 집어넣기도 한다. 만약, 이 이물들이 외이도 깊숙이 골-연골 접합부를 지나면 접합부에서 가장 좁은 협부가 부을 수 있다. 이러한 사고는 청력손실을 일으킬 수 있으며, 이물은 서둘러 빼려 하지 말고 조심해서 제거해야 하는데, 때로 수술이 필요할 수 있다.

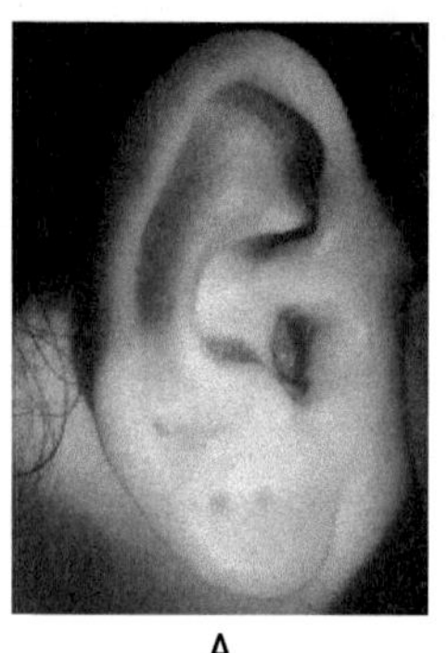
A

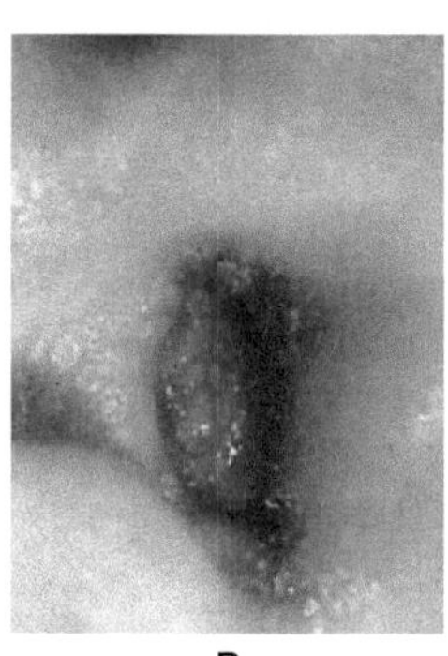
B

그림 9.12 발적과 딱딱한 분비물을 동반하는 오른쪽 외이도염(A). 외이도가 폐쇄된 같은 귀를 확대한 모습(B). 외이도염은 심한 통증을 동반한다.

출처: Bechara Y. Ghorayeb, MD; from http://www.ghorayeb.com/Pictures.html

외이도염

외이도 피부에 생긴 감염을 **외이도염**(external otitis)이라 한다(그림 9.12A와 B 참조). 귀에 물을 달고 있어서 수영하는 사람의 귀라고도 한다. 외이도염은 열대지방에서 아주 흔하다. 감염은 박테리아성인 경우가 흔하지만 진균이라고 하는 곰팡이 감염도 있다. 외이도 진균 감염 또는 **이진균증**(otomycosis)은 드물지만 점이액 남용에 의해서도 발생한다. 과도한 습기나 외상은 외이도의 자연스러운 생리적 보호 기능에 영향을 줄 수 있다. 외이도염 예방은 흔한 원인이 되는 문제들을 피하는 것이다.

외이도는 피부로 덮인 인체에 하나뿐인 맹관이며, 감염에 민감하다. 피부가 얇고, 어둡고, 따뜻하며 습한 조건은 박테리아 성장에 이상적인 환경이 된다. 귀지는 박테리아를 파괴하는 효소를 함유하고 있고, 물 흡수를 방해하기 때문에 자연 방어 기능을 한다. 외이도염은 귀꽂이나 보청기 귀꽂이, 비누 등을 포함한 항원에 대한 알레르기 반응일 수 있다. 이모낭 감염인 종기[**절창**(furunculosis)]는 하나의 이모에서 시작하여 전체로 감염된다.

감염에 의한 종기는 혈류 흐름을 방해하기 때문에 외이도염 치료를 위해 투여하는 항생제의 작용을 방해하는 경우가 종종 있다. 외이도염은 점이액 같은 국소 제제로 치료할 수 있으며, Halpern, Palmer와 Seidlin(1999)은 65%의 의사들이 전신에 작용하는 항생제를 처방하는 것으로 보고하였다.

가려움증은 초기 경도 감염의 흔한 증상이다. 감염이 진행되면 때로 심한 통증을 동반하며 감염 부위를 만지면 더 심해진다. 발적과 부기가 있으며 진물이 흐를 수 있고 체온이 상승한다. 외이도를 따뜻한 생리식염수로 세척한 후 건조시키고 국소 항생제를 투여하면 잘 치료된다. 때로는 점이 항생제를 적신 솜을 외이도에 넣어 치료하기도 한다. 피부 염증을 가라앉히기 위해서 스테로이드를 국소적으로 사용하기도 한다.

AIR CONDUCTION

Earphones: Insert ☒ / Supra Aural ☐	RIGHT 250	500	1000	1500	2000	3000	4000	6000	8000	LEFT 250	500	1000	1500	2000	3000	4000	6000	8000
Masking Type	0	0	0/0	0	5	10	5	10	10	20	25	25/25	25	30	25	30	30	35
WB ☐ NB ☐																		
EM Level in Opp. Ear																		

BONE CONDUCTION

Placement: Forehead ☒ / Mastoid ☐	RIGHT 250	500	1000	2000	3000	4000	FOREHEAD 250	500	1000	2000	3000	4000	LEFT 250	500	1000	2000	3000	4000
Masking Type							0	0	0	5	5	10	0*	0*	0*	5*	5*	10*
WB ☐ NB ☒																		
EM Level in Opp. Ear													20	10	5	5	10	5

	2 Freq	3 Freq	Variable	WEBER							2 Freq	3 Freq	Variable
Pure Tone Average	0	2	3	L	L	L	L	L	L	Pure Tone Average	25	27	28

A

SPEECH AUDIOMETRY

Masking Type: WB ☐ / Speech ☒	RIGHT SRT 1	SRT 2	Recognition 1		Recognition 2		LEFT SRT 1	SRT 2	Recognition 1		Recognition 2	
	5		List 1A / 30 HL	100 %	List 3A / 40 HL	98* %	30		List 2A / 60 HL	100 %	List 4A / 60 HL	100* %
EM Level in Opp. Ear						45						20

FREQUENCY IN HERTZ

125 250 500 1000 2000 4000 8000

750 1500 3000 6000

HEARING LEVEL in dB (ANSI - 1996)

10 0 10 20 30 40 50 60 70 80 90 100 110 120

Speech Presentation

	MLV	Recorded
SRT	☒	☐
WRS	☐	☒

AUDIOGRAM KEY

Right Left

AC Unmasked

AC Masked

BC Mastoid Unmasked

BC Mastoid Masked

BC Forehead Masked

Both

BC Forehead Unmasked

Sound Field (unaided) S

Sound Field (aided)

Opp Ear Masked *

Examples of No Response Symbols

B

그림 9.13 (A) 그림 9.13B처럼 경도 전음성 난청의 골도 검사에 필요한 차폐 강도 결정을 위한 검사 결과 기록표. (B) 외이도염에 의한 왼쪽 편측성 경도 전음성 난청. 어음청취역치와 순음 소견은 잘 일치하며, 어음이해노는 정상 범위이나. 왼쪽 골도 전도와 어음 강도가 높은 어음이해도 검사는 차폐가 필요하며, Weber 검사 결과는 왼쪽으로 편기되었다.

외이도염 환자의 청력검사는 헤드폰 및 삽입형 수화기 모두 심한 고통을 주기 때문에 어려운 경우도 있다. 이것은 오염된 부스러기가 외이도를 막거나 외이도 벽이 부어서 생길 수 있으며, **그림 9.13A**와 **B**, **그림 9.14**에서 보는 것처럼 경도의 전음성 난청이 생길 수 있다. 헤드폰의 귀덮개 부분에서도 특성 오염원이 대규모로 발견될 수도 있기 때

SPEECH AND HEARING CENTER
THE UNIVERSITY OF TEXAS AT AUSTIN 78712

Name: Last-First-Middle	Sex	Age	Examiner	Reliability	Date

	AUDIOMETRIC BING TEST					
	RIGHT			LEFT		
Frequency (Hertz)	250	500	1000	250	500	1000
1) Unoccluded	0	0	0	0	0	0
2) Occluded	-25	-15	-10	0	0	0
3) Occlusion Effect (1-2)	25	15	10	0	0	0

그림 9.14 외이도염(그림 9.13 참조)에 의한 편측성 전음성 난청 청각학적 Bing 검사 결과. 왼쪽 귀에서는 폐쇄효과가 나타나지 않았다.

문에(Kemp, Roeser, Pearson, & Ballachanda, 1995) 감염에 항상 주의해야 한다. 귀덮개 부분의 오염은 자외선 소독으로 멸균시킬 수 있지만 일회용으로 사용하는 삽입형 수화기로 예방할 수 있다.

때로 고막의 바이러스 감염으로 염증 반응이 생길 수 있다. 이 경우 고막에 혈성 수포가 생기기도 하고 열과 통증을 동반한다. 때로는 통증을 완화시키기 위해 수포를 조심스럽게 터뜨리기도 한다. 이러한 고막의 염증을 **고막염**(myringitis)이라 한다.

일부 외이도염은 위험한 상황에 이르기도 하므로 적극적인 치료가 필요하다. 예를 들면, 괴사성이나 악성 외이도염은 외이도 피부 감염으로부터 시작한다. 당뇨 치료 중인 사람이나 노인들의 경우 외이, 중이, 내이의 거대한 골 파괴로 이어질 수 있으며, 측두골의 **골염**(osteitis)이나 **골수염**(osteomyelitis)을 초래할 수 있다. 이 환자들에게 이러한 증상은 치명적일 수도 있으므로 항생제 치료를 위해 입원할 수도 있으며, 감염의 전파를 방지하기 위해 수술을 하기도 한다.

외이도에서 증상 심화

외이도에서는 양성 및 악성 종양 모두 발견된다. 골종(osteoma)이라 하는 뼈 종양은 청력손실이 생기지 않으나 크기가 커져서 외이도를 막으면 전음성 난청이 생긴다. 이 종양은 외이도에 심한 감염을 일으킬 수 있다. 골종은 악성이 아니라면 제거하고 조직 생

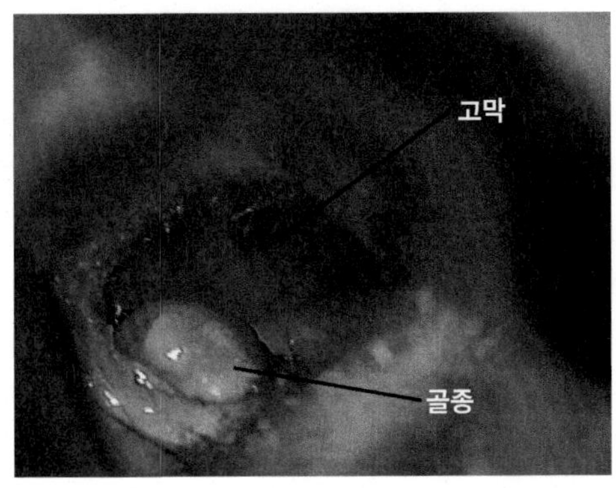

그림 9.15 주로 양쪽 외이도에서 뼈가 천천히 자라는 것처럼 보일 수 있다. 외골증과 골종은 임상적으로 다르지만 크기가 귀지를 외부로 배출되는 것을 막을 정도로 크면 제거한다. 사진은 왼쪽 외이도의 골종이다.

출처: Bechara Y. Ghorayeb, MD; from http://www.ghorayeb.com/Pictures.html

검으로 자세하게 진단해야 한다.

외골증(exostoses)은 찬물 수영을 좋아하는 사람에서 자주 나타나며, 뼈가 바깥쪽으로 돌출된다. 보통 사람들이 보면 외이도 벽에서 나타나는 돌출이 골종인지 외골증인지 분간하기 어렵다(그림 9.15 참조). 골종처럼 외골증도 전음성 난청을 일으키거나 외이도 자정작용을 막아 감염을 초래할 것으로 판단되면 치료한다.

외이도 귀지

외이도 귀지샘은 상당히 많은 귀지를 만들어 내는데, 외이도가 작으면 외이도를 막고 청력손실을 일으킬 수도 있다. 물론 많은 귀지가 발견되더라도 고막이 외부와 조금이라도 열려 있으면 청력은 정상을 유지한다(그림 9.16A와 B). 지나친 외이도 청소도 연골부의 자정 기능에 영향을 줄 수 있고, 귀지를 연골부에서 자정 효과가 없는 골부로 밀어 넣는 결과를 초래할 수 있다. 부모들이 유소아 외이도 청소를 위해 면봉과 솜뭉치를 사용하기도 하는데, 귀지를 골부로 밀어 넣으면서 외이도 협부에 귀지가 쌓이게 하여 더 큰 문제를 일으킬 수도 있다. 귀지가 젖은 상태로 나오는 사람들은 더 많이 성가실 수 있다.

귀지는 골부로 이동하면 제거할 때까지 남아 있게 된다. 면봉 등을 사용하거나 다이빙 시 수압이 귀지를 외이도 연골부에서 골부로 밀려들어가게 할 수도 있다. 귀지가 골부로 이동하면 마르면서 가려움증을 유발한다. 외이도염과 마찬가지로 이구전색(impacted cerumen)은 외이도 폐쇄 정도에 따라 경도부터 중등도까지 청력손실을 유발할 수 있다.

청각전문가들도 삽입형 수화기를 이용한 검사, 이미턴스 검사, 와우전기반응검사, 보청기 장착 등으로 피검자의 외이도를 볼 기회가 점점 많아지고 있다. 미국청각협회

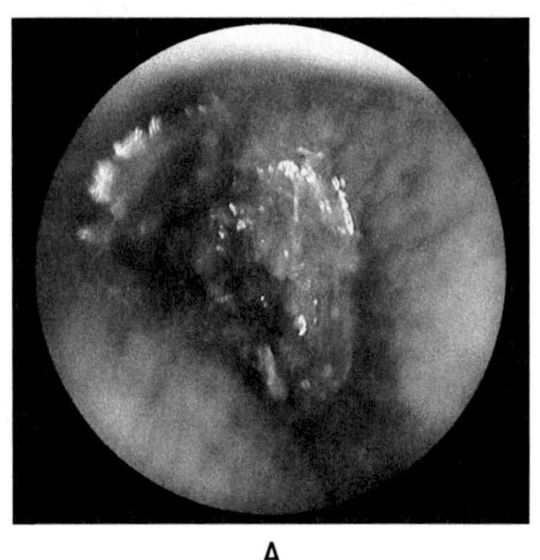
A

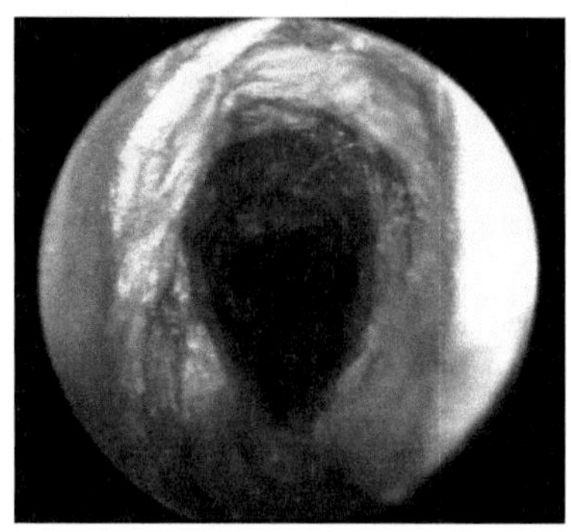
B

그림 9.16 과도한 귀지가 쌓여서 외이도를 막으면 약간의 청력손실이 생긴다(A). 보청기 사용자 외이도에서 본 귀지 터널(B). 귀지는 농도가 매우 다르며, 시간이 지나면서 아주 딱딱해진다. 귀지는 청력검사, 보청기 성능 평가, 보청기 출력에 영향을 준다.

출처: (A) Clark Audiology, LLC; (B) Roy F. Sullivan, Ph.D. Audiology Forum: Video Otoscopy, www.rcsullivan.com

(American Academy of Audiology)와 미국언어청각협회(American Speech-Language Hearing Association, ASHA)은 청각전문가의 직무 범위에 귀지 제거를 위한 훈련을 포함하고 있다.

귀지를 제거하기 전에는 고막 천공, 귀 질환, 환기관 삽관 등의 병력을 반드시 확인해야 한다(10장 참조). 만약 당뇨, AIDS, 수술 이력 등의 병력이 있으면 귀지는 반드시 의사가 제거해야 한다.

이경 검사는 주의 깊게 수행해서 부분적으로나마 귀지가 아닌 다른 것이 포함되어 있는지 확인해야 한다. 만약, 고막이 보인다면 고막운동성 계측을 통해서 완벽한 상태라는 것을 분명히 해 두는 것이 좋다. 대부분의 노인들은 외이도 연골부가 탄력을 잃어 부분적으로나마 붕괴되고 좁아져서 귀지 제거가 더 어려울 수도 있다.

귀지 제거제(cerumenolytic)는 귀지를 부드럽게 녹인다. 이 약은 하루에 여러 차례, 며칠 정도 투약하며, 적어도 귀지 제거 시작 한 시간 전까지 외이도에 투약한다. 검사를 통해 딱딱한 귀지가 확인되면 시간이 걸리더라도 부드럽게 하여 제거하고, 부드러워지면 흡인기로 간단히 제거할 수 있다.

귀지는 물 세척을 하기도 하지만 큐렛과 흡인기를 이용하여 제거한다. 물론 이 경우 헤드램프나 수술용 현미경, 비디오 이경 등 밝게 비출 수 있는 광원 장치가 필수적이다. 청각전문가들은 피검자의 외이도에 무엇을 집어넣거나, 어떤 방법을 사용하는 경우 항상 세심히 주의하고 모든 과정은 기록하여 보관해야 한다.

거의 5,000년 전부터 효과적인 방법이라고 생각한 고대 귀지 제거법은 양초 귀이(ear

candling)법이다. 이 기술은 25~30 cm 정도 길이의 속이 빈 양초를 이개강 안에 놓고, 반대쪽에 불을 켠다. 불을 켜는 것은 양초의 빈 공간을 부분적으로 진공을 만들어 귀지를 제거하기 위한 것이다. 이 방법은 '치유'라고 하는 민간요법의 병폐로 지지할 수 없고, 어떤 과학적 증거도 없다(Shenk & Dancer, 2004). 이 방법은 특히 제3세계 국가들에서 여전히 사용하고 있다. 미국에서 매년 수천 달러 이상의 양초가 판매되고 있으며, 건강식품 매장에서도 볼 수 있다. 개선된 많은 방법들이 소개되어 있으며, 종이판으로 원뿔을 만들어 좁은 부분을 외이도에 두고 반대쪽에 불을 켜서 귀지를 제거하는 방법도 그중 하나이다. 양초 검이법 사용에 관한 기록은 어디에서도 찾을 수 없고, 대상자에게 경미한 정도부터 심한 정도의 화상을 일으킬 수 있다.

고막 천공

고막에 여러 가지 형태의 천공이 생길 수 있다. 중이 질환을 앓고 있는 동안 과도한 압력은 고막 파열로 이어질 수 있다. 때로 감염이 고막을 괴사시키거나 천공시킬 수 있다.

천공의 흔한 원인은 면봉이나 머리핀 같은 것으로 뚫리는 직접적인 외상이다. 이와 같은 외상은 스스로 외이도를 청소하다가 외이도 길이를 오판하거나 면봉 같은 것을 넣고 있는 동안 몸을 움직여 깜짝 놀라서 생길 수 있다. 이런 사고는 참을 수 없는 심한 통증을 일으킨다. 귀 바로 앞에서 박수를 치거나 폭발 등에 의하여 외이도에 갑작스러운 압력이 가해져도 천공이 생길 수 있다. 청력손실 정도는 고막 천공 상태에 따라 달라진다. 천공의 정확한 크기와 위치는 청력손실 정도와 함께 청력도 양상도 달라지게 한다(그림 9.17 참조)

외상성 고막 천공은 본질적으로 정상 조직이 변형된 것이기 때문에 질병에 의한 천

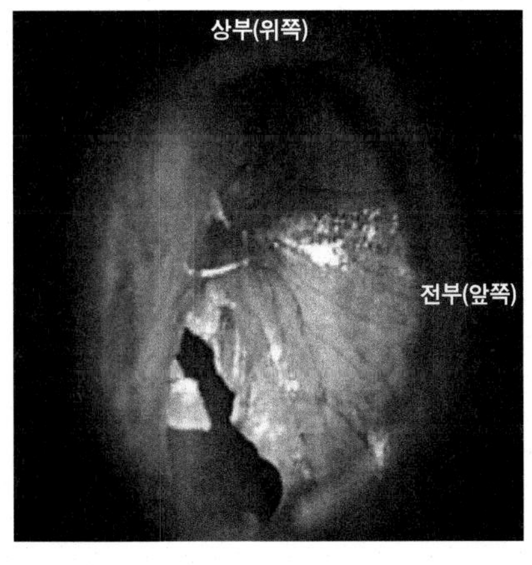

그림 9.17 귀를 맞은 후 생긴 것으로 보이는 염증이 없는 오른쪽 고막 하부 천공. 천공에 따른 전음성 난청은 저음역에 크다. 이것은 천공 크기에 크게 영향을 받는다.

출처: Bechara Y. Ghorayeb, MD; from http://www.ghorayeb.com/Pictures.html

공보다 자연적 치유가 더 잘 되는 경향을 보인다. 고막에서 정상적인 상피세포의 전이는 고막 하부에서 활발하기 때문에 하부 천공이 상부에서보다 빠르게 치유된다. 상피섬유의 이동을 돕기 위해 천공 부위 위로 얇은 담배 조각을 올려놓기도 한다. 고막 천공은 상피 및 점막층에서 잘 치유되지만 섬유층은 천공이 남아 있기도 한다.이 때문에 천공 부위 고막은 얇아질 수 있다. 고막의 얇아진 부위는 외이도를 물 세척하거나 재채기를 크게 하면 다시 천공되기도 한다.

천공된 고막의 재생은 수술적 방법으로 접근할 수 있으며, 이를 **고막성형술**(myringoplasty)이라고 한다. 초기 고막성형술은 피부 이식을 말하며, 상지 안쪽 면에서 떼어 낸 피부를 천공 부위 위에 대어 준다. 이식한 피부는 조기에 떨어져 나가서 종종 재천공되기도 한다. 지금은 피부 이식으로 대치되었지만 상지 정맥의 탄력이 고막 섬유층과 비슷하여 이를 떼어 내 이식하기도 하였다. 그러나 정맥에 떼어 낸 조직은 폭이 좁아 큰 천공에는 적용할 수 없다. 오늘날의 대부분 중이 수술은 근육을 보호하는 튼튼한 섬유인 근막이 주로 사용하며, 수술 결과도 만족스러운 수준을 유지한다.

이미턴스 검사는 장치 압력계에서 외이도에 가한 압력이 천공된 부위를 통해 중이로 새어 나가기 때문에 공기 밀봉이 되지 않아 검사가 불가능하다. 이미턴스 검사기는 육안으로 확인할 수 없는 아주 작은 천공도 탐지할 수 있다. 만약 고막에 천공이 있으면 중이강 공기 용적까지 반영하기 때문에 외이도 용적(C_1)이 매우 높아진다.

고막 비후

일반적으로 중이 감염은 고막을 두껍게 하고 흉터를 남긴다. 때로 칼슘태가 나타나서 고막의 질량을 높이고 진동을 방해한다. 이를 **고실경화증**(tympanic sclerosis)이라 하며, 인지할 수준의 청력손실이 나타나지는 않는다. 고실경화증은 의학적 또는 수술적 치료에 잘 반응하지 않는다(그림 9.18 참조).

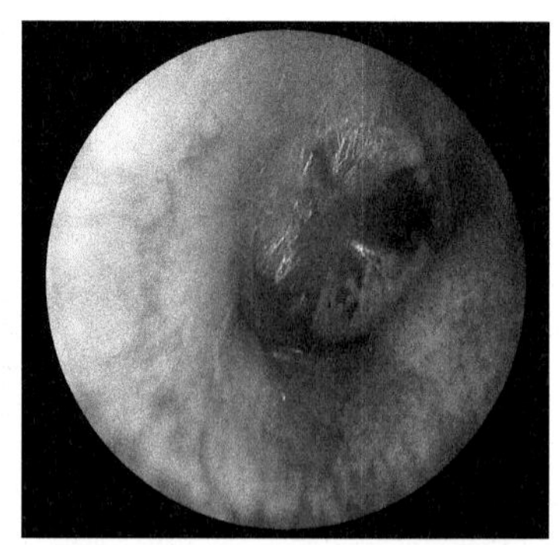

그림 9.18 흔한 비정상으로 고막경화증이라고도 하는 고실경화증은 염증이나 감염으로 석회화된 상태이다. 상태가 심해지기 전까지는 청력손실을 자각할 수 없으며, 이 사진에서는 전하방 사분위에 고실경화증이 명확히 관찰된다. 추골 측돌기는 전상방 사분위에서 관찰된다.

출처: Roy F. Sullivan, Ph.D. Audiology Forum: Video Otoscopy, www.rcsullivan.com

고막은 아주 두꺼워지기도 한다. 고막의 비후는 중이 질환에 동반되어 나타나기 때문에 질환 기여에 따른 청력손실 정도를 예측하기는 어렵다.

심화 증례 학습

2장에서 가상 증례 6개를 소개하였다. 이제 9장 학습을 기초로 증례 1이 다양한 검사에서 어떠한 결과가 나타날 수 있는지 예상하는 단계이다(아래 부분을 설명하기 전에 2장 끝부분에 있는 증례 1의 설명을 참조하자).

증례 1: 전음성 난청 – 외이 질환

수화기 위치를 정상 귀로 추정되는 위치로 두고 헤드폰을 유소아 머리에 장착하면 신뢰할 수 있는 검사가 가능하다. 검사 결과는 두 귀 모두 기도 가청역치가 50~60 dB HL 정도로 크고, 기도-골도 차이가 큰 청력손실로 **그림 9.10**과 비슷하게 관찰되었다. 골도 전도 가청역치는 전두 골도 전도로 검사하여 정상 범위에서 관찰되었다. 차폐(6장 설명 참조)는 헤드폰 기도 수화기를 이용하여 시행하였다. 이미턴스 검사와 이음향방사 검사는 외이도가 없어서 시행할 수 없었다. 청성뇌간반응은 파형 윤곽이 정상이었으나 모든 파의 잠복시간이 지연되었다. 추가 검사가 필요하다.

* 요약

이개, 외이도, 고막을 포함한 외이는 외부로부터 처음으로 소리를 받아들이는 청각계통의 관문이다. 이개는 소리를 모아 주고, 외이도는 소리가 곧바로 들어가며, 고막은 음파에 부딪쳐 진동한다. 외이 일부에 비정상이나 질병이 있으면 해부학적 구조물의 손상에 여부와 정도에 따라 청력은 손실이 있을 수도 그렇지 않을 수도 있다.

외이 이상은 감각신경계통에는 영향을 미치지 않는다. 그러니 외이도 기형은 골도 전도의 골-고실 전도에 변화를 일으켜 골도 청력을 다소 변화시킬 수 있다. 어음이해도와 병소 판정을 위한 청각학적 평가 소견은 정상 청력자와 비슷한 수준으로 기대할 수

다시 보기 표 9.1 외이

해부학적 부위	질환	난청 원인?	치료
이개	소실, 작거나 기형	없음	성형수술
외이도	귀지	가끔	제거
	감염	가끔	의학적 치료
	폐쇄	있음	수술
	협착	가끔	관찰 / 수술
	이물	가끔	제거
고막	천공	있음	수술
	비후	가끔	가끔

있다. 이미턴스 검사는 외이 기형의 경우 질환 자체 특징으로 검사가 불가능한 경우가 많다.

청각전문가는 외이 질환이 있는 난청자를 만나는 경우 이과 의사 상담을 추천해야 한다. 만약, 의학적 치료가 필요하지 않은 청력손실인 경우 청력손실의 정도와 난청자의 요구 등을 반영한 청각학적 재활을 위한 평가를 진행해야 한다.

✻ 자주 묻는 질문

Q 이개강은 소리 방향 탐지에 어떤 도움을 주는가?

A 이개강은 소리를 외이도로 모아 주고, 이개는 소리 듣기와 방향 탐지에 모두 도움을 준다.

Q 긴장부와 이완부의 차이는 무엇인가?

A 이완부는 섬유층(fibrocartilaginous layer)이 매우 얇아 상피층과 점막층만 있는 것처럼 보이고, 긴장부는 확실한 섬유층이 있다.

Q 외이도 폐쇄증에 보청기가 도움이 되는가?

A 가급적 빨리 보청기를 장착하여야 한다. 외이도가 없다면 골도 보청기를 장착한다.

Q 얼마나 자주 차가운 물에서 수영하면 외골증이 발병하는가?

A 차가운 물에서 잦은 수영이 외골증 발생 원인인 것은 맞지만 정확한 원인은 아직 알 수 없다.

Q 하악-측두 관절 증후군을 다른 질환과 구분할 수 있는 뚜렷한 특징은 무엇인가?

A 하악-측두 관절 증후군은 성인이 귀에서 연관통을 느끼는 주원인이다. 이비인후과 의사들은 감염이나 귀의 이상을 배제한 다음 진단한다.

Q **하악-측두 관절 증후군의 정확한 원인은 무엇인가?**

A 주원인 중의 하나는 대구치 발치나 함몰로 인한 부정 교합이며, 선천성인 경우도 있다.

Q **하악-측두 관절 증후군의 증상 완화 또는 치료법은 무엇인가?**

A 보조기를 이용한 하악-측두 관절 교정, 야간 이갈이로부터 치아 보호, 의치 등 치아 복원, 재활 훈련, 악안면 수술 등의 방법이 있다.

Q **다운 증후군과 같은 질환으로 생긴 이개 기형이 청력에 미치는 영향은 무엇인가?**

A 이개 기형을 제외한 귀의 다른 해부학적 구조물들이 모두 정상이라면 소리를 듣는 데는 어려움이 없을 수 있다.

Q **피어싱이 청력에 미치는 영향은 무엇인가?**

A 피어싱으로 감염이 생기고, 감염으로 귀가 부어 소리 전도를 방해하는 경우에만 듣는 데 지장을 줄 수 있다.

Q **극한의 추위가 이개와 이이도에 미치는 영향은 무엇인가? 이개에 동상이 걸리면 어떤 일이 일어나는가?**

A 이개는 두개골로부터 돌출되어 있어서 동상에 걸리기 쉽다. 때에 따라 이개를 일부 또는 전부를 절제할 수 있다. 외이도에서는 동상에 의해 피부 박리가 생길 수 있고, 그 예가 극히 드물지만, 박리된 피부가 외이도를 막을 수 있다.

Q **외이도 안으로 곤충이 들어가서 고막 천공이 생길 수 있는가?**

A 충분히 가능하다. 가급적 빨리 의사의 도움을 받아야 한다.

Q **외이의 이모가 하는 기능은 무엇인가?**

A 외이도에서 이물이나 곤충을 밖으로 밀어내는 역할도 한다.

Q **청력과 무관한 Treacher Collins 증후군의 증상들은 무엇인가?**

A 아래로 처진 눈, 작고 기운 하악, 작거나 발달되지 않은 이개, 외이도 폐쇄, 발달이 완성되지 않은 관골과 안와, 절흔이 생긴 하안검 등 독특하고 다양한 신체적 특징들이 있다.

Q **가정에서 귀지를 제거하는 방법은 무엇인가?**

A 시판되고 있는 귀지 제거용품은 안전하다. 그러나 확실한 방법은 잘 훈련받은 진문가의 도움을 받는 것이다. 이비인후과 의사들은 수술용 현미경, 흡인기 등의 장비를 이용하여 안전하게 제거한다. 대부분의 청각전문가들도 특별한 질환이 없는 경우에 한해 장비를 이용한 제거가 가능하다.

Q **광추는 성인과 아동이 같은가?**

A 그렇다.

Q 절창(종기)이란 무엇인가?

A 절창은 이모의 모낭에서 생기는 염증이다.

Q 이개의 기능은 무엇인가?

A 소리를 모아 외이도로 들어갈 수 있도록 깔때기와 같은 역할을 한다.

Q 골종이 청력손실을 일으키는 경우는 무엇인가?

A 골종이 외이도를 막을 만큼 커진 경우 난청을 유발한다.

Q 협착이 난청을 일으키는가?

A 협착만으로 청력손실이 생기지 않는다. 협착에 의해 이물이나 귀지가 외이도를 막았을 때 청력손실이 생긴다.

Q 고막성형술에서 고막으로 접근하는 방법은 무엇인가?

A 외이도로 접근하는 것이 일반적이다.

Q 고막의 제는 단순한 고막 수축인가, 아니면 해부학적으로 고막의 한 부분 또는 해부학적으로 추골의 한 부분인가?

A 제는 고막에서 가장 크게 수축된 지점이며, 해부학적 부분은 아니다.

Q 골종은 뼈가 성장하는 것이고, 골증식증은 뼈가 밖으로 성장하는 것으로 보았는데, 이 둘의 차이는 무엇인가?

A 골증식증이 외이도에서 발생할 수 있지만 골종처럼 종양은 아니다.

Q 측두-하악 관절이 귀에 통증을 느끼게 할 수 있다면 치아도 통증을 일이킬 수 있는가? 예를 들어 치근관 통증도 귀가 느낄 수 있는가?

A 연관통은 확실하게 느낄 수 있다.

Q 이개성형술과 이성형술의 차이는 무엇인가?

A 이성형술은 귀에 대한 전반적인 성형술이며, 이개성형술은 이개에 국한한 성형술이다.

Q 중이 삼출액을 제거하는 수술은 무엇인가?

A 고막절개술.

Q 중이에 농이 차 있는 경우 가장 좋은 방법은 무엇인가?

A 항생제 요법보다 고막절개술을 통한 배농이 일반적이다.

Q 이경화증에 사용되는 가장 일반적인 외과적 치료법은 무엇인가?

A 등골절제술.

Q 고막절개술을 시행하는 이유는 무엇인가?

A 중이 삼출액을 배출시키기 위한 것이다.

Q 남자 또는 여자 중 중이염에 잘 걸리는 쪽은?

A 남자에게 더 흔하다.

Q 가정에서 중이염 치료를 위해 올리브유를 넣기도 한다. 이 방법으로 발생할 수 있는 문제는 무엇인가?

A 때로는 따뜻한 올리브유가 통증 완화에 도움이 되지만 치료 방법은 아니다. 올리브유는 외이도에서 먼지를 흡수하기도 하여 다른 문제를 생기게 할 수 있다. 또 온도가 너무 높으면 화상을 입을 수 있다.

* 추천 도서

Hirsch, B. E. (1996). Diseases of the external ear. In C. D. Bluestone, S. E. Stool, & M. A. Kenna (Eds.), *Pediatric otolaryngology* (pp. 378-387). Philadelphia: W. B. Saunders.

Kenna, M. A. (1996). Embryology and developmental anatomy of the ear. In C. D. Bluestone, S. E. Stool, & M. A. Kenna (Eds.), *Pediatric otolaryngology* (pp. 113-126). Philadelphia: W. B. Saunders.

Lipscomb, D. M. (1996). The external and middle ear. In J. L. Northern (Ed.), *Hearing disorders* (pp. 1-13). Boston: Allyn & Bacon.

Zemlin, W. R. (1998). *Speech and hearing science: Anatomy and physiology* (4th ed.). Boston: Allyn & Bacon.

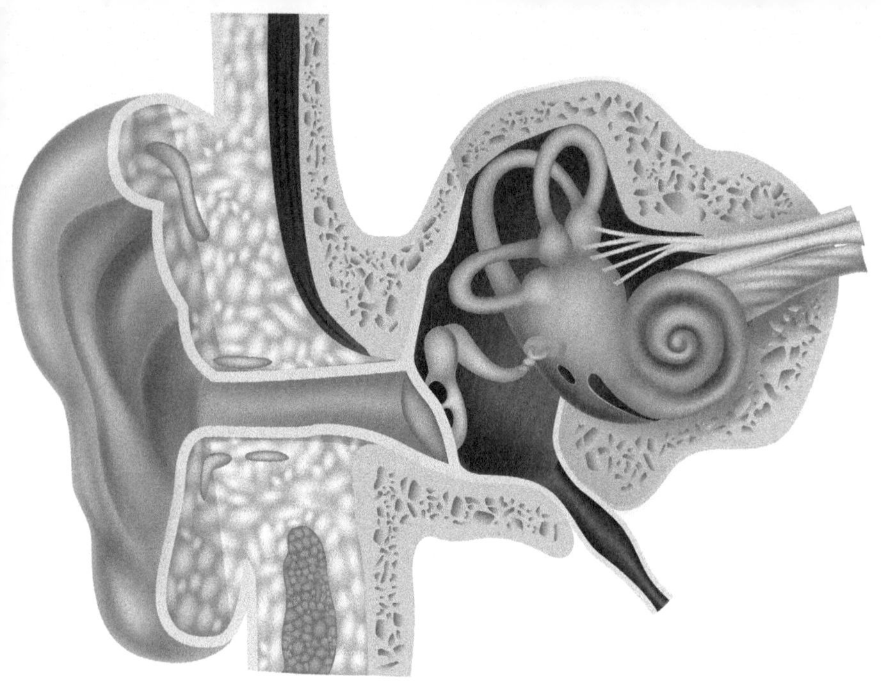

제 10 장

중이

학습 목표

이 장에서 학습할 내용은 다음과 같다.

- 중이 구조(해부)와 기능(생리)
- 전음성 난청을 유발하는 일반적 질환의 원인과 치료
- 중이 병변 시 청각 평가 전형적 결과
- 청각 평가와 관련 정보를 근거로 한 전음성 난청 원인 분석

이 장은 2장의 난청 이해, 3장의 음향 물리, 4장부터 7장의 청각학적 평가와 해석 등에 대한 기초 지식을 필요로 한다. 간략한 중이의 구조와 기능은 이미 언급하였으므로 반드시 기억하고 있어야 한다. 중이 발달은 에너지를 잘 전달할 수 있도록 진화되었다. 중이는 진동을 통해 외이의 공기 중 소리 에너지를 내이의 액체 속으로 전달한다. 따라서 중이는 공기와 액체로 서로 다른 매질에서 에너지 손실을 최소화하면서 소리를 전달한다.

중이의 해부학과 생리학

성인의 중이는 타원 구조이며, 평균 2 cm^3 정도(가로, 세로, 높이가 각각 2 cm)인 공기로 가득 찬 공간이다. 위쪽인 지붕은 얇은 뼈막이 중이강과 뇌 사이를 막고 있다. 아래쪽인 바닥에는 **경정맥 팽대**(jugular bulb)가, 앞쪽 벽 속에는 **경동맥**(carotid artery)이 위치한다. 안쪽 내벽으로 내이가, 뒤쪽 벽으로는 **유양돌기**(mastoid process)가 있다. 중이강 바깥쪽 측면에 고막이 있어서 막성 벽이라고도 한다. 중이강 위쪽 공간은 **상고실와**(epitympanic recess)라고 한다.

그림 10.1에서 보는 것처럼, 중이는 외이도와 고막으로 분리되어 있다. 중이는 **이관**(eustachian tube, 또는 auditory tube나 pharyngotympanic tube라고도 불림)을 통해 목 뒤쪽의 비인두(nasopharynx)와 연결되어 있고, 코를 통해 환기된다. 이관과 중이는 **중이 틈새**(middle ear cleft)를 이루고, 중이 틈새 전체와 고막의 중이강 쪽 내벽은 **점막**(mucous membrane)으로 되어 있다. 코와 부비동에서도 점막은 발견된다. 이 점막의 상당수는 세포 꼭대기에 **섬모**(cilia)가 있는 섬모세포이다. 눈썹처럼 작은 섬모들은 바람따라 물결치는 보리밭과 같은 풍경을 이룬다. 이 섬모운동은 아래쪽을 향하고 있어서 중이를 정화한다.

이관

성인의 이관*은 중이 전벽에서 30° 정도로 낮아지면서 약 36 mm 떨어진 비인두로 연결

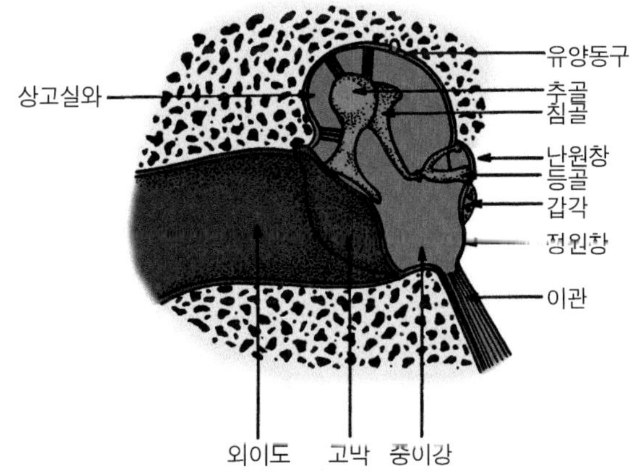

그림 10.1 중이의 횡단면

* 16세기 이탈리아의 해부학자 Bartolommeo Eustachio(1524~1574)의 이름에서 명명됨.

된다. 이관 벽은 섬모세포로 되어 있고, 위쪽 3분의 1은 골성 구조이고, 아래쪽 3분의 2는 연골 구조이다. 성인의 이관은 연골이 용수철처럼 작용하여 보통은 닫혀 있다가 비인두 개구부의 4개의 근육이 작용하여 열린다. 이 근육들은 미주신경(X 뇌신경)의 지배를 받는 구개거근과 이관인두근, 삼차신경(V 뇌신경) 하악분지 지배를 받는 고막장근과 구개긴장근이다.

이관은 하품이나 재채기, 삼킴 또는 코와 입을 막고 입 풍선을 만들면 개방된다. 이관은 깨어 있는 동안에는 평균 1분마다 1회, 수면 중에는 평균 5분마다 1회 정도씩 열린다. 신생아 이관은 성인과 비교하면 상대적으로 짧고 넓으며 수평으로 누워 있다. 생후 6개월까지는 비인두 쪽 이관 개구부가 열려 있다.

중이강의 공기 압력은 외이도와 같다. 이것은 고막을 경계로 양쪽 공기 압력이 같을 때 고막이 최대 운동성을 갖기 때문이다. 중이 조직에 의한 공기 흡수는 중이강 내 압력 조정이 필요한 이유이다. 이 압력을 조정할 수 있는 유일한 수단이 이관이다. 비행기를 타거나 잠수할 때와 같이 지면에서 올라가거나 내려오면 귀가 먹먹한 것을 느낄 수 있다. 만약 비행기를 타고 오르면 중이강 내압은 지상 압력 상태가 유지되지만 외이도는 기압이 낮아진다. 이렇게 되면 중이강 압력이 상대적으로 높아져서 고막이 바깥쪽으로 팽창되고 귀가 꽉 찬 느낌을 갖게 된다. 이와 반대로 내려올 때는 중이강 압력이 외이도보다 낮아지고, 고막이 안쪽으로 함몰되면서 먹먹한 느낌을 갖게 된다. 이러한 느낌은 삼킴이나 하품을 통해 이관을 개구시켜 압력을 같게 하면 간단하게 해결된다. 지나치게 강한 압력은 이관을 굳게 닫기 때문에 고막이 파열되는 듯한 통증을 유발하며 압력도 조정되지 않는다. 비행 중 이관 개구 이상을 경험하는 사람들을 위해 개발된 귀꽂이(earplug)도 있다. 이 장치는 외이도를 밀폐하고 압력을 서서히 조절하여 비행기가 고도를 높이거나 낮출 때 중이가 느끼는 통증을 완화시킨다.

❀ 실전 해설

항공기가 이륙하거나 착륙할 때 중이강 압력은 대기 압력과 차이가 커지며, 이로 인해 통증을 느낄 수 있다. 이 통증은 아래와 같은 방법으로 예방할 수 있다.

1. 이륙 한 시간 전 처방 없이 살 수 있는 충혈 완화제 사용
2. 이륙 30분 전 코에 비강 충혈 완화제 분무
3. 착륙 30분 전 2단계 반복 시행
4. 착륙 중 껌을 씹으면서 이관 개구 시도

❀ 유양돌기

그림 10.1에는 일부 두개골에 수백 개의 함기세포가 벌집 모양으로 분포되어 있는 모습을 볼 수 있다. 이들 각각의 세포는 중이강과 같은 점막층이 있지만 섬모가 없다. 이 세포들은 측두골 **함기 유양**(pneumatic mastoid)을 이룬다. 중이에는 위쪽 뒤쪽 바깥쪽(상후측방)으로 **유양동구**(aditus ad antrum)가 있으며, 유양동구는 이개 뒤쪽에 있는 딱딱한 뼈 부분인 유양동과 연결된다.

❀ 중이의 창

내이 골부 한 부분인 와우 기저회전(11장에서 설명)은 중이강에 노출되어 있다. 이 돌출부는 **갑각**(promontory)이며, 중이와 내이를 구분한다. 갑각의 위쪽에는 **난원창**(oval window), 아래쪽에는 **정원창**(round window)이 위치하며, 이 명칭은 모양 때문에 정해졌다. 정원창은 단단하고 탄력이 있는 아주 얇은 막이다. 난원창은 인체에서 가장 작은 뼈인 등골의 족판에 덮여 있다.

❀ 중이의 뼈

공기로 가득 찬 외이도에서 액체로 가득 찬 내이로 소리를 전달하는 기능을 수행하는 중이에는 **이소골**(귓속뼈, ossicles)이라고 하는 아주 작은 세 개의 뼈가 있다. 이 뼈들은 생김새를 고려하여 **추골**(망치뼈, malleus), **침골**(모루뼈, incus), **등골**(등자뼈, stapes)이라고 부른다.

추골의 손잡이처럼 생긴 **추골병**(manubrium, malleus handle)은 고막의 중간쯤 되는 제(배꼽, umbo)부터 상부로 향하면서 고막 중간층인 섬유층에 함몰되어 있다. 추골두는 침골체와 연결되어 있고, 이 부분은 상고실와 또는 유양동구를 향해 위쪽으로 연장된 모양을 하고 있다. 추골의 자세한 구조에 대해서는 **그림 10.2**를 참조하기 바란다. 침골(**그림 10.3**)은 **장돌기**(crus)가 있고, 장돌기가 급하게 휘어진 끝부분에 두상돌기가 있다. 두상돌기 끝은 등골두(head of stapes)와 관절을 이룬다. **그림 10.4**에서 보는 것처럼 등골은 두부, 경부, 두 개의 **각**(다리, crura, plural of crus), **족판**(footplate) 등이 있다. 후각은 진동운동에 기여하는 전각에 비해 가늘고 길다. 족판은 난원창을 덮고 있다.

추골과 침골은 단단히 연결되어 있어서 고막의 제를 중심으로 안쪽과 바깥쪽으로 운동하며, 두 뼈가 방향을 틀면서 힘을 등골에 전달하여 난원창도 내외운동을 하게 된다. 각각의 이소골은 중이 안에서 인대로 섬세하게 연결되어 있어서 머리를 돌리더라도 전

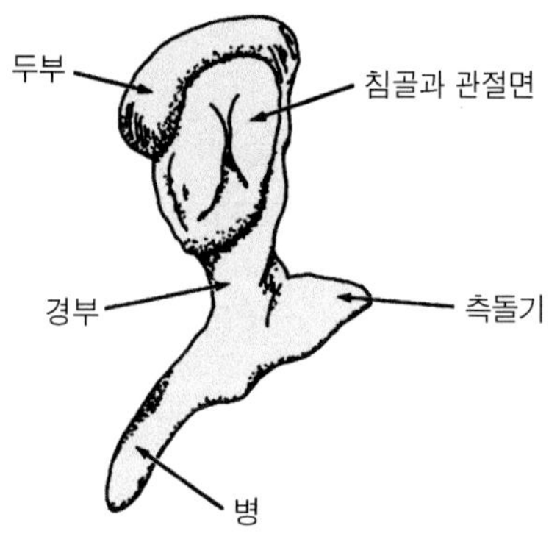

그림 10.2 추골의 구조

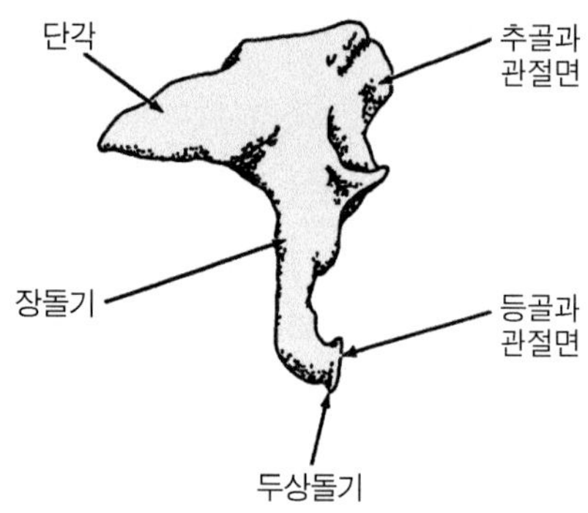

그림 10.3 침골의 구조

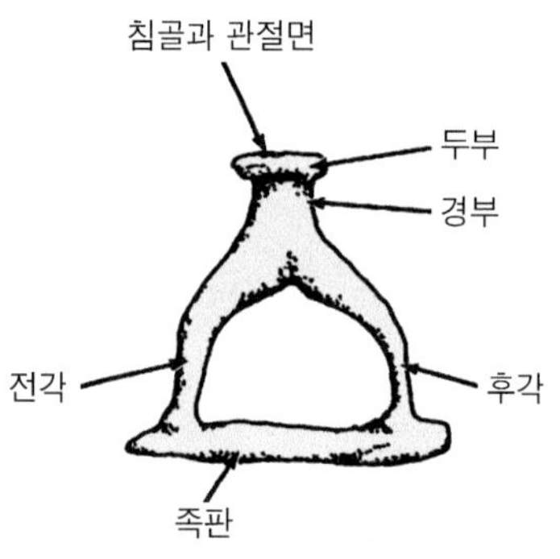

그림 10.4 등골의 구조

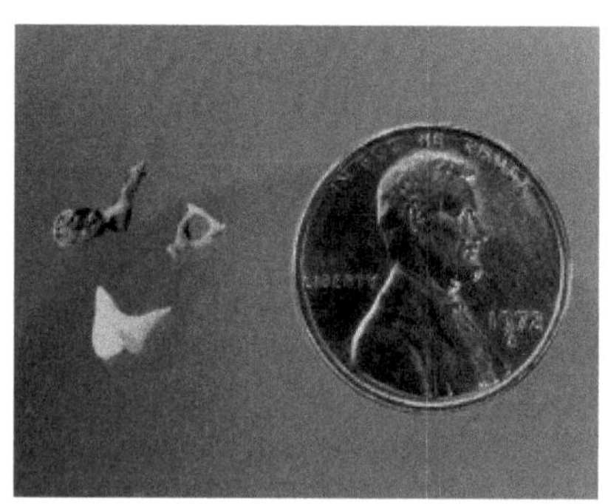

그림10.5 10원 동전과 비교한 이소골 크기

체적인 운동이 중력으로부터 영향을 받지 않는다. **그림 10.5**는 이소골이 얼마나 작은지를 보여 준다.

고막의 진동은 이소골 연쇄를 통해 난원창으로 전달된다. 이소골 연쇄는 2~6 mm 범위로 움직이며 약 800 Hz 이상의 소리를 전달하면서 효율이 극대화된다. 이러한 이소골 움직임은 중이에서 에너지 변환의 핵심이다.

중이 임피던스 정합

물고기는 사람의 와우를 펼쳐 놓은 모양의 측선(옆줄)이라는 기관이 있다. 이름에서 느낄 수 있는 것처럼 물고기 몸을 따라 길게 늘어서 있는 기관으로, 액체로 가득 차 있다. 물고기가 물속에서 헤엄칠 때면 물결이 측선을 감싸고 있는 막을 왜곡시켜서 측선의 액체가 물고기의 운동을 감지하게 한다. 이러한 변화는 그 정확한 기전을 알 수 없으나 물고기 뇌가 운동을 수용하는 기전이다. 물고기는 수중에서 살아가기 때문에 임피던스 정

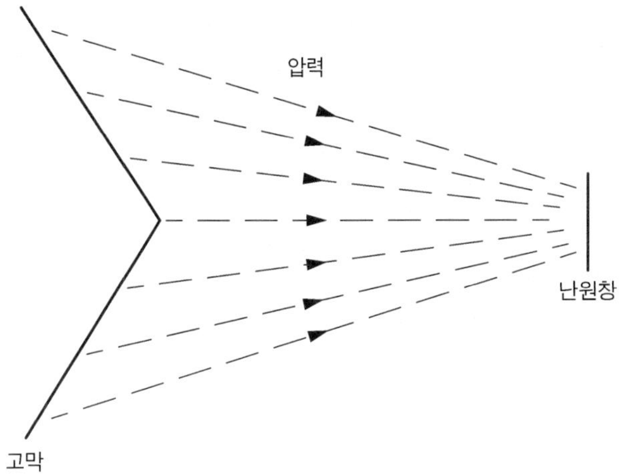

그림 10.6 고막에서 수집한 음압은 면적이 좁은 난원창으로 집중되면서 음압이 높아진다.

합이 필요없다.

성인의 고막은 평균 85~90 mm^2 정도이다. 고막에서 실질적으로 진동하는 부분은 55 mm^2 정도에 불과하지만 이 면적은 난원창 면적의 17배에 해당한다. 고막은 넓은 면적에서 음파를 수집하여 난원창으로 집중시켜 음압을 증강시킨다. 이러한 현상은 물이 흐르는 관의 끝을 손가락으로 막으면 수압이 높아지는 것과 같은 이치이다. 이렇게 하여 액체의 압력을 높일 수 있다. **그림 10.6**은 이러한 현상을 설명한다. 중이의 정교한 역할에도 불구하고 임피던스 정합이 완벽하지 않기 때문에 고막에 도달하는 소리를 모두 내이로 전달할 수 없다.

이소골 연쇄는 추골이 25 mg, 침골이 25 mg, 등골이 2.5 mg이며, 물리적 법칙인 지렛대 원리에 의한 이득을 얻을 수 있도록 배열되어 있다. **그림 10.7**은 간단한 원리를 이해

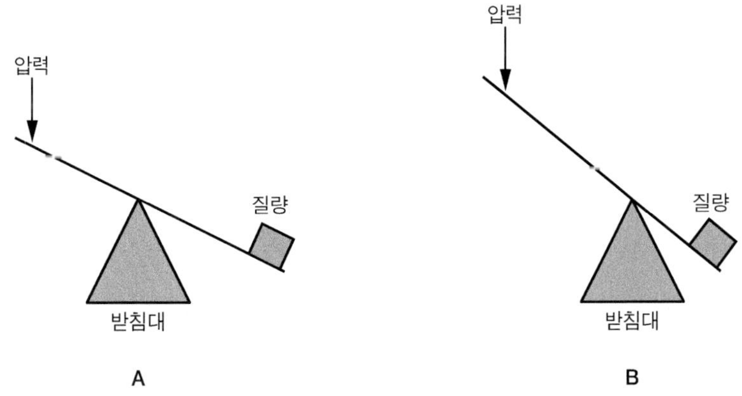

그림 10.7 지렛대 효과의 장점. 여기서는 동일 질량의 물체일 경우 B와 같이 물체를 받침대 가까이 놓았을 때 지렛대 효과에 의한 이득을 얻을 수 있다.

하는 데 도움이 될 것이다. 지렛대를 통해 등골의 족판이 받게 되는 힘은 추골에 전해지는 힘보다 크다. 이 효과로 고막에서 난원창으로 전해지는 힘은 1.3:1 정도로 증강된다. 이소골 연쇄는 중심축에서 전후로 진동하지만 난원창을 덮고 있는 등골은 중심축으로부터 벗어나 운동한다.

지렛대와 면적 효과에 의해 난원창에 도달하는 소리는 임피던스 정합을 거치지 않고 직접 전달하였을 때보다 23배 정도 증강된다. 이 음압의 증강을 수식으로 계산하면 30 dB 정도이며, 이소골 연쇄가 없어서 공기 중 소리를 액체로 직접 전달해야 한다면 28 dB 정도의 분명한 손실이 생긴다.

고막은 평편하지 않고 원추형으로 되어 있어서 임피던스 정합에 다소 도움이 된다. 추골병은 고막과 같은 진폭으로 운동하지 않기 때문에 에너지는 증강시키고 속도는 감소시킬 수 있다.

기타 중이 구조

중이는 청각에 기여하지 않는 여러 개의 구조물이 있다. 중이강 내벽으로 돌출되어 **안면신경**(VII 뇌신경, facial nerve)이 나오는 **나팔관**(fallopian canal)은 점막으로 덮여 있는 골성 관이다. 12장에서 자세히 말하겠지만 안면신경은 청신경(VIII 뇌신경, auditory nerve)과 나란히 뇌간을 향하고 있다.

고삭신경(chorda tympani nerve)은 중이강을 지나는 안면신경 분지이다. 이 신경은 한쪽 혀의 앞쪽 3분의 2 지점에서의 미각 정보를 전달한다. 중이 수술 중에는 고삭신경이 수술 시야에 방해가 되기도 하며, 수술 중 우발적이거나 수술 시야 확보를 목적으로 손상시키기도 한다. 수술 중 고삭신경이 절단되면 수술 후 몇 개월 이후부터 맛의 변화를 느낄 수 없게 된다.

중이 내 두 개의 근육의 일차적 기능에 대해서는 의견이 분분하다. 이 근육들의 수축은 강한 소리가 들어오면 이소골 연쇄를 긴장시키고 큰소리를 감쇠시켜 내이 손상을 막는 보호 기능을 한다. 그러나 총소리와 같은 충격 소음으로부터 내이를 보호하기에는 반사가 나타나기까지의 잠복시간이 너무 길다. 이 근육들은 저작이나 발성과 같은 두개골 내부에서 발생하는 소리에 의해서도 수축이 일어나 크기를 낮춰 준다.

등골근(stapedius muscle)은 길이가 7 mm이고 단면적이 5 mm^2 정도로 중이강 후벽(유양돌기)에서 시작한다. 등골 인대는 유돌 벽의 작은 관으로부터 나오지만 근육 자체는 안면신경관과 나란한 별개의 통로가 있다. 등골근은 등골의 경부 후방에 연결되어 있다. 등골이 수축하면 등골을 옆으로 움직이게 하여 난원창으로 전달되는 진폭을 감소시킨다. 등골근 수축은 잡음의 저음역 성분을 감쇠시켜 어음 인지를 향상시킬 수 있다. 등골근은 안면신경의 지배를 받으며, 등골에 연결되는 등골근의 추가 기능은 침골의 두 상돌기의 혈액 공급에도 관여한다.

고막장근(tensor tympani muscle)은 길이가 25 mm이고 단면적이 5 mm^2 정도로 작은 골성 관에 싸여 있다. 이 근육의 인대는 추골병에 삽입되어 있고, 수축하면 추골에 영향을 미쳐 고막도 긴장시킨다. 고막장근은 **삼차신경**(V 뇌신경, trigeminal nerve)의 지배를 받는다.

등골근과 고막장근의 두 개 근육은 모두 반사적으로 양측이 함께 수축하지만 인간의 경우 등골근만 소리에 반응한다. 만약, 오른쪽 귀로 강한 소리를 들려주더라도 양쪽의 등골근이 함께 수축한다. 고막장근은 눈 또는 외이도에 입바람을 불거나 온도 변화가 있거나 외이도 주변을 만지작거려도 수축한다.

중이의 발달

배아 및 태아기 동안 특정 해부학적 부위가 발생하거나 분화한다. 외이와 마찬가지로 중이와 이관은 인두궁(pharyngeal arch)에서 발생하며, 첫 두 개의 궁으로 제한된다. 외이나 다른 신체 모든 부위와 마찬가지로 발달 과정은 다소 차이가 있다.

중이강과 이관은 모두 내배엽에 걸쳐 있는 첫 번째 인두낭(pharyngeal pouch)에서 발생한다. 임신 중 중이강은 중배엽 세포 일종인 중간엽(mesenchyme)으로 채워져 있으며 여기서 이소골이 발달한다. 중이강과 이관을 채우는 섬모 상피는 내배엽으로부터 발달을 시작하며 난원창은 임신 47일 정도에 발생한다.

이소골은 첫 번째와 두 번째 인두궁으로부터 발생된다. 침추관절(incudomalleal joint)을 이루는 추골과 침골의 상부는 첫 번째 인두궁에서 발생을 시작한다. 추골과 침골의 하부 및 등골 상부는 두 번째 인두궁에서 발생하며 등골 하부는 이낭(otic capsule)으로부터 발생한다.

임신 29~32일경에는 추골과 침골로 성장하게 될 조직이 나타난다. 임신 12주 정도에 이소골이 분화되기 시작하고 16주경 완전히 성장하여 연골이 골화되기 시작한다. 추골과 침골의 전반적 골화는 임신 21주경 그 형태를 갖추고, 24주부터 빠르게 진행된다. 중이의 근육은 중간엽으로부터 나타나며 고막장근은 첫 번째, 등골근은 두 번째 궁으로부터 발생한다.

중이와 청력손실

중이에 이상이 있으면 전음성 난청이 생긴다. 기도 청력은 질환의 정도에 직접적으로 영향을 받아 손실 정도가 달라지며 골도 청력은 질환이 내이로 파급되지 않았다면 이론상으로 정상 범위에 있어야 한다. 여기에서 중이 구조와 기능은 물론 관성 골도에 관한 분명한 이해가 있어야 한다. 중이 질환에 의한 전음성 난청은 비록 감각신경성 난청이 포함되지 않더라도 골도 청력이 저하되기도 하며 혼합성 난청에서 감각신경성 손실은 골도 잡음으로 과장되어 나타나기도 한다. 이러한 현상은 Orchik, Schumaier, Shea와 Xianxi(1995)가 중이 수술에서 보형물의 위치를 바꾸어도 골도 청력의 저하가 나타난다는 보고를 통해서도 확인되었다.

중이 손상과 치료

중이 음압

전부는 아니더라도 중이 질환은 이관 기능 부전으로 인해 발생한다. 이관 기능은 여러 가지 원인에 의해 부전이 나타나는데, 가장 흔한 두 가지 원인으로 알레르기나 이차 감염에 의한 부종과 아데노이드 비후로 인한 이관 개구부 폐쇄를 들 수 있다. 때로 구조상 비정상이 이관 개구를 어렵게 하는 원인인 경우도 있다.

이관이 중이와 외이 사이에서 기압 조정을 어렵게 하는 또 다른 원인 중 하나는 중이 안에 갇힌 공기를 중이 벽을 감싸고 있는 조직이 흡수하여 기압이 낮아지는 것이다. 이렇게 압력이 낮아지면 이관이 닫힌 상태로 외기 유입이 차단된다. 이러한 경우 외이도의 높은 압력이 고막을 안쪽으로 위축시킨다(**그림 10.8**). 이관 기능 부전에 의한 고막의 위축은 고막 진동을 둔화시키고 미세한 전음성 난청을 발생시킨다.

이관 기능은 이미턴스 검사기를 이용하여 검사할 수 있다. 고막이 손상되지 않은 경우 가압 삼킴법(Williams, 1975)을 사용한다. 이 방법(Williams method)은 자연스럽게 4회 정도 삼킴 동작을 하게 한 후, 고막운동도를 검사한다. 외이도에 +400 daPa의 압력을 가한 상태로 4~5회 정도의 삼킴 동작을 하게 한 후, 다시 두 번째 고막운동도를 검사한다. 대기압에서 다시 삼킴 동작을 하게 하여 중이강 압력을 조정한다. 마지막으로 −400 daPa의 압력을 가한 상태로 4~5회 정도의 삼킴 동작을 하게 한 후, 다시 세 번째 고막운동도를 검사한다. 만약, 이관 기능이 정상이라면 세 개 고막운동도의 중이강 압력은 적어도 15 daPa 정도 차이를 보인다. 이 차이가 작아지면 이관 기능 부전으로 중이

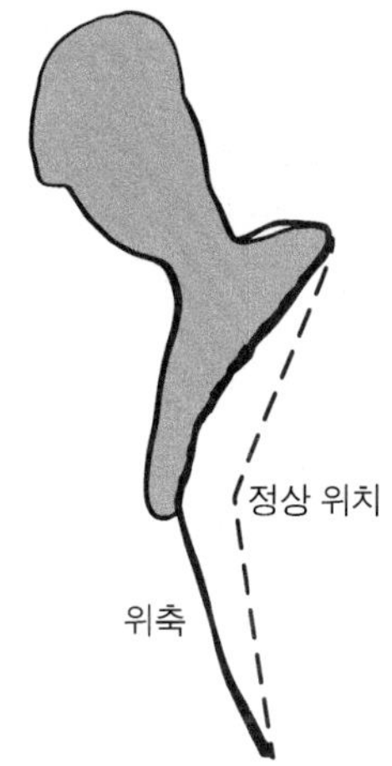

그림 10.8 중이 음압은 고막의 위축을 일으킨다.

강이 환기되지 않는다는 것을 의미한다.

고막이 위축된 것으로 진단하였으나 감염성 비루가 없을 경우 이과 의사들은 **Politzer 환기법***이라고 하는 중이 환기법을 이용하여 중이의 기압을 조정하기도 한다. 콧구멍 한 쪽을 막고 다른 쪽 콧구멍에 관이나 분무기를 넣어 올리브유를 뿌려 준다. 이때 환자는 '쿵 쿵 쿵' 하면서 연구개를 올려 준 다음 삼킨다. 환자가 이런 동작을 하는 동안 이과 의사는 고막의 움직임을 살피면서 고막의 천공이나 이관의 기능 부전을 진단하기도 한다.

잠수사들은 잠수를 하거나 수면으로 올라오면서 중이 기압을 조정하는데 이때 널리 사용되는 방법이 **Valsalva 법****이다. 이 방법은 입을 닫고 양쪽 콧구멍을 막은 후 숨을 힘껏 내쉬면 이관이 자동으로 열려 중이강 압력을 높이는 방법이다. 중이 수술 이후 중이강 환기를 위해 종종 추천하는 방법이다. **Toynbee 법*****은 Valsalva 법과 마찬가지로 입을 닫고 콧구멍을 막는 것은 같으나 숨을 내쉬지 않고 삼킴 동작을 하여 이관을 여는 방법이다.

그림 10.9A와 B는 왼쪽 귀 경도의 전음성 난청이다. 골도 청력과 어음이해도도 정상 범위에 있어서 모든 검사 결과를 전음성 난청으로 해석할 수 있다. 이미턴스 검사에서 두 귀의 정적 탄성은 모두 정상을 보이나 왼쪽 귀 중이강 압력이 음압을 보여 C형 고막 운동도로 해석할 수 있다(**그림 10.10**). 모든 검사 소견은 중이강 공간의 부분적 이상으로 판단할 수 있다.

---

* 헝가리의 이과 의사(otologist) Adam Politzer(1835~1920)의 이름에서 명명됨.

** 이탈리아의 해부학자 Antonio Maria Valsalva(1666~1723)의 이름에서 명명됨.

*** 영국의 이과 의사 Joseph Toynbee(1815~1866)의 이름에서 명명됨.

AIR CONDUCTION

Earphones: Insert ☒ / Supra Aural ☐; Masking Type: WB ☐ NB ☐

	RIGHT									LEFT								
	250	500	1000	1500	2000	3000	4000	6000	8000	250	500	1000	1500	2000	3000	4000	6000	8000
Threshold	5	0	5/5	5	0	5	10	10	5	15	20	20/20	15	15	20	15	15	15
Masking																		
EM Level in Opp. Ear																		

BONE CONDUCTION

Placement: Forehead ☒ / Mastoid ☐; Masking Type: WB ☐ NB ☐

	RIGHT						FOREHEAD						LEFT					
	250	500	1000	2000	3000	4000	250	500	1000	2000	3000	4000	250	500	1000	2000	3000	4000
Threshold							0	5	0	0	0	5	5*	5*	5*	0*	0*	5*
Masking																		
EM Level in Opp. Ear													30	10	20	0	5	10

	2 Freq	3 Freq	Variable	WEBER							2 Freq	3 Freq	Variable
Pure Tone Average	0	2	5	L	L	L	L	L	L	Pure Tone Average	18	18	18

A

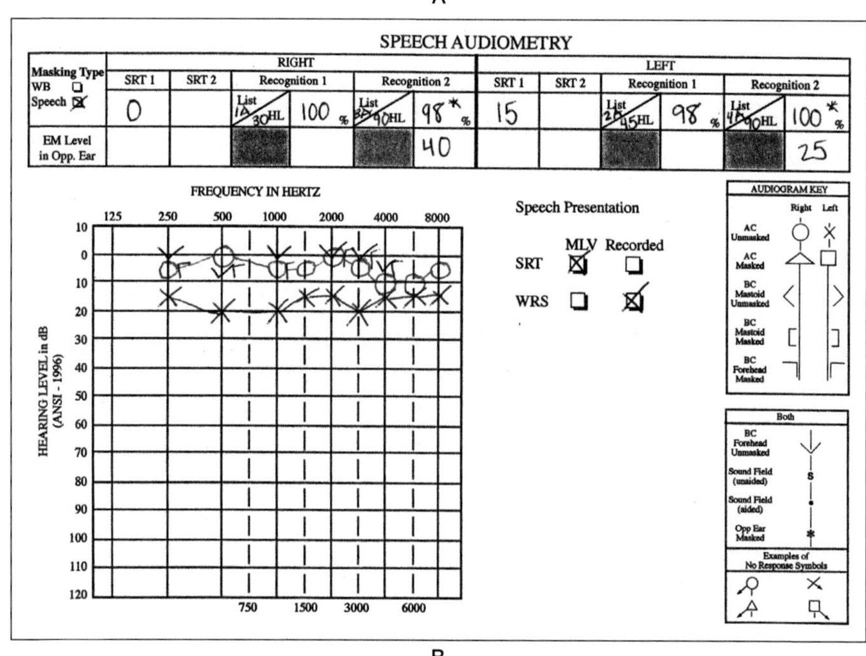

B

그림 10.9 (A) 골도 수화기를 전두부에 착대하고 시행한 골도 검사와 오른쪽 귀를 차폐한 왼쪽 골도 검사. 결과는 왼쪽 경도 전음성 난청이다. (B) 왼쪽 고막 위축에 의한 경도 전음성 난청 청력도이며, 오른쪽 귀는 정상이다. 차폐는 왼쪽 골도와 어음이해도 검사 시 필요하며, Weber 검사 결과는 모든 주파수에서 왼쪽으로 편기되었다.

화농성 중이염

전음성 난청의 원인이 되는 가장 흔한 중이 질환의 하나는 중이 공간의 감염, 즉 **중이염**(otitis media)이다. 중이염은 중이 점막의 감염을 말하며 미국의 경우 2세 이전 유아의

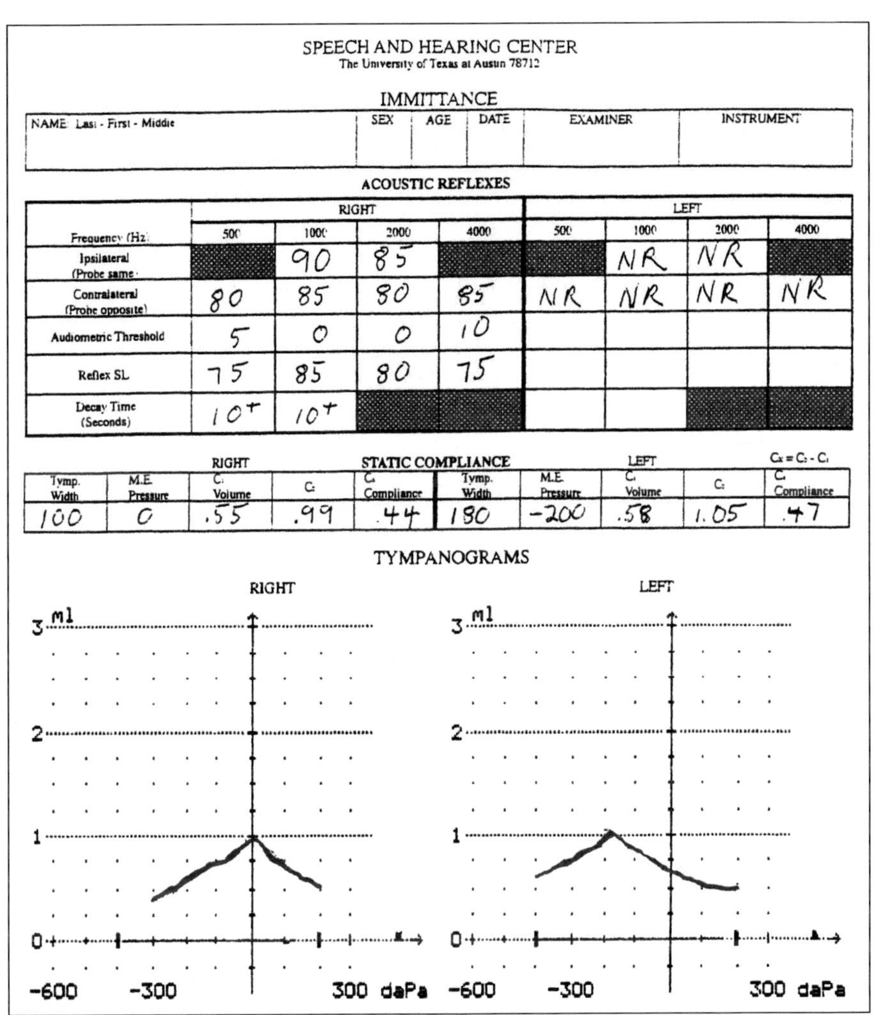

SPEECH AND HEARING CENTER
The University of Texas at Austin 78712

IMMITTANCE

NAME: Last - First - Middle	SEX	AGE	DATE	EXAMINER	INSTRUMENT

ACOUSTIC REFLEXES

	RIGHT				LEFT			
Frequency (Hz)	500	1000	2000	4000	500	1000	2000	4000
Ipsilateral (Probe same)		90	85			NR	NR	
Contralateral (Probe opposite)	80	85	80	85	NR	NR	NR	NR
Audiometric Threshold	5	0	0	10				
Reflex SL	75	85	80	75				
Decay Time (Seconds)	10+	10+						

STATIC COMPLIANCE ($C_x = C_2 - C_1$)

RIGHT Tymp. Width	M.E. Pressure	C_1 Volume	C_2	C_x Compliance	LEFT Tymp. Width	M.E. Pressure	C_1 Volume	C_2	C_x Compliance
100	0	.55	.99	.44	180	-200	.58	1.05	.47

TYMPANOGRAMS

그림 10.10 오른쪽 귀가 정상(A형)이고, 왼쪽 귀가 음압(C형), 두 귀 정적 탄성이 정상을 보이는 이미턴스 검사 결과. 동측 등골근 반사는 오른쪽이 정상이지만 왼쪽이 나타나지 않았다. 반사 활성 자극(reflex-activating signal, RAS)을 정상 귀인 오른쪽으로 들려주어(대측 자극) 등골근 반사가 나타났다(때로 그렇지 않을 수도 있다). 왼쪽의 경우 대측 자극에 대한 등골근 반사는 관찰되지 않았다.

70% 가까이에서 볼 수 있고 이들의 절반 이상은 병이 진행된다. 감기 또한 유소아들에게 아주 흔한 질환이다(Brooks, 1994). 중이염은 성인보다 유소아에서 자주 발생하는데 이것은 이관 구조가 수평으로 짧아서 박테리아 감염이 중이로 진행하는 통로가 되기 때문이다. 이관의 직경 또한 유소아가 작아서 중이 삼출액 배출이 어려운 것과 면역 체계가 발달 과정에 있어서 호흡기 감염이 잦은 것도 원인 중 하나로 들 수 있다.

최근 몇 년 동안 귀 감염과 밀접한 관련이 있는 유소아의 귀, 코, 목의 감염은 급속히 증가했다. 이것은 의학적 치료가 어려운 메티실린 내성 포도상 구균(methicillin-resistant staphylococcus aureus, MRSA) 박테리아 감염이 증가한 때문이다(Naseri, Jerris, & Sobol, 2009). MRSA는 광범위 항생제 오남용으로 박테리아가 강한 내성을 갖고 있으며, 생명을 위협할 수 있는 감염을 유발한다. 주로 오염된 상처나 환부와 직접 접촉에 의해 감염이 일어난다.

중이염 유병 요인들로는 잠수나 비행 중 급격한 기압 변화가 원인인 **압력성 외상**(barotrauma), 비정상 점막의 섬모세포 운동, 중이와 이관의 해부학적 기형, 나이, 인종, 사회경제적 요인, 개인의 면역 능력 등을 들 수 있다. 최근에는 후천성 면역 결핍 증후군(acquired immune deficiency syndrome, AIDS)도 중이염 발생 증가 원인으로 확인되었다. 외부 환경적 요인으로는 흡연, 유해 가스 노출 등이 있고, 유소아 비강 통로의 헤모필루스(Haemophilus) 인플루엔자도 중이염과 크게 연관되는 것으로 밝혀졌다. 중이염에는 유전적 요인도 분명히 관련되며, 이러한 요인들에 대한 예방과 치료 기술은 머지않아 크게 발전할 것으로 기대한다.

중이염은 유소아기의 흔한 질환이지만 모든 연령층에서 발생할 수 있다. 계절의 영향을 받아 겨울에 가장 빈발한다. 여자보다 남자에서 더 흔하며, 인종에 따라 차이가 있는데 원인은 알 수 없다. 에스키모와 미국 인디언에서 흔하고, 백인, 흑인 순으로 발생빈도가 낮다(Giebink, 1984). 사회경제적 · 해부학적 · 유전적 인자들의 관계는 명확하게 밝혀지지 않았다.

중이는 비인두와 이관을 통해 연결되는데, 부비동염이나 인두염 등은 이관 상피하 경로를 통해 감염이 파급된다. 때로는 코를 세게 풀거나 재채기를 하는 순간 이관 내강을 통해 감염이 전파되기도 한다. 이것은 영유아에게 힘껏 코를 풀게 하는 것이 감염을 예방하는 데 좋지 않는 습관이라는 것을 의미한다. 대신 입을 크게 벌린 상태로 재채기를 하는 것이 이관을 통해 중이강 내압을 조정하는 데 유리하다. 고막이 천공된 경우 감염이 외이도를 통해 중이로 파급되기도 한다. 이 외에도 혈류를 통해 감염되기도 하는데, 중이염의 흔한 원인은 아니다.

이미 설명한 것처럼 감염은 이관 개구부에서 시작하여 중이강 전체로 퍼진다. 이관이 감염되면 부어서 중이강 내부 공기를 환기시키지 못하게 된다. 이때 섬모는 정화 능력이 상실되고 감염을 인접한 조직으로 파급하는 통로가 된다. 유소아기 중이염의 주된 원인은 담배 연기이다. 만약 가족 구성원이 하루 3갑 이상 흡연하는 가정에서 자라는 유소아의 경우 비흡연 가정에서 자라는 유소아보다 중이염과 호흡기 질환이 4배 이상 높게 발생한다(Kraemer et al., 1983).

감염 초기 증상이 심한 정도로 발전하기까지 적게는 몇 시간밖에 걸리지 않기도 한다. 이렇게 진행이 빠른 것은 박테리아나 바이러스가 중이를 감염시켜 빠르게 농이 생기기[**화농**(purulent)] 때문이며, 감염 속도는 박테리아나 바이러스에 따라 달라진다.

중이염은 반드시 의학적 처치를 해야 한다. 중이염의 진행 단계에 맞는 진단은 올바른 치료로 이어진다. 이관이 붓는 초기 단계는 부종이 이관을 막아 중이강에 음압을 형성하기 때문에 고막이 중이강 쪽으로 위축(함몰)된다. 이 단계에서 가청역치는 정상으로 나타나기도 한다. 그러나 고막운동도는 중이강 압력이 외이도보다 낮아지기 때문에 C형을 보일 수 있다.

중이 내 농이 쌓이기 전까지 고막과 중이 점막은 발적 상태를 보일 수 있다. 이 때문에 감염이 발생하기 시작하는 단계를 의미하는 'red ear(중이 발적)'라고 표현하기도 한다. 이 단계를 지나면 고름이 생기기 시작하는 화농 단계가 된다. 박테리아 감염으로 생기는 효소는 중이 구조를 녹이기도 한다. **화농성**(suppurative) 중이염의 경우 점막에 많은 양의 혈액이 고이면서 상피세포를 파괴시키면서 고름이 생긴다. 이때 심한 통증과 맥박 및 체온 상승과 같은 병적 증상이 나타난다. 농이 증가하여 압력이 높아지면 중이 내 정맥과 모세혈관을 압박하면서 점막, 점막하 조직, 고막 등의 **괴사**(necrosis)로 이어진다. 증상이 계속되면 고막은 파열되며 농은 유양동으로 침범하여 배농하기 힘들게 된다. 이렇게 되면 함기세포 벽을 손상시키는 **유양돌기염**(mastoiditis)으로 이환된다. 유양돌기염은 뇌막염으로 진행하여 죽음에 이르게 하기도 한다.

항생제가 개발되기 전까지 중이염의 2차 감염인 유양돌기염은 치료가 되지 않아 흔한 사망 원인 중 하나였다. 삼차신경(V 뇌신경)으로 이환되면 안구 뒤쪽 통증을 유발하고, 외전신경(VI 뇌신경)으로 이환되면 마비로 이어진다. 빛 공포증(photophobia)과 과도한 눈물 분비, 고열, 통증 등을 동반한다. 두통, 고열, 저작근 마비, 복시, 청력손실 등이 동반되어 나타나기 때문에 현대에도 적절한 치료를 하지 못하는 경우가 여전히 많다.

화농성 중이염은 **급성**(acute)과 **만성**(chronic)으로 구분한다. 만성은 질환이 오래 유지된 상태를 말하며, 급성은 부종, 발작, 출혈 등의 증상을 동반하며 빠르게 진행한다. 중이 출혈은 급격한 압력 변화에 의해 중이 내벽 혈관이 파열되어 생긴다. 그 원인과 관계없이 중이의 출혈을 **혈고실**(hemotympanum)이라 한다.

화농성 중이염의 청력검사 소견

중이염은 전형적으로 전음성 난청을 보인다(그림 10.11A). 일반적으로 청력도 양상은 전체 검사 주파수 가청역치가 비슷한 수평형을 보이고, 청력손실은 중이 삼출액 양에 따라 달라진다. 어음이해도는 매우 좋으며, 음영 청취를 막기 위해 차폐를 적절하게 시행해야 한다. 골도 청력은 대부분 정상을 보인다.

AIR CONDUCTION

Earphones: Insert ☒ / Supra Aural ☐	RIGHT									LEFT								
	250	500	1000	1500	2000	3000	4000	6000	8000	250	500	1000	1500	2000	3000	4000	6000	8000
Masking Type	55	60	55/50	55	55	65	60	70	80	60	60	55/55	60	65	60	65	75	NR
WB ☐ NB ☐																		
EM Level in Opp. Ear																		

BONE CONDUCTION

Placement: Forehead ☒ / Mastoid ☐	RIGHT						FOREHEAD						LEFT					
	250	500	1000	2000	3000	4000	250	500	1000	2000	3000	4000	250	500	1000	2000	3000	4000
Masking Type	10*	15*	15*	20*	20*	25*	5	10	15	20	20	25	5*	10*	15*	20*	20*	25*
WB ☐ NB ☒																		
EM Level in Opp. Ear	75	75	55	65	60	65							55	60	55	55	65	60

	2 Freq	3 Freq	Variable	WEBER							2 Freq	3 Freq	Variable
Pure Tone Average	53	55	58	M	M	M	M	M	M	Pure Tone Average	58	60	63

A

SPEECH AUDIOMETRY

Masking Type: WB ☐ / Speech ☒	RIGHT								LEFT							
	SRT 1	SRT 2	Recognition 1		Recognition 2				SRT 1	SRT 2	Recognition 1		Recognition 2			
	55		List 1A / 90 HL	100 %*	List / HL	%			55		List 2A / 90 HL	96 %*	List / HL	%		
EM Level in Opp. Ear				70								65				

FREQUENCY IN HERTZ

125 250 500 1000 2000 4000 8000

750 1500 3000 6000

HEARING LEVEL in dB (ANSI - 1996)

-10 0 10 20 30 40 50 60 70 80 90 100 110 120

Speech Presentation

	MLV	Recorded
SRT	☒	☐
WRS	☐	☒

AUDIOGRAM KEY

	Right	Left
AC Unmasked	○	×
AC Masked	△	□
BC Mastoid Unmasked	<	>
BC Mastoid Masked	[	]
BC Forehead Masked	┐	┌

Both	
BC Forehead Unmasked	↓
Sound Field (unaided)	S
Sound Field (aided)	•
Opp Ear Masked	*

Examples of No Response Symbols

B

그림 10.11 (A) 양측 중등도 전음성 난청 기록표. 양측 골도 검사 시 차폐가 필요하고, 골도 수화기를 전두부에 대고 검사하였다. 기도 검사는 이간감약이 큰 삽입형 수화기를 사용하여 시행하지 않았다. 헤드폰 수화기를 사용할 경우 차폐가 필요하다. (B) 양측 중등도 전음성 난청 청력도. 청력도 양상은 수평형이며, 중이염에 의해 나타나는 전형적인 결과이다. 삽입형 수화기를 사용하여 이간감약이 크기 때문에 기도와 어음청취역치(SRT) 검사 시 차폐하지 않았다. 골도와 어음이해도 검사 시에는 차폐가 필요하다.

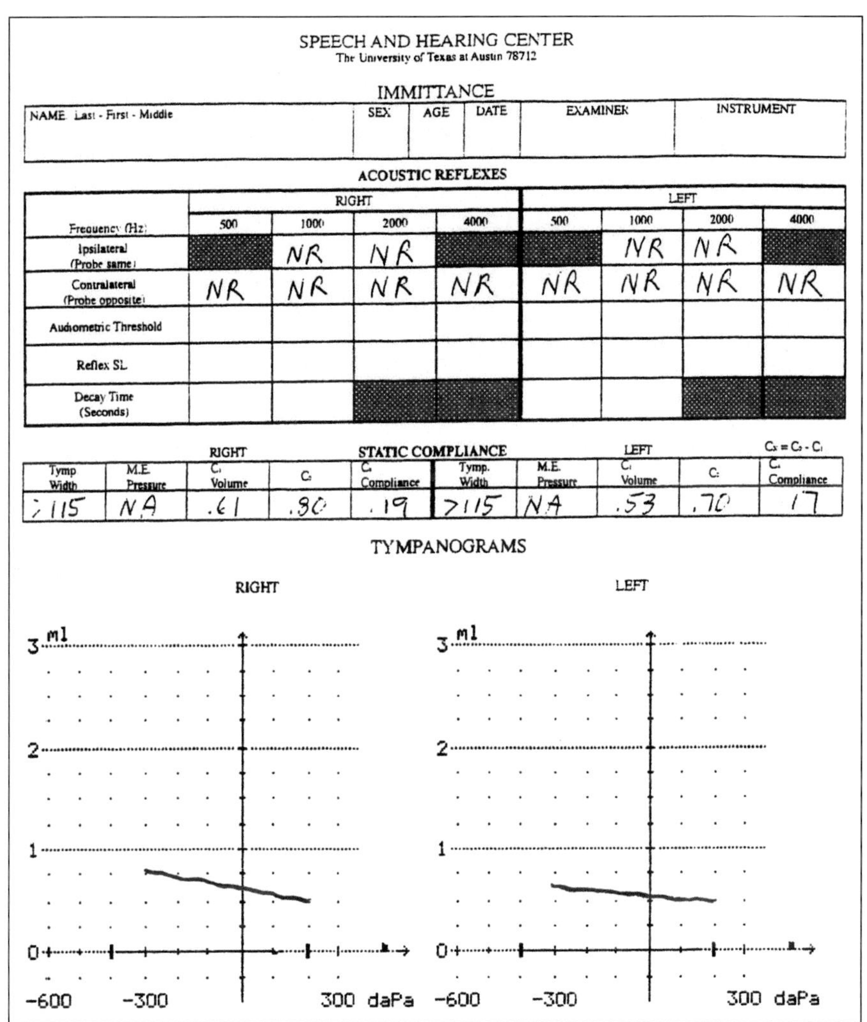

SPEECH AND HEARING CENTER
The University of Texas at Austin 78712

IMMITTANCE

NAME Last - First - Middle	SEX	AGE	DATE	EXAMINER	INSTRUMENT

ACOUSTIC REFLEXES

	RIGHT				LEFT			
Frequency (Hz)	500	1000	2000	4000	500	1000	2000	4000
Ipsilateral (Probe same)		NR	NR			NR	NR	
Contralateral (Probe opposite)	NR	NR	NR	NR	NR	NR	NR	NR
Audiometric Threshold								
Reflex SL								
Decay Time (Seconds)								

STATIC COMPLIANCE　$C_3 = C_2 - C_1$

RIGHT Tymp Width	M.E. Pressure	C_1 Volume	C_2	C_3 Compliance	LEFT Tymp. Width	M.E. Pressure	C_1 Volume	C_2	C_3 Compliance
>115	NA	.61	.80	.19	>115	NA	.53	.70	17

TYMPANOGRAMS

그림 10.12 양측성 삼출성 중이염의 전형적인 이미턴스 검사 결과(그림 10.11 참조). 고막운동도는 B형으로 고막운동도 폭이 넓고, 정적 탄성이 낮으며, 등골근 반사가 나타나지 않았다.

고막운동도는 B형을 보인다(**그림 10.12**). 정적 탄성은 정상보다 낮으며, 고막 안쪽으로 삼출액이 있다는 것을 의미한다. 등골근 반사는 이미턴스 검사기의 최대 출력 강도가 반사 유발 자극(reflex activating stimulus, RAS)보다 낮아서 관찰되지 않는다. 중이 기능의 이상은 이소골 연쇄의 저항을 높여서 등골근의 수축을 방해한다. **그림 10.13**의 청성뇌간반응(ABR) 검사 결과는 전음성 난청의 결과로 모든 파형의 잠복시간을 관찰하기 위하여 감각 단위(dB SL)를 높여야 한다. 이음향방사는 관찰할 수 없다(**그림 10.14**).

전음성 난청이 의심스러우나 주관적 검사가 어려운 경우 이를 확진하기 위해 골도

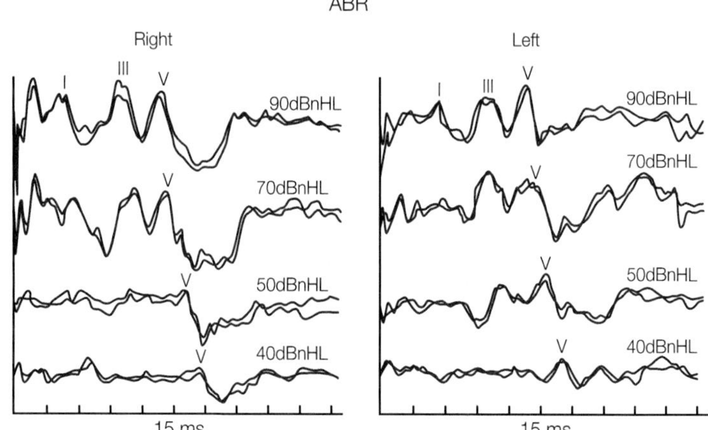

그림 10.13 중이염의 의한 양측 전음성 난청의 청성뇌간 반응 검사의 결과

ABR 검사를 시행하기도 한다. 이 경우 기도 ABR은 **그림 10.13**과 같은 결과를 보이며 정상 청력인 골도 ABR은 **그림 7.13**과 **7.14**와 같은 결과를 보인다. 골도 ABR은 정상 청력자를 대상으로 한 기도 및 골도 수화기에 대한 정상치를 구하여 적용해야 한다. 또한 신생아의 경우 천문(fontanelle, sutures)이 아직 닫히지 않았으므로 골도 수화기를 전두부보다 유양돌기에 대는 것이 좋다.

중이염이 원인인 전음성 난청의 청력도는 대부분 **그림 10.11**과 **10.12**에서 보는 것처럼 나타나는데, 신생아나 영유아의 경우 검사가 어려울 수 있다. 이 경우 최소한의 협조만으로도 가능한 이미턴스 검사의 정적 탄성과 고막운동도로 중이 감염 존재를 확인할 수 있다.

중이염의 항생제 치료

중이염에서 박테리아는 증식으로 생존하며, 각각의 박테리아 세포들은 생존을 위해 보호막을 형성한다. 일부 항생제는 박테리아를 직접 멸균하기도 하고 또 다른 항생제는 보호막 생성을 억제시켜 박테리아의 증식을 억제하고 백혈구가 이들 세포를 둘러싸 파괴하게 한다. 화농성 중이염과 같이 제한된 공간에 감염이 있을 경우 멸균에 한계가 있을 수 있다. 약에 따라 효과가 다르기 때문에 적절한 처방을 하지 않을 경우 멸균에 도움이 되지 않을 수도 있다. 요즘은 감염 원인 세균을 배양하여 특정 항생제에 대한 특이성을 분석하기도 한다. 다만, 항생제는 혈류를 타고 감염원을 찾아 이동하기 때문에 혈류가 감염원을 찾아가는 데 어려움이 따를 수 있다.

중이에 농이 가득 찬 경우 체내에서 박테리아가 건강한 세포를 삼키기도 하므로 배농이 중요하다. 항생제에 의존하는 것보다 직접 짜내는 배농 방법이 자주 사용되며 최선

SPEECH AND HEARING CENTER
The University of Texas at Austin 78712

NAME: Last - First - Middle	SEX	AGE	DATE	EXAMINER	RELIABILITY	INSTRUMENT

OTOACOUSTIC EMISSIONS
(Present or Absent)

☑ TEOAE Level 80 dB Peak SPL
☐ DPOAE Level F1____ F2____

Right					Left				
500	1000	2000	4000	6000	500	1000	2000	4000	6000
A	A	A	A	A	A	A	A	A	A

AUDITORY BRAINSTEM RESPONSE
ABR WAVE V LATENCY-INTENSITY FUNCTION

Latency (msec)
10 9 8 7 6
RIGHT O - O
LEFT X - X
0 10 20 30 40 50 60 70 80 90 100 110
INTENSITY (dBnHL)

SHADED AREA REPRESENTS Normal Wave V Range for patients older than 16 mos. for 30 clicks per second

EAR	nHL		Absolute Latency (ms)			Interpeak Latency (ms)			Latency Change w/ Increased Rate	
	dB HL	Click Rate	I	III	V	I-III	III-V	I-V	V	Click Rate
RIGHT	90	33.1	2.7	5.1	6.85	2.4	1.75	4.15		
LEFT	90	33.1	2.8	5.0	6.8	2.2	1.8	4.0		
Interaural Differences										

Amplitude Ratio (V same or > I) R NL L NL
Estimated Air Conduction Threshold R≤40 L≤40
Estimated Bone Conduction Threshold R ____ L ____

그림 10.14 전음성 난청(그림 10.11)에서 객관적 검사인 이음향방사가 나타나지 않은 결과. ABR의 자극 강도별 V파의 잠복시간 입출력 특성은 그림 10.13과 같이 검사한 모든 강도에서 잠복시간이 연장되어 나타난다.

의 방법이다. 외이도에 항생제를 점적하는 것은 정상 고막이 항생제가 감염 부위로 진행하는 것을 막기 때문에 치료 효과를 기대할 수 없다.

미국소아과학회에서는 급성 중이염 치료 지침을 개정했다(Lieberthal et al., 2013). 개정 지침은 급성 중이염이 중이 안에서 빠르게 증식하는 감염을 막기 위해 사용되는 항생제가 박테리아 내성을 키우므로 과용을 막고자 한 것이다. 이에 따라 체온이 39℃ 이상일 경우나 통증이 심한 경우 항생제를 처방하게 하였다. 이보다 심하지 않은 경우 자가 치유되기도 하므로 진통제만 처방하면서 관찰하고, 72시간 이상 감염이 지속되는 경우 항생제를 처방할 수 있다.

만성 중이염은 감염이 지속되면서 2차 합병증으로 감각신경성 난청이 나타날 수도 있다. 중이에 있던 독소가 정원창을 통해 내이로 침범하여 기저회전에 있는 내유모세포와 외유모세포를 손상시키기 때문이다(Cureoglu et al., 2004).

잠복성 중이염

제2차 세계대전 말기에 개발된 항생제는 중이염 치료에도 획기적인 것이었다. 항생제는 중이염 치료에 커다란 기회가 되기도 했지만 원하지 않는 부작용도 발생시켰다. 항생제는 반드시 적절한 종류와 용량을 사용하지 않으면 특정 질환이 치료되지 않을 뿐만 아니라 잠복상태를 유지한다. 이 경우 항생제 사용이 증상을 분명하게 사라지게 하였기 때문에 치료된 것으로 잘못 생각할 수 있다. 그러나 몇 주가 지나면 같은 증상이 다시 나타나 재발한 것으로 착각을 일으킬 수 있다 그러나 실제로는 잠복상태 질환이 다시 나타난 것일 수도 있다. 증상이 완화되면 항생제 사용을 중단하는 습관은 강한 생명력의 박테리아를 몸 안에 키우는 것과 같다. 만약, 증상이 재발하면 기존 항생제에 내성을 가진 박테리아는 치료가 어려워지고 중이염과 유양돌기염 치료에서 항생제에 대한 잘못된 인식을 갖게 할 수 있다.

장액성 중이염

중이의 제한적 진공상태가 유지되면 중이강 점막에서 분비된 삼출액이 중이강에 고이면서 장액성 중이염이 된다(**그림 10.15**). 중이강에 고이는 삼출액이 증가하면 고막에서 **반달 모양**(meniscus)의 수평선을 관찰할 수 있다. 만약 삼출액이 많아지고 액의 압력이 계속 높아지면 반달 모양의 수평선은 고막 상연 위까지 올라가고 고막이 정상 모양을 되찾으면서 육안 진단이 어려워진다.

중이강에 삼출액이 가득 차면 고막운동도는 B형을 보인다(**그림 10.12**). 이 유형은 이

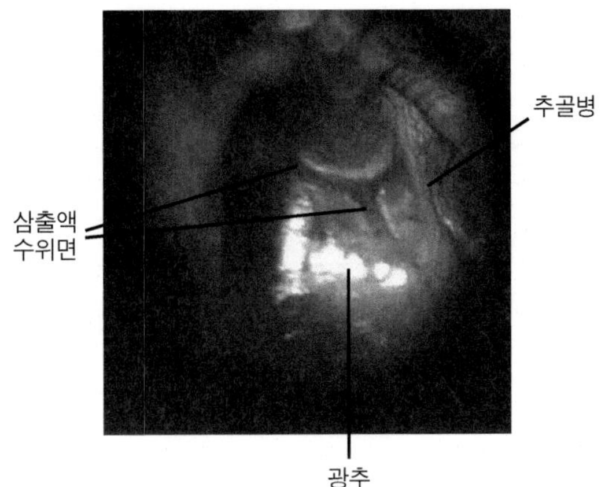

그림 10.15 고막이 위축되고 반달 모양의 수평선이 보이는 왼쪽 장액성 중이염이 있는 중이 구조

출처: Bechara Y. Ghorayeb, MD; from http://www.ghorayeb.com/Pictures.html

미턴스 검사기를 이용하여 외이도에 압력을 달리하더라도 중이 공기압과 일치되는 압력점을 찾을 수 없을 때 나타난다. 장액성 중이염은 중이의 부피에 변화를 주고, 청력도상에서는 청력손실이 저주파수보다 고주파수에서 크게 나타난다(그림 10.16A와 B). 그림 10.16B에서 보는 것처럼 골도 가청역치가 약간 낮아진 것도 중이 삼출액에 의한 것이다. 이 경우 중이염을 치료하면 기도와 골도 차이는 없어지고, 골도 가청역치도 일부 개선된다.

장액성 중이염은 이관 기능 부전의 2차 합병증이다. 충혈 제거제 또는 완화제, 항히스타민계 약물 등을 포함한 의학적 치료로 중이강 압력을 조정하고 삼출액을 제거할 수 있다. 그러나 충혈 완화제는 이관이 성인에 비해 미숙한 신생아 및 영유아의 경우 거의 도움이 되지 않는다. 이는 중이에 감염된 장액성 삼출액이 채워져 있을 경우 항생제가 도움이 되지 않기 때문이다. 일부 의사들은 항생제가 소독한 배양액을 박테리아로 공급하는 효과가 있어서 예방적 차원에서 처방하기도 한다. 유소아 중이염의 경우 항생제 내성을 갖는 세 가지 균주의 박테리아가 있다(Brooks, 1994). 항생제가 중이염을 일으키는 균주를 살균하더라도 중이 삼출액을 제거하지는 못한다.

❀ 실전 해설

충혈 제거제는 이관이 중이 삼출액을 배출하는 것을 촉진하기 위해 처방한다. 영유아에서 이러한 치료는 이관이 경사를 이루는 6~7세경까지는 수평이기 때문에 그 효과가 낮다. 영유아의 완만한 이관 경사는 중이에 삼출액이 고이게 하는 경향이 있다.

AIR CONDUCTION

Earphones: Insert ☒ Supra Aural ☐	RIGHT									LEFT								
	250	500	1000	1500	2000	3000	4000	6000	8000	250	500	1000	1500	2000	3000	4000	6000	8000
Masking Type WB ☐ NB ☐	25	35	40/40	40	45	55	65	60	65	15	25	35/35	40	45	55	65	60	60
EM Level in Opp. Ear																		

BONE CONDUCTION

Placement: Forehead ☒ Mastoid ☐	RIGHT						FOREHEAD						LEFT					
	250	500	1000	2000	3000	4000	250	500	1000	2000	3000	4000	250	500	1000	2000	3000	4000
Masking Type WB ☐ NB ☒	0*	5*	5*	15*	20*	25*	0	5	5	15	20	25	0*	5*	5*	15*	20*	25*
EM Level in Opp. Ear	15	25	35	45	55	65							25	35	40	45	55	65

	2 Freq	3 Freq	Variable	WEBER							2 Freq	3 Freq	Variable
Pure Tone Average	38	40	50	M	M	M	M	M	M	Pure Tone Average	30	35	48

A

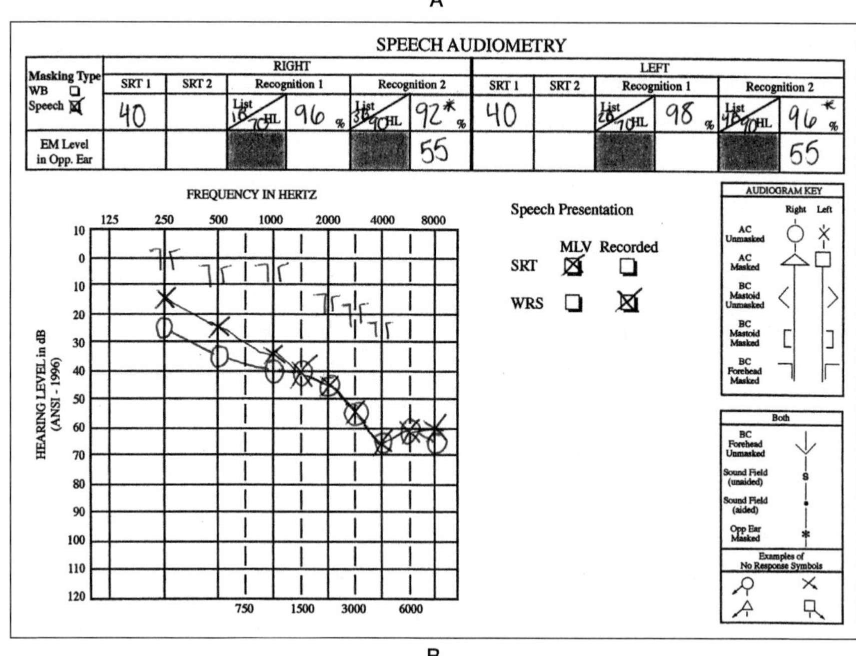

SPEECH AUDIOMETRY

Masking Type WB ☐ Speech ☒	RIGHT						LEFT					
	SRT 1	SRT 2	Recognition 1		Recognition 2		SRT 1	SRT 2	Recognition 1		Recognition 2	
	40		List 1B / 70 HL	96 %	List 3B / 90 HL	92* %	40		List 2B / 70 HL	98 %	List 4B / 90 HL	96* %
EM Level in Opp. Ear						55						55

B

그림 10.16 (A) 양측 전두 골도 검사에서 모든 검사 주파수를 차폐하고 구한 양측 전음성 난청 청력도. (B) 장액성 중이염에 의한 양측 전음성 난청 청력도. 차폐는 골도 검사와 어음이해도 검사에서 시행하였다. 어음이해도는 정상, Weber 검사 결과 편기가 나타나지 않았고, 청력도는 고음역에서 눈에 띄게 낮아졌다.

중이액의 수술적 치료

항생제를 사용하지 않았던 시기의 중이염의 일차적 치료법은 수술이었다. 오늘날에도 수술은 여전히 많은 증례에서 시행하고 있다. 수술의 일차적인 목적은 감염된 중이 질

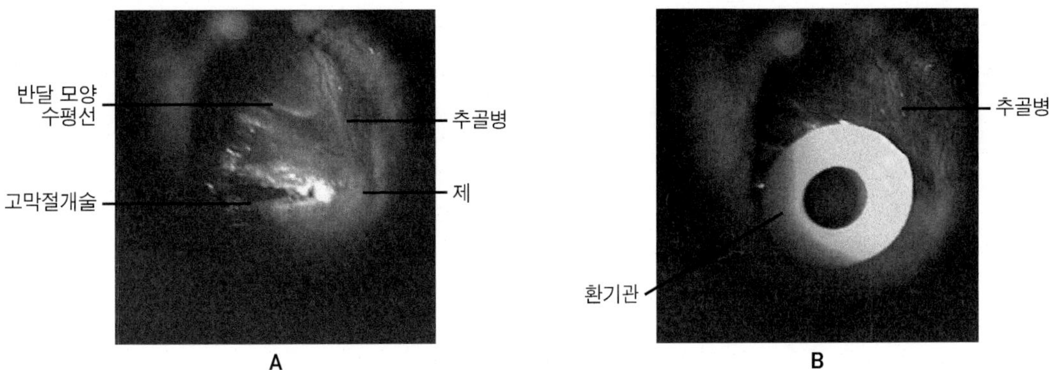

그림 10.17 (A) 그림 10.16 증례에 시행한 고막절개술. 중이 삼출액을 흡인하기 전에는 반달 모양 수평선을 계속 관찰할 수 있다. (B) 중이강 환기를 위해 고막에 삽관한 환기관 모습

환을 제거하는 것이다. 손상된 청각기관을 복원하는 것도 중요한 관건이지만 이것은 이차적 목적이다.

만약, 중이 내압이 지속적으로 높아지면 고막이 천공될 수 있다. 따라서 천공 위험이 높아지거나 중이 내 삼출액이 가득 차면 고막절개술(myringotomy 또는 myringostomy)로 고실 내압을 낮추거나 중이 내 삼출액을 제거해 주어야 한다. 고막절개술 후 고실을 개방 상태로 유지하기 위해 **환기관**(pressure-equalizing, PE tube) 또는 고막절개관(tympanostomy tube)을 고막에 삽입하기도 한다. **그림 10.17**은 고막절개와 삽관된 환기관의 모습이다. **그림 10.18**은 환기관 종류 중 하나의 모습이다. 고막절개술(myringotomy)이라는 용어는 '고막'을 뜻하는 라틴어 'myringa'와 '자르다'는 뜻의 그리스어 'tome'에서 유래한 것이다. myringocentesis 또는 paracentesis of the tympanic membrane, tympanotomy 또는 tympanostomy 등의 용어도 고막절개술을 의미한다. 고막절개술은 외래에서 간단히 시술하는데, 영유아의 경우 입원할 수도 있다. 고막 절개용 수술 칼을 이용하여

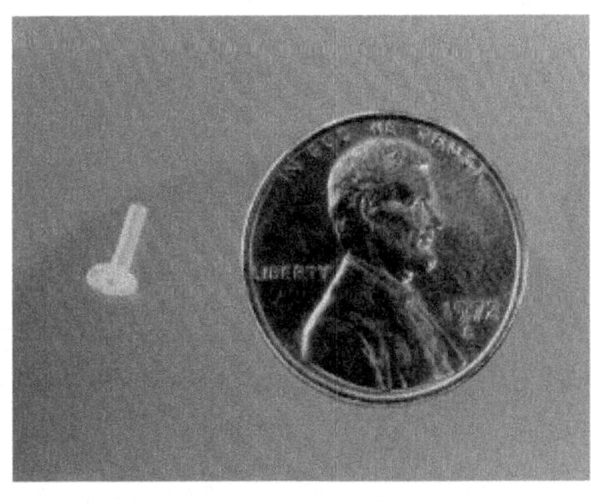

그림 10.18
동전보다 작은 환기관

하후방 사분위를 절개한다. 장액성 삼출액(serous effusion)에서 이야기한 것처럼 절개 후 곧바로 흡인기를 이용하여 삼출액을 제거한다. 영유아에게 고막절개술을 시술하는 경우 수술용 칼이 외이도에 삽입되므로 갑자기 움직이지 않도록 설명하고, 보호자가 단단히 붙잡는 것이 좋다. 일반적으로는 영유아의 경우 마취를 한다.

Wilder와 동료들(2009)은 4세 이전 영유아의 마취하 반복적 시술과 학습 장애 발생 사이의 관련 가능성을 연구하였다. 이들은 학습 장애 요인이 마취에 의한 것인지 마취하 수술적 처치에 의한 것인지가 분명하지 않은 것으로 보고하였다.

환기관의 용도가 중이강 내부에 저류된 삼출액을 빼기 위한 것이라는 소견도 있다. 그러나 실제로 환기관은 인공 이관으로 중이를 외부와 직접 환기시키는 기능을 한다. 플라스틱 재질의 환기관은 음료수 캔에 두 개의 구멍을 뚫은 것과 같은 기능을 한다. 환기관을 통해서 외이도 공기가 중이로 들어가고 중이 내에서 발생하는 삼출액이 빠져나온다. 환기관은 몇 주부터 몇 개월 정도 고막에 삽입된 상태로 있다가 자연스럽게 외이도로 빠져나온다. 환기관이 삽관 상태를 유지하는 동안 아데노이드 절제술이나 알레르기 치료 등 필요한 조치를 취해서 이관이 정상적으로 기능하게 해야 한다.

이관 기능 부전이 지속되는 환자에게 고막절개술을 반복하지 않기 위해서 환기관을 거의 무한정 삽관 상태를 유지할 수도 있다. 수술적으로 환기관을 삽관하는 것이 복잡하기는 하지만 오랜 시간 사용할 수 있다는 장점이 있다(Jahn, 1993).

일부 이과 의사들은 고막 하부보다 상피층 움직임이 적은 고막 전상부에 삽관하였을 때 환기관이 더 오래 유지되는 것을 확인하였다. 그러나 고막 상부로 삽관하는 것은 미세 수술이 필요하다. 이관 기능 부전이 해결되지 않으면 장액성 중이염이 자주 재발한다. 최근에는 생후 6개월부터 12세 사이 유소아를 대상으로 하는 고막 절개와 환기관 삽관의 적용 대상과 관리에 대한 수술 지침이 마련되어 있다(Rosenfeld, et al., 2013).

이관 및 개방 이관의 이미턴스 검사

이미턴스 검사기는 고막 천공 진단과 함께 이경으로 보이지 않는 미세 천공 확인에도 매우 유용하다(7장 참조). **외이도 용적 검사**(physical volume test, PVT)는 압력 조정을 위해 고막에 삽관한 환기관의 개방 상태 확인에도 유용하다. 만약, C_1의 전도량이 5 cm^{3}을 초과하여 비정상적으로 높은 수치를 보일 경우, 이 값은 외이도와 중이강 용적을 모두 포함한 것으로 추정할 수 있다. 유소아의 경우 고막이 천공되거나 환기관이 삽관된 상태이면 C_1의 전도량은 4 cm^3 범위 또는 이보다 높게 관찰된다.

이미턴스 검사기는 이관의 기능 이상을 확인하는 데 유용하다. 검사는 다른 정밀 검사에 비해서도 빠르고 객관적이다. 검사가 진행되는 동안에는 이관이 개방될 수 있는

침 삼킴이나 동작을 멈추도록 안내한다. 고막 천공이 있어도, 정상적으로 압력이 조정되는 이관에서도 검사가 가능하다.

먼저, 외이도에 +200 daPa의 압력을 주고 침을 삼키거나 하품을 하면서 이관 개방을 유도한다. 이 과정에서 이관이 개방되면 중이강 압력은 빠르게 0 daPa로 조정된다. Rock(1974)은 이 방법으로 압력이 낮아지는 정도를 근거로 '좋음', '양호', 또는 '나쁨'으로 분류하였다. Gladstone(1984)은 이관 기능 검사 과정에서 외이도에 음압을 주면 이관이 갑자기 닫힐 수 있기 때문에 반드시 양압을 주고 검사해야 한다고 지적하였다.

점액성 중이염

가끔씩 코를 풀거나 코를 향해 과도한 압력을 주면 이관을 통해 진한 점액성 분비물이 중이로 들어가 저장되기도 한다. 이 분비물이 중이에 계속 남아 있으면 점점 진해지고, 검게 변한다. 이런 상태를 아교이(glue ear)라 하며 청력은 화농성 중이염과 같은 결과를 보인다. 이 상태로 방치할 경우 청력은 간단한 고막절개술만으로 회복되지 않는다. 설사 염증 상태를 제거하더라도 조직이 완전하게 치유되지 않고 흉터가 남는다. 흉터 조직은 자연스럽게 섬유화되며 협착의 원인이 된다. 협착은 이소골의 일부 또는 전부에 문제를 야기할 수 있다. 중이에서의 협착은 고막에 칼슘을 침전시켜 **고실경화증**(tympanosclerosis)을 일으킬 수 있다. 중이의 협착은 자주 재발되는 경향이 있어서 외과적 절개만으로는 의미 있는 치료가 될 수 없고, 전음성 난청의 원인이 된다. Meyerhoff(1986)는 영유아에서 점액성 중이염의 빈도가 높고, 유소아에서 장액성 중이염의 빈도가 높은 것으로 보고하였다.

진주종성 중이염

중이 틈새의 연결부에 **진주종**(cholesteatoma)(**그림 10.19**)이라고 하는 가성종양이 생기기도 한다. 진주종은 편평상피 및 콜레스테롤과 같은 지방이 섞인 불용성 지방 성분의 각질이 양파 모양으로 동심원 고리 주머니를 형성한다. 고막이 천공되면 피부가 천공 부위를 타고 중이로 진행하며, 이러한 변화가 진주종으로 이차 합병된다. 초기 발생한 진주종은 중이염 병력이 없는 상태에서 상고실의 상피가 변형되면서 발생한다. 이러한 변화는 중이의 음압이 고막 이완부를 중이 쪽으로 빨아 당기면서 외이도 측 피부가 중이로 침입한 것이 원인이다.

진주종이 중이로 침범하는 데는 몇 가지 경로가 있는데, 어떤 경우도 매우 위험하다. 진주종은 이미 알려진 것처럼 중이강 전체로 퍼지며, 이관을 통해 비인두로 내려가기도 하고, 두개저를 통해 두개강으로 올라가기도 한다. 진주종은 침식성이 강해서 뼈와 조직을 파괴시킨다.

항생제가 중이염이나 유양돌기염을 막을 수는 있지만 진주종성 중이염의 치료는 여전히 외과적 수술이 최선의 방법이다. 진주종은 극히 적은 부분만으로도 빠르게 진행하기 때문에 외과의는 진주종을 모두 완벽하게 제거해야 한다. 진주종은 감염 등 합병증이 있고, 농[**이루**(otorrhea)]에서는 심한 냄새가 난다.

유양돌기절제술

약물 치료법의 발전에도 불구하고 유양돌기염은 여전히 전신마취 후 시행하는 **유양돌기절제술**(mastoidectomy)이 유일한 치료법이다. 초기에는 이개 뒤를 절개하여 유양돌기 내 모든 감염을 제거할 때까지 긁어 냈다. 이러한 수술 방법은 종종 귀 뒤를 움푹 꺼지게 만들기도 한다. 수술로 형성된 이러한 유양돌기와는 잔여 수명 동안 청결 유지가 중요하며 출혈과 감염의 원인이 되기도 한다.

현대에는 어떤 경우에도 가급적 유양돌기에 공간을 만들지 않는다. 만약 이런 문제가 생기면 환자의 몸에서 측두근과 뼛조각을 떼어 내 흔적을 없애 준다. 유양돌기와 제거는 유양돌기절제술과 함께 시행하지만 유양돌기의 질병 진행 상태에 따라 이차 수술을 시행하기도 한다. 유양돌기절제술은 염증을 없앤 후 시행하며, 안면신경 마비 회복을 위해서도 시행할 수 있다. 이 수술은 최근 매우 만족스러운 결과를 얻고 있다.

고실성형술

청력 개선을 위한 중이 재건 수술을 **고실성형술**(tympanoplasty)이라고 한다. 가장 단순한 고실성형술은 고막을 복원하는 고막성형술(myringoplasty)(9장 참조)이다. 수술의 많은 경우가 손상되거나 사라진 이소골 대신 금속이나 플라스틱 재질의 보형물을 대치하여야 하는데, 거부 반응도 만만치 않았다. 최근에는 남아 있는 중이 구조물에 부착하는 고실성형술이 시도되고 있다. 이러한 연결은 하나 또는 그 이상의 이소골 기능 소실을 의미할 수 있다. 종종 이소골 연쇄 기능 복원을 위해 등골 두부로 고막을 직접 부착하기도 한다.

고실성형술 후의 청력 개선 정도는 수술 전 중이의 상태, 특히 이관의 기능에 따라 크게 달라진다. 만약 이관 기능이 나쁘다면 중이는 정상 공기압을 유지할 수 없기 때문에 수술이 실패할 확률이 높다.

흔하지는 않지만 때로는 수술 후 청력이 나빠지기도 한다. 예를 든다면, 수술 과정에

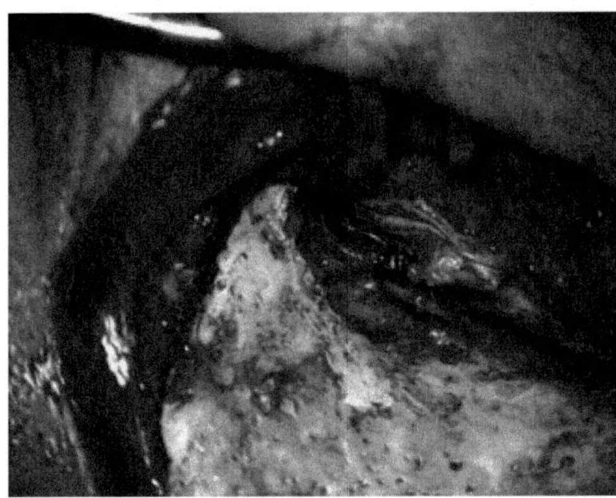

그림 10.19 진주종의 외과적 치료. 외이도와 상고실 손상으로 가성종양인 진주종이 발생한 예이다.

출처: Jeffery Kuhn, MD.

서 침골 장각의 괴사를 발견하였거나 침골과 등골 사이가 진주종으로 채워져 있었다면 수술로 이소골 연쇄가 단절되고 청력이 나빠질 것을 예상하면서도 진주종을 반드시 제거하지 않을 수 없다. 이러한 경우 환자들의 상실감도 클 수밖에 없다.

이소골 연쇄가 단절된 경우 청력도는 전음성 난청 소견을 보인다. 또 고막의 탄성이 단절된 등골로 이어지지 않기 때문에 정적 탄성이 매우 높게 나타나며, 이러한 고막운동도를 A_d형이라 한다(그림 10.20).

중이의 전음성 난청 요인을 정적 탄성 값만으로 결정할 수는 없다. 그러나 동일 피검자라면 오른쪽과 왼쪽의 정적 탄성 값을 비교하면 매우 유용하다. De Jonge와 Valente(1979)는 두 귀 정적 탄성 값이 정상 범위에 있더라도 두 귀 사이의 정적 탄성이 0.22 cm^3 이상 차이를 보인다면 전음성 난청을 의심할 수 있다고 보고하였다. 그렇지만 이 값을 초과하더라도 청력은 정상인 경우가 많다.

Anderson과 Barr(1971)는 이소골의 **불완전 탈구**(subluxation, partial dislocations)에 의한 고음역 전음성 난청을 관찰하였다. 이소골의 한 부분이 부드러운 결합 조직으로 대치되면서 생긴 탄력이 절연체와 같은 역할을 하고, 이 때문에 저주파수는 쉽게 전도시키지만 고주파수 전달에 지장이 있는 것으로 분석하였다. 이러한 예의 청력손실은 경도 정도이고, 등골근 반사는 상승되어 나타난다.

안면마비

일부 만성 중이염은 나팔관을 덮는 골부를 손상시켜 안면신경이 질병에 노출되기도 한다. 만약, 안면신경이 손상되면 얼굴 한쪽이 이완되는 마비가 생기며, 이 경우 수술적 치료를 하기도 한다.

편측 안면마비는 아무런 질환이 없는 경우에 나타나기도 한다. 마비 원인으로 여러

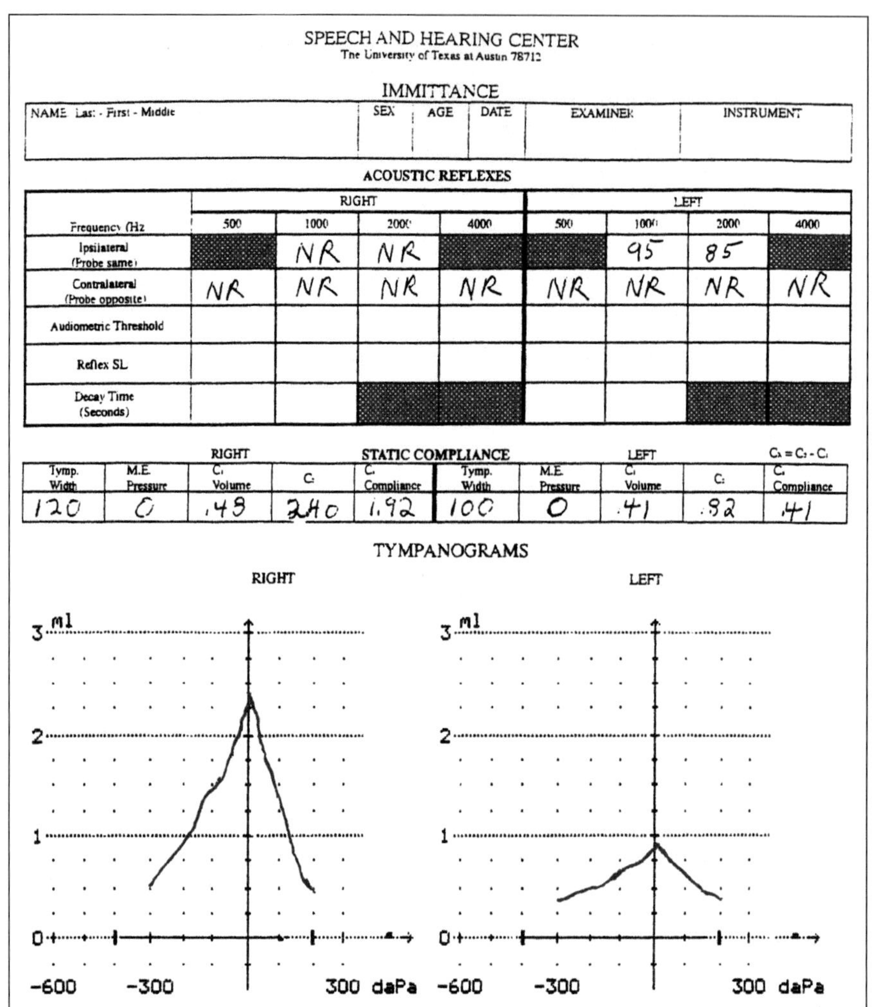

SPEECH AND HEARING CENTER
The University of Texas at Austin 78712

IMMITTANCE

NAME Last - First - Middle	SEX	AGE	DATE	EXAMINER	INSTRUMENT

ACOUSTIC REFLEXES

	RIGHT				LEFT			
Frequency (Hz	500	1000	2000	4000	500	1000	2000	4000
Ipsilateral (Probe same)		NR	NR			95	85	
Contralateral (Probe opposite)	NR	NR	NR	NR	NR	NR	NR	NR
Audiometric Threshold								
Reflex SL								
Decay Time (Seconds)								

STATIC COMPLIANCE $C_x = C_2 - C_1$

RIGHT					LEFT				
Tymp. Width	M.E. Pressure	C_1 Volume	C_2	C_x Compliance	Tymp. Width	M.E. Pressure	C_1 Volume	C_2	C_x Compliance
120	0	.49	2.40	1.92	100	0	.41	.82	.41

TYMPANOGRAMS

그림 10.20 오른쪽 이소골 탈구 환자의 전형적인 이미턴스 검사 결과. 고막운동도는 중이강 압력이 정상이지만 고막이 심하게 움직이는 A_d형으로, 정적 탄성이 높고, 등골근 반사는 왼쪽 동측 반사만 정상이고 오른쪽 동측과 양쪽 대측 반사가 나타나지 않는다.

가지 가설이 있다. **Bell 마비**(Bell's palsy)*의 원인도 신경으로 공급되는 혈액 공급이나 바이러스 감염이라고 추정하고 있다. Bell 마비의 진단은 이완성 안면마비의 원인이 다른 곳에 없는지를 하나씩 배제시키면서 진단한다. Bell 마비는 대부분 자연적으로 증상이 호전된다.

* 스코틀랜드의 생리학자 Charles Bell(1774~1842) 경의 이름에서 명명됨.

이관개방증

이관이 만성적으로 개방되어 있으면 **자성강청**(autophony)이나 머리를 통 안에 넣고 있는(head-in-a-barrel) 것처럼 자신의 목소리를 크게 듣는다. 이러한 현상은 남자보다 여자가 많고, 임신과도 관련이 있다. 때로는 자성강청 때문에 말을 하면 메아리가 생겨 힘들다고 호소하기도 한다. 이 외에도 숨소리와 씹는 소리들이 이관을 통해 들려서 짜증스럽다고 호소하기도 한다. 이 증상은 피임약 복용이나 임신에 의한 호르몬 변화, 급격한 체중 변화, 충혈 완화제 사용, 하악-측두 관절 증후군, 스트레스 등을 원인으로 보고 있다(O'Conner & Shea, 1981).

이관개방증(patulous eustachian tube, PET) 유병률은 청각이 정상인 사람의 30%에 이를 정도로 생각보다 많다(Kumazawa, 1985). 임신 여성 중 10% 정도가 경험하며(Plate, Johnsen, Pederson, & Thompsen, 1979), 환자가 호소하는 증상이 장액성 중이염이나 이관 폐쇄와 같아서 진단과 치료에 어려움이 따르기도 한다.

만성적인 이관 개방으로 힘들어하는데도 불구하고 고막운동도가 A형으로 관찰되는 경우 비강과 구강으로 각각 호흡하거나 숨을 멈춘 상태에서 고막운동도 변화를 관찰하는 것만으로도 쉽게 확인할 수 있다. 이관이 개방된 경우 고막운동도는 숨을 내쉬는 동안 전도량이 증가하고, 들이쉬는 동안 전도량이 감소하는 변화를 보이며, 호흡을 멈춘 동안에는 전도량 변화가 나타나지 않는다. Henry와 DiBartolomeo(1993)는 이관개방증 진단에 고막운동도가 매우 유용하다고 보고하였다.

이경화증

성인 난청의 흔한 원인인 **이경화증**(otosclerosis)은 전체의 70% 정도가 유전이 원인이다(Morrison & Bundey, 1970). 내이 골미로에서 발생하며, 중이로 번져서 전음성 난청을 일으킨다. 이경화증은 진행성 질환이며, 사춘기부터 중년기에 걸쳐 나타난다. 환자 대다수는 사춘기부터 30세 사이에 청력손실을 자각하며 유소아 환자는 드물다. 백인에서 많이 발병하고 여자 환자가 남자 환자보다 두 배 많다. 이경화증에 의한 청력손실은 임신 중이나 폐경 이후 더 심해지는 경향이 있는 것으로 보고되고 있다.

이경화증은 한쪽 또는 양쪽 등골 족판에 새로운 해면골(sponge bone)이 형성되면서 나타난다. 뼈가 실제로 단단해지는 것이 아니어서 일부는 **이해면화증**(otospongiosis)이라 하기도 한다. 등골각이나 난원창까지 성장하며 아주 드물지만 등골 이외의 이소골과 중이까지 침범하기도 한다. 때로는 중이에서 정상적인 뼈를 대신하는 비정상적인 뼈가 난원창을 대신하기도 한다.

이경화증 환자들은 다른 뼈 질환이 있는 사람들처럼 눈의 하얀 부분이 푸른색을 띠기도 하고 음식물을 저작하는 동안 씹는 소리가 골도 전도를 통해 내이로 전달되어 듣는 데 어려움을 느끼기도 한다. 또한 **이명**(tinnitus)으로 불편을 느끼기도 하며 청력손실은 서서히 진행한다. 이학적 검사는 모두 정상 소견을 보인다. 때로 갑각(promontory) 부분에 발적이 있고 이 때문에 고막은 장밋빛을 띤다. 이를 **Schwartze 징후**(Schwartze's sign)라 한다.

대부분 난청자들은 조용한 곳에서 더 잘 알아듣는다. 이에 비하여 이경화증 환자는 특이하게도 경쟁 잡음이 있을 때 더 잘 알아듣는다. 이 현상을 **Willisii 착청**(Willisii paracusis)이라 한다. 누구나 한 번쯤 경험했겠지만 청력이 정상인 사람은 소란스러운 곳에 가면 말소리를 크게 하며, 이러한 현상을 **Lombard 음성 반사**(Lombard voice reflex)라고 한다. Willisii 착청은 일부 전음성 난청 환자를 포함한 이경화증 환자들의 경우 청력손실이 배경 잡음을 어느 정도 경감시키고 발화자의 음성 크기 때문에 상대적으로 말소리를 잘 알아듣는다.

이경화증의 청각학적 평가 소견

Carhart(1964)는 이경화증 첫 번째 증상으로 저음역의 기도-골도 차이가 나타나며, 고착이 부분적이더라도 이소골 연쇄의 관성에 의해 정상 골도의 반응이 달라진다고 보고했다. 환자마다 차이가 있지만 이들의 골도 반응 역치 평균은 500 Hz에서 5 dB, 1,000 Hz에서 10 dB, 2,000 Hz에서 15 dB, 4,000 Hz에서 5 dB로 실제 감각신경성 난청보다 나쁘게 관찰되며 골도 반응 역치가 반드시 2,000 Hz에서 가장 낮은 것은 아니다. 이러한 청력도의 모양을 **Carhart 절흔**(Carhart notch)이라고 한다(Carhart, 1952). 이러한 골도 반응 역치 이상은 난원창 운동 이상에 의해 나타난 관성 골도의 손실과 630~2,000 Hz 범위인 정상 중이의 공명 주파수가 이동(Margolis & Goycoolea, 1993)하기 때문이다. Carhart 절흔은 중이 삼출액에 의해서도 관찰할 수 있다.

그림 10.21A와 B는 초기 이경화증에서 전형적으로 나타나는 결과이다. 초기 장액성 삼출액에서 전형적으로 관찰되는 청력도와 달리 이경화증의 경우 임피던스에서 긴장도가 일관되게 영향을 미치고 있기 때문에 저음역이 먼저 나빠진다. 이경화증이 심해지면 청력손실도 증가한다(그림10.22A와 B). 병이 진행되어 질량 효과가 나타나면 고음역의 청력이 낮아져서 청력도가 평편해진다. 등골이 완전히 고착되면 두개골의 전체 질량에 포함된다. 모든 청각학적 평가는 일관되게 전음성 난청 소견을 보인다.

이경화증의 압력-전도 특성은 고막운동도에서 최대 전도 정도가 낮아진 것을 제외하고 정상을 보이며, 이러한 고막운동도를 A_S(stiffness)로 분류한다(Jerger, 1970)(그림

AIR CONDUCTION

Earphones: Insert ☒ Supra Aural ☐	RIGHT 250	500	1000	1500	2000	3000	4000	6000	8000	LEFT 250	500	1000	1500	2000	3000	4000	6000	8000
Masking Type	25	20	20/20	15	5	10	0	0	0	30	20	15/15	10	5	0	0	5	5
WB ☐ NB ☐																		
EM Level in Opp. Ear																		

BONE CONDUCTION

Placement: Forehead ☒ Mastoid ☐	RIGHT 250	500	1000	2000	3000	4000	FOREHEAD 250	500	1000	2000	3000	4000	LEFT 250	500	1000	2000	3000	4000
Masking Type	0*	5*					-5	5	10	15	10	5	-5*	6				
WB ☐ NB ☒																		
EM Level in Opp. Ear	40	20											25	20				

	2 Freq	3 Freq	Variable	WEBER							2 Freq	3 Freq	Variable
Pure Tone Average	13	15	15	M	M	M	M	M	M	Pure Tone Average	10	13	13

A

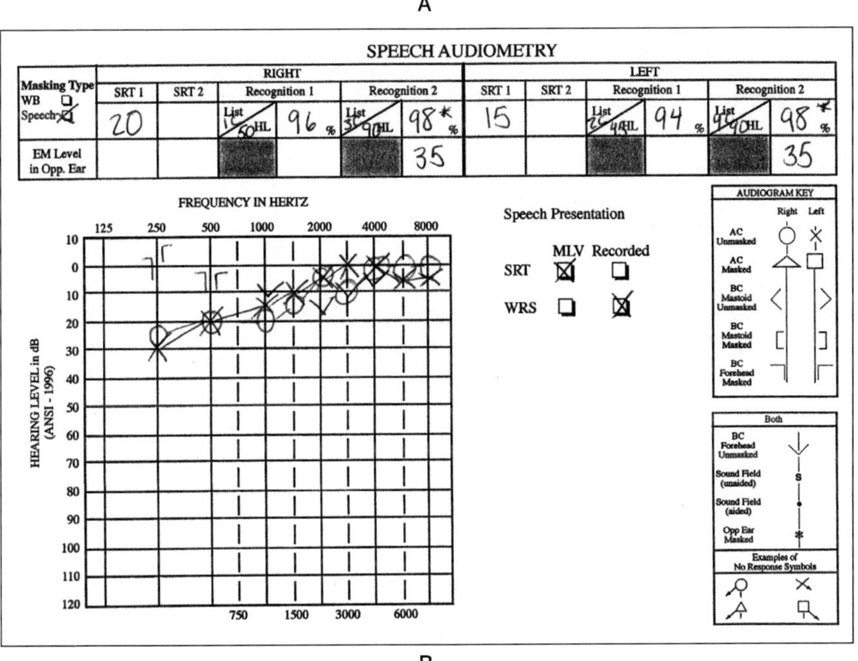

B

그림 10.21 (A) 경도 전음성 난청 결과. 차폐는 양쪽 골도 두 개 주파수만 시행하면 된다. (B) 양측 초기 이경화증 청력도. 청력은 이소골 연쇄가 긴장되어 저음역이 먼저 떨어진다. 기도-골도 차이가 나타난다. 어음이해도는 정상이며, Weber 검사 결과에서 편기가 나타나지 않는다. 차폐는 250 Hz와 500 Hz 골도와 어음이해도 검사만 시행하며, Carhart 절흔은 초기에도 나타난다.

10.23). A_S형 고막운동도는 종종 관찰할 수 있지만 이들 모두가 이경화증은 아니다. 등골근 반사는 이경화증이 한쪽에만 있고 초기일지라도 나타나지 않는다. 이경화증이 있으면 강한 소리를 들려주더라도 청력손실에 의해 등골근 반사가 나타나지 않는다. 또

AIR CONDUCTION

Earphones: Insert ☒ Supra Aural ☐	RIGHT									LEFT								
	250	500	1000	1500	2000	3000	4000	6000	8000	250	500	1000	1500	2000	3000	4000	6000	8000
Masking Type WB ☐ NB ☐	45	50	40/40	40	40	35	40	40	35	50	50	45/45	40	40	40	45	45	40
EM Level in Opp. Ear																		

BONE CONDUCTION

Placement: Forehead ☒ Mastoid ☐	RIGHT						FOREHEAD						LEFT					
	250	500	1000	2000	3000	4000	250	500	1000	2000	3000	4000	250	500	1000	2000	3000	4000
Masking Type WB ☐ NB ☒	0*	10*	15*	20*	15*	5*	0	10	15	20	15	5	0*	10*	15*	25*	15*	0*
EM Level in Opp. Ear	56	50	45	40	40	46							45	50	40	50	35	50

	2 Freq	3 Freq	Variable	WEBER							2 Freq	3 Freq	Variable
Pure Tone Average	40	43	43	M	M	M	M	M	M	Pure Tone Average	43	45	47

A

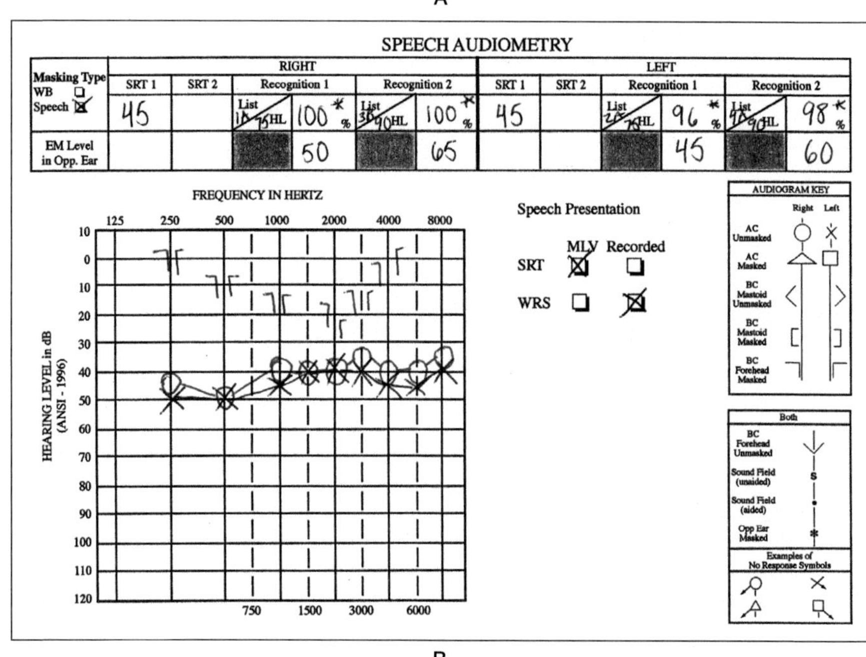

B

그림10.22 (A) 양측 중등도 전음성 난청 결과. 기도 검사는 삽입형 수화기를 사용하여 이간감약이 크기 때문에 차폐가 필요하지 않으나 골도 검사에는 필요하다. (B) 이경화증에 의한 양측 중등도 전음성 난청 청력도. 청력도는 긴장과 질량 효과로 수평형을 보인다. Carhart 절흔에 의한 골도를 제외하면 골도 전도는 정상이고, 골도와 어음이해도는 차폐가 필요하다.

편측 이경화증에서 강한 소리를 정상 귀로 들려주고 병변 귀에서 등골근 반사를 관찰하면 비록 등골근이 긴장을 하더라도 등골이 움직이지 않기 때문에 관찰할 수 없다. 이경화증에서 음향 저항은 증가하고 전도는 낮아진다.

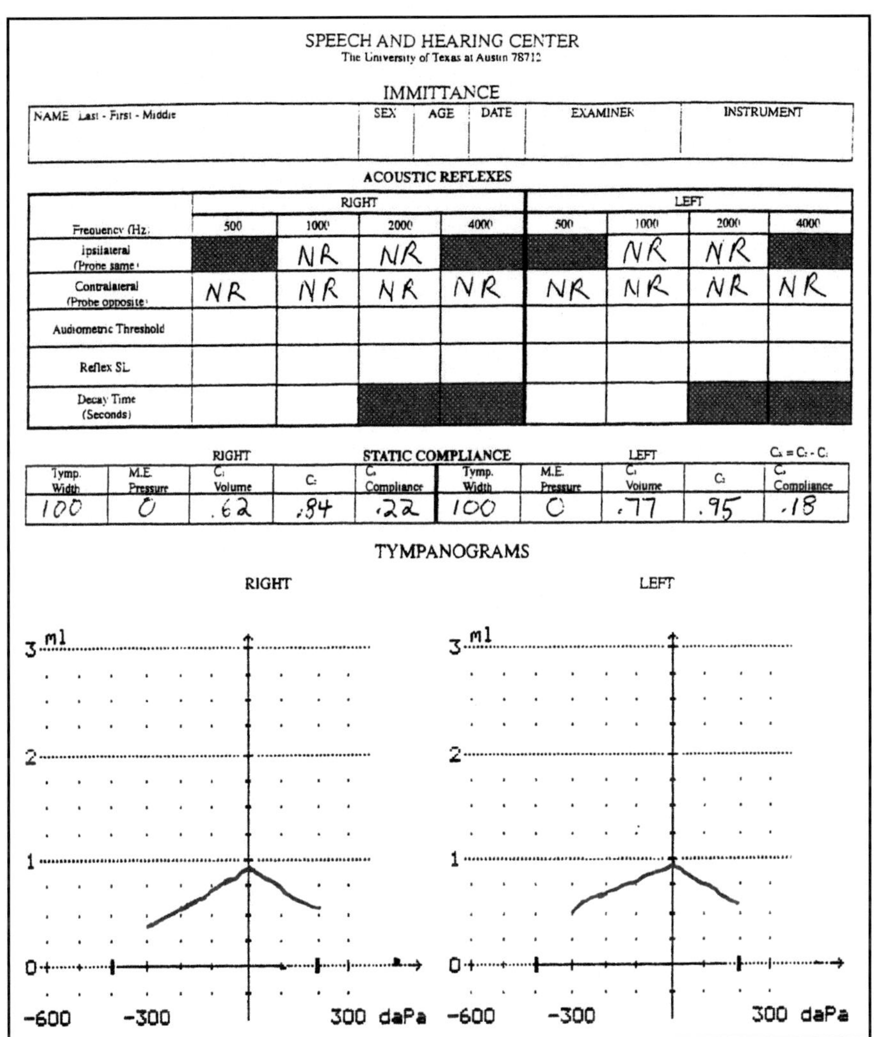

SPEECH AND HEARING CENTER
The University of Texas at Austin 78712

IMMITTANCE

NAME Last - First - Middle	SEX	AGE	DATE	EXAMINER	INSTRUMENT

ACOUSTIC REFLEXES

	RIGHT				LEFT			
Frequency (Hz)	500	1000	2000	4000	500	1000	2000	4000
Ipsilateral (Probe same)		NR	NR			NR	NR	
Contralateral (Probe opposite)	NR	NR	NR	NR	NR	NR	NR	NR
Audiometric Threshold								
Reflex SL								
Decay Time (Seconds)								

STATIC COMPLIANCE

$C_3 = C_2 - C_1$

RIGHT					LEFT				
Tymp. Width	M.E. Pressure	C_1 Volume	C_2	C_3 Compliance	Tymp. Width	M.E. Pressure	C_1 Volume	C_2	C_3 Compliance
100	0	.62	.84	.22	100	0	.77	.95	.18

TYMPANOGRAMS

그림 10.23 양측 이경화증 이미턴스 검사 결과(그림 10.21). 고막운동도는 A_S 형이다. 정적 탄성은 낮고 등골근 반사는 양측 귀에서 관찰되지 않는다.

이경화증의 치료

이경화증은 비교적 오랫동안 수술적 치료가 진행되었다. 비교적 최근까지도 청력은 수술적 치료에도 불구하고 개선되지 않는 경우가 있다. 여기에는 크게 두 가지 원인이 있다. 먼저, 항생제 사용이 원활하지 못하였던 시기에 수술 후 감염이 심각한 합병증을 유발하였다는 점을 들 수 있다. 다음으로 미세 현미경 수술이 시행되기 전까지 중이 수술 과정에서 의사의 시야가 매우 제한적이었다는 점이다.

초기에는 종종 등골 다리가 골절되어 가동성을 확보하지 못하고 소리를 우회하여 전달시키는 방법에 관심을 가졌다. 우회 방법은 신체 균형을 담당하는 내이 측반규관에 새로운 창을 만들어 외이의 소리를 직접 전달하려 한 것이다. 이 방법은 Lempert(1938)가 한 번에 **개창**(fenestration) 하기 전까지는 두 단계로 시행하였다.

개창 수술은 많은 이경화증 환자의 청력 개선에 기여하였다. 그러나 소리가 고막과 이소골 연쇄를 지나면서 임피던스 정합에 의해 생기는 증폭을 포기하기 때문에 수술 전 기도-골도 차이를 회복시키는 데에는 한계가 있다. 개창 수술이 성공적일지라도 25 dB의 전음성 난청은 회복되지 않는다. 실제로 많은 증례에서 청력은 개선되지 않았고, 일부는 감각신경성 난청이 되기도 한다. 일부 증례의 경우 청력을 상실하거나 어지러움증을 느끼기도 하며, 이명이 심해지기거나 어음이해도가 나빠지기도 하고, 안면마비가 생기기도 한다. 보청기 사용은 어음이해도가 낮아졌거나 수술을 위해 외이도 공간이 확장된 경우를 제외하고 도움이 된다. 일부 증례는 청력이 개선되기도 하지만 수술 후 외이도 청결 관리에 힘들어하기도 한다.

Rosen(1953)은 개창 수술을 준비하는 환자의 등골 운동성을 촉진하면서 등골을 움직여서 소리를 와우로 전달하는 새로운 **등골 운동법**(stapes mobilization)을 소개하였다.

개창 후 등골 운동법은 여러 가지 장점이 있다. 먼저, 국소 마취로 시술할 수 있어서 전신 마취 부작용을 피할 수 있다. 그리고 수술 전 골도 청력이 좋을 경우 이소골 연쇄가 온전한 상태로 남아 있기 때문에 수술 후 청력이 양호할 것으로 예측할 수 있다. 무엇보다 중요한 것은 수술 중 유양동을 확장시키지 않기 때문에 수술 후 관리가 필요 없다는 점이다.

등골 운동법은 외이도를 주의 깊게 청결 건조시켜야 한다. 고막 근처 피부를 마취시킨 후, 피부와 고막을 삼각 절개하여 중이를 노출시킨다. 직각자를 등골 경부에 대고 고착이 풀릴 때까지 흔들어 준다.

Rosen의 등골 운동법은 여러 가지 방법으로 개량되어 소개되었고, 많은 증례에서 청력 개선이 있었으나 청력 개선이 1년 후까지 유지되지는 않았다. 등골이 다시 고착되면서 청력이 다시 나빠지는 새로운 등골 족판의 경화가 나타났다. 재발성 경화는 젊은 사람에게서 증상이 심하였고, 남자에게서 더 잦았다.

Shea(1958)는 이미 반세기 이전에 소개되었던 수술 방법을 재발한 고착 환자에게 시행하였다. 이 수술 기법은 등골을 제거한다는 의미의 **등골절제술**(stapedectomy)이라 하고, 오늘날에도 의심의 여지 없이 시술하고 있다.

중이 접근 시술 방법은 등골절제술과 등골 운동법이 같다. 시야가 확보되면 고착을 확인한 후 침등관절을 끊는다. 등골건을 자른 후 등골 족판 위의 등골 구조물들을 제거한다. 원래 방법은 환자의 손이나 팔에서 구한 이식편을 갑각에 느슨하게 걸쳐 개방된 난원창 위로 덮는다. 폴리에틸렌 관을 사용해서 한쪽 끝은 침골 두상돌기에 꽂고, 반대쪽 끝은 이식편으로 덮인 난원창 근처 비스듬한 면에 잘 대어 준다. 이렇게 장치한 폴리에틸렌 관이 등골을 대신한다.

이 방법은 가장 널리 사용하고 있다. 그러나 일부 사례에서 지지대의 날카로운 부분이 이식편에 작은 천공을 낼 수 있고 이 때문에 내이액이 중이로 누설될 수 있다. **누공**(fistula)은 이미턴스 검사기의 압력과 전기안진검사(electronystagmography, ENG)로 평가할 수 있다(11장 참조). 이미턴스 검사기는 중이에 압력을 +400 daPa까지 올려 주어 고막 천공 유무를 확인할 수 있다. 만약, 누공이 있으면 중이강 안으로 증강된 압력이 현기증과 안진(nystagmus)을 증가시키고 안진은 전기안진검사기로 기록할 수 있다.

최근에는 Shea의 등골절제술을 개량한 몇 가지 방법이 시술되고 있다. 보철물의 재질로 스테인리스강 선, 스테인리스강 관, 테플론 관, 강철 및 플라스틱 합성 물질 등 여러 가지가 사용되고 있다. 이개의 이주에서 구한 지방체나 근막은 난원창을 덮고 보철물을 지지한다. 거부 반응을 피하기 위해서는 환자 자신의 조직(자가 이식편)을 이용하는 것이 가장 좋다. 등골절제술은 안정적이며 성공적으로 시행되고 있다. 그러나 많은 예에서 청력 개선을 목적으로 재수술을 시행한 보고가 있으며, 거부 반응, 추가 청력손실, 어지러움 등이 동반되기도 한다.

등골절제술의 위험을 낮추기 위해서 개창 크기를 줄이고 등골 족판 제거에 따른 내

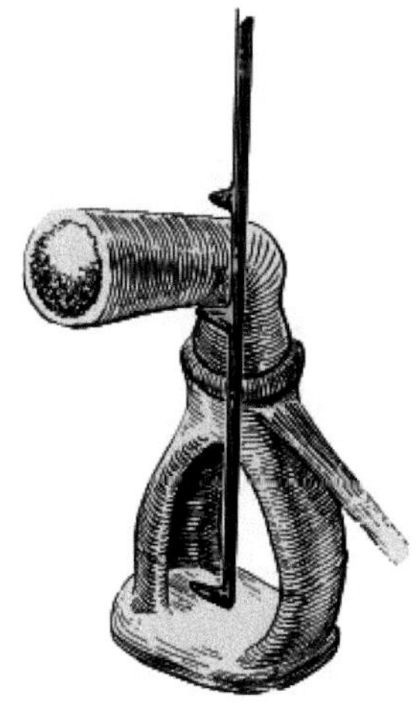

그림 10.24 침골 하부부터 등골 족핀까지 기리를 측정용 특수자로 측정하여 보철물 길이를 결정한다.

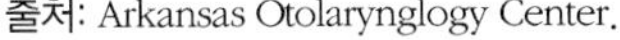

출처: Arkansas Otolarynglogy Center.

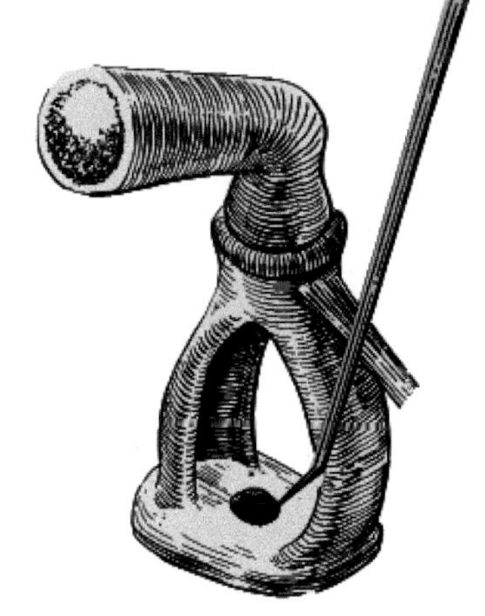

그림 10.25 등골 족판 중앙에 작은 구멍을 뚫고 핸드 드릴로 넓힌다.

출처: Arkansas Otolarynglogy Center.

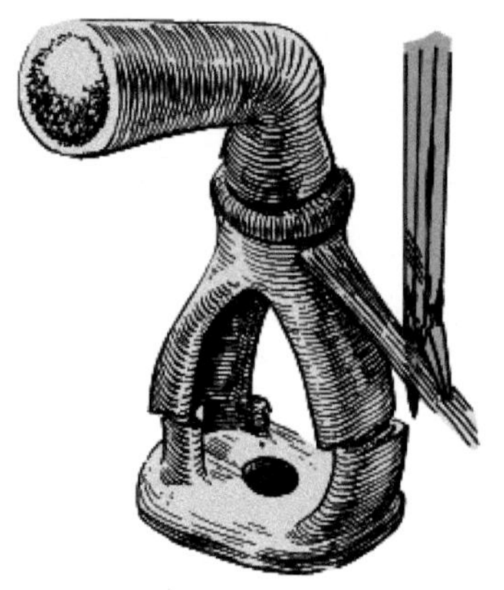

그림 10.26 등골각, 침등관절, 등골 인대 등을 미세 수술용 가위로 절단한다.

출처: Arkansas Otolaryngology Center.

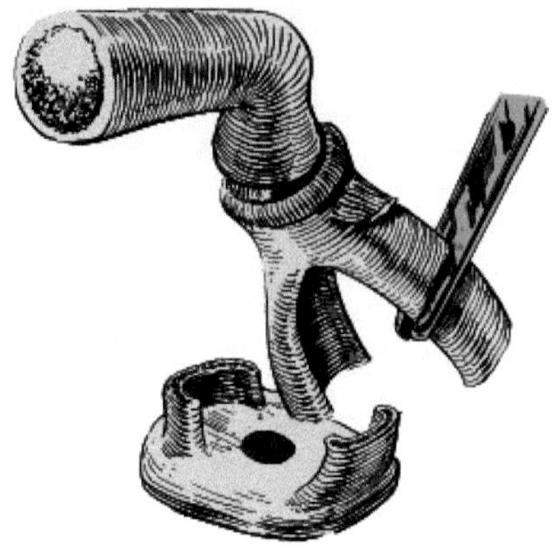

그림 10.27 등골 족판 상부 구조물을 제거한다.

출처: Arkansas Otolaryngology Center.

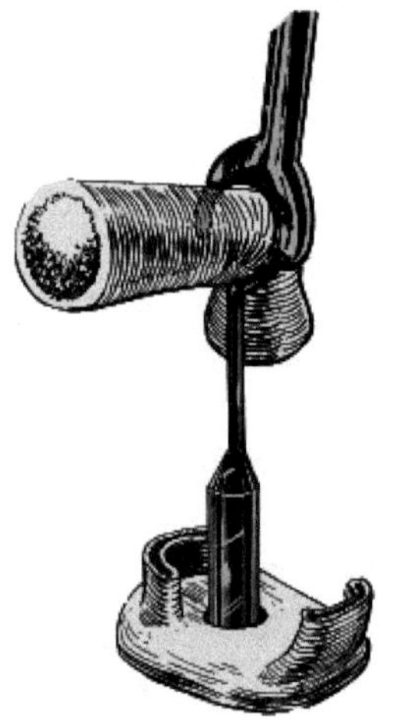

그림 10.28 보철물을 조심스럽게 놓고, 침골 두상돌기 바로 위 장돌기에 고리를 걸고 기구로 묶는다.

출처: Arkansas Otolaryngology Center.

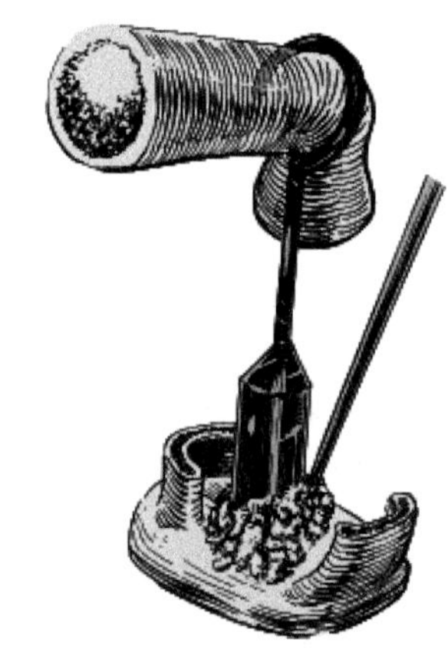

그림 10.29 측두근의 표면 근막을 등골 족판 위에 놓은 보철물 주변으로 감싸 내이를 밀봉한다.

출처: Arkansas Otolaryngology Center.

이 외상을 피하려는 노력을 계속하고 있다. 개창 크기를 작게 한 등골절제술을 **등골절개술**(stapedotomy)이라 한다(Bailey & Graham, 1984). 이 시술법들은 **그림** 10.24부터 10.29를 참조하기 바란다. 시술은 국소 마취 후 고막을 고막륜으로부터 빼 중이를 노출시킨다음 시술을 시작한다. 당연하겠지만 등골절개술은 이과 의사의 경험이 수술 성공을 좌우한다. 수술은 등골 족판 개창과 침골 장돌기로 감싸는 보철물 장착이 특히 중요하다. 등골절제술은 아르곤 레이저 사용과 같이 술기가 계속 발전되면서 여전히 널리 사용되고 있다. Fisch(1982, 2009)는 등골절개술을 레이저나 기계 어느 방법으로 하더라도 결과가 같으나 장비 활용 가능성으로 등골 족판에 구멍을 뚫는 것은 수동 방법이 더 일반적으로 선호되고 있다고 기술하였다.

중이 청력손실의 또 다른 원인

중이 기형은 단독 또는 다른 선천성 기형과 동반되어 나타난다. 등골 고착의 일부 증례는 유전이 원인이다. 선천성 중이 질환의 일부는 산모가 임신 중 탈리도마이드 복용과 관계가 있다. 일례로 침추관절 고착은 외이도 기형과 소이증과 관련이 있고, 기타 이소골 기형은 볼, 턱, 안면의 증후군과 관련이 있다. 중이와 외이의 선천성 기형은 함께 나타나기도 하는데, 이는 이 부분이 같은 배아 조직으로부터 발생하기 때문이다. Meyerhoff(1986)는 유양돌기 함기세포 등의 성장을 위해 4~6세 이후 성형수술을 시술하도록 권고했다.

두개골 골절은 이소골 연쇄의 단절이나 골절을 동반하기도 한다. 이소골 단절은 골절 여부와 관계없이 두개골 외상이 흔한 원인이며, 외상성 고막 천공 과정에서 면봉이나 머리핀과 같은 이물에 의해서도 이소골 연쇄가 손상될 수 있다.

중이에는 용종, 혈관 종양, 중이 감염에 의한 육아종 또는 그 예가 흔하지는 않지만 편평상피 세포암 등의 양성과 악성 종양도 생길 수 있다.

심화 증례 학습

이 장에서 중이염 진단 결과를 근거로 증례(증례 2)를 살펴보았다. 필수 검사인 이미턴스 검사를 비롯하여 순음청력검사 및 어음청력검사 결과를 포함한 시행 가능한 추가 진단 검사도 고려할 필요가 있다. 이음향방사와 청성뇌간반응 검사는 필요하지 않지만 어떤 결과가 나타날지 추측할 수 있을 것이다.

증례 2: 전음성 난청–중이 질환

그림 4.13에서처럼 이 증례에서는 무엇을 관찰해야 하는지 알고 있을 것이다. 전형적인

증례가 **그림 10.11**이다. 두 귀 기도 청력은 중등도 난청을 보이지만 골도는 정상이다. 어음청력검사는 어음청취역치가 순음과 잘 일치하고, 어음이해도는 높게 관찰되었다. 이 검사들은 두 귀의 전음성 난청 진단을 확인하지만 난청 원인이 어디에 있는지는 알 수 없다. 감염에 관한 병력 조사는 원인을 알 수 있지만 추가 검사로 기시부를 확인할 수 있다.

이학적 검사상 고막은 정상이었고, 이미턴스 검사나 이경 검사로 이를 확인할 수 있다. 만약, 이미턴스 검사에서 외이도가 밀봉되지 않는다면 고막이 천공이 있는지 다시 검사할 필요가 있다. 고막 위축은 C형 고막운동도(**그림 10.10**에서 왼쪽 귀)가, 중이에 삼출액이 있으면 B형 고막운동도(**그림 10.12**)가 각각 관찰된다. 이 난청은 문제가 장기간 계속되었기 때문에 한 쪽 또는 양쪽 귀의 침골이 짓무를 수 있고, 이러한 문제들은 A_d형 고막운동도를 보일 수 있는 원인이다(**그림 10.19** 오른쪽 귀). 이러한 원인들로 등골근 반사가 소실될 수 있다.

만약 OAE와 ABR를 검사했다면 OAE는 분명히 관찰되지 않고, ABR은 **그림 10.13**처럼 모든 파의 잠복시간이 지연된다. 이와 같은 경우 의학적 처치의 첫 번째 목적은 청력 개선이다. 이 장에서는 이러한 예들을 위한 몇 가지 접근 방법을 소개하였고, 청력 개선이 실패하는 경우 청각학적 재활에 관한 내용은 14와 15장에서 설명할 예정이다.

✻ 요약

중이는 내이와 외이를 구분하는 공기로 가득 찬 공간이다. 중이의 기능은 이소골 연쇄에서 추골과 침골의 크기 차이에 의한 지렛대 효과와 고막과 난원창 넓이 차이에 의한 면적비를 통해 소리 에너지를 증강시키는 것이다.

중이의 구조적 및 기능적 이상은 전음성 난청을 초래하며, 질병의 상태가 기도 가청역치에 직접적으로 영향을 준다. 그러나 골도 가청역치는 감각신경계 이상이 아니기 때문에 중이의 관성 수준의 영향을 받아 정상을 약간 벗어나는 정도이다. 압력-전도 특성은 중이의 음압이나 삼출액 저류, 긴장도 또는 이소골 연쇄의 단절 등에 관한 정보를 얻을 수 있다. 정적 탄성이 정상보다 낮거나 높으면 등골근 반사도 높아지거나 나타나지 않을 수 있다. 청성뇌간반응은 모든 파의 잠복시간을 지연시키며, 이음향방사는 나타나지 않는다. 어음이해도는 정상 범위이다. 최근에는 거의 시행하지 않지만 주관적 병소 부위 판단 검사인 소증폭 인지도(short increment sensitivity index, SISI), 양이 교대 음량

다시 보기 표 10.1 중이 관련 전음성 난청

병인	난청 정도	청력도 양상	정적 탄성	고막운동도
화농성 중이염	경도부터 중등고도	수평형	정상이나 낮음	B
고막 천공	경도	수평형	외이도 용적이 매우 넓어 검사할 수 없음	검사 불가
이소골 연쇄 단절	중등도	수평형	높음	A_d
장액성 중이염	경도부터 중등고도	수평, 완만한 하강	정상이나 낮음	B
중이 음압	경도	수평형	정상	C
이경화증	경도부터 중등고도	수평, 완만한 상승	낮음	A_s
선천성 질환	경도부터 중등고도	다양함	다양함	다양함

균형(alternate binaural loudness balance, ABLB), 순음 소실(tone decay)(7장 참조) 등의 결과도 정상 범위이다.

중이 질환의 경우 의학적 및 외과적 치료를 먼저 시행하여야 한다. 이를 통한 청력 개선을 실패하였거나 시술을 미루어야 하거나 불가능한 경우에는 보청기 사용 등에 관한 청각학적 재활을 조심스럽게 시작한다. 의학적 또는 외과적으로 보청기 사용을 금기하지 않는다면 청력도가 상대적으로 수평하고, 어음이해도가 좋으며, 강한 소리도 들을 수 있어서 전음성 난청의 보청기 효과는 매우 좋다.

＊ 자주 묻는 질문

Q 환기관은 유소아에게만 삽관하는가?

A 필요한 경우 성인에게도 삽관할 수 있으나 유소아들에게 더 흔하다.

Q 이소골은 단순하게 닿아 있는가, 아니면 관절을 이루고 있는가?

A 서로 연결되는 다른 뼈들과 마찬가지로 이소골도 인대라고 하는 섬유조직이 서로를 붙잡고 있으며 관절을 형성한다.

Q 중이 음압의 원인은 무엇인가?

A 중이 점막은 폐의 점막과 아주 비슷하다. 점막 안의 미세 혈관이 중이 내 공기를 흡수하여 공기 압력이 낮아지고, 이관이 열리면서 압력이 회복된다. 이관이 개방되지 않으면 중이 음압이 생기고 고막을 함몰시킨다.

Q 고막과 난원창의 면적 차이는 얼마 정도인가?

A 약 22:1이다.

Q 등골이 난원창에 고정되어 있는 이유는 무엇인가?

A 추골의 지렛대 효과의 장점을 얻기 위해서이다.

Q 중이염 유병률을 낮추기 위해 부모가 할 수 있는 일은 무엇인가?

A 전부는 아니지만 위생과 영양 공급만으로도 모든 질병을 예방할 수 있다.

Q 외이도 용적 검사(physical volume test, PVT)는 어떻게 하는가?

A 고막운동성 계측을 하는 동안 시행한다. C_1 값이 5 cm^2보다 높으면 고막 천공을 의심할 수 있고, 이 값은 외이와 중이의 용적이 합쳐진 것을 의미한다.

Q 화농성 중이염과 비교하여 장액성 중이염을 진단하는 방법은 어떠한가?

A 청각학적 평가는 비슷하다. 병력이나 이학적 검사를 반드시 시행해야 한다.

Q 양초 검이(ear candle)란 무엇인가?

A 밀랍 또는 수지로 만든 속이 빈 양초를 외이도에 대고 불을 붙인다. 이렇게 하면 외이도에 음압을 형성되면서 이물을 밖으로 배출하는 것이다. 입증되지 않았지만 제3세계 국가와 미국에서조차 사용하기도 한다.

Q 유양돌기염의 증상은 무엇인가?

A 유양돌기염은 흔히 고열과 통증을 동반한다.

Q 중이 수술을 하면 맛의 변화를 느끼기도 하는 이유는 무엇인가?

A 고삭신경은 중이강을 지나며, 이 신경이 혀 양쪽의 앞 3분의 2 부분의 미각을 담당한다. 수술 중 건드리면 일시적으로나마 맛의 변화를 느낄 수 있다.

Q 초기 이경화증에서 등골근 반사가 나타나지 않는 이유는 무엇인가?

A 등골근 운동성이 미세하게라도 떨어지면 등골근이 수축되어 당기더라도 움직이지 않기 때문이다.

Q 중이의 가장 흔한 질병은 무엇인가?

A 중이염.

Q 박테리아 등의 감염이 중이로 진입하는 방법은 무엇인가?

A 박테리아 등의 감염은 혈류를 통한 감염은 흔하지 않고 바깥쪽으로 부풀어 있는 이관을 통해 전파된다. 고막 천공도 감염을 쉽게 전파한다.

Q 전음성 난청이 있는 경우 씹을 때마다 듣기 어려워하는 이유는 무엇인가?

A 저작 시 생기는 소음이 골도 전도를 통해 차폐하고 청력손실과 함께 작용하여 역치 상승을 일으키기 때문이며, 이를 deprecusis라 한다.

Q 감염과 고막 천공을 동반한 중이염을 앓고 있는 아이가 있다고 가정한다. 전음성 난청을 느끼는 시점은 언제인가?

A 상황에 따라 다르다. 때로는 전음성 난청이 나타나지 않을 수도 있고, 때로는 한 가지 문제만으로도 난청이 나타날 수도 있다. 이러한 차이는 유전적 요인과 여러 가지 인자들에 의해

결정된다.

Q 이소골의 연쇄에서 침골이 자주 짓무르는 이유는 무엇인가?

A 혈액공급이 이소골 중 침골에서 가장 원활하지 못하기 때문이다.

Q 중이 수술 후 청력이 나빠질 가능성은 어떠한가?

A 어떤 수술에서도 의사의 잘못과 관계없이 실패 가능성이 있다. 만약, 이소골 연쇄에 진주종이 있는 경우 이를 수술로 제거해야만 하며, 수술로 제거할 경우 이소골 연쇄가 단절되어 청력이 나빠질 수 있다.

Q 잘못된 방법이지만 외이도의 이구전색을 물로 세척하는 경우, 이 방법이 이소골 연쇄 단절을 일으킬 수 있는가?

A 외이도 물 세척은 광범위한 손상을 일으킬 수 있다. 강한 압력에 의해 고막과 이소골 손상이 모두 나타날 수 있다.

Q 강한 소음 노출로 등골근과 고막장근이 과도하게 수축되면서 이소골 연쇄가 부분 또는 완전 손상을 나타낼 수 있는가?

A 보고된 적 없다.

Q Willisii 착청은 어느 때 나타나며, 잡음 환경에서 크게 말하는 사람은 정상 청력자인가, 전음성 난청자인가?

A 정상 청력자들은 잡음이 청각적 자극을 차폐하므로 소음 환경에서 더 크게 말한다(Lombard effect). 전음성 난청자는 정상 청력자에 비하여 소음을 덜 듣기 때문에 신호 대 잡음비가 향상되어 말소리를 잘 들을 수 있다.

Q Bell 마비는 청력손실을 유발하는가? 만약 그렇다면, 이 경우 난청 성질은 무엇인가?

A Bell 마비는 청신경과 관련이 없는 안면신경(VII 뇌신경)의 문제로 발생한다.

Q 유양동구가 유양돌기와 소통하는 방법은?

A 유양동구는 고실 상부에 있으며 얇은 골판으로, 유양동 함기세포와 구분된다. 만약, 중이 감염으로 골판이 손상되면 유양돌기로 전염된다.

✻ 추천 도서

Clark, J. G., & Jaindl, M. (1996). Conductive hearing loss in children: Etiology and pathology. In F. N. Martin & J. G. Clark (Eds.), *Hearing care for children* (pp. 45-72). Boston: Allyn and Bacon.

Kenna, M. A. (1996). Embryology and developmental anatomy of the ear. In C. D. Bluestone, S. E. Stool, & M. A. Kenna (Eds.), *Pediatric otolaryngology* (Vol. 1, pp. 113-126). Philadelphia: W. B. Saunders.

Lipscomb, D. M. (1996). The external and middle ear. In J. L. Northern (Ed.), *Hearing disorders* (pp. 1-13). Boston: Allyn and Bacon.

Sandridge, S. (2009). *Ear disorders*. (CD-ROM). San Diego: Plural Publishing.

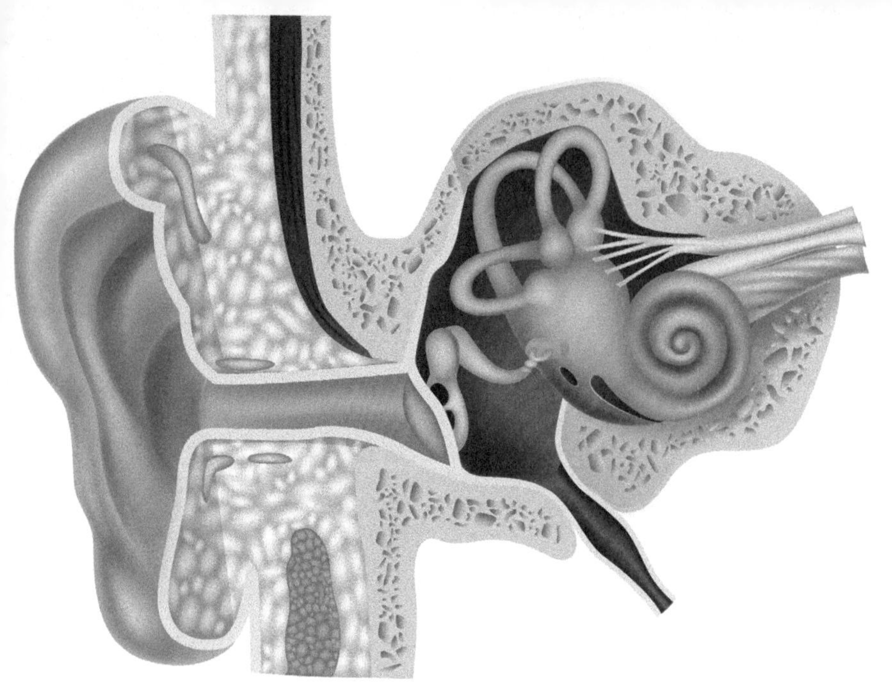

제 11 장

내이

학습 목표

이 장에서는 소리와 신체의 정위에 대한 정보를 뇌로 제공하는 내이를 설명한다. 이를 충분히 이해하기 위해서 이 장에서 학습할 내용은 다음과 같다.

- 내이의 해부학적 위치
- 내이의 듣기 기능과 공간 감각 기능
- 태아기, 주산기, 출생 후 내이 발생과 성장 및 내이에 영향을 미치는 다양한 질환
- 내이 질환과 지금까지 서술한 청각학적 평가 결과의 관계

3장에서 설명한 것처럼 동물의 뇌는 진동하는 소리를 수용할 수 없다. 이 때문에 내이는 중이가 보내온 기계적 형태의 에너지를 뇌가 해석할 수 있는 형태로 **변환**(transduce)하는 기능을 한다. 내이는 소리 듣기뿐만 아니라 몸의 위치와 움직임에 대한 정보를 생체전기 신호로 변환한다. 내이는 완두콩 정도로 크기가 작지만 움직이는 부분만 수천 가지에 이를 만큼 매우 복잡하고 정교하다. 구조가 구불구불한 동굴과 비슷하여 **미로**(labyrinth)라고도 한다.

내이의 해부와 생리

등골 족판은 난원창에 맞추어져 있으며, 명칭은 모양 때문에 지어졌다. 난원창은 중이와 내이 사이를 구분하며, **전정**(vestibule)의 입구이다. 이곳을 통해 여러 개의 방처럼 다양한 내이 구조물들과 소통할 수 있다. 전정에는 **외림프**(perilymph)라고 하는 액체가 가득하고 평형기관이 있다. 균형을 담당하는 전정과 듣기를 담당하는 와우는 학습하기 쉽도록 나누어 설명하기로 한다. 그러나 해부 및 생리학적으로는 복잡하게 연결되어 있다(그림 11.1).

전정기계

동물들과 마찬가지로 인간의 균형 유지 능력은 인체의 다양한 계통 정보를 통해 **소뇌**(cerebellum)에서 통합 조정된다. 계통 정보에는 시각, 고유 감각, 전정의 정보 등이 포함된다. 시각 계통은 주변 물체와 몸의 위치를 직접 수집하며, 주변을 볼 수 있는 빛과 시력에 따라 수집 능력이 달라진다. 고유 감각은 근육, 인대와 같은 인체를 지지하는 구조물로부터 자극을 수용하는 **체성감각**(somatosensory)이다. 이 체성감각은 신체 일부의 위치 정보를 수용할 수 있다. 전정계(vestibular system)는 중력과 관성에 의존한다.

전정 내부에는 **난형낭**(utricle)과 **구형낭**(saccule)이라고 하는 막으로 된 주머니가 있다. 이들 주머니는 외림프 안에 있지만 성분이 다른 **내림프**(endolymph)라고 하는 액체를 담고 있다. 구형낭은 난형낭보다 약간 작다. 난형낭 안에는 **난형낭반**(macula acoustica utriculi)이라고 하는 말단 수용기가 바닥 쪽에 있고, 구형낭 내부에는 **구형낭반**(macula acoustica sacculi)이라고 하는 말단 수용기가 측면에 있다.

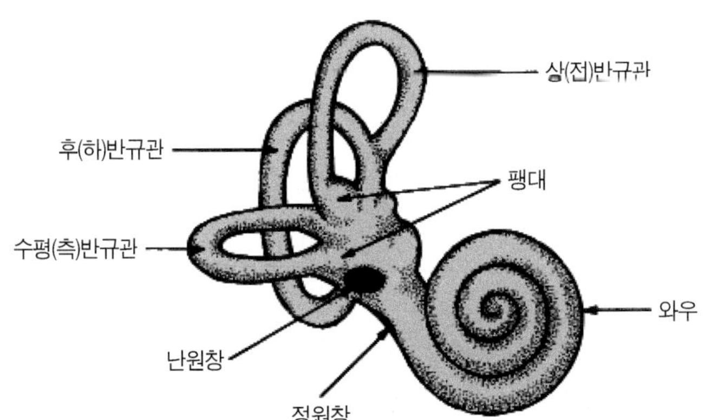

그림 11.1 인간의 내이 구조

난형낭에는 위쪽, 바깥쪽, 뒤쪽으로 향하는 세 개의 **반규관**(semicircular canals)이 있고, 막성 구조는 외림프에 둘러싸여 있으며 내림프를 담고 있다. 세 개의 반규관은 **팽대**(ampulla)라고 하는 부푼 부분을 통해 난형낭으로 되돌아오는 모양이다. 각 팽대는 몸의 균형을 담당하는 말단 수용기관(팽대부릉, ampulla crista)이 있다. 반규관은 공간의 입체 정보를 수집하기 위해 서로 수직하고 있어서 각가속도에 대해 적어도 하나의 반규관이 자극을 받는다.

머리를 움직이면 전정 내부 액체가 관성 때문에 뒤처지는 경향이 있으며, 이러한 액체의 흐름으로 전정기계를 자극한다. 난형구형낭의 기제는 자동차나 엘리베이터가 속도를 올리거나 내리는 것과 같은 직선 가속도 운동을 해석하는 것이다. 난형낭과 구형낭은 직선 속도 변화를 지각하며, 직선 속도는 제곱 초의 시간마다 센티미터(cm/s^2)의 변화를 측정한다. 반규관은 각가속도 또는 회전 속도 변화를 지각하는 수용기이다. 수용기는 신체가 분당 회전하는 수가 증가하거나 감소하는 변화를 지각하며, 각가속도는 제곱 초의 시간마다 회전 각도($°/s^2$)의 변화를 측정한다.

전정기가 병을 앓고 있거나 손상되면 일반적으로 어지러움[**현훈**(vertigo)]을 느낀다. 어지러움은 빙빙 도는 느낌을 느끼기 때문에 아주 고통스럽다. 전정신경(VIII 뇌신경)과 동안신경(oculomotor nerve)은 뇌와 연결되어 있어서 눈동자가 빠르게 요동치는 **안진**(nystagmus)의 발생에 관여한다. 안진은 어지러움을 느낄 때마다 나타나며, 전정에 이상이 있으면 어지러움과 관계없이 안진이 자발적으로 나타날 수 있다. 회전감이 없는 어질어질한 느낌(dizziness), 두경감(현기증), 축 늘어지는 느낌과 어지러움을 구별하는 것이 중요하다.

어지러움 검사

한동안 어지러움 검사는 외부 자극을 통한 전정계통의 정상치를 구하는 데 집중하였다. 일례로 기계적으로 회전하는 의자의 회전 주기에 따른 안진의 유무와 유형에 대한 정상치를 구하고 이를 비교한다.

가장 쉬운 검사는 온도안진검사[**냉온교대검사**(caloric test)]이다. 이 검사는 온도가 정상 체온보다 약간 높거나 낮은 물 또는 공기를 외이도에 흘려보내 미로를 자극한다. 전정계통이 정상이면 차가운 물이나 공기를 넣은 귀로부터 먼 쪽으로 안구가 빠르게 움직이는 안진을 보였다가 서서히 느려진다. 그러나 따뜻한 물이나 공기를 넣으면 안진이 반대로 나타난다. COWS(cold—opposite, warm—same)이라는 약자는 차가운 물에 반대쪽으로, 따뜻한 물에 같은 쪽으로 안진이 나타난다는 것을 의미한다. 반응 해석은 정상, 무반응, 과잉 반응, 과소 반응 등으로 하기 때문에 검사자의 주관이 많이 개입한다

각막(양전하)과 망막(음전하) 사이에는 전위 차이가 있다. 이 사실을 기초로 **전기안진검사기**(electronystagmograph, ENG)를 개발하였다. 이 장치는 안진에 의한 전위 변화를 기록하기 때문에 어지러움 검사의 객관성을 높였다. ENG는 안진의 방향과 비율을 종이나 컴퓨터에 기록하여 영구 보관이 가능하다. 대부분 상업용 ENG는 관류용 물의 온도를 30℃와 40℃로 정확하게 냉각하거나 데우며, 40초 정도 온도를 유지하면서 250 mL를 관류시킨다. 이보다 약간 긴 관류는 공기 자극 냉온교대검사가 적당하다. 이렇게 자동으로 시행하는 검사는 수동에 비해 장점이 많은데, 바로 정확한 결과를 얻을 수 있고 영구 보관이 가능하다는 점이다. 어지러움 검사에서 컴퓨터를 활용하면 냉온교대 자극에 의한 눈떨림을 정량화할 수 있고 자극과 반응을 정확하게 조절할 수 있다. 현재 소프트웨어를 지속적으로 업그레이드 할 수 있고 유소아의 어지러움까지 평가할 수 있는 **회전의자검사**(rotatory chair test)가 시행되고 있다.

눈 움직임에 의한 전위 변화를 측정하기 위해서는 보정이나 생리적 잡음 및 기타 영향을 배제한 안정된 전극의 배치가 중요하다. 전극 배치는 초소형 적외선 카메라를 이용하여 안구 운동을 추적하는 방향으로 대치되고 있다(**그림 11.2**). 안경 내부는 어둡지만 검사를 진행하는 동안 적외선 카메라가 관찰할 수 있도록 피검자는 눈을 뜨고 있어야 한다. 전극을 사용하지 않아서 검사가 쉽고, 비디오 모니터를 통해 피검자 안구 운동을 관찰하고 영상으로 기록 저장할 수 있다.

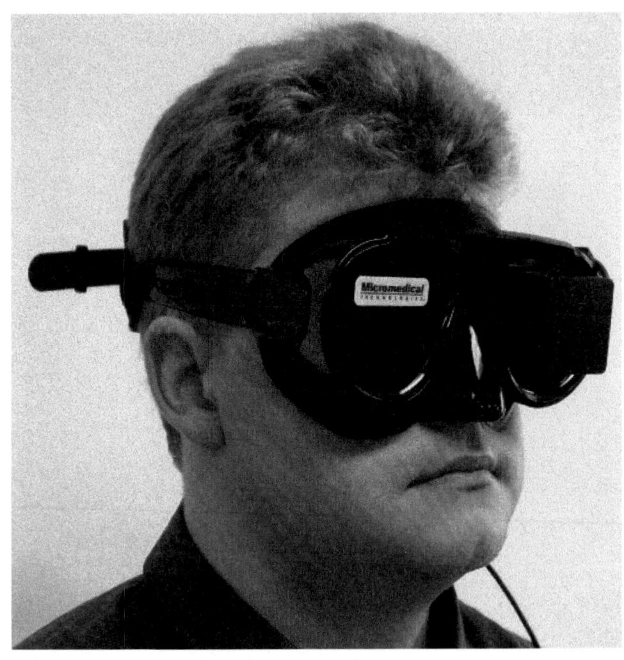

그림 11.2 안구 운동을 녹화할 수 있도록 특수하게 고안된 안경. 어지러움 검사뿐만 아니라 전정재활에도 사용한다.

출처: Micromedical Technologies, 10 Kemp Drive, Chatham, IL 62629.

영유아 및 소아의 ENG 검사는 어지러움 검사에 컴퓨터를 활용하기 전까지 시행할 수 없었거나 아주 어려웠다. Cyr와 Møller(1988)는 유소아 전정 검사를 (1) 운동 기능의 이상이나 지연이 있어야 하고, (2) 이독성 약물을 사용하거나, (3) 자발 안진이 있고, (4) 신경학적 질환이 의심되는 경우에 국한하여 시행할 것을 권고했다. 많은 감각신경성 난청 유소아들에게 유의할 만한 전정 이상이 동반된다는 점을 고려하면 이들에 대한 어지러움 검사의 시행도 중요하다(Brookhouser, Cyr, & Beauchaine, 1982).

최근까지 어지러움 검사는 뇌에서 균형과 시각계의 연결에 관한 전정-안구 반사에 국한되었다. **전산화 동적자세검사**(computerized dynamic posturography, CDP)는 전정-척수 반사를 이용하여 협동 운동 능력을 평가하며, 이 검사를 시작으로 기타 중추신경계통과의 상호작용에 대한 평가가 시도되고 있다. 현재 시행되는 많은 검사들은 전정 기능 평가에 컴퓨터 기술을 직접 응용하고 있다. 검사용 발판(platform)에 있는 동안 자세를 보정하는 다양한 각도를 측정하며 CDP는 일상의 다양한 조건에서도 균형 있게 똑바로 서 있을 수 있는지를 정량적으로 평가한다(**그림 11.3**). CDP는 감각, 운동, 생화학적 요소들을 분리하며 이 요인들을 개별적 활용 능력과 균형 유지를 위해 조합하는 능력을 분석

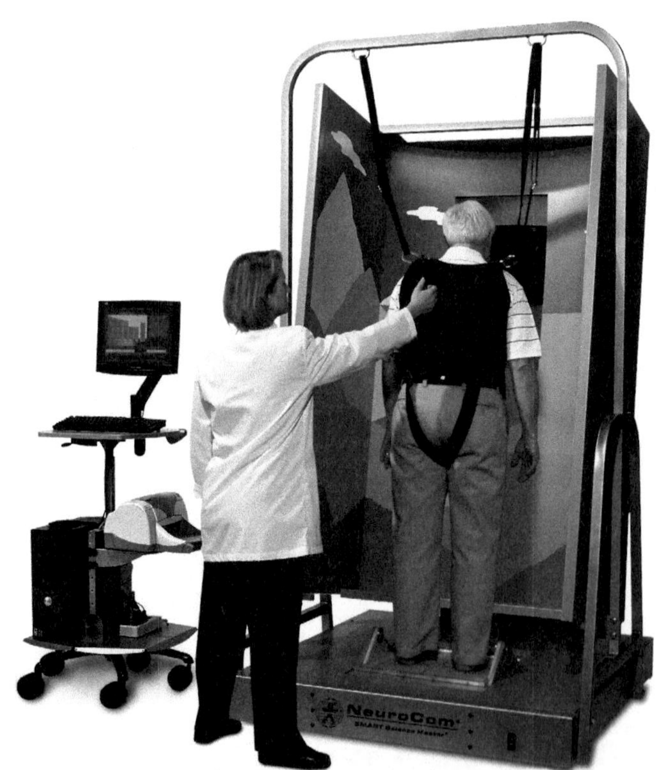

그림 11.3 검사용 발판 위에 똑바로 선 상태에서 균형 유지를 위한 자세 보정 정도를 정량적으로 평가하는 전산화 동적자세검사

출처: Neurocom® International, Inc.

한다.

CDP의 검사 프로토콜은 다양한 일상의 동작 수행을 위한 피검자의 기능적 역량을 확인할 수 있게 해주며, 평형 질환의 기시부 확인에도 유용하다(Nashner, 1993). CDP 결과는 특정한 기저 질환 진행 과정의 진단에 도움을 받을 수 있다.

전정유발근전위(vestibular-evoked myogenic potential, VEMP)도 전정 상태를 밝히는 데 도움이 된다. VEMP는 전정 말단 기관의 하나로 직선 가속 운동을 감수하는 구형낭이 소리 자극을 받아 발생하는 전위로 판단하고 있다. 이 때문에 **소리 유발 근육 반사**(sound-evoked muscle reflex)로 생각하고 있다. 이 반사는 예측할 수 없는 운동 중에도 두위를 안정시키기 위해 나타난다. 유발전위 측정 기술을 이용하며, 소리 자극 반대 방향으로 고개를 힘껏 돌린 상태에서 한 귀로 소리 자극을 들려주면서 전위를 기록한다. 전위는 **승모근**(trapezius muscle)이나 **흉쇄유돌근**(sternocleidomastoid muscle)을 포함한 다양한 근육에서의 반응이다. 두 귀에서 반응이 비대칭을 보이면 내이와 중이가 난원창 또는 정원창을 통해 병리적으로 연결되는 외림프 누공(perilymphatic fistula)이거나 냉온교대검사나 회전의자검사와 같은 통상적 말초 전정 기능 검사 결과가 정상이더라도 여전히 직선 가속에 비정상 감각을 호소하는 경우일 수 있다.

전산화 동적자세검사, 어지러움 검사, 전정유발근전위는 내이와 중추신경계통 질환 진단에서 매우 유용하다. 그러나 평형 기능 검사에서는 병력 조사, 의학적 검사, 청각학적 평가, 청각전문가 등과의 지속적인 관계 형성이 매우 중요하다.

❀ 실전 해설

전정 질환 평가에서는 청각전문가들의 전문적 역량이 중요하다. 청각전문가는 14장에서 설명한 평가와 더불어 재활 중재까지 포괄적으로 참여해야 한다.

청각기계

그림 11.1은 내이 전정 부위를 청각 부위와 함께 설명한다. 전정은 난원창과 함께 달팽이 모양의 **와우**(cochlea)와도 소통한다. 쉽게 설명하기 위해 와우를 **그림 11.4**처럼 펼쳐 보았다. 그러나 인간의 와우는 기저에서 첨부까지 5 mm, 폭 1 cm의 뼈가 똬리를 틀고 있는 모양이다.

와우 내부는 난원창과 연결되어 전정 가까이에 긴 구멍이 있어서 붙여진 이름의 **전정**

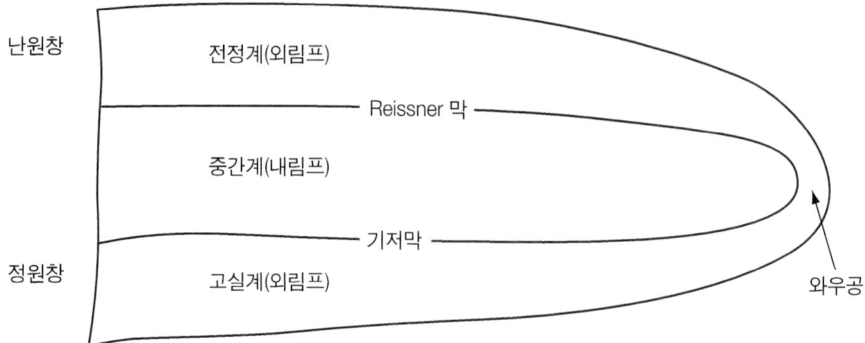

그림 11.4 세 개의 계를 구분하기 위해 펼친 와우 모습

계(scala vestibuli)가 있고, 와우 바닥에 있어서 육안 관찰이 가능한 정원창으로부터 시작하는 **고실계**(scala tympani)가 있다. 이 두 개의 관에는 외림프가 채워져 있고 첨부의 **와우공**(helicotrema)이라고 하는 작은 통로로 통하고 있다. 와우 내 에너지는 막이 운동하면서 림프를 통해 전달된다. 따라서 주파수가 약 60 Hz 이상이면 곡정을 통해 림프의 작은 운동이 전달된다.

앞서 설명한 두 개의 작은 구멍 사이에는 **중간계**[scala media, 또는 **와우관**(cochlear duct)]이 놓여 있다. 이 세 번째 관에는 내림프가 담겨져 있으며, 내림프는 **결합관**(ductus reuniens)을 통해 구형낭, 난형낭, 반규관까지 채워진다. 중간계는 **Reissner 막**(Reissner's membrane)*에 의해 전정계와, **기저막**(basilar membrane)에 의해 고실계와 각각 구분된다.

중이에서 와우를 보면 약 두 바퀴 반으로 감겨진 모양을 하고 있다. 가장 큰 기저부가 중이 쪽으로 돌출되어 있으며, 이 부분을 **갑각**(promontory)이라 한다.

중간계에는 전체 길이를 따라 말단 청각 수용 기관인 **Corti 기관**(organ of Corti)**이 중간계의 세 벽 중 하나인 기저막 위에 놓여 있다. 또 다른 두 개의 벽은 Reissner 막과 골미로 일부인 골나선판이다. 이 부분에는 중간계와 **혈관조**(stria vascularis)를 지지하는 **나선인대**(spiral ligament)가 위치하고 있다. 혈관조는 내림프와 산소 및 영양분을 와우로 공급하는 곳이다. 혈액을 공급하고 신경을 Corti 기관으로 보내는 곳은 둘둘 말린 와우의 중심축으로, **와우축**(modiolus)이라 한다. 와우 단면은 **그림 11.5**와 같고, 전자현미경이 도입된 후 내이의 해부와 생리는 그 신비가 계속 벗겨지고 있다.

---

* 독일의 해부학자 Ernst Reissner(1824~1878)의 이름에서 명명됨.

** 이탈리아의 해부학자 Alfonso Corti(1822~1888)의 이름에서 명명됨

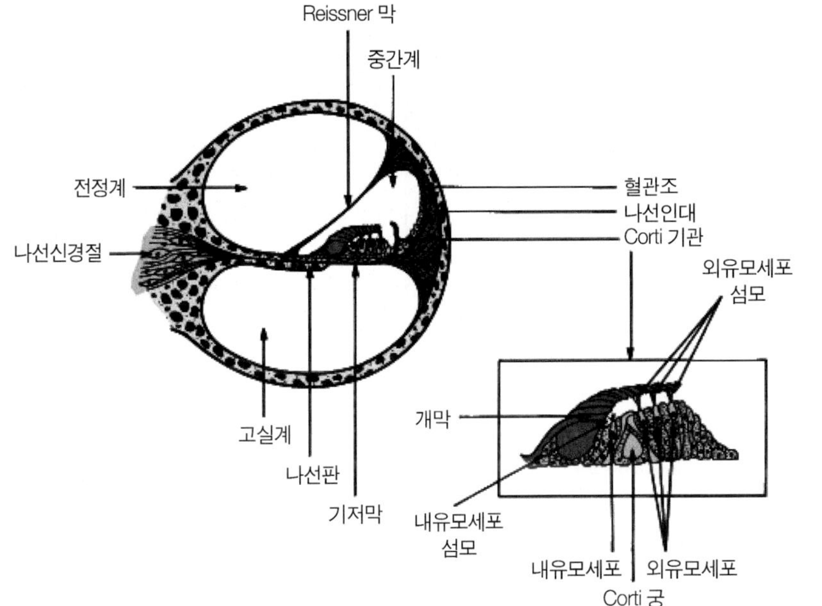

그림 11.5
와우 단면

기저막

기저막은 폭이 기저회전에서 0.1 mm 이내, 첨단회전에서 0.5 mm 정도이며 길이가 약 35 mm 정도로 기저부가 넓고 첨부가 좁아서 와우관과는 그 모양이 반대이다. 기저막 섬유에는 12,000~15,000개의 외유모세포가 3~5열로, 3,000개의 내유모세포가 1열로 배열되어 있다. 내유모세포와 외유모세포는 **Corti 궁**(Corti's arch, Tunnel of Corti)으로 분리되어 있다. 기저막에는 청신경 말단이 위치하며 이들 신경섬유는 일부의 경우 내유모세포와 일대일로, 또 다른 일부는 여러 개의 외유모세포와 연결된다. 유모세포는 직경이 0.001 mm, 길이 0.01 mm 정도이며, 각각의 유모세포 위에는 머리카락처럼 **부동섬모**(stereocilia)가 있다. 이 섬모가 자극에 따라 구부러지는 방향은 매우 중요하다. 만약 섬모가 한 방향으로 구부러지면 신경세포가 흥분하고, 반대로 구부러지면 신경세포가 억제된다. 그러니 옆으로 구부러지면 아무 자극도 받지 않는다. 그림 11.6은 와우의 기능을 설명한다.

와우의 생리

등골에 의해 난원창이 움직이면 등골 주변 윤상인대가 펼쳐지고 와우 기저부 외림프에서 파동이 생겨 와우 첨부로 전파된다. 내이의 림프는 압축되지 않기 때문에 난원창이 림프를 안쪽으로 밀면 정원창이 중이 쪽으로 부풀리면서 전파된다. 다시 말하면 하나의

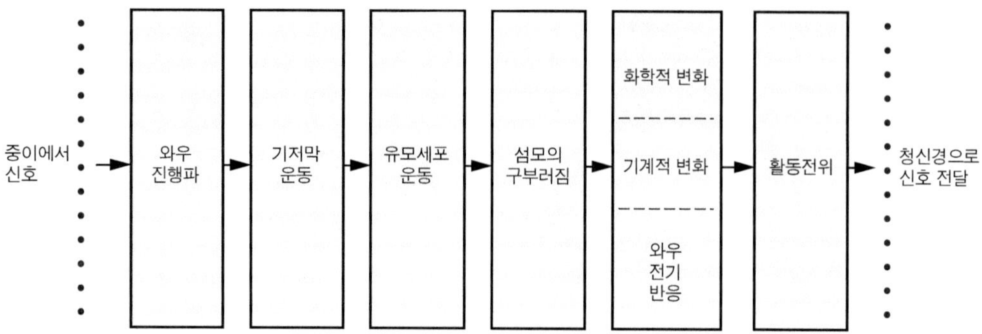

그림 11.6 와우 기능

창이 안쪽으로 향하면 다른 창이 바깥쪽으로 향하면서 두 개의 창은 서로 위상을 달리(out of phase)한다. 만약 두 창의 위상이 같다(in phase)면 와우 안에서 모든 소리는 상쇄되어 없어진다.

소리의 진동이 전정계에 도착하면 Reissner 막을 통해 중간계의 내림프와 기저막으로 전파되어 같은 방향으로 움직이면서 정원창까지 파급된다. 따라서 내이로 들어온 소리는 림프의 파동 형태 운동을 유발하는데, 항상 기저부에서 첨부로 이동한다. 기도와 골도 전도 소리 모두 마찬가지이다. 기저막이 가장 크게 움직이는 움직이는 곳은 소리의 주파수에 따라 다르다. 저주파수 소리는 파장이 길어서 와우 첨부에서, 고주파수 소리는 파장이 짧아서 와우 기저부에서 기저막이 최대로 움직인다.

기저막의 반응은 내이의 진동에 대해서만 최대로 반응한다. Corti 기관은 기저막 위에 있어서 진동을 쉽게 수용한다. 외유모세포의 섬모 끝은 **개막**(tectorial membrane)까지 연결되어 있다. 섬모에는 젤라틴 성분의 덮개가 바깥쪽 가장자리에도 있는 것으로 보고되고 있지만 안쪽 가장자리에 고정되어 있다. 등골이 안팎으로 움직이면 림프가 위아래로 출렁이고 기저막도 따라서 출렁인다. 이때 회전하는 와우 특성상 상하로 움직이는 기저막과 개막이 회전 및 운동축 방향이 약간 다르기 때문에 유모세포가 방향을 바꿔 움직인다.

3열의 외유모세포는 와우 내에서 액체 파동의 최대 정점에 대해 반응하면서 주파수 변별 능력을 향상시킨다. 감각(와우)성 난청을 일으키는 외유모세포의 손상은 최대 정점에 반응하는 능력을 감소시키고 이로 인해 어음이해, 특히 경쟁 잡음이 있는 곳에서 이해를 어렵게 한다. 또 외유모세포는 스스로 길이를 줄여 내유모세포가 개막에 닿아 소리 수용 능력을 높일 수 있게 한다. 내유모세포는 외유모세포의 이러한 도움이 없으면 중간계 내림프 운동으로부터 자극을 받을 수 없어서 40~60 dB SPL 이상의 소리에만 반응한다. 청력손실이 이보다 낮으면 일차적으로 외유모세포에 기인하고 이보다 높으면 외유모세포와 내유모세포 모두 손상된 것이다.

Corti 기관의 구조적 역학은 매우 복잡하여 기저막이 상하, 좌우, 진행 방향으로 움직이면 외유모세포 운동도 활발해진다. 와우전기 반응의 크기는 유모세포의 섬모가 구부러지는 정도에 직접적으로 영향을 받는다. 만약, 섬모가 구부러지면 유모세포 안쪽의 전하들이 영향을 받아 화학물질을 방출한다.

내유모세포는 각각 20개 정도의 신경섬유와 연결되며 각각의 신경섬유는 한 유모세포와만 연결된다. 그러나 외유모세포는 여러 개의 신경섬유와 연결되지만 신경원과 외유모세포와 연결 비율이 1:10의 관계는 아니다. 즉, 각각의 외유모세포는 여러 개의 서로 다른 신경섬유와 연결되고, 신경섬유도 여러 개의 서로 다른 유모세포와 각각 따로 연결된다. 와우에서 빠져나온 신경섬유는 중앙인 와우축으로 모이고, 이 신경세포들이 모여 나선신경절을 이룬다. 와우축을 나온 신경섬유는 청신경(VIII 뇌신경) 와우분지를 이룬다.

청각 신경원

인간의 와우는 약 30,000개 구심성(감각성) **신경원**(neuron)과 1,800개의 원심성(운동성) 신경원을 가지고 있다. 신경원은 신경 흥분을 전달하기 위한 특별한 세포이며, **세포체**(cell body), **축삭**(신경돌기, axon), **수상돌기**(가지돌기, dendrite)로 구성된다(**그림 11.7**). 축삭과 수상돌기는 분지(가지) 형태이며, 수상돌기는 다른 신경섬유로부터 흥분을 받을 수 있도록 많은 작은 가지들로 이루어져 있다. 축삭은 다른 신경원으로 흥분을 전달하며 그 길이 변화가 크다. 구심성 신경원은 흥분을 와우부터 청각 중추신경계통까지 전달하며 신경원의 세포체는 와우축 나선신경절에 있다. **그림 11.7**에서 보는 것처럼, 청각 신경원은 양극성이며, 이 경우 하나는 수상돌기이며 유모세포로 투사하고, 다른 하나는 축삭으로 뇌간의 감각세포로 투사한다. 원심성 신경원은 뇌간의 상올리브 복합체에서 유모세포로 직간접적으로 연결된다.

전기적 흥분은 전체 축삭을 따라 이동한다. 자극이 수상돌기에 도달하면, 세포체로 모인 후 다시 축삭으로 전도된다. 신경원의 전기적 흥분 강도는 세포 주변과의 화학적 전압 차를 의미하며, 축삭으로 출력된다. 신원경 사이의 연결은 **연접**(synapse)이라 한다. 전기화학적 변화가 역치에 도달하면 신경원은 자극의 강도와 관계없이 항상 최대로 반응하며 이를 실무율(all or none)이라 한다.

신경원 사이의 정보 전달을 **신경전달**(neurotransmission)이라 한다. 다른 신경세포와

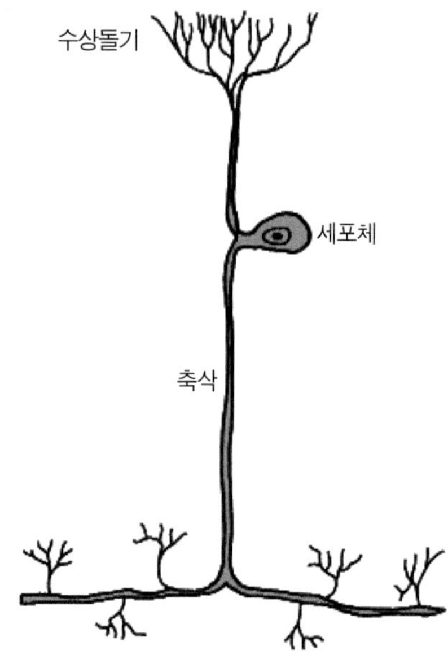

그림 11.7 와우에서 볼 수 있는 양극성 감각 신경원의 구조

연결되는 신경세포의 한쪽 끝은 수상돌기나 세포체에 직접 닿는다. 신경원 사이의 간극에서는 **신경전달물질**(neurotransmitter)이라 불리는 화학물질이 방출되어 인접한 신경원을 흥분시키거나 억제시킨다.

와우 림프

외림프와 내림프 핵심적 성분은 청각생리학적 측면에서 차이가 있다. 내림프는 칼륨 이온 농도가 높고 나트륨 이온 농도는 낮다. 그러나 외림프는 이와 반대이다. 두 림프 사이의 직류 전위도 차이가 있다. 내림프는 고실계의 외림프와 비교하면 칼륨 이온 농도가 높기 때문에 평균 80 mV의 강한 양전위를 띤다. 전정계의 외림프도 3 mV 정도의 양전위를 띠지만 고실계의 외림프와 비교하면 그리 높지 않은 편이다. 이 밖의 와우는 직류 음전위를 띤다. 이들 모든 전위는 일정하지 않고 항상 변화한다.

와우전기 반응

와우는 소리를 청신경이 해석할 수 있는 형태로 변환하는 변환기이다. 발화자의 음성을 교류 전류로 바꾸는 송화기와 비슷한 기능을 하며, 와우에서 이렇게 생기는 전위를 **와우전기 반응**(cochlear microphonic, CM)이라 한다. 와우전기 반응은 유모세포의 섬모가 앞뒤로 구부러지면서 탈분극하여 생기는 것이다. 기저막이 매번 상하로 주기운동을 할 때마다 외유모세포의 섬모도 같은 주기로 내외운동을 하면서 탈분극과 과분극이 교대로 일어난다. 와우전기 반응은 전극을 정원창이나 와우 내부로 삽입하여 기록할 수 있고 기록하는 전극의 위치에 따라 전위의 크기도 달라진다.

활동전위

유모세포가 청신경을 자극하는 순간 각각의 신경세포 표면에서는 전위 변화가 생긴다. 이러한 전위 변화를 **활동전위**(action potential, AP)라 한다. 와우로 진행한 청각 신호의 강도가 커지면 청신경으로 출력하는 유모세포의 전위도 커진다. 유모세포에서의 전기적 자극은 실무율에 의존하는 신경원의 전기적 활동을 증가시킨다.

와우의 원심성 활동

감각계통을 생각하면 귀와 같은 감각기관이 수용한 정보는 이를 분석할 수 있는 뇌로 전달하는 **구심성**(afferent)으로만 생각하는 경향이 있다. 그러나 와우에는 뇌로부터 정보를 전달하는 **원심성**(efferent) 경로가 분명히 존재한다. 이 구심성 및 원심성 신경섬유들은 와우에서의 정보를 피드백하거나 감시하기 위해 섬세한 균형 관계를 유지하고 있다.

청각 이론

듣는 과정은 오늘날에도 여전히 정확히 알지 못하는 내용이 숙제로 남아 있다. 초기 이론은 와우가 중이의 기계적인 에너지를 받아들여 소리의 높낮이를 어떻게 수용하는지를 설명하기 위해 노력하였다.

Helmholtz*의 **공명 이론**(resonance theory)은 와우 내부가 특정한 주파수마다 따로 동조하는 아주 작은 공명기들로 구성되었다고 설명하는 이론이다. 이 개념은 후에 수정되었지만 기저부에 고주파수를 담당하는 신경섬유가, 첨부에 저주파수를 담당하는 신경섬유가 있다는 것을 처음으로 설명한 이론이다.

위치 이론(place theory)은 피아노 건반처럼 모든 소리의 높낮이를 수용할 수 있는 특정한 영역이 정해져 있다고 가정한 이론이다. 위치 이론은 다소 불완전한 상태로 수용할 수 있지만 가청역치 가까이에서 소리의 높낮이 변별이 급격하게 낮아지는 원인을 설명하면서 맞지 않다는 것이 밝혀졌다.

* Hermann Ludwig Ferdinand Helmholtz(1821~1894)는 독일의 물리학자이자 생리학자이다.

위치 이론이 와우에서 소리 높낮이 분석을 설명하는 동안에도 **연사 이론**(volley theory)과 **공명-연사 이론**(resonance-volley theory) 등을 포함한 여러 가지 주파수 분석 이론들이 후미로 영역에서의 주파수 분석을 설명하려고 노력을 계속했다. 20세기 중반 이후, Békésy*(1960)가 설명한 **진행파 이론**(traveling wave theory)은 와우가 주파수를 분석하는 이론의 기초로 자리 잡는다.

진행파 이론은 등골 족판이 안과 밖으로 움직이면 내림프의 파동이 생겨서 기저막을 위아래로 움직이게 하는 것에서 출발한다. 여기서 파동은 와우관을 기저부에서 첨부까지 아래쪽으로 움직이게 하는데 이때 최대 진폭은 고주파수는 기저부에서 저주파수는 첨부에서 각각 생긴다. 비록 와우 기저회전에서 고주파수에만 흥분하는 신경섬유가 있고, 기저회전을 따라 저주파수에 흥분하는 신경섬유가 있다고 하더라도 외유모세포가 최대 진폭을 분석하여 주파수 분해능을 향상시킨다. 특정 주파수 소리가 들어오면 최대 진폭이 나타나기까지 거리뿐만 아니라 기저막 진동 속도까지 결정한다. 기저막 진동 속도는 주파수 인지에 직접적으로 관여한다.

진행파 이론을 포함한 위치 이론은 기저막의 운동 진폭으로 소리 크기(loudness)를 설명하는데, 작은 소리보다 큰 소리에 대해 기저막의 운동 진폭이 크다고 설명한다. 진폭이 크면 신경섬유의 발화도 많아진다. 주파수 이론은 소리 크기를 기저막 진동이 나타나는 총량으로 설명한다. 입력 신호의 진폭이 크면 기저막의 넓은 면적이 자극되고 진행파 정점을 중심으로 양쪽 신경섬유들이 함께 발화한다는 것이다. 음강도 분석은 다소 복잡하여 이해가 어렵다. 그렇지만 소리 강도가 커지면 뇌간에서 발화하는 신경원들이 많아지고 신경 발화가 많아지면 소리를 크게 느낀다는 데는 이견이 없다.

⚇ 유모세포에서 변환

유모세포의 기계적 움직임이 어떻게 청신경의 에너지 형태로 바뀌어 전달하는지에 대한 분명한 답은 여전히 명확하지 않다. 기계적 가설(mechanical hypothesis)은 유모세포의 운동이 신경 말단을 직접 자극하는 것으로, 화학적 가설(chemical hypothesis)은 유모세포 모양이 틀어지면 신경전달물질이 방출되어 신경 말단을 자극하는 것으로, 전기적 가설(electrical hypothesis)은 와우의 전위가 신경 말단을 자극하는 것으로 각각 추정한다. 음향 에너지가 신경 흥분으로 변하는 것은 전기화학적 반응과 내이 유모세포의 기계적 운동이 함께 작용한 것으로 본다.

---

* Georg von Békésy(1899~1972)는 헝가리의 물리학자이자 노벨상 수상자이다.

❀ 이음향방사

내이 기능에 대한 많은 이론들은 와우가 중이로부터 소리에만 반응하지 않고 스스로도 소리를 발생시킨다고 하는 Kemp(1978)의 주목할 만한 발견으로 변화가 생겼다. 이음향방사는 이전의 연구에서도 발견되었으나 실험 과정에서의 잡음이라 생각하고 무시하였다. Kemp는 사람을 대상으로 초소형 마이크를 외이도에 장착하여 외유모세포의 운동에 의해 발생한 것으로 추정할 수 있는 음향 신호를 기록하였다. 이 신호는 인간과 유인원의 와우 기능 연구에 기여한 **이음향방사**(otoacoustic emission, OAE)이며(Allen & Lonsbury-Martin, 1993) 와우 증폭 이론을 뒷받침하였다.

자발 이음향방사(spontaneous otoacoustic emission, SOAE)는 외부 자극을 주지 않더라도 정상 귀의 40~60%에서 기록할 수 있다(DeVries & Decker, 1992; Probst, Lonsbury-Martin, & Martin, 1991). 일부 예에서는 아주 작은 크기의 방사음을 피검자 스스로가 들을 수 있다. 자발 이음향방사는 정상 와우가 소리에 아주 예민하게 동조하고 소리를 비선형적으로 처리한다는 일반적 기초 지식을 근거로 이해할 수 있으며 외유모세포가 손상되면 방사는 사라진다.

외유모세포 운동에 의한 방사음은 와우관 내 림프 파동이 기저막을 통해 기저부 끝으로 전도되어 이소골 연쇄와 고막을 거쳐 외이도까지 도달한다. 이 방사음은 크기가 매우 작고, 고막이 스피커 역할을 한다. 방사음은 한 귀 또는 두 귀에서 발생하며 왼쪽보다 오른쪽에서, 남자보다 여자에게서 더 흔하다. 일부는 방사음이 나타나지 않기도 하고, 와우성 난청에서는 나타나지 않는 경우가 흔하다. 전음성 난청은 와우로부터 나온 소리의 강도를 손상된 중이가 낮추기 때문에 대부분 방사음을 기록할 수 없다.

이음향방사를 와우에서 발생한 소리가 아닌 근 수축 또는 중이에서 발생한 현상으로 보는 가설은 단계적으로 폐기되었다. 귀울림, 으르렁거림 등의 이명과 방사음의 관계를 연구하였으나(예: Kemp, 1981) 이명이 있는 대부분의 감각성 난청에서 방사음의 특성을 규명하지 못하였다.

방사음은 외이도에 소리를 자극하면 자극 강도와 무관하게 5~20 ms 정도의 잠복시간으로 나타나며, 방사음 강도는 30 dB SPL을 초과하지 않는다(Whitehead, Lonsbury-Martin, & Martin, 1992). 이렇게 기록한 방사음은 **일과성 유발 이음향방사**(transient-evoked otoacoustic emission, TEOAE)라고 한다. Kemp의 메아리라고도 하는 이 방사음은 500~4,000 Hz 사이의 주파수 범위로 기록된다. 또 지속시간이 매우 짧은 순음을 자극하며, 방사음은 자극 음의 주파수로 기록된다. 일과성 유발 이음향방사는 방사음을 배경 잡음으로부터 분리하기 위해 반복 자극하고 반응 파형을 컴퓨터로 평균 가산한다.

이음향방사는 청각계통에 대한 기능을 새롭게 이해할 수 있고 청력손실 확인과 난청의 병소 진단 등에 유용하다. 이음향방사의 적용은 7장과 13장에서 설명한다.

와우의 주파수 분석

와우는 인간이 들을 수 있는 가장 낮은 주파수인 20 Hz를 첨부의 신경세포에서 반응하고 계속해서 주파수가 높아지면 반응하는 신경세포들이 질서 있게 차례로 배열되어 있다. 기저막에서 신경섬유 사이 간격은 일정하지 않다. 2,000 Hz부터 인간이 들을 수 있는 기도 전도 순음의 가장 높은 주파수인 20,000 Hz까지의 소리는 기저막의 중간부터 난원창 가까이 기저부 끝까지 배열된 신경섬유가 담당한다. 2,000 Hz 이하 주파수 소리는 기저막의 나머지 반에 분포하는 신경섬유가 담당한다.

인간은 주파수마다 예민하게 동조하는 각각의 청신경섬유들이 있기 때문에 주파수 변별 능력이 탁월하다. 어떤 주파수에서 신경원의 발화율이 자발 발화 비율보다 높으면 이 주파수를 특이 주파수(characteristic frequency 또는 best frequency)라고 한다. Békésy(1960)는 와우 동조 곡선을 처음으로 연구하여, 주파수가 높아지면 진행파 정점은 기저부 끝에 가까워지고, 동조 곡선은 대역폭이 좁아지며 기울기가 급해지는 것을 관찰했다.

심리음향 동조 곡선(psychophysical tunging curve, PTC)(예: Pick, 1980)은 와우의 주파수 분해능을 평가하는 데 이용했다. 와우가 손상되면 주파수 분해능이 나빠지는데 이에 대한 증거는 아직 부족하다. 심리음향 동조 곡선이 정상이면 말소리와 같은 복잡한 신호를 분석하는 데 기여한다. 반대로 심리음향 동조 곡선이 넓게 퍼져 있으면 와우성 난청에서 어음이해가 나쁠 것으로 해석할 수 있다.

내이 발달

내이는 임신 3주부터 분화하기 시작하며, 임신 6개월이면 성인 크기와 모양이 같아진다. 배아 초기 표피 판이 두꺼워지면서 기원판이 형성된다. **귀기원판**(auditory placode)은 오목한 공간(pit)을 감싸면서 피막(capsule)을 형성한다. 이 피막이 와우에서 시작하는 구형낭 부분, 난형낭 부분, 반규관, 내림프관과 내림프낭 등으로 분화한다. 내이 전정부는 청각부보다 일찍 발생한다.

막미로는 외배엽(ectoderm)에서 발생을 시작하지만 내이 똬리는 내배엽(entoderm)

에서 발생한다. 초기에 연골로 모양을 만들고 임신 23주째에 골화된다. 와우와 전정은 원시적이지만 임신 20주면 성인 크기에 이른다.

와우의 회전은 임신 6주경 발달하기 시작해서 9주 또는 10주에 완성된다. 이 시기에는 내림프낭, 내림프관, 반규관이 형성하고, 난형낭과 구형낭이 분명하게 구분되기 때문에 내이의 배아 발생이 활발하다. 난형낭, 구형낭, 내림프관은 **이낭**(otocyst)에서 형성하며 이소포(auditory vesicle) 또는 이소낭(auditory sac) 등은 임신 1개월 말쯤에 발생이 시작된다.

임신 8주 중반에 창이 생기고 반규관이 성인 모양이 된다. 팽대를 포함한 팽대부릉 내부가 형성된다. 난형낭과 구형낭 내부에 난형낭반과 구형낭반이 발생하며, 난형낭, 구형낭, 와우관이 서로 연결된다.

임신 10~12주 사이에는 Corti 기관이 발생을 시작하고 18주에는 막미로가 성인 형태를 갖춘다. 25주면 내이가 완성된다.

❀ 실전 해설

태아 발달이 매우 빠르다는 것은 임신 초기의 산모 질병이 태아의 정상적 발달에 영향을 미쳐서 심각한 결과로 나타나는 것을 통해 알 수 있다. **감각신경성 난청**(sensorineural hearing loss, SNHL)은 와우 이상으로 나타난다. 이러한 경우 기도와 골도 전도 청력은 질환의 심한 정도에 직접적으로 영향을 받고 같은 정도로 나빠진다. 감각신경성 난청에서 골도 전도는 이론상 내이의 실질적 수용 정도를 의미하지만 기도와 골도 전도는 약간의 차이가 있을 수 있다. 이에 대해서는 4장에서 설명하였다.

내이 질환과 난청

와우의 기형 또는 질병으로 생기는 청력손실은 대부분 감각신경성 난청이며 좀 더 정확하게 말하면 당연히 감각성(미로성) 난청이다. 미로성 난청은 대부분 유모세포의 이상에서 비롯한다. 조류의 내이를 대상으로 한 초기 연구가 있고 포유동물의 귀를 대상으로 하여 손상된 유모세포의 치료 또는 재생 등에 관한 연구는 계속 진행되고 있다(Pirvola et al., 2000; Ryals, 2000). 최근에는 유전자 치료와 줄기세포를 이용한 동물 실험이 진행되고 있으며 이들 모두 인간의 미래를 위한 좋은 신호이다.

사람들은 청력손실을 그 정도에 대해서만 관심을 갖는다. 청력손실은 실제로 한 귀가 정상이고 나머지 한 귀가 고도 이상 등으로 나타날 수 있어서 그 양상이 매우 다양하고 복잡하다. 일반적으로 와우 손상이나 이상은 청력손실만 나타내는 것이 아니라 다른 증상도 함께 나타낼 수 있다. 실제로도 감각성 또는 신경성 난청자들은 들을 수 없다는 것보다 말소리를 이해할 수 없다는 불편을 더 많이 호소한다. 소리를 듣지 못하는 것을 의미하는 **청력손실**(hypacusis)은 어음이해에 문제가 있는 **청각이상**(dysacusis)과 구별된다. 청각이상은 와우에서 주파수와 화음 왜곡이 겹쳐져서 생기는 것으로 추정한다. 일반적으로 미로성 난청의 청력손실 정도가 심해지면 청각이상도 커진다. 많은 편측성 난청자들은 특정 소리를 두 귀가 서로 다르게 듣기도 하며 이러한 현상을 **양이 복청**(diplacusis binauralis)이라 한다. 때로는 잡음이나 합창과 같은 음악적 성분을 듣지 못하고 순음으로 인지하기도 하는데, 이렇게 듣는 것을 베이컨 튀기는 소리 같다고 표현하기도 한다. 편측성 난청만으로 음질 인지가 떨어지는 현상은 **단이 복청**(diplacusis monauralis)이라 한다.

⚜ 내이 질환의 원인

와우 구조와 기능의 변화에 의한 청력손실은 감각신경계통 다른 부위의 비정상보다 더 심해진다. 난청은 **내인성**(endogenous) 또는 **외인성**(exogenous) 중 하나가 원인이며 여자보다 남자가 더 흔하다(Ciletti & Flamme, 2009). 이 장에서는 특별한 이유 없이 저자의 주관적 관점에서 감각성 난청의 발생 시기를 기준으로 설명한다.

출생 전 원인

출생 전 원인은 와우의 정상 발달이 왜곡된 데 따른 것이다. 선천성 난청은 그 원인을 알기 어렵고, 유전과 환경적 요인 또는 이 요인들의 상호작용 정도에 따라 다르다. 가족력도 일부 관련되는 것으로 알려져 있다. 난청자 일부는 태어나면서부터 청력손실이 있고 또 일부는 유전적 요인으로 출생 후 청력손실이 발생하기도 한다. 후자의 경우를 **유전성 퇴행성 난청**(hereditodegenerative hearing loss)이라 한다.

모든 유전 정보는 **DNA**(deoxyribonucleic acid)라고 하는 분자 안에 포함되어 있고, 유전 정보 청사진이라 할 수 있는 **유전자**(gene)에 담겨 있다. 유전적 특성은 **표현형**(phenotype)이라 하고, 실제 유전적 구성을 **유전자형**(genotype)이라 한다. 모두 30,000개 정도인 유전자는 **염색체**(chromosomes)를 따라 줄지어 선 구슬처럼 묶여 있고 염색체는

상염색체(autosomes) 22쌍과 성염색체 1쌍 등 모두 23쌍이다. 각 쌍에서 하나의 염색체는 양측 부모로부터 무작위로 선택되어 유전된다. 쌍을 이루는 한쪽의 유전자를 **대립유전자**(alleles)라 한다. 양쪽 부모로부터 같은 대립유전자가 유전되면 **동형접합**(homozygous)(순혈)이라 하고, 대립유전자가 다르면 **이형접합**(heterozyous)(혼혈)이라 한다.

유전 질환은 다양한 형태로 나타난다. 만약 한쪽 부모의 유전자만으로 특성이 발현되면 그 대립유전자는 우성이라 하고, 양쪽 부모 모두에게서 영향을 받는다면 열성이라 한다. **상염색체 우성**(autosomal dominant) 난청은 50% 정도에 이르며, 가끔씩 청력손실이 발현되지 않고 한두 세대를 건너뛴 후 표현되기도 한다. 이러한 점은 유전의 **표현 다양성**(variable expressivity)이 복잡하다는 것을 뜻하며, 모든 유전 징후는 반드시 출현하는 것이 아니라는 것을 의미한다.

상염색체 열성(autosomal recessive)은 유전성 전농의 약 80%에 이르며, 절반은 증후군을 보인다. 열성 유전자를 가진 정상 청력의 양쪽 부모에서 25% 정도가 아이에게 유전자를 물려줄 수 있고, 청력손실이 나타날 수 있다. 따라서 세 명 중 두 명이 정상 청력을 가질 수 있다.

여자의 성염색체(X)는 **X-연쇄**(X-linked) 관련 유전 정보를 가지고 있고, 남자의 성염색체(Y)는 남성성 발현에 필요한 정보만 가진다. 많은 성염색체 열성 대립유전자에 의한 유전은 X-연쇄에 따르는데, 여아의 경우 한쪽 부모로부터 유전되지 않으나 남아의 경우 이를 따르지 않아서 난청 가능성이 높다. 증상이 나타나지 않았지만 청력손실 열성 유전자를 가진 X-연쇄 이형접합 여성은 남아에게 50%, 여아에게 50% 정도 유전시킬 수 있고, 보인자(carrier)인 아버지는 아들에게 유전시키지 않지만 50%의 딸에게 유전시킨다. **다인성 유전 요인**(multifactorial genetic considerations)은 유전과 환경이 복잡하게 작용한다.

유전성 난청은 외이와 두개골 및 안면부의 기형, 구개열, 시각 관련 질환, 눈과 머리카락 및 피부 색소 침착, 갑상선 및 심장 질환, 근골격계 기형, 정신지체, 균형 이상, 감각 및 운동계 이상 등을 동반하기도 하지만 다른 기형을 동반하지 않는 경우도 있다. 또 특별한 질환으로 진단할 수 있는 증상들이 함께 나타나기도 하는데, 이를 **증후군**(syndrome)이라 한다. 염색체의 일부가 소실되거나 이물이 추가로 발견되기도 한다. 일부 예에서는 별도의 세 번째 염색체가 나타나기도 하며 이를 **삼염색체증**(세염색체증, trisomy)이라 한다. 염색체 질환의 경우 부모가 모두 정상이더라도 태아의 생존율이 낮거나 심한 손상이 있는 경우도 있다. 분명한 이유를 알 수 없지만 40세 이후 임신은 다운 증후군이라고 하는 삼염색체증이 나타날 위험이 크다.

유전과 환경의 영향에 대한 논쟁은 오랫동안 비생산적으로 계속되어 왔다. 유전의 경우 '생물학적 결정론'이라는 철학적 견지에서 환경의 영향을 무시하는 경향이 있지만 내이와 뇌의 기능에 대해서만큼은 그렇지 않다. 인간의 다양성은 유전만으로 설명하는 데는 한계가 있다. 실제로 인간 게놈(유전체) 프로젝트에 따르면 30,000개의 유전자 중에서 인간과 침팬지의 유전자는 단 하나, 인간과 쥐의 유전자는 몇백 개만 차이를 보인다.

얼마나 많은 질환이 유전의 영향을 받는지 알 수 없지만 상당수 질환의 주원인이 유전일 것이다. 완성된 유전자 지도는 미래에 모든 질병의 치료가 가능할 것이라는 기대로 흥분되게 만든다. 그렇지만 의료윤리적 측면에서는 다양한 상황이 개인에게 미칠 영향과 사회적 혼란을 우려하고 있다.

전형적인 유전성 난청의 경우 청각학적 평가 결과는 다양하게 나타난다. 완전하게 일치하는 것은 아니지만 유전성 난청은 중등도부터 고도까지 양측성으로, 수평형이나 하강형 또는 상승형 청력손실을 보인다(그림 11.8).

" 문제가 있는 신생아는 이를 미리 예측하고 산모의 예방접종과 신생아 교환 수혈 등으로 예방하고 있어서 최근 몇 년 동안 계속 줄어들었다. **Rh 인자**(Rh factor, rhesus factor)가 없는 어머니가 Rh 인자를 가진 신생아를 임신하면 위험하다. 모체는 Rh 인자로부터 위험을 피하기 위해 항체를 생산하며 임신할 경우 항체는 증가한다. 세 번째 임신의 경우 Rh 항체가 충분히 만들어져서 와우를 포함한 신체의 각 부분으로 산소 공급이 어려울 정도로 적혈구를 손상시킨다. 여기에 신생아의 담즙 성분인 빌리루빈(bilirubin) 혈중 농도가 높아지고 이 성분이 와우로 누적되어 감각신경성 난청을 일으킬 수 있다.

Rh 혈액형 부적합은 청력손실과 함께 **뇌성마비**(cerebral palsy)를 포함한 신생아 기형도 유발할 수 있다. 뇌성마비는 뇌 손상을 말하며 선천성으로 운동계통과 주로 감각계통에 영향을 미친다. 뇌성마비 원인은 다양하며 감각신경성 난청이 자주 동반된다. 환자는 곰지락거리거나 몸부림을 치는 동작을 제어할 수 없는 **무정위운동**(athetosis, 느린 비틀림 운동)을 보인다. 뇌성마비는 뇌 손상이 원인이고, 청력손실은 중추신경계통 손상에 의한 것으로 추정하고 있다. 이를 뒷받침하는 증거로 와우 손상과 무정위운동성 뇌성마비의 청력손실은 고음역 손실이 더 흔한 것을 들 수 있다. 그러나 청력손실은 심한 운동성 증상과 정신지체로 확인하지 못하는 경우가 다반사이다.

1960년대 유럽에서 처음 임산부에게 사용이 승인된 안정제인 탈리도마이드(thalidomide)는 부작용이 없다고 주장하였다. 그러나 이 약물을 복용한 임산부가 끔찍한 기형을 가진 아이를 출산하면서 부작용이 보고되었다. 가장 심각한 기형은 팔과 다리가 결손되거나 이상을 보인 것이며 아직 밝혀지지 않았지만 난청으로도 많은 고통을 받고 있다. 이 약물은 합법 또는 불법으로 많은 가임 여성들에게 복용되었다. 앞으로 다양한 연구를 통해 이 약물이 선천성 난청에 미치는 영향을 규명할 필요가 있다.

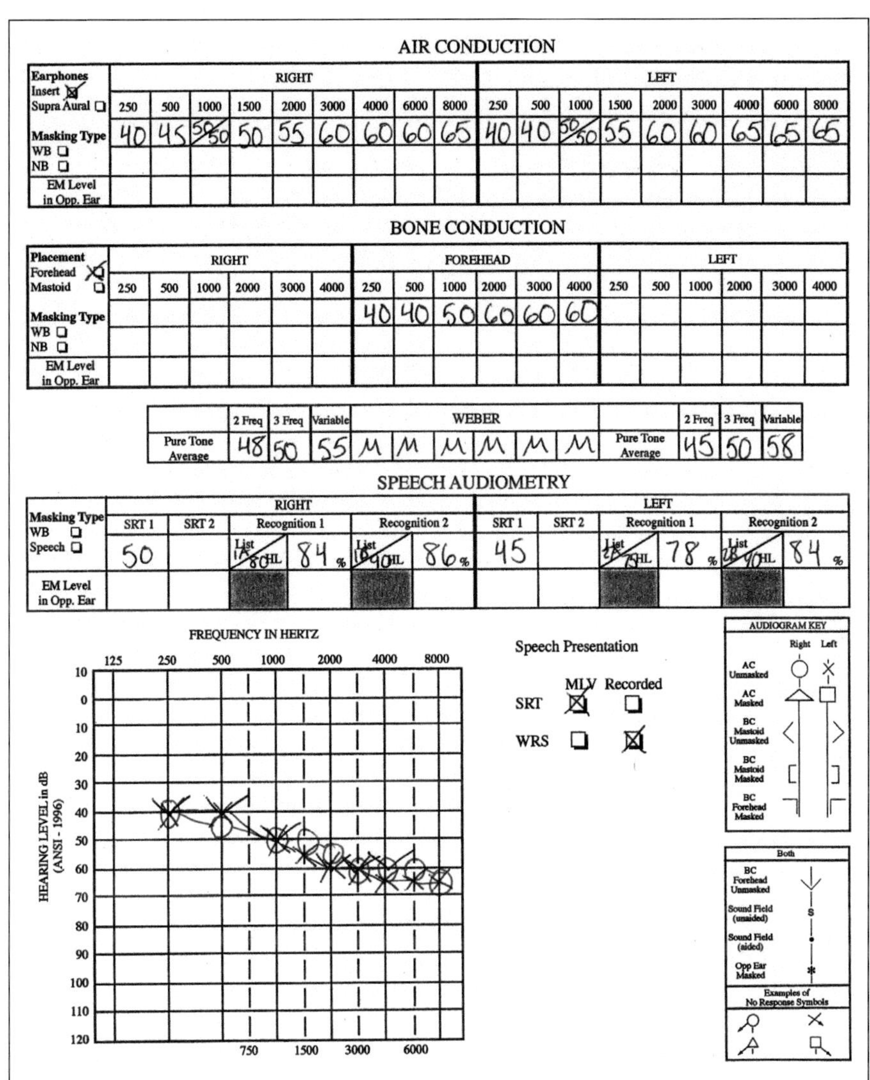

그림 11.8 양측 중등도 감각신경성 난청의 청력도. 청력도 양상은 모든 주파수 가청역치가 비슷한 수평형을 보인다. 어음청취역치(SRT)와 2, 3분법 청력손실평균(pure tone average, PTAs)이 일치하고, 어음이해도가 다소 낮게 나타났다.

임신 여성은 바이러스성 감염을 주의해야 하는데, 특히 임신 3개월까지는 내이 유모세포와 중추신경계통이 빠르게 분화하는 시기이므로 각별한 주의가 필요하다. 지금까지 가장 무서운 바이러스 감염은 풍진 또는 독일 홍역이었다. 이 바이러스들은 태반장벽(placental barrier)을 뚫을 수 있으며 임산부가 감염되어 증상이 경미하거나 나타나지 않더라도 태아에게 심각한 영향을 미칠 수 있기 때문이다.

지금까지 보고된 최대 풍진 감염은 1964년과 1965년에 발생했다. 이때 1,250만 명이 풍진에 감염되었고 2만 명의 선천성 풍진 증후군(congenital rubella syndrom, CRS)을 가진 신생아가 태어났다. 풍진 백신은 1969년 소개되어 감염을 급격하게 감소시켰다. 그러나 경제적인 어려움으로 예방접종을 받지 못하였거나 종교적인 이유로 예방접종을 거부하는 집단에서 다시 발생하고 있다. 개발도상국의 경우 통계가 없어 알 수 없으나 풍진이 건강을 크게 위협하는 것으로 추정하고 있다.

풍진에 감염된 신생아는 정상 신생아보다 키가 작고, 몸무게가 가벼우며, 머리 둘레도 작게 태어나 발달이 느린 경향이 있다. 임신 풍진은 태아에게 뇌 손상, 실명, 심장 결손, 정신지체, 감각신경성 난청 등을 일으킬 수 있다. 풍진에 의한 난청은 풍진이 대부분 여러 장애와 함께 나타나기 때문에 언어의 습득과 재활 및 교육에 어려움이 따른다.

바이러스성 감염은 세포를 파괴시키거나 체세포 분열과 유사분열에 의해 재생을 늦출 수 있어서 세포 크기는 정상이지만 그 수가 적어진다. 풍진은 바이러스가 태반장벽을 통과하여 태아에게 감염되는지, 출산 중 접촉에 의해 감염되는지 분명하지 않다. 모체가 바이러스 등에 감염되면 체온이 상승하고, 태아의 산소 요구도가 급격하게 높아진다. 이 과정에서 태아에게 산소가 박탈되면서 무산소증(anoxia)이 생기고 와우 유모세포가 손상된다.

모성 풍진에 의한 선천성 기형은 임신 3개월 이전에 발생하며 청력손실이 가장 흔하다(Karmody, 1969). 와우는 6주, Corti 기관은 12주경에 발생하기 때문에 이때가 가장 중요한 시기이다.

바이러스는 혈관조를 통해 내이로 침입하며 일반적으로 청각이 전정보다 심한 영향을 받는다. Alford(1968)는 풍진 바이러스가 내이에 잠복한 상태로 태어난 경우 와우 손상이 계속 진행되면서 진행성 난청을 일으킬 수 있고 이러한 난청은 신생아 청각선별검사로 확인할 수 없을 것이라고 보고하였다.

후천성 면역 결핍 증후군(acuired immune deficiency syndrom, AIDS)과 **인체 면역 결핍 바이러스**(Human Immunodeficiency Virus, HIV)는 지난 30여 년 동안 주요 쟁점이었다. HIV에 감염된 임산부가 질병을 자녀에게 전염시킬 확률은 50%이다(Lawrence, 1987). HIV가 와우에 미치는 영향과 유병률은 알 수 없다. 그러나 코르티코스테로이드(corticosteroid) 장기 복용보다는 면역 체계 이상을 앓고 있는 모체로부터 태아에게 감염될 가능성이 더 크다.

태아 감각신경성 난청의 주요 원인으로 **거대세포 바이러스**(cytomegalovirus, CMV)를 들 수 있다. CMV는 증상이 나타나지 않는 포진 바이러스의 일종이며, 이 바이러스에 의한 감염을 거대세포 봉입체 질환(cytomegalic inclusion disease, CID)이라 한다. 발달 중인 태아에게 감염되면 청력손실과 함께 다양한 증상으로 나타낼 수 있다. 청력손실은 감염된 신생아의 31%에서 나타난다(Johnson, Hosford-Dunn, Paryani, Yeager, & Malachowski, 1986).

감염된 산모로부터 태아에게 거대세포 바이러스가 전파되는 경로는 다음과 같다.

1. 출생 전에는 태반을 통해 감염될 수 있다.
2. 출생 과정에서는 자궁경부를 통해 바이러스와 접촉할 수 있다.
3. 출생 후에는 수유를 통해 감염될 수 있다.

CMV는 파괴력이 매우 강하기 때문에 신생아 선별검사 과정에서 세심한 관심을 가져야 한다. 신생아 감염은 소변 검사만으로도 간단하게 선별할 수 있으며, 후천성 난청 예방적 측면에서도 유리하다.

출산 과정이나 출생 후 감염되는 CMV는 심각한 영향을 미치지 않는다. 풍진과 달리 발진 등 다른 증상이 나타나지 않으며, 예방 백신이 없다.

주산기의 원인

주산기 청력손실의 원인은 출산 과정에서 생기는 것을 말하며 종종 중복 장애로 이어지기도 한다.

와우와 중추신경계통 손상의 일반적인 원인은 무산소증과 주요 세포에 대한 산소 결핍이며 산소 결핍 등이 대사를 왜곡시켜 기관 손상이 나타난다. 신생아 무산소증은 태아 머리로의 혈액 공급을 가로막는 제대 탈출과 태반 조기 박리 등 그 원인이 다양하다.

임산부의 독성 물질 축적은 태반을 통한 산소 공급을 감소시켜 무산소증을 일으킬 수 있고 독성 물질 자체가 손상을 일으키기도 한다. 이 때문에 임산부는 간염과 같은 전염성 질환 등을 특히 주의해야 한다.

미숙아는 출생 시 임신 기간보다 몸무게로 결정한다. 신생아 몸무게가 1,500 g 이하일 때 미숙아로 볼 수 있다. 미숙아는 다태아에서 종종 나타나며 감각성(미로성) 난청 가능성이 있다.

미숙아는 인큐베이터에서 치료해야 한다. 과도한 산소 공급은 망막 결손을 일으킬 수 있으므로 주의해야 한다. 인큐베이터 작동 소음이 지나치게 높았던(95 dB SPL 이상) 시기도 있었는데 이 소음도 난청의 원인이 될 수 있다.

분만 시 극심한 자궁 수축이나 고위겸자(high forceps) 분만은 태아의 머리에 외상을 주면서 와우와 뇌를 손상시킬 수 있다. 머리에 가해지는 외상이 직접적인 청력손실을 일으키지는 않으나 난산은 청력손실의 원인이 된다.

출생 후 원인

출생 후 감각성(미로성) 난청은 다양한 요인들이 원인으로 작용할 수 있다. 가장 흔한 원인은 중이염이다. 중이에서 박테리아 독소가 정원창 또는 난원창을 통해 내이로 침입할 수 있고, 이루(농)가 중이나 뇌와 척수를 보호하는 덮개인 뇌막으로부터 미로로 침입할 수 있다. **세균성 뇌막염**(bacterial meningitis)은 뇌막의 염증으로, 치료 후 농이 내이의 막성 구조물을 골화시켜 전농을 일으킬 수 있다. 코르티코스테로이드를 이용한 조기 치료는 청력손실이 심해지는 것을 예방할 수 있다. 만약, 감염 과정에서 생성된 효소가 정원창을 통해 와우로 들어가면 난청을 피할 수 없다. 종종 중이염으로 발생한 전음성 난청이 와우 퇴행을 유발해 **혼합성 난청**을 일으키기도 한다(그림 11.9A와 B).

홍역, 볼거리(유행성 이하선염), 수두, 인플루엔자, 바이러스성 폐렴 등을 포함한 바이러스성 감염은 감음성(미로성) 난청 원인들이다. 이 중 가장 흔한 두 가지는 홍역(measles, rubeola)과 볼거리(memps, parotitis)이다. 홍역은 최대 10일까지 증상이 지속되며 풍진(3일 홍역)보다 심각하다. 홍역은 발진보다 심각한 청력손실, 심장 결손, 중추신경계통 질환 등의 문제를 야기할 수 있고 심한 경우 사망에 이르게 할 수 있다. 청력손실은 증상이 사라진 후 돌발성 난청을 일으키기도 한다. 볼거리는 목과 귀 부위의 이하선(침샘)에서 나타나는 염증이다. 바이러스성 감염이 침샘을 막아 목 부근이 부어오르며, 붓는 정도가 청력손실 정도로 이어지지는 않는다. 홍역과 볼거리 모두 영아기 예방접종을 소홀히 하여 유병률이 다소 높아지고 있다.

대부분 바이러스성 감염에 의한 난청은 양측성이다. 그러나 볼거리와 같은 일부 바이러스성 감염은 편측성 난청을 일으키기도 한다. Everberg(1957)는 인구 1,000명당 0.05명에서 볼거리로 청력손실이 발생하는 것으로 추정했다. 볼거리가 청력손실을 유발하는 과정은 아직 정확히 밝혀지지 않았으나 혈류에 의한 것으로 보고 있다. 아울러 일반적인 미로 감염에서 전정 증상이 자주 나타나지 않는 것도 설명하지 못하고 있다.

매독은 현저히 감소되었으나 여전히 심각하며 선천성 또는 후천성으로 이환될 수 있다. 매독은 세 단계로 진행되지만 중복되어 진행할 수 있고, 단계마다 증상이 비슷하여 '쪽발이(great imitator)'라 한다. 뇌 손상은 매독의 흔한 후유증으로 와우 손상을 동반한다. 청각학적 평가에서 매독의 전형적인 양상은 없다.

미로염(labyrinthitis)은 미로의 감염을 말한다. 와우와 전정계에 모두 영향을 미치며 청력손실과 어지러움증이 나타난다. 미로염의 원인은 알려지지 않았으며, 청력손실은

AIR CONDUCTION

Earphones: Insert ☒ / Supra Aural ☐	RIGHT									LEFT								
	250	500	1000	1500	2000	3000	4000	6000	8000	250	500	1000	1500	2000	3000	4000	6000	8000
Masking Type: WB ☐ / NB ☐	60	65	70/70	70	75	80	80	85	85	55	55	60/60	60	60	70	75	75	70
EM Level in Opp. Ear																		

BONE CONDUCTION

Placement: Forehead ☒ / Mastoid ☐	RIGHT						FOREHEAD						LEFT					
	250	500	1000	2000	3000	4000	250	500	1000	2000	3000	4000	250	500	1000	2000	3000	4000
Masking Type: WB ☐ / NB ☒	15*	25*	35*	50*	55*	55*	15	25	35	50	55	55	20*	35*	45*	50*	55*	55*
EM Level in Opp. Ear	55	55	60	60	70	75							70	80	85	75	80	80

	2 Freq	3 Freq	Variable	WEBER							2 Freq	3 Freq	Variable
Pure Tone Average	68	70	75							Pure Tone Average	58	58	65

A

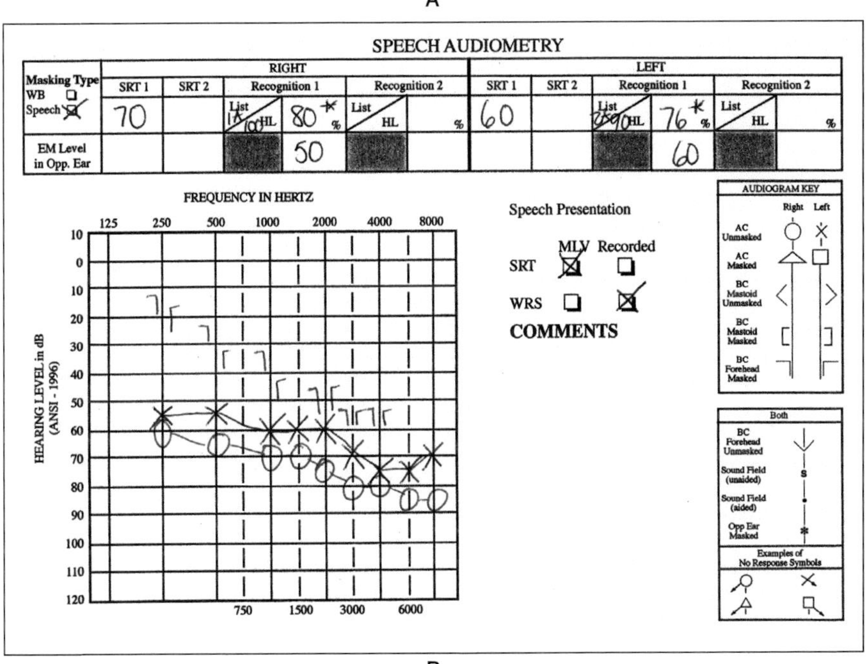

SPEECH AUDIOMETRY

Masking Type: WB ☐ / Speech ☒	RIGHT								LEFT							
	SRT 1	SRT 2	Recognition 1		Recognition 2				SRT 1	SRT 2	Recognition 1		Recognition 2			
	70		List 1A / 100 HL	80* %	List / HL	%			60		List 2B / 90 HL	76* %	List / HL	%		
EM Level in Opp. Ear				50								60				

B

그림 11.9 (A) 양측 혼합성 난청 결과 기록표. 삽입형 수화기로 이간감약을 크게 하여 기도를 차폐하지 않았다. 골도는 기도-골도 차이가 커서 반드시 차폐하여야 한다. (B) 양측 혼합성 난청 순음청력도. 감각신경성 손실의 영향으로 어음이해도가 낮아진 것을 볼 수 있다.

결핵, 매독, 진주종, 바이러스성 감염에 의한 난청과 구분이 어렵다.

감염에 대한 신체의 자연적 반응은 체온 상승이다. 발열이 심하면 와우 유모세포도 손상이 생길 수 있다. 뚜렷한 원인이 없는 발열에도 청력손실이 발생할 수 있다. 발열이 바이러스성 감염의 일차적 원인이 분명하더라도 청력손실의 주된 원인으로 추정하는 데에는 무리가 많다.

신장 감염은 내이에 독성 물질을 축적시킬 수 있다. 신장 질환은 약물의 배설을 어렵게 하기 때문에 이독성 물질이 비정상적으로 증가한다. 따라서 당뇨와 함께 와우 손상에 직접적으로 관여한다.

이독성 미로성 난청

지난 70여 년 동안 항생제는 많은 생명을 지켜왔으나 이에 따른 부작용이 있었던 것도 사실이다. 지금까지 미로성 난청을 유발하는 것으로 알려진 이독성 약물은 결핵에 사용되는 다이하이드로스트렙토마이신(dihydrostreptomycin)을 비롯하여 바이오마이신(viomycin), 네오마이신(neomycin), 카나마이신(kanamycin) 등이다. 청력손실은 경도부터 전농까지 발현되며, 이독성으로 청력손실이 나타나면 부작용이 나타나지 않는 약물이나 상대적으로 부작용이 적은 약물로 바꾸어 처방해야 한다. 전정기관에 작용하는 전정 독성 약물로는 스트렙토마이신(streptomycin)과 겐타마이신(gentamycin) 등이 있다.

얼마 전까지만 해도 드물었던 결핵이 다시 유행하고 있다. 이 질병은 **이독성**(ototoxicity) 약물을 장기간 사용하기 때문에 미로성 난청의 원인이 될 수 있다. 따라서 의료 기관이나 결핵 요양소 등에서 청력손실 발생이나 진행성 난청 등에 대한 감시를 지속적이며 수시로 시행할 필요가 있다. 만약, 청력손실이 발견되는 경우 청력 변화에 대응하여 환자에게 적절한 대체 약물을 처방해야 한다. 약물 사용의 최종 결정은 의사의 권한이지만 청력손실이 발견되면 이에 대한 주의와 관심을 촉구할 수 있어야 한다.

키니네(quinine)는 말라리아 치료, 해열, 감기에 의한 통증 완화 등에 오랫동안 사용된 약물이다. 이 약물을 복용한 상당수의 환자들이 이명과 난청을 호소하였다. 키니네는 전처럼 흔하지 않지만 여전히 처방되고 있으며 처방이 없어도 구입할 수 있는 약물이다.

아스피린이나 이뇨제 일부, 니코틴, 알코올 등도 청력손실을 일으킬 수 있다. 이러한 것들은 많은 양을 오랫동안 지속적으로 사용하지 않는다면 청력손실이 나타나지 않는다. 확실한 것은 많은 사람들이 부작용을 느끼지 않고 과량을 한꺼번에 사용하기도 하는데 개인의 체질과 성향 등에 따른 영향을 고려해야 한다.

이독성 약물에 의해 일시적으로 발생하는 청력손실은 고주파수 대역에서 나타난다(Jacobson, Downs, & Fletcher, 1969). 이러한 점을 고려하여 청력손실이 고주파수에서 어음이해에 필수적인 주파수 대역으로 침범하기 전에 다른 대체 약물로 처방한다. 청력검사 주파수 범위를 초과하는 8,000 Hz 이상의 초고주파수 순음청력검사는 순음의 파장이 짧아져서 외이도에서 간섭이 일어날 수 있다. 이러한 문제는 헤드폰 기도 수화기의 위치를 약간 바꾸더라도 나타날 수 있으며 삽입 수화기를 사용하면 다소 낮출 수 있다(Valente, Valente, & Goebel, 1992). 초고주파수 순음청력검사는 250~8,000 Hz의 주파수 범위에서 가청역치가 정상 범위를 벗어나지 않더라도 소음이나 화학요법, 신장 질환, 중이염, 이독성 약물, 이명 환자의 청력손실을 조기에 발견하는 데 유용하다.

ASHA(1994)는 와우 이독성 약물 사용자에 대한 점검 지침을 다음과 같이 발표하였다.

1. 독성 확인을 위한 구체적 기준
2. 위험군 환자 확인을 위한 적절한 시기
3. 와우 이독성에 대한 치료 전 상담
4. 치료 전 또는 치료 직후 가급적 빠른 시기에 타당한 기준선 검사 시행
5. 일정한 간격으로 주기적인 청각학적 평가를 시행하여 가청역치 변화 과정 기록
6. 치료 후 영향을 감시하기 위한 추적 검사

이독성 약물뿐만 아니라 기분 전환을 위한 여가성 약물의 사용도 심각한 청력손실을 일으킬 수 있다. 코카인이나 헤로인 또는 이 두 약품을 혼합한 '스피드볼링(speedballing)'이라는 약제는 두 귀 미로와 후미로에 작용하여 양측 감각신경성 난청을 유발한다(Fowler & King, 2008).

이경화증

10장에서 설명한 것처럼, 이경화증은 새로운 뼈가 자라는 것과 같은 효과가 난원창과 정원창에서 나타나 전음성 난청이 생기는 골미로 질환이다. 흔하지는 않지만 이경화증이 와우를 침범하여 편측성 또는 양측성의 감각성이나 혼합성 난청이 나타나기도 한다. 반드시 그렇지는 않지만 일반적으로 수평형이며, 어음이해도는 나빠지지 않는다. 질병의 특징은 MRI 영상으로 볼 수 없으나 CT 영상으로 볼 수 있다. 플루오린화나트륨(sodium fluoride)이 와우 이경화증 진행을 막기 위해 사용되기도 하지만 효과는 입증되지 않았다.

압력성 외상

압력성 외상은 전음성 난청을 일으킨다. 중이 압력, 잠수, 고공 낙하, 심한 재채기 등의 급격한 내이 압력 변화는 정원창 파열이나 난원창 열상을 일으킬 수 있고, 이 때문에 외림프 누설이 생길 수 있다. 천공에 의해 외림프가 누설되면 수술적 치료가 필요하지만

영구적 또는 변동성 미로성 난청과 어지러움증이 생길 수 있다. 압력성 외상에 의한 청력손실 정도는 경도에서 전농까지의 다양하게 나타난다.

소음성 난청

산업혁명은 강한 소음을 함께 가져왔다. 이 소음은 미처 대비하기도 전에 심각한 청각 손상의 원인이 되었다. 소음성 난청은 200년 이전부터 보고되고 있다. 소음성 난청은 강력한 소음에 짧은 시간 동안만 노출되어도 생길 수 있으며, 서서히 부분적으로 또는 완전히 회복되기도 하지만 소음에 반복해서 노출되면 영구적 손상으로 이어진다. 소음에 노출되어 손상된 가청역치가 회복되면 **일과성 역치 상승**(temporary threshold shift, TTS)이라 하고, 회복되지 않는 비가역적 손상을 **영구적 역치 상승**(permanent threshold shift, PTS)이라 한다.

일부 약물은 소음과 함께 청력손실의 위험을 높인다. 아스피린을 복용하면 가역성 난청을 일으키는데 아스피린 복용자가 소음에 함께 노출되면 일과성 역치 상승 정도가 커진다(McFadden & Plattsmier, 1983). 아스피린에 의한 영구적 난청은 아직 확인되지 않았다. 그렇지만 심한 소음 환경에서 작업하는 사람들은 아스피린 복용을 자제할 필요가 있다.

소음성 난청 유병률은 여자보다 남자가 높다(Ewertson, 1973). 이러한 이유는 남자들이 직업이나 여가 활동에서 소음에 폭로되는 정도가 많은 때문으로 추정한다. 6~19세 미국 청소년들의 소음에 의한 역치 상승은 남자에게서 14% 정도 높고 유병률도 여자보다 10% 정도 높은 것(Niskar et al., 2001)을 통해 이러한 경향을 확인할 수 있다. 장난감 전화기, 악기, 폭죽, 음향 장치, 장난감 총 등은 소음이 최대 155 dB A까지 높아지며, 이 장난감들은 청력손실 정도를 높이는 것과 관련이 있는 것으로 나타났다(Nadler, 1997). 유소아의 팔 길이는 성인보다 짧으며 이 때문에 손에 들고 있는 장난감 소음이 귀에 더 크게 작용한다. 7장에서 유소아 청소년에 대한 청각선별검사 지침을 소개하였다. 그러나 이들에 대한 정부의 의무는 없다. 학교 언어치료사나 청각전문가는 학령기 아동의 청력 관리를 위한 교육적 활동에 참여하는 것이 좋다. 예를 든다면 5월은 잘 듣고 말하는 달, 10월은 청각에 관심 갖는 달과 같은 계몽 활동도 좋을 것이다.

소음성 난청자의 사후 전자현미경 연구(**그림 11.10**)는 와우 기저회전 끝부분의 유모세포 및 지지세포 손상과 골판(osseous lamina)의 신경 퇴행 등을 관찰할 수 있다(Johnson & Hawkins, 1976). 이러한 청력손실은 감각세포의 생물학적 변화, 강한 소음(음압)에 의한 유모세포의 물리적 변형, 혈관조 기능 변화로 와우 혈액 공급량 변화, 외유모세

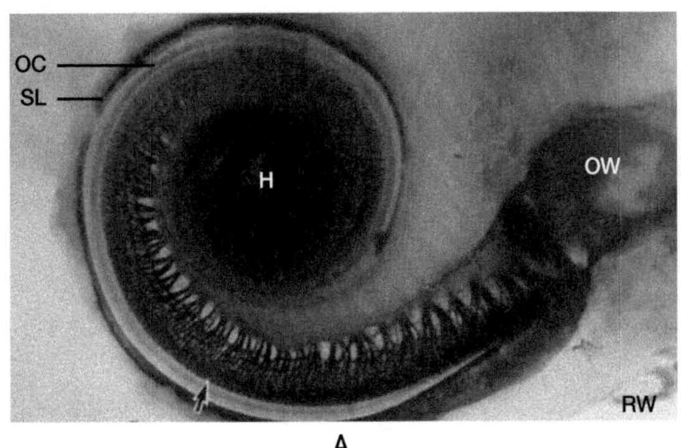

A

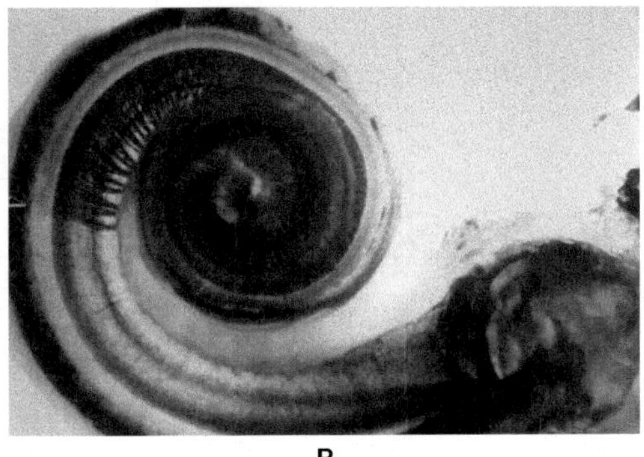
B

그림 11.10 전자현미경으로 본 정상 유모세포(A)와 와우 기저회전 말단에서 유모세포가 손상된 기저막 단면(B).

출처: The National Institute for Occupational Safety and Health.

포 손상, Reissner 막의 파열, Corti 기관의 기저막 이탈 등을 포함한 다양한 원인들이 관여하여 발생한다.

음향성 외상(acoustic trauma)은 사격이나 폭발음과 같은 강력한 충격 소음에 의한 소음성 난청으로 설명하기도 한다. **그림 11.11**에서 보는 것처럼 소음성 난청의 청력도는 전형적으로 3,000~6,000 Hz 범위에서 가청역치가 낮아졌다가 8,000 Hz 가청역치가 다시 좋아지는 C_5 dip[**음향 외상성 절흔**(acoustic trauma notch)]이 나타난다. 이 주파수 범위의 청력손실은 와우 기저회전 부분의 손상을 의미한다. 소음 작업장에서 발생한 청력손실은 양쪽이 비슷하고, 사격으로 발생한 청력손실은 총기를 건 어깨의 반대쪽, 즉 오른손 사용자는 왼쪽 귀, 왼손 사용자는 오른쪽 귀의 청력손실이 심하다. 캐나다 트럭 운전자를 대상으로 한 소음성 난청 연구에서 이들의 청력손실은 왼쪽이 더 크게 나타났는데, 이는 운전석 기준 왼쪽의 열린 창문에서 강한 바람 소리가 작용한 것으로 설명하고 있다(Dufresne, Alleyne, & Reesal, 1988).

음향성 외상에 의한 C_5 dip은 모든 소음성 난청에서 나타나는 것이 아니며 원인이 소음으로 제한되는 것도 아니다. 따라서 소음을 원인으로 강하게 추정할 수 있으려면 병력과 같은 관련 증거가 있어야 한다. 정기 검사에서 C_5 dip을 확인하기 위해서는 청력이 정상일지라도 3,000 Hz와 6,000 Hz의 중간 음계를 반드시 검사해야 한다. 일부 검사기는 16,000 Hz 이상의 주파수까지 검사할 수 있다. 이 검사기를 사용하면 와우 이독성 약물에 의한 손상(Abujamra et al., 2013)은 물론 소음에 의한 와우 손상을 조기에 발견할 수 있다(Mehrpavar, Mirmohammadi, Ghoreyshi, Mollasadeghi, & Loukzadeh, 2011).

직업성 소음은 오래전부터 알려져 있는 청력손실의 원인이다. ***boilermaker's dis-***

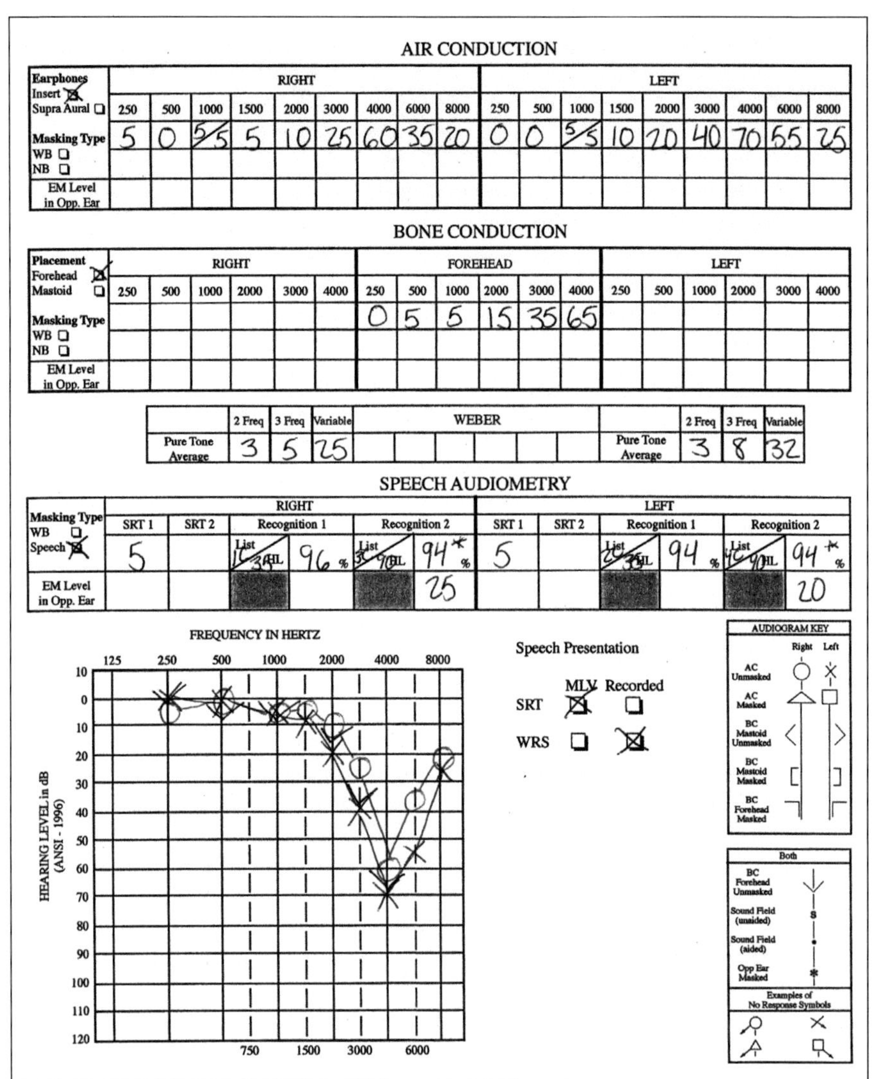

AIR CONDUCTION

Earphones: Insert ☒ / Supra Aural ☐	RIGHT									LEFT								
	250	500	1000	1500	2000	3000	4000	6000	8000	250	500	1000	1500	2000	3000	4000	6000	8000
Masking Type WB ☐ NB ☐	5	0	5/5	5	10	25	60	35	20	0	0	5/5	10	20	40	70	55	25
EM Level in Opp. Ear																		

BONE CONDUCTION

Placement: Forehead ☒ / Mastoid ☐	RIGHT						FOREHEAD						LEFT					
	250	500	1000	2000	3000	4000	250	500	1000	2000	3000	4000	250	500	1000	2000	3000	4000
Masking Type WB ☐ NB ☐							0	5	5	15	35	65						
EM Level in Opp. Ear																		

	2 Freq	3 Freq	Variable	WEBER							2 Freq	3 Freq	Variable
Pure Tone Average	3	5	25							Pure Tone Average	3	8	32

SPEECH AUDIOMETRY

Masking Type WB ☐ Speech ☒	RIGHT				LEFT			
	SRT 1	SRT 2	Recognition 1	Recognition 2	SRT 1	SRT 2	Recognition 1	Recognition 2
	5		List 1C / 30 HL 96 %	List 3C / 70 HL 94* %	5		List 2C / 35 HL 94 %	List 4C / 70 HL 94* %
EM Level in Opp. Ear				25				20

그림 11.11 4,000 Hz에서 나타나는 전형적인 소음성 난청 청력도. 어음청취역치와 어음이해도는 정상이며, 조용한 곳에서는 어려움이 느끼지 않는 것은 청력손실이 중요 주파수 범위를 벗어나서 생겼기 때문이다. 주변에 배경 잡음이 발생하면 말소리 이해에 상당한 어려움을 느낄 수 있기 때문에 이를 고려한 청각학적 평가를 시행하여야 한다. 2, 3분법 순음청력손실 평균은 청력손실이 있는 주파수의 가청역치를 포함하지 않기 때문에 일치하지 않는다.

*ease*는 작업장 소음에 노출된 근로자의 청력손실을 설명하는 용어이다. 현대의 작업 환경에서도 소음은 여전히 존재하며, 항공기 소음, 낙하 단조 장치, 압축 공기 해머, 지하철, 강렬한 공연 음악, 컴퓨터 소음 등도 청력손실의 원인이 되고 있다. 50여 년 전 소음이 청력에 미치는 영향을 조사한 연구에서 소음이 낮은 지역 노인들의 청력이 다른 지

역 노인들보다 청력이 좋게 나타났다(Rosen, Bergman, Plester, El-Mofty, & Hammed, 1962). 물론, 식사나 생활 습관 등에 의해서도 차이가 날 수 있지만 원시적 환경이 청력에 좋은 영향을 미친 것으로도 볼 수 있다.

소음은 끊임없이 커지고 있어서 사회적 문제가 되고 있다. 군 전역자들의 청력손실 보상을 위해 엄청난 비용이 들고 있으며, 국제적 분쟁이 증가하고 있어서 청력손실도 증가하고 있다. 따라서 이들을 위한 보상비도 더불어 증가하고 있다. 보험회사들도 소음에 의한 청력이 갈수록 증가하고 있기 때문에 보상비용을 걱정하지 않을 수 없다. 소음성 난청자에 대한 보상은 심리적 · 사회적 · 직업적 손실 비용까지 부과하기 때문에 정부와 기업 모두에게 엄청난 재정 부담을 초래한다.

미국직업안전보건부(Occupational Safety and Health Administration, OSHA)는 몇 차례의 법률 제정과 소송, 개정 과정을 통해 근로자의 안전을 위한 소음 기준을 마련하였다. 이 기준은 청력 보존을 위해 소음은 85 dBA를 초과하지 않는 조건에서 8시간 근로를 권고하고 있다. 90 dBA 이상의 소음은 5 dB이 증가할 때마다 소음 피폭 시간을 반으로 줄일 것을 권고하였다. OSHA 권고 기준은 청력 보존을 위한 법률 기준으로 사용되고 있다. 국립직업안전보건연구소(National Institute for Occupational Safety and Health, NIOSH)(1998)는 청각전문가들을 위한 지침을 발표하였다. NIOSH 지침은 소음 측정, 소음 피폭 제한, 청력검사, 청력검사자 등을 포함한 다양한 분야에 걸쳐 OSHA보다 엄격하다. 예를 들면, NOISH는 소음 초과 강도에 따른 시간 비율을 OSHA의 5 dB보다 엄격한 3 dB로 권고하고 있다. 표 11.1은 NIOSH와 OSHA 권고 기준을 비교한 것이다.

소음계나 개인 휴대용 소음 측정기는 공장, 공항 등에서 소음의 강도를 측정하여 소음이 OSHA나 NIOSH가 권고하는 **위험 소음 기준**(damage-risk criteria)을 초과하는지 확인할 수 있다. 위험 소음 기준은 지나치게 단순화한 경향이 있는데, 이것은 특정 주파수 대역의 소리를 강조하지 않기 위한 것이다. 또 대부분의 소음계가 평균 125 ms 정도의 시간을 고려하고 25~50 μs 정도의 정점을 갖는 충격 소음을 반영하지 않는다. 그러나

표 11.1 근로자 보호를 위한 최대 소음 폭로 강도와 시간 관계*

dB SPL	85	88	90	92	94	95	97	100	105	110	115
NIOSH(hour limit)	8	4			1	3/4	1/2	1/4			
OSHA(hour limit)			8			4		2	1	1/2	1/4

*잔디 깎는 기계, 지하철, 트럭 소음 등은 90 dBA, 록 공연, 밴드 연습, 자동차 음향 장치 등을 110 dBA를 자주 초과한다.

출처: National Institute for Occupational Safety and Health, 1998: Occupational Safety and Health Administration, 2010. Modified from Niquette and Eply, 2010.

뇌가 소리를 인식하는 시간이 필요하고 심리적으로 다르게 해석하기 때문에 충격 소음은 생각보다 심각하게 위험할 수 있다는 점을 기억해야 한다.

Lipscomb(1992)은 소음계 설정 상태에 따라 측정값이 달라지고 계기 판독 오류도 있을 수 있다고 지적했다. 청력 보존은 올바른 배경 지식 없이 취미 삼아 하는 것이 아니라는 점을 기억할 필요가 있다.

청력 보존 프로그램은 작업장에서 소음성 난청에 대한 관심이 증가되면서 개발이 본격화되었다. Lipscomb(1992)는 청력 보존 프로그램(hearing consevation program, HCP)을 (1) 소음성 난청 위험 근로자를 찾아내고, (2) 가급적 경제적인 방법으로 위험한 소음의 강도를 낮추며, (3) 소음성 난청으로부터 근로자를 보호하는 것으로 알기 쉽게 정의하였다.

근로자에게는 소음의 위험성에 대한 조언 및 **그림 11.12, 11.13**과 같은 청력 보호 장구 사용을 독려해야 한다. 그러나 청력 보호 장구를 착용만으로 소음으로부터 안전할 것이라고 믿는 잘못은 없어야 한다. 일부 문제는 청력 보호 장구의 조절과 착용과 관련해서 나타나는데 실험실에서 측정한 소음 감쇠 정도는 실제 작업 환경보다 크게 나타난다(Berger & Casali, 2000). 자신에게 맞는 귀꽂이는 경험을 통해서 선택하는 것이 더 큰 소음 감쇠 효과를 얻는 데 도움이 된다. Davis, Richards와 Martin(2007)은 귀마개형 청

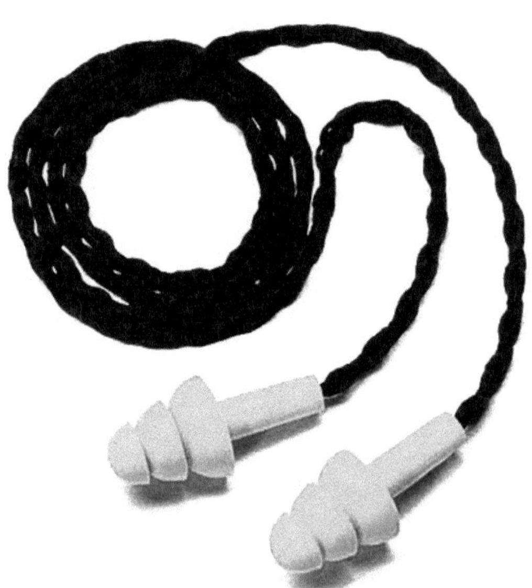

그림 11.12 높은 강도의 소음을 감쇠시켜 줄 수 있도록 고안된 상업용 귀꽂이

출처: Oaktree Product, Inc.

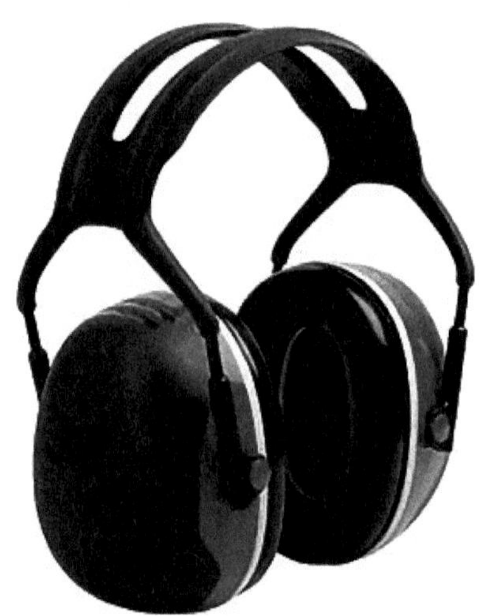

그림 11.13 충격 소음 작업장에서 착용할 수 있도록 고안된 상업용 귀마개

출처: Oaktree Product, Inc.

력 보호 장구의 사용법을 교육받은 근로자와 그렇지 않은 근로자에서 감쇠 효과에 유의한 차이가 없다고 보고하였다. 그러나 네 가지의 서로 다른 청력 보호 장구를 사용하여 청각전문가가 선택하여 초기 사용법을 설명하고, 사용의 중요성 등을 교육한 후 장착시키면 감쇠가 유의하게 커지고 감쇠 정도 변화가 적어지는 것을 확인하였다. 감쇠 효과는 외이도에 보청기 틀만 꽂아도 어느 정도 효과를 기대할 수 있다.

채용 전 신체검사에는 순음청력검사가 포함되어 있다. 그러나 OSHA(1983)는 고용 전 6개월 이내 첫 번째 검사를 요구하고 있다. 채용 이후 검사는 최장 15개월 이내 주기로 해마다 시행할 것을 요구하고 있다. 정기 검사는 최근 소음 피폭, 일과성 역치 상승 정도, 소음 폭로로부터 회복될 수 있는 청각적 휴식 등을 감안해야 한다. Melnick(1984)은 일과성 역치 상승은 일주일 또는 그 이상이 되면 회복하지 않는다고 지적하였다.

강한 소음에 노출된 소음 환경 근로자의 청력손실의 정도는 여러 가지 원인으로 다양하게 나타난다. 유전적 요인은 질병, 노화, 소음으로부터 안전한 작업 환경 등과 함께 항상 고려해야 한다. 소음성 난청은 청력손실을 자각하기 시작하면 청각전문가에게 자문하기 훨씬 이전부터 발생한 것으로 판단할 수 있다.

오늘날 소음성 난청의 비율은 놀랍게도 직업에 관련된 것보다 다른 요인이 더 많다. 혁신적 기술 중 하나인 에어백은 펼쳐지면서 청력손실과 이명, 청각민감증, 평형 질환 등을 일으킬 수 있다(Price & Kalb, 1999). 에어백은 펼쳐지면서 160~170 dB SPL 정도의 충격 소음을 일으킨다. 많은 사람들이 모터보트, 설상차, 오토바이, 경주용 차, 사격과 같은 취미를 즐긴다. 조용한 여가를 즐기는 사람들에게조차 잠재적 위험은 있다. 티타늄 재질의 골프 클럽을 타격하는 순간 130 dB SPL 정도의 소음이 발생한다. 이 소음은 청각이 예민한 골프 선수에게 일과성 또는 영구적 역치 상승을 일으킬 수 있다(Buchanan, Wilkinson, Fitzgerald, & Prinsley, 2008). **여가 청각학**(recreational audiology)이라고 하는 분야(용어)는 청력손실 예방을 위한 자문과 청력손실을 관리하는 전문적 활동으로 정의한다.

사회적 소음 증가의 예로 폭발적이고도 열광적인 응원을 들 수 있다. 2013년 10월, 캔자스시티의 Chiefs Arrowhead 경기장에서는 137.5 dB SPL의 소음이 측정되었는데, 이는 응원 소음으로 가장 높은 기록이다(Guinness World Records, 2013). **표 3.3**을 다시 참조하면 125 dB SPL의 소리는 통증을 느끼기 시작하고, 140 dB SPL을 초과하는 소리는 잠시만 들어도 영구 난청을 일으킬 수 있다.

강한 충격 소음에 노출되는 직업 음악가도 각별한 관심이 필요한 집단이다. 이들은 소음성 난청으로 고통받고 있는 다른 사람들과 달리 청각에 더욱 많이 의존하면서 매일 상당한 시간을 강한 소리를 들어야만 한다. 콘서트 참여를 전후한 청중의 청각을 평가

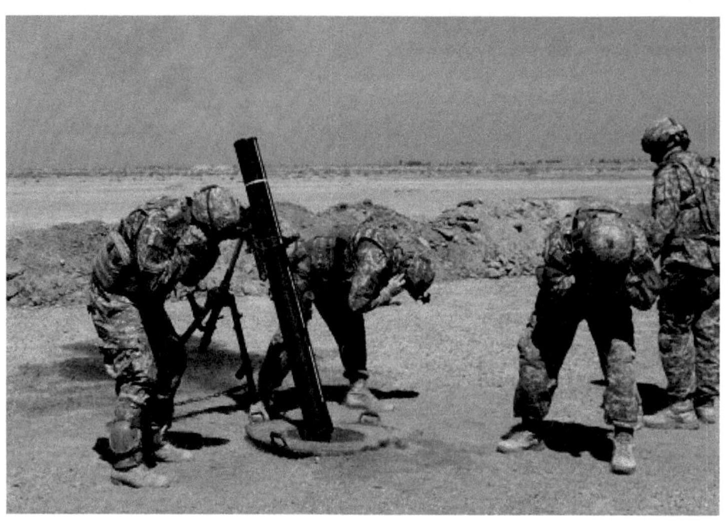

그림 11.14 총격 소음에 정기적으로 노출되는 군인. 예기치 않은 폭발, 매복, 돌발적 총격전 등은 군용 청력 보호 장구를 착용할 시간적 여유가 없다.

출처: US Department of Defense.

한 연구에서 콘서트가 끝나면 이들의 청력은 상승하고 이음향방사 진폭은 감소하여 외유모세포에 부정적 영향을 미치는 것으로 나타났다(Derebery, Vermiglio, Berliner, Potthoff, & Holquin, 2012). 콘서트에 중독된 젊은 팬들에게 미치는 장기적 영향은 공중위생에 대한 우려를 증폭시킨다.

에어로빅 강사와 수강생들은 강한 음악에 자주 노출된다. 연구에 따르면 활발한 신체적 활동과 소음이 결합하면 소음에만 노출하였을 때보다 더 큰 역치 상승을 일으키는 것으로 나타났다(Vittitow, Windmill, Yates, & Cummingham, 1994). 이것은 신체 활동이 와우의 대사 정도에 영향을 미치기 때문이다. 강한 소리로부터 나쁜 영향을 받을 수 있는 사람으로 음악가와 음악 애호가만 있는 것은 아니다. Georgia 주 수족관 공연장에서는 작은 흰 돌고래에게 95 dBA SPL 이상의 음악을 두 시간 이상 들려준다. 이 소리는 인간의 청각기관 손상은 물론 관찰 창을 통해 수족관 내부 돌고래에게도 스트레스를 줄 수 있다(Scheifele, Clark, Miller, Gaglione, & Starke, 2009).

전문 직업으로서 청각학이 탄생하게 된 원동력은 제2차 세계대전에 참전한 군인들에게 발생한 청력손실과 소음성 난청을 유발하는 현대식 무기 사용이었다(그림 11.14). 재향군인회는 '테러와의 전쟁' 동안 가장 흔하게 생긴 두 가지 문제를 난청과 이명으로 꼽았다(U.S. Department of Veterans Affairs, 2008). 이라크와 아프가니스탄에 파병된 10만 명의 군인들은 영구적 난청 다음으로 이명을 큰 문제로 지적했다.

소음성 난청이 분명한 난청자들은 강한 소음에 계속 노출되지 않도록 조언하고 소음 피폭이 불가피한 경우 귀꽂이나 귀마개 등의 청력 보호 장구를 사용할 수 있도록 조치해야 한다. 청력손실의 진행을 감시하기 위해서는 주기적인 청력검사를 받게 해야 한다. 사냥, 사격, 설상차 운전 등을 즐기는 사람들은 청력 보존을 위해 스포츠 활동 제한이나 청력 보호 장구 사용 모두 쉽게 받아들이지 않아서 특히 까다로운 집단에 속한다. 음악 애호가들은 스테레오 헤드폰이나 휴대용 음향 장치를 자주 사용하고, 높은 강도의 소리를 귀로 직접 듣기 때문에 청력손실의 위험이 상존한다. 이들에게는 음질을 왜곡시키지 않도록 특별히 고안된 청력 보호 장구를 추천할 수 있다. 청각학 분야에서는 청력손실 위험 속에서 취미 생활을 하고 있는 이들의 청력 보호 등에 관한 전문적 서비스를 제공하는 여가 청각학이라는 새로운 세부 전공 분야가 등장하게 되었다.

소음성 난청자가 처음 청력검사를 받는 동기는 이명으로 불편을 느끼는 경우가 많다. 순음청력도상 C_5 dip이 있는 경우 이명은 순음 3,000~6,000 Hz 주파수 범위로 느낀다. 이들은 대부분 난청을 자각하지 못하기 때문에 청력손실 자체를 인정하지 않는다. 소음성 난청자의 청력손실 자각은 의사소통 과정에서 상당한 어려움을 겪는 심각한 단계에 이른 후이다. 이들 난청자를 대상으로 한 상담은 청각전문가의 설득력 있는 언어 구사와 재치가 가장 중요하다.

Shargorodsky, Curhan과 Farwell(2010)은 1999~2004년 미국 국가 건강 영양 조사에서 14,000명 이상이 이명으로 불편을 느끼고 있는 것으로 보고하였다. 이들은 이 결과를 근거로 5,000만 명 정도의 성인들이 가끔씩 이명을 느끼며 1,600만 명의 성인들이 이명을 빈번하게 느끼는 것으로 분석 보고하였다. 당연하겠지만 이명 유병률은 나이가 들어가면서 증가한다. 비히스패닉 백인들은 다른 인종이나 민족 집단보다 이명을 빈번하게 느끼고 유병률이 높다. 고혈압과 과거 흡연도 빈번한 이명 확률을 높이며, 강한 소음이 있는 여가 활동, 총기, 직업적 소음도 빈번한 이명 증가와 관련이 있다. 순음청력도에서 저음부터 중간까지와 고음역 손실이 있을 경우에도 이명 유병률이 높아진다. 빈번한 이명은 일반적으로 짜증을 동반하지만 우울은 주 증상이 아니다. 이명에 대해서는 15장에서 다시 설명한다.

음악을 크게 듣는 것을 즐기는 사람들은 휴대용 음향 장치와 이어폰(earbud) 사용을 무척 좋아한다. 이러한 장치는 사용이 편안해지고 음질도 향상되어 사용자가 소리를 더욱 크게 하여 즐기는 경향을 보인다. 이어폰 사용은 개인적 선호에 의해 음악을 크게 듣게 만들고 배경 잡음으로부터 간섭을 줄이기 위해 귀마개형 헤드폰을 사용하였을 때보다 소리를 더 크게 하는 원인이 된다(Hodgetts, Rieger, & Szarko, 2007). 이들 음향 장치는 조깅이나 헬스클럽 등에서 간섭받지 않기 위해 위험할 정도로 소리를 크게 하는 경향이 있다. 이어폰은 외이도에 밀어 넣어 꽂으면 이어폰과 고막 사이 외이도 용적이 줄어들어 음압이 9 dB 정도까지 증강된다. 이러한 소음에 지속적으로 노출되면 청력도 양상이 노인성 난청과 비슷해진다. 이 장치들에 의한 청력손실 위험의 증가는 청각을 보호하려는 사용자 스스로의 적극적인 노력과 음향 장치 사용에 관한 청각 건강 관리 전문가의 역할과 책임이 중요하다. MP3 청취 강도는 성인 전문 집단의 경우 문제가 되지 않으나 장기간 반복해서 사용하고 있는 젊은 층의 경우 사용에 관한 명확한 정보가 없다(Hodgetts et al., 2007).

미국 국방부는 소음에서 내이에 긍정적인 항산화 성분이 포함되는 'hearing pill'을 연구하기 위한 기금을 계속 투자하고 있다. 이 특허 약물에 대해서는 계속 연구되고 있으며 소음에 노출된 군인이나 강한 소리가 있는 여가 생활을 하는 민간인 자발 참여자의 치료에 사용되고 있다.

소음은 청력손실뿐만 아니라 기타 부작용도 많아지는 것으로 밝혀지고 있다. 소음은 불안 정도를 높이고, 집중력을 낮추며, 이혼율, 질병 이환율, 불면증 등을 증가시킨다. 미국에너지독립부 조사에 따르면 전국의 풍력 발전 단지 개발은 계속 진행되고 있는 것으로 나타났다(그림 11.15). 그러나 풍력 발전에 사용하는 터빈은 청력손실을 일으킬 정도로 큰 소음은 아니지만 날개가 돌아가면서 내는 리듬 있는 소리가 밤에도 지속되

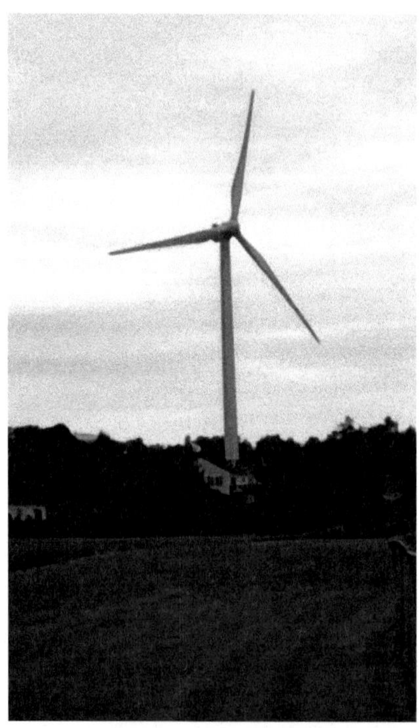

그림 11.15 풍력 발전 날개가 돌아가면서 나는 저주파수 소리는 인근 주민들에게 수면 방해와 건강상 문제를 일으킬 수 있다.

출처: Lisa A. Miller.

기 때문에 공장이나 교통 소음보다 상대적으로 더 큰 지장을 초래할 수 있다(Pedersen, van den Berg, Bakker, & Bouma, 2009). 이렇게 지속되는 소리는 인근 주민들의 수면을 방해하고 건강상 문제를 지속적으로 야기할 수 있다. 또한 주변의 다양한 육지 및 해양 생물들에게도 영향이 미치는 것으로 확인되었다. Hempton과 Grossman(2009)은 인간이 만든 소음으로부터 완전히 자유로운 곳은 더 이상 없다고 지적하였다. 분명한 점은 인간이 만든 소음은 전 세계 구석구석에 있다는 것이다.

흡연과 감각신경성 난청

흡연이 심각한 질병 및 암 등과 폭넓게 관련된다는 것은 오래전부터 알려진 사실이다. 흡연은 10장에서 설명한 중이염과 이에 따른 전음성 난청처럼 근원적이며 부수적인 효과를 모두 나타낸다. 흡연이 영구적인 감각신경성 난청에도 관여한다는 점 또한 분명해지고 있다.

흡연과 감각신경성 난청이 관련된다는 사실은 40년 이상 알려져 왔다. 이음향방사 등을 이용한 연구(Negley et al., 2007)에서도 흡연이 외유모세포 손상뿐만 아니라 중추신경계통에서도 증상을 나타내는 것으로 밝혀졌다. 특히, 임신 중 흡연은 태아에게 간접적으로 흡연시키는 결과를 초래한다. 사춘기 이전과 사춘기 청소년들, 성인들에서 청력손실은 증가하고 있다. 이들의 난청은 이미 설명한 것처럼 시끄러운 음악과 같은 강한 소음 노출이 직접적 원인이며, 흡연과 소음 노출 및 간접흡연이 시너지 효과를 일으켰을 수도 있다(Wild, Brewster, & Banerjee, 2005). 이러한 원인에 흡연이 와우 내 산소 공급을 줄인 것만큼은 분명히 포함할 수 있다.

방사선성 난청

뇌종양 및 두경부암 치료를 위한 방사선 치료는 치료 목적과 반대로 외이도부터 중추청각전달로에 이르기까지 나쁜 영향을 줄 수 있다. 방사선성 전음성 난청의 대부분은 중이의 급성 합병증으로 생기고, 유병률은 40%에 이르지만(Jereczek-Fossa, Zarowski, Milani & Orecchia, 2003) 영구적 난청은 아니다. 그러나 환자의 거의 3분의 1은 와우 손상이 동반되는 영구적 감각성(미로성) 난청이 되기도 한다. 방사선 치료와 화학 치료를 함께하면 청력손실의 위험은 커진다. 방사선 치료가 예정된 경우 치료 전 검사와 치료 후 반복검사를 통해 청력을 감시해야 한다. 방사선성 난청은 진행성인 경우도 있으므로 정기적 반복검사가 중요하다. 방사선성 난청은 어음이해도가 순음청력으로 예상되는 것보다 나쁘게 나타날 수 있다(Bass & White, 2008).

수술 합병증에 인한 감각성(미로성) 난청

중이 수술은 청력 개선에 실패할 수도 있고 오히려 나빠지게 만들기도 한다. 수술은 대부분 그 결과가 아주 좋다. 그렇지만 많은 이과 의사들은 등골절제술 시행 후 1~2% 정도에서 감각성 난청이 나타나는 것으로 추산하고 있다.

등골절제술 초기 운동성의 확인은 이소골 연쇄를 움직이면서 정원창에서 빛 반사를 보는 것이다. 하지만 이 방법은 매우 강한 환경음보다 큰 진폭의 진행파를 와우로 전달하여 와우 손상을 일으키기도 하기 때문에 더 이상 시행하지 않는다.

중이 수술에서 과다 출혈, 수술 후 다른 합병증 등은 미로성 난청 원인이 될 수 있다. 그러나 수술 귀가 전농이 되는 경우 특정한 원인으로 단정하기 어렵다. 수술이 완벽하게 시행된 경우에도 전농이 생길 수 있다. 확실한 것은 일부 환자는 특정한 생리학적 이유로 수술을 견디지 못한다는 것이다. 이러한 경우를 '허약 귀(fragile ear)'라 하며, 수술 전 미리 확인할 수 없다. 중이 수술의 일반적인 합병증은 일시적 어지러움과 미각 변화를 느낀다는 것이다.

특발성 돌발성 감각신경성 난청

특발성 돌발성 감각신경성 난청(sudden idiopathic sensorineural hearing loss, SISNHL)은 흔히 편측성으로 나타나며 며칠 정도 지속된다. 청력손실은 갑자기 나타나며, 아침에 일어나면서 청력이 나빠진 것을 알았다고 하는 경우가 많다. SISNHL은 가청역치가 3일 이내 적어도 세 개의 주파수에서 30 dB 이상 나빠졌을 때로 정의한다(Zadeh, Storper, & Spitzer, 2003). 병인은 자가 면역 질환, 바이러스 및 기타 감염, 기저막 파열, 혈관 질환, 종양, 신경학적 질환 등으로 다양하다. 호흡기 감염 중 난청이 발생하였다면 감염을 원인으로 의심할 수 있다. 일반적인 청력손실은 모든 연령층에서 나타날 수 있지만 SISNHL는 성인에서 빈발한다.

와우의 영양은 내경동맥과 연결된 혈관조를 통해 공급받는다. 만약, 이 동맥이 경련을 일으키면 일부는 그렇지 않을 수도 있지만 편측성 전농이 나타날 수 있다. 돌발성 난청은 진단을 위한 혈액검사, 자기공명영상, 신경학적 검사 등을 포함하여 의학적 응급치료를 받아야 한다. 증상이 나타나면 치료는 빠르게 시작할수록 완치 가능성이 높으며, 드물게 직접 맥관 확장으로 치료할 수도 있다.

비교적 새로운 치료법들이 다양한 증례에서 장점을 보이기도 한다. 환기관 삽관은 고막절개술 후, 중앙이 빈 원통형 관의 한쪽 끝을 정원창과 마주 보게 넣는다. 이 상태에서 환자의 외이도에 스테로이드를 몇 방울 떨어뜨리면 환기관을 통해 중이로 들어가고,

정원창을 통해 내이가 흡수한다. 이 방법은 스테로이드 복용에 따른 부작용을 최소화하면서 비교적 고농도의 스테로이드를 이용하여 돌발성 난청을 치료할 수 있다(Silverstein, Thompson, Rosenberg, Brown, & Light, 2004). 아울러 경고실 스테로이드 치료가 필요한 경우에도 외래 방문을 현저하게 줄일 수 있다.

만약 청력손실의 원인이 **혈관 경련**(vasospasm)에 의한 수축일 경우 입원하여 정맥주사나 경구 복용 치료가 필요하다. 이 경우 청력은 완전히 회복되기도 하며, 어지러움 및 메스꺼움(구역)과 같은 전정 증상, 이명 등도 현저하게 줄어든다. 돌발성 난청은 일부 환자들의 경우 청력이 자연스럽게 회복되기도 하지만 일부 환자들의 경우 고도 난청 또는 전농이 영구적으로 진행되기도 한다.

메니에르병

편측성 돌발성 난청의 또 다른 원인으로 **메니에르병**(Ménière's disease)*이 있으며, 병인은 내이의 미로에 있다. 내림프는 정상적으로 기능할 수 있도록 양이 일정하고, 염화화합물, 나트륨, 칼륨 및 다른 전해질 성분으로 이루어져 있다.

이 병은 어지러움, 이명, 구토, 편측성 난청 등이 갑자기 나타나는 특징이 있다. 주로 편측에서 나타나지만 5~10% 정도가 양측에서 나타나기도 한다. 많은 예에서 같은 방식으로 증상이 나타난다. 한 귀가 꽉 찬 듯한 느낌에서 시작하여 저주파수 소리가 으르렁거리는 듯한 이명이 들리고 어음이해도가 매우 낮아진다. 어지러움은 방향을 급격하게 전환할 때의 느낌 또는 사방이 소용돌이치는 느낌으로 구토를 동반한다. 이러한 전형적인 증상들로 메니에르병을 의심할 수 있지만 모든 증례에서 이 증상들이 함께 나타나는 것은 아니다. 실제로, 일부 증례는 와우성 메니에르병으로 진단할 수 있지만 변동성 및 진행성 감각성 난청이나 이충만감(aural fullness) 때문에 돌발성 난청으로 잘못 판단할 소지가 있다. 유사한 증상인 전정성 메니에르병은 청력이 변하지 않고 어지러움만 동반한다. 이충만감은 전정신경염(vesitbular neuritis) 또는 **청신경염**(acoustic neuritis)을 감별하는 데 도움이 된다(Pulec, 1996). 메니에르병이 진행하여 증상이 더 많아지면 와우성 또는 전정성의 구분은 어려워진다.

메니에르병은 두부 상해, 감염, 내이 퇴행, 알레르기, 드물게 종양 등에 의해 발생할 수 있다. 많은 경우 정확한 원인을 알 수 없으나 내림프가 과다 분비되었거나 충분히 흡수되지 않는 내림프 수종으로 추정한다. 와우관 내부 림프 압력이 높아지면 유모세포에 작용하여 난청과 이명을 발생한다. 만약, 림프 압력이 충분히 높아지면 전정기관을 과

* 이 증후군을 처음으로 기술한 프랑스의 의사 Prosper Ménière(1799~1862)의 이름에서 명명됨.

도하게 자극하여 어지러움이 발생한다. Lawrence(1969)는 Reissner 막이 파열되거나 대사나 이온 균형이 깨지지 않는 한 과도한 내림프 압력만으로 내이 기능에 변화가 나타나지는 않는다고 언급하였다. 초기 치료법은 수분 섭취의 제한과 이뇨제 사용이었으나 오늘날에는 과거와 달리 충분한 수분 섭취를 권장한다. 음주와 흡연과 함께 초콜릿, 콜라, 커피의 카페인 등은 증상을 악화시킨다.

와우관에서 내림프 압력이 높아지면 기저막 탄력에 변화가 나타나고, 이 때문에 청력 손실이 나타난다. 여기에 화음 왜곡과 복청을 느끼게 할 수도 있다. 기저막이 변형되면 Corti 기관과 개막의 상호작용에도 영향을 미칠 확률이 높다. 이때 기저막이 변형되면 유모세포의 섬모가 개막으로부터 분리되어 이명과 누가현상이 생기고, 왜곡에 의해 어음이해도가 낮아진다.

진정제, 신경안정제, 전정 억제제 등의 약물을 사용하고 있으나 효과는 문헌마다 다르고 약물의 작용을 플라세보 효과로 보기도 한다. 최근에는 특발성 돌발성 감각신경성 난청의 치료에서 설명한 환기관(PE tube) 삽관을 메니에르병에 의한 어지러움 증상 완화에 사용하기도 한다. 불안과 알레르기에 의한 메니에르병은 남자보다 여자에게 더 많으나 소아에게서는 드물다. 외상, 수술, 매독, 갑상선 기능 저하증, 저혈당 등도 원인이 될 수 있다.

메니에르병은 심각한 장애를 동반할 수도 있다. 사전 예고 없이 나타나는 발작성 어지러움은 운전이나 작업 등을 방해한다. 이 병은 증상이 갑자기 나타나고 순식간에 변하기 때문에 '미로성 태풍'이라고 한다. 메니에르병에 의한 양측성 난청의 경우 변동성 청력손실을 보상할 수 있도록 다중 기억 방식 보청기를 선택하는 것이 도움될 수 있다.

메니에르병의 외과적 치료는 내림프낭의 감압이나 두개골 안으로 별도의 관로를 삽입하여 과도한 내림프를 배출하는 데 목적이 있다. 초음파나 냉동요법도 사용되었다. 심한 경우 신경을 통한 이명과 어지러움을 차단하기 위해 내이를 외과적으로 절단하기도 한다. 하지만 이러한 극단적인 치료 방법이 항상 효과를 나타내지는 않는다. 메니에르병의 청각학적 소견은 **그림 11.16**부터 **11.19**와 같고, 이 증례의 진단을 위해 와우전기반응검사(electrocochleography, ECoG)를 하기도 한다(Ferraro, 1992).

⊛ 반규관 결손 증후군

반규관 결손 증후군(semicircular canal dehiscence syndrome, SCDS)은 후반규관보다 상반규관 결손이 흔해서 상반규관 결손 증후군으로도 알려져 있다. 증상이 다른 이과적 병리에 의한 것과 비슷해서 감별 진단이 어렵고, 어지러움, 현기, 평형 장애, SCDS의 증

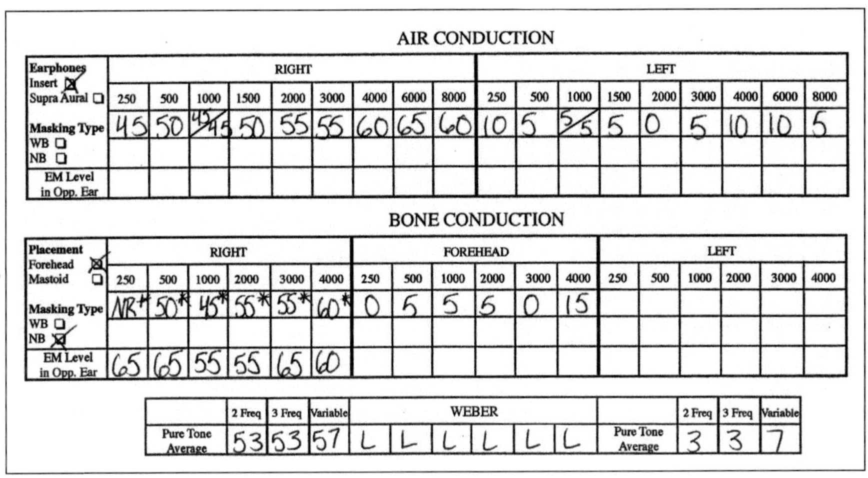

AIR CONDUCTION

Earphones: Insert ☒ / Supra Aural ☐	RIGHT									LEFT								
	250	500	1000	1500	2000	3000	4000	6000	8000	250	500	1000	1500	2000	3000	4000	6000	8000
Masking Type WB ☐ NB ☐	45	50	45/45	50	55	55	60	65	60	10	5	5/5	5	0	5	10	10	5
EM Level in Opp. Ear																		

BONE CONDUCTION

Placement: Forehead ☒ / Mastoid ☐	RIGHT						FOREHEAD						LEFT				
	250	500	1000	2000	3000	4000	250	500	1000	2000	3000	4000	250	500	1000	2000	3000	4000
Masking Type WB ☐ NB ☒	NR*	50*	45*	55*	55*	60*	0	5	5	5	0	15						
EM Level in Opp. Ear	65	65	55	55	65	60												

	2 Freq	3 Freq	Variable	WEBER							2 Freq	3 Freq	Variable
Pure Tone Average	53	53	57	L	L	L	L	L	L	Pure Tone Average	3	3	7

A

SPEECH AUDIOMETRY

Masking Type WB ☐ Speech ☒	RIGHT						LEFT					
	SRT 1	SRT 2	Recognition 1		Recognition 2		SRT 1	SRT 2	Recognition 1		Recognition 2	
	50		List 1A / 80 HL	60* %	List 1B / 70 HL	56* %	5		List 2A / 35 HL	100 %	List 2B / 10 HL	100 %
EM Level in Opp. Ear				15		25						

B

그림 11.16 (A) 오른쪽 감각신경성 난청 결과 기록표. 삽입형 수화기를 사용하여 이간감약을 크게 하였기 때문에 기도는 차폐하지 않아도 되지만 골도는 차폐가 필요하다. (B) 메니에르병이 있는 환자의 오른쪽에 국한한 편측성 감각신경성 난청 청력도. 오른쪽 어음이해도가 낮아져 있다. 어음이해도 검사는 삽입형 수화기를 사용하더라도 역치상 강도를 자극하기 때문에 차폐를 해야 한다.

상 등은 말초성 전정 질환으로 오인하기 쉽다. SCDS 환자의 전정 증상과 함께 나타나는 이충만감과 말할 때마다 생기는 메아리, 자성강청 등은 이관개방증 증상처럼 보이기도 한다.

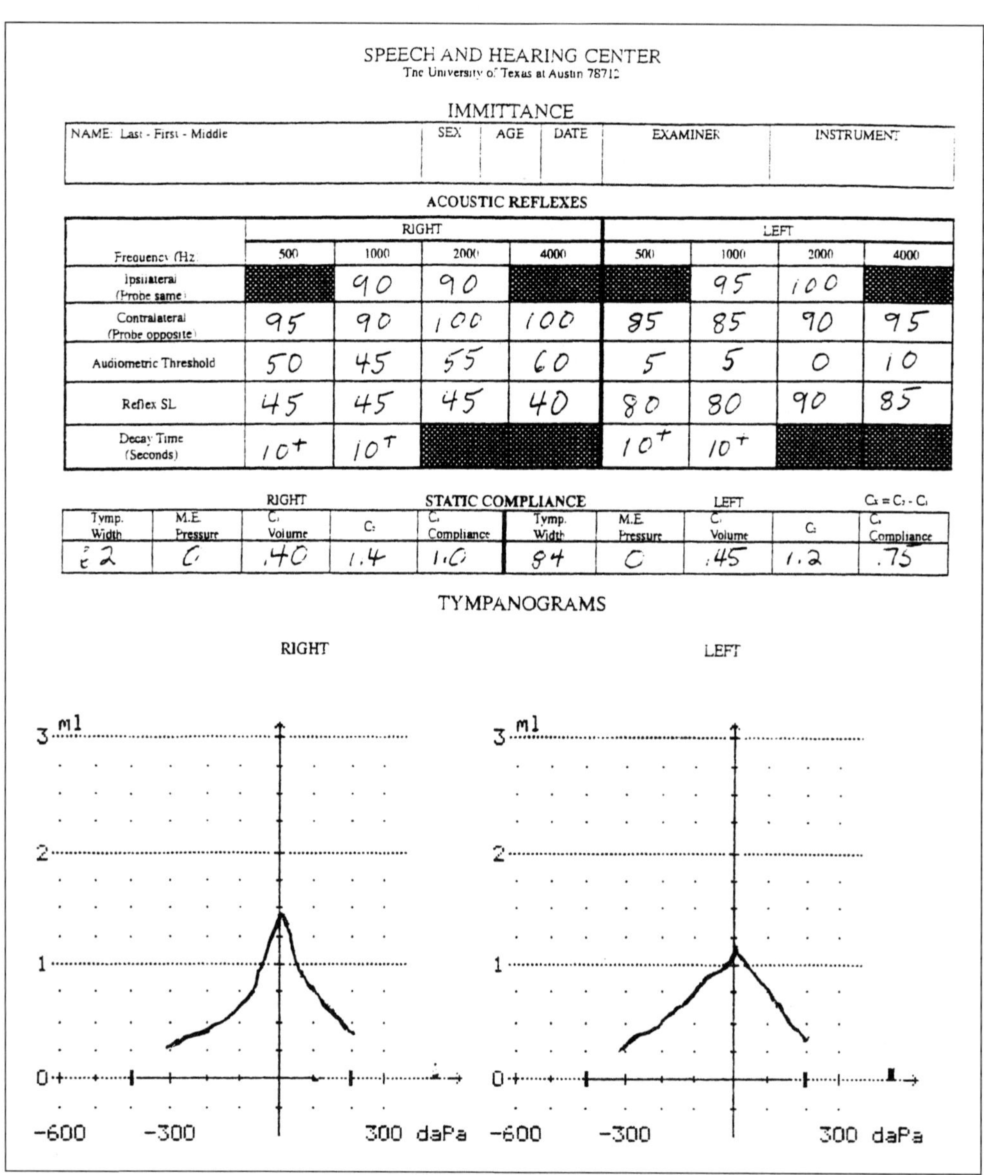

SPEECH AND HEARING CENTER
The University of Texas at Austin 78712

IMMITTANCE

NAME: Last - First - Middle	SEX	AGE	DATE	EXAMINER	INSTRUMENT

ACOUSTIC REFLEXES

	RIGHT				LEFT			
Frequency (Hz)	500	1000	2000	4000	500	1000	2000	4000
Ipsilateral (Probe same)		90	90			95	100	
Contralateral (Probe opposite)	95	90	100	100	85	85	90	95
Audiometric Threshold	50	45	55	60	5	5	0	10
Reflex SL	45	45	45	40	80	80	90	85
Decay Time (Seconds)	10+	10+			10+	10+		

STATIC COMPLIANCE ($C_x = C_2 - C_1$)

RIGHT Tymp. Width	M.E. Pressure	C_1 Volume	C_2	C_x Compliance	LEFT Tymp. Width	M.E. Pressure	C_1 Volume	C_2	C_x Compliance
62	0	.40	1.4	1.0	84	0	.45	1.2	.75

TYMPANOGRAMS

그림 11.17 그림 11.16B의 메니에르병 환자의 이미턴스 검사 결과. 고막운동도는 양측 정상이나 내이 압력의 증가로 왼쪽 최대 탄성이 낮아져 있다. 양측 정적 탄성은 정상 범위이나 왼쪽이 오른쪽보다 다소 낮다. 양측 고막운동도 폭은 정상이다. 등골근 반사 역치 유발에 필요한 감각 단위(sensation level)가 미로 병변으로 낮아져 있다.

SCDS는 상반규관을 싸고 있는 골미로가 약해지거나 얇아져서 내이에 세 번째 창을 만든 결과를 초래한다. SCDS의 증상은 강한 소리나 중이강 압력의 변화에 의해 나타난다. 전기안진검사(ENG)로는 특별한 소견을 확인할 수 없고, 청각학적 평가에서는 고막

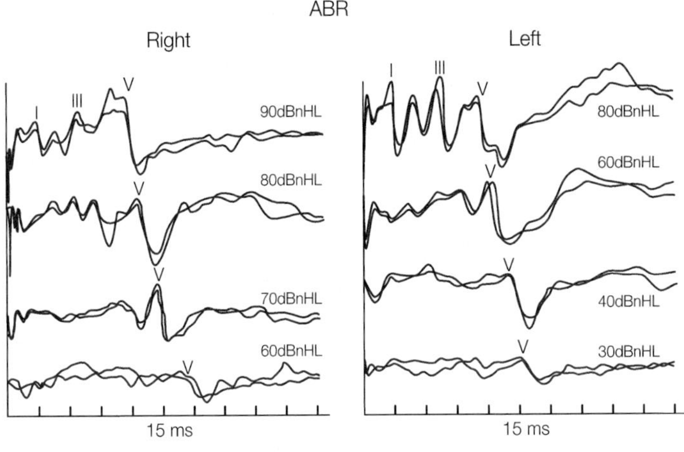

그림 11.18 메니에르병에 의한 오른쪽 미로성 난청의 청성뇌간 반응 결과(그림 11.16). 절대 잠복시간은 그림 11.19 참조.

운동도가 정상이고 등골근 반사가 관찰되지만, 저음역 전음성 난청으로 나타날 수 있다. 전정유발근전위(vestiular-evoked myogenic potential, VEMP)의 경우 민감도와 특이도가 CT보다 높다(Zhou, Gopen, & Poe, 2007).

자가 면역 내이 질환

자가 면역 질환은 박테리아나 바이러스 또는 개체 내 세포들이 자가 조직을 구별하지 못하고 공격하여 생기는 염증성 질환이다. **자가 면역 내이 질환**(autoimmune inner ear disease, AIED)은 내이에서 발병하여 몇 개월에 걸쳐 변동성, 진행성 감각성 난청이 생기며, 내이 증상인 이명, 이충만감, 어지러움 등을 동반할 가능성이 있다. AIED 유병률은 매우 낮으나 양측성 메니에르병은 AIED가 원인이 될 수 있다. 돌발성 난청 치료와 마찬가지로 정원창을 통해 스테로이드를 주입하는 치료를 할 수 있다.

두부 외상

청력손실은 두부 손상이 직접적인 원인이 되어 나타날 수 있고 이때 청력도는 음향성 외상처럼 3,000~6,000 Hz 범위에서 절흔(notch)이 생긴다. 두부 외상은 고막과 중이는 물론 내이 구조물을 손상시킬 수 있고, 출혈에 의해 산소 농도가 낮아질 수 있다. 만약 와우에 선상 골절이 생기면 청력손실은 고도 이상 전농에 이를 수 있고 외유모세포와 내유모세포 손상은 Corti 기관 손상으로 이어질 수 있다. 두개골 외상은 합병증으로 중이염과 뇌막염이 생길 수 있고 이러한 합병증은 청력손실의 원인이 된다. 두개골 외상은 골절이 생기지 않더라도 좌상이나 강한 압력파가 두개골을 통해 내이로 전달되어

SPEECH AND HEARING CENTER
The University of Texas at Austin 78712

NAME: Last - First - Middle	SEX	AGE	DATE	EXAMINER	RELIABILITY	INSTRUMENT

OTOACOUSTIC EMISSIONS
(Present or Absent)

☑ TEOAE Level 80 dB Peak SPL
☐ DPOAE Level F1____ F2____

Right					Left				
500	1000	2000	4000	6000	500	1000	2000	4000	6000
A	A	A	A	A	P	P	P	P	P

AUDITORY BRAINSTEM RESPONSE

ABR WAVE V LATENCY-INTENSITY FUNCTION

Latency (msec)

RIGHT O - O
LEFT X - X

INTENSITY (dBnHL)

SHADED AREA REPRESENTS Normal Wave V Range for patients older than 16 mos. for 30 clicks per second

EAR	nHL		Absolute Latency (ms)			Interpeak Latency (ms)			Latency Change w/ Increased Rate	
	dB HL	Click Rate	I	III	V	I-III	III-V	I-V	V	Click Rate
RIGHT	90	33.1	1.6	3.75	5.8	2.15	2.05	4.2		
LEFT	80	33.1	1.52	3.7	5.6	2.18	1.9	4.08		
Interaural Differences										

Amplitude Ratio (V same or > I) R NL L NL
Estimated Air Conduction Threshold R ≤60 L ≤30
Estimated Bone Conduction Threshold R ____ L ____

그림 11.19 오른쪽에 국한한 미로성 난청(그림 11.16B) 환자의 청성뇌간반응(그림 11.18)에서 보이는 V파 잠복시간-음강도 입출력 특성. 낮은 강도에서의 잠복시간은 왼쪽이 정상 범위이나 오른쪽이 지연되어 있다. 이음향방사는 병변 귀에서 기록되지 않았다.

청력손실이 생길 수 있다(Schuknecht, 1993). 청력손실은 동측이나 대측에서 나타날 수 있다.

두부 손상, 청신경 종양, 다이빙 사고, 과로 등은 정원창을 파열시킬 수도 있고 난원창 누공을 통해 중이로 외림프를 누설하게 할 수도 있다. 외림프 누설이 의심되면 6장에서 설명한 것처럼 이미턴스 검사기를 이용한 누공 검사가 진단에 크게 도움이 된다.

노인성 난청

청각학적 평가에서 연령을 제외한 원인을 찾기 어려운 경우 소음 노출 여부 등을 무시하고 이를 미로성 **노인성 난청**(presbycusis)으로 추정하는 것은 좋지 않다. 노화는 고막, 이소골 연쇄, 와우창, 청신경계통 등을 포함한 청각계통의 많은 영역에서 나타난다. 동맥경화에 의한 산소 결핍도 원인이 될 수 있다. 노인성 난청이 시작되는 정확한 나이는 알 수 없다. 그러나 청각계통은 출생 이후부터 서서히 나빠지기 시작하고, 모든 조건이 같은 경우 남자는 60대 초반, 여자는 60대 후반부터 청력손실을 자각할 것으로 보고 있다.

노인성 난청의 일반적 특징은 **음소 회귀**(phonemic regression; Gaeth, 1948)라고 하는 어음이해의 현저한 저하이다. 노인들은 말을 크게 할 때보다 천천히 할 때 더 잘 이해한다. 노인성 난청의 여러 가지 전형적인 특성들이 소개되어 있다. 다소 중복되기는 하지만 난청 원인과 관련한 Schuknecht(1993)의 노인성 난청 특성을 소개한다.

1. 감각성 노인성 난청(sensory presbycusis). 와우 기저회전의 외유모세포와 지지세포 손상으로 나타나는 감각성 난청. 청력도에 고음역 손실이 크게 나타난다.
2. 신경성 노인성 난청(neural presbycusis). 와우 청신경원 손상이 원인이며, 낮은 어음이해도를 보인다. 청력도는 수평 또는 완만한 하강형을 보인다.
3. 혈관조 노인성 난청(strial presbycusis). 와우의 중간 및 첨단 회전의 혈관조 위축이 원인이다. 청력도는 대체로 수평형을 보이고, 어음이해도는 좋은 편이다.
4. 와우 전음성 노인성 난청(cochlear conductive presbycusis). 와우 운동성 저하에 의한 감각성 난청으로, 와우의 기계적 운동성 저하가 일차적인 원인이다.

Gates, Mills, Nam, D'Agostino와 Rubel(2002)은 성인 난청자를 대상으로 변조 이음향 방사를 이용하여 노인성 난청의 근본 원인이 혈관조 퇴행이라는 사실을 밝혀냈다. 이 결과는 외유모세포 활동 감소가 노인성 난청 원인이라는 기존 이론을 뒤집는 것이었다.

Jerger, Chmiel, Stach와 Spretnjak(1993)은 대규모 집단의 청력도 양상을 50년 이상 관

찰하여 노인성 난청의 성별 차이를 연구하였다. 비록 소음 노출 등 환경적 요인을 배제하지 못하였지만 여자는 1,000 Hz 이하 가청역치가 낮은 반면 남자는 1,000 Hz 이상의 고주파수 손실이 큰 경향을 보였다. 노년기 이전 인구에서 하강형 청력도 유병률도 여자보다 남자가 높다(Ciletti & Flamme, 2009). 노인의 성별 차이에 대한 가능한 해석은 여성의 경우 심혈관계 질환이 더 많고, 남성의 경우 다양한 환경에서 더 많은 소음에 노출되는 점을 들 수 있다.

45~64세 사이의 25%, 65세 이상의 40%는 약간의 청력손실이 있다(Glass, 1990). 이런 측면에서 청력손실은 사회적 · 정서적 · 직업적 · 심리적 장애로 정의한다(American Speech-Language-Hearing Association, 1992). 노인성 난청은 신생아, 학령기 아동들과 마찬가지로 청각선별검사를 통해 가급적 빨리 발견하고 문제를 해결하려는 노력을 계속하고 있다.

심화 증례 학습

증례 3은 내이를 주제로 한 11장에 적절한 질문이다. 감각신경성이라는 용어는 청력손실이 감각기(내이) 또는 신경(청신경)에 원인이 있는 것으로 추정하는 폭넓은 개념이다. 전자가 흔한 병소 부위이고 이 증례도 이에 관한 것이다. 아래 문제를 읽기 전, 7장의 고막운동도, 등골근 반사, 이음향방사, 청성뇌간반응의 결과 해석에 대해 다시 한 번 기억해야 한다. 여기에 지금까지 이 증례를 검사하고 해석하였던 내용을 토대로 청력손실의 원인이 와우라는 것을 예상해야 한다. 병소 부위 판정에 필요한 7장의 여러 검사를 다시 설명하지 않더라도 충분히 결과를 해석할 수 있어야 한다.

증례 3. 감각신경성 난청—내이 질환

4장에서 살펴본 것처럼, 76세 남자의 청력은 **그림 4.14**와 같이 중등도이다. 청력도상 기도-골도 차이는 10 dB을 넘지 않아서 분명한 감각신경성으로 볼 수 있다. 어음이해도는 5장에서 확인한 것처럼 낮아져 있다. 동측 및 대측 등골근 반사는 낮은 감각 단위에서 나타나고 고막운동도는 정상(A형)으로 나타날 가능성이 있다. 이음향방사는 나타나지 않고, 만약 청성뇌간반응을 검사했다면 V파의 자극 강도-잠복시간 특성이 **그림 11.17**의 오른쪽 귀 결과와 비슷할 것이다. 이상의 모든 결과는 병소 부위가 일관되게 와우에 있는 감각성 난청으로 해석할 수 있다.

＊ 요약

내이는 중이와 청신경을 연결하는 액체로 가득 찬 공간이다. 음파의 주파수, 음강도, 위상 등의 정보를 뇌로 전달하기 위하여 소리 에너지를 전기화학 에너지로 변환하는 역할을 한다. 내이 전정부는 신체의 자세와 운동에 관한 정보를 뇌로 보낸다.

내이의 와우에 이상이 생기면 감각성 난청과 청각이상(dysacusis)을 일으킨다. 청력도상에서 기도와 골도 전도는 반드시 같고, 어음이해도는 일반적으로 청력손실 정도가 심할수록 나빠진다.

고막운동성 계측 결과는 전음성 난청 요인이 포함된 혼합성 난청이 아니라면 정상 범위이다. 등골근 반사 역치는 비교적 낮은 감각 단위에서 나타난다. ABR 결과는 순수한 미로성 난청의 경우 음강도-잠복시간 특성 곡선의 경사가 심하고 역치 근처에서 잠복시간이 연장된다. 만약, 외유모세포가 손상된 경우 청력손실은 경도 이상이고 이음향방사는 나타나지 않는다.

병소 부위 확인을 위하여 7장에서 설명한 주관적 평가를 시행하였다면 미로성 난청은 SISI 점수가 높고, 특히 고주파수에서 중등도의 순음 소실이 관찰될 수 있다. 미로성 난청은 누가현상이 자주 나타나며 청각재활에 어려움이 따른다.

미로 손상에 의한 감각성 난청 환자의 언어 습득과 재활은 전음성 난청보다 상당히 까다롭다. 의학적 또는 외과적 처치는 질환의 근본적 원인을 제거할 수 있다. 그러나 청

다시 보기 표 11.1 발병 시기에 따른 미로성 난청의 일반적인 원인

태아기	아동기	성인기(태아기와 아동기 포함 두 가지 또는 그 이상)
무산소증	분만 시 외상	자가 면역 내이 질환
유전	약물	미로염
Rh 인자	두부 외상	메니에르병
임신중독증	고열	이경화증
외상	신장 감염	노인성 난청
바이러스 감염(모계)	소음	혈관 경련
	중이염	
	미숙아	
	수술(중이)	
	전신 질환	
	성병	
	바이러스 감염	

력 보상에는 분명한 한계가 있다. 주파수와 화음 왜곡 및 누가현상 등은 보청기 사용을 어렵게 하기도 하지만 불가능한 것은 아니다. 미로성 난청에 대한 청각재활은 매우 조심스럽게 접근해야 한다.

✻ 자주 묻는 질문

Q 중이염에 의한 감각신경성 난청 경로는?

A 중이염 분비물이 효소를 생산하고, 효소가 정원창을 통해 내이로 침범하여 미로성 난청을 일으킬 수 있다.

Q 이명은 치료나 완치가 가능한가?

A 약물, 수술, 최면, 바이오피드백 등을 치료법으로 사용하고 있다. 이명 재훈련 치료법이 고통을 경감시켜 주지만 완치는 여전히 어렵다.

Q 이명을 느끼는 경우 카페인이 이명에 나쁜 영향을 미치는가? 만약 그렇다면 이명에 안전한 카페인 허용량은?

A 카페인이 이명에 나쁜 영향이 있지만 허용량은 개인의 감수성에 따라서 매우 다르다.

Q 메니에르병은 저주파수 대역의 영구적 청력손실을 유발하는가?

A 메니에르병의 청력도 양상은 일반적으로 수평형이며, 저주파수 대역 손실이 큰 경우도 많다.

Q 자가 면역 내이 질환의 치료 방법은 무엇인가?

A 스테로이드를 포함하여 여러 가지 약물로 치료한다.

Q Corti 기관의 기능은 무엇인가?

A Corti 기관은 청각을 감각하는 말단 기관으로, 중이에서의 기계적 에너지를 뇌로 전달하기 위해 전기화학적 에너지로 변환하는 기능을 담당한다.

Q 어지러움이 사라지지 않고 계속된다면 약물 등의 의학적 치료가 정상적인 삶을 유지하는 데 도움이 되는가?

A 어지러움은 약물 및 외과적으로 치료가 되지만 어느 방법으로도 치료되지 않는 경우도 있다.

Q 팽대의 기능은 무엇인가?

A 팽대는 팽대부릉을 감싸고 있으며 반규관의 말단 기관이다.

Q Rh형은 유전인가?

A Rh형은 유전된다. 이 인자를 가지고 태어나면 Rh 양성, 가지고 있지 않으면 음성이라 한다. 이형접합체로, 한쪽 부모가 Rh 양성이면 신체 혈액은 Rh 양성이 된다.

Q 노인성 난청은 미로성 난청으로만 나타나는가? 아니면 청각기관 어느 곳에서도 발생할 수 있는가?

A 대부분의 청각계통은 노화의 영향을 받는다.

Q 메니에르병에서와 같이 내림프 수종이 Resisner 막 파열을 일으킨다면 회복 가능한가? 또, 이온 불균형에 의한 증상은 계속 지속되는가?

A 대부분 막은 회복되지 않지만 증상은 호전시킬 수 있다.

Q 심혈관 질환이 노인 청각에 미치는 영향은?

A 혈액 공급이 방해를 받으면 산소가 결핍될 수 있고(무산소증), 세포가 손상될 수 있다. 뇌와 내이는 무산소증에 가장 쉽게 영향을 받는다.

Q 대부분 양측성 난청을 일으키는 데 반해 이하선염과 같은 바이러스들이 편측성 난청을 일으키는 원인은 무엇인가?

A 알 수 없다.

Q 사격 후 발생하는 청력손실이 총기 방향과 반대에서 나타나는 이유는?

A 소총의 경우 총구에서 강력한 소리가 발생한다. 오른손잡이가 사격을 위해 머리를 오른쪽 어깨에 둔 개머리판에 부착하면 왼쪽이 총구와 가까워지기 때문이다.

Q 미국직업안전보건부(OSHA)는 콘서트장, 원형 극장 등에 대한 소음 규제 기준을 마련하고 있는가? 소음이 청력 해로운 것을 알면서도 사람들이 스피커 가까이에 서 있는 이유는 무엇인가?

A OSHA는 소음 노출에 대한 규제 기준을 마련하고 있으나 장소를 규제하지는 않는다. 강렬한 음악을 듣는 것은 개인의 선호도의 문제이며, 대부분 사람들은 청각 보존에 관한 문제의 심각성을 이해하지 못한다.

Q 음향성 외상이나 두부 손상 시 외상 관련 민감도와 상관없이 와우 갑각 주변 주파수 대역인 3,000~6,000 Hz에서만 절흔(notch)을 보이는가?

A 일반적 경향이며 항상 그런 것은 아니다.

Q 세월이 흐르면서 노인성 난청 발생 비율이 증가하는가?

A 인간의 수명이 연장되기 때문에 증가한다.

Q 메니에르병의 특징은 무엇인가?

A 돌발성 편측성 난청, 으르렁거리는 듯한 이명, 어지러움, 아주 낮은 어음이해도, 이충만감 등이 있고, 이 증상들은 회복되었다가 재발하는 과정을 반복하기도 한다.

Q 메니에르병의 초음파 치료는?

A 초음파 치료는 수술로 잔청이 없는 내이를 파괴하며, 어지러움을 완화시킬 수 있을 것으로 기대한다.

Q 특발성 돌발성 감각신경성 난청은 편측성인가, 양측성인가?

A 둘 다 발생할 수 있다.

Q 특발성 돌발성 난청 치료는 응급인가?

A 응급 치료 대상이다. 발병 즉시 적절한 치료를 제공하면 청력 회복 가능성이 높다.

Q OSHA 기준에서 8시간 근무 시 허용하는 최대 소음은?

A 8시간 근무 기준 허용 소음 최대치는 85 dBA SPL이다. 90 dBA SPL부터 5 dB 높아질 때마다 소음 노출 시간을 반으로 줄여야 한다.

Q 남자나 여자 중 난청 유병률이 높은 쪽은?

A 초기에는 남자가 높은 경향을 보이지만 80대 후반 이후부터 같아지는 경향을 보인다.

Q 음향 외상성 절흔이 나타나는 청력도 특징은?

A 이 청력도는 주파수가 높아지면서 청력손실 정도가 커져서 3,000~6,000 Hz에서 가장 크게 나타난 다음, 8,000 Hz에서 청력손실 정도가 다소 개선되는 특징을 보인다. 그러나 예외는 항상 있다.

Q 소음에 노출된 다음 가청역치가 상승하는 것을 무엇이라 하는가?

A 일과성 역치 상승(temporary threshold shifts, TTSs)이다.

Q 음소 회귀를 일반적 특징으로 보이는 질환은?

A 음소 회귀는 노인성 난청에서 흔하며, 노인들이 어음이해에 어려움을 겪는 것을 말한다. 어음이해의 어려움은 많은 노인들이 느끼는 흔한 문제이며, 말 속도를 느리게 하면 이해에 도움이 된다.

Q Rh 인자에서 약물은 어떻게 작용하는가?

A 임신 기간 동안 Rh인자 관련 항체가 높아지면, 약물은 항체 생산을 감소시켜 준다.

Q 20,000 Hz 이상 주파수 소리를 들을 수 없는 이유는 무엇인가?

A 골도 전도 또는 수중에서는 기도 전도의 청취 한계인 20,000 Hz보다 높은 소리를 들을 수 있다. 이것은 기도 전도에서 반드시 통과하는 중이가 저주파수 대역을 통과시키는 필터로 작용하고 고주파수 소리를 차단하기 때문이다.

Q 인체 면역 결핍 바이러스(HIV)는 귀지를 매개로 다른 사람을 감염시킬 수 있는가?

A 구체적 정보는 없으나 귀지를 통한 감염은 아직 확인되지 않았다.

Q 소음에 의한 일과성 역치 상승(noise-induced temporary threshold shifts, NITTS)의 회복 기간은 어느 정도인가?

A 개인에 따라 다르다.

Q 이독성 약물 복용 지속 여부를 판정하는 기준은 무엇인가?

A 항생제가 생명 연장에 기여하는 정도와 청력손실을 비교하여 결정한다.

Q Resisner 막과 기저막은 파열될 수 있는가? 그렇다면 어떻게 파열되는가?

A 메니에르병 등으로 내림프 압력이 비정상적으로 높아지거나 압력성 외상 등으로 발생할 수 있다.

Q 이음향방사가 남자보다 여자에서 잘 관찰되고, 왼쪽보다 오른쪽이 높게 관찰되는 이유는 무엇인가?

A 알 수 없다.

Q 불수의적 뇌성마비에 영향을 미치는 뇌 부위는 어디인가?

A 추체외 경로의 담창구로 추정한다. 비록 동반 손상 부위가 뇌간일지라도 청력손실을 일으키는 일차적 병소 부위는 와우이다.

Q 고막이 손상이 없는 상태에서 시행한 냉온교대검사(caloric test)에서 차갑거나 따뜻하게 데운 물 또는 공기 자극이 내이로 진행하는 경로는?

A 차갑거나 데운 물 또는 공기의 온도가 고막과 중이의 공기 온도를 변화시키면 내림프의 소용돌이가 일어난다. 이 과정을 통해 어지러움과 안진을 유발한다.

Q 흡연으로 인한 와우 유모세포의 무산소증이 청력손실을 일으킬 수 있는가? 그렇다면 줄담배가 단순 흡연보다 유모세포를 더 손상시키는가?

A 무산소증은 혈관 수축을 일으키며, 여기에 담배 연기에 포함된 일산화탄소 같은 여러 가지 유해 물질들도 이독성을 갖고 있다.

Q 임신 중 산모 흡연이 태아 청력손실 가능성을 높이는가?

A 산모는 일정 기간 금연하는 것이 좋으며, 산모와 아기, 유소아는 간접 흡연에도 노출되지 않는 것이 좋다.

Q 청력손실을 동반한 뇌성마비의 대표적인 증상은 무엇인가?

A 무정위운동이다.

Q 특발성 돌발성 감각신경성 난청 원인은 무엇인가?

A 특발성이라는 낱말에는 원인 불명이라는 의미가 포함되어 있다.

Q 약어 COWS의 의미는 무엇인가?

A 차가운 물에 반대쪽(cold－opposite)으로, 따뜻한 물에 같은 쪽(warm－same)으로 안진이 나타난다는 의미이다. 냉온교대검사(전기안진검사)에서 안진의 쾌속 성분 방향을 말한다.

＊ 추천 도서

Feuerstein, J. F., & Chasin, M. (2009). Noise exposure and issues in hearing conservation. In J. Katz, L. Medwetsky, R. Burkard, & L. Hood (Eds.), *Handbook of clinical audiology* (pp. 678-698). Baltimore: Lippincott Williams & Wilkins.

Gelfand, S. A. (2004). *Hearing: An introduction to psychological and physiological acoustics*. New York: Marcel Dekker.

Musiek, F. E., & Baran, J. A. (2007). *The auditory system: Anatomy, physiology, and clinical correlates*. Boston: Allyn & Bacon.

Toriello, H. V., Reardan, W., & Gorlin, R. J. (2004). *Hereditary hearing loss and its syndromes* (2nd ed.). New York: Oxford University Press.

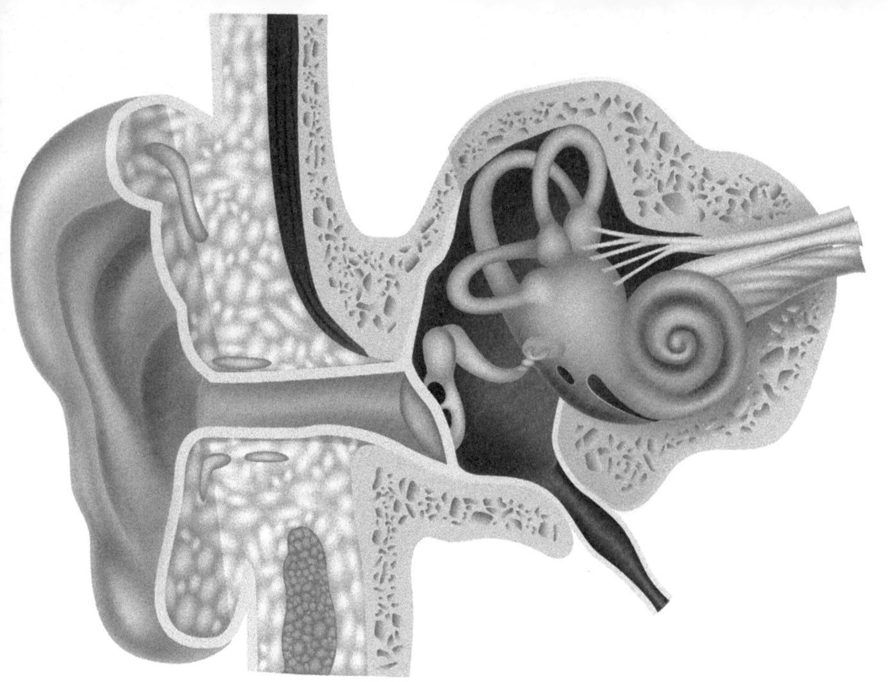

제 12 장

청신경과 중추 청각전달로

학습 목표

이 장은 뇌의 병소 진단에 이용하는 다양한 최신 청각학적 평가와 진단 청각학을 처음 배우는 학생들에도 유용한 정보들을 제공한다. 이 장에서 학습할 내용은 다음과 같다.

- 매우 복잡한 중추 청각계통과 뇌 영역 진단의 어려운 점에 대한 일반적 수준의 이해
- 후미로 병변 진단을 위한 평가의 적용과 해석
- 후미로성 병리의 관리

외이와 중이에서 소리의 전파와 전도가 일어나고, 와우에서 압력파를 중추 청각전달로가 처리할 수 있도록 신경 활동으로 변환하는 것에 대해서는 앞서 세 개의 장을 통해 학습했다. 소리는 지각할 수 있어야만 의미를 가지기 때문에 소리 전달과 수용에 대한 이해가 매우 중요하다. 아울러 신경계통이 어떻게 소리와 관련된 정보를 전달하고 수용하고 처리하는지도 매우 중요하며, 이에 대해서 계속 학습하여야 한다.

외이부터 청신경에 이르는 청각계통 질환의 진단은 여러 가지 청각학적 평가 도구들

을 이용한다. 이 평가 도구들은 순음청력검사, 어음청력검사, 고막에 대한 이미턴스 검사, 청성뇌간반응과 이음향방사 검사 등을 포함한다. 이 장에서는 주로 중추 청각전달로의 해부 및 생리학적 내용을 다루며, 완벽한 이해보다 개론 수준으로 소개할 것이다. 이를 위해서는 지금까지 학습한 내용을 충분히 이해해야 하며 깊이 있는 이해를 위해 추천 도서를 반드시 읽기를 권한다.

와우에서 청각 피질까지

대부분 한쪽 뇌의 해부학적 구조는 다른 쪽 뇌와 거의 비슷하다. 이를 분명하게 하기 위해 청각전달로를 간단한 그림으로 보면 **그림 12.1**과 같다. 이 그림에는 청각계통의 해부학적 배치와 신경 흥분의 진행 방향, 그리고 중간 전달로들이 표시되어 있다. Musiek과 Baran(2007)은 청신경과 중간 전달로 등에 대한 전반적 해설서를 발표했다.

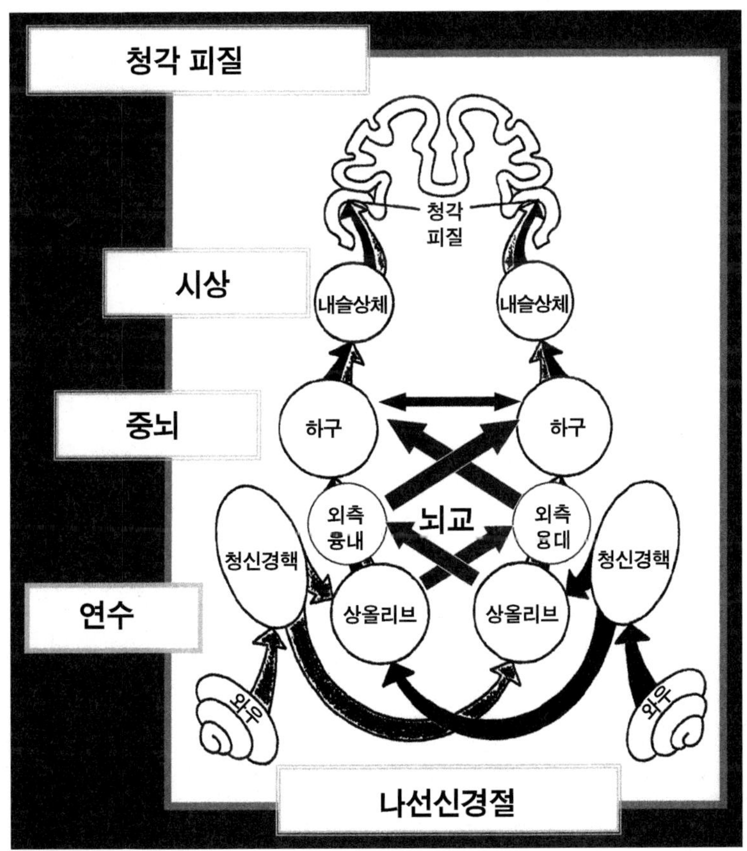

그림 12.1 구심성 청각전달로. 그림에서 보는 것처럼 청각 정보는 청신경핵을 시작으로 여러 단계에서 교차하며, 소리는 한 귀에서 듣더라도 두 귀가 처리한다.

출처: Dr. Chris Matyear as a modification of the figure by Yost & Nielsen, 2000.

와우에서 **내이도**(internal auditory canal, IAC)를 통과하는 청신경섬유들은 와우 골축에서 시작하여 뇌의 기저부까지 진행한다. 아울러 내이도에는 난형낭, 구형낭, 반규관의 흥분을 전달하는 VIII 뇌신경인 전정신경도 담겨 있다. 신경섬유는 와우에 약 30,000개, 전정에 약 20,000개 정도가 있다. 청신경섬유는 저주파수를 담당하는 첨부의 신경줄기들이 중앙을 이루고, 고주파수를 담당하는 기저부 신경줄기들이 중앙 주변으로 감싸는 원통형 다발 모양을 이룬다. 성인의 내이도는 10 mm 정도로, 청신경, 내청동맥, VII 뇌신경(안면신경) 등이 함께 주행한다.

청신경(auditory nerve)은 내이도 뒤쪽 17~19 mm 정도까지 계속 진행하여 **소뇌**(cerebellum), **연수**(medulla oblongata), **교뇌**(pons)가 만나 **소뇌교각**(cerebellopontine angle, CPA)을 이루는 뇌간에 닿는다. VIII 뇌신경은 이곳에서부터 청신경과 전정신경으로 분리된다. 와우 다발의 한 부분은 **배측(등 쪽) 청신경핵**(dorsal cochlear nucleus)으로 내려가고, 다른 부분은 **복측(복부 쪽)청신경핵**(ventral cochlear nucleus)으로 올라간다.

11장에서 언급한 것처럼 와우에서 시작하는 신경원들은 담당하고 있는 주파수에 따라 가지런하게 정렬되어 있다. 와우에서 신경섬유의 주파수 순서는 내이도와 중추 청각 구조물까지 계속되며, 이를 **소리 위상학**(tonotopic)적 배열이라고 한다. 와우에서 소리 위상학적 특성은 주파수에 대한 공간적 특성이며, 후미로에서도 계속 나타난다. 청신경섬유들은 기저부의 특정 지점이나 첨부의 다른 지점 등 서로 다른 위치에서 출발하여 청신경핵으로 연결된다. 종류가 다른 청신경핵 세포들은 청신경에서 오는 청각신호들을 다른 방식으로 받아들이고 수정하여 뇌로 전달한다.

뇌는 여러 지점에서 **교차**(decussations)하면서 2등분한 대칭 정보를 통합하는 특성이 있다. **교련섬유**(commissures fiber)라고 하는 특화된 신경섬유 다발은 양쪽 뇌의 같은 위치의 정보를 통합한다. 청각전달로에서 일어나는 첫 번째 교차는 청신경핵을 지난 후, 교뇌의 **능형체**(trapezoid body) 근처에서 일어나며 여기서 한쪽으로 들어온 소리가 양쪽으로 배분된다.

상올리브 복합체(superior olivary complex, SOC)는 동측 및 대측 청신경핵에서 오는 신호를 모두 받는다. 상올리브 복합체는 수많은 신경섬유로 들어온 정보들을 통해 두 귀로 들어온 소리의 시간과 강도 차이를 분석하고 음원의 방향을 감지한다. 상올리브 복합체의 또 다른 주요 기능은 대뇌 피질로 가는 신경원 활동을 중계하고 중이의 고막장근과 등골근의 반사적 활동을 중재하는 것이다. 상올리브 세포 일부는 안면신경 신경원과 서로 소통한다. 강한 소리가 들어오면 안면신경의 원심성 섬유를 발화시켜 안면신경의 지배를 받는 등골분지를 흥분시킨다. 이 교차는 강한 소리가 한쪽 귀로 들어오더라도 두 귀 중이의 등골근이 동시에 수축할 수 있게 한다. 그림 7.6에서 등골근 반사 경로를 설명하면서 상올리브 복합체를 지나 상행하는 경로를 설명하였다.

외측 융대(lateral lemniscus)는 동측 뇌간 하부로부터의 신경 흥분을 전달하는 주요 경로 역할을 한다. 섬유의 일부는 외측 융대 핵까지 연결되고, 나머지 섬유들은 대측 융대를 지나 **하구**(inferior colliculus)까지 계속 연결된다. 하구는 양측 상올리브 복합체에서 오는 구심성 자극을 받는다. 하구와 연결된 신경원들은 다음 중계기지인 **내슬상체**(medial geniculate body)까지 연결되면서 상행 청각로에서 세 번째 또는 네 번째 연결망을 구성한다. 소수의 섬유들은 외측 융대에서 출발하여 하구를 지나지 않고 내슬상체로 곧바로 도착한다.

시상(thalamus)에 있는 내슬상체는 피질 하부에서 마지막으로 청각 정보를 중계하는 곳이다. 내슬상체는 크게 세 부분이 있는데, 주요 기능을 살펴보면, 복측 부분은 청각 정보에 대한 일차적인 책임을 지며, 이후에는 신경섬유들이 방사상으로 펼쳐져서[**청각 방사**(auditory radiations)] 청각 피질을 향해 상행하며, 내슬상체 영역에는 교련섬유가 없어서 교차가 일어나지 않는다.

청각 자극의 수용은 **상측두회**(superior temporal gyrus) 또는 **헤슬회**(Heschle's gyrus)라고도 하는 대뇌 피질 **측두엽**(temporal lobes) 영역이다. 와우에서 관찰된 주파수 선택 특성은 비록 정도가 낮아지기는 하지만 대뇌 피질에서도 나타난다. 분명한 것은 측두 영역이 소리의 주파수 특이성에 일차적으로 관계되며, **뇌섬**(insular) 영역은 소리의 시간적 측면과 관련이 있다는 것이다. **두정엽**(parietal lobe)은 모든 감각 정보를 받아들여 청각적 자극을 다른 감각 자극과 비교하기 때문에 과거 경험한 소리와 관련이 있고, 전두엽 영역은 소리의 기억과 관련이 있다.

과거에는 청각 피질을 유일한 청각적 변별 중추로 알고 있었다. 그러나 현재는 변별의 상당 부분은 피질 하부에서 중재하는 것으로 보고 있다. 이것은 피질을 제거한 동물이 소리 높낮이와 강약을 수용하는 것을 통해 확인하였다. 비록 단순한 일부 소리의 변별이 유지된다고 하더라도 소리를 이해하기 위해서는 청각 피질이 갖는 최소한의 통합적 기능을 필요로 한다.

청각계통은 일반적으로 피부나 눈과 같은 감각기이다. 청각 정보는 압력파 형태로 와우가 받아 신경 전달을 위한 형태로 변환한 후 신경 흥분을 일으켜 뇌로 전달한다. 청각계통은 이러한 **구심성**(afferent) 전달로와 함께 정보를 하행하는 섬유로 구성된 **원심성**(efferent) 전달로가 있다. 이 하행 신경섬유들은 상행 신경섬유와 긴밀하게 협력하면서 청각 피질에서 뇌 하부 중추와 와우를 연결한다. 한 가지 예상되는 원심성 전달로의 역할은 청각전달로 하부 중계지점에서 신경원의 역치 상승에 대한 억제 회로 역할을 한다는 것이다. 분명한 목적을 알 수 없으나 실제로 일부 하행성 연결망은 흥분성 기능을 포함하고 있다.

청신경과 청각 중추신경계통 발달

출생 전 청신경 및 청각 중추신경계통의 발달에 대한 정보는 상대적으로 적고, 신경계통의 발달(신경원성, neurogenesis)은 여전히 이해가 어렵다. 인간의 VIII 뇌신경은 임신 25일째부터 발생하기 시작하며, 약 45일째에 이르면 거의 완성된다. 원심성 섬유는 구심성 섬유보다 늦게 발생하는 것으로 추정되며, 청신경절과 전정신경절은 임신 5주경에 발생한다.

청각 중추전달로의 배아기 형성과 태아기 성장 정보는 여전히 계속 확인 중에 있으며, 청각 신경계통의 병변 원인에 대해서도 점점 밝혀지고 있다. 모든 신경계통은 외배엽으로부터 발생한다는 것은 이제 일반적인 지식이 되었다.

청각전달로 요약

청신경과 청각 중추전달로는 대단히 복잡하다. 상행성(구심성) 전달로는 한 귀를 통해 들어온 소리를 청각 피질을 포함한 뇌의 양쪽으로 나누어 전달한다. 하행성(원심성) 신경섬유는 양쪽 뇌에서 기시하는 정보를 근거로 양측 와우의 활동을 억제한다.

청각전달로의 여러 중계지점들은 들어온 신경 흥분의 복잡한 처리 과정을 담당한다. 청신경핵, 상올리브 복합체, 외측 융대, 하구, 내슬상체 등으로 이어지는 일련의 처리 과정은 단순히 부호화된 청신경 정보를 피질로 전달하는 정교한 전달 과정만으로 보기는 어렵다. 정보의 재부호화와 처리 과정은 모든 중계지점을 지나면서 이루어진다.

청력손실, 청신경, 청각 중추전달로

청각전달로에는 관련되는 많은 신경섬유가 있으며, 음향 정보들은 이 신경섬유들에서 수없이 많은 분석과 재분석 과정을 거쳐 뇌의 고위 중추로 이동한다. 따라서 청각전달로는 내인성 중복성을 갖는다. 또한 문법과 구문 규칙에 올바르게 완성하기 위해서는 필요한 것보다 많은 단어를 사용하기도 하고, 음향학적 측면에서 음성을 이해하는 데 절대적이며 필수적인 것보다 많은 주파수 정보들이 담겨져 있기도 하다. 이처럼 음성 정보에는 여러 형태의 외인성 중복성도 존재한다. 예를 들면, 전화기는 일반인들이 듣기에 현저하게 좁은 300~3,000 Hz 사이의 주파수만 전달하지만 음성 정보를 충분하게 이해할 수 있다. 내인성 중복성이 박탈된 사람들은 소음이나 왜곡 또는 혼돈, 제한적 외인성 중복성 등에 의해 말소리 정보를 변별하는 데 더욱 어려움을 느낀다. 이에 비하면 정상 청력자의 경우 구어 언어를 이해하는 데 필요한 이 정보들에 대한 소중함을 모른다.

청력손실은 외이와 중이의 전음기관 손상, 와우의 감각세포 손상 등에 의해 발생한다. 청력손실은 이 기관들의 손상 정도와 비례한다. 순음과 같은 소리에 대한 듣는 정도가 낮아진 경우 뇌의 고위 중추가 원인이 되는 경우는 드물다. 병소 부위 진단은 말초 청각전달로에 대한 검사만으로도 매우 유용하다. 그렇지만 지나치게 말초에 집중하면 청신경과 청신경핵 등에 대한 병리적 현상을 확인하지 못할 수도 있다.

⚜ 청신경 질환

청신경 병변으로 생긴 청력손실은 신경성으로 분류한다. 청력도에는 골도와 기도 전도가 표시되며 이 정보들만으로는 와우와 청신경의 질환을 감별하기 어렵다. Johnson (1977)은 청신경 종양 환자들의 50% 이상 청력도 양상이 일관된 경향을 보이지만 이 결과만으로 와우 병리와 감별할 수 없다는 점을 지적했다. 실제로 일부 청신경 종양 환자는 청각학적 평가에서 순음청력도와 ABR 소견이 정상을 보이는 경우도 있다(Telian, Kileny, Niparko, Kemink, & Graham, 1989). 일반적인 청신경 질환의 초기 증상은 이명과 고주파수에 국한된 감각신경성 난청이다. 두 귀 각각에서 편측성 또는 양측성 감각신경성 난청이 다양한 정도로 나타나면 신경 병변 가능성을 의심해 볼 필요가 있다. 따라서 원칙적으로 모든 편측성 감각신경성 난청은 감각성 난청으로 감별하기 전까지 신경에도 문제가 있을 수 있다는 점을 명심해야 한다.

청신경 질환의 두 번째 증상은 청력손실 정도와 어음이해도 사이의 심한 부조화이다. 대부분 미로성 난청은 청력손실이 증가하면 청각이상(dysacusis) 증상도 커진다. 어음이해도가 순음청력손실 정도에 비하여 크게 나빠지면 신경 병리를 의심할 수 있다. VIII 뇌신경 질환의 일부는 순음청력이 정상인데도 어음이해에 곤란을 느끼기도 한다. 그러나 신경성 병변이 있을지라도 어음이해도가 완벽하게 정상을 보이는 경우도 있음을 기억해야 한다.

VIII 뇌신경 병변은 신경줄기의 질병이나 염증 또는 가압 등에 의해서도 발생할 수 있으며 종양, 뇌막염, 출혈, 외상 등이 병인이다. 청신경은 뇌를 향해 진행하면서 짧지만 내이도 밖을 빠져나간다. 이 때문에 청신경 병변은 내이도나 내이도 바깥 소뇌교각에서도 발생할 수 있다.

청신경 종양

대부분 청신경 종양은 양성이고 환자의 나이와 생성되는 종양[**신생물**(neoplasm)]의 특성에 따라 크기가 다양하다. 일반적으로 이 종양들은 VIII 뇌신경 전정분지를 싸고 있는 수초(sheaths)에서 발생한다. 이 종양을 **청신경 종양**(acoustic neuroma)이라 하는데, 이신경과 전문의들은 신경 주변 세포의 성장을 설명하는 용어로 *acoustic neruinoma*가 더 기술적이라고 보고 있다. 또 대부분 청신경 종양은 VIII 뇌신경의 전정분지 수초를 형성하는 1형 Schwann 세포*에서 발생하는데 이를 고려하면 전정 신경초종(vestibular schwannoma)이 가장 적절한 기술적 표현이라고 볼 수도 있다.

청신경 종양은 내이도 안에서 발생하는 점을 고려하면 그 크기가 1 cm를 넘으면 소뇌교각으로 빠져나와 점점 커진다(Pool, Pava, & Greenfield, 1970). 내이도 내부의 큰 종양은 와우신경, 전정신경, 안면신경 및 내청동맥의 기능 변화를 초래할 확률이 높아진다. 종양이 커져서 소뇌교각 쪽으로 진행하면 신체의 평형과 균형을 담당하는 소뇌와 다른 뇌신경에도 영향을 미칠 수 있다. 청신경 종양 성장 정도는 예측이 어렵지만 대체로 1년에 0.11 cm 정도씩 천천히 커진다(Stransnick, Glasscock, Haynes, McMenomey, & Minor, 1994).

청신경 종양은 미국의 경우 연간 10만 명당 1명 정도로 발생하며, 예외는 있지만 30세 이상 성인에서 발생한다. 두개 내 종양이 약 6%, 뇌간 종양이 30%이며, 소뇌교각 종양이 대부분을 차지한다(Kim, Klopfenstein, Porter, & Syms, 2004). 청신경 종양의 약 95%는 편측성이며, 발생은 종양 억제 유전자 결손에 의한 것으로 추정된다[National Institutes of Health(NIH) Consensus Statement, 1991]. 청신경 종양은 두 귀에서 동시 또는 순차적으로 발생하기도 한다. **신경섬유종증**(neurofibromatosis, NF) 또는 von Recklinghausen 병**은 내이도를 포함한 서로 다른 신체 여러 곳에서 발생한다.

초기 발견된 청신경 종양은 수술을 통해 성공적으로 제거할 수 있다. 청각학적 평가는 초기 진단 과정에서 매우 유용하다. 청력손실은 청신경 종양 초기 단계에서 주 고려 대상이 아니기 때문에 간과되는 경우가 많다. 종양이 커지면 이명, 어지러움, 난청, 어음이해도 저하 등의 VIII 뇌신경 관련 증상이 나타난다. 청신경 종양은 크기가 커지면서 편측성 진행성 난청이 초기 증상으로 나타나며 안면부 쇠약이나 무력감, 미각과 시각의

* 독일의 해부학자이자 생리학자인 Theodore Schwann(1810~1882)의 이름에서 명명됨.

** 독일의 병리학자 Friedrich Daniel von Recklinghausen(1833~1910)의 이름에서 명명됨.

변화가 종종 관찰된다. 종양이 매우 커지면 발성과 침 삼킴도 어려워지고 수두증으로 이어져 죽음에 이를 수 있다.

청신경 종양은 대부분 양성이며, 압박을 통해 다른 뇌신경이나 뇌를 손상시킬 수 있다. 종양이 내이도 안에서 발생하면 내관성(intracanicular), 내이도 밖에서 생기면 외관성(extracanicular)이라 한다. 수술 여부는 나이, 종양 발생 시기, 종양 크기와 정확한 위치, 환자 선호도, 종합적인 증상 등을 고려하여 결정한다.

최근 청신경 종양의 제거는 다양한 신경외과학적인 기법으로 접근하기보다 사망이나 안면 쇠약 및 청력손실과 같은 합병증을 낮추는 것을 중요시한다. 수술은 감염, 뇌척수액 누설, 뇌졸중, 사망 등의 위험이 따른다. 신경외과학적으로는 종양이 4~5 cm 이상으로 크면 수술적 방법을 선택하지만 이보다 작으면 다른 치료 방법 선택이 가능하다.

1990년대 감마선을 이용하는 **감마나이프**(gamma knife)가 처음 소개되었다. 감마선은 종양을 소멸시키기보다 성장을 막는 데 사용한다. 수술로 절개하지 않고 특정 부위(종양)를 겨냥하여 감마선을 조사하며 감염, 전신 마취, 수혈 등의 일반적인 합병증을 걱정하지 않아도 된다. 대체로 외래에서 처치가 진행되며 접근이 어려운 병소 부위 치료, 주변 조직 손상 최소화, 무통, 치료 후 약물 복용 등으로부터 자유롭다.

최근 부상하고 있는 술기인 **사이버나이프**(cyberknife)는 단계별로 적용한다. 대개 3~5단계를 선별적으로 적용하며, 이를 환자가 좀 더 편하게 느낀다. 비침습적인 방사선 외과학적 처치인 이 방법은 안면신경과 청신경을 포함한 건강한 조직이 방사선 조사 후유증으로부터 회복할 수 있도록 각 치료 단계 사이에 시간이 필요하다. 아울러 청신경 종양 치료에 안전한 방법이라 생각하고 있는 사이버나이프에 대한 깊이 있는 연구와 임상 시도를 계속할 필요가 있다.

청신경 종양에서 청력손실은 대체로 서서히 진행한다. 그러나 내이 동맥에 압력이 가해지면 와우로 혈액 공급을 방해하므로 산소 공급이 차단될 수 있다. 이 때문에 돌발성 또는 진행성 감각신경성 난청이 나타날 수 있다. 와우로 공급되는 혈액량에 변화가 생기면 누가현상과 와우 손상으로 나타나는 ABR 반응 양상이 관찰될 수 있어서 미로성 병변으로 잘못 판단할 가능성이 있다.

청신경 종양의 크기가 커지면 그 영향이 VIII 뇌신경보다 다른 뇌신경에 미칠 수 있다. 때로 V 뇌신경(삼차신경)이 눌리면 복시(diplopia)가 나타나기도 하고, VII 뇌신경(안면신경)이 눌리면 눈물, 미각 이상, 안면 쇠약이나 경련 및 마비 등의 증상으로 나타날 수 있다. 안면신경 기형은 종종 면봉 등이 각막에 닿으려는 순간 나타나는 반사적 눈 깜빡임과 같은 각막 반사의 소실을 일으키기도 한다. 어지러움과 시야가 흐려지는 증상이 나타날 수 있고, 안면신경이 손상된 귀의 동측 및 대측 등골근 반사가 나타나지 않을 수 있다(표 7.2H). IX 뇌신경(설인신경), X 뇌신경(미주신경), XII 뇌신경(설하신경)에 영향이 미치면 삼킴장애(섭식장애; dysphagia)와 발화에 어려움(마비말장애; dysarthria)이 따른다. 종양이 커져서 뇌간을 압박하면 혼수 및 죽음에 이를 수 있다. 두통, 구토, 혼수, 호흡곤란, 편측성 난청을 동반하는 증상이 나타나면 두개 내 종양 가능성을 염두에 두어야 한다. 그림 12.2A와 B는 고음역 감각신경성 난청 결과이다. 이 환자는 전형적인 청신경 종양 소견을 보이지만 실제로는 예상과 다른 결과를 보일 수도 있다. 청신경 병변은 청각학적 평가 결과에서 '전형적'이라고 볼 수 있는 청력도 양상이 있는 것은 아니다.

청각학적 진단은 적절한 도구들을 조합하여 평가하고, 교차 분석을 통해 해석하는 것이 무엇보다 중요하다. 그림 12.2에서 보는 것처럼 어음이해도는 낮게 나타난다. 많은 증례에서 등골근 반사는 나타나지 않으며(그림 12.3), 자극 강도를 아주 높이더라도 결과는 마찬가지이다(Anderson, Barr, & Wedenberg, 1969). 만약, 등골근 반사가 나타나더라도 등골근 반사의 진폭이 저주파수에서 10초 이내에 50% 이상 현저하게 소실될 수 있다. Anderson 등은 청신경 종양 10례에서 1,000 Hz 이하 주파수의 등골근 반사 진폭이 3초 이내에 절반으로 감소한 것으로 보고하였다. Jerger, Oliver와 Jenkins(1987)는 청신경 종양에서 병변 쪽 등골근 반사 진폭이 극단적으로 소실되는 여러 증례를 보고하였다. ABR은 병변 쪽 귀의 잠복시간이 현저하게 연장되며(그림 12.4, 12.5) 이음향방사는 와우 손상이 없으므로 잘 관찰된다(그림 12.5). Valente, Peterein, Goebel, Neely(1995)는 등골근 반사 역치가 상승하거나 나타나지 않으며, ABR이 비정상 소견을 보인다면 곧바로 청신경 종양으로 진단할 수 있는 것으로 보고하였고, Josey(1987)는 수술로 확인한 ABR의 민감도가 97%에 이르는 것으로 보고하였다. 청신경 종양 진단을 위한 검사들로는 순음청력검사, 어음청력검사, 등골근 반사, 이음향방사, 청성뇌간반응 등이 있다. ABR은 1,000~4,000 Hz에서 75 dB HL 이상의 청력손실이 있으면 양성 소견으로 판단할 수 있는 한계가 있다(Josey, 1987).

7장에서 설명한 것처럼 표준 ABR 검사로 확인할 수 없는 작은 청신경 종양 감별에 stacked ABR 검사가 유리하다. 청력손실 정도가 심하여 ABR 검사로 종양을 확인할 수 없는 경우 피검자가 보고한 증상 및 이미턴스를 포함한 청각학적 평가 소견 그리고 영상 의학적 소견을 종합하여 판단해야 한다. 이음향방사가 나타나지 않는 일부 증상의 경우 청신경 종양과 직접적으로 관련되지 않는 와우 병변이 동반되기 때문에 진단에 혼란이 생기기도 한다.

청신경 종양의 확인은 다학문적 접근이 중요하다. 전정검사는 눈을 감았을 때의 자발안진과 병변 쪽 전정 기능 저하 등을 포함한 몇 가지 비정상 소견이 종종 나타난다. 뇌척수액의 단백질 성분 증가는 종양 유무 결정에 유용하며 영상 의학적 신기술은 청신경

AIR CONDUCTION

Earphones: Insert ☒ / Supra Aural ☐	RIGHT 250	500	1000	1500	2000	3000	4000	6000	8000	LEFT 250	500	1000	1500	2000	3000	4000	6000	8000
Masking Type WB ☐ NB ☐	0	5	10/10	5	5	10	5	5	5	10	15	15/15	20	30	35	50	55	60
EM Level in Opp. Ear																		

BONE CONDUCTION

Placement: Forehead ☒ / Mastoid ☐	RIGHT 250	500	1000	2000	3000	4000	FOREHEAD 250	500	1000	2000	3000	4000	LEFT 250	500	1000	2000	3000	4000
Masking Type WB ☐ NB ☒							0	5	10	10	10	10				30*	40*	50*
EM Level in Opp. Ear																30	45	50

	2 Freq	3 Freq	Variable	WEBER							2 Freq	3 Freq	Variable
Pure Tone Average	5	7	7	R	R	M	R	R	R	Pure Tone Average	15	20	32

A

SPEECH AUDIOMETRY

Masking Type WB ☐ Speech ☒	RIGHT SRT 1	SRT 2	Recognition 1		Recognition 2		LEFT SRT 1	SRT 2	Recognition 1		Recognition 2	
	5		List 1A / 35 HL	100 %	List 3A / 90 HL	100* %	20		List 2A / 50 HL	64 %	List 4A / 90 HL	56* %
EM Level in Opp. Ear						30						20

FREQUENCY IN HERTZ: 125, 250, 500, 1000, 2000, 4000, 8000 (750, 1500, 3000, 6000)

HEARING LEVEL in dB (ANSI - 1996): 10, 0, 10, 20, 30, 40, 50, 60, 70, 80, 90, 100, 110, 120

Speech Presentation

	MLV	Recorded
SRT	☒	☐
WRS	☐	☒

AUDIOGRAM KEY (Right / Left): AC Unmasked; AC Masked; BC Mastoid Unmasked; BC Mastoid Masked; BC Forehead Masked

Both: BC Forehead Unmasked; Sound Field (unaided) S; Sound Field (aided); Opp Ear Masked *

Examples of No Response Symbols

B

그림 12.2 (A) 오른쪽 귀 청력이 정상이며, 왼쪽 귀 고주파수에 국한한 경중도 감각신경성 난청 청력도. 골도 전도 검사에서 왼쪽 세 개 주파수는 차폐가 필요하다. (B) 왼쪽 청신경 종양이 있는 예이며, 어음이해도는 잡음이 없는 조건에서 시행하였으나 기대에 미치지 않는 낮은 수행력을 보였다. 골도 전도와 마찬가지로 어음 강도를 높여야 하는 어음이해도 검사 시 차폐가 필요하다.

종양을 검증하는 데 커다란 기여를 하였다.

청신경 종양에 대한 초기 단계 접근에서 지연 수술이나 수술 후 청력에 대한 문제 등으로 청각학적 배려는 매우 중요하다. 고도 이상의 신경성 난청은 보청기만으로 도움을 기

SPEECH AND HEARING CENTER
The University of Texas at Austin 78712

IMMITTANCE

NAME Last - First - Middle	SEX	AGE	DATE	EXAMINER	INSTRUMENT

ACOUSTIC REFLEXES

	RIGHT				LEFT			
Frequency (Hz	500	1000	2000	4000	500	1000	2000	4000
Ipsilateral (Probe same)		80	85			NR	NR	
Contralateral (Probe opposite)	85	85	85	85	105	105	NR	NR
Audiometric Threshold	5	10	5	5	10	15		
Reflex SL	80	75	80	80	95	90		
Decay Time (Seconds)	10+	10+			4	5		

STATIC COMPLIANCE ($C_a = C_2 - C_1$)

RIGHT Tymp. Width	M.E. Pressure	C_1 Volume	C_2	C_a Compliance	LEFT Tymp. Width	M.E. Pressure	C_1 Volume	C_2	C_a Compliance
60	0	.46	1.2	.74	114	0	.61	1.4	.79

TYMPANOGRAMS

RIGHT / LEFT

ml 3, 2, 1, 0; −600, −300, 300 daPa

그림 12.3 그림 12.2 피검자의 이미턴스 검사 가상 결과이다. 고막운동도는 양 귀 모두 정상이다. 등골근 반사는 오른쪽으로 소리를 자극하면 정상 소견이나 청신경 종양이 있는 왼쪽으로 소리를 자극하면 역시 상승이 나타난다. 등골근 반사 소실은 왼쪽 저주파수에서 아주 빠르게 나타나지만 오른쪽의 경우 나타나지 않는다.

대하기 어렵다. 한 귀가 고도 이상의 청력손실이 있고 나머지 귀가 정상 또는 정상에 가까운 청력인 경우 골도 이식기가 유용할 수 있다. 이 경우 골도 이식기는 14장에서 설명한 것처럼 청력손실이 심한 쪽으로 이식하지만 소리는 청력이 좋은 쪽을 통해서 듣게 된다.

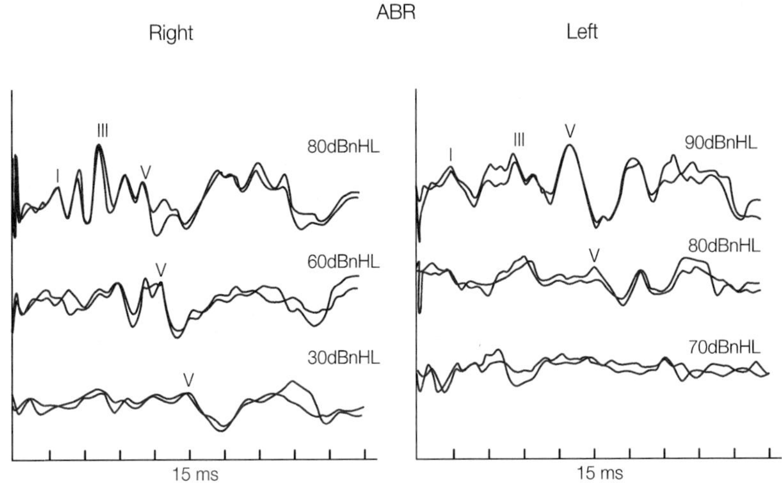

그림 12.4 왼쪽 청신경 종양으로 청력손실이 있는 경우 청성뇌간반응 검사 결과(그림 12.2 참조). 자극 강도에 따른 V파 잠복시간 입출력 특성은 그림 12.5와 같다.

신경성 난청의 기타 원인

청신경 종양은 증상이 극적으로 반전되고 환자의 생명을 위협한다. 이 때문에 청각전문가들은 피검자가 관련 징후를 호소하면 청신경 종양을 우선 떠올릴 수 있어야 한다. 이러한 태도는 신중하고 안전하다고도 할 수 있으나 청신경의 다른 요인에 의해 청각학적 징후가 나타날 수도 있다는 점도 기억해야 한다. 이 원인들에는 전정과 와우신경에서의 염증인 **청신경염**(acoustic neuritis)과 **다발성 경화증**(multiple sclerosis, MS)이 포함된다. 정확한 원인이 밝혀질 때까지 편측성 감각신경성 난청을 청신경 종양에 의한 것으로 의심하는 것은 안전하고 신중한 태도로 볼 수 있다.

청각신경병증 스펙트럼 장애

청각신경병증 스펙트럼 장애(auditory neuropathy spectrum disorder, ANSD; 이하 청각신경병증)는 와우의 외유모세포 기능이 정상이지만 VIII 뇌신경이 전기 신호를 뇌로 보내는 과정에서 동기화 문제(비동기화)가 생긴다. 이 경우 와우의 정보가 뇌간까지 원만하게 전달되지 않고 일관되지 않은 방식으로 전달된다. 비동기화의 정도는 사람마다 차이가 있고 가끔 변동성을 보이기도 한다(Hood, 2007).

청각신경병증 환자의 청력손실은 경도부터 중등도까지의 감각신경성 난청이 많으나 청력손실 정도에 비하여 어음이해도가 현저하게 낮다. 청각신경병증은 말초신경병

SPEECH AND HEARING CENTER
The University of Texas at Austin 78712

NAME: Last - First - Middle	SEX	AGE	DATE	EXAMINER	RELIABILITY	INSTRUMENT

OTOACOUSTIC EMISSIONS
(Present or Absent)

☑ TEOAE Level 80 dB Peak SPL
☐ DPOAE Level F1 ____ F2 ____

Right 500	Right 1000	Right 2000	Right 4000	Right 6000	Left 500	Left 1000	Left 2000	Left 4000	Left 6000
P	P	P	P	P	P	P	P	P	P

AUDITORY BRAINSTEM RESPONSE

ABR WAVE V LATENCY-INTENSITY FUNCTION

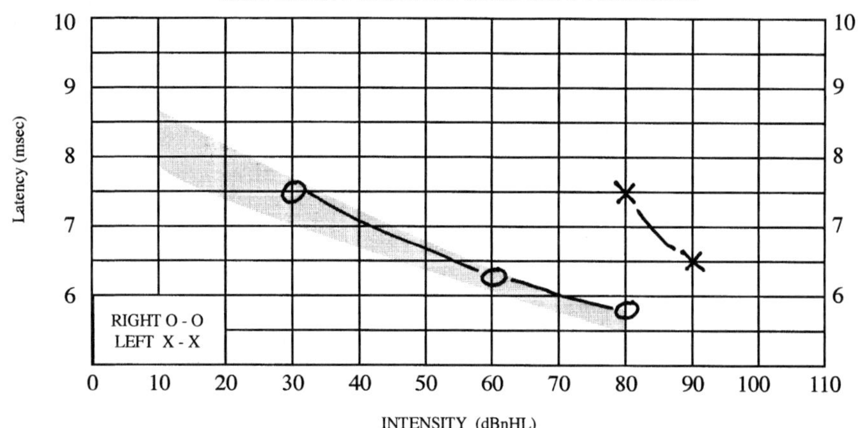

SHADED AREA REPRESENTS Normal Wave V Range for patients older than 16 mos. for 30 clicks per second

EAR	nHL		Absolute Latency (ms)			Interpeak Latency (ms)			Latency Change w/ Increased Rate	
	dB HL	Click Rate	I	III	V	I-III	III-V	I-V	V	Click Rate
RIGHT	80	13.1	1.9	3.8	5.8	1.9	2.0	3.9	6.0	89.1
LEFT	90	13.1	1.68	4.0	6.6	2.32	2.6	4.92	Absent	89.1
Interaural Differences										

Amplitude Ratio (V same or > I) R NL L NL
Estimated Air Conduction Threshold R ____ L ____
Estimated Bone Conduction Threshold R ____ L ____

그림 12.5 두 귀 모든 검사 주파수에서 이음향방사가 관찰된 결과. 왼쪽 청신경 종양에 의한 편측성 후미로성 난청 환자의 결과(그림 12.2)로, 자극 강도에 따른 V파의 잠복시간 입출력 특성은 그림 12.4와 같다. V파 잠복시간은 오른쪽의 경우 정상이고 왼쪽의 경우 모든 자극 강도에서 잠복시간이 현저하게 지연된 소견을 보인다.

증이 함께 나타나기도 한다. 이에 반해 청신경 종양 환자들은 ABR의 I파가 정상이나 이후 파형들이 계속하여 지연되거나 청력이 전농에 이르지 않는데도 파형이 관찰되지 않기도 한다. 이들에 대한 확진은 **자기공명영상**(magnetic resonance imaging, MRI)을 이용한다. 이 결과들을 비교해 보면 청각신경병증은 청력이 중등도임에도 불구하고 ABR 파형이 관찰되지 않으나 MRI에서 VIII 뇌신경이나 뇌간 영역의 병변이 관찰되지 않는다. 아울러 와우 외유모세포 기능이 정상이기 때문에 유발 이음향방사가 정상으로 관찰된다(Starr, Picton, Sininger, Hood, & Berlin, 1996). 청각신경병증에서 VIII 뇌신경 병변 존재 유무는 명확하지 않다. Rapin과 Gravel(2006)은 청각신경병증을 주관 반응, 전기생리학, 나선신경절과 VIII 뇌신경의 신경원 축삭에 대한 병리학적 검사 대신 청각학적 평가에만 지나치게 의존하는 것을 안타까워하기도 하였다. 주관적 청각 평가와 생리학적 평가가 감별 진단에 도움이 된다. 청력손실은 서서히 진행하고 보청기는 착용 효과를 기대하기 어렵다. 구화, **지화**(cued speech), 인공 와우 이식 등을 포함한 재활이 유용할 수 있다.

영상 의학

영상 의학은 새로운 기술을 지속적으로 도입하여 괄목할 만한 발전을 이룩하고 있다. **컴퓨터 단층촬영**(computerd tomography, CT) 기술의 혁신적 발전은 이전 기술과 비교할 수 없는 높은 민감도로 해부학적 기형을 확인할 수 있게 되었다. 이 방법은 computerized axial tomography라고도 하며, 머리나 신체의 중심축과 직각을 이루는 횡단면을 정밀하게 관찰할 수 있다. X선은 횡단면을 따라 180도 둥글게 조사하면서 전자 감지기가 인체를 투과한 광선을 측정한다. 감지한 정보는 컴퓨터를 활용하여 영상으로 바꾼다. 이 기술은 두개 내 출혈, 종양, 기형 등을 높은 민감도로 탐지할 수 있다.

자기공명영상(MRI)은 CT 검사의 새로운 영역이다. 이온화 방사선을 이용하여 영상을 완성하며 자력과 라디오 파장으로 신체의 여러 단면을 영상으로 표현한다. 가장 만족스러운 점은 파장이 인체에 무해하다는 점이다. 게다가 이 기술은 청신경 종양과 같이 직경이 몇 mm에 불과한 아주 작은 크기의 종양을 포함하여 많은 연부 조직들을 잘 관찰할 수 있다. 그림 12.6은 청신경 종양의 자기공명영상이다.

머리에 대한 CT와 MRI는 도넛 모양의 장치 중앙 빈 곳에 머리를 넣은 상태로 움직이지 않고 있으면 검사가 진행된다. 가끔씩 익숙하지 않은 자세로 오랫동안 누워 있어야 해서 등이 불편하기도 하고 폐쇄공포증으로 당황해하기도 하지만 검사 과정은 인체에 무해하다. 가돌리늄(gadolinium)과 같은 조영제를 팔의 혈관에 주사하여 영상을 더 선명하게 볼 수 있다. 이 영상 장비들은 큰 소음을 내기 때문에 청력을 보호하기 위하여

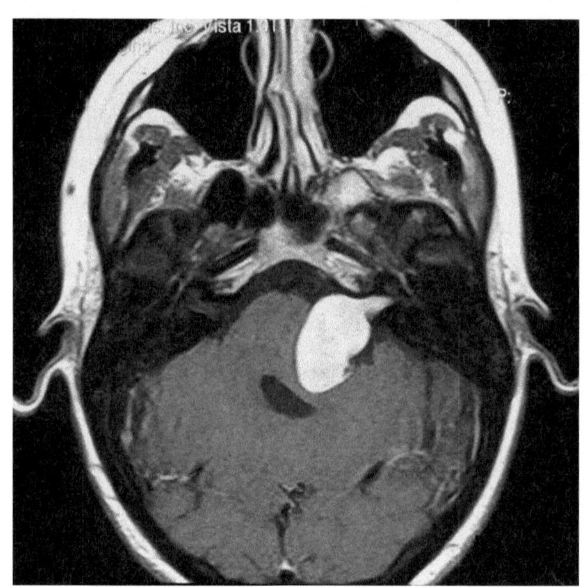

그림 12.6 왼쪽 내이도 종양 환자의 자기공명영상

출처: Robert W. Keith, Ph.D.

발포 수지 귀꽂이형 보호구를 사용해야 한다.

Josey, Glasscock과 Musiek(1988)은 청신경 종양 환자 100명 중 청력이 보존된 93명에서 ABR 검사가 가능하였으나 이들의 97%에서 병소 소견이 반영된 비정상 ABR 소견이 나타난 것으로 보고하였다. 이와 대조적으로 영상 의학 소견은 69%만 병변이 확인된 것으로 보고하면서 두 가지 검사 도구를 함께 사용할 것을 권고하였다.

Telian과 Kileny(1988)는 ABR, ENG, CT, MRI 검사를 시행한 3례의 결과가 병력에 따라 다른 소견을 보이는 것으로 보고하였다. 달리 말하면, 일부 검사들이 위양성과 위음성 결과를 보인 것이다. 이들은 청신경 종양이 내이도에 있을 때보다 소뇌교각에 있을 때 ABR 결과가 위음성으로 더 자주 나타나는 것으로 보고하였다.

비정상 ABR 소견은 청력손실이 없는 일부 청신경 종양에서 나타난다. 위음성 소견은 높은 민감도에도 불구하고 MRI보다 ABR에서 약간 높게 나타났는데, 특히 종양의 크기가 아주 작고 종양이 청신경에 가하는 압력이 매우 낮은 예에서 높게 나타났다. ABR이 MRI에 비해 비용 측면에서 경제적인 점을 고려하면서 ABR을 선별검사 도구로 계속 사용할 것을 추천하고 있다(Turner, Robinette, & Bauch, 1999).

양전자 방출 단층촬영(Positron Emission Tomography, PET)은 방사성 물질을 인체에 주사한 후 방출되는 방사성 활동을 이용한다. 이 검사에 사용하는 방사성 동위원소는 반감기가 매우 짧기 때문에 안전하다. PET는 해부학적 측면보다 생화학적 변화를 탐지하며 다발성 경화증, 파킨슨병, 뇌졸중, 조현병, 우울증 등을 진단하는 데 유용하다.

청신경핵 질환

청신경핵은 청각 중추신경계통에서 첫 번째 중계 핵이며, 청각 자극이 동측으로만 전도되는 마지막 지점이다. 소리의 주파수 특성을 유지하고 있어서 청신경핵에서도 주파수 분석이 가능하다. 이 지점의 병변은 임상적으로 청력손실이 중요하다. 청신경핵을 지나면 한쪽 귀로 들은 소리일지라도 양측 신경섬유로 전달된다.

청각전문가는 후미로성 질환은 신경 손상을 동반하였을 것이라 가정하고 특수 진단 검사로 평가해야 한다. 검사 결과는 대체로 VIII 뇌신경 병변으로 관찰되지만 그 원인이 항상 청신경핵에 있는 것은 아니다.

청신경핵 질환의 원인

청신경핵의 손상은 청신경과 마찬가지로 질병, 독성, 염증, 가압, 외상 등으로 다양하기 때문에 사체 연구를 하지 않고는 분명하게 진단하기 어렵다.

10장에서 출산 전 미로성 난청 원인으로 Rh 인자 부적합을 짧게 설명하였다. 사체 연구에서 와우에는 청신경핵을 포함한 뇌의 다른 부위처럼 빌리루빈 축적이 관찰되었다. Goodhill(1950)은 Rh 인자 부적합으로 뇌성마비와 청력손실이 있는 유소아의 병소 기시부를 설명하기 위해 핵 난청(nuclear deafness)이라는 용어를 사용했다.

핵 황달(kernicterus)은 종종 중추신경계통에 담즙이 축적된 특성을 설명하기 위한 용어로 사용되었다. 핵 황달은 간 담즙에 닿은 신경세포가 퇴행되어 발생하기도 한다.

청신경핵으로의 혈액 공급이 차단되거나 줄어들면 청력손실이 생길 수 있다. 이러한 질환을 혈관 사고(vascular accidents)라 하며, 응고된 혈액 덩어리가 동맥을 막는 것을 포함하여 혈관 파열도 혈관 사고에 포함된다. 혈액 덩어리는 혈관 내 특정 부위에 머물고 있는 혈전(thrombosis)과 혈액 덩어리가 부서져서 조각난 상태로 혈관을 따라 순환하다가 혈관 협착부에 이르면 통과하지 못하는 색전(embolisms)을 일으킨다. 어느 경우도 혈관을 막고 파열시키는 원인이 될 수 있다. 혈관이 팽창되어 혈액이 회전하는 동맥류(aneurysms)는 혈액이 회전하면서 혈관벽을 긁게 되고, 이 때문에 혈관벽이 얇아져서 파열에 이르기도 한다. 뇌에서 일어나는 혈관 폐쇄와 파열을 **뇌혈관 사고**(cerebrovascular accidents, CVAs) 또는 뇌졸중이라 한다.

최근 증가하고 있는 문제는 동맥경화증(arterioscleosis) 또는 동맥의 경화이다. 이 외에도 부적절한 다이어트, 운동 부족, 대사 등의 문제로 발생한 지방 잔해들이 쌓여 동맥의 내경이 좁아지는 것도 문제이다. 특정 신경세포로의 혈액 공급이 감소되면 **무산소증**

(anoxia)이 생겨서 세포의 대사를 왜곡시키고 신경 조직을 파괴하는 원인이 된다.

청각 중추전달로를 포함한 뇌에서 나타나는 일부 선천성 결손들에 대해서는 문헌으로 확인할 수 있다. 이 결손들은 분만 과정에서의 외상이나 뇌 일부의 무형성 등으로 발생할 수 있다.

뇌간 내의 압력도 난청을 유발할 수 있다. 양성 또는 악성 종양이나 뇌척수액 증가로 생긴 압력이 이차 외상으로 이어질 수 있다. 출혈도 압력을 증가시키고 외상으로 이어질 수 있다.

매독은 외이부터 피질까지 청각계통 어느 곳이라도 손상시킬 수 있다. 신경원이 직접적인 변성이나 뇌혈관 사고에 의한 일차 및 이차 감염으로 인해 세포가 손상되거나 파괴될 수 있다.

뇌에서 신경섬유의 퇴행은 연령 증가와 관련이 있을 것으로 예상한다. 비록 노인성 난청을 미로성 난청의 원인 중 하나로 보고 있지만 노화는 뇌간을 포함한 청각계통 어느 곳이든 퇴행성 변화를 일으킬 수 있는 것으로 추정되고 있다. 다발성 경화증과 같은 질환은 젊은 사람일지라도 신경섬유의 퇴행을 일으킬 수 있다.

고위 청각전달로 질환

청신경핵에 영향을 줄 수 있는 질환들은 고위 신경 구조물에도 영향을 줄 수 있다. 종양은 발생 위치가 정해져 있지 않고 미국에서 젊은 사람들의 사망이나 심각한 뇌 손상의 주요 원인인 두부 손상도 다양한 부위에서 발생할 수 있다. 이들 병변은 뇌의 전반에 걸쳐 나타날 수도 있고 매우 좁은 부위에 국한될 수도 있다.

청각학적 평가 결과는 병변의 크기는 물론 위치에 영향을 받을 수 있다. CVA나 간질과 같은 측두 피질 병변은 특정한 검사에서 병변과 반대 방향에서 비정상 소견이 나타난다. 뇌간에서의 병변은 쉽게 예측할 수 없다.

Jerger와 Jerger(1975)는 병변이 뇌간 바깥인 **외신경축**(extra-axial)에 있을 경우 청각학적 평가 소견이 같은 쪽으로 나타난다고 지적하였다. 일부는 순음청력검사에서 특히 고주파수 대역에 국한된 청력손실이 나타난다. 또 병변이 뇌간 안쪽인 **내신경축**(intra-axial)에 있을 경우 중추 청각 영역 검사에서 대측 또는 양측 결과에 영향을 준다. 순음청력검사 결과는 정상이거나 정상 경계선 범위로 종종 관찰된다.

청각 처리 장애

중추 청각계통의 주요 기능은 동시 또는 단계적으로 청각 자극 양상을 일정하게 구성하는 것이다. 언어를 이해하고 구어 언어를 발달시키는 능력은 일차적으로 전체 청각계통에서 어음 신호를 어떻게 성공적으로 처리하느냐에 달려 있다. **중추 청각 처리 장애**(central auditory processing disorder, CAPD)는 해부학적 위치를 기준으로 말초 및 중추 병리를 구별하기 위한 시도로 사용한 용어이다. 그러나 임상적 실체를 본다면 **청각 처리 장애**(auditory processing disorder, APD)가 적절하다(Jerger & Musiek, 2000). APD는 유소아를 고려한 것이지만 성인에서도 확대 적용하고 있다. 많은 APD 환자들은 청력손실이 없고 청각 정보 해석에 어려움을 느낀다. APD 환자는 또 다른 청각 자극이 주변에 있거나 시각적 자극 및 부주의 등이 합쳐지면서 청각 정보 처리에 더욱 어려움을 느낀다. APD에 대해서는 15장 설명을 참조하기 바란다.

때때로 정기 청각 평가에서 가청역치가 정상임에도 불구하고 듣는 것이 나빠졌다고 호소하는 환자들이 있다. 이렇게 느끼는 사람들은 사회적 활동 중 듣기 능력에 어려움이 따르거나 청력이 더 나빠지지 않았을까 하는 우려로 더 고통스러워 하며, 말초 병리나 편측성 난청 등이 없으면 대부분 근본적 문제 해결 대신 단순히 안심시키는 수준의 조언만 듣게 된다. 이러한 불편은 **불분명한 청각 기능 장애**(obscure auditory dysfunction, OAD)로 분류된다(Saunders & Haggard, 1989, 1993). 이때 청각 처리 관련 검사를 시행할 수 있으며, 대부분의 경우 청각 처리 장애가 발견되어 결과적으로 OAD로 분류된 모호성을 제거할 수 있다.

인생 후반기에 생긴 APD는 CVA, 두부 외상, 뇌종양, 다발성 경화증 등에 의한 합병증으로 소아의 APDs보다 회복 가능성이 낮다. 이것은 어릴수록 중추신경계통의 적응 특성이 좋고 다른 영역에서 보상 발달하는 능력이 있기 때문이다. 청각 처리의 문제는 청각 자극에 대하여 주의를 집중하지 않아서 생기기도 한다. 이것은 산만할수록 청각적 변별 능력과 음원 방향 확인 능력이 떨어져서 말의 이해를 더 어렵게 만들기 때문이다. 청각 자극에 대한 전경-배경 변별(figure-ground differentiation)에 어려움을 느끼면 선택적 주의 집중 능력이 낮아진다. 유소아에서 나타나는 선택적 주의 집중 능력의 문제는 재발성 중이염의 합병증으로 듣는 소리의 크기가 낮아지거나 가청역치가 자주 변하는 것이 원인이다.

최소 청각 결핍증

동물의 뇌는 입력 신호에 대한 반응을 아주 잘 표상할 수 있도록 특화되어 있다. 시각이나 청각 신호와 같은 감각신호를 박탈하면 뇌의 일부분에서 현저한 변화가 나타난다(Schwaber, 1992). 환경에 순응하기 위하여 세포의 기질이 변하는 것을 **가소성**(plasticity)이라 한다. 뇌에서 구조 변화는 전음성이나 감각성 난청에 의해 감각 자극이 박탈되어서도 나타날 수 있다.

영아 및 유아의 중이염에 의한 미세 또는 경도 난청은 확인이 어렵다. 심지어 정확한 진단을 한 후에도 증상이 완화되면 모든 면에서 정상이라고 생각하고 안심하기도 한다. 하지만 일시적인 경도 전음성 난청은 언어를 배우는 과정에서 부정적 영향을 미칠 수 있다. 이런 경우를 표현하는 용어가 **최소 청각 결핍증**(minimal auditory deficiency syndrome, MADS)이다.

젊은 사람의 뇌 변화를 관찰할 목적으로 45일 된 실험용 쥐에게 전음성 난청을 유발하면 청신경핵, 상올리브 복합체, 능형체 등의 신경원 크기가 작아지는 것을 볼 수 있다(예: Webster & Webster, 1977). Katz(1978)는 소리 크기가 작아지면 비슷한 효과가 나타날 수 있고 학습 장애로 이어질 수 있다고 보고하였다.

Rentschler와 Rupp(1984)는 언어 장애와 중이염의 관계에 관한 연구에서 말-언어 장애 아동의 70%가 청력손실이 원인이었고 과거 청력손실을 경험한 것으로 보고하였다. 청력손실의 확인은 고막운동성 계측을 이용한 지속적인 추적 관찰이 필요한 것으로 보고하였다.

Gunnarson과 Finitzo(1991)는 비록 연구 대상이 적었지만 전음성 난청이 시간을 두고 뇌간의 전기생리학적 상태에 영향을 미치는 것을 확인하였다. 이들은 초기의 일시적 난청도 청성뇌간반응에 영향을 준다고 하면서 결정적 시기 동안에는 청각 중추신경계통에 적절한 감각적 자극이 매우 중요한 것으로 결론지었다.

미국청각협회(American Academy of Audiology, 2000)는 유소아 중이염 진단과 치료 지침을 발표하였다. 다소 논란은 있지만 초기 및 재발성 중이염과 학습 및 의사소통 장애 사이의 인과 관계가 있다는 점은 확실하다. 이것은 청력손실의 정도보다 중이염 특성상 청력이 변동한다는 점과 두 귀는 뇌에서 서로 간섭(양이 간섭, binaural interaction)하면서 청각 정보를 처리하는데 두 귀 청력손실 정도가 다르면 청각 처리 발달에 부정적 영향을 미치는 점을 이유로 들 수 있다. 중이염 치료에 대한 일차적 책임은 의료진에게 있다는 점은 말할 필요도 없다. 그러나 청각에 대한 지속적인 감시는 청각전문가에게도 책임이 따른다.

미국청각협회(2000)의 권고 사항은 다음과 같다.

1. 확인. 생후 6개월 이내에 중이염이 발병한 아동, 주간 보호소에 다니는 아동, 구개

열이나 다운 증후군이 있는 아동, 북아메리카 원주민 아동 등과 같은 위험군의 아동은 선별검사 대상에 포함한다. 선별검사는 중이 기능과 청각 및 언어 발달을 반드시 포함해야 한다. 선별 검사를 통과하지 못하면 정밀 검사를 반드시 의뢰해야 하고, 의사소통에 관한 추가 검사와 재활을 위해 언어재활전문가에게 의뢰해야 한다.

2. **평가**. 두 귀 기도와 골도 전도 청력검사를 반드시 시행해야 하고, 청력손실 정도와 양상 등을 확인해야 한다. 어음청력검사, 이미턴스 검사, 청각 처리 장애 평가도 필요하면 시행해야 한다. 언어재활전문가에게 의뢰할 때에는 이러한 검사 결과를 바탕으로 해야 한다.
3. **청력 추적**(audiometric monitoring). 정기적으로 추적하는 청각학적 평가는 증상이 없더라도 시행해야 한다. 청각학적 평가는 매 학년도 초와 겨울에 적어도 한 번 시행해야 한다. 결과는 부모나 보호자에 알려야 하고, 이들이 자녀나 양육 중인 아동의 청력 상태를 주의 깊게 관찰할 수 있게 해야 한다. 부모나 보호자 그리고 담임교사는 청력이 떨어졌을 때 어떻게 행동해야 하는지를 알아야 하며, 청력손실을 인지하는 방법, 위험군 아동의 학습 환경 등에 관심을 가지고 교실에서 공부하는 데 혼란을 최소화해야 한다.

재발성 중이염은 학업 수행력을 떨어뜨리는 잠재 원인이다. 따라서 이런 아동을 지켜보는 모든 사람들은 비록 일시적으로 중이염을 앓고 있는 모든 아동을 발견할 수 없을지라도 신중하게 관찰할 필요가 있다.

중추성 난청

중추성 난청은 뇌의 양쪽 반구가 심각하게 손상되었을 때 발생하며 그 예는 극히 드물다. 비록 주관적인 청각 평가에 대한 반응이 없을지라도 등골근 반사와 ABR이 정상으로 나타난다. 이러한 소견은 대개 중뇌동맥과 그 분지의 혈관성 병변의 합병증이 있을 때 부수적으로 관찰할 수 있다.

청각 처리 장애의 검사

병변이 청신경과 청신경핵에서 발생하면 분명하고도 현저한 청각 관련 증상이 나타난다. 이 장을 시작하면서 언급한 것처럼 병변이 올리브 복합체에 포함되면 청각 정보가 양쪽 뇌간으로 전달하는 데 영향을 준다. 뇌에서의 병변은 크기가 크더라도 청각학적 증상이 없거나 아주 작은 증상만 나타날 수도 있다. 이 때문에 중추 청각계통 병변은 민감도가 높은 평가들을 사용하는 것이 중요하다. 이러한 평가 도구의 대부분은 이 장에서 설명할 것이다.

대부분 순음을 사용하는 검사는 중추 청각계통 병변을 확인하는 데 한계가 있다. 지금까지 순음을 이용한 청각 처리 장애 진단 검사들은 기대에 미치지 못했다. 이 때문에 어음이 평가를 대신하고 있다. 이 중 많은 검사들이 시판되고 있다.* Keith(1981)의 지적처럼 유소아를 평가하기 위한 검사는 언어 관련 검사 점수 등을 포함한 분명한 특성을 함께 고려해야 한다. 분명한 점은 유소아가 언어 이해에 어려움을 보이는 경우 어음 자극은 각별한 주의가 필요하다. 이를 고려하면 앞으로 청각 처리 장애 평가는 비언어적 검사에 더 많은 기대를 걸고 있다.

잡음 간격 검사

잡음 간격(gaps-in-noise, GIN) 검사(Musiek et al., 2005)는 비언어적 과업으로 시간 처리 능력을 평가한다. 이 검사는 광역 잡음을 6초 동안 들려주면서 2~20 ms 정도의 간격을 두어 이를 확인하는 능력을 본다. 광역 잡음을 사용하면 주파수마다 다른 청력손실의 영향을 최소화할 수 있고, 언어 및 인지 능력에 의한 영향을 배제할 수 있는 비교적 단순한 과업이다. 청력검사기와 연결된 CD 또는 재생 장치를 이용할 수 있다. 피검자의 언어 능력을 배제할 수 있는 무작위 잡음 간격 검사(random gap detection test, RGDT)도 시판되고 있으며, 이 도구에 대한 소아, 성인, 노인의 정상치가 마련되어 있다(Keith, 2000).

차폐 강도 차

차폐 강도 차(masking-level difference, MLD) 또는 잡음을 처리하는 양이의 현상은 오래전부터 확인되었다(Hirsh, 1948). MLD 측정은 먼저 위상이 같은 잡음을 두 귀로 들려주면서 위상이 같은 저주파수 순음을 두 귀에 들려주어 양이 역치를 구한다. 다시 순음의 위상을 잡음과 180° 다르게 들려주어 역치를 구한다. 이렇게 구한 역치는 10~15 dB 높아진다. 정상 청력자에서 비정상 MLD가 나타나면 뇌간 병리를 강하게 추정할 수 있으나(Noffsinger, Martinez, & Schaefer, 1985) 청신경 종양, 노인성 난청, 메니에르병, 특히

---

* Auditec of St. Louis(800-669-9065).

다발성 경화증(Mueller, 1987a)에서 양성 소견을 보인다. MLD는 음성을 이용하여 검사가 가능하다.

MLD는 와우와 피질 병변에 미치는 영향을 예측하는 데 다소 한계가 있지만 정상보다 뇌간 병변에서 잡음에 의한 영향이 나타나지 않거나 유의하게 낮아진다는 것에는 모든 연구자들이 동의하고 있다(예: Olsen & Noffsinger, 1976). 만약, 청력검사기가 잡음 위상을 바꿀 수 없더라도 순음 위상을 바꿀 수만 있다면 몇 가지 양이 순음검사만으로도 병소 부위 판단에 도움을 얻을 수 있다.

MLD를 포함한 청각 처리 장애 평가의 장점은 별도의 비언어 기반 평가와 함께 문서화할 수 있다. 그러나 이 평가 도구의 실질적 적용이 없었던 것은 이 도구를 연구 수준으로 판단하고 뒷전에 두었기 때문이다. 표준형 재생 장치를 이용한 MLD 검사 프로토콜(Wilson, Moncrieff, Townsend, & Pillion, 2003)은 청지각 능력의 평가에서 임상적 활용도가 높아질 것이다. 잡음 간격 검사와 달리 MLD 평가는 다양한 정도의 말초성 난청에서 다소 한계가 있을 수 있다.

이분청취검사

Musiek(1983)은 **이분숫자검사**(dichotic digits test)를 소개하였는데, 이 검사만으로 병소 부위를 하나만으로 단정 짓기 어렵지만 뇌간과 피질 진단 도구로 유용하게 사용할 수 있다.

음절이 두 개인 7(seven)을 제외한 나머지 숫자를 이용하여 두 개 숫자로 한 쌍을 만들고, 20쌍을 한 세트로 구성한다. SRT보다 50 또는 60 dB 높은 강도로 들려준다. 환자에게는 두 쌍을 들려주고 네 개의 숫자를 응답하게 한다. 이 검사는 세 개 숫자를 한 쌍으로 하여 검사가 가능하지만 개인에 따라 작업 기억의 영향을 받을 수 있어서 성적이 낮아질 수 있다. Mueller(1987a)는 이를 고려하여 청각 중추신경계통 병소 진단에는 두 숫자 쌍이 더 적절하다고 제안하였다.

음강도-수행력 특성

Jerger와 Jerger(1971)는 중추성 청각 질환 선별에 **음강도-수행력 특성 검사**(performance-intensity function for PB word, PI-PB)를 소개하였다. 5장에서 설명한 것처럼 어음이해도 검사 낱말 목록은 음성 균형에 문제가 있으나, 음성 균형을 위한 연구 시도가 필요하지 않을 수도 있음을 시사하였다(Martin, Champlin, & Perez, 2000). 음강도-수행력 특성 검사는 문장 길이에 따른 어음이해도 검사와 함께 평가하기도 한다. 정상

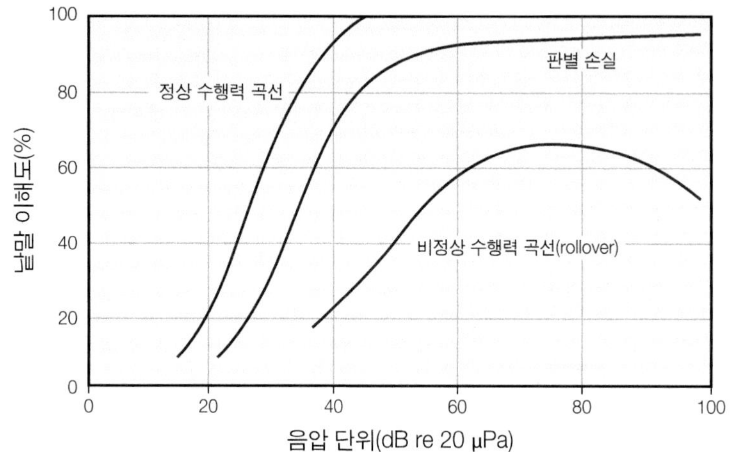

그림 12.7 전형적인 음강도-수행력 특성의 변화 양상. 정상은 어음 강도를 높이면 어음이해도가 높아지고, 검사 귀 반대쪽에 중추 청각 질환이 있는 경우 특정 강도부터 어음이해도가 낮아지는 rollover를 볼 수 있다.

청력에서 성적이 달라지거나 어음이해도 곡선(PI function) 모양이 다를 경우에도 중추성 질환을 추정할 수 있다. 어음이해도는 60, 70, 80, 90 dB HL에서 각각 검사하고, 이들 강도에서 얻은 성적을 좌표로 표시하여 어음이해도 곡선을 완성한다.

만약, 두 귀의 성적에서 유의한 차이(20～30%)가 있다면 점수가 낮은 귀의 반대쪽 뇌는 중추성 병리를 의심할 수 있다. 때로 어음 강도를 높이면 특정 강도 이후부터 어음이해도가 낮아지기도 하는 rollover 곡선이 나타나기도 한다(**그림 12.7**). Rollover는 같은 쪽 VIII 뇌신경이나 반대쪽 뇌 병변을 의심할 수 있다(**그림 12.2**). 어음이해도 곡선은 청력손실이 있을 경우 중추성 병리 확인에 유용하지 않을 수 있다.

Rollover 비율은 아래 공식에 따른다.

$$\text{Rollover 비율(\%)} = \frac{\text{Max}}{\text{Max} - \text{Min}}$$

'Max'는 가장 높은 어음이해도 성적인 최고 명료도이며, 'Min'은 최고 명료도를 보인 후, 다시 낮아져서 가장 낮아진 어음이해도 성적이다(Jerger & Jerger, 1971). Rollover 비율이 0.4이면 와우 병리를, 0.45보다 크면 VIII 뇌신경 병리를 의심할 수 있다. 노인의 일부도 rollover 비율이 높은데(Gang, 1976), 이것은 노인성 난청에 중추성 요인이 어느 정도 포함된 것으로 해석할 수 있다.

Rollover 비율을 결정할 때에는 두 가지 요인을 반드시 고려해야 한다. 첫째, 모든 어음 강도에서 어음이해도가 낮다면 어음이해도 곡선의 유용성은 낮다. 둘째, 정확도를 높이기 위해서는 검사하는 어음 강도를 다양하게 해야 한다. 음강도-수행력 특성을 완벽하게 평가하기 위해서는 많은 시간이 소요된다. 중추성 병리가 의심되고 피검자가 불편해하지 않는다면 90 dB HL 정도의 높은 강도와 어음 쾌적 강도보다 5~10 dB 높은 강도에서 어음이해도를 평가하기도 한다. 어음이해도 저하가 20% 이상이면 중추성으로 의심할 수 있다. 어음이해도 검사는 역치보다 높은 어음 강도로 검사하기 때문에 일반적으로 반대쪽 귀를 차폐하여 시행한다.

공간 잡음 듣기 검사

중추신경계통은 경쟁 신호의 위치를 구분하기 위해 양이 단서를 적절하게 활용할 수 있어야 한다. 공간 잡음 듣기 검사(listening in spacialized noise test)(Cameron, Dillon, & Newall, 2006)는 이어폰으로 메시지를 듣고 가상의 삼차원 청취 환경을 만들어 청각 전경-배경 결손을 확인할 수 있다. 이 검사는 표준 청력검사기와 개인용 컴퓨터를 이용하며 소아의 양이 처리 문제를 높은 특이도로 감별할 수 있다. 특별한 음원을 사용하여 청각적 산만을 억제하는데, 청각 처리에 문제가 있다고 의심되는 아동들의 경우 공통적으로 수행에 어려움을 느낀다.

필터 어음 검사

표준 어음이해도 검사는 일반적으로 중추성 병리를 확인할 수 없을지라도 왜곡 어음 자극을 한쪽씩 검사하여 어음이해도가 낮은 쪽이 있다면 낮은 쪽 반대 방향에 중추성 병리가 있을 수 있다는 것은 이미 알려져 있다(Bocca & Calearo, 1963; Goetzinger & Angell, 1965). 만약 뇌의 상징화와 기억 처리 손상이 없다면 이 주장은 믿을 수 있는 것이며, 더 많은 증상이 나타날 수 있다. 어음 검사로 중추성 병리가 의심스러운 경우 주기적으로 끊고, 차폐하고, 시간을 압축하고, 낮은 감각 단위로 들려주고, 필터하는 등의 방법으로 왜곡한 어음을 이용한 후속 연구가 있었다. 이 중 어음 스펙트럼의 일부 주파수를 필터한 방법이 가장 널리 사용하고 있다. 이 검사 방법은 종종 왜곡 문장이 패턴 인식을 위한 뇌의 활동을 더욱 활발하게 하기 때문에 고립 단어보다 낫다는 Bocca(1967)의 초기 제안을 수용한다.

자극용 어음은 저주파수 대역을 걸러 내고 고주파수 대역을 통과시키거나(고역 통과 필터; high-pass filter) 반대로 고주파수 대역을 걸러 내고 저주파수 대역을 통과시킨다(저역 통과 필터; low-pass filter). 이 필터 신호는 일정 범위를 벗어나는 고주파수와 저주파수 대역을 걸러 내고 일부 대역의 주파수만을 사용하기도 한다. 이를 대역 필터(band-pass filter)라고 하며, 주파수를 차단하는 가장 낮은 주파수부터 가장 높은 주파수까지의 범위에 있는 주파수만 통과시킨다.

필터 어음을 이해하기 어려운 것은 고역 통과, 저역 통과, 대역 필터, 차단 주파수(cut off frequency), 차단비(dB/octave)와 같은 필터 특성에 크게 의존한다. 차단비가 크면 신호가 크게 왜곡된다. 필터 어음 검사는 단이(한 귀) 또는 양이 모두에서 시행할 수 있다. 필터 어음 검사는 뇌간 병변이 있거나 검사 귀 반대쪽 측두엽에 병변이 있으면 단이 검사 성적이 현저하게 나쁘다(Antonelli & Calearo, 1968; Bocca, Calearo, & Cassinari, 1954; Hodgson, 1967; Jerger, 1960; Lynn & Gilroy, 1977).

필터 어음 검사는 단이는 물론 양이로 시행할 수 있으며, Bocca(1955)가 처음 소개하였다. 그는 중추 청각전달로가 건강한 사람에게 한쪽 귀로 왜곡하지 않은 어음을 들려주면서 다른 귀에 같은 어음과 심하게 왜곡한 소리를 들려주어 놀라운 결과를 얻었다. 결과는 작은 소리에 대한 변별이 나빴고, 왜곡한 큰 소리에 대한 변별도 나쁘게 나타났다. 또 한 귀에 작은 소리를, 다른 귀에 왜곡한 소리를 동시에 들려주면 두 어음 신호가 뇌에서 융합한 것처럼 어음이해도의 극적인 향상을 관찰할 수 있다. 그러나 측두엽 손상이 있는 경우 이러한 가중 효과가 나타나지 않는다(Jerger, 1960; Calearo, 1957).

대역 통과 양이 어음청력검사

Matzker(1959)는 필터 위치를 달리한 어음 신호를 두 귀에 각각 들려주는 검사를 처음 소개하였다. 저주파수 대역만을 통과시킨 어음 신호만을 또는 고주파수 대역만을 통과시킨 어음 신호만을 들려주면 어음이해도는 아주 낮게 나타난다. 만약 뇌간이 정상일 경우 동시에 들려주면 신호가 가중된다. 그러나 양이 합산 효과가 나타나지 않는다면 뇌간 병변을 추정할 수 있다.

Smith와 Resnick(1972)은 대역 통과 양이 어음청력 검사의 새로운 방법을 소개하였다. 검사는 청력검사기 두 개의 채널 중 하나로 30 dB SL의 저주파수 대역 통과 낱말을 들려주고, 나머지 채널로 저주파 대역보다 10 dB 높게 한 고주파수 대역 통과 낱말을 들려주면서 아래의 세 가지 조건에서 시행한다.

1. 저주파수 대역을 오른쪽으로, 고주파수 대역을 왼쪽으로[**이분청취**(dichotic)]
2. 저주파수 대역을 왼쪽으로, 고주파수 대역을 오른쪽으로(이분청취)
3. 두 대역을 양쪽 귀로[**양이청취**(diotic)]

표 12.1 양이 합산 평가에 사용한 대역 필터

연구	저주파수 대역(Hz)	고주파수 대역(Hz)
Matzker(1959)	500~800	1,815~2,500
Hayashi, Ohta와 Morimoto(1966)	300~600	1,200~2,400
Franklin(1966)	240~480	1,020~2,040
Smith와 Resnick(1972)	360~890	1,750~2,200
Palva와 Jokinen(1975)	420~720	1,800~2,400

Smith와 Resnick(1972)은 CNC 낱말을 이용하였고, 이를 이분청취 양이 합산이라 하였다. 일부 장점이 있고 임상적으로도 유용한 측면이 있다. 정상 청력이나 미로성 병변 또는 측두엽 병변의 경우 세 가지 조건의 성적에 차이가 없다. 그러나 뇌간 병변이 있을 경우 하나 또는 두 개의 이분청취보다 양이청취 성적이 유의하게 높다.

비슷한 검사에서 Palva와 Jokinen(1975)은 청각 피질 손상의 경우 이분청취 성적이 좋은데도 불구하고 병변 반대쪽으로 두 대역의 소리를 들려주면 성적이 낮아지는 것을 발견하였다.

Martin과 Clark(1977)은 유소아에서 청각 처리 장애를 선별하기 위하여 그림을 선택하는 방법[**그림 찾기 어음이해도 검사**(Word Intelligibility by Picture Identification, WIPI)]으로 이분청취 및 양이청취 결과를 비교하였다. 이들은 양이청취보다 이분청취 과제 수행을 더 어려워하였고, 성적도 양이청취가 10%정도 향상되는 것으로 보고하였다. 표준 청력검사에서 정상 소견이 나타나더라도 선별검사를 통과하지 못한다면 청각 처리 능력을 평가하는 정밀 검사를 시행하여야 한다(표 12.1).

합성 문장 인지 검사

5장에서 설명한 합성 문장 인지(synthehtic sentence identification, SSI) 검사는 중추 청각계통 병변을 확인하는 데 도움이 된다. 문장은 인지가 더 어렵게 느끼도록 경쟁 메시지와 함께 사용하여 연속 남화로 녹음한다. 경쟁 메시지는 합성 문장과 같은 쪽으로 들려주거나[**동측 경쟁 메시지**(ipsilateral competing message, ICM)] 반대쪽으로 들려준다[**대측 경쟁 메시지**(contralateral competing message, CCM)]. 합성 문장인 검사 도구는 어음 강도를 고정하여 들려주고 경쟁 메시지의 어음 강도를 다양하게 하여 massage-to-competition ratios(MCRs)를 구할 수 있다(Jerger, 1973).

Jerger(1973)는 SSI-ICM 성적이 정상 청력자들의 경우 0 dB MCRs에서 100%, −10 dB MCRs에서(경쟁 메시지가 합성 문장보다 10 dB 높은 어음 강도) 80%, −20 dB MCRs에

서 55%, −30 dB MCRs에서 20% 정도의 수행력을 보이는 것으로 보고하였다. 뇌간 병변이 있는 경우 좌우 귀간 검사 성적이 크게 차이난다. 경쟁 메시지 강도를 높이면 병변 반대 쪽 귀의 수행력이 정상과 비교하여 매우 빠르게 나빠진다. 예를 들면, 왼쪽 뇌간 병변이 있다고 가정하면 왼쪽보다 오른쪽 SSI-ICM 성적이 현저하게 나쁘게 나타난다.

SSI-CCM 검사는 SSI-ICM과 정확하게 같은 방법으로 시행한다. 한 귀로 경쟁 메시지를 나머지 한 귀로 합성 문장을 들려준다는 점에서만 차이가 있고, MCR은 −40 dB까지 조절한다.

청력과 중추 청각 기능이 정상인 경우 반대쪽의 경쟁 메시지는 합성 문장의 이해에 영향이 매우 적다. 따라서 SSI-CCM은 −40 dB MCRs에서조차도 아주 좋은 성적을 보인다. 측두엽 손상이 있는 경우 합성 문장을 같은 쪽으로 들려주고 경쟁 메시지를 다른 쪽으로 들려주면 수행력이 좋다. 그러나 합성 문장을 병변이 없는 쪽으로 들려주고 경쟁 메시지를 병변 쪽으로 들려주면 수행이 나빠진다. 예를 들어 왼쪽 대뇌 피질 병변이 있는 경우 SSI 수행력은 합성 문장을 왼쪽으로 경쟁 메시지를 오른쪽으로 주었을 때 좋고, 합성 문장을 오른쪽으로 경쟁 메시지를 왼쪽으로 주면 나쁘다. Jerger(1973)는 SSI에서 경쟁 메시지의 동측과 대측 사용은 중추성 질환은 물론 대뇌 피질과 뇌간 병변이 구분되는 경우에 사용해야 한다고 지적하였다.

경쟁 문장 검사

Williford(1977)는 중추 청각 질환 진단을 위하여 10여 년 전 이전부터 사용하였던 문장 검사를 활용하였다. 경쟁 문장 검사(competing sentence test, CST)는 SSI와 달리 자연스러운 문장과 보기 없는 메시지(open-message set)를 사용한다. 물론 검사 유용성을 높이기 위해 경쟁 메시지는 반대쪽으로 들려준다.

검사 메시지는 순음청력손실 평균(pure tone average, PTAs)보다 35 dB 높게 들려주고, 경쟁 메시지는 PTAs보다 50 dB 높게 들려준다. 두 문장은 길이가 같고 시간, 음식, 날씨, 가족 등과 같이 주제가 동일한 15개 문장을 사용한다. 피검자는 크기가 작은 검사 메시지만을 따라 하게 한다. 뇌 손상이 있는 많은 피검자들의 경우 크기가 작은 소리에 집중하기 어려워하거나 MCRs가 나빠서 검사 도구가 수정 개발되었다(Bergman, Hirsch, Solzi, & Mankowitz, 1987).

측두엽 병변이 있는 경우 병변과 반대쪽으로 검사 문장을 들려주면 크게 어려움을 느낀다. 학습 장애 소아도 쉽게 활용할 수 있는 간편 도구가 있으며, 이 도구로 검사하면 소아의 나이가 들어가면서 수행력도 향상되는 경향을 보인다. 이것은 청각 중추신경계통이 9세까지 계속 성장 발달하기 때문이다.

빠른 교대 말소리 지각

이 검사는 6~7개 낱말의 문장을 두 귀 사이를 빠르게 교대하면서 들려주는 검사이다(Williford, 1977). 300 ms마다 교대하는 문장 20개를 SRT보다 50 dB 높은 어음 강도로 들려주며 **빠른 교대 말소리 지각**(Rapidly Alternating Speech Perception, RASP) **검사**라고 한다. 피검자가 빠르게 교대하는 문장을 이해하고 따라 하기 위해서는 뇌간 기능이 반드시 정상이어야 한다. 이것은 한 귀로만 듣고 이해하기에는 제한된 분절이 너무 짧기 때문이다.

시차 2음절 낱말 검사

Katz(1962, 1968)는 다른 대부분의 검사들이 중추 청각 질환을 평가하는 것과 달리 성인 영어 사용자만을 대상으로 한 이분청취검사 도구를 개발하였으며, 이 도구로 정상 소아와 학습 장애 소아를 감별하였다(Berrick et al., 1984). **시차 2음절 낱말**(Staggered Spondaic Word, SSW) **검사**는 역치상에서 2음절 낱말에 대한 이분청취 능력을 평가한다. 한 쌍의 다른 2음절 낱말을 두 귀 각각에 일부 시간이 중복되도록 들려준다. 첫 번째 2음절 낱말의 첫 음절을 들려주고 곧이어 두 번째 음절을 들려주는 순간 다른 귀로 다른 2음절 낱말의 첫 번째 음절을 들려주기 시작한다. 계속해서 두 번째 2음절 낱말의 두 번째 음절을 들려준다. 이 과정은 아래와 같이 표시할 수 있다.

시간 ⟶

	1	2	3
오른쪽 귀	OUT	SIDE	
왼쪽 귀		IN	LAW

본질적으로 이 검사는 차폐 사용을 배제하여야 하는데, 이간감약을 높이는 데 효과적인 삽입형 수화기를 사용하는 것이 좋다. SSW 성적이 낮으면 성적이 낮은 귀의 반대쪽 뇌의 고위 영역 병변을 의심할 수 있다. 비록 SSW 검사가 널리 사용되고 있지만 점수 체계가 복잡하고 시간 소모가 많다는 단점이 있다. Mueller(1987b)는 SSW를 이용한 진단에서 정확하게 인식한 낱말의 비율을 기초로 각 귀의 점수를 간단하게 계산하여 이 문제를 개선하였다.

시간 압축 어음

특수 녹음기를 이용하여 어음의 재생 속도를 빠르게 하더라도 피검자가 이를 높은 음도의 새로운 소리로 인식하지 않게 하는 것이 가능하다. 이를 **시간 압축 어음**(time-compressed speech)이라 하고 NU-6 목록을 사용한다. 중추 청각 병변이 있는 경우 시간을 60% 압축하였을 때 가장 잘 인식한다(Kurdziel, Noffsinger, & Olsen, 1976). Kurdziel 등은 일부 뇌 병변의 경우 병변 반대쪽 귀의 시간 압축 어음에 대한 이해도가 낮아지지만 나머지 일부의 경우 두 귀 모두 정상을 유지하는 것으로 보고하였다. 청각 중추신경계통 손상의 경우 시간 압축 어음에 대한 정보는 많지 않다.

청각 처리 장애 선별검사

청각 처리 장애 선별검사(Screening Tests for Auditory Processing Disorders, SCAN)*는 3~11세 아동을 대상으로 청각 처리에 어려움을 느끼는 아동을 짧은 시간 안에 빠르게 선별하기 위해 고안되었다. 이 검사는 표준화(Keith, 1986)되어 있어서 청각 처리 장애를 검사하는 다른 도구들보다 폭넓게 사용할 수 있다. SCAN은 세 가지 하위 검사로 구성되어 있다. 첫 번째 하위 검사인 필터 낱말 검사는 1,000 Hz에서 32 dB/octave로 차단한 저역 통과 일음절 낱말 20개로 구성된 2개의 목록을 사용하고, 녹음 어음을 한 번에 한 귀씩 따로 들려준다. 두 번째 하위 검사인 청각 전경-배경 변별 검사는 마찬가지의 일음절 낱말 20개로 된 두 개의 목록이 있으며 여기에 다화자 잡음으로 만든 배경 소음을 +8 dB의 신호 대 잡음비로 들려준다. 세 번째 하위 검사인 경쟁 낱말 검사는 25개의 일음절 낱말로 구성된 두 가지 목록을 사용하며 이분청취하게 한다. 피검 소아에게는 왼쪽 귀로 듣는 낱말 다음에 오른쪽으로 들리는 낱말을 따라 하도록 설명한다. SCAN은 청각 처리 장애를 평가하는 다른 검사보다 유용한 것으로 보고하고 있다(Keith, Rudy, Donahue, & Katfamma, 1989).

11세 이상을 대상으로 표준화한 수정 청각 처리 장애 선별검사(modified SCAN, SCAN-A)도 소개되어 있다(Keith, 1994, 1995). SCAN-A는 신경학적 손상이나 학습 장애가 있는 청소년 및 성인을 위한 도구이다. 그러나 이 도구는 인종적 차이에 의해 결과가 달라질 수 있으므로 주의가 필요하다(Woods et al., 2004))

등골근 반사 역치 검사

등골근 반사는 동측과 대측을 비교하여 뇌간 능형체(trapezoid body)에서 청각적 교차 상태를 평가하는 데 큰 가치가 있다. 예를 들어 청력과 동측 등골근 반사가 정상이라면

---

* SCAN과 SCAN-A는 Harcourt Brace Jovanovich에 있는 Psychological Corporation(800-228-0752)을 통해 이용할 수 있다.

양측 와우, VII 및 VIII 뇌신경 그리고 중이는 모두 정상일 가능성이 매우 높다. 그러나 같은 사람에게서 대측 반사가 나타나지 않는다면 청각 교차로 손상을 의심할 수 있다 (표 7.2I와 J).

청성유발전위

청성뇌간반응 검사는 두 귀 청력손실이 경도 이상을 초과하지 않는 대칭성 난청이라면 중추 영역의 청각 처리 장애를 진단하는 데 유용하다(Musiek, 1983). 만약 병변이 와우와 뇌간 양쪽 모두에 있다면 말초 병변에 의해 해석에 어려움이 따를 수 있다. 일반적으로 중추성 병변은 신경섬유를 통해 신경 흥분이 전도되는 시간이 느려진다. Musiek은 다음과 같은 일반적인 관찰법을 소개하였다.

I파(모든 파형) 지연	외이, 중이, 내이의 병변
I~III파 지연	청신경 또는 뇌간 하부 병변
III~V파 지연	뇌간 상부 병변

뇌간 병변을 평가하는 경우 click 자극 비율 증가에 따른 I, III, V파의 잠복시간과 파간 잠복시간을 비교하는 것이 유용하다. 비록 ABR이 중추 청각 병변 진단에 중요한 진단적 정보를 제공할 수 있을지라도 일부 파형을 관찰할 수 없거나 특이한 순음청력도, 피검자 나이와 체온 등의 영향을 받기 때문에 해석에 곤란이 따를 수 있다. ABR은 중추성 병변 진단에 여전히 중요한 과제가 남아 있지만 현존하는 뇌간 병변 진단 도구 중 민감도와 특이도가 가장 높다(Chermak & Musiek, 1997).

P_{300} 또는 청성후기반응은 고빈도(frequent)의 표준 자극과 드물게 들려주는(rare) 일탈 자극을 변별하는 능력을 보기 위하여 돌발 자극 패러다임(oddball paradigm, 이중 자극 패러다임)으로 사건 인지 관련 전위를 유발시키는 검사이다. 예를 들면, 자극 시간의 80%는 1,000 Hz tone burst를 들려주고(표준 자극) 나머지 20% 동안은 2,000 Hz tone burst를 무작위로 들려준다(일탈 자극). 피검자에게는 고주파수인 2,000 Hz 자극의 수를 세어 말하게 한다. 파형은 일탈 자극으로 유발되며 잠복시간 약 300 ms 정도에서 진폭이 큰 산(large positive peak)으로 관찰된다. 노인과 치매 환자, 두부 외상 환자들의 경우 진폭이 감소되고 잠복시간이 지연된다. 실제로 Hall(2007)은 청각 처리 장애 아동에게서 비정상적인 P_{300} 반응이 많아지는 것을 확인했다. 이 검사는 중추 청각신경계통의 다른 질환 진단에 활용을 기대하고 있다.

이음향방사

이음향방사(otoacoustic emissions, OAEs)는 임상적 적용 범위가 넓어 평가 도구로서 가치가 높다(7장). 일례로 Jerger, Ali, Fong과 Tseng(1992)은 다발성 경화증에서 한 귀 후미로성 난청의 어음이해도가 낮은 원인을 확인하는 데 이용하였다. 이 증례의 경우 변조 이음향방사가 나타나 적어도 와우 외유모세포가 정상적으로 기능하고 있음을 밝힌 것이다. Cevette, Robinette, Carter와 Knops(1995)도 다발성 경화증 진단에서 이음향방사가 중요한 역할을 하는 것으로 보고하였다. 중추성 병변의 진단은 MRI로 확인한다.

비록 청신경 종양 진단 과정에서는 이음향방사 역할이 다소 한계가 있지만 이음향방사는 수술 중 감시와 수술 전후 와우 기능을 감시하는 데 사용되고 있다. 수술실에서는 청성뇌간반응을 이용한 감시 이전에 와우 상태를 입증하는 데 이용하였다(Telischi, Widick, Lonsbury-Martin, & McCoy, 1995).

청각신경병증(비동기화) 증례에서는 상대적으로 보편적이지 않았다. 이 경우 이음향방사는 와우 기능을 객관적으로 평가하는 데 도움이 되며, 경도에서 중등도의 청력손실에도 불구하고 청성뇌간반응이 기록되지 않는 경우 이러한 현상에 대한 실체를 확인하는 데 도움이 된다. 이 증례에서 이음향방사의 임상적 유용성에 대한 다양한 연구 결과들이 보고되고 있다.

검사 간 비교를 통한 APD 평가

전기생리학적 평가의 적용은 주관적 평가보다 비용이 많이 들지만 실어증(aphasia)이나 중추성 난청의 경우에는 도움이 되지 않아 항상 적용할 수 있는 것은 아니다. 청신경과 중추 청각전달로 병변에 대한 검사는 주관적 평가와 전기생리학적 평가를 함께하는 것이 민감도를 높일 수 있다. 아울러 이 두 가지 평가 모두에서 비정상을 확인하였을 때 청각 처리 장애의 진단 신뢰도가 높아진다(Chermak & Musiek, 1997).

Bruton 학술대회에서는 청각 처리 장애 진단을 위한 검사로 주관적 평가, 전기음향학적 및 전기생리학적 평가를 함께 시행할 것을 권장하였다(Jerger & Musiek, 2000). 주관적 평가들로는 말초성 난청 평가를 위해 순음청력검사, 두 귀 각각의 수행력 비교를 위한 어음이해도 곡선(PI function), 이분 과제, 청각적 시간 처리 등을 수행할 수 있다. 전기음향학 및 전기생리학적 평가는 중이 질환 확인과 등골근 반사 이상을 확인하기 위한 이미턴스 검사, 내이 질환 확인을 위한 이음향방사, 뇌간과 피질 영역의 청각전달로 상태를 확인하기 위한 청성뇌간반응과 청성중간반응(auditory middle latency response) 등을 적용할 수 있다. APD 진단은 청각전문가, 언어병리전문가, 교육심리전문가 등 학문적 배경이 다양한 전문가들이 모여 의견을 나누면 최고의 결과를 얻을 수 있다.

❀ 실전 해설

중추 기능의 주관적 평가 목적은 계속 변하고 있다. 이 검사들은 신경병리학적 병소 위치 확인을 위해 고안되었다. 그러나 이 고유의 역할은 객관적 평가인 전기생리학 및 전기음향학적 평가와 영상 의학의 발전으로 대체되고 있다. 오늘날, 중추 청각 기능의 주관적 평가는 진단적 목적보다 질환 유무에 대한 선별검사로 자주 사용되고 있다. 따라서 청각전문가의 역할도 청각 처리 장애가 의사소통에 미치는 영향을 분석하는 방향으로 변화하고 있다. 의사소통 영향에 관한 연구를 기초로 할 경우 치료적 중재의 설계와 적용을 성공적으로 수행할 수 있다. 청각 처리 장애는 15장에서 설명한다.

심화 증례 학습

11장의 설명처럼, 감각신경성 난청은 모호한 용어이다. 이 장에서 감각신경성 난청은 신경성을 의미한다. 후미로성 병변은 상대적으로 드물지만 깊이 있는 의학적 고려가 필요하다. 고려 대상 중 가장 일반적인 것은 청신경의 종양이다. 이 문제는 적어도 초기에는 편측성으로 나타나기 때문에 편측성 감각신경성 난청을 확인할 때까지는 청각학적 평가가 가장 합리적인 진단 방법이다. 이 증례에서 청각학적 소견이 양성이거나 후미로성 병변이 의심스러운 경우 가급적 이-신경과학(neuro-otologist) 전문의에게 반드시 의뢰해야 한다.

❀ 증례 4: 감각신경성 난청 – 청신경 질환

이미 설명한 것처럼, 36세 여자 환자는 왼쪽 진행성 감각신경성 난청이 있다. 오른쪽 귀는 정상 소견이지만 왼쪽은 rollover가 있고, 어음이해도가 상대적으로 낮았다. 이미턴스는 고막운동도가 정상 소견을 보여 전음성 난청은 확실하게 배제하였다. 그러나 동측 및 대측 등골근 반사 역치가 모두 상승되거나 나타나지 않았고, 난청 귀 500 Hz 등골근 반사 소실이 관찰되었다. 이 결과는 추가 청각학적 평가가 필요함을 시사하고 있으며, 검사를 시행할 경우 이음향방사는 정상 소견이, 청성뇌간반응은 V파 잠복시간 지연이, 다른 청성유발전위는 비정상 소견이 예상된다. MRI도 시행할 필요가 있다.

✱ 요약

이 장은 청신경과 청각 중추신경계통의 기능 및 병변에 대한 청각학적 평가와 진단 등을 다루었다. 중추신경계통의 고위 청각전달로는 여전히 베일에 가려져 있다. 와우를 지나온 신경 홍분은 청신경을 타고 주파수 및 시간 분석과 고위 중추로 전달하기 위한 중계기지인 청신경핵으로 진행한다. 또한 청신경핵은 한쪽 귀로부터의 청각적 정보만을 처리한 신경 자극을 고위 중추로 전달한다. 다시 청신경핵의 청각적 정보는 상올리브 복합체, 외측 융대, 하구, 내슬상체 등을 지나면서 처리된다. 신경 홍분은 최종적으로 청각 방사(auditory radiations)를 통해 대뇌 피질로 투사한다. 고위 중추에서는 많은 청각적 교차를 통해 각 귀의 정보가 뇌의 양측으로 표현되는데 반대쪽으로 더 많이 발현된다.

청각계통에 미치는 영향을 통해 병소 위치를 판단하는 과정에서는 항상 긴장을 유지할 필요가 있다. 예를 들어, 환자가 미로성 및 중추성 장애를 둘 다 가지고 있을 수 있다. 대부분 청각학적 평가들은 자극이 먼저 도달하는 부분의 상태를 우선 반영하기 때문에 대부분 말초성 병변으로 결정할 수 있다. 그러나 추가 검사를 시행하면 중추성 병변이 반영되기 때문에 결과가 복잡해진다. 따라서 청각계통에서 어느 해부학적 위치를 제외하는 방식으로 진단하는 것은 지양하는 것이 좋다.

주관적 및 전기음향학, 전기생리학적 평가 도구는 모두 중추성 병변을 진단할 수 있지만 완벽하지 않다. 손상 부위를 정확하게 밝히기 위해서는 중추 전달로 손상을 확인하는 방법론적 개선이 필요한 것으로 여러 연구자들이 보고하고 있다. 이러한 문제가 진단 청각학 분야에서 가장 큰 과제라는 것도 의심의 여지가 없다. Williford(1977)는 35년 전 APD 진단을 위한 노력들이 수박 겉핥기에 머물고 있고, 임상적 치료 프로그램 개

다시 보기 표 12.1 후미로성 병변의 청각적 증상

VIII 뇌신경과 청신경핵	중추 전달로
격하 현상: 누가현상이 없는 것	낮은 양이 합산
모든 주파수에서 순음 소실 나타남	낮은 SSI-ICM 점수
등골근 반사 소실 나타남	낮은 SSI-CCM 점수
등골근 반사 역치 상승 또는 관찰할 수 없음	III~V파 간 잠복시간 연장
ABR V파 잠복시간의 현저한 지연	병변 반대쪽 귀의 왜곡어음 어음이해도 저하
이음향반사 관찰됨	
병변 동측 귀의 왜곡어음 어음이해도 저하	

발이 적은 것을 아쉬워했다. 오늘날 상당히 의미 있는 진전이 있음에도 불구하고 여전히 추가 연구가 필요한 실정이다.

✻ 자주 묻는 질문

Q 문법과 통사를 능숙하게 받아들이는 데 필요한 것보다 더 많은 단어를 포함하는 것을 무엇이라고 하는가?

A 외인성 중복성(extrinsic redundancy)이라고 한다.

Q 다발성 경화증이 VIII 뇌신경 손상을 일으키는 과정과 청력손실 발생 여부는 어떠한가?

A 다발성 경화증은 신경을 보호하는 수초가 탈락하며, 청신경이 탈수초화되면 정상적 기능을 할 수 없다.

Q 최소 청각 결핍증이 언어 입력 부족의 결과로 나타날 수 있는가?

A 그렇다.

Q 중추성과 말초성 난청의 차이는 전음성과 감각신경성 난청의 차이와 같은가?

A 청력손실을 중추성 장애라는 용어로 사용하지 않는다.

Q 청신경 흥분의 마지막 피질하 중계소는 어디인가?

A 시상의 내슬상체이다.

Q 청신경 종양이 자주 생기는 부위는?

A 일반적으로 내이도 내부(intracanicular)의 VIII 뇌신경 전정가지의 Schwann 세포에서 발생한다. 이 때문에 '슈반종(schwannomas)'이라고도 한다.

Q 청신경 종양은 악성인가, 양성인가?

A 대부분 양성이다.

✻ 추천 도서

Chermak, G. D. & Musiek, F. E. (2014). *Handbook of central auditory processing disorder: Comprehensive intervention* (2nd ed.). San Diego: Plural Publishing.

Musiek, F. E., & Baran, J. A. (2007). *The auditory system: Anatomy, physiology, and clinical correlates*. Boston: Allyn & Bacon.

Tillery, K. L. (2009). Central auditory processing evaluation: A test battery approach. In J. Katz, L. Medwetsky, R. Burkard, & L. Hood (Eds.), *Handbook of clinical audiology* (pp. 627-641). Philadelphia: Lippincott Williams and Wilkins.

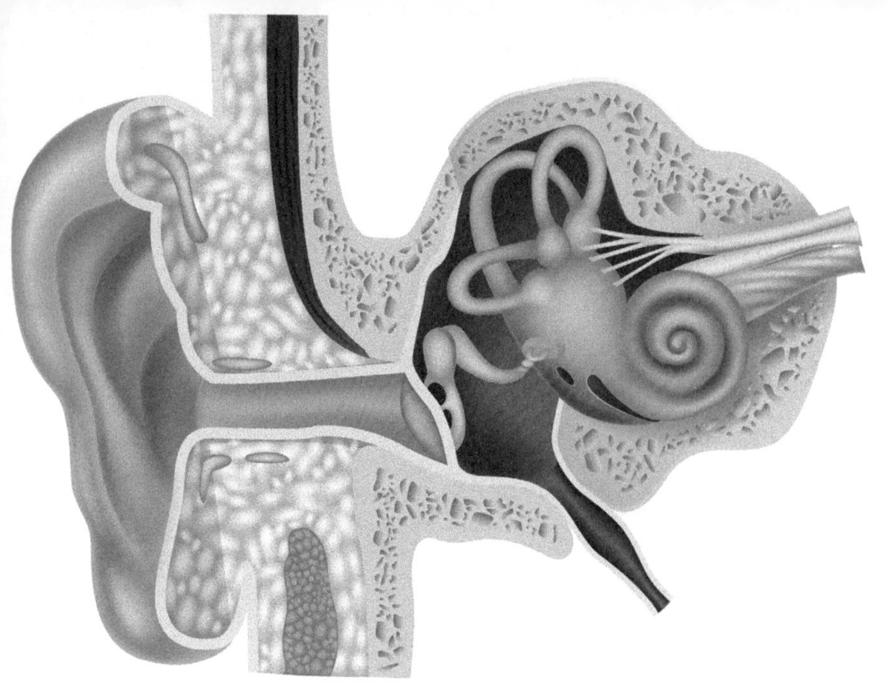

제 13 장

비기질성 난청

학습 목표

이 장은 비기질성 난청과 이를 확인할 수 있는 증상을 다루고 있다. 이 장에서 학습할 내용은 다음과 같다.

- 비기질성 난청 관련 용어와 부적절한 용어 확인
- 비기질성 난청 확인을 위한 객관적 평가(7장), 정성적 정보를 제공하는 평가와 정량적 정보를 제공하는 평가
- 2채널의 표준 청력검사기를 이용하여 비기질성 난청의 정성적 · 정량적 증거를 확보할 수 있는 방법

정상 청력이거나 청력손실이 심하지 않은데도 난청이 있거나 심한 것처럼 연기하는 사람들이 있다. 이들을 발견하고 효과적으로 관리하는 것은 매우 중요하다. 이 장은 이에 관한 내용들을 다룰 것이다.

청력손실이 있는 것처럼 또는 실제보다 심한 것처럼 과장하는 데는 여러 가지 이유가 있다. 이러한 과장은 여러 가지 방식으로 나타난다. 청력손실은 물론 사고에 의한 경부 상해, 허리 통증, 기억 상실, 인지 결함, 척수 손상, 무기력, 어지러움, 이명 등이 있으며,

이에 대한 보상 목적의 소송이 계속되고 있다. 여기에 노동 관련 보상을 목적으로 소송을 제기하는 근로자들과 또래 및 부모로부터 관심을 끌거나 학업에 대한 부담을 줄이려 하는 학령기 소아 청소년들이 비기질성 난청을 호소할 수 있다.

이전 네 개의 장에서 청각계통의 국소 해부와 이들 각 부위의 손상에 따른 청력손실 등을 설명하였다. **비기질성 난청**(nonorganic hearing loss)은 청각기관에 어떠한 이상도 없는 상태에서 청력손실을 호소하거나 청력손실을 설명할 수 있는 병리학적 증거가 없는 경우에 사용하는 용어이다.

비기질성 난청으로 진단하기 전에는 청각학적 평가를 받고자 하는 동기, 병력, 증상, 외부 기관에서의 청각 평가 과정 및 결과 등을 주의 깊게 검토하여야 한다. 비기질성 난청을 호소하는 피검자들은 심리적인 문제 등으로 청력손실이 있는 것처럼 과장하기 때문에 난청자들보다 과잉 행동을 한다. 물론, 이러한 요인들은 서로 관련이 있다. 따라서 청각전문가들은 환자를 관찰하고 비기질성 난청 진단을 위한 특수 검사 등을 시행하면서 이 문제의 해답을 찾을 수 있다. 그러나 무엇보다 중요한 것은 기본 청각 평가 과정에서 거짓 반응을 찾아낼 수 있는 능력이 있어야 한다는 것이다.

용어

비기질성 난청의 정의는 청각전문가와 함께 관련 학문 분야 전문가들이 관심을 갖고 지속적으로 고민해야 할 문제이다. 이에 관한 일반적인 용어들은 다음과 같다.

- 비기질성 난청(nonorganic hearing loss). 이 용어는 일반 대중과 문헌에서 널리 사용하고 있다. 문제는 이 용어가 기질성(organic)이 아닌 모든 청력손실을 포함하여 설명하고 있다는 점이다. 이것은 많은 비기질성 난청이 적어도 신체적 손상을 기초로 다소의 과장된 꾸밈이 더해지는 것이어서 관점에서 다소 벗어날 수 있다. 하지만 사람들은 여전히 이 용어를 거부감 없이 받아들이고 널리 사용하고 있다.
- 오류성 난청(erroneous hearing loss). 오류성 난청(Martin & Clark, 2012)은 청력손실의 실체가 모 아니면 도는 아니기 때문에 대안으로 사용한 용어이다. 용어 자체는 장점이 있기도 하지만 임상 현장에서는 다른 용어들이 비중 있게 자리 잡고 있어서 친숙하지 않다.
- 거짓 난청(pseudohypacusis). 일부 전문가들은 '위난청(false hearing loss)'이라는 낱말의 의미처럼 **거짓 난청**이라는 용어를 선호한다(Carhart, 1961). 의학 용어 규칙에 따라 원래는 *pseudohypoacusis*이며, 비기질성 난청과 마찬가지로 한계가 있다.

이 용어는 그 어떤 기질적 병리도 전혀 없다는 생각에서 출발한 것이다(Mendel, Danhauer, & Singh, 1999; Stach, 2003; Ventry & Chaiklin, 1962). 의학적 개념으로 본다면 어떤 병리적 현상이나 병력이 없어서 청력손실을 설명할 수 없는 것을 의미한다(Roeser, Buckley, & Stickney, 2000). 청각전문가들은 이러한 보고서를 작성하지 않는다.

- 기능성 난청(functional hearing loss). 기질성 난청과 함께 널리 사용되는 용어가 **기능성 난청**이다(Ventry & Chaiklin, 1962). 이 용어는 의사나 심리학자들이 신체 기관의 손상(기질적, organic)이 없는 상태에서 나타나는 증상을 설명할 때 종종 사용한다. 청력손실에서 '기능적'이라는 용어 사용에 따른 문제 중 하나는 이 용어에 기능 또는 기능 부전과 관련한 개념상 오류를 일으킬 수 있다는 것이다.
- 심인성 난청(psychogenic hearing loss). 일부 청각전문가들은 무의식적으로 문제를 조작하거나 과장하는 것의 반대 개념으로, 의식적으로 거짓 행동을 보인다는(마음으로부터 시작하는) 의미의 **심인성 난청**이라는 용어를 사용한다. 최근 심리적 스트레스가 신체적 증상으로 변환되는 것 중 하나가 전환 장애라는 용어로 대체되고 있다(Shahrokh & Hales, 2003). 따라서 심인성 난청이나 전환 장애는 모두 병인을 의미하므로 사용을 자제하는 것이 좋다.
- 히스테리성 난청(hysterical deafness). **히스테리성 난청**은 프로이트 시대 때부터 오랫동안 사용되었으며 지나치게 단순화된 용어이다. 모 아니면 도와 같은 방식으로 개념을 정의하기 때문에 부분적으로는 올바른 용어이다. Martin(2009)은 "'hysterical'은 그리스어 'hystera'(자궁)에서 유래한 낱말로, '경멸'의 의미가 담겨져 있기 때문에 사용하지 않는 것이 적절하다."라고 언급하였다.
- 위난청(false hearing loss) 또는 과대 난청(exaggerated hearing loss). Peck(2011)은 환자의 행동이나 검사 결과가 일치하지 않는 경우 **위난청** 또는 **과대 난청**이라는 용어를 사용하였다. 이 새로운 용어가 널리 사용될지는 시간이 결정할 것이다.
- 꾀병(factitious disorder). 인간의 마음은 의도하거나 의도하지 않거나를 단순하게 비교하기에는 너무나 복잡하다. Austen과 Lynch(2004)는 의도적인 것과 그렇지 않은 것으로 행동을 나누는 전통적 이분법 대신 몇 가지 사고를 사용하는 패러다임에 대해 고민하면서 비기질성 난청을 새롭게 분류하려는 시도로 **꾀병**이라는 용어를 소개하였다. 다소 복잡하지만 청력손실이 없으면서도 심리적인 영향과 무관하게 청력손실이 있는 것처럼 하는 사람들에게 이 용어의 사용을 추천하였다.
- 사기 난청(malingering). 매우 자주 사용되는 용어 중 하나가 **사기 난청**이다. 사기 난청자(malingerer)는 경제적 이득 등 특정 목적을 위해 신체적 또는 심리적 증상을

조작하는 거짓말쟁이를 말한다. 흔히 자동차 사고, 산업 재해 등에 대한 보상 문제가 있을 경우 사기 난청을 의심할 수 있다. 이들의 상당수는 어느 정도 청력손실이 있다. 환자의 정신적 충격 가능성, 진단 오류 이외에도 사기 난청 관련 소송에 휘말릴 소지가 있다.

비기질성 난청이라는 용어를 이 책에서 사용하고 있지만 서로 다른 용어를 충분히 이해하여야 하고, 심인성 난청이나 사기 난청이라는 용어처럼 그 원인을 담고 있지 않다는 점을 기억해야 한다. 또 피검자가 난청을 거짓으로 과장하는지, 꾀병을 부리는지, 심인성인지 그리고 여러 가지가 함께 나타나는지 등을 확실하게 알 수 있는 방법은 없다. 피검자가 거짓을 인정하지 않는 이상 정서성 장애에 대한 확인은 정신과 의사, 심리전문가 등의 역할이다. 청각전문가는 가급적 무난한 일반적인 용어를 사용할 필요가 있고, 환자와 가족 및 보호자와의 상담 과정에서 용어 사용은 매우 신중해야 한다(Snyder, 2001).

⚜ 비기질성 난청자

비기질성 난청 증상이 분명한 경우 성별, 나이, 사회경제적 배경 등을 확인할 필요가 있다. 성인 남성들의 경우 비기질성 난청을 의심할 수 있는 요인이 많아서 재향군인회는 보상에서 난청을 제외하자는 주장도 하였다.

비기질성 난청 연구의 대부분은 군사학 연구처럼 성인 남자들을 대상으로 하였다. 이 점은 비기질성 난청이 모든 연령과 성별에 따라 차이가 있는지에 대해 의문을 남기며, 소수 특정 계층만을 대상으로 한 연구는 유용하지 않을 수 있다. 비기질성 난청에 대한 일반화는 개인 간 의사소통에 관한 문헌 연구를 통해 일부 접근이 가능하다.

비기질성 난청의 일부는 의도적이고 의식적인 속임수의 한 형태로 판단할 수 있다. Burgoon, Buller와 Woodall(1989) 등은 일반적으로 여자의 거짓말보다 남자의 거짓말에 더 관대하다고 하였다. 아울러 여자들의 거짓말은 다른 사람을 보호하는 것을 더 중요하게 여기는 반면 남자들의 거짓말은 자기 보호를 더 중요하게 여기는 경향이 있다고 주장하였다. 소아들이 거짓말을 생각하고 성공적으로 실행하는 능력은 연령이 증가하면서 향상된다. 따라서 영유아의 비기질성 난청은 소아나 성인에 비하여 성공할 확률이 낮을 것으로 추정할 수 있다. 그러나 유소아 비기질성 난청은 생각한 것보다 흔하고, 심각한 수준이다(Johnson, Weissman, & Klerman, 1992). 유소아 비기질성 난청은 장기간 누적된 정서적 문제(Brooks & Goeghegan, 1992)이거나 심각학 고통(Riedner & Efros,

1995)의 신호일 수 있다.

비기질성 난청을 확인하는 유일한 방법은 거짓 난청을 시도하는 순간 이에 대에 대하여 질문하는 것이다. 물론 불가능에 가깝다. 그러나 Martin, Champlin과 McCreery(2001)는 30명의 정상 청력자들에게 기본 청각 평가에서 사기 난청을 시도하게 하고 성공 보수를 지급하였다. 이들의 반응을 근거로 사기 난청자들이 청력손실을 가장하기 위해 협조하지 않는 행동들을 살펴보면 처음에는 모든 자극에 반응하지 않기, 크기를 정해 놓고 무작위로 반응하기, 미리 결정한 크기에 대해서만 반응하기 등이었다. 아울러 피검자 상당수는 하나 이상의 방법으로 소리 크기를 판단하거나 청취 횟수를 세는 방법을 함께 사용하였다. 특히, 사기 난청자들은 처음에는 소리 크기를 기준으로 하다가 다음에는 기준 크기를 중심으로 몇 번째 소리에 응답하는 방법을 사용하였다. 첫 번째 검사에서 사기 난청자들은 미리 정한 크기에서 응답하는 방법을 사용하였다. 그러나 표준 검사법을 이용하여 다른 쪽 귀를 두 번째로 검사하면, 기준 강도를 중심으로 몇 번째 소리에 응답하는 방법을 사용하였다. 이런 방법으로 청력손실을 가장하였다. 이러한 응답 형태를 고려하면 비기질성 난청은 비표준화된 방법을 적용하는 것이 왜 중요한지를 알 수 있다.

Ross(1964)는 특별한 상황에 있는 소아가 비기질성 난청이 생기는 것을 설명하였다. 공립학교 청각선별검사에서 정상 청력 학생이 자주 재검 대상자로 판단되기도 한다. 여기에는 많은 이유가 있을 수 있다. 장비 고장, 검사실 소음, 피검 학생의 검사 미숙 등이 그것이다. 유소아 학생들은 청력손실이 있을 경우 학교나 부모로부터 관심을 받을 수 있다는 것을 알게 된다. 이 때문에 호의적 관심을 받을 수 있고 성적이 낮은 변명으로 사용할 수 있으며 특별한 관심을 이끌 수 있다는 것을 알고 이를 즐기기 시작한다. 이때부터 일부 소아들은 청각전문가들이 자신에게 주의를 줄 때까지 스스로에게 청력손실이 있다는 것에만 집중하게 된다. 따라서 Ross는 학교 보건 담당자가 청각전문가나 의사에게 의뢰하기 전에 소아에게 분명한 청력손실이 있다는 확신을 가져야 한다고 제안하였다.

비기질성 난청의 원인은 무수히 많을 것이다. 사기 난청이나 자신의 청력손실을 과장하는 행위의 동기는 금전적 이득인 경우가 많다. 또 다른 이유들로 관심을 끌고 싶거나 하고 싶지 않는 일을 피하고 싶은 것 등을 들 수 있다. 비기질성 난청의 원인을 근본적으로 이해하기는 곤란하고, 무엇인가를 피하고 싶어 하는 경우에는 **전환 신경증**(conversion neurosis)으로 판단하기도 한다. 비기질성 난청의 역학이 무엇이든 이를 피상적으로 관찰하면서 이 단면들을 인지할 수 있어야 한다.

비기질성 난청 징후

비기질성 난청은 청각학적 평가를 의뢰하는 기관, 피검자의 병력, 사전 상담 과정에서 피검자의 행동, 기본 검사 성적 등을 포함하여 다양한 단서를 통해 예측할 수 있다. 때로 비전문가도 쉽게 알 수 있을 정도의 증상을 보이기도 한다. 비기질성 난청자들은 대기실에서 당황한 듯 눈치를 보면서 난청자들만 갖는 특징적 행동을 과장하기도 한다. 듣기 위해 열심히 노력하고 있다는 모습을 지나치게 과장하기, 독화를 완벽하게 구사하는 것처럼 얼굴을 바라볼 때만 들을 수 있는 것처럼 행동하기 등이 있는지 관찰하여야 한다. 그러나 많은 비기질성 난청자들은 이상과 같이 쉽게 인지할 수 있는 행동을 보이지는 않는다.

피검자가 재향군인회, 보험회사, 변호사 또는 의사협회와 같은 기관의 보상 기준 관련 안내문을 지참하고 방문하였다면 우선적으로 비기질성 난청을 의심할 수 있다. 이러한 경우 일부 피검자는 분명하고도 일관되게 비기질성 난청의 특징적 행동을 보일 수 있고, 이들 집단의 경우 비기질성 난청 유병률이 일반인보다 높다.

실전 해설

비기질성 난청 비율을 측정하는 것은 어렵고, 청각클리닉에 따라서도 그 차이가 크다. 직업상 재해로 발생한 청력손실에 대한 보상을 목적으로 방문한 피검자의 25% 정도가 비기질성 난청인 것으로 추산하고 있다. 비기질성 난청을 보일 수 있는 연령층은 다양하며, 청각전문가들은 이 점을 고려하여 항상 가능성을 염두에 두고 평가하는 것이 필요하다.

기본 검사 성적

비기질성 난청의 첫 번째 단서 중의 하나는 검사 결과에 일관성이 없다는 것이다. 일반적인 난청자들의 경우 검사-재검사 신뢰도는 양호하며, 역치 차이는 5 dB을 초과하지 않는다. 순음청력검사와 어음청력검사의 가청역치 차이가 이 범위를 초과할 경우 이 중 하나 또는 두 가지 검사 결과 모두 정확하지 않은 것으로 판단해야 한다. 물론 가끔씩은 검사 일관성이 낮은 원인은 피검자의 집중과 관련되는 경우가 있고, 이 경우 검사에 집중하게 되면 문제가 해결된다. 따라서 어떤 경우라도 피검자에게 성실한 협조를 요청하는 것이 중요하다.

비기질성 난청의 가장 흔한 증상 중 하나는 순음청력손실 평균(pure tone average, PTAs)과 어음청취역치(speech recognition threshold, SRT)가 일치하지 않다는 것이다. 순음청력도가 수평한 경우 PTAs와 SRT는 5~10 dB 이내로 일치해야 한다. 그러나 고음역 가청역치가 급격하게 낮아지는 것처럼 청력도 양상이 복잡해지면 SRT는 3개의 어음역 주파수 중에서 가청역치가 좋은 두 개 주파수 평균과 비슷하거나 더 좋을 수 있다. 청각 중추신경계통 이상이 포함된 노인들의 SRT는 PTAs보다 낮아지기도 한다. 만약, 청력도 양상과 같은 특별한 이유 없이 SRT가 PTAs보다 좋게 나타난다면 비기질성 난청 가능성이 매우 높다.

비기질성 난청의 경우 순음과 어음청력 역치 사이에 설명하기 어려운 불일치가 나타난다. 일례로, 사기 난청자의 경우 목적을 달성하기 위해서는 역치보다 큰 소리에서 일관되게 반응해야 한다. 이를 위해 자신이 반응했던 큰 소리를 기억해야 하고, 다시 검사하더라도 같은 크기에서 반응을 해야 한다. 그러나 사기 난청자들은 검사-재검사의 차이를 너무 자주 나타낸다. 이들은 순음이나 어음에 대한 검사에서 이전 결과와 비슷하게 반응하는 이상한 능력이 있다. 하지만 이 두 가지 검사를 함께 시행하면 결과를 일치시키지 못한다. 이것은 순음과 2음절 낱말을 같은 크기로 들려주면 주파수 범위가 넓은 2음절 낱말을 크게 느낄 수 있기 때문이다.

비기질성 난청은 역치 검사가 아닌 다른 검사 성적을 통해서 확인하기도 한다. 이들 난청자들은 청각학적 지식이 부족하기 때문에 30 dB SL에서 가장 높은 어음이해도를 보이기도 한다. 이들은 스스로 틀리거나 응답하지 않은 낱말의 수를 세면서 일관되게 낮은 성적으로 응답하기 때문에 충분히 들을 수 있는 이 어음 강도에서 가장 높은 성적을 보이기도 한다.

등골근 반사 역치의 결정은 7장에서, 병변에 따른 반사 양상은 9~12장에서 각각 설명하였다. 와우 손상을 제외하면 등골근 반사 역치는 가청역치보다 65 dB 이상의 강도에서 관찰할 수 있다. 만약, 등골근 반사 역치가 피검자의 주관적 반응 역치보다 10 dB 이상 크지 않으면 비기질성 난청 가능성이 높다(Lamb & Peterson, 1967).

등골근 반사 검사는 비기질성 난청이 의심되거나 그렇지 않은 경우에도 이를 확인하는 증거가 되기도 한다. **그림 13.1**에서 보는 것처럼, 왼쪽 청력이 없다고 호소하는 피검자의 등골근 반사 역치가 동측 및 대측 자극 모두 정상적으로 관찰되고 있다. 따라서 청력도에 나타난 청력손실은 절대 불가능하다.

비기질성 난청을 분명하게 의심할 수 있는 또 다른 단서는 편측성 난청에서 음영 청력이 없다는 것이다. 4장과 5장에서 순음과 어음 자극에 대한 대측 편기 현상을 설명히

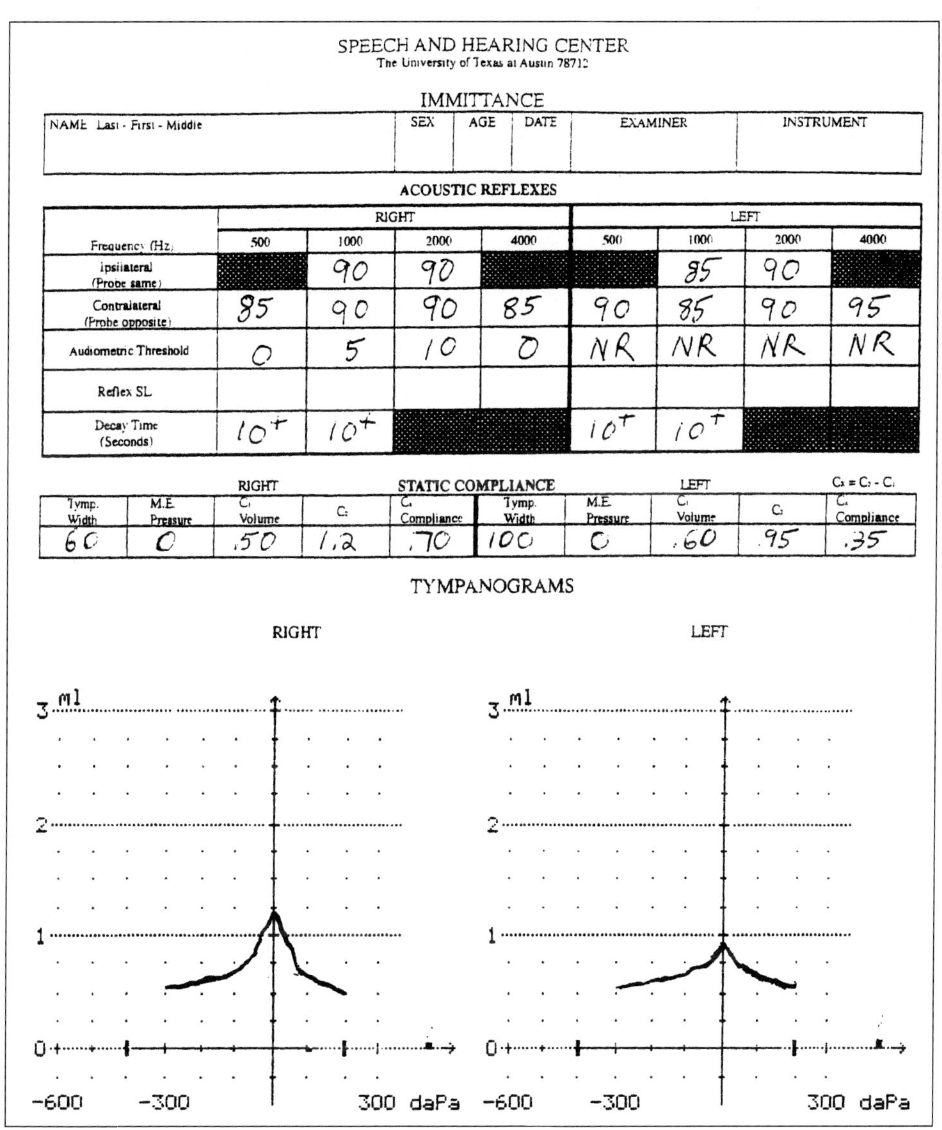

SPEECH AND HEARING CENTER
The University of Texas at Austin 78712

IMMITTANCE

NAME Last - First - Middle	SEX	AGE	DATE	EXAMINER	INSTRUMENT

ACOUSTIC REFLEXES

	RIGHT				LEFT			
Frequency (Hz)	500	1000	2000	4000	500	1000	2000	4000
Ipsilateral (Probe same)		90	90			85	90	
Contralateral (Probe opposite)	85	90	90	85	90	85	90	95
Audiometric Threshold	0	5	10	0	NR	NR	NR	NR
Reflex SL								
Decay Time (Seconds)	10+	10+			10+	10+		

STATIC COMPLIANCE ($C_3 = C_2 - C_1$)

RIGHT					LEFT				
Tymp. Width	M.E. Pressure	C_1 Volume	C_2	C_3 Compliance	Tymp. Width	M.E. Pressure	C_1 Volume	C_2	C_3 Compliance
60	0	.50	1.2	.70	100	0	.60	.95	.35

TYMPANOGRAMS

그림 13.1 오른쪽이 정상이고, 왼쪽이 전농인 피검자의 이미턴스 검사 결과이다. 고막운동도와 등골근 반사는 양쪽 모두 정상이다. 피검자가 호소하는 청력손실로는 동측 및 대측 활성자극에 대한 반사가 절대 정상으로 나타날 수 없다.

였다. 음영 청취에 대한 이해가 없는 상태에서 한쪽 귀가 들리지 않는다고 하는 경우 한 귀는 정상으로 나머지 한 귀 청력은 고도 이상 전농까지 표현하기도 한다(그림 13.2A). 음영 청취가 없다는 것은 이간감약(interaural attenuation)이 없는 유양 골도 전도에서 특히 주의해야 한다. 실제로 한 귀 청력이 전농(profound)인 경우 편측성 전음성 난청

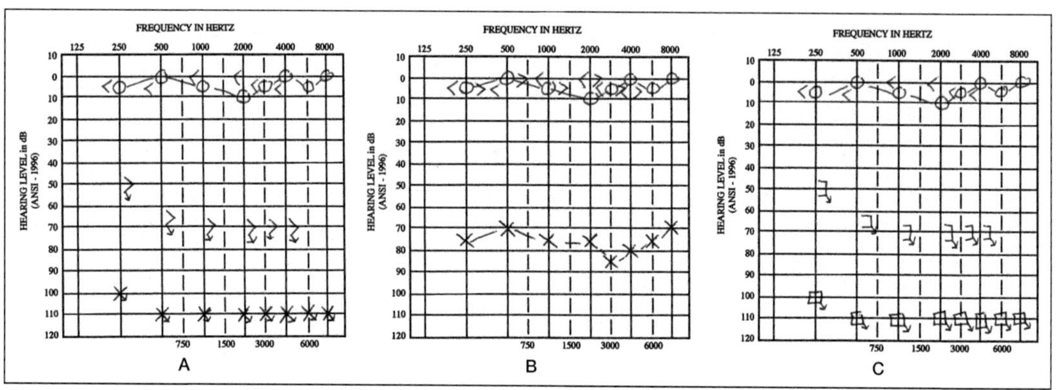

그림 13.2 오른쪽 청력이 정상인 경우 나타날 수 있는 청력도이다. (A) 기도와 골도 모두 음영 청력이 나타나지 않아 왼쪽 귀의 전농은 거짓 반응에 의한 것이다. (B) 왼쪽이 전농일 경우 자극 음이 오른쪽으로 교차되어 나타나는 반응이다. 이 경우 전음성 난청처럼 보일 수 있다. (C) 적절한 차폐 후 결과로 왼쪽 전농을 확인할 수 있다.

처럼 보일 수 있다. 난청이 있는 귀를 헤드폰 기도 수화기로 검사하면 이간감약만큼 감쇠된 후 55 dB HL 정도에서 정상 귀가 듣고 응답한다. 참고로 삽입형 수화기 이간감약은 약 85 dB 정도이다. 결과적으로 편측성 전농인 경우 기도 가청역치는 55 dB HL 정도의 비교적 수평형을 보이고, 골도 가청역치는 정상을 보인다(**그림 13.2B**). 청력손실이 있는 쪽으로 들려준 골도 전도는 골도의 이간감약이 거의 없기 때문에 모두 잘 들리는 쪽으로 듣게 되고 가청역치가 0~10 dB HL 범위로 나타난다. 편측성 전농은 정상 귀를 차폐하고 검사할 경우 **그림 13.2C**와 같은 청력도로 나타난다. 이 책은 삽입형 수화기와 전두 골도 검사를 기본으로 사용하는 것을 권한다. 편측성 비기질성 난청이 의심스러운 경우에는 헤드폰 수화기와 유양 골도 검사가 더 효과적일 수 있다. 많은 청각전문가들은 SRT 검사 과정에서 비기질성 난청자가 보이는 특별한 반응 양상 등을 보고서에 기록한다. 이들 난청자들의 경우 '사과'라고 불러 주면 '사-'라고 응답하거나 '학교'라고 불러 주면 '학-'이라고 응답하는 등 2음절 중 하나의 음절만을 응답하는 경향을 보인다. 이에 대한 구체적인 이유는 알 수 없지만 이런 방식의 응답이 꽤 자주 관찰된다.

비기질성 난청이 의심된다는 것이 증거를 의미하는 것은 아니다. 만약 비기질성 난청이 의심이 된다면 진단 목적의 특수검사를 사용하여 세심하게 평가해야 한다.

비기질성 난청 검사

비기질성 난청 확인을 위한 특수 검사의 일차적인 목적은 피검자가 협조하지 않더라도 청력손실 정도 등에 관한 정보를 획득하는 것이다. 이들에 대한 주관적 검사는 순음과 어음을 이용한다. 검사의 일부는 표준 청력검사기를 사용하고, 나머지 일부는 특수 검사기를 이용한다. 불행하게도 많은 검사들은 비기질성 난청이라는 증거는 얻을 수 있지만 실제 가청역치가 어느 정도인지는 밝히기 어려운 정성적 평가이다. 일부 검사들이 정량적 평가로 피검자의 실제 가청역치를 확인할 수 있다.

객관적 검사

비기질성 난청자에게는 자발적 반응이 필요 없는 검사보다 더 효과적인 검사는 없다. 이 방법으로 가청역치를 구하면 전혀 협조할 생각이 없는 사기 난청자조차도 사기 난청 시도를 포기하게 만든다. 일부 객관적 검사들은 이러한 의도를 가지고 시행하기도 한다.

등골근 반사 검사

7장에서 설명한 것처럼 이미턴스 검사는 협조할 수 없거나 협조할 의지가 없는 피검자의 청력을 예측하는 데 유용하다. 음량 가중과 관련한 선행 연구를 조사한 Jerger, Burney, Mauldin, Crump(1974)는 **등골근 반사 민감도 예측**(sensitivity prediction from the acoustic reflex, SPAR) 검사를 개발하였다. Margolis(1993)는 이 검사가 30 dB을 초과하는 청력손실을 90% 이상 민감도와 특이도로 확인한 결과를 발표하였다.

SPAR 검사는 신호음의 대역폭을 넓게 할수록 등골근 반사 역치가 낮아진다는 사실을 기초로 한다. 달리 말하면, 청력이 정상인 경우 등골근 반사를 유발하기 위한 순음의 강도는 광역 잡음의 강도보다 높아야 한다. 이 차이는 대개 25 dB 정도이다. 경도부터 중등도의 감각신경성 난청의 차이는 10~20 dB 정도이며, 중등도부터 고도 감각신경성 난청의 경우 10 dB 미만이다. 물론 고도 이상은 어떤 자극을 주더라도 등골근 반사가 나타나지 않는다. 청력손실 정도를 예측하기 위해서는 500, 1,000, 2,000 Hz에서 등골근 반사 역치(dB SPL) 평균과 광역 잡음의 등골근 반사 역치를 비교한다.

청성유발전위

청성유발전위(auditory evoked potential, AEP) 검사는 7장에서 설명하였다. 특히, 비기질성 난청을 포함한 검사가 어려운 많은 피검자에게 더 없이 좋다. 객관적 검사로 구한 가청역치는 주관적 검사의 가청역치와 높은 상관관계를 보이고, 난청 정도는 물론 청력도 양상을 확인할 수 있다.

이음향방사

일과성 자발 이음향방사(transient-evoked otoacoustic emission, TEOAE)에 대해서는 7장에서 이미 설명하였다. 이 검사는 비기질성 난청 확인에 크게 기여한다(Musiek, Bornstein, & Rintelmann, 1995). Gollegly, Bornstein과 Musiek(1992)은 주관적 반응의 역치 상승이 있었지만 TEOAE에서 정상 소견을 보였던 6례를 발표하였다. Gollegly (1994)는 TEOAE가 청력검사 결과에 피검자의 고의성이 포함되었는지를 선별할 수 있고, 만약 후미로성 병변이 의심되는 경우 ABR 검사를 시행해야 한다고 결론지었다. 이음향방사는 가청역치가 30 dB HL보다 나쁜 경우와 20~25 dB HL보다 좋은 경우를 구분하는 데 이용할 수 있다. TEOAE 검사는 1,000 Hz에서 민감하고, 변조 이음향방사(distortion-product OAEs, DPOAE)는 4,000~6,000 Hz에서 민감하다. 2,000 Hz와 3,000 Hz에서 두 검사는 비슷한 민감도를 보인다(Gorga et al., 1997; Prieve et al., 1993).

이음향방사가 정상 소견을 보였고 후미로성 병변을 배제할 수 있다고 가정할 때 피검자의 자발적 반응 역치가 상승하였다면 이 검사 결과는 비기질성 난청을 의심할 수 있다. 이음향방사가 관찰되지 않았다고 해서 피검자가 가청역치를 과장하지 않은 것이라고 할 수 없다. 이음향방사와 같이 피검자의 반응을 필요로 하지 않는 청각학적 평가들을 **객관적 평가**(objective audiometry)라 한다. 이 검사들은 피검자가 소리를 듣고 스스로 들었다고 표현하는 역할을 하지 않아도 된다는 의미에서 객관적이다. 그러나 이 검사 결과를 해석하는 과정은 주관적이다.

많은 주관적 검사들은 비기질성 난청을 평가하기 위하여 몇 년에 걸쳐 발전을 계속하고 있다. 병소 진단을 위한 많은 주관적 검사의 역사에 대해서는 7장에서 이미 설명하였고, 이 검사들은 객관적 평가로 대체되고 있다. 주관적 검사 중에서 **Stenger 검사**(Stenger test)는 신뢰도가 높고 청력검사기로 쉽게 사용할 수 있어서 여전히 널리 시행하고 있다.

Stenger 검사

Stenger 검사는 편측성 난청 감별을 위해 고안된 것이다. 이 검사는 같은 주파수의 소리를 두 귀 각각에 동시에 들려주면 둘 중 큰 소리만 듣는 것으로 착각한다는 Stenger 원리를 기초로 한 것이다. 이 검사는 두 귀의 가청역치가 적어도 25 dB 이상 크게 차이 있을 때 적용할 수 있다. 각각 별도의 순음을 발생시킬 수 있고, 음강도를 조절할 수 있는 2채널 청력검사기를 이용하여 검사한다.

먼저, 원하는 주파수의 두 귀 가청역치를 구한다. 청력검사기의 한 개 채널을 이용하여 청력이 좋은 귀의 가청역치보다 10 dB 높은 소리를 들려주고 청취 여부를 확인한다.

청력이 나쁜 귀의 가청역치보다 10 dB 낮은 소리를 들려주고 청취 여부를 확인한다. 이 때의 피검자는 두 귀 중 한 귀가 분명히 들리지 않는다고 응답해야 한다. 두 번째 응답은 실제로 소리를 듣고 있지만 들리지 않는 것처럼 응답하는 것이다. 피검자 응답을 확인한 후 좋은 귀에 가청역치보다 10 dB 높은 소리를, 나쁜 귀에 가청역치보다 10 dB 낮은 소리를 동시에 들려준다.

만약 피검자가 들리지 않았다고 한다면 Stenger 원리에 따라 잘 들리는 귀로 소리를 듣고 있지만 나쁜 귀로 소리를 듣고 있다는 사실을 인정하지 않으려는 반응으로 볼 수 있다. 이러한 반응을 양성 Stenger(positive Stenger)로 판정한다. 만약 두 귀로 들려주었을 때 들린다고 한다면 Stenger 음성(Stenger negative)이라 하며, 이 경우 적어도 해당 검사 주파수에서는 비기질성 난청이 없는 것으로 해석할 수 있다.

Stenger 양성 소견이 나타나면 더 정량적 정보를 얻어야 한다. 이때는 좋은 귀에는 역치보다 10 dB 높은 소리를 들려주면서, 나쁜 귀에는 0 dB HL 들려준다. 소리가 들린다고 하면 나쁜 귀의 음강도를 5 또는 10 dB 단위로 올려준다. 피검자는 좋은 귀에 10 dB SL로 들려주는 소리를 듣고 있기 때문에 항상 들어야 한다. 만약 들리지 않는다고 응답하면 5 또는 10 dB 단위로 올려 주어 처음으로 들린다고 반응한 강도를 기록한다.

Stenger 원리가 나타나는 가장 낮은 음강도를 **대측 간섭 최소 강도**(minimum contralateral interference level)라고 한다. 이 강도는 비기질성 난청자의 실제 가청역치의 20 dB 이내로 나타난다. 일부 청각전문가들은 Stenger 검사를 항상 시행하여 대측 간섭 최소 강도를 찾기도 하지만 Stenger 결과가 음성으로 나오면 시간 절약을 위해 이 장 서두에서 소개한 선별검사를 시행하기도 한다.

Stenger 검사 결과가 음성인 경우 청력손실이 심한 귀는 비기질성 난청이 없다고 판단할 수 있는 증거가 된다. Stenger 양성인 경우 청력손실이 심한 귀의 가청역치가 정확하지 않다는 것을 의미한다. 또 대측 간섭 최소 강도를 통해 가청역치 범위를 추정할 수 있지만 실제 역치는 알 수 없다.

어음 Stenger 검사

수정 Stenger 검사라고도 하는 어음 Stenger 검사는 2음절 낱말을 이용하는 것만 차이가 있다. 원리는 같으며, 2채널 청력검사기를 이용하여 2음절 낱말에 대한 반응을 확인한다. 먼저, 한 개 채널을 이용하여 한 귀 SRT를 구하고, 나머지 채널을 이용하여 나머지 귀의 SRT를 구한다. 이어 어음 강도를 좋은 귀는 SRT보다 10 dB 높게, 나쁜 귀는 SRT보다 10 dB 낮게 조절한 후, 동시에 2음절 낱말을 들려준다. 양성이나 음성의 판정은 순음 Stenger 검사와 같다.

어음 Stenger 검사도 순음 Stenger 검사와 마찬가지로 원리는 같고, 비기질성 난청 유무를 확인할 수 있으나 정확한 가청역치를 알 수 없다. 그러나 어음 Stenger 검사는 순음 Stenger 검사의 맥놀이(beating)를 걱정할 필요가 없는 장점이 있다. 대측 간섭 최소 강도는 SRT 추정에 도움이 된다.

Doerfler-Stewart 검사

Doerfler-Stewart 검사(Doerfler-Stewart test)는 비기질성 난청 평가에 사용된 최초 검사들 중 하나이다. 잡음 환경에서 이음절 낱말에 대한 역치의 불일치 정도를 통해 과장 여부를 확인하는 검사이다(Doerfler & Stewart, 1946). 결과 해석에 혼동이 있어서 요즘은 거의 사용하지 않는다.

Lombard 검사

Lombard 검사(Lombard test)는 배경 잡음이 있는 곳에서 말할 때 음성 강도가 커지는 현상을 이용한다. 만약, 듣지 못하는 귀로 잡음을 주면 당연히 음성 강도에 변화가 없다. 그러나 잡음 강도를 올려 주면 피검자 음성 강도도 커진다면 당연히 피검자가 잡음을 듣고 있다는 것을 의미한다. 이 검사는 비기질성 난청 평가에 그다지 큰 영향이 있는 것은 아니다. 정상치를 확인하려는 시도는 있었으나 어느 정도 강도에서 음성 강도에 변화가 나타나는지 확인하지 못했다.

어음 청각 피드백 지연 검사

사람은 촉감, 고유 감각은 물론 주로 청각을 이용하여 스스로 발화한 음성의 속도나 크기를 감시한다. 음소를 말하고 나면 청각계통에서 처리하고, 다음 음소에 대한 신호가 된다. 이 과정에서 동시 피드백은 말소리의 부드러운 조음을 위한 필수 요소이다.

만약 어떤 사람의 음성을 녹음하고, 다시 말하게 하면서 녹음 음성을 0.1~0.2초 정도 지연시켜 재생하면 **청각 피드백 지연**(delayed auditory feedback, DAF)에 의해 발화 음성 양상이 말더듬이 있는 것처럼 달라진다. 아울러 발화 속도를 지연시키거나 음절을 연장 발음하거나 말소리를 크게 하는 등의 방법으로 힘겹게 말하는 것도 관찰할 수 있다. 비기질성 난청이 있다면 청각 피드백 지연 현상이 반드시 나타날 수밖에 없다. 지연 재생한 음성을 듣지 않는다면 음성 산출에 영향이 나타나지 않는다.

발화 음성의 변화는 지연 음성 강도가 낮게는 SRT보다 10 dB 높은 어음 강도에서도 나타나지만 때로는 아주 높은 감각 단위에서도 뚜렷한 말소리 변화가 나타나지 않기도 한다. 이러한 반응 다양성은 이 검사가 임상에서 널리 쓰이는 데 방해 요인이다.

순음 청각 피드백 지연 검사

청각적 피드백을 지연시키는 원리는 피검자가 단추를 누르면 200 ms 시간을 두고 50 ms의 아주 짧은 순음을 들려준다. 순음을 듣고 일정하게 단추를 누르면 지연시간을 수정한다. 이때 피검자가 소리를 듣는다면 단추 누르는 양상을 수정할 것이다. 그러나 듣지 못한다면 방해받지 않고 일정하게 단추를 누를 것이다. Ruhm과 Cooper(1962)는 순음 청각 피드백 지연(pure-tone dealyed auditory feedback, pure-tone DAF) 검사의 양성은 낮게는 5 dB SL에서 관찰할 수 있고, 피검자 가청역치는 지연 순음 청각 피드백 역치보다 10 dB 이상 나빠지지 않는다고 언급하였다. 때로 검사가 곤란하거나 일관되게 응답하지 않는 피검자에게는 이 검사를 시행할 수 없다.

이 장에서 설명한 모든 검사 중에서 순음 청각 피드백 지연 검사가 피검자의 실제 가청역치 예측에 가장 유리하다. 그러나 어음 청각 피드백 지연 검사와 마찬가지로 폭넓게 사용되지는 않았다.

자기청력검사 응용

7장에서 간단히 설명한 것처럼 자기청력검사(Békésy 자기청력검사)를 기본 검사로 시행한 기관은 아주 적었다(Martin, Champlin, & Chambers, 1998). 비기질성 난청은 단속음 역치가 연속음 역치보다 낮을 때 의심할 수 있으며(V형 Békésy 청력도)(Jerger & Herer, 1961), 이 현상은 신호 정지 시간(off time)을 길게 하거나(Hattler, 1970) 신호 강도가 커질 때보다 작아질 때(Chaiklin, 1990) 더 잘 관찰된다. 이 외에도 상승법과 하강법 차이(Békésy ascending descending gap evaluation, BADGE)가 있을 때(Hood, Campbell, & Hutton, 1964) 비기질성 난청을 의심할 수 있다. 연속음을 이용하여 들릴 때까지 음강도를 올리는 상승법과 단속음을 이용하여 들릴 때까지 음강도를 낮추는 하강법 역치의 비교는 순음청력검사기로도 가능하며 비기질성 난청을 정성적으로 평가할 수 있다(Cherry & Ventry, 1976; Harris, 1958; Thelin, 1997; Woodford, Harris, Marquette, Perry, & Barnhart, 1997). Schlauch, Arnce, Lindsay, Sanchez와 Doyle(1998)은 상승법으로 구한 SRT와 하강법으로 구한 순음 가청역치를 이용하여 비기질성 난청을 확인하였다.

Martin, Martin과 Champlin(2000)은 연속 순음(continuous tone), 50% 신호 정지 시간(standard off-time, SOT)의 단속음, 80% 신호 정지 시간(long off-time)의 단속음을 의미하는 **CON-SOT-LOT** 검사를 개발했다. 이 검사는 신호 정지 시간을 길게 하기 위해 청력검사기 단속 스위치를 수동으로 조작하고 피검자 역치상 강도에서 시작하는 하강법과 역치보다 낮은 강도에서 시작하는 상승법으로 음강도를 조작한다. 주파수마다 모두 6번 검사하는데, 검사를 매우 빠르게 진행하여 비기질성 난청자가 검사를 어렵게 느끼도록 해야 한다. 이 검사를 시행하기 위해서는 청각학적 평가에 대한 기본 원리를 이해하는 것이 많은 도움이 된다(Martin & Monro, 1975; Martin & Shipp, 1982; Monro & Martin, 1977). 검사 과정의 일부는 다른 검사에 비해 기술적으로 복잡하고 실제 적용에 어려움이 따를 수 있다. 청각전문가들은 이러한 점을 고려하여 비기질성 난청을 평가하는 것이 중요하다.

음강도 조절 줄거리 검사

비기질성 난청자에게 혼란을 주는 또 다른 검사가 **음강도 조절 줄거리 검사**(Varing Intensity Story Test, VIST)이다(Martin, Champlin, & Marchbanks, 1998). 피검자에게 한 귀로 이야기를 들려줄 것이라고 말한 후, 역치상 강도(+10 dB SL)와 역치하 강도(−30부터 −50 dB SL)로 이야기를 들려준다. 이야기는 피검자가 청력을 나쁘게 꾸밀 겨를이 없을 정도로 아주 빠르게 들려주고 어떤 이야기를 들었는지 줄거리를 이야기하게 한다. 검사를 진행하기 위해서는 2채널 청력검사기와 스테레오 장치가 필요하다.

그림 13.3과 같이 중국의 도자기와 중국을 소개하는 주제가 다른 이야기를 이용하며 작은 소리와 역치보다 낮은 소리를 짧고 빠르게 들려준 후, 검사를 간단히 마친다.

만약 피검자가 역치보다 낮은 강도에서 들려준 이야기와 관련한 질문에 바르게 응답하면 청력은 낮은 강도보다 절대 나쁘지 않다는 것을 의미한다. 이 검사는 피검자가 의도적으로 들리지 않는다고 하거나 청력손실을 과장하는 경우 피검자의 정곡을 찌르는 방법으로 설명할 수 있다.

기타 교란 검사

비기질성 난청이 의심스런 환자에게 교란 검사를 시행하면 나쁘게 표현하려는 의도를 포기하게 만들기도 한다. 여러 개의 소리를 피검자가 반응한 역치보다 높은 강도에서 낮은 강도까지 바꿔 가면서 들려준 후 몇 번 들었는지 확인할 수도 있다(Ross, 1964). 이 방법은 비기질성 난청자가 어느 정도 크기까지 들었다고 표현하였는지를 기억하는 경우 다소 문제가 될 수 있다. 같은 방법으로 편측성 비기질성 난청을 호소하는 경우 단속음을 사용하여 두 귀를 빠르게 번갈아 자극하는 방법도 있다. 이때 음강도는 좋은 귀 가청역치보다 높고, 나쁜 귀 가청역치보다 낮아야 한다(Nagel, 1964).

Frank(1976)는 유소아 순음 가청역치를 찾기 위해 예-아니요(yes-no) 법을 소개했다. 유소아에게 소리가 들리면 '예'라고 대답하게 하고, 소리가 들리지 않으면 '아니요'라고 말하게 한다. 음강도는 상승법으로 조작하는데, 만약 소리가 들리지 않으면 아무런 대

그림 13.3 음 강도 조절 줄거리 검사

중국 이야기

주제 I (역치상 음강도)	주제 II (역치하 음강도)
중국,	인구가 너무 많지만
섬세한 아름다움이 있는	
나라로 잘 알려져 있다.	바위가 많은 지형으로
요즘 중국에서	요리의 기원이
인기가 많은 스타일은	
꽃무늬와	아름다운 정원
기하학적 모양이다.	풍경
디자인은 동일한 특징이 있고	중국의 많은 현대적 도시들은
손으로 그린 풍경들을	중국의 자연은 아름답다
많이 볼 수 있다.	많은 박물관에서
지금 중국의 모습은	책에 관해서는
할머니 시대 중국의 모습을	
기억하고 있는 사람들에게	잘못된 정보가 포함되어 있고,
많이 다르게 느껴질 것이다.	20세기 초반 중국인 까닭에
컴퓨터 시대인 오늘날,	도착했고,
중국의 디자인도 복잡한 방식으로	모든 직물의 유형이
변화되고 있다.	새로운 시대가 오고 있다.

답을 할 수 없다. 그러나 조작하려는 의도가 있다면 '아니요'라고 대답할 것이다. 이 방법은 빠르고 쉽게 비기질성 난청을 단순화할 수 있다. 물론 눈치가 빠른 경우 쉽게 발견하기 어려울 수 있다.

비기질성 난청은 독화 능력을 보는 표준검사로도 확인할 수 있다(Utley, 1946). 피검자는 관찰창을 사이에 두고 검사실에 앉아서 관찰실의 검사자를 마주 본다. 검사실 조명은 눈부심을 최소화하기 위해 흐리게 한다. 음강도는 피검자의 반응 역치보다는 낮지만 추정되는 실제 청력보다는 높게 하고 검사를 시작한다. 검사는 마이크를 켜진 상태와 꺼진 상태를 모두 검사한다. 일부 피검자들의 경우 자신이 우수한 독화자라는 점을 알리고 싶어서 소리를 들려줄 때 성적이 더 좋아질 수 있다.

이명

이명은 미국 성인의 약 5,000만 명이 경험하고 있는 흔한 증상이다. 이 책의 다른 장에서 자세하게 설명하였지만 퇴역 군인들이 경제적 이득을 목적으로 거짓 호소하는 경우가 있어서 여기에서 다시 설명한다.

반드시 필수적이지는 않지만 대개 이명의 원인은 청력손실과 관련되어 있다. 장애로서 이명의 평가 과정은 사실 복잡한 문제이며, 여기에 이명으로 인한 기능적 손상은 평가가 어렵다. 왜냐하면 '울린다'고 하거나 머릿속에서 소리가 난다고 하는 것을 객관적으로 입증할 수 있는 직접적인 검사 방법이 없기 때문이다. 따라서 장애의 평가는 전적으로 주관적으로만 입증해야 한다.

몇 년 전의 판결은 군 복무 중 소음에 노출되어 재발한 이명의 전신에 대한 장애 비율을 10%로 인정하였다. 각각의 이명은 빈도와 지속시간을 고려하지 않으며, 의학적으로 입증하지 않아도 된다. 재향 군인에 대한 면접 조사는 청각전문가가 담당하고 있지만 이 또한 필수 사항은 아니다. 이명을 입증할 수 있는 방법이 없기 때문이다. 따라서 이들은 이명이 얼마나 자주, 얼마나 크게 그리고 얼마나 괴롭히는가와 관계없이 연금을 받는다.

청력손실 동반 여부와 관계없이 이명 보상 신청을 보훈청에 제출하면 자세한 복무 기록과 병력을 확인하고 이를 기준으로 이명에 대한 불편을 평가한다. 보상금은 청력손실이 없어도 지급되지만 보상을 받기까지 과정이 어렵다. 민간 영역에서도 이 과정에서 응용할 만한 유용한 데이터가 없다.

이명의 평가와 보상에 관한 향후 연구는 갈 길이 멀다. 이명으로 인한 장애와 성가심의 정도는 배상 범위를 넘어서는 경우가 많다. 또 보상을 거부할 경우 이들이 조작하거나 과장하고 있다는 것에 대한 조사도 진행되어야 한다.

⚜ 비기질성 난청의 관리

비기질성 난청 소아나 성인에 대한 평가에서 타당도가 높은 경우는 드물다. 결국, 적대감이 나타나고 협조를 기대하기 어려워진다. 검사의 일관성이 없으면 "아주 작은 소리라도 들리면 신호를 해야 하는데, 충분히 큰 소리가 들릴 때까지 기다리기만 한 것 같다. 이렇게 하면 정확한 결과를 낼 수 없다. 다시 한 번 검사해 보자."라는 말과 함께 적극적인 협조를 요청하면서 조언을 할 수 있다. 그렇지만 낮은 타당도에 대한 책임은 피검자에게 전가한다. 물론 이러한 협조 요청에 응하는 피검자도 있다.

Silver(1996)는 비기질성 난청을 포함한 다양한 비기질적 상태 관리에 대한 지침을 소개하였다. 아울러 Silver는 상황을 회피하고 낙인을 찍지 말고 어떻게 행동해야 하는지에 대한 긍정적 설명이 좋다고 조언하였다. Veniar와 Salston(1983)은 검사 결과 불일치에 대해서 듣지 못하는 것보다 경청하지 못하는 것이 더 큰 문제가 될 수 있고, 재활을 통해 좋은 결과를 얻을 수 있다는 것을 이야기해 주는 것이 좋다고 충고한다.

이 장 앞부분에서 설명한 것처럼 비기질성 난청을 위한 여러 검사는 청각전문가의 판단에 의존한다. 대부분의 경우 여러 가지 교란 방법을 사용하여 비기질성 난청을 쉽게 밝힐 수 있다. 예를 들면, 독화에 크게 의존한다고 말한 피검자에게 입술을 가리고 말할 수 있고 "이제 검사가 끝났습니다. 헤드폰은 벗으세요."와 같은 말을 피검자가 반응한 SRT보다 낮은 강도로 설명할 수 있다. 이때 피검자는 자신에게 들리는 설명이 역치보다 낮다는 사실을 모른 채 헤드폰으로 손을 옮길 수도 있다.

비기질성 난청자 평가에서 가장 큰 문제는 실제 가청역치를 결정하는 것과 이들 피검자에게 어떻게 대응하는가이다. 만약 모든 비기질성 난청자들의 정직하지 못한 행위가 욕심이나 게으름 때문이라면 문제는 간단하다. 그러나 많은 비기질성 난청자들은 골칫거리를 안고 있다. 일부는 완전히 조작하고 다른 일부는 약간 과장한 정도이고 또 다른 일부는 정서적 곤란 때문이기도 하다. Peck(2011)은 비기질성 난청자가 표현한 청력손실은 심리사회적 문제에 의한 증상으로 관찰해야 한다고 말하였다. 청각전문가가 실제 가청역치를 얻을 수 있다고 하더라도 여전히 비기질성 난청 동기에 대한 근본적인 원인은 남는 것이다. 경제적 이득을 위한 조작은 성인의 경우 나타날 수 있으나 유소아의 경우 동기가 될 수 없다.

신체적 장애를 가진 유소아들은 호의적 관심과 같은 심리적 지지가 필요할 수 있으며 장애 인식 등에 관한 심리적 요구를 사전에 확인하고 주관적 평가를 시행하는 것이 좋다. 유소아의 가능한 심리사회적 손실을 선별하는 것은 청각전문가의 관점으로 확실히 가능하다. 이혼이나 학대와 같은 가정 문제, 성적이나 따돌림과 같은 학교 문제 또는 이웃과의 문제 등이 정서적 손실의 문제를 일으킨다. 이러한 요인에 의한 잠재적인 문제 등에 대해 유소아 또는 보호자에게 직접 질문할 수 있고 문제가 있다면 학교 심리전문가의 추가 상담을 요청할 수 있다. 이러한 문제가 청력검사 실패로 이어졌고, 근본적인 해결을 위해 학교 상담 등이 필요하고, 학생과 가족이 함께 고민하고 해결해야 한다는 것을 부모에게 설명해야 한다. 관련 전문가에게 의뢰하는 등의 지지요법은 비기질성 난청 치료에 가장 효과적이다(Andaz, Heyworth, & Rowe, 1995). 부모는 자녀가 현재의 상황을 극복할 수 있도록 늘 곁에서 지원하며 격려해야 하고, 이러한 지원이 비기질성 난청을 슬기롭게 극복하는 데 도움이 된다. 아울러 스트레스가 크면 심리전문가의 도움을 제공해야 한다(Clark & English, 2004).

물론, 청각전문가에게는 청력손실을 정확하게 진단하는 것이 최종 목표이다. 하지만, 정확한 청력은 비기질성 난청에 대한 잠재적 동기 문제를 해결하면 기존의 검사만으로도 확인할 수 있다. 청각전문가가 정상 청력일 것으로 판단하고 청각학적 평가를 보류하거나 연기하는 것은 현명하지 못한 결정이다. 청각전문가의 평가 결과 보고서는 학교 상담 교사 등에게 정확한 청각학적 평가 결과를 근거로 제공하는 것이 무엇보다 중요하다(Clark, 2002).

전문 분야의 모든 전문가들이 느끼는 유혹 중 하나는 장애의 판정을 피하고 싶다는 것이다. 비록 주어진 상황에서 심리적 호기심을 가질 수 있지만 심인성 난청이 의심스러운 경우 정신과 의사의 역할까지 할 수는 없다. 아울러 피검자가 사기 난청을 하는 것이 확실하더라도 검사의 역할도 할 수 없다. 물론 이러한 경우는 거의 없지만 사기 난청은 피검자가 시인하는 경우에만 추가 질문이나 평가 없이 판정할 수 있다.

비기질성 난청이 있는 경우 청력도로 표기하는 데만 집중하는 것은 현명하지 못한 행동이다. 많은 사람들이 실제 결과가 무엇이고 이 결과가 무엇을 의미하는가에 집중하지 못하고 빨간색과 파란색의 기호에만 관심을 갖는 경우가 많기 때문이다. 의심스러운 결과가 있다면 어느 누가 청력도를 보더라도 더 세심히 관찰할 수 있도록 "비기질성 난청으로 추정됨"이라고 직접적으로 기록하는 것이 좋다. 보고서 작성은 사기 난청이라는 용어는 피하는 것이 좋고, 사기 난청으로 강력하게 추정되더라도 비기질성 난청이라는 용어를 사용하는 것이 좋다. 때로 비기질성 성인 난청자에게 정신과 의사나 심리전문가의 조언이 필요하더라도 매우 조심스럽게 의뢰해야 한다. 의뢰를 통해 어떤 결과가 나오고 조언을 받을지는 극히 개인적인 문제이기 때문이다.

심화 증례 학습

이 장은 증례 5의 비기질성 난청 특수 검사와 진단에 대하여 분석하기로 한다. 지금까지 나타난 피검자의 병력, 증상, 징후, 평가 동기, 이유가 무엇이든 숨기고 있는 병력 등을 고려하지 않더라도 청력도에서 음영 청력이 없다는 점을 먼저 생각해야 한다. 만약, 실제로 피검자의 왼쪽 청력이 없다면 **그림 13.2A**와 같은 청력도 대신 기도 전도와 골도 전도 모두에서 음영 청력이 나타나서 **그림 13.2B**와 같이 왼쪽 전음성 난청 청력도가 관찰된다. 이 결과를 근거로 음영 청력 가능성을 의심하고 차폐를 시행해야 하며, 차폐 후 결과는 **그림 13.2C**와 같은 청력도로 나타난다. 따라서 **그림 13.2A**와 같은 청력도는 정상적인 경우 나타나지 않는다.

이 증례들에서 그 동기는 청각전문가가 환사의 마음을 읽을 수 없기 때문에 알 수 없다. 다만, 이 증례에서처럼 피검자가 금전적 이득을 고려하고 있을 경우 사기 난청 가능성을 예상할 수 있다. 이 장에서는 비기질성 난청의 진단과 정확한 실제 가청역치를 평가하기 위해 필요한 많은 검사들을 설명하였다. 증례 5를 읽기 전에 피검자에게 어떤 평가들을 적용하는 것이 바람직할 것인가 고민하고, 이 검사를 통해 어떤 것을 확인할 수 있으며, 예상되는 결과 그리고 비기질성 난청이 맞는지 등을 결정할 수 있어야 한다.

증례 5: 비기질성 난청

편측성 비기질성 난청에 가장 널리 사용하는 검사는 순음 및 어음 Stenger 검사이다. 이 증례의 경우 결과는 양성으로 예상되고, 대측 간섭 최소 강도가 낮게는 30 또는 40 dB HL 정도로 피검자의 왼쪽 청력은 정상일 것으로 예상된다. 순음 Stenger 검사도 여러 개 주파수에서 시행해야 한다.

비기질성 난청으로 의심되는 피검자에게 적용할 수 있는 다양한 검사들은 7장에서 설명하였고, 이 검사들을 시행할 필요가 있다. 이음향방사 검사로 짧은 시간 동안 완벽한 결과를 얻을 수 있다. Stenger 검사가 양성인 경우 양쪽 이음향방사는 모두 정상으로 나타날 수 있고 청력도 정상으로 판단할 수 있다. 그러나 왼쪽 귀 이음향방사가 기록되지 않으면 피검자에게 어느 정도의 청력손실이 있으나 이를 지나치게 과장한 것으로 판단할 수 있다. 청성뇌간반응은 시간이 많이 필요하고 별도의 예약을 통해 검사한다. 만약, 두 귀의 청성뇌간반응 결과가 비슷하면 청력은 정상으로 최종 판정할 수 있다. 하지만 왼쪽 귀에 미세한 청력손실까지 없다고 단정하기는 어렵다.

비기질성 난청자와의 상담은 어렵고, 매우 신중하게 이루어져야 한다. 이러한 문제는 매우 민감한 사안으로, 15장에서 다시 설명한다.

* 요약

청각학적 평가 과정에서는 일부 피검자들이 비기질성 난청을 보이기도 한다. 이 피검자들은 사기 난청이나 과대 난청이 있거나 정서적 장애로 어려움을 겪고 있을 수 있다. 아울러 다른 여러 가지 이유로 정확하지 않는 결과가 나타날 수 있다. 청각전문가의 책무는 피검자가 완벽하게 협조하지 않는 상황에서도 실제 가청역치를 결정하는 것이다.

비기질성 난청이 의심되는 경우 여러 가지 검사를 시행할 수 있다. 검사들은 중 일부는 환자를 혼돈스럽게 만들어 비기질성 난청 증거를 찾는 것이며, 피검자가 적극적으로

다시 보기 표 13.1 비기질성 난청의 청각학적 평가 요약

검사명	순음	어음	특수 장비	편측성 난청	양측성 난청	역치 확인
ABR	×		×	×	×	×
Békésy 자기청력검사	×		×	×	×	
교란 검사	×	×		×	×	
CON-SOT-LOT	×			×	×	
DAF—순음	×		×	×	×	×
DAF—어음		×	×	×	×	
Doerfler-Stewart		×			×	
Lombard		×	×		×	
OAE	×		×	×	×	×
SPAR	×			×	×	×
Stenger	×	×	×	×		
TEOAE	×			×	×	
VIST		×		×		

협조할 수 있도록 설득해야 한다. 나머지 일부 검사는 정확한 가청역치를 찾는 데 이용한다.

청각전문가는 피검자가 협조하지 않는 경우에도 평가를 제공할 의무가 있다. 비기질성 난청자에 대한 보고서 작성과 상담의 문제는 비기질성 난청의 증거가 없는 경우보다 더 부담스러울 수 있다.

✱ 자주 묻는 질문

Q Lombard 검사의 방법과 시행하는 이유는?

A 피검자가 짧고 간단한 문장을 반복해서 읽는 동안 헤드폰을 통해 잡음을 들려준다. 만약 피검자의 목소리가 커지면, 잡음을 듣고 있다는 것으로 추정할 수 있다. 만약 잡음 강도가 반응한 역치보다 낮거나 약간 높은 정도이면 결과는 Lombard 양성으로 기록한다. 이 검사의 문제점들 중 하나는 비기질성 난청 정도를 알 수 없다는 것이다.

Q 지연 어음 청각 피드백 검사는 언제 시행하는가?

A 이 검사는 오늘날 거의 시행하지 않는다. 최근 청력검사기들에는 이 검사 기능이 없다.

Q 비기질성 난청자들이 흔히 사용하는 방법은?

A 응답하는 음강도를 기억하려 하며 기억한 음강도까지 기다린 후 응답한다. 만약, 피검자가

소리를 듣고 몇 번째에서 반응한다면 음강도 조작을 30 dB HL부터 10 dB씩 올리거나 무작위로 조작하여 피검자를 혼란스럽게 하면 비기질성 난청 시도를 쉽게 알 수 있다.

Q 비기질성 난청을 의심할 수 있는 일반적인 단서는 무엇인가?

A 뚜렷하게 일관성 없는 응답. 일관성은 같은 검사를 반복하여 비교하거나 PTAs와 SRT를 비교한다.

Q Stenger 효과가 나타나는 가장 낮은 음강도는?

A 대측 간섭 최소 강도는 낮게는 20 dB 정도까지이다.

* 추천 도서

Martin, F. N. (2009). Nonorganic hearing loss. In J. Katz, L. Medwetsky, R. Burkhard, & L. Hood (Eds.), *Handbook of clinical audiology* (6th ed., pp. 699-711). Baltimore, MD: Lippincott Williams and Wilkins.

Peck, J. E. (2011). *Pseudohypacusis: False and exaggerated hearing loss*. San Diego, CA: Plural Publishing.

제4부

청력손실의 관리

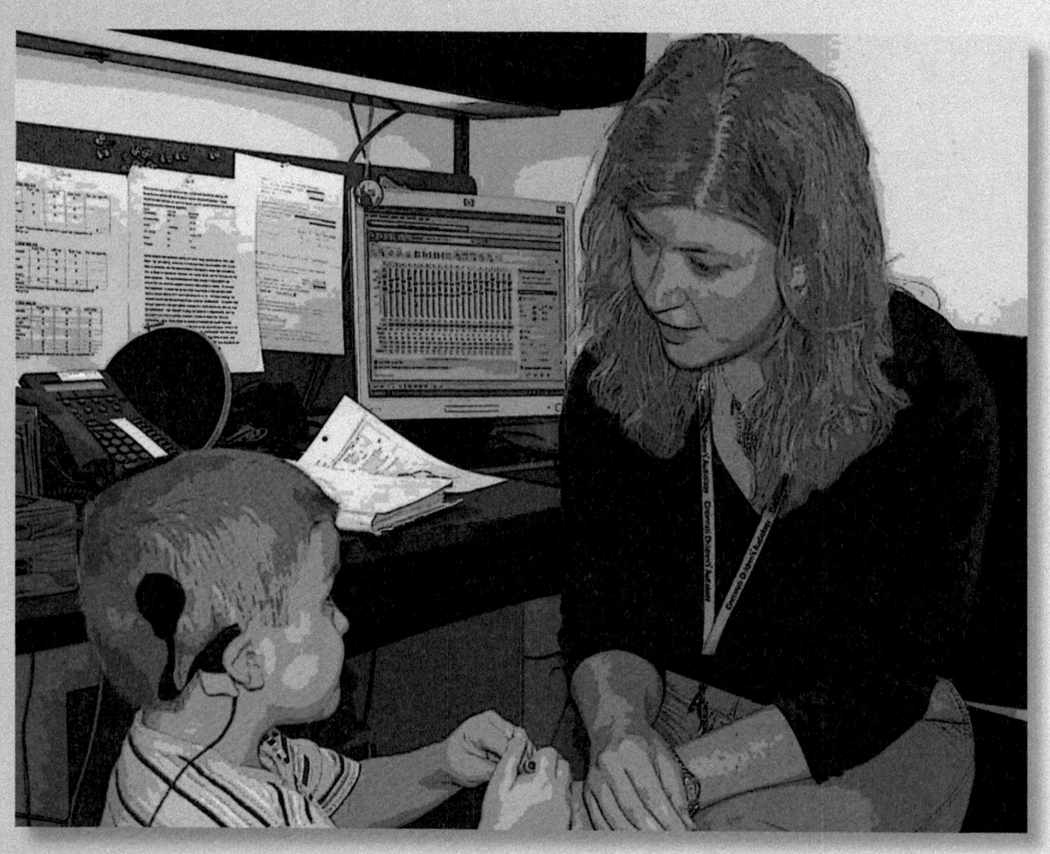

이 책의 마지막 4부는 청각학적 관리를 중심으로 서술한다. 이전의 장에서 다룬 청각 질환과 질환의 감별 진단, 정량적 평가 등은 매우 중요하다. 여기에서 얻은 정보들은 청력손실에 대한 후속 대책과 관리에 직접적으로 관여하기 때문이다. 물론 어떠한 경우라도 청각전문가가 환자에게 제공하는 재활 서비스는 전적으로 자율을 기반으로 올바르게 이루어져야 한다. 마지막 두 장은 역량 있는 청각전문가가 되는 길을 설명할 것이다. 14장에서는 증폭장치 및 감각계통을 다룰 것이다. 난청자가 이를 활용하여 의사소통 능력을 어떻게 향상시킬 것인지에 대하여 설명할 것이다. 마지막 장은 일반적인 청각학적 치료 및 재활과 청각 질환별 난청자와 가족 상담을 통한 삶의 질 개선 등에 관한 내용을 설명할 것이다.

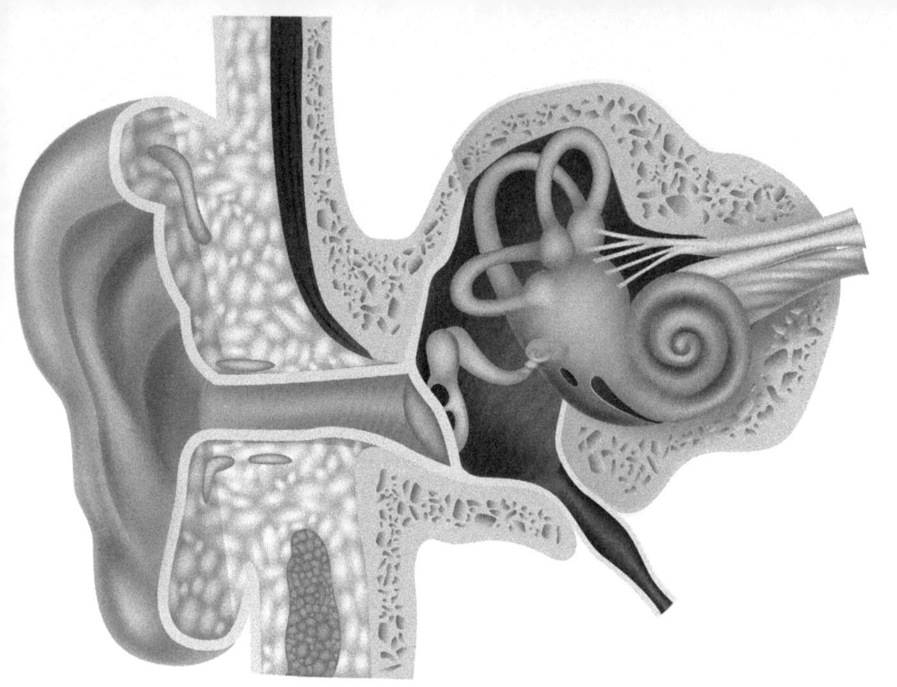

제 14 장

증폭장치/감각계통

학습 목표

이 장은 증폭장치 발달, 보청기 종류, 회로 선택, 이식형 보청기 등을 다룬다. 이 장에서 학습할 내용은 다음과 같다.

- 아날로그 보청기와 디지털 보청기의 차이
- 보청기의 전기음향특성
- 보청기 종류
- 유소아 및 성인 보청기 선택과 검증
- 보청기를 통한 이득과 청각신호 인지 능력을 극대화할 수 있는 다양한 청각 보조 장치 및 난청자용 알람 장치의 활용
- 이식형 보청기 종류와 이식 대상자

증폭장치와 감각계통, 개인 휴대용 보청기나 이식형 보청기 또는 텔레비전 증폭기와 같은 청각 보조 장치 등은 난청자의 청력손실 보상을 위한 관리에 있어서 핵심 요인이다. 청각학적 재활은 보청기를 이용한 증폭을 우선적으로 고려한다. 물론 난청자의 일부는 보청기 사용을 원하지 않거나 실제로 사용하지 않는다. 그렇지만 보청기는

모든 난청자에게 적용하여야 하며, 재활 프로그램의 한 축을 이룬다.

청각전문가는 난청자의 요구를 이해하고 언어 이해 능력을 최대한 증강할 수 있는 성능의 증폭장치를 찾는 것이 중요한 임무이다. 협조가 어려운 영유아 난청자, 재활 과정에 참여하기 어려운 중복 장애 난청자, 재활을 거부하는 성인 난청자, 정신적 · 신체적 한계로 재활 진행에 한계가 있는 노인 난청자 등은 청각학적 재활에서 커다란 난관이다.

⚜ 보청기의 발전

보청기 사용 역사를 연대순으로 잘 기록한 사람은 Berger(1988)이다. 청력손실을 보상하기 위해 집음하고 증폭하는 장치를 사용한 것은 인류 역사와 함께하였다고 말할 수 있을 정도로 오래되었다. 가장 오래된 기록은 음파를 모으고 외이도에 직접 전달하기 위해 동물의 뿔과 조개를 사용하였다는 것이다. 이러한 것들은 19세기 말 최초의 전기적 보청기가 소개되기 전까지 음향 에너지를 직접 모아 주는 도구(그림 14.1)로 사용되었다. 초기 전기적 보청기는 크기와 무게의 제한으로 난청자의 활동 범위를 장치 주변으로 제한하였다. 탄소 소재를 이용하여 개발된 초기 보청기(그림 14.2)는 비록 휴대가 가능하였으나 뚜렷하게 소형화시킨 보청기는 **진공관**(vacuum tube) 방식 보청기가 출현하기까지 거의 40년이 걸렸다. 진공관 방식 보청기는 주파수 대역과 출력에서 큰 개선이 있었고, 이로 인해 전기적 보청기의 청력손실 보상 범위가 초기 탄소 소재 보청기보다 크게 넓어졌다.

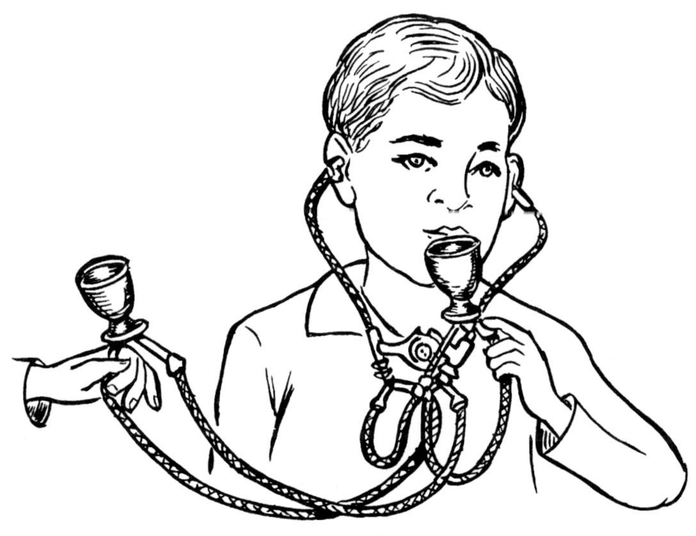

그림 14.1 Sexton 대학관. 집음을 통해 어음을 증폭하는 장치이며, 1885년 7월 미국이과학회에서 Samuel Sexton이 소개하였다.

출처: Reproduced with permission from the International Hearing Society.

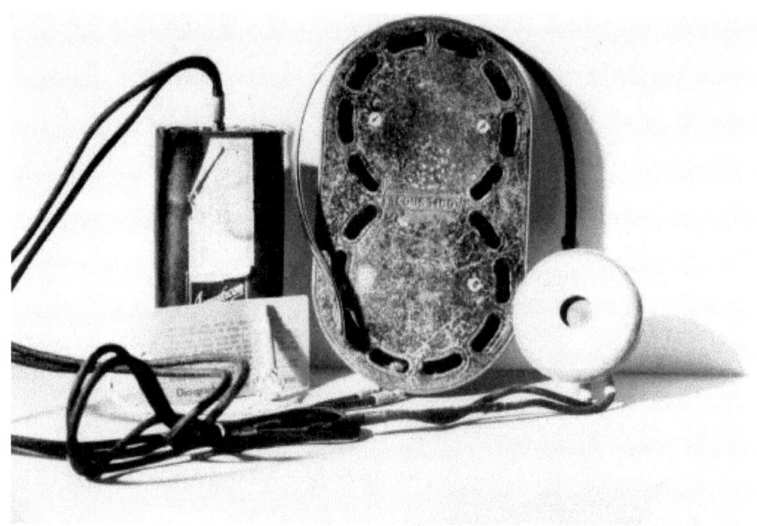

그림 14.2 1910년경 출력을 높이기 위해 사용한 탄소 소재 이중 송화기, 머리띠가 달린 헤드폰 방식 수화기로 구성된 탄소 소재 보청기

출처: Kent State University의 Kenneth W. Berger 보청기 박물관 및 기록보관소 전시책임자 John Hawks.

트랜지스터(transistor)는 1947년 Bell 전화 연구소에서 개발되었으나 초기에는 보청기용으로 활용하기에 적합하지 않았다. 게르마늄 접합형 트랜지스터가 출현하면서 상업용 보청기가 처음으로 출시되었다. 접합형 트랜지스터 크기가 작아지고 소비 전력이 낮아지면서 보청기도 빠르게 소형화되었다. 보청기는 집적회로(integrated circuits)와 컴퓨터 기술 활용, 소형화 등을 통하여 지속적인 기술 혁신을 이루었다. 청각전문가들은 급변하는 보청기 기술 발달에 대응하여 임상적 측면에서 술기를 신속하게 개발하여 적용하고 있으며 이러한 경향은 관련 전문가들도 마찬가지이다.

보청기의 회로 개요

보청기는 개인용으로 소형화된 방송 장치이며, 소리는 송화기로 들어와 증폭되어 소형 수화기를 통해 난청자의 외이도로 진행한다. 일부 보청기는 골도 수화기로 출력할 수도 있고 보청기 일부 또는 전부를 이식하기도 한다.

보청기는 사용자를 위해 입력 신호를 증강시키는 신호 처리 장치로 볼 수 있다. **아날로그 보청기**(analog hearing aids)는 전기 신호를 아날로그 방식으로 처리하기 때문에 정해진 명칭이며 축음기용 음반에 골을 파서 리듬을 담는 것과 같은 기술로 표현할 수 있다(Pascoe, 1991). 아날로그 기술에는 전기 신호를 변경, 개선하는 것까지 포함한다. 청력손실 보상을 위해서는 더욱 정교한 조절이 필요하며 이를 위해 새로운 회로로 대체되고 있다. 따라서 아날로그 보청기는 시장에서 거의 찾아볼 수 없다.

디지털 보청기(digital hearing aids, digital signal processing)는 소리를 0과 1의 bit를 이루는 이진수로 변환한다. 전기 신호를 수정하는 방법은 소리의 주파수, 음강도, 시간, 양상 등이 담긴 정보를 연속되는 bit 단위의 디지털 정보로 변환(analog-to-digital converter, A/D 변환기)하여 사용하기 때문에 빠르고 정확하다. A/D 변환기로 조정된 소리는 다시 아날로그로 변환(digital-to-analog converter, D/A 변환기)된다. 디지털 보청기는 아날로그 보청기에 비하여 신호 대 잡음비가 향상되어 우수한 품질의 신호를 깨끗하게 들려줄 수 있다. 디지털 기술은 송화기를 통해 입력된 소리를 잡음이 포함된 원치 않는 소리에서 원하는 신호만을 분리할 수 있다. 또 여러 개의 증폭기(다채널)와 메모리(다중 기억장치)를 이용하여 조용한 곳이나 소음이 있는 곳 또는 음악 감상 등의 다양한 환경에 맞추어 소리를 들을 수 있다. 이러한 변화는 보청기 사용자가 있는 음향 여건에 따라 자동으로 조절되기도 한다. 90% 이상(Kirkwood, 2004)이 디지털 보청기를 사용하고 있으며 현재는 거의 100%에 이른다. 디지털 보청기 성능이 월등한 것은 사실이지만 이것을 만병통치약쯤으로 생각해서는 안 된다.

혼합형(hybrid) 보청기는 아날로그 신호를 처리하지만 음향특성을 디지털로 조절하기 때문에 프로그램 방식 보청기 또는 디지털 조절 아날로그 보청기(digital controlled analog)라고도 한다. 디지털 보청기만큼은 아니지만 청력도 양상이나 손실 정도 등 청력손실 특성을 아날로그 보청기보다 정확하게 반영할 수 있다는 장점이 있다. 따라서 가격이 저렴한 측면이 있으나 디지털 방식이 보편화되면서 시장에서 급속히 사라지고 있다.

전통적인 아날로그 보청기는 디지털 보청기에 비해 정확하지 않지만 전원 스위치와 음량 조절기는 물론 내장 · 외장 조절기로 증폭 정도를 주파수마다 다르게 조절할 수 있다. 보청기는 강한 소리를 낮출 수 있도록 **압축**(compression) 장치가 포함되어 있고, 이를 통해 출력을 사용자의 가청 범위(역동 범위, dynamic range) 안으로 유지한다. 출력의 제한은 감각신경성 난청의 경우 누가현상으로 인해 불쾌 강도가 낮아지기 때문에 중요하다.

보청기의 지향성 송화기는 사용자 뒤쪽의 소리를 억제시켜 주어 원하는 말소리의 신호 대 잡음비를 높여 준다. 이 송화기 장점은 경쟁 잡음이 있는 환경에서 말소리 이해에 도움이 된다는 것이며(Amlani, 2001) 최근 대부분 디지털 보청기가 이 기술을 사용하고 있다.

보청기에는 스위치 조작을 통해 전자기파를 받아들일 수 있는 기능이 있으며 이 회로는 전화 통화를 수월하게 할 수 있다. 유도코일(telecoil)로도 불리는 이 장치는 몇 년 동안 난청자의 유선 및 무선 통화 능력 향상에 많은 기여를 하였다. 현대 사회의 의사소통에서 전화기가 차지하는 위상을 고려하면 유도코일 사용법을 충분히 숙지하는 것이 중요하다. 유도코일은 다양한 청취 환경에서 청각 보조 장치로 유용하게 사용하고 있다. Ross(2002)는 이러한 측면을 고려하여 명칭을 '청각 유도코일(audicoil)'로 바꾸자고 제안하였다.

보청기 선택 사양 중 혁신적이라 할 수 있는 것은 블루투스(bluetooth)이다. 이 기술은 컴퓨터에서 조절한 증폭음향특성을 보청기에 무선으로 전송하는 것은 물론 음악 감상, 텔레비전 시청, 유선 및 휴대전화 등과 다양하게 접목할 수 있다.

보청기의 다양한 선택 사양이 가지는 장점들은 사용자의 요구나 신체적 한계 등을 극복하기 위하여 자동으로 작동하기도 한다. 자동화 청각 유도코일은 전화기가 귀에 가깝게 다가오면 자동으로 전환되게 할 수 있고 환경 잡음 정도에 따라 지향성 송화기가 자동으로 작동되게 할 수 있다. 오늘날 대부분 보청기는 입력되는 소리 강도에 따라 자동으로 조절되는 압축 회로를 작동시키면서 음량 조절기를 없애기도 한다. 보청기 기술의 끊임없는 발전은 전문가들을 더 복잡하게 하지만 난청자들이 보청기를 더욱 쉽고 편리하게 사용할 수 있게 한다.

보청기의 전기적 특성

보청기 전기음향특성은 **최대 출력 음압**(output sound-pressure level, OSPL), **음향이득**(acoustic gain), **주파수 응답**(frequency response), **왜곡**(distortion) 등으로 표시한다. 전기음향특성을 **보청기제조업협회**(Heairng Aid Industry Conference, HAIC)(1961, 1975)에서 관리할 때까지는 이 특성들에 대한 엄격한 기준이 없어서 다소의 혼돈이 있었다. 최근에는 미국국립표준연구소(ANSI, 2003) 권고 기준에 따라 기술 특성을 표시한다. 음압은 보청기 수화기를 플라스틱 관을 통해 2 cm^3 커플러와 연결하여 측정한다. 2 cm^3 커플러 측정값은 실제로 귀에 보청기를 착용한 특성을 표시하는 것은 아니며, 서로 다른 보청기의 제원을 표시하기 위한 기준으로 사용한다. 오늘날 대부분 청각전문가들은 보청기를 담는 방음상자, 연속 주파수를 출력할 수 있는 발진기와 스피커, 보청기가 증폭한 소리를 받아들이기 위한 측정용 송화기, 주파수마다 증폭 특성을 보거나 인쇄할 수 있는 출력 장치 등으로 구성된 보청기 성능 검사기(**그림 14.3**)를 사용한다. 이 검사기는 125부터 10,000 Hz 주파수 범위에서 출력 특성을 자동을 기록하여 보청기에 대한

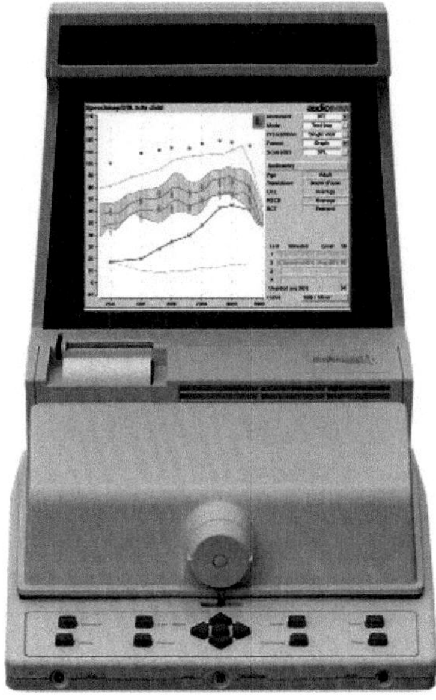

그림 14.3 2 cm^3 커플러를 이용한 전기음향특성을 분석하기 위한 방음상자가 내장되고, 실이 계측이 가능한 보청기 성능 검사기

출처: Audioscan.

전기음향특성을 분석할 수 있다.

최대 출력 음압

보청기는 최대 출력 음압을 제한하지 않을 경우 사용자 청각을 손상시킬 수 있기 때문에 보청기 제조업체가 이를 제한하도록 통제할 필요가 있다. 최대 출력 음압(output sound-pressure level, OSPL)은 과거 보청기가 낼 수 있는 한계 최대 출력이라는 의미로 포화 음압(saturation sound-pressure level, SSPL)이라고도 하였다. 최대 출력 음압은 보청기 음량을 최대로 조절하고 입력 음압을 90 dB SPL로 하여 측정한다($OSPL_{90}$).

음향이득

음향이득은 입력 음압과 출력 음압의 차이를 dB로 표시한 값이다. 음향이득은 음량을 원하는 위치로 돌리고 송화기로 50 또는 60 dB SPL의 소리를 들려주어 구한다. 만약, 입력 음압 60 dB SPL에 대한 출력 음압이 100 dB SPL이라면 음향이득은 40 dB이 된다. **최대 음량이득**(full-on gain, FOG) **고주파수 평균**(high-frequency average, HFA)은 음량을 최대로 조절하고 구한 주파수 응답에서 1,000, 1,600, 2,500 Hz의 이득 평균을 말한다. 최대 음량이득은 보청기가 가지는 이득의 최대치를 의미한다. 실제로 보청기는 최대 음량으로 조절하여 사용하는 경우가 드물기 때문에 청력손실 보상을 위한 실질적 조절 상

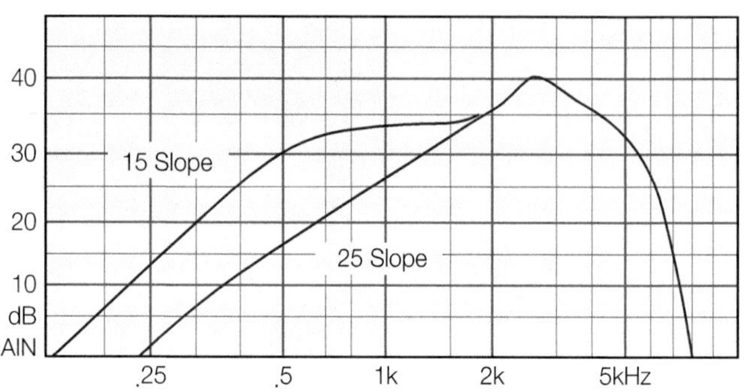

그림 14.4 외이도형 보청기의 전형적인 주파수 응답 특성 곡선. 입력 음압 60 dB SPL을 주고 2 cm^3 커플러를 이용하여 측정한 것이다.

태로 보지 않는다. 미국국립표준연구소(2003)는 음량을 최대에 도달하지 않게 하고 음향이득을 구하게 한다. **기준음량이득**(reference test gain, RTG)은 청력손실의 원인 등을 고려한 난청자 개개인이 사용하는 보청기의 실질적 성능을 표시한다. 보청기에서 외이도로 전달하는 음압은 개인마다 다르다. 외이도 내부 고막 앞에서 수화기 음압을 개인별로 정확하게 측정할 수 있는 것은 **탐침 송화기**(probe-tube microphone)이다.

주파수 응답

모든 음향 장치는 소리를 증폭하고 전달하는 주파수 영역이 제한되어 있다. 보청기의 주파수 응답 범위는 일차적으로 송화기나 수화기 같은 변환기에 의해 그리고 귀꽂이에 의해 한계가 정해진다. 과학기술 발달은 보청기 주파수 응답 범위를 과거에 비해 현저하게 넓게 만들었다. 보청기의 주파수 응답 범위는 기준음량이득을 이용하여 구한다. **그림 14.4**는 최대 증폭이 1,500~6,000 Hz에서 생기는 외이도형 보청기의 주파수 응답 특성 곡선이다. 주파수 응답은 1,000, 1,600, 2,500 Hz의 이득 평균에서 20 dB을 뺀 값에 해당하는 높이에 기준선과 수평한 선을 그리면, 주파수 응답 곡선과 만나는 두 개의 교차점이 생긴다. 주파수 응답 범위는 이 두 교차점 사이를 말한다.

왜곡

보청기 수화기에서 출력되는 소리의 주파수 스펙트럼은 송화기에 입력되는 소리의 특성과 차이가 있을 수 있으며, 이를 **주파수 왜곡**(frequency distortion)이라 한다. **진폭 왜곡**(amplitude distortion)은 입력과 출력 신호의 진폭 관계에서의 차이를 말한다.

만약 진폭이 커진 한 개 주파수 소리가 있다고 하면, 기계적 또는 전기적으로 과부하 상태가 되는 원인이 된다. 이러한 과부하 상태를 **화음 왜곡**(harmonic distortion)이라 하며, 입력 신호가 왜곡된 정도를 백분율로 표시한다. 보청기 왜곡이 커지면 증폭된 어음의 품질이 낮아진다.

기타 보청기 성능 표시

보청기 성능 검사기들은 여러 가지 보청기 특성을 검사할 수 있다. 이 중에는 **등가 입력 잡음 강도**(equivalent input noise level), 건전지 소모율, 유도코일 성능, 입력 신호 강도를 기반으로 이득을 조절하는 **자동 이득 조절**(automatic gain control)과 같은 성능을 검사하는 것들이 포함된다. 이들에 대한 정의와 설명은 생략하겠지만 이에 대한 관심이 있다면 뒷부분에 소개된 추천 도서를 참조하기 바란다.

실전 해설

난청 유소아의 음운론, 형태론, 어휘, 의미론적 자질 등이 발달하기 위해서는 의사소통에 사용되는 높은 품질의 음성 언어 정보를 획득할 수 있어야 한다. 그러나 30년 이상 지속한 연구에서 난청 유소아의 절반 이상이 효과 없는 보청기를 사용하고 있는 것으로 나타났다. 무심하게도 교육 환경에서조차도 보청기 상태를 확실하게 매일 점검하지는 않았다. 분명한 것은 보청기 작동 상태(표 14.1)를 점검한 후 언어치료를 시작해야 한다는 것이다. 이러한 검사는 보호자나 교사, 언어병리전문가가 90초 이내에 시행할 수 있다(그림 14.5). 또 이들 검사가 필수적이기는 하지만 정기적인 전기음향특성 검사를 대신할 수 없다.

노인성 난청자들이 보청기 성능을 낮추어 사용한다는 놀라운 연구 결과도 있다. 언어병리전문가들도 언어치료를 시작하기 전 보청기 성능을 확인해야 하고, 고장이 발견되면 청각전문가에게 의뢰해야 한다.

양이 증폭

보청기 조절의 주목적은 가급적 정상에 가까운 소리를 듣게 해주는 것이다. 따라서 증폭장치는 잔청이 있고 금기 사항이 없다면 반드시 양쪽에 시도해야 한다. 그러나 두 귀 청력이 크게 차이가 난다면 양측으로 보청기를 착용하더라도 두 귀로 듣지 못할 수 있음을 기억해야 한다. 어떤 상황이더라도 두 귀로 보청기를 사용하면 말소리가 더 크고 깨끗해지며 배경 잡음이 적어진다. 또한 음원에 대한 방향 판단 능력이 향상된다. 보청기

표 14.1 일반적인 보청기의 문제 및 해결 방법

불편사항	원인	해결책
소리가 작다	귀꽂이 부분 막힘†	귀꽂이 청소
	도음관 부분 막힘†	도음관 청소/교체
	건전지 소모*	건전지 교환
간간이 안 들린다	단선‡	전선 교환
	건전지 소모†	건전지 교환
	건전지 연결부 오염	면봉과 알코올로 청소
	조절기 부분 오염	조절기 위치를 바꿔가며 전면적인 청소
	회로 내부 문제	서비스 센터 방문
소리가 안 난다	건전지 방전*	건전지 교환
	잘못된 건전지 사용	맞는 건전지로 교환
	건전지 잘못 넣음	건전지 바르게 삽입
	귀꽂이 막힘†	귀꽂이 청소
	도음관 막힘†	도음관 청소/교환
	도음관 꼬임†	꼬인 것을 풀거나 도음관 교환
	코드 파손‡	코드 교환
	수화기 파손‡	수화기 교환
	스위치가 유도코일에 놓임	스위치를 송화기로 바꾸기
	알 수 없음	서비스 센터 방문
심한 잡음이 있다	음향 궤환	귀꽂이를 외이도에 밀착 장착 확인
		귀꽂이와 수화기 연결 확인
		귀꽂이가 바르게 꽂혔는지 확인
		도음관이나 귀꽂이 손상 확인
	음향 내부 궤환	서비스 센터 방문

*건전지 검사기를 이용하여 건전지 검사
†상자형이나 CROS(Contralateral routing of signals)만 지원
‡상자형 또는 골도 전도만 지원

를 양쪽으로 착용하지 않으면 사용하지 않는 귀의 청각적 박탈에 의해 추후 양이청취 효과가 반감한다(Gelfand & Silman, 1993; Silverman, Silman, Emmer, Schoepflin, & Lutolf, 2006). 실제로 청각전문가들로부터 보청기를 조절받고 있는 난청자의 80% 정도가 두 개의 보청기를 사용하는 것으로 조사되었다(Strom, 2004). Carter, Noe와 Wilson(2001)은 말초 청각기관 소견으로 설명하기 어렵고, 이분청취검사(dichotic) 성적이 낮은 일부 난청자들은 생리학적 요인으로 한쪽 장착이 적절한 것으로 보고하였다. 또 극히 일부 증례에서 양측 보청기 장착이 어음이해도를 오히려 낮추기도 한다.

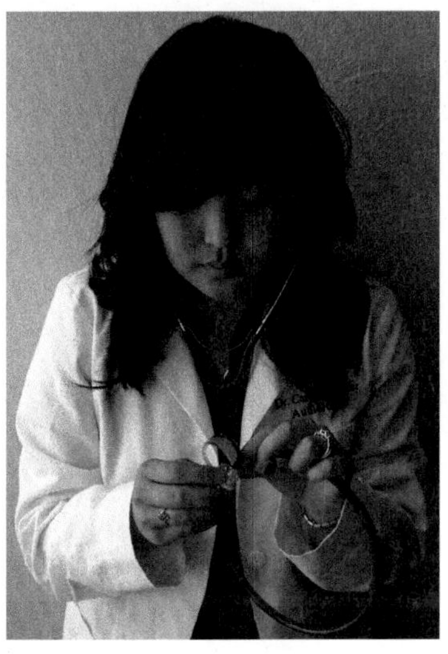

그림 14.5 청각언어재활을 시작하기 전 반드시 시행해야 할 육안감시 및 듣기 검사. 이 검사는 청각전문가들이 시행하는 전기음향특성검사와 함께 보청기 점검의 핵심이다.

출처: Carissa Weiser, AuD.

보청기의 종류

다양한 모양과 크기, 색상, 종류의 보청기가 출시되어 있다(그림 14.6 참조). 보청기 종류는 상자형(body-type), 안경형(eyeglass), 귀걸이형(behind-the-ear, BTE), 외이형(in-the-ear, ITE), 외이도형(in-the-canal, ITC), 비노출 외이도형(completely in-the-canal, CIC) 등이 있고, 디지털 신호처리 방식의 초소형 보청기도 있다.

상자형 보청기

상자형 보청기는 요즘 거의 사용되지 않는다. 이 보청기는 송화기, 증폭기, 음질조절기, 건전지 등이 호주머니에 넣을 수 있는 상자에 담겨 있다. 수화기는 상자와 전선으로 연결되며 증폭기가 보내 준 전기 신호를 음향 신호를 바꾸어 외이도로 들려준다. 수화기는 난청자 외이도 모양을 본떠 만든 귀꽂이 참조(그림 14.7)와 연결한다.

안경형 보청기

트랜지스터 증폭기 개발로 보청기를 안경테에 넣어 사용할 수 있도록 개발된 보청기이다. 한동안 상당한 수요가 있었으나 크기가 작아진 외이형 등 보청기가 개발되었고 하나의 장치에 안경과 보청기가 결합되어 있어 사용과 서비스 불편이 따르고 있어서 수요가 급감했다.

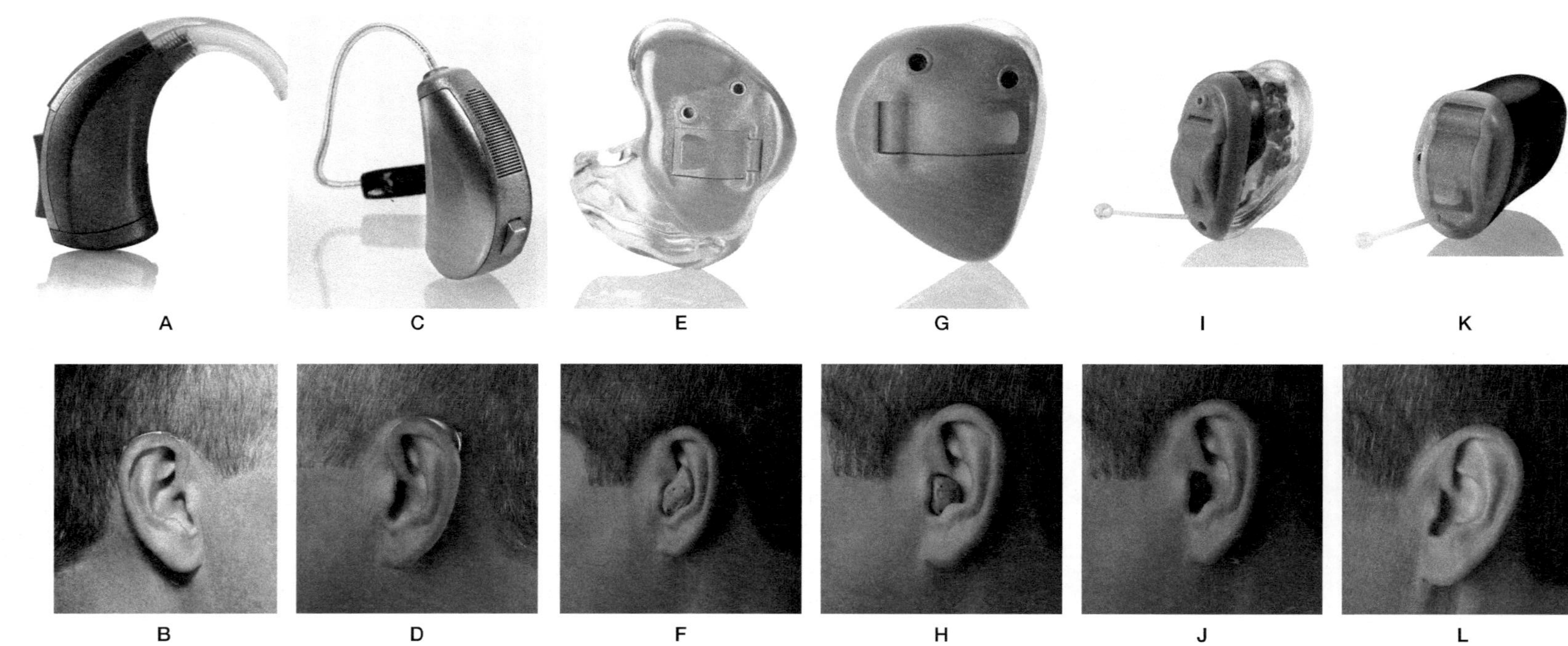

그림 14.6 기도 전도 보청기 종류: 귀걸이형(BTE) 보청기(A), 얇은 관으로 연결하고 외이도를 개방하여 장착한 모습(B), 소형 수화기를 외이도에 장착하는 수화기-외이도 장착 귀걸이형 보청기(RIC)(C)와 장착한 모습(D), 이개강을 채우는 외이형 보청기(ITE)(E)와 장착한 모습(F), 외이도형 보청기(ITC)(G)와 장착한 모습(H), 비노출 외이도형 보청기(CIC)(I)(K)와 장착한 모습(J)(L).

출처: Starkey Hearing Technologies.

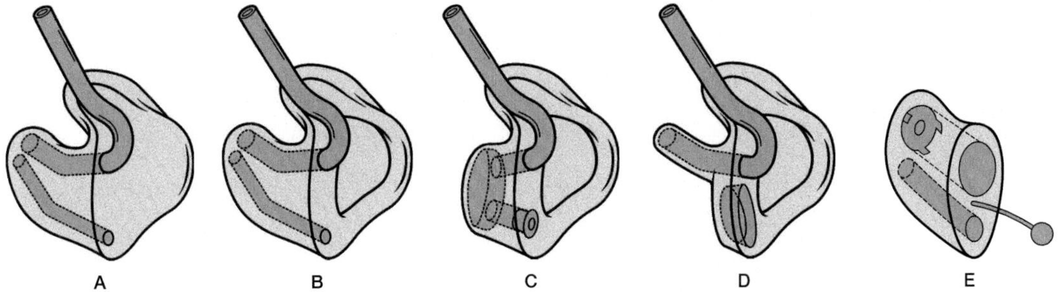

그림 14.7 귀꽂이 종류. 고도 난청용 외이형(shell, A), 외이 골조형(skeleton, B), 고주파 강조용 외이도 개방관형(open-bore canal, C), 폐쇄효과를 낮추기 위한 외이도벽 접촉면 감소형 귀꽂이(D), 제거용 줄을 달고 최소화한 외이도형 귀꽂이(E).

출처: Westone Laboratories, Inc.

귀걸이형 보청기

귀걸이형 보청기(behind the ear, BTE)는 이개 뒤로 장착하고 갈고리 모양의 관(hook)과 'ㄱ'자 모양의 빈 관(tube)(elbow)을 통해 들을 수 있는 방식의 보청기로, 경도부터 고도 난청까지 사용할 수 있다. 청력손실 정도나 난청자 요인을 고려하면 BTE 보청기가 가장 바람직한 선택인 경우가 있으나 한동안은 점유율이 20% 정도에 머물렀다. 대부분 BTE 보청기와 수화기-외이도 장착 귀걸이형(receiver-in-canal, RIC-BTE가 정확한 표현이겠으나 이하 RIC로 사용) 보청기는 주문형 귀꽂이를 사용한다. 귀걸이형 보청기는 유소아 난청자들이 널리 사용한다. 이것은 귀가 성장하는 데 따른 변화를 반영하기 쉽고 외이형, 외이도형, 비노출 외이도형 등에 비하여 비용도 적게 들기 때문이다(그림 14.8).

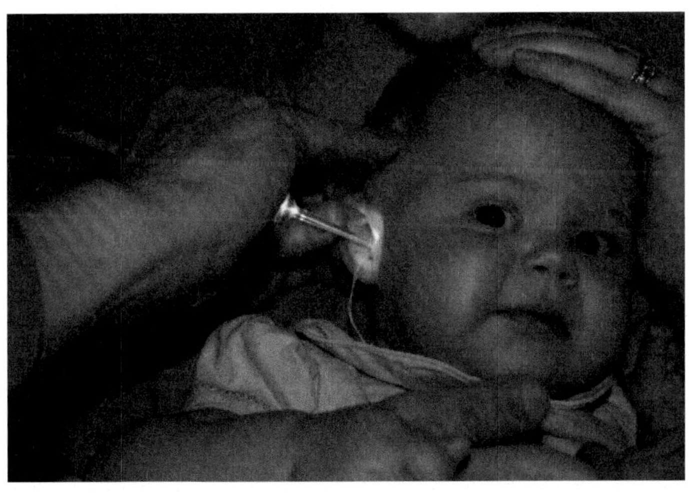

그림 14.8 빠른 성장주기를 고려하여 3~6개월마다 귀꽂이 교환이 필요한 유소아의 인상 제작 모습. 귀꽂이 제작은 솜 등으로 고막이 손상되지 않도록 잘 보호한 후, 인상 물질을 외이도에 넣어야 한다. 보호자가 꼭 붙잡아 갑자기 움직이면서 생길 수 있는 손상도 피해야 한다.

출처: Clark Audiology, LLC.

개방 장착 보청기

최근 귀걸이형 보청기는 시장의 약 70%를 차지한다. 이러한 급성장은 개방형 귀꽂이와 RIC 보청기의 수요 증가에 따른 것이다. 개방 장착(open-fit) 보청기는 그 크기가 BTE보다 훨씬 작고, 미용상 이점이 큰 매우 가는 관을 통해 증폭음을 들을 수 있다. 이 보청기 장점은 보청기 사용자가 자신의 음성이 동굴에서 듣는 것처럼 울려 들리는 폐쇄효과(occlusion effect)가 거의 없다는 것이다.

이 보청기는 외이도를 대부분 개방하여 장착하므로 **음향 궤환**(acoustic feedback)이 쉽게 생길 수 있으며 이 때문에 장착 범위가 경도에서 중등도 난청으로 제한하기도 한다. 음향 궤환은 흔히 보청기 크기가 작아지고 외이도를 개방하여 장착하면서 더 증가하고 있다. 음향 궤환은 증폭되어 수화기로 출력된 소리가 송화기로 다시 들어가 증폭되면서 휘파람 소리가 생기는 현상을 말한다. 대부분의 디지털 보청기는 음향 궤환을 억제할 수 있는 회로가 내장되어 있다.

수화기-외이도 장착 귀걸이형 보청기

대부분 개방 장착 보청기는 수화기를 외이도 내부에 삽입한다(그림 14.6C와 D). 수화기를 외이도 내부에 장착하면 도음관을 통하는 귀걸이형 보청기보다 소리 품질이 현저하게 향상된다. 수화기-외이도 장착 귀걸이형(RIC, 또는 receiver in the ear, RITE) 보청기는 수화기가 송화기와 더 멀리 떨어지기 때문에 음향 궤환도 줄일 수 있다. 수화기가 담긴 귀꽂이를 외이도에 잘 꽂으면(그림 14.7E) 개방 장착일지라도 음향 궤환을 없앨 수 있어서 대부분 난청 정도에 사용할 수 있다. 또 크기가 작아서 미용상으로도 이점이 있다.

외이형 보청기

외이형은 1950년대 후반, 외이도 일부와 이개강에 보청기를 넣을 수 있도록 개발한 보청기이다(그림 14.6E와 F). 초기에는 경도 난청만 사용할 수 있었으나 지금은 경도부터 중등고도까지 사용이 가능하다.

외이도형 보청기

외이도형은 보청기를 이개강 쪽으로 살짝 노출된 것을 제외하고, 외이도 내부로 완전히 넣을 수 있도록 개발한 것이다(그림 14.6G, H). 초기 외이도형은 크기 때문에 출력에 한계가 있었으나 오늘날에는 음향 궤환 피드백 억제 장치 등을 채용하여 중등고도 및 고도 난청까지 사용할 수 있다. 외이도형의 장점은 안경형, ITE, BTE 등의 보청기로 얻을 수 없는 이개에 의한 음향특성을 활용할 수 있다는 것이다. 그러나 크기가 작아서 손동작이 무딘 노인 난청자들은 다소 불편할 수 있다.

비노출 외이도형 보청기

비노출 외이도형(completely in-the-canal, CIC)은 보청기를 외이도 깊숙이 삽입하기 때문에 거의 보이지 않는다. 경도와 중등도 난청용으로 고안되었다. 미용상 이득은 물론 이거니와 전화를 쉽게 통화할 수 있으며, 바람의 영향이 적다. 이개와 이개강의 공명을 최대한 활용할 수 있고, 증폭음이 고막 가까이 출력되기 때문에 실제로 활용할 수 있는 이득이 높다. 그러나 크기가 작고 외이도 깊숙이 삽입하여 얻는 미용상 이득은 개방 장착이나 RIC보다 크지 않다. 보청기 크기가 작고, 건전기 크기 또한 작기 때문에 사용자의 손놀림이 섬세해야 하며 청각 보조 장치(assistive listening device, ALD) 또한 활용할 수 없다. 미용상 이점을 제외한 제한이 많아서 기대만큼 시장 점유율이 높지 않다.

초소형 비노출 외이도형 보청기

초소형 비노출 외이도형(invisible-in-the-canal, IIC) 보청기는 가장 작은 보청기로 크기 때문에 장착에 한계가 있을 수 있다(그림 14.6K, L). 외이도 깊숙한 곳에 장착하기 때문에 육안 관찰이 어려울 수 있고, 장점 및 단점은 CIC와 같다.

일회용 보청기

난청자의 80% 정도는 여전히 청력손실 보상을 위한 적절한 치료 방법을 찾지 못하고 있다. 이들에게 치료 방법을 탐색하는 시간 동안 저렴한 비용으로 사용할 수 있는 일회용 보청기가 1990년대 들어 소개되었다. 양쪽 귀에 사용할 수 있도록 2대의 가격이 10만 원 정도이며 건전지 수명을 고려하면 약 40일 정도 사용할 수 있다. 크기는 성인용 세 가지 정도가 있고 출력 조절을 위한 다양한 선택 사양이 있다.

장착 범위는 경도 및 중등도 난청자이며, 적극적인 성격으로 난청을 쉽게 인정하지 않으면서 사회 활동이 왕성한 젊은 층을 목표로 하고 있다. 유럽에서는 다소 긍정적인 수요가 있었으나 미국에서는 그러지 못했다. 일회용 보청기는 최근 개발된 RIC 보청기(그림 14.6C와 D)와 함께 청각전문가와 단 한 차례의 상담을 통해서 보청기 조절 및 장착이 가능하다. 베이비붐 세대 난청자를 대상으로 한 시장에서 성장 가능성이 높을 것으로 예상된다.

CROS 보청기

편측성 난청자는 특히 청력손실이 있는 쪽의 나지막한 말소리를 듣기 어려워한다. Harford와 Barry(1965)는 이런 문제 해결을 위해 **CROS**(contralateral routing of offside signals **보청기**를 고안하였다. 이 보청기는 청력손실이 있는 귀에 송화기를, 정상 귀에 증폭기와 수화기를 각각 장착한다. BTE 또는 ITE 보청기를 두 귀에 달고 두 귀 사이는 전선으로 신호를 보낸다. 최근에는 전선을 없애고 FM으로 전송하기도 한다. 증폭 음향은 청력이 정상인 귀의 외이도에 꽂은 도음관이나 개방형 귀꽂이를 통해 전달된다. 외이도가 개방되어 있어서 자연의 소리를 함께 들을 수 있다. 이렇게 하면 청력이 정상인 귀로 같은 쪽의 소리와 증폭하여 들려오는 반대쪽의 소리를 동시에 들을 수 있다.

CROS 보청기는 편측에 국한한 난청자를 위해 고안되었지만 점차 그 대상이 넓어졌다. 먼저, 편측성 또는 양측성 고음급추형 난청으로 음향 궤환 때문에 보청기 사용에 제한이 많은 난청자에게도 유용하다(CRIS-CROS). **BiCROS 보청기**는 한쪽 귀의 청력손실이 심하지 않은 비대칭성 양측성 난청에게 유용하다. CROS 보청기는 이 외에도 다양한 난청에 응용할 수 있다(Dillon, 2012).

CROS 보청기는 한쪽 귀에만 있는 청력손실을 해결하는 데는 도움이 된다. 그러나 모든 방향의 소리를 한쪽으로만 듣기 때문에 경쟁 잡음이 있는 곳에서 말소리 이해에 어려움이 따른다. 실제로, Kenworthy, Klee와 Tharpe(1990)는 청력이 정상이거나 정상 경계에 있는 유소아들의 교실에서 소음을 들려주면 말소리를 듣기 어렵게 한다고 보고하였다. 요즘에는 편측성 농 난청자들에게 골도 이식형 보청기 사용이 증가하고 있고 이에 대해서는 추가로 설명한다.

골도 보청기

골도 보청기는 전음성 난청자나 주로 지속성 또는 재발성 이루, 선천성 외이 기형 등으로 기도 보청기 사용이 어려운 경우 선택할 수 있다(**그림 14.9**). 소리는 유양돌기에 댄 골도 수화기를 통해 들려준다. 골도 수화기가 진동하면 두개골로 전달되고 두개골 진동은 동시에 두 귀 와우로 전달되기 때문에 하나의 보청기로 양이청취 효과를 얻을 수 있다. 그러나 두 귀로 도달하는 소리의 시간 차이와 강도 차이는 분간할 수 없다. 골도 보청기 사용은 전체 사용자의 절반에 미치지 않는다.

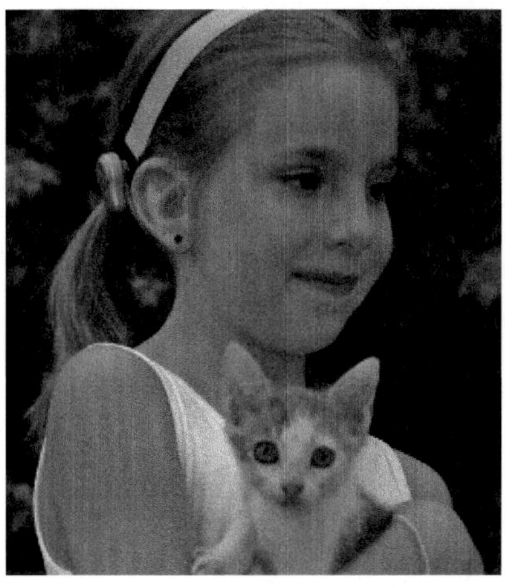

그림 14.9 골도 보청기의 골도 수화기 착대 모습. 음파는 두개골 진동을 통해 두 귀 와우로 진행한다.

출처: Oticon Medical.

골도 이식형 보청기

전음성 난청자의 상당수는 수술로 청력 개선이 어렵거나 개선 방법이 없어서 고통받고 있다. 이들의 일부는 골도 보청기로 도움을 받은 것이 사실이지만 여전히 사용에 불편느끼고 노출이 심하다. 이를 극복하기 위하여 수술을 통해 보청장치를 유양돌기 부위에 삽입하는 경우도 있다. 수술은 외래에서 국소 또는 전신 마취 후 시행하며, 여러 가지 장치가 시술되고 있다(**그림 14.10** 참조)(Miller & Sammeth, 2008).

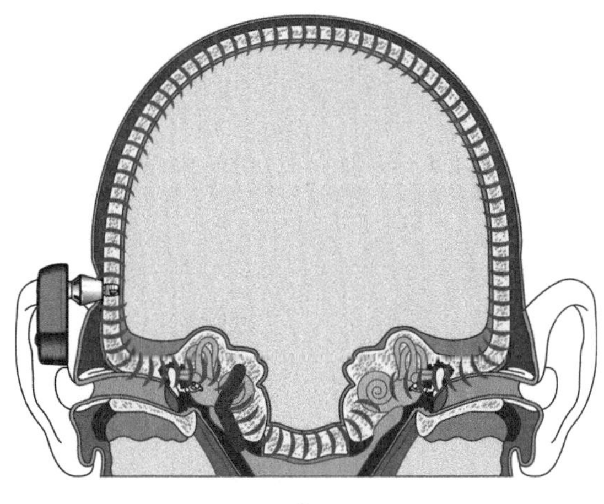

A

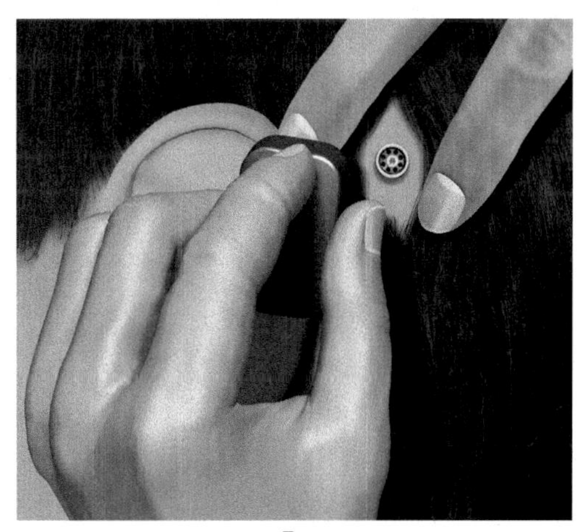

B

그림 14.10 골도 이식형 보청기 Cochlear™ BAHA®와 어음처리기 BP 100. (A) 골도를 통한 양측 전도. (B) BAHA는 어음처리기를 연결하여 작동시키면 티타늄 재질의 나사 모양의 접촉 단자를 통해 소리가 전달된다.

출처: 2010 Cochlear™ 미국 지사가 제공한 BAHA®

골도 이식형 보청기 중 하나는 유양돌기에 나사 구멍을 뚫고 장치를 이식한 후 봉합한다. 수술 후 8주 정도에 이르면 봉합 부위가 회복된다. 이때 이식한 장치에 중계 장치(inductive device)와 귀걸형 또는 상자형 전원 및 어음처리기를 연결한다. 골도 이식형 보청기는 골도 보청기보다 성능이 앞서는 것으로 보고되고 있다(Christensen, Smith-Olinde, Kimberlain, Richter & Dornhoffer, 2010). 아울러 기존 보청기와 달리 음향 궤환이 없어지고 소리 품질이 좋아서 더 찾아 사용하는 것으로 보고하였다(Ghossaini, Spitzer, & Borik, 2010; Johnson, Meikle, Vernon, & Schleuning, 1988).

골도 이식형 보청기(implantable bone-conduction devices, osseointegrated auditory prosthesis, osseointegrated cochlear stimulator, bone anchored hearing aids)는 기존의 보청기와 증폭장치를 수술로 이식하기 때문에 현재까지는 의료보험과 개인보험 혜택을 받을 수 없다(우리나라는 선천성 양측성 외이 기형을 대상으로 2013년 9월부터 국민건강보험 수급이 가능하다—역자 주).

골도 이식형 보청기는 골도를 이용하므로 당연히 기도-골도 청력에 차이가 있어야 하고 적어도 한 귀의 골도 청력이 좋아야 한다. 좋은 귀 골도 청력은 순음청력손실 평균이 45 dB HL 이내가 바람직하다. 미국 식약처(Food and Drug Administration, FDA)은 편측 및 양측성 난청이 있는 5세 유아까지 시술을 승인했다(Spitzer, Ghossaini & Wazen, 2002). 선천성이나 자가 면역 내이 질환 등에 의한 편측 돌발성 난청 또는 청신경 종양 제거 후 발생한 청력손실의 경우 난청 쪽으로 이식하면 골도 전도를 통해 정상 청력을 가진 반대쪽 귀로 들을 수 있다. 이러한 방식을 transcranial routing of signal (TROS)이라고 한다(Wazen et al., 2003).

골도 이식 보청기 사용에 몇 가지 주의 사항이 있다. 예를 들어 어음처리기의 경우 극한의 날씨에서 일반 보청기보다 쉽게 손상된다. 만약, 자기공명영상 검사가 필요한 경우 두개골에 이식한 접촉 단자를 제거해야 한다. 또 아이들이 건전지를 삼키지 않도록 주의해야 한다.

중이 이식기

중이 이식기는 외이도 폐쇄와 음향 궤환이 없는 상태에서 향상된 품질의 소리를 이소골에 직접 전달하여 와우로 전달하기 위한 시도로 개발되었다. 음향 궤환은 증폭한 전기 신호를 다시 음향으로 바꾸지 않기 때문에 없앨 수 있다. 이식 대상은 중등도에서 고도에 이르는 혼합성 난청이다.

2000년 8월 미국 FDA는 18세 이상 성인을 대상으로 이식을 승인했다(FDA, 2000). 생

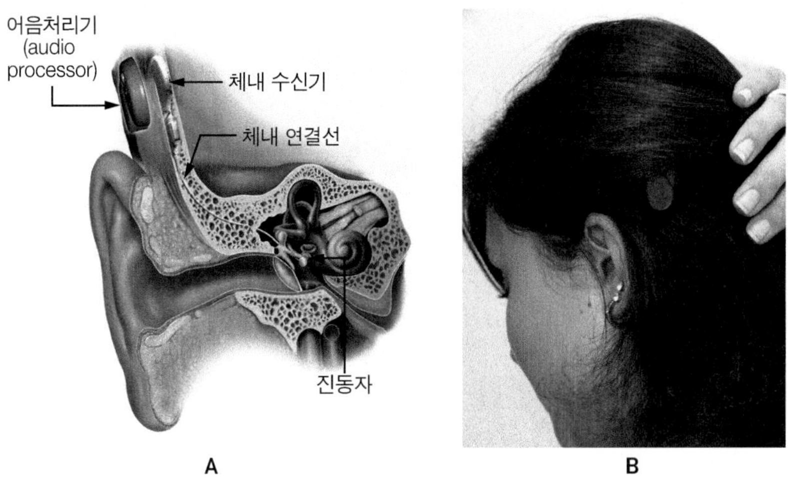

그림 14.11 단면을 통해 살펴본 부분 이식형 중이 이식기의 구성(A), 어음처리기를 착용한 모습(B).

출처: MED-EL Corporation.

체에 부분 이식하는 중이 이식기는 세 부분으로 나뉜다. (1) 피부를 사이에 두고 소리를 전달하는 어음처리기(audio processor), (2) 생체에 이식하는 장치로 어음처리기로부터 수신한 신호를 전기로 바꾸는 수신기, (3) 이소골 연쇄로 연결되는 진동자 등이다(그림 14.11A와 B). 최근에는 모든 장치를 생체에 이식하는 완전 이식형이 개발되었으며(Bassim & Fayed, 2010) 완전 이식형 중이 이식기는 부분 이식형과 마찬가지로 소리의 선예도가 향상되고 음향 궤환과 폐쇄효과가 낮아진다. 그러나 미용상 이점에도 불구하고 만만치 않은 이식 비용, 수술에 대한 부담 때문에 비수술적 장치를 대신하기는 어려울 것으로 본다.

인공 와우

인공 와우는 전농 난청자의 대뇌 피질을 전기로 자극하여 소리를 들려주기 위한 시도가 여러 가지 기술적 이유로 실패하면서 개발된 장치이다. 인공 와우 장치가 개발되기 전에는 피부에 댄 진동 수화기를 통해 소리를 들려주는 **진동촉각 보청기**(vibrotactile aids)가 보청기로 들을 수 없는 사람들에게 사용되었고 어느 정도 효과를 보았었다.

진동촉각 보청기로 소리를 들려주면 소리 탐지와 억양 인식 및 구화 능력이 크게 향상된다(Auer, Bernstein, & Coulter, 1998; Galvin et al., 1991; Plant, 1998). 이 장치는 인공 와우에 비해 비침습적이기는 하지만 수행력이 현저히 낮아서 인공 와우 이식을 할 수 없는 난청자들에게 여전히 장착할 수 있다.

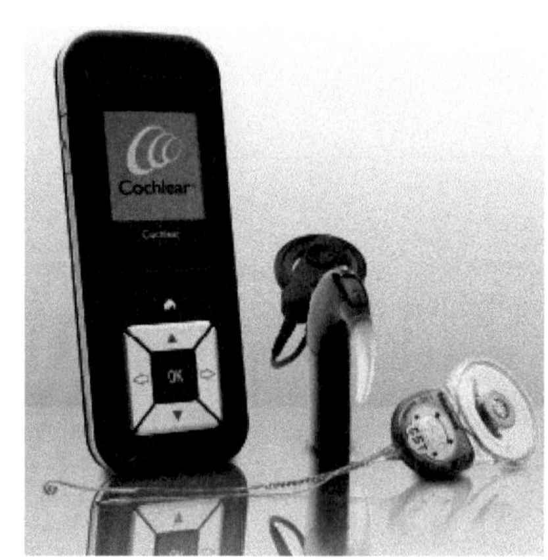

그림 14.12 인공 와우 장치(Cochlear™ Nucleus® CP512)와 외부 장치(CP810 어음처리기, CR110 리모컨).

출처: 2010 Cochelar Americas.

유모세포가 손상된 경우 **인공 와우**(cochlear implant)는 청신경을 직접 자극할 수 있다(House, 1982)(**그림 14.12**). 이개 뒤쪽 피부 바로 아래로 이식한 장치는 전선 모양의 전극과 얇은 코일로 구성되어 있다. 최대 22개의 활성전극은 와우 고실계 내부로 22~24 mm 정도까지 삽입된다(**그림 14.13A**). 접지 전극은 골미로 바깥 측두근에 댄다. 어음처리기는 이개에 고정하고 이때 사용하는 갈고리 모양의 후크(hook)에는 초소형 송화기가 장치되어 있다. 송화기는 음성 신호를 받아 전기 신호로 바꾸어 **그림 14.13B**에서 보이는 어음처리기로 보낸다. 어음처리기는 음성 정보를 처리하여, 무선파로 전극에 전달한다(**그림 14.13**). 무선파는 다시 전기 신호로 변환된 후 청신경을 자극하게 된다.

외부 장치는 수술 부위가 완전히 회복할 수 있도록 수술 후 6주 정도까지 사용하지 않는다. 외부 장치 사용은 외부 안테나(external coil)를 부착한 후, 청각전문가가 음성에 대한 시간, 주파수, 강도 등의 다양한 요인들을 분석하고, 이식한 전극이 가장 효과적으로 자극할 수 있도록 조절하여 어음처리기에 저장한다. 이러한 일련의 과정을 MAP라고 한다. 완전 이식형 인공 와우는 외부 장치가 하나도 없는 것을 말하며, 실용화를 위한 연구가 계속되고 있다.

인공 와우 이식의 부작용은 매우 낮으며, 문제가 생기면 대부분 외과적 수술을 통해 재이식하면 해결된다. 인공 와우 장치와 진단 기법의 발전은 선천성 고도 이상의 유소아 난청자까지 이식 대상자로 포함하였다. 유소아들에게도 성인 못지않게 이식되고 있으며 보청기로 기대할 수 없는 이득을 얻고 있다. 이식 대상과 관계없이 인공 와우 기술은 지속적으로 발전할 것이다. **표 14.2**는 이식 과정에서 고려해야 할 몇 가지 내용이다.

인공 와우 이식의 성공 정도는 이식자 개인은 물론 가족 및 교육적 지원에 따라 다양하지만 난청이 언어 습득 이후 발생하고, 난청 기간이 짧으며, 2세 미만에 이식하는 경우 성공률이 높다. 인공 와우는 모든 대상자에게 빠르게 안정화되지 않는다. 수술 기대

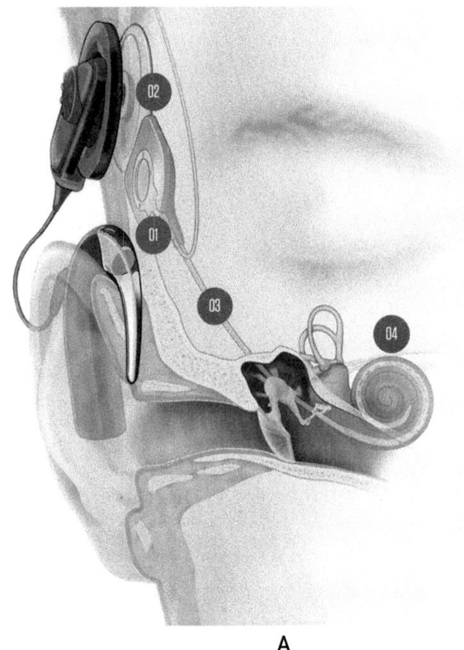

A

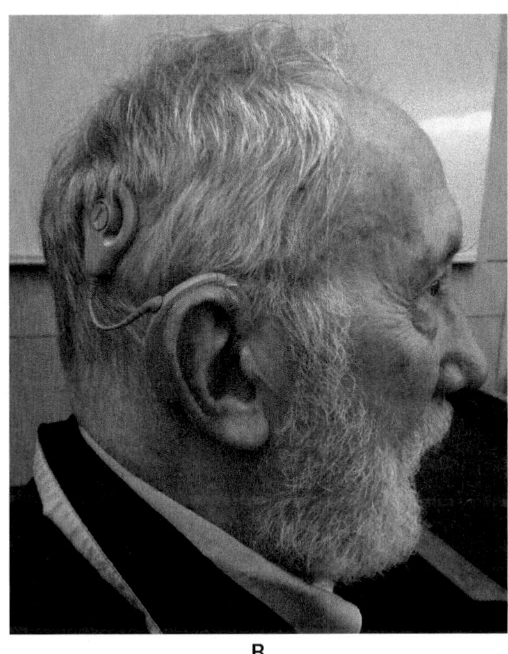

B

그림 14.13 (A) 다채널 인공 와우를 이식한 모습. (B) 인공 와우를 착용한 모습.

출처: (A) Cochlear Americas.

치는 성인 인공 와우 이식자와 소아 이식자 부모 모두에게 충분히 현실적인 수준에서 수술 전에 안내하여야 하고, 수술 후 시간과 노력이 필요하다는 점을 강조하여야 한다.

신생아 청각선별이 일반화되면서 인공 와우 이식 후보가 될 수 있는 영유아기 난청자의 수가 증가하였다. 이들에 대한 인공 와우 이식 성공 여부는 보호자와 전문가 사이의 상호작용에 따라 달라진다. 인공 와우 이식 팀은 이과 의사, 소아과 의사, 심리전문가, 청각전문가, 언어병리전문가, 청각재활치료사 등으로 구성된다. 청각전문가는 청각학적 기준으로 이식 대상자를 결정하고, 어음처리기를 조절(MAP)하며, 청각 및 언어병리전문가와 청각재활치료사는 이식 아동을 담당하는 교육자에 대한 인공 와우 관련 정보

표 14.2 인공 와우 이식을 위한 문진

- 난청자의 건강과 의식적 상태는 수술 가능한 정도인가?
- 난청자의 해부학적 구조는 수술이 가능한 상태인가? (예를 들면, 내이도 상태 등)
- 인공 와우를 통한 의사소통이 보청기보다 훨씬 도움이 될 수 있는가?
- 환자의 심리 상태, 가족적 지원, 지속적인 교육 및 재활, 장치 사용 등을 계속할 수 있는가?

와 교육을 제공한다.

인공 와우 이식은 3세 이전에 이식하는 것이 의사소통 능력을 극대화할 수 있으며(Svirsky, Robbins, Kirk, & Miyamoto, 2000), 실제로도 자음 산출 정확도와 어휘 능력은 2.5세 이전에 이식받은 유아들이 이보다 늦게 받은 유아들보다 유의한 차이가 있다(Connor, Craig, Raudenbush, Heavner, & Zwolan, 2006). 또 인공 와우 이식 유소아들의 개인 및 사회 적응 능력은 전체 고도 이상 난청 유소아를 대상으로 한 선행 연구와 비교하면 현저한 향상이 있는 것으로 나타났다(Nicholas, Geers, 2003). 다만, 소아 인공 와우 이식은 난청 영아가 농 사회 구성원으로 성장할지, 인공 와우로 소리를 경험하며 성장할지를 결정하기 힘든 상태에서 부모의 시술 결정이 윤리적으로 올바른가 하는 과제가 남아 있다(Chute & Nevins, 2000; Lane & Bahan, 1998).

성인 이식자들과 소아 이식자 부모들은 여전히 음성 언어 변별에 한계가 있다는 점을 알아야 한다. 이러한 한계에도 불구하고 인공 와우에 대한 주관적 및 객관적 평가 결과는 성공적이라는 결과들이 많다(Simons-McCandless & Parkin, 1997; Zwolan, Kileny, & Telian, 1997). 비록 주파수 변별이 완벽하지 않더라도 보통 크기의 말소리는 들을 수 있고, 소리를 느끼면서 발화 비율이나 리듬 등을 구화 의사소통의 단서로 이용할 수 있다. 많은 이식자들도 자신의 목소리를 들을 수 있고, 수술 전에 비해서 고저(pitch)와 크기(loudness)를 더욱 효과적으로 들을 수 있어서 좋은 것으로 보고하고 있다. 놀라운 사실은 일부 이식자들이 현저한 전화 통화 능력을 갖는다는 것이다. 이식자는 이식하지 않은 귀에 보청기를 사용하여 양이청취 이득을 얻고 있으며, 이는 이식이 증가하는 원인 중 하나이다(Ching, Hill, Dillon, & van Wanrooy, 2004).

미국청각협회(American Board of Audiology)는 청각전문가들에게 인공 와우 이식자를 대상으로 서비스를 제공할 수 있는 세부 전공 자격 인증을 주고 있다. 아쉬운 점은 대부분(80%에 가까운)의 언어병리전문가들이 수강할 수 있는 소아 인공 와우 이식의 평가와 치료에 관한 프로그램이 없고 유소아 이식자 치료 기회를 통해서만 경험한다는 것이다(Cosby, Culbertson, Hudson, Bengala, & Joyner, 2009). 다른 난청 관련 세부 전공 분야와 마찬가지로 이 분야의 청각전문가와 언어병리전문가들은 지속적인 학습을 통한 자기개발이 필요하다.

청각학적인 측면에서 인공 와우 이식자에 대한 지속적인 관리는 어음처리기를 조절하고 이식자의 청각적 수행력을 평가하는 것을 말한다. 나이가 너무 어려서 주관적 평가에 반응하지 못하는 이식자에게는 7장에서 논의한 전기생리학적 평가를 시행해야 한다. 교정 청력 개선을 주기적으로 평가하면서 소리와 음성에 대한 탐지 능력을 향상시키는 데 도움을 주어야 한다.

인공 와우 이식 경험이 많아지고 이식 장치 디자인도 개선되면서 인공 와우를 시술하는 의사도 많아지고 이식 대상 범위와 수도 많아졌다. 인공 와우 이식이 언론을 통해 소개되면서 많은 사람들의 관심이 집중되고 있다. 청각전문가들은 인공 와우가 외과적 도움 없이는 청력을 개선하기 힘든 심한 난청자를 위한 것이고, 장치에 노출도 많다는 점을 함께 알려야 한다.

청성 뇌간 이식

양측성 청신경 종양 환자의 경우 종양을 제거하면 생명을 건질 수 있지만 청력손실이 발생할 수 있다. 종양과 함께 청신경 일부가 손상되어 소리를 전달할 신경이 없어지기 때문이다. 이 경우 인공 와우는 아무런 도움이 되지 않으며, 청신경핵을 직접 자극하는 것이 도움 된다.

2형 신경섬유종증(neurofibromatosis type 2) 환자의 90% 정도는 양측성이고, 청성 뇌간 이식(auditory brain-stem implants, ABI) 대상이 될 수 있다(Hitselberger & Telischi, 1994). 이 외에도 양측 측두골 골절이나 양측 와우 무형성도 잠재 이식 후보자이다(Weber, 2002). 인공 와우처럼 전극은 두피를 사이에 두고 자석으로 외부 장치와 연결된다. ABI는 소리 인지와 구화 수행력을 향상시키지만 그 수행력이 인공 와우에 이르지 못한다.

진동촉각 보청기

잔존 청력을 활용하려는 노력에도 불구하고, 일부 난청자들은 앞서 설명한 장치를 이용한 도움을 기대하기 어렵다. 이러한 경우 피부 표면 촉감을 이용하는 장치를 이용하면 이득을 기대할 수 있다. 이 장치는 인공 와우와 달리 비침습적이며, 선천성 와우 골화로 인공 와우 이식이 어려운 경우에도 고려할 수 있는 대안이다.

성인을 위한 보청기 선택

보청기의 적절한 선택과 지속적 사용은 난청자의 착용 동기부터 청각전문가의 추천 등 몇 가지 요인이 관련된다. 병력의 분명한 이해, 청력손실이 난청자에게 미치는 영향, 증폭장치 결정을 위한 종합적인 진단 평가가 필요하다. 그러나 이 평가만으로는 사용 효과를 분명하게 예측할 수 없다. 보청기 사용자가 음성을 들을 때 허용하는 소음 수준은 보청기 활용을 위한 정보가 될 수 있다(Nabelek, Freyaldenhoven, Tampas, Burchfield,

& Muenchen, 2006). '허용 소음 수준'은 무미건조 발화(cold running speech)를 가장 편하게 듣는 음강도와 난청자가 받아들이는 가장 큰 배경 잡음 강도의 dB 차이를 말한다.

과거의 보청기 착용 결정은 일반 지침을 따랐다. 오늘날 청각전문가들은 보청기 활용 한계가 무엇인지를 탐색하는 경향이 있다. 기존 지침은 청력이 좋은 귀의 500, 1,000, 2,000 Hz 순음청력손실 평균이 30 dB HL을 초과하면 보청기 사용을 권장하였다. 이 지침은 난청 기간, 어음이해도, 청력도 양상, 지능, 직업, 교육 수준, 경제력, 기타 장애, 무엇보다 가장 중요한 보청기 사용을 원하는 동기 등 매우 중요한 문제들을 모두 무시하였다.

중이 질환에 대한 수술적 치료가 시행되기 이전에는 대부분 전음성 난청자들이 보청기를 사용하였다. 이것은 전음성 난청자의 어음이해도가 좋고, 불쾌 강도가 높기 때문에 많은 전문가들도 보청기 사용에 긍정적이었다. 그러나 감각신경성 난청자의 경우 어음이해도와 불쾌 강도가 낮아 보청기 사용에 부정적이었다. 이러한 시각은 보청기 증폭이 소리를 왜곡하여 들려주고 누가현상으로 불편을 느끼면서 오히려 위험을 초래할 수 있다는 결론으로 이어졌다. 전자 기술의 지속적인 발전에도 불구하고 전문가들의 인식은 상당 기간 개선되지 않았다.

보청기 사용은 중이 질환에 대한 향상된 외과적 치료 기술이 도입된 후 전음성 난청에서 감소하였고 감각신경성 난청에서 증가하였다. 감각신경성 난청자의 보청기 사용 증가는 보청기의 기술 발전과 재활 청각학의 역할이 크다. 감각신경성 난청자를 위한 보청기 선택은 청력검사와 함께 더욱 상세한 평가 과정을 필요로 한다. 많은 경우 몇 주의 보청기 적응 기간 동안 여러 가지 요인들을 평가 · 분석하고 선택을 결정하기도 한다.

Carhart(1946)는 수년간 사용한 보청기 평가 방법을 소개하였다. 이 방법에는 맨 귀와 몇 개의 서로 다른 보청기를 사용한 음장 검사도 포함되어 있다. 여기에 보청기 착용 후 구한 음장 어음청력검사 결과의 활용과 전통적인 비교법의 유용성 등에 대한 의문도 소개하였다. 보청기 선택과 장착의 목표는 40여 년 전 Carhart(1975)의 방법이 여전히 유효하다. 이상적인 보청기는 (1) 보청기를 착용하지 않았을 때 너무 작아 듣기 곤란하였던 음성이나 배경 소음을 들을 수 있어야 하고, (2) 일상적인 조용한 곳에서 음성과 여러 소리들을 분명히 이해할 수 있도록 지속적으로 들을 수 있어야 하고, (3) 소음이 있는 곳에서도 같은 효과를 얻을 수 있어야 하고, (4) 불쾌 강도를 초과하는 지나치게 강한 소리가 출력되지 않도록 해야 한다. 오늘날 전자 기술은 이러한 문제들을 효과적으로 처리할 수 있다.

이러한 목표는 출력 음압과 음향이득 결정을 과학적 처방법으로 접근하고, 선택한 보청기의 성능 확인을 통해 달성한다. 다양한 처방법들은 귀꽂이가 갖는 음향특성도 반영할 수 있어서 청력손실특성에 더욱 가깝게 조절할 수 있다. 귀꽂이는 전기음향특성을 다양하게 변화시킬 수 있다. 귀꽂이 환기구(vent)는 저음 에너지를 낮출 수 있으며, 저항체(damper)는 중간 음역의 소리를, 도음관(tubing)은 고음역 에너지를 각각 조절할 수 있다. 오늘날 보청기 처방은 가청역치와 불쾌 강도만 입력하면 컴퓨터 알고리즘을 이용하여 주파수 응답, 이득 조절, 압축 및 출력 제한 등의 특성을 조절할 수 있다.

성인을 위한 보청기 성능의 확인 및 검증

보청기 출력 음압은 벽이 딱딱한 2 cm^3 커플러로 측정하며 평가에서 중요한 역할을 한다. 그렇지만 이 값은 실제 귀에서 측정한 값과 매우 다르다. 아울러 인간의 귀에서 측정한 증폭 음압은 커플러와 같은 인공 장치를 이용할 경우 정확하게 표시하기 어렵다. 일부 청각전문가들은 풍부한 경험과 조절 프로그램을 기초로 하여 예상 값을 산출하여 사용하기도 한다. 그러나 외이도 평균 용적 등을 근거로 한 이 값은 실제와 상당한 차이가 있을 수 있다. 실제로 청각클리닉에서 조절한 보청기의 절반 이상은 소프트웨어로 계산한 값과 차이가 있으며 이를 보정하기 위한 검증 절차가 반드시 필요하다(Azah & Moore, 2007). 실제로도 음향특성은 측정용 송화기와 연결된 가는 관(탐침 관)을 외이도에 삽입하여 측정하는 것이 일반화되었다(**그림 14.14** 참조). 검증 과정에는 보청기의 음향특성에 개인별 외이도 공명과 다양한 음향 효과를 반영하는 것이 포함된다(Muel-

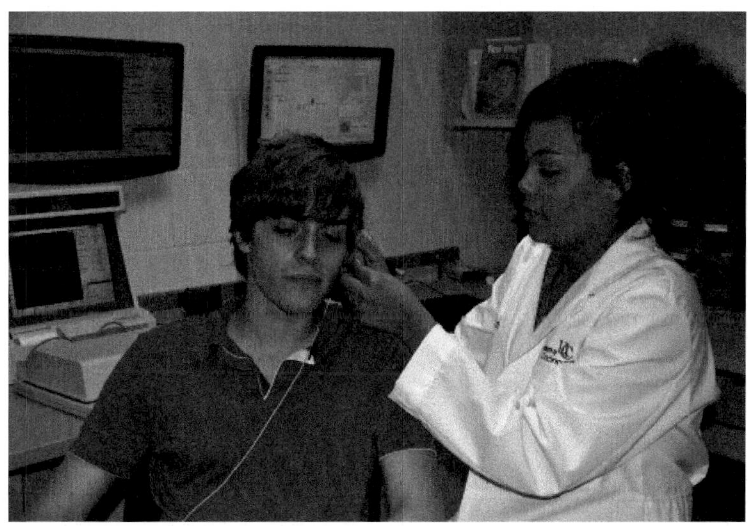

그림 14.14 송화기에 연결된 실리콘 재질의 가는 관(탐침 관)을 외이도 내부 고막 가까이 삽입하고, 보청기를 장착하여 음향특성을 측정하는 실이 계측 모습.

ler, Hawkins, & Northern, 1992). 탐침 송화기를 이용한 검증 과정은 여전히 많은 청각전문가들이 필수로 시행하지 않고 있으며, Palmer(2009)는 전문가 지침서에도 명시되지 않았다고 지적했다.

보청기 귀꽂이는 외이도에 착용하면 가장 먼저 귀마개와 같은 역할을 하여 외이도의 자연 공명을 상쇄하기 때문에 추가 청력손실을 유발한다. 이를 **삽입 손실**(insertion loss)이라고 한다. 따라서 보청기 장착에서 첫 번째 과제는 귀의 자연 공명 특성을 방해하여 생긴 추가 청력손실을 보상하는 것이다. 이 때문에 실이(in situ) 계측은 외이도 공명 이득(real ear unaided gain), 실이 교정 이득(real ear aided gain), **삽입 이득**(insertion gain)과 같은 임상적으로 가치 있는 정보를 획득한다. 디지털 보청기의 프로그램 기능은 실이 계측(probe-tube microphone)과 함께 사용하여 난청자 개개인에 필요한 음압을 가장 정확하게 조절할 수 있다.

보청기의 증폭 적합성은 교정 가청역치가 정상치에 도달하는 정도만으로 판단할 수 없다. 교정 청력은 정상에 도달하지 못하는 경우도 흔하고, 일부 고도 이상 청력손실에서 교정 청력을 **음성 스펙트럼**(speech spectrum)에 넣을 수 있더라도 음향 궤환과 불쾌강도 도달 등이 생길 수도 있기 때문이다(표 14.3 참조). 실이 계측에서 이득은 교정 청력을 예상하고, 최대 출력 음압은 과잉 증폭을 막을 수 있다. 실이 계측은 난청자 개인의 인지 처리 능력을 평가할 수 없기 때문에 교정 어음이해도를 따로 검증할 필요가 있다.

보청기 출력과 음향이득 처방이 목표에 도달했다고 할지라도 난청자가 선호하는 소리라는 보장이 없다. 이 문제는 검증 과정을 통해 해결해야 한다. 이때 검증은 형식적인 절차가 아닌 사용자가 지각하는 증폭 음향에 대한 요구를 반영하는 것까지 포함해야 한다. 사용자의 요구는 보청기 장착 또는 조절을 전후로 시행하는 설문이나 자가 평가로 확인할 수 있다. 이 과정은 많은 청각전문가들이 기피하고 있어서 아쉬움이 있다.

❀ 실전 해설

보청기 성능 평가에서 실이 계측을 널리 사용하기 전에는 음장에서 교정 가청역치를 구하여 적용했고, 이 방법은 지금도 사용하고 있다. 보청기 사용 전과 후의 가청역치 차이는 **기능 이득**(functional gain)이라 한다. 이 검사는 유아는 물론 성인에서도 다양한 단점이 있다. 우선 검사를 5 dB 단위를 시행하기 때문에 보통 말소리에 대한 증폭음의 압축 상황을 잘못 판단할 소지가 있다. 기능 이득은 실이 계측으로 확인한 이득을 순음청력도에 기록하여 확인할 수도 있다.

표 14.3 보청기 목표 교정 가청역치

순음청력손실 평균*(dB HL) + 청력손실 정도‡	실이 이득 평균 =	목표 교정 가청역치†(dB HL)
−10∼15	NA	NA
16∼25	4∼10	12∼15
26∼40	10∼20	16∼20
41∼55	20∼30	21∼25
56∼70	30∼40	26∼30
71∼90	40∼50	31∼45
91+	46+	45∼55

*평균 0.5, 1, 2 kHz re: ANSI-1989.
†감각신경성 난청을 기초로 한 목표. 전음성, 혼합성 난청은 교정 청력을 낮추기 위해서 더 많은 이득이 필요.
‡Goodman(1965) 기준. Clark(1981) 개정.
NA = 해당 없음.
출처: Clark, 1996.

유소아 보청기 선택

일반적인 보청기 조절의 목적은 다양한 환경의 소리를 그 크기에 맞게 작거나 적당하며 또는 크게 들을 수 있게 하는 데 있다. 유소아 보청기 조절 목적도 이와 같으나 다양한 음향 조건에서 이러한 목적을 실현한다는 것은 청각전문가들에게 큰 부담이다.

주관적 청력검사가 가능한 유아의 경우 청력검사와 증폭 특성 변경 등을 성인과 같은 방식으로 시행하여 필요한 추가 조절을 할 수 있다. 언어 수용 능력이 없거나 부족한 유소아의 경우 어음청력검사 시행이 어렵다. 때로 주관적 검사 결과를 얻지 못하고 객관적 평가 결과만으로 보청기 사용을 결정하기도 한다. 디지털 보청기는 전기음향특성을 아주 유연하게 조절할 수 있어서 보청기 사용을 결정한 이후 추가 정보가 얻어지면 이를 반영할 수 있다.

실전 해설

완벽한 결과를 획득할 때까지 보청기 사용 결정을 미루는 것은 윤리적으로도 적절하지 않다. 보청기를 가급적 조기에 적절하게 조절하면 청능 훈련과 언어치료를 통한 정상적인 말-

언어 발달을 기대할 수 있고 발화 음성 명료도가 더욱 개선될 수 있다. 7장에서 언급한 것처럼 보청기 장착을 위해서는 최소한 저음역과 고음역의 청성뇌간반응 역치를 확인해야 한다. 아울러 가능하다면 영아 및 유아에게 조건 강화 및 유희 청력검사, 시각강화청력검사 등을 시행하는 것도 좋다. 이들 영유아 및 소아에 대한 완벽한 청력검사는 의사소통을 위한 치료 과정에서 조건화하면서 구하는 것도 좋은 방법이다. 주관 반응으로 구한 가청역치를 구하기까지는 청각학적 평가는 계속해야 한다.

유소아를 위한 보청기 성능의 확인 및 검증

성인 난청자에게 시행하는 실이 계측을 이용한 보청기 검증은 유소아 난청자에게 적용하기 힘들다. 이것은 유소아의 외이도 크기가 성인에 비하여 작아 공명에서 현저한 차이가 있기 때문이다. 만약, 유소아에서 실이 계측으로 얻은 값을 2 cm^3 커플러로 분석한 값과 비교하면 주파수마다 차이가 있다. 보청기 성능 평가에서 실이와 커플러 차이의 이해는 보청기를 추가로 조절이 가능하고 유소아의 적극적인 협조가 필요 없는 보청기 성능 검사만으로 성능을 확인할 수 있다. 보청기 수행력 기대치는 이렇게 측정한 값으로 예상할 수 있다.

보청기 성능 검증은 성인에서와 마찬가지로 전문가가 원하여 조절한 상태가 실제 사용하고 있는 보청기의 이득 및 한계와 정확하게 일치하지 않다는 것을 확인할 수 있다. 이러한 경우에는 교정 어음청취역치검사를 가급적 빨리 시행하는 것이 좋다. 유소아 어음청력검사는 5장과 8장에서 설명하였다. 아울러 보청기 착용 상황에 대한 설문을 부모나 교사에게 시행하여 적정성을 평가하는 것도 도움이 된다(Anderson, 1989, 2002; Anderson & Smaldino, 2000).

보청기 사용 결정과 예비 교육

유소아 보청기 장착으로 최대 이득을 얻기 위해 반드시 필요한 것 중 하나는 난청 유소아가 보청기를 사용하는 것이다. 유아들은 보청기가 거추장스럽거나 소리가 불편하거나 또는 모양이 마음에 들지 않는다는 등의 여러 이유로 사용을 기피할 수 있다. 가끔 과시하려는 마음으로 보청기를 사용하는 성인이 있는 것처럼 유소아들도 제 맘에 드는 밝은 색상으로 뽐내고 싶어 하기도 한다. 이러한 경우 유소아가 보청기와 귀꽂이 색상 선택 과정에 참여하게 하는 것이 좋다.

유소아 난청에서 보청기 사용은 필요하다면 가급적 빨리 장착하는 것이 중요하다. 혹시 '너무 빠른 것 아닌가?' 하는 의구심은 갖지 않아도 된다. 유소아의 보청기 사용 결정은 성공적 재활에 매우 중요하고, 다양한 호기심을 유발할 수 있다. 그러나 너무 어린 영유아들에게 보청기를 왜 달아야 하는지 설명할 수 없다. 이 경우 영유아는 친숙하지 않고 왜곡된 큰소리를 갑자기 듣고 무서워할 수도 있고 낯선 귀꽂이와 보청기를 다는 것에 대해 혼란스러워할 수도 있다. 청각전문가, 언어치료사, 가족 및 주위 사람들이 보청기에 대하여 어떻게 반응하는가는 영유아가 보청기에 대한 인상을 결정하는 데 많은 영향을 준다. 영유아가 화났을 때 부모 앞에서 보청기를 빼고 바닥에 팽개치는 등의 행위로 어른에게 투정하지 않게 하는 것도 매우 중요하다.

성인 난청자들이 보청기에 대한 거부감을 줄일 수 있게 된 계기는 1980년대 초 Ronald Reagan과 1997년 Bill Clinton 두 전직 대통령을 보청기를 사용한 것이었다. 이를 계기로 많은 노인성 난청자들은 보청기가 더 잘 들을 수 있게 할 것이라는 생각을 갖게 되었다. 이러한 인식의 변화로 보청기 시장은 해마다 크게 성장하고 있다. 분명한 사실은 보청기 장착이 청각전문가의 역할이며, 청각전문가들은 교육과 훈련을 통해 충실하게 준비해야 한다는 점이다.

보청기를 지속적으로 사용하기 위해서는 선택한 보청기로 기대할 수 있는 이득과 한계, 보청기 관리, 적절한 사용법을 분명하게 알아야 한다. 표 14.4는 보청기를 처음 사용하는 유소아 및 성인 난청자와 그 가족 또는 보호자들에게 반드시 알려 주어야 할 사항들이다.

보청기는 사용하면서 여러 가지 조절을 하고 상태에 따라 성능이 변할 수 있어서 정

표 14.4 유소아 및 성인 보청기 사용자, 가족, 교사, 보호자 등을 위한 교육 내용

- 보청기 청결 관리와 습기 제거
- 보청기 착용과 제거
- 수면 중 보청기 보관
- 건전지 교환
- 건전지 수명, 보관 관리
- 권고 사용 시간
- 간단한 문제와 해결 방법
- 전화기 및 청각 보조 장치와 연결
- 간단한 보청기 점검 및 수리
- 보청기 분실 및 손실 보험과 대여 프로그램
- 추적 관찰 일정

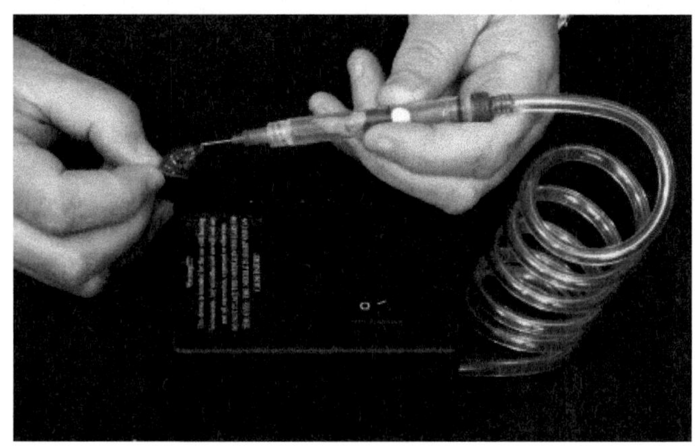

그림 14.15 가정용 전공 흡인기를 이용한 보청기 귀지 관리 모습. 적절한 유지 관리는 보청기 수명 연장에 큰 도움이 된다.

출처: JodiVac, LLC.

기적으로 점검하고 필요한 경우 조절해야 한다. 과학 발달은 보청기 착용 효과를 크게 개선하였다. 하지만 무엇보다 보청기를 선택하고 잘 관리하면서 사용하는 것은 사용자의 몫이다(그림 14.15).

보청기 장착

ASHA는 1970년대 후반까지 회원의 보청기 장착을 회칙으로 금지하였다. 이것은 보청기 선정 과정에서 생길 수 있는 금전적 보상이 비윤리적으로 타협할 수 있고 객관성을 떨어뜨릴 수 있다는 판단에 따른 것이다. 이러한 방침은 청각전문가가 난청자에게 보청기를 직접 장착하는 것으로 바뀌었고 대학에서는 이에 대한 교육을 시행하고 있다.

최상의 조건에서 보청기를 장착하기 위한 이상적인 과정은 다음과 같다. (1) 보청기 특성을 올바르게 이해하고 조절하여 장착해야 한다. (2) 간단한 수리를 할 수 있어야 한다. (3) 귀꽂이 제작을 위한 인상 작업이 가능해야 하고, 귀꽂이 구조 변경이 가능해야 한다(그림 14.16). (4) 난청자 개개인의 청각적 요구를 올바르게 이해하고 프로그램에 반영할 수 있어야 한다. 아울러 보청기 사용자가 고급 청각재활 프로그램을 받을 수 있도록 기회를 제공해야 한다. 보청기 장착 전에는 청각전문가로서 이와 관련한 서비스를 제공할 수 있는 면허 제도를 이해하고 있어야 한다. 미국의 경우 많은 주에서 청각전문가가 별도의 추가 면허 없이 장착하는 것을 허용하고 있다.

미국은 보청기를 장착할 수 있는 두 개의 전문가 집단이 있다. 물론 경험을 통해 고급 서비스를 제공하기도 하지만 비전문가들은 대체로 전문적 훈련과 경험이 부족하다. 가장 합리적인 대안은 전문적 교육을 통해 자격을 갖춘 전문가에게 보청기 장착을 맡기는

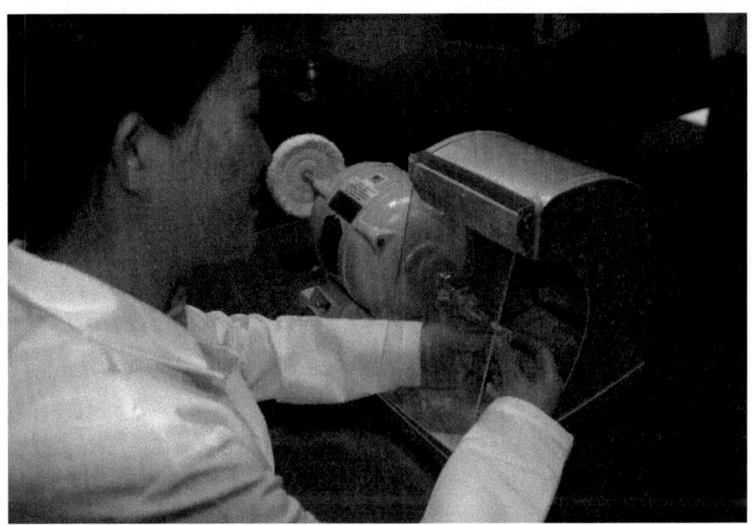

그림 14.16 보청기나 귀꽂이의 착용감 개선을 위해 연마하고 있는 모습. 귀꽂이 음향 출구 부분을 종 모양으로 하면 고음역 증폭을 강조할 수 있고, 환기구를 만들면 저음역 증폭을 줄일 수 있다.

것이다. 이들은 다음을 수행할 수 있다.

- 전반적 병력과 청각학적 평가 결과를 토대로 청력손실의 성질과 정도, 의학적 치료가 필요한 이과적 문제가 있는지를 확인할 수 있다.
- 난청자의 청력손실특성, 생활방식, 청각적 욕구 등을 반영한 보청기를 선택할 수 있다.
- 선택한 보청기로 청력손실을 보상할 수 있도록 전기음향특성을 조절할 수 있다.
- 청력손실 보상을 위해 최종 조절한 보청기의 음향특성과 사용자가 실제 시용하면서 느낀 개선 정도를 평가하여 검증할 수 있다.
- 보청기 유지 관리와 조절법 등에 대한 교육을 할 수 있다.
- 보청기 사용자와 가족에게 유익한 청각 보조 장치를 소개하고, 검토한 후 선정할 수 있다.
- 잔존 청력만으로 극복하기 어려운 의사소통의 한계에는 보청기가 가장 효과적인 결정이었다는 점을 교육할 수 있어야 한다.

일부 난청자들은 전문가의 도움을 받지 않고 인터넷을 통해 직접 구입하여 장착하기도 한다. 이렇게 구입하면 비용 측면에서 일시적인 도움이 될 수도 있겠지만 청각의 활용도를 낮출 수 있고 보청기 장착 실패로 이어질 수 있다. 아울러 보청기가 추가로 청각 손상을 일으켜 의학적인 도움이 필요할 수도 있다.

청각 보조 장치 기술

보청기는 본질적인 한계가 있어서 진동이나 시각으로 경고 메시지를 전달하는 등 다양한 방식의 **청각 보조 장치**(assistive listening devices, ALDs)가 필요하다. 보청기 사용의 가장 큰 단점 중의 하나는 보청기 송화기와 발화자 사이의 배경 잡음이다. 이 잡음은 신호 대 잡음비를 낮추어 어음에 대한 명료도를 낮춘다. 발화자가 가까이에서 말하면 보청기 사용자는 배경 잡음에 영향이 적다. 이와 별도로 실내에서 음파가 진행하면서 생기는 잔향이나 다른 음향특성에 의해서도 영향을 받는다. 발화자와 청취자 사이를 가깝게 한다는 것은 교실 등 다양한 청취 환경에서 현실적으로 어렵다.

과거 청능 훈련 장치는 송화기와 증폭기 및 수화기가 전선으로 연결된 것이 대부분이다. 이들 장치는 말하는 사람을 송화기 전선 길이로, 듣는 사람은 수화기 전선 길이로 활동 범위를 제한한다. 청각 보조 장치는 세 가지 종류가 일반적으로 사용되고 있다. 이들 장치는 개인 휴대용 보청기 수화기와 연결되며 교실, 극장, 병원, 교회, 강당, 은퇴자 편의시설, 도서관, 개인 사무실 및 가정 등에서 사용한다. 오늘날 사용되고 있는 청각 보조 장치들은 발화자와 청취자의 행동을 제약하지 않는다.

FM 장치는 발화자가 소형 마이크를 사용하며 신호는 라디오 주파수에 실어 보낸다. 수신기가 이 신호를 받아 복조한 후, 보청기 수화기나 목걸이형 **유도파 장치**(induction loop) 등에 실어 소리를 듣게 해준다. 이때 FM 수신기로부터 신호는 보청기와 전선으로 직접 연결하기도 하고, 목걸이형 유도파 장치와 보청기 내부에 장치된 유도코일(telecoils, audiocoils)을 통해 받기도 하며, 개인이 사용하고 있는 보청기가 개별 증폭하여 소리를 듣게 해준다. 때로는 삽입형 수화기를 수신기에 직접 꽂아서 사용하기도 한다(그림 14.17C). FM 수신기와 보청기의 연결은 기술의 발전으로 FM 수신기가 소형화되면서 보청기에 내장되기도 한다.

음성 정보의 전달은 적외선 장치(infrared system, IR)를 이용하기도 하는데, 이 장치는 사람의 눈으로 볼 수 없는 광선에 말소리를 실어 난청자가 착용하고 있는 수신기(그림 14.17A)로 보낸다. 수신기는 광신호를 받아 난청자에게 적절한 강도로 증폭하며 가정에서 텔레비전 시청을 포함하여 넓게는 영화관, 극장, 교회 등에서도 사용할 수 있다.

세 번째 청각 보조 장치는 목걸이형 유도파 장치를 통해 이미 소개한 것이다. 이 장치는 방 모서리에 전선을 설치하여 전자기파를 발생시킨다. 목걸이형 장치처럼 보청기에 내장된 유도코일이 전자기파를 탐지한다. 유도파 기술은 미국보다 일부 유럽국가들이 더 넓게 활용하고 있다. 은행, 상가, 안내소 등에서 난청자가 보청기 유도코일을 통해 소리를 들을 수 있도록 유도파 배선을 설치한 곳은 흔하지 않다(Meyers, 2002,

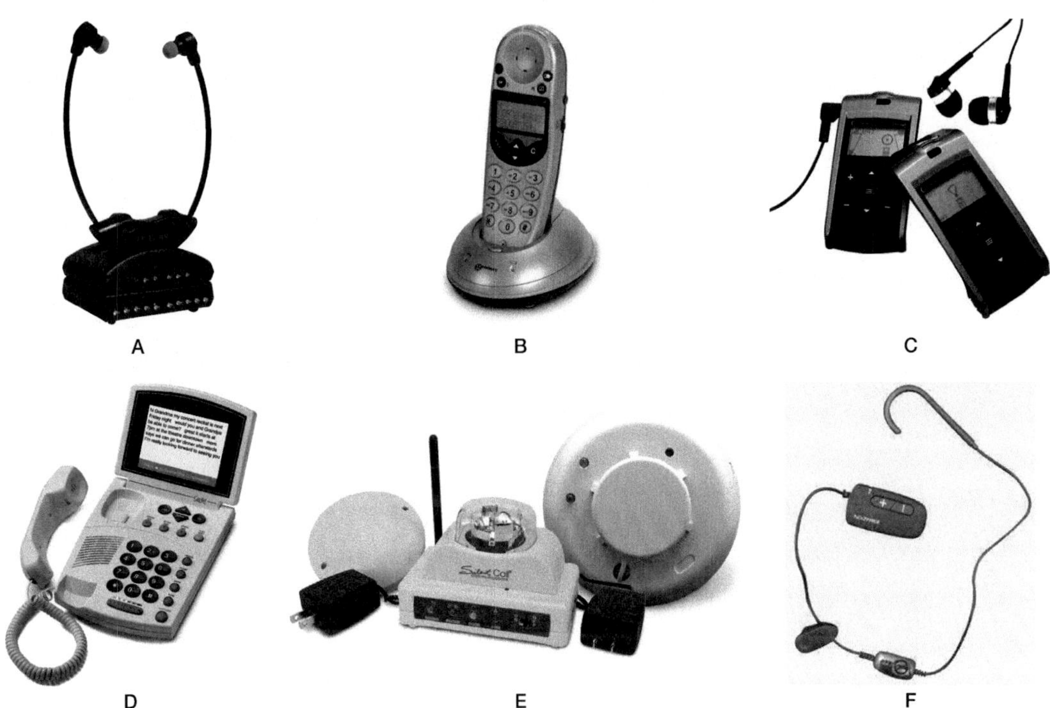

그림 14.17 개인용 청각 보조 장치. (A) 가시광선 밖의 광선을 이용하는 적외선 수신기, 텔레비전, 영화관, 극장에서 사용한다. (B) 발신자 표시 증폭 무선 전화기. (C) FM을 사용하는 송신기와 수신기 구성, 이어폰을 사용하거나 목걸이형 유도파 장치와 보청기 텔레코일로 연결 등이 가능하다. (D) 자막 중계 방식 전화기. (E) 화재감지기 등의 정보를 촉감으로 알려 주는 장치. (F) 휴대 전화의 블루투스 신호를 보청기 텔레코일로 변환하는 장치

출처: beyondhearing.com.

2010). 대신 유도파 패드를 설치하여 난청자가 유도파 패드 앞에 서면 주변의 경쟁 잡음의 방해를 받지 않고 보청기 유도코일을 통해 말소리를 깨끗하게 들을 수 있다. 2006년, Gerald R. Ford 국제공항은 미국에서 처음으로 공항에 유도파 패드를 설치하였다. 유도파 장치는 다소의 신호 소실이 있지만 FM 장치나 적외선 장치보다 경제적이다. 미국난청자협회(Hearing Loss Association of America)와 미국청각협회(American Academy of Audiology)는 2010년부터 공공장소에서 유도파 장치와 보청기 활용을 높이기 위해 'loop America'라는 운동을 시작하였다. 분명한 것은 사용 목적에 따라 서로 다른 장치(Ross, 2002; Tyler & Schum, 1995)를 선택하는 것이 적절하겠지만 유도파 장치 사용 증대를 위한 청각전문가들의 노력이 필요한 시점이다.

교실에서 FM이나 적외선 장치는 교사와 학생들 사이의 강의 품질 향상을 위해 스피커에 연결하여 사용할 수 있다(**그림 14.18**). 스피커를 이용한 음장 증폭은 개인용 FM 장

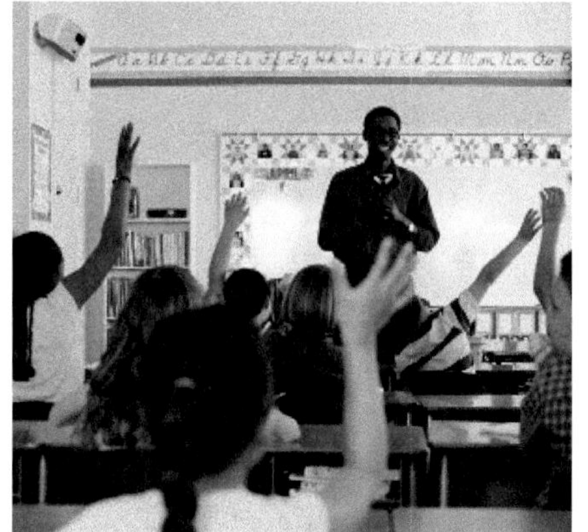

그림 14.18 목에 찬 송화기를 통한 교사의 음성을 적외선 장치로 사진의 왼쪽 벽에 설치된 스피커로 전송할 경우 신호 대 잡음비가 개선된다.

출처: FrontRow.

치 대용으로 생각해서는 안 된다. 스피커 장치는 교실에서 신호 대 잡음비를 10~20 dB 정도, FM 장치는 최대 20~30 dB 정도 향상시킨다. 일부 난청 아동들의 경우 FM 장치와 같이 신호 대 잡음비가 높을수록 좋지만 변동성 전음성 난청, 편측성 난청, 미세(10~25 dB HL) 감각신경성 난청 등의 경우 스피커 장치가 유용하며, 언어, 학습, 주의, 처리 및 행동 장애에 도움이 된다(Flexer, 1999).

청각 보조 장치 활용은 개별 난청자에게 유용한 청취 환경을 제공한다.이 장치들은 많은 난청자들에게 경제적이면서 우수한 청취 환경을 제공할 수 있으나 개인별 조절과 크기, 사용 방법 등에서 여전히 친숙하지 않다. 이 장치들은 개인용 보청기가 너무 작아 작동에 어려움을 느끼거나 거동이 불편한 분들에게 도움을 줄 수 있다. 청각 보조 장치에 대한 가치는 적절한 보청기를 사용하고 있지 않는 환자를 상담하는 전문가들에게도 큰 도움을 줄 수 있다(**그림 14.19**).

청각 보조 장치 기술은 난청자가 환경의 변화에 대응할 수 있도록 신호나 경고를 전달하는 장치에도 적용된다(Vaugn, Lightfoot, & Teter, 1988)(**그림 14.17E**). 처음에는 전화기 울림과 상대 음성 증폭에 사용되었다. 가장 최근에는 연기나 화재, 아기가 우는 등의 긴급 상황은 물론 타이머, 초인종, 시간 알림 등 중요한 순간에도 섬광이나 진동을 통해 난청자를 각성시키는 장치들이 개발되어 있다. 전화 통화 능력 향상을 위한 장치는 난청자를 위한 전화 통화 장치(telecommunication devices for the deaf, TDDs)를 포함하여 문자 전화기(text telephones, TTs), 자막 전화기 등이 있다(**그림 14.17D**). 1992년 이후 생산되는 13인치 이상의 텔레비전은 화면에 자막을 표시할 수 있는 장치(telecaptioning)가 장착되어 있다. 현재의 기술은 난청자들의 삶의 질 향상을 위하여 초소형 기술을 적극 활용하고 있다.

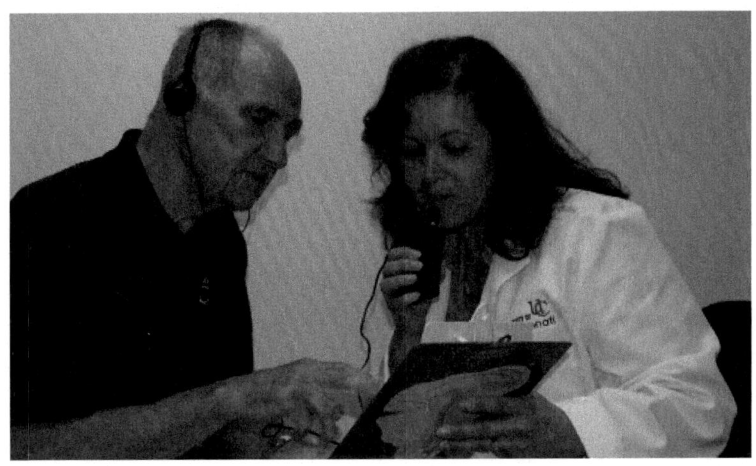

그림 14.19 보청기가 없는 난청자와 의사의 대화에 활용하고 있는 청각 보조 장치의 하나인 Pocketalker®. 이 장치는 개선한 신호 대 잡음비로 음성을 들려주며, 텔레비전이나 오디오의 음성 출력 단자에 직접 연결할 수 있다.

출처: Clark Audiology, LLC.

심화 증례 학습

이 책에는 청각전문가가 청각재활에 직접 참여하는 내용이 두 개의 장에 담겨져 있으며, 14장은 그중 하나이다. 청각학적 평가는 청력손실은 물론 가족, 교육, 직업, 사회 활동 등 다양한 연관성을 전문가 윤리 기준에 따라 통찰할 수 있어야 한다. 청력손실은 의학 및 외과적 처리로만 회복될 수 있는 것은 아니며, 청력손실의 보상은 청각전문가의 임무이다.

이 장에서는 여러 가지 증폭장치의 선택과 사용에 대해 고민하는 기회를 가졌다. 여섯 증례에 대한 분석은 증폭으로 얻을 수 있는 이득을 검토하는 기회가 될 것이다. 증례를 검토하기 전에는 어떤 종류의 증폭기와 증폭 방식이 적절할 것인지, 어느 귀에 장착할 것인지, 회로 선택은 어떻게 할 것인지, 청각 보조 장치는 어떻게 할 것인지를 고민할 필요가 있다.

증례 1: 전음성 난청 – 외이 질환

평가 과정에서 다소 특이한 문제에 대해 고민하게 하는 유아 증례이다. 외이도가 없어서 기도 보청기가 적절하지 않다는 점은 분명하다. 골도 가청역치가 좋기 때문에 골도 보청기가 적절할 것으로 판단된다. FDA는 골도 이식형 보청기를 5세 이상에서 시술할 수 있도록 승인하였다. 따라서 골도 이식형 보청기를 시술하기 전 비침습적인 골도 장치인 soft-band를 사용하면서 이에 대한 이득을 부모와 함께 검토해 볼 수 있다(그림 14.9). 골도 보청기가 당장 필요한 상황은 아니다. 한 대의 골도 장치만으로도 양쪽 와우를 자극할 수 있고 귀에 대한 청각적 박탈은 염려하지 않아도 된다. 그러나 양측 청력 복원을 고려하여 양측 이식을 포함한 재활 대책 등을 충분히 검토해야 한다. 증폭만으로도 좋은 성적을 얻을 수 있으나 골도 이식형 보청기 사용이 운동 등 체육 활동을 제한할 수 있다는 점을 난청자와 부모에게 충분히 설명하여야 한다.

기도 청력손실 정도(그림 9.10)는 어떤 증폭기를 사용하더라도 교정 가청역치를 정상 범위에 이르게 할 수 있다. 그러나 교실에서 강의 집중에 어려워한다면 적절한 청각 보조 장치 등을 사용할 수 있다.

증례 2: 전음성 난청 – 중이 질환

의학적 치료로 청력을 성공적으로 개선할 수 있는 전음성 난청 증례이다. 그러나 의학적 중재만으로 청력이 개선될 가능성이 없거나 유의한 청력손실이 남는 경우, 청각전문가는 증폭기 사용을 결정해야 한다. 보청기 선택 과정에서 기도 보청기가 사용 가능하다면 골도 보청기보다 항상 우선한다. 그러나 여전히 외이에서 이루가 계속되는 상황에서 보청기를 착용하면 상황이 악화되기 때문에 특별한 배려가 필요하다. 이 경우 이과 전문의 소견과 함께 고막 천공 유무 등을 반드시 확인해야 한다.

청력손실은 경도에서 중등도(그림 4.13 참조) 정도로 수화기-외이도 장착 귀걸이형(RIC)이나 귀걸이형 보청기로 보상할 수 있다. 외이도 개방형은 전음성 난청의 경우 폐쇄감이 없고, 저음역 교정 청력에 좋지 않은 영향을 미치기 때문이다. 고급 디지털 보청기는 미로성 난청에서 저하된 청각 처리 능력을 보상하는 데 적절하다. 전음성 난청은 청각 처리 능력 저하가 없고, 감각신경성 난청과 같은 불쾌감의 문제가 나타나지 않으며 높은 이득과 출력 음압을 원하는 경우가 많기 때문에 보급형 보청기가 더 적절하다. 만약, 외이도를 개방해야 하는 경우 음향 궤환을 피할 수 없고, 음향 궤환이 계속되면 골도 보청기 사용을 검토하는 것이 좋다. 영구적인 골도 증폭장치 사용이 필요한 경우 이식형 보청기의 품질이 좋은 것으로 알려져 있다. 이 경우 고막이 정상 소견을 보여도 기도 보청기는 고려하지 않는다.

청각 보조 장치의 활용은 보청기를 사용하지 않는 시간이나 보청기로 극복할 수 없는 문제가 있는 한 난청자와 사용 여부를 의논해야 한다. 특히, 진동 경고 장치, 텔레비전 중폭기, 증폭 화재경보기 등이 여기에 해당한다. 15장에서는 이 증례와 같은 청력손실 정도와 와우 손상이 포함되지 않는 경우 일반적으로 고려하지 않는 내용을 의논하기로 한다.

증례 3: 감각신경성 난청 – 내이 질환

그림 4.14와 같은 중등도 감각신경성 난청이 있고, 45 dB HL의 회화음 강도로 시행한 어음이해도 저하가 관찰된 76세 남자의 증례이다. 먼저 어음 강도를 회화음 강도보다 높여 증폭 이득을 확인하는 것이다. 일반적으로 노인성 난청자 일부는 한 귀 증폭으로도 개선이 나타나며, 두 귀에 보청기를 장착하면 충분한 이득을 얻는다. 따라서 두 귀 보청기를 권고하는 것이 좋다.

경도와 중등도 난청의 보청기 사용은 어떤 종류라도 괜찮다. 보청기 장착은 귀걸이형보다 외이나 외이도에 완전히 삽입하는 것이 훨씬 쉽다. 다만, 관절염 등이 있는 경우 신중한 선택이 필요하다. 이 경우 RIC나 귀걸이형 보청기가 대안이 될 수 있다. 이들 보청기는 유도코일(텔레코일)을 선택 사양으로 사용할 수 있어서 소리의 음향 궤환에 대한 염려 없이 전화기를 사용할 수 있다. 또 외이나 외이도형 보청기의 경우 사용자의 손동작이 무디면 사용을 기피할 수 있고, 보청기 크기가 유도코일 설치에 제한이 되기도 한다. 오늘날 디지털 보청기는 청력손실 특성에 맞게 주파수 반응을 미세하게 조절할 수 있으며, 미로성 난청으로 생길 수 있는 가청 범위 축소를 고려한 압축 장치 등이 회로에 내장되어 있다.

선택한 보청기 회로가 복잡해지는 정도는 신호 대 잡음비 개선을 위하여 지향성 송화기를 선택하는 것과 같이 난청자의 다양한 청취 요구와 의사소통 환경 등에 따라 달라진다. 실이 계측은 보청기를 귀에 착용한 상태에서 성능을 확인하는 과정이다. 따라서 가장 적절한 조절 상태를 확인하기 위해서는 실이 계측을 시행하여야 한다. 보청기에 대한 만족 정도는 보청기를 사용하고자 하는 난청자의 동기와 기대 이득을 적절하게 제공하는 청각전문가의 능력에 직접적으로 영향을 받는다.

보청기는 청력을 완벽한 정상 범위에 이르게 할 수 없다. 따라서 청각전문가는 보청기 조절과 함께 난청자에게 어떤 청각 보조 장치가 적절한 도움을 줄 것인가에 대해서도 고민해야 한다. 한 가지 예로 증례 1의 전음성 난청의 경우 보청기는 일상적 의사소통, 텔레비전 시청, 전화 통화에 어려움을 현저하게 감소시킬 수 있지만, 화재 경보 증폭장치나 진동 알람시계 등도 유용한 도움을 얻을 수 있다. 아울러 별도의 송화기(companion)는 배경 잡음이 많은 식당 등에서 유용하게 사용할 수 있다. 이 환자에게는 영화관, 극장과 같은 넓은 공간에서 청각 보조 장치의 도움을 받을 수 있도록 미국 장애인법이 보장하고 있다는 사실도 알려야 한다. 이 증례 난청자의 의사소통 능력 향상을 위해 추가로 필요한 사항을 15장에서 다시 검토하기로 한다.

증례 4: 감각신경성 난청 – 청신경 질환

12장에서 이미 살펴본 것처럼 청신경 손상이 있는 난청자의 경우 추가 의학적 검사를 반드시 시행해야 한다. 청신경 종양 제거는 수술 경과가 좋더라도 수술 전 청력보다 좋아지거나 나빠지거나 관계없이 다양한 정도의 청력손실이 남을 수 있고, 때로 청력을 완전히 소실할 수도 있다. 일반적으로 이 종양은 느리게 자라고, 환자의 나이 관계가 있으며, 의사들은 종양을 수술로 제거하거나 진행 과정을 관찰할 수도 있다. 36세의 이 환자는 수술적 치료를 선택할 가능성이 높으며, 수술로 종양을 제거할 경우 청력을 잃을 수 있다. 이 경우 듣기 곤란한 정도나 보청기에 대한 동기에 따라 달라지겠지만 왼쪽 소리를 오른쪽으로 전달하는 CORS 보청기나 골도 이식형 보청기(osseointegrated auditory implant) 사용을 검토할 수 있다(그림 14.10 참조). 만약, 잔존 청력이 있을 경우 기도 보청기를 왼쪽으로 직접 사용하게 할 수도 있다. 보청기 상담은 보청기 종류와 회로 구성, 보청기와 별도로 청각 보조 장치 탐색과 기대 이득에 대한 내용을 포함해야 한다. 난청자와 대화 상대자에 대한 의사소통 전략 상담도 필요할 수 있다.

증례 5: 비기질성 난청

비기질성 난청은 청력손실이 있을 경우 다소 과장되게 표현할 수 있으므로 항상 염두해야 한다. 피검자의 청력을 정확하게 평가할 때까지는 보청기 사용을 검토하는 것은 매우 부적절하다.

증례 6: 유소아 피검자

2장에서 언급한 것과 같이 신생아 청각선별을 통과한 3세 여자이다. 때로 난청 질환에도 불구하고 청각선별검사를 모두 통과하거나(위음성, false negative) 반대로 질환이 없는데도 불구하고 재검 대상자로 분류되기도 한다(위양성, false positive). 이 증례의 경우 청각선별검사에서 발견하지 못하였거나 청각선별검사 이후 난청이 발생하였을 가능성을 배제할 수 없다. 어떠한 경우든 8장과 11장의 진단 결과는 부모에게 엄청난 부담을 안겼을 것이다. 15장에서 살펴본 것처럼 청각전문가의 검사 소견 설명은 유소아나 성인 대상자 모두에게 정서적으로 영향을 미치지만 특히 부모와 상담에서 더욱 큰 영향을 준다.

청각전문가는 자녀의 난청을 처음으로 확진받은 부모와의 대화에서 자신의 상담 능력을 평가하는 것이 아님을 기억해야 한다. 이 과정은 청력손실과 아이의 잠재 능력을 최대한 활용해서 가장 잘할 수 있는 재활에 관해 의논하는 것이다. 보청기에 대한 언급이 정서적으로 상당한 충격을 줄 수 있으므로 자연스러운 적응 과정을 살피면서 진행하는 것이 좋다. 아마도 보청기에 대해서는 대부분 청각학적 해석을 의논하던 방 대신 다른 장소에서 시행하는 경우가 많다. 그렇지만 보청기에 대한 일반적인 정보는 간단히 제공하는 것이 좋다.

고출력의 귀걸이형을 추천할 수 있다. 상자형 보청기는 신경근 발달 지연으로 머리를 들고 몸을 지탱하지 못하는 경우가 아니라면 거의 추천하지 않는다. 외이형 보청기는 청력손실 정도나 빠른 외이도 성장에 따른 귀틀 재제작 부담을 고려하여 추천하지 않는 것이 좋다. 자세한 청력을 확인하고 음향특성을 추가로 보정할 수 있도록 조절 범위가 넓은 디지털 보청기가 적당하다. 그러나 주파수 응답 곡선의 모양이나 이득 정도는 동일한 청력손실을 갖는 성인 보청기 특성과 결코 같지 않다는 점을 기억해야 한다. 연구에 의하면 활발하게 말-언어를 습득하고 있는 유소아의 경우 신호 대 잡음비가 성인보다 높아야 하는 것으로 확인되었다. 따라서 유소아들에게 높은 신호 대 잡음비의 음성을 들려주기 위해서는 direct audio input 등에 연결한 FM 활용 등이 중요하다.

보호자가 적극적으로 참여하는 개별 및 집단 언어치료를 위해 언어치료사에게 의뢰하는 것도 중요하다. 치료 경과는 인공 와우 이식까지 적극적으로 검토하면서 세밀하게 관찰할 필요가 있다. 이 증례에 대한 자세한 내용을 15장에서 다시 살펴보기로 한다.

* 요약

인간의 청각 능력에 도움을 주기 위한 장치는 소리를 수집하는 간단한 것에서부터 시작하여 오늘날의 초소형 전자 회로에 이르고 있다. 다양한 종류의 보청기와 많은 선택 사양 회로들이 있으며 난청자의 청각적 및 미용상 요구를 고려하여 선택할 수 있다.

청각전문가의 적절한 증폭기 선택은 기대 성능과 실제 성능을 비교하여 서로 일치할 수 있게 해야 한다. 모든 보청기의 전기음향특성은 정해진 표준 사양을 충족해야 하고 성능이 유지되고 있는지 지속적으로 감시해야 한다.

이미 이야기한 것처럼 다음 장에서는 난청자에게 완벽한 청각재활 서비스 제공의 첫 번째 단계인 보청기 선택 및 추천과 적절한 조절을 다룰 것이다. 이 과정에서 청각전문가는 보청기만 사용해서 얻는 이득보다 더욱 효과적인 재활 결과를 얻을 수 있도록 청각 보조 장치 및 경고 장치 활용 등에 대해서도 적극적으로 고려하고 추천하는 것이 좋다. 이러한 선택 사양을 모두 사용하더라도 난청자가 느끼는 손실을 보상에는 한계가 있으므로 최적의 효과를 얻기 위한 부단한 노력이 필요하다.

✻ 자주 묻는 질문

Q 보청기는 배경 잡음과 말소리 중에서 잡음만 억제할 수 있는가?

A 보청기 잡음 제거를 위한 연구는 계속되고 있어서 과거에 비해서는 개선되었다. 하지만 모든 잡음만을 제거하는 것은 어렵다.

Q 보청기로 듣는 소리가 다른 이유는 무엇인가?

A 보청기는 주파수 범위를 정해 이보다 낮은 주파수와 높은 주파수를 차단하고, 고급 보청기일지라도 다소의 왜곡이 있어서 말소리를 부자연스럽게 하기도 한다.

Q 인공 와우 수술과 관련해서 알려진 부작용은 무엇인가?

A 모든 수술에는 감염의 우려가 있다. 인공 와우의 경우 뇌막염 발생에 대한 보고가 있다.

Q 경제적 원인으로 보청기를 구입할 수 없는 가족 지원 프로그램은?

A SERTOMA 클럽과 같은 많은 민간 단체와 정부 기구 등이 있다.

Q 최근 출시되는 보청기는 모두 디지털 보청기인가?

A 대부분 제조업자들이 아날로그 생산 라인을 줄이고, 디지털에 집중하고 있다. 디지털 보청기도 저가형이 있다.

Q 음향 궤환을 줄일 수 있는 가장 적절한 방법은 무엇인가?

A 먼저 귀꽂이를 외이도에 잘 착용하는 것이다. 상자형 보청기의 경우 송화기와 수화기 사이 거리를 가급적 멀게 하는 것이 좋다. 귀걸이형의 일부는 수화기를 외이도 안으로 장착하기도 하며, 디지털 보청기는 음향 궤환 억제 회로가 내장된 경우가 많다.

Q 청각전문가의 보청기 장착은 허용되어 있는가?

A 청각전문가들은 별도의 추가 자격이 없어도 보청기를 장착할 수 있다.

Q FM 보청기가 유용한 곳은?

A FM 보청기는 사용자에게 신호 대 잡음비를 향상시켜 주며, 극장, 강당, 교실 등에서 사용한다.

Q 보청기 착용을 기피하는 가장 일반적인 원인은?

A 보청기 성능 향상과 관계없이 강한 소리에 대한 불편함과 기대와 달리 소리가 왜곡되는 점 등이 보청기에 대한 부정적 시각을 갖게 한다. 난청자들에게는 동기와 재활 등에 관한 청각 전문가의 상담이 중요하다. 보청기에 대한 부정적 시각을 쉽게 바꾸기는 어렵지만 다양한 교

육적 접근이 도움될 수 있다.

Q 아날로그와 디지털 보청기의 차이는 무엇인가?

A 디지털 보청기는 불필요하게 강한 소리를 증폭 전에 낮추며, 필요한 부분만을 증폭할 수 있어서 청력손실 보상에 더욱 정교한 조절이 가능하다.

Q 중이 이식형 보청기의 장점 및 단점은 무엇인가?

A 모든 수술에는 합병증이 있을 수 있는데, 이러한 합병증과 수술 비용을 단점으로 들 수 있다. 장점은 음향 궤환과 폐쇄감을 없앨 수 있다는 것이다.

Q 청성 뇌간 이식 대상은?

A 청신경 종양 제거술 후 청신경이 손상된 경우이다.

Q 진동촉각 보청기란 무엇인가?

A 진동촉각 보청기는 진동으로 가슴, 목, 팔목, 손등의 촉감을 자극하여 음성을 전달한다.

Q 청각 보조 장치의 종류는?

A 청각 보조 장치는 적외선, FM, 유도파 등을 통해 신호 대 잡음비를 개선하는 것과 진동이나 빛으로 위험한 상황을 알려 주는 것이 있다.

Q 인공 와우 이식 대상자는 누구인가?

A 보청기를 통해 말소리를 듣는 데 한계가 있는 난청자가 대상이다. 12개월 이내 유소아는 골화가 의심되지 않는 한 이식하지 않는 경우가 많고, 언어 습득 이전 난청 성인은 수행력이 낮다. 농 문화를 지지하는 난청자들의 경우 개인적 권리를 주장하며 이식을 기피하기도 한다.

Q 콘택트렌즈와 눈 수술 증가가 안경형 보청기 사용을 감소시켰는가?

A 그렇지 않다. 보청기는 개발 초기 머리에 착용하는 것이 관건이었다. 대안으로 안경테에 보청기를 장착하였으며, 트랜지스터 개발로 보청기가 소형화되면서 외이도 등으로 장착할 수 있게 되어 자연스럽게 수요가 감소한 것이다.

＊ 추천 도서

Dillon, H. (2012). *Hearing aids* (2nd ed.) Turramurra, Australia: Boomerang Press.

Thibodeau, L. M. (2014). Hearing assistance technology systems as part of a comprehensive audiologic rehabilitation program. In J. J. Monatano & J. B. Spitzer (eds.), *Adult audiologic rehabilitation* (2nd ed.) (pp. 349-374. San Diego: Plural Publishing.

Zwolan, T. A. (2010). Cochlear implants. In J. Katz, L. Medwetsky, R. Burkard, & L. Hood (Eds.), *Handbook of clinical audiology* (pp. 912-933). Philadelphia, PA: Lippincott Williams and Wilkins.

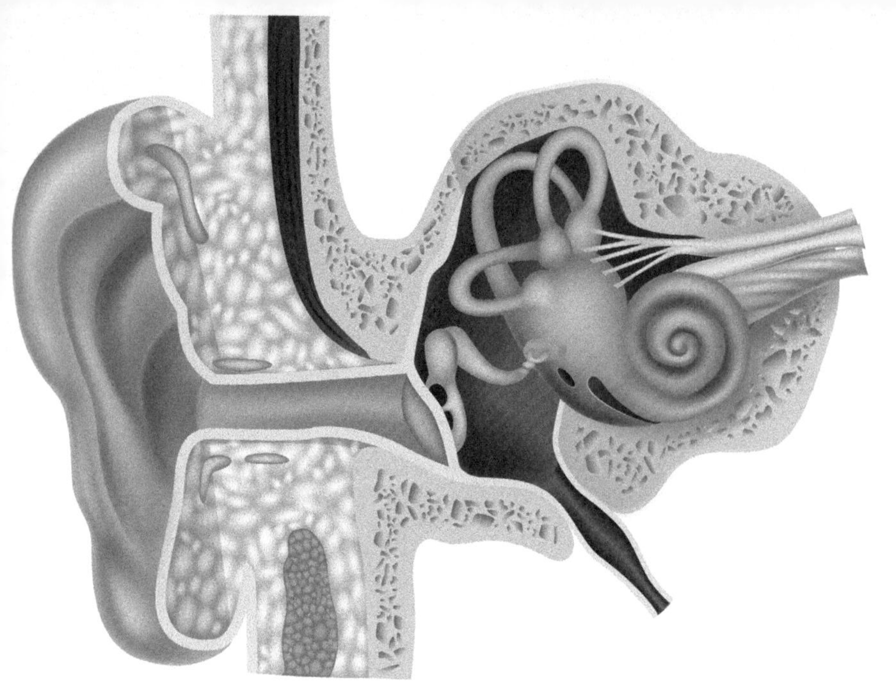

제 15 장

청각학적 평가, 재활 및 지원

학습 목표

이 장은 병력 청취, 상담, 보고서 작성, 관련 분야 전문가와의 협력, 청각재활 및 지원 등 다양한 측면을 살펴본다. 방법론적인 측면에서 설명은 앞 장들보다 상세하지 않다. 이것은 청각학의 여러 가지 관점을 간략하게 소개하기 위한 것이다. 따라서 이 장에서 학습할 내용은 다음과 같다.

- 청력손실 원인을 추정할 수 있는 병리와 의사소통에 미치는 영향 등을 중심으로 한 병력 청취
- 청각학적 재활 및 지원을 위한 관련 분야 전문가와의 협력
- 관련 분야 전문가들과의 협력을 위한 보고서 이해
- 환자 및 가족 상담 과정에서 긍정적 또는 부정적 영향 요인
- 소아 및 성인 난청 재활과 지원 원칙
- 난청 소아의 교육 환경 검토
- 다문화가 난청 재활과 지원에 미치는 영향

청각전문가에게는 청각학적 평가와 해석의 책임이 있다. 만약, 청력손실이 의학적 측면에서 지원이 필요하면 이과 의사에게 자문을 구해야 한다. 의학적 문제가 없거나 치료를 종료한 후에는 청각전문가가 청각학적 측면에서 전반적인 관리와 책임을 맡아야 한다. 보청기 사용이 필요한 경우 청각전문가는 적절한 보청기를 선택하고 조절하여 올바르게 사용할 수 있도록 교육하여 효과적이고 지속적으로 사용할 수 있도록 해야 한다.

ASHA는 성인과 소아를 대상으로 한 청각재활 서비스 제공이 언어병리학 및 청각학의 두 분야 전문가들의 전문적 활동 분야로 인정하고 있다. 특히, 유소아 난청자들의 의사소통 능력 향상을 위하여 이 두 분야 전문가들이 자주 협력해야 하는데, 이러한 협력이 가장 수준 높은 재활 성과오 이어진다.

지금까지 이 책에서 설명한 내용들은 앞으로 짤막하게나마 요약 설명할 것이다. 난청자 삶의 질을 향상시키려는 최상의 노력을 하지 않는다면 청각의 정상 또는 비정상을 진단하고 이해한다는 것은 의미가 없다.

⚜ 문진(병력 청취)

병력을 적절하게 문서화하는 것은 청력을 평가하는 것만큼 중요하다. 병력을 기록하는 서류 양식은 자유롭게 기록하는 방식부터 틀을 정해 인쇄한 것까지 여러 가지가 있으며 이 중 하나를 선택하면 된다. 일부 청각전문가들은 청력손실과 관련한 주요 불만 사항들에 대해 묻고 짤막하게 첨언하는 수준으로 기록하기도 한다. 이 방법은 많은 경험과 요령이 필요하며 꼭 필요한 질문을 생략할 가능성이 있다.

형식이 정해진 양식의 일부는 청력손실 확인에 필요한 질문보다 더 많고 구성이 길다. **그림 15.1**과 **15.2**는 구성이 짧지만 청력손실과 관련된 유용하고도 적절한 질문이 담겨져 있는 양식이다. 업무량이 많은 경우 지원 인력이 설문을 작성하게 하거나 우편을 이용하기도 한다. 그러나 질문은 청각전문가가 하는 것이 가장 좋고 응답은 적어도 응답자나 보호자와 함께 보는 것이 좋다.

문진 기록표에 왜 청각전문가의 서비스를 원하는지를 기록할 수 있는 칸을 마련하는 것도 좋다. 이것은 난청자가 방문을 예약한 동기를 이해하는 데 도움이 된다. 검사를 하기 전 방문 목적을 충분히 이해하는 것은 청각 평가 방향 등을 결정하는 데 큰 도움이 된다. 병력에는 청력손실 정도와 기간은 물론, 귀 및 난청 관련 가족력, 소음 피폭, 머리와 귀의 외상 등을 포함해야 한다. 어지러움, 이명, 귀 수술 경험, 청력검사 경험 등도 중요

소아 병력

파일번호: ________ 날짜: ________________

이름: ______________________________ 생일: ____________

성별: ____________ 부모/후견인: ______________________________

지금, 내 말 소리는 어떻게 들리나요? ______________________________

과거 병력

아이의 담당 의사 이름은? ______________________________

임신 중에 질병이나 사고 등으로 약물을 복용한 적이 있는가? ______________________________

____

태어날 때 저체중, 황달, 산소결핍 등이 있었는가? ______________________________

____

시력은? (검사는 어디서 했는가?) ______________________________

유행성 이하선염, 풍진, 거대세포 바이러스 등을 앓았는가? ______________________________

귀 앓이를 한 적이 있는가? ______________________________

귀 손상이나 수술 경험이 있는가? ______________________________

알레르기가 있는가? ______________________________

지금 복용하는 약물이 있는가? ______________________________

이 외의 질병 등: ______________________________

청력손실 및 발달 정보

청력검사를 받은 적이 있는가? 몇 살 때 어디서 받았는가? ______________________________

유소아기 난청을 경험한 가족이 있는가? ______________________________

환경음과 다른 사람의 말을 듣는가? ______________________________

말-언어는 또래와 비슷한가? ______________________________

최근 언어치료를 받았는가? 어디서 받았는가? ______________________________

동작 발달은 또래와 비슷한가? ______________________________

행동 장애나 중복 장애는 있는가? ______________________________

기타

형제자매 수와 나이는? ______________________________

재학 중인 학교, 학년, 담임선생님은? ______________________________

학교성적은? ______________________________

보청기를 사용하는가? ______________________________

대화 방식은 (수화, 음성, 제스처)? ______________________________

정보 공개 동의

이상 내용과 검사 결과, 향후 재활 방향 등에 관한 정보가 관련 분야 전문가들에게 공개하는 것을 허락합니다.

______________________________ ________________

서명 날짜

그림 15.1 난청 관련 유소아 문진 기록표 예시

성인 병력

파일번호: ______ 날짜: ______

이름: ______ 생일: ______

성별: ______ 부모/후견인: ______

지금, 내 말 소리는 어떻게 들리세요? ______

일반적 의료 정보

담당의사 이름은? ______

혈압, 심장병, 관절염, 아스피린, 고혈압, 기타 원인으로 약물을 복용 중인가? ______

______

시력은 정상인가? ______

앓고 있는 만성 또는 중증 질병이 있는가? ______

알레르기가 있는가? ______

이외의 질병 등: ______

듣기 병력

예/아니요 청력손실이 있는가? (오른쪽 귀)(왼쪽 귀)(두 귀) ______

예/아니요 청력손실은 변하지 않는가? ______

예/아니요 청력손실이 있는 가족이 있는가? ______

예/아니요 청각 평가를 받은 적이 있는가? 어디서 받았는가? ______

예/아니요 보청기 사용 경험이 있는가? ______

예/아니요 귀울림이 있는가? (오른쪽 귀)(왼쪽 귀)(두 귀) ______

예/아니요 어지러움증이 있는가? ______

예/아니요 여가 목적, 군대, 직업적 이유로 소음에 노출된 적이 있는가? ______

예/아니요 귀가 불편하거나 통증, 또는 진물이 나는가? ______

예/아니요 귀앓이를 한 적이 있는가? ______

예/아니요 귀 수술을 한 적이 있는가? ______

예/아니요 귀에 상처를 입은 적이 있는가? ______

기타: ______

______

듣기 상황

아래에서 잘 들리는 순서로 네 가지만 선택하시오.

____ 한 사람과의 대화 ____전화 ____텔레비전 ____자동차 소리

____ 작은 무리 ____큰 무리 ____레스토랑 ____극장

____ 종교 활동하는 곳 ____회의 ____직장 ____외부

____ 음악 듣기

정보 공개 동의

이상 내용과 검사 결과, 향후 재활 방향 등에 관한 정보가 관련 분야 전문가들에게 공개하는 것을 허락합니다.

______ ______

서명 날짜

그림 15.2 난청 관련 성인 문진 기록표 예시

한 정보이다. 보청기 사용 경험, 유소아의 경우 질병이나 사고 등 발달 과정에서 일어난 어떠한 것이라도 묻는 것이 좋다.

특정한 질문 방식은 대답이 예정된 답변으로 이어질 수 있다. 난청자나 보호자의 일부는 지나치게 사적인 내용까지 포함되어 대답에 망설이기도 한다. 이러한 망설임은 가족 구성원 간 의견 차이가 있음을 뜻하기도 한다. 그러나 대부분 응답은 분명한 자신감으로 신속하게 대답한다. 동일한 유형의 질문에 대해서 반복하여 응답하면서 응답자 스스로 올바르게 응답하는가를 평가하기도 한다.

전문가는 피검자가 가급적 객관성 있는 응답을 유지할 수 있도록 노력해야 한다. 메니에르병이나 전음성 난청 등과 같이 이미 확정된 진단이 있는 경우에는 더욱 철저하게 조사해야 한다.

청력손실이 난청자의 삶에 미치는 영향을 평가하기 위한 다양한 설문지들이 있다(Alpiner & McCarthy, 2000; Geier, 1997). 이 설문지는 배우자 등과의 인식 차이를 확인하는 데도 도움이 된다. 이 자가 평가는 청력손실의 영향을 분명하게 분석할 수 있고 향후 청각재활에 대한 방향을 정하는 데 유용한 자료로 활용할 수 있다.

관련 분야 전문가 의뢰

청각전문가는 여러 가지 이유로 관련 분야 전문가에게 자문을 구할 수 있다. 주로 청각학적 평가와 재활 등을 위해 이과 의사, 언어병리전문가, 심리전문가, 유전전문가, 교사 등과 같은 관련 분야 전문가들의 도움이 필요할 수 있다. 의뢰하려는 경우에는 가급적 상세한 정보가 담긴 보고서를 첨부해야 한다. 건강보험 양도 및 책임에 관한 법(Health Insurance Portability and Accountability Act, HIPAA)은 청각전문가가 이에 관한 정보를 제공하려는 경우 난청자나 보호자의 서명을 반드시 받도록 하고 있다. 서류 형식을 이용하고 빈칸을 채우는 것이 법적 책임 문제를 피할 수 있다.

청력도나 청각 평가 결과는 결과 해석 등과 관련한 의견 없이 복사되어 전달되지 않도록 해야 한다. 이것은 결과를 완벽하게 이해하고 정확하게 해석할 것이라는 확신이 없기 때문이다. 다른 측면에서 보면, 청각전문가는 각각의 검사에 대한 세부적이고 장황한 보고서를 작성하지도 않는다. 물론 관련 전문가들도 이런 보고서를 읽는 데 시간을 쏟지 않는다.

각각의 보고서는 의뢰하는 전문가에게 맞도록 개별화해서 보내야 한다. 같은 환자의 결과일지라도 이과 의사에게 보내는 것과 언어병리전문가에게 보내는 것은 정보의 유

표 15.1 보고서 작성을 위한 SOAP 형식

S	(주관적, subjective): 방문 관련 정보, 자가 관찰 결과, 가족력, 이과 및 전신 병력
O	(객관적, objective): 청각학적 평가, 평가조건, 결과 해석
A	(평가, assessment): 진단과 진단 예후 관련 'S', 'O' 요약
P	(계획, plan): 적절한 대안과 추적 방향

형이 다르고, 작성하는 보고서 형식이 다를 수 있다. 물론 같은 이과 의사일지라도 각각 이 원하는 정보와 해석의 수준이 다를 수 있다. 청각전문가라면 서로 다른 전문가에게 보내는 의뢰서에 담게 될 정보와 형태 및 방법을 개발하는 것이 좋다. 때로는 형식적인 문서가 좋을 수 있고, 때로는 그렇지 않는 것이 좋을 수도 있다. 일반적으로 사용하는 의뢰서는 간단한 메모나 포괄적이고 상세한 내용을 담을 수 있는 것들을 사용한다(표 15.1).

요약하면, 관련 분야 전문가 의뢰서 구성은 다음과 같다.

- 첫 번째 문단. 환자 기본 정보(이름, 나이, 성별, 병력에 대한 간단한 서술), 관련 분야 전문가에게 의뢰하는 이유
- 두 번째 문단. 난청 성질과 정도, 청력도와 결과 해석 과정에서 특별히 주의가 필요한 사항, 의사소통 어려움 관련 정보
- 세 번째 문단. 보청기 · 청각언어재활과 같은 구체적인 계획, 추적 검사 일정, 소음 노출 주의 등

관련 분야 전문가들은 청각전문가와 청각센터로부터 받은 보고서를 통해 그 수준을 평가하기도 한다. 보고서가 지저분하게 작성되고 부주의하고 성의 없는 수정 등을 담고 있다면 청각학적 평가가 제대로 시행되었을까 하는 의심을 가질 수 있을 것이다. 청각전문가가 전문성을 인정받고 관련 분야 전문가들과 좋은 관계를 형성하기 위해서는 평가 종료 후 보고서를 가급적 빨리 작성하여 보내는 것이 좋다. 이러한 행위는 난청자에게 좋은 서비스를 제공하면서도 정확한 평가를 수행할 것이라는 믿음을 줄 수 있다.

❀ 실전 해설

언어병리전문가에게 보내는 평가 보고서는 현재의 청력손실로 나타날 수 있는 언어 이해의 한계 등에 관한 정보를 포함하는 것이 좋다. 난청자에게 서비스를 제공하는 언어병리전문가

가 알아 두면 유용한 청력검사 등은 4장과 5장을 참조하기 바란다. 언어병리전문가도 환자에게 도움을 줄 수 있도록 지역사회 청각전문가와의 긴밀한 협력 관계를 유지하는 것이 좋다.

이과 의사와의 협력

청각전문가는 외과적 수술을 계획하거나 시행 또는 의학적 치료를 하는 사람이 아니다. 이러한 일은 이과 의사의 직무이다. 그러나 대부분 이과 의사들은 청각학적 학습 과정을 수료하지 않았고, 복잡한 평가 과정과 비의학적 측면의 재활 등에 대해서도 관심이 없다. 청력손실의 많은 증례는 의학적 문제가 없어서 의학적 치료가 필요 없다. 다만, 예제가 중요하고 다소 어려우며 평가 해석이 모순되는 경우에는 청각전문가와 이과 의사 상호 자문이 필요하고 환자에게도 유리하다. 두 전문가 사이의 관계를, 청각전문가가 청각 평가를 수행하면 이를 이용하여 이과 의사가 진단하는 것으로 단순화하는 것은 매우 잘못된 생각이다. 의학과 청각학은 난청자에게 고급 서비스를 제공하고 지원할 수 있도록 서로의 전문 분야를 인정하는 공생 관계를 유지하는 것이 중요하다.

청각전문가들은 의뢰서에 자신의 관심 분야와 난청자를 의뢰하는 이유를 반드시 기록해야 한다. 그러나 특정 치료 방법을 지칭해서 추천하는 것은 안 된다. 난청자가 중이염 등으로 회복 가능한 전음성 난청을 보이는 경우에는 의학적 진단과 추적 평가를 위한 재검사 일정을 정해 두어야 한다. 기도와 골도 차이가 사라지면 골도 전도 가청역치가 혼합성 난청일 때와 다른 결과가 나타날 수 있다. 이 경우에도 청각학적 평가를 다시 해야 한다.

심리전문가와의 협력

심리 상담은 난청자들이 종종 정서 문제를 동반하기도 하기 때문에 필요하다. 대부분의 청각전문가들은 심리학 용어와 심리 평가 과정 및 해석 등에 관해 학습하기 때문에 충분히 이해할 수 있다. 의사와의 협력과 마찬가지로 심리전문가의 자문이 필요하면 의뢰서에 자신의 관심 분야와 난청자를 의뢰하는 이유를 반드시 기록해야 한다. 이 경우 정서 문제에 대한 지원은 물론 현재 수행력과 잠재력에 대한 정보도 얻을 수 있다. 예를 들면, 학교 성적이나 특별한 도움이 필요할 것인가에 대해서도 도움을 받을 수 있다. 이때 자문은 상담이 끝날 때까지로 한정하지 않고 증상을 고려하여 청각전문가나 심리전문가 중 누가 주도적으로 재활을 맡을 것인가를 결정할 때까지 계속된다.

유전학 전문가와의 협력

청각전문가와 보호자의 상호작용에 있어서 한 가지 문제는 유전 관련 상담을 간과할 수 없다는 것이다. Smith(1994)는 유전 상담이 의학 및 유전학적 정보만을 전달하기보다 청력손실을 올바르게 이해하게 하고 가족 구성원들을 지원하려는 노력이 더욱 중요하다고 지적했다. 직계 가족에 대한 유전 상담은 법적 문제로도 비화할 수 있기 때문에 윤리적 측면 이상의 배려가 필요하다.

Smith(1994)는 난청자 가족들이 다양한 이유로 유전 상담 서비스를 원한다고 보고하였다. 이들은 난청의 원인과 예후를 알고 싶어 하는 것은 물론 다음 세대에서 난청아가 태어날 가능성도 궁금해한다. 아울러 자손에게 청력손실이 나타날 확률에 대해서도 알고 싶어 한다.

2003년 난청에 대한 배아 유전 선별검사를 처음으로 시행하였다(Robeznieks, 2003). 후반에서 다시 언급하겠지만 난청자들도 자신의 언어와 신념에 긍지를 갖는 농 문화가 생겨났다. 최근 몇 년 동안 이들 소수 문화 집단은 점차로 줄어들고 있는데, 가장 큰 원인은 유소아 난청의 보편적 재활 방법으로 인공 와우 이식이 증가한 것을 들 수 있다. 이러한 변화는 난청자가 청각학교에서 일반학교로 전학하거나 유전학적 기술을 이용하여 난청이 없는 아이를 계획하여(designing babies) 출산하면서 문화적 치환이 나타났다.

유전 상담이나 배아 유전 선별검사 소견을 기초로 한 이러한 결정은 청각전문가만을 위한 것은 아니다. 이보다 가족들이 유전학적 상담 서비스를 받고 적절하게 자문을 구할 수 있는 전문가와 팀을 구성하는 것이 청각전문가의 책임이라 할 수 있다. 이러한 팀은 의사 출신의 유전학 전문가, 석·박사 학위를 가진 유전학 상담 전문가 그리고 지원 인력 등으로 구성된다.

언어병리전문가와의 협력

비록 많은 청각전문가들이 합리적인 선에서 언어병리학에 대한 학문적 배경이 있더라도 대부분 임상 경험은 한계가 있다. 역사적으로 청각전문가와 언어병리전문가들은 학문적 배경과 초기 수련 과정이 비슷하여 다른 전문가들보다 더 긴밀한 유대감을 갖고 있다.

청각전문가는 언어병리전문가들이 청력손실의 정도뿐만 아니라 청력손실에 따른 의사소통의 문제까지 확인해 주기를 원하는 상황에 종종 직면한다. 언어 발달 지연 유소아의 경우 청력손실 여부가 재활 과정에서 매우 중요한 역할을 한다. 이 경우 전문가 간 협력은 적절한 치료 및 중재 계획에 큰 도움이 된다. 일부 음성이나 조음 장애는 소리 변별 능력이 없거나 일부 주파수 소리를 들을 수 없는 것이 직접적 원인이 된다.

언어병리전문가에게 보내는 의뢰서는 담백하고 직접적으로 작성해야 한다. 난청의 성질과 정도에 대한 의견을 적고, 필요한 경우 이과 의사나 심리전문가 등 관련 분야 전문가들에게 의뢰하는 것이 좋다. 아울러 청력손실이 난청자의 음성 언어에 미치는 영향을 언급할 수 있지만 치료 방향 등에 대한 의견은 자제해야 한다.

청각전문가들은 유소아의 청력에 관한 약간의 직감 같은 것을 가질 수 있다. 보고서에 "청력은 음성 특성에 일치하는 것으로 판단된다."라는 문구를 종종 관찰할 수 있다. 이러한 경우, 두 귀의 정확한 청력을 확인할 때까지 일정한 간격으로 추적 검사를 반드시 시행하여야 한다. 청각전문가가 범할 수 있는 이러한 실수(honest error)는 추적 검사를 통해 확인할 때까지 소중한 시간을 잃어버리는 결과를 초래한다. 언어 발달 지연이 있는 유소아가 언어병리전문가와 예약되어 있는 경우 추적 청각 평가 일정을 정하는 것이 좋다.

ꙮ 난청 학급 교사와의 협력

난청 학생의 교사에게 보내는 보고서(의뢰서)는 언어병리전문가들에게 보내는 것처럼 격식을 갖추는 것이 좋다. 최근 몇 년 동안 난청 학생들이 청각학교에서 일반학교로 전학이 늘어나면서 이들을 돌보는 청각전문가와 교사들은 점점 더 가까워지고 발전된 관계를 맺고 있다.

난청 학생들이 청력손실이 없는 동료 학생들과 학업에서 선의의 경쟁을 하기 위해서는 청각학과 교육학 분야의 조화로운 협력이 그 어느 때보다 절실하다. 많은 교육자들이 잔존 청력 활용에 많은 노력을 기울이고 있으며 두 전문가 집단 사이에는 교육 과정 중복을 포함한 공교육과의 장벽이 무너지고 있다. 팀 접근을 통해 조화를 이루면 그 혜택은 궁극적으로 난청 학생이 수혜하게 된다.

교사는 청각학적 지원의 의미를, 청각전문가는 매일매일 교실에서 보청기, 교실 증폭 장치, 교실 잡음 등을 포함한 난청 학생 관리의 어려움을 반드시 이해해야 한다. 교사와 청각전문가가 서로 함께 하는 것을 주저하지 않고 상호작용을 시작하면서부터 학문 간 분리의 문제가 사라지고 관계가 꾸준히 개선된다.

ꙮ 일반 학급 교사와의 협력

공법 94-142(Public Law 94-142), 장애아동교육법(Education for All Handicapped Children Act of 1975)이 발효되면서 교사는 정상 학급에서 청력손실을 배려한 별도의 준비 없이 난청 학생들을 교육하고 있다. 청각학의 역할은 난청 학생들이 정규 학교 정상 교실에서 잘 교육받을 수 있게 하는 것이었고 이러한 노력이 청각학 분야에서 교육 청각학이라는 세부 전공 분야로 발전하는 원동력이 되었다(Blair, 1996; Johnson & Benson, 2000).

교육 청각학은 여전히 규모가 작은 전문 분야이다. 일반 학급 교사들은 정규 교육 과정에 다니는 난청 학생들에게 제공해야 할 교육적 지원에 대한 정보를 청각전문가를 통해 얻을 수 있다. 이때 가능하다면 적절한 증폭장치를 구입하고서도 느낄 수 있는 듣기의 어려움에 대해 학급 담임교사와 직접 상담하는 것이 좋다. 보고서나 의뢰서에는 청력손실과 증폭기 사용 그리고 구조적이고 기능적인 용어를 사용하여 청력손실에 대한 특성을 반드시 포함하여야 한다. 여기에는 교실 잡음에 의한 영향, 청력손실을 시각적으로 보상받으려는 노력 과정에서 생기는 피로, 증폭기 사용에도 불구하고 놓칠 수 있는 고주파수 자음 성분 등의 문제를 포함할 수 있다(Martin & Clark, 1996). 난청 학생들을 위한 교실 음향 환경 제안(Clark & English, 2004) 등 어떤 주제라도 일반 학급 교사와 의견을 교환하는 것이 좋다.

실전 해설

많은 전문가들 중에서 청각전문가와 언어병리전문가들은 난청 아동을 위해 가장 밀접하게 협력하고 있다. 교육 환경에는 많은 난청 학생들이 교육받고 있는데 청각전문가의 수는 매우 적다. 이러한 상황에서 언어병리전문가는 난청 학생을 대상으로 치료적 서비스를 제공하면서 매우 중요한 역할을 한다. 이 과정에서 교육전문가를 자문해 줄 수 있는 유일한 전문가일 수도 있다. 이 경우 난청 학생들은 정당하게 받아야 할 전문적 지원을 받지 못할 수도 있다. 그러나 이러한 상황이 청각전문가의 책무를 면제하는 것은 아니다. 하지만 근접 지원이 가능한 언어병리전문가가 전문가로서 책무를 상당 부분 담당할 수 있다.

청각학적 상담

인간의 건강과 관련한 분야의 많은 전문가들에게 상담(counseling)은 무엇이 잘못되었고 어떻게 해야 한다는 것을 말해 주는 것으로 해석한다. 청각전문가들에게 상담은 더 많은 것이 포함된다. 여기에는 '가장 좋은 환자(well-patient model)'라는 개념을 기본으로 하여야 한다. 이것은 난청자 대부분이 청력손실로 인한 문제들을 적극적으로 극복하기 위해 노력하고 있어서 심리적으로 정상이기 때문이다(Clark, 1994). 가끔 심한 심리적 상처를 가진 난청자를 만날 수도 있지만 이 경우 정신건강의학 전문가와 함께 도움을 주면 된다.

돌봄(care)이라는 용어는 상담의 우선적 정의 중 하나이며, 건강 관련 분야에서 정보 전달자로 정의할 수 있다. 이 정보 전달자(상담전문가)는 청각전문가, 의사, 보청기전문가 등이 있으며, 난청자가 지속적으로 의존하고 있는 전문적 지원에 대한 방향을 제시하는 역할을 한다. **고객**(의뢰인, client)은 자신을 보호해 주는 주인에게 기대고 따르는 추종자라는 의미를 가진 라틴어 cliens에서 유래하였다. 또 다른 용어인 **환자**(patient, 원서에는 이 용어를 사용하였으나 이 책에서는 가급적 난청자라는 용어로 대신한다—역자 주)는 더 나빠지다는 뜻을 가진 라틴어 patiens에서 유래한 것으로 수동적으로 치료를 받는 사람을 의미하기 때문에 좋지 않은 의미가 담겨 있다. 실제 상담 과정에서 의뢰인에게 갑의 위치에서 협력할 것인지 을의 위치에서 도와줄 것인지는 다소 걱정스러운 부분이다. 의뢰인과 전문가는 권위적인 관계를 벗어나(Cassell, 1989) 전문적 식견과 의뢰인의 요구가 최대한 실현되는 방향으로 관계를 형성하는 것이 좋다. 나이가 들고 교육 수준이 낮은 의뢰인들은 잘 교육받은 젊은이들에 비해 더 수동적으로 반응한다(Haug & Lavin, 1983). 그러나 청각전문가는 궁극적으로 청력손실을 극복할 수 있는 방법을 꾸준히 탐구하여야 하는 책무가 주어진다. 아울러 자주적으로 봉사하면서도 권위적인 태도를 갖지 않아야 한다.

일부 건강 관련 전문가들은 노인성 난청자를 청각전문가에게 의뢰하지 않기도 한다. 이것은 분명하지 않지만 일부 의사들이 청력손실을 정상적인 노화 과정으로 바라보고 증폭기와 상담으로 도움을 받을 수 있다는 사실에 관심을 갖지 않기 때문일 것이다. 또 건강 관련 전문가의 사무실이 조용하기 때문에 실생활에서 청력손실이 미치는 영향을 이해하지 못할 수도 있다. 이러한 문제는 난청자와 가족은 물론 관련 분야 전문가 교육을 통해 극복해야 한다.

진단 상담

오랫동안 유지되고 있는 청각전문가의 가장 큰 책임 중 하나는 결과와 결과의 해석에 대하여 책임을 지고 난청자와 그 가족에게 적절한 방법으로 전달하는 것이다. 이것은 관련 분야 전문가들이 정확한 검사와 결과 해석을 통과의례쯤으로 생각하거나 난청자와 그 가족에게 조언 및 상담을 제공하지 않는다면 의미가 없기 때문이다.

난청자와 그 가족 상담에 접근하는 세부적인 방법은 청각전문가의 경험에 따라 달라진다. 상담 내용에 있어서는 성인 난청자나 유소아 난청자 보호자가 청력도를 통해 난청 성질이나 청력손실 정도를 이해할 수 있게 설명하는 것이 무엇보다 중요하다.

난청자와 그 가족들은 어음청력검사와 여러 진단 검사 결과를 잘 이해하지 못할 수도 있다. 그러나 약간이라도 관심이 있다면 가급적 전문 용어 대신 쉽고 분명한 단어를 선택하여 난청자가 원하는 정도로 상세하게 설명할 수 있다. 처음에는 검사 결과에 관심을 가지는 사람이 많지 않다는 것은 놀랄 일도 아니다. 그러나 본질적으로는 보청기 사용 필요성에 대한 의문, 청력손실이 진행될 것인가에 대한 의문, 건강 전반에 미치는 영향 등 많은 질문을 가지고 있다. 민감한 사안도 검사를 마치면 원하는 정보를 단순하게 제공할 수 있다. 만약, 난청자나 보호자가 들을 준비가 안 되었다면 어떤 말을 해도 소용이 없다. 상담에서 청각전문가의 역할은 아무리 강조해도 지나치지 않다. 아무리 잘 교육받은 사람일지라도 전문가의 상세한 설명을 올바르게 이해하기는 쉽지 않기 때문이다(Martin, Krueger, & Bernstein, 1990).

때로는 평가 결과에 대한 공식적인 설명을 잠시 미루는 것도 필요하다. 예를 들어, 의학적으로 청신경 종양과 같은 심각한 문제가 있다고 가정하자. 이러한 문제는 전적으로 의사의 권한이기 때문에 청각전문가는 이에 대한 일체의 언급을 하지 말아야 한다. 다만, 이러한 문제가 의심되는 경우에는 이과 의사에게 의뢰해야 한다. 이때 피검자는 자신을 의뢰하려는 이유에 대해 알고 싶어 하더라도 주의할 필요가 있다.

상담실은 평가 결과를 의논하는 공간으로 난청자 또는 보호자와 전문가가 서로 신뢰할 수 있는 분위기를 연출할 수 있도록 차분한 환경이어야 한다. 신뢰는 청각전문가가 흰색 옷을 입고 있는지 외모가 능력 있어 보이는지와 관계없다. 일반적으로 책상이나 테이블 같은 것으로 인위적 장벽을 만들지 않는 것이 좋다. 상담자와는 비교적 가깝게 하여 물리적 거리감을 느끼지 않게 하는 것도 마음을 열게 하고 신뢰를 높일 수 있다. 결과에 대한 설명을 마친 후에는 추가 질문이 없는지 확인하고 질문에는 가급적 자세하게 대답해야 한다.

부모나 보호자에게 자녀의 청력손실 특성을 정확하게 전달하는 방법에는 정답이 없다. 많은 전문가들은 이에 관한 정보를 직접 전달하는 방법을 사용한다. 즉, 현재까지 확인된 청력손실에 관한 정보를 청력도와 관련 용어의 정의, 가능한 선택 사항 등을 포함하여 설명하는 것이다. 이러한 설명의 목적은 보호자가 난청 자녀를 가장 잘 양육할 수 있도록 교육하는 데 있다. 전문가들은 말 또는 대체 수단 등 어떠한 방식을 사용하더라도 자신이 준비한 정보가 의도한 대로 전달되지 않을 수 있다는 사실을 깨달아야 한다. 또 정보 수용자에게 긍정적이든 부정적이든 매우 심각한 영향을 미칠 수도 있다는 점을 명심해야 한다. 따라서 사실에 입각하여 준비한 내용보다 더 많은 것을 이야기하지 않도록 주의해야 한다. 보호자가 청력손실을 확인한 직후에는 매우 혼란스러운 감정 상태에 빠지기 때문에 새로운 정보의 인지적 처리가 어려울 수도 있다. 현명한 전문가라면 난청자에 대한 세부 사항을 잘 기억하고, 새로운 정보에 대한 인지적 거부감이 없는지를 확인하면서 설명하는 것이 좋다. 필요하다면 정보의 양을 조절하여 다음 방문 때 조언 및 상담하는 것이 좋다.

청각전문가는 유소아의 청각 평가 결과를 해석하고 동반 보호자에게 당연히 설명해야 한다. 난청 자녀가 어리고, 청력손실이 고도 이상이라면 증폭장치를 선택하고 어떻게 교육할 것인가를 결정하는 사람이 보호자이기 때문이다. 그러나 난청 자녀가 의사소통이 충분히 가능한 정도로 성장하였다면 의사결정을 함께하는 것이 좋다. 만약 그렇지 않으면 결정을 따르지 않고 저항할 수 있다. 물론, 난청 자녀가 아주 어리고 고도 이상의 난청으로 중복 장애의 문제가 있다면 양육하는 보호자가 많은 것을 결정하겠지만 항상 당사자의 감정을 배려하는 습관을 가져야 한다.

복지 관련 문제는 당사자를 배제하고 의논하면 당연히 반감을 느낀다. 이러한 문제는 청소년뿐만 아니라 노인 건강 관련 서비스 과정에서도 자주 나타난다. 만약, 난청자 대신 함께 방문한 보호자와 청력손실에 관한 문제를 주로 의논한다면 재활은 쉽게 한계에 도달한다. 보청기를 사용하지 않는 난청자라면 청각 보조 장치(14장 참조) 등을 이용하여 상담하는 것이 매우 유용하다.

청력손실에 대한 정서적 반응

부모들은 새롭고 일상적이지 않은 용어들에 혼란스러워하면서 청력손실을 쉽게 이해하지 못할 수 있다. 따라서 상담 과정에서 난청 자녀 부모 수준에 맞는 적절한 용어의 사용은 매우 중요하다(Martin, 1994). Martin, George, O'Neal과 Daly(1987)는 난청 자녀를 둔 부모를 대상으로 한 설문 연구에서 부모들이 자녀에게 회복할 수 없는 청력손실이 있다는 사실을 듣고 이를 곧바로 받아들이지 못하는 것으로 보고하였다. 질적 연구에서 대부분 보호자들은 청각적 진단과 재활 방향을 기억할 수 있었으나 실제 검사 결과나 귀가 어떻게 기능하는지에 관해 들려준 이야기는 극히 일부만 이해한 것으로 확인되었다(Watermeyer, Kanji, & Cohen, 2012).

자녀의 난청을 확인한 부모의 최초 반응은 슬픔, 충격, 부정, 두려움, 분노, 무력감, 자책 등으로 나타난다. 비록 이 모든 반응들이 반드시 나타나는 것은 아니더라도 무작위 순서로 나타난다(Martin et al., 1987). 또 난청을 수용하기까지는 정도의 차이가 있지만 시간을 필요로 한다. 난청 수용은 자녀가 청각학적 평가를 받는 과정을 참관하게 하는 것도 도움이 된다. 성인 난청자들은 청각전문가와 평가 과정을 통해서 청력손실을 쉽게 받아들이는 편이다. 하지만 청각전문가는 이들에게 결과를 설명하는 과정에서 사용하는 단어가 미치는 영향이 매우 중요하다는 것을 명심해야 한다.

자녀의 청력손실을 받아들이는 부모의 반응은 항상 같지 않다. 피검자가 감정을 잘 표현하는지 또는 마음으로 삭히는지에 따라서도 반응은 아주 상반된다. Moses(1979)는 부모들이 자신의 완벽한 희망과 꿈을 자녀에게 투영하는데 청력손실로 꿈이 산산조각 나는 것이라고 지적하면서, 이 때문에 '눈에 보이지 않는' 청력손실을 받아들이지 못하고 마음을 가다듬고 현실을 받아들이는 데 시간이 걸린다고 지적하였다.

후천성 성인 난청자들은 듣는 것에 대한 기대가 비교적 낮기 때문에 충격, 실망, 분노, 슬픔, 정서적 문제 등이 크지 않을 것이라고 생각한다. 그러나 분명한 것은 많은 증례에서 성인 난청자들이 생각하는 것과 달리 심각한 정서적 고통에 빠진다는 점이다(Glass & Elliot, 1992; Martin, Krall, & O'Neal, 1989). 난청자가 처음 청력손실을 진단받고 느끼는 정서적 영향에 대한 평가는 쉽지 않다(Martin, Barr, & Bernstein, 1992). 난청 자녀 부모와 마찬가지로 성인에게도 청력손실이 고통스럽기는 마찬가지이다. 따라서 성인도 회복할 수 없는 난청을 슬기롭게 수용하고 있는지를 구별하는 것은 어려운 문제이다.

성인 난청자가 청각 평가 결과에 대해 잘 적응하고 있는지는 배우자나 가장 가까운 사람에게 수시로 확인하는 것이 좋다. 이 경우 비록 평가는 어렵지만 전문가로서 난청자에 대한 실상을 파악하고 더욱 섬세한 지원을 할 수 있다. 그러나 3자 개입 금지 원칙에 의해 권장할 수는 없다(Stika, Ross, & Cuevas, 2002). 유소아 평가 및 재활 과정에서는 부모가 항상 함께해야 한다. 행동 반응을 관찰하는 검사에서 설명하기 어려운 반응 등을 부모를 통해 확인할 수 있기 때문이다.

청력손실이 회복될 수 없다는 설명을 들으면, 부모나 성인 난청자들은 청각 평가 결과와 향후 진행할 내용들을 아무리 쉽게 설명하더라도 이해하기 어려운 심리적 혼돈 상태에 빠질 수 있다. 이 때문에 청각전문가, 의사, 보청기전문가가 준비한 상담 내용보다 더 많은 것을 두서없이 요구하기도 한다(Martin et al., 1989). 질문은 청각재활 서비스를 어떻게 받을 것인가 하는 것이 대부분이며 체계적으로 생각하기보다 당장 급하게 생각나는 내용들이다. 앞서 설명한 것처럼 이러한 문제의 해결은 난청자나 가족이 현재 당면한 문제를 직시하고 앞으로의 재활 방향을 합리적으로 생각하면서 목표를 정하게 하는 것이다. 아울러 난청자가 자신의 문제를 냉정하게 생각하고 깊이 있게 질문할 수 있도록 도와주면서 앞으로 상담을 통해 계속 지원할 것이라는 믿음을 주는 것이다. 그리고 난청자나 가족이 구체적인 질문을 스스로 생각할 수 있는 여유를 주면서 질문하게 하는 것도 중요하다. 추가 상담 기회는 가급적 빠른 시간에 이루어질 수 있도록 예약해야 한다. 청각학적 상담은 지속성을 유지하는 것이 중요하고 도움이 필요한 경우 언제든 가능하다는 믿음을 주어야 한다.

Clark과 English(2014)는 난청자들은 청력손실이라는 아주 불행한 결과를 처음 들으면 자기 방어적 수단으로 이를 심하게 **부정**하는 기간을 겪게 된다고 지적하였다. 심한 경우, 성인 난청자 중에서도 자신의 청력이 떨어졌다고 의심한 순간부터 이를 강하게 부정하고 받아들이기까지 7년을 허비한 경우도 있다. 이들은 대부분 청각전문가와 상담을 하면서도 자신의 청력손실을 강하게 부정한다. 부정하는 기간 동안에는 단순한 사실도 받아들이지 못하기 때문에 청각 평가 결과나 재활에 대한 자세한 정보 제공이 크게 도움이 되지 않는다.

부정 단계에서 청각전문가는 "아이가 들을 수 없는 소리가 많다는 것을 인정하기가 쉽지 않으시리라 생각합니다. 상심이 크시겠지만 이 결과가 어떤 것을 의미하는지 이해하셨는지 궁금합니다."라는 말로 결과를 받아들이지 않고 비탄에 빠져 있는 부모와 대화를 시작할 수 있다. 난청자가 되었다는 사실을 수용하지 못하는 성인 난청자의 경우도 이와 같은 방식으로 접근할 수 있다.

부모들은 아이의 청력손실을 완전히 받아들이기 전까지 부정의 감정을 자주 **분노**로 표출한다. 이 분노는 배우자, 청각전문가, 의사, 신을 향하기도 하며 마음을 비우기 전까지 누구에게라도 표출할 수 있다. 성인 난청자도 "저 사람은 자기가 듣고 싶은 것만 듣는 것 같다."라고 무심히 하는 한마디 말에도 감정이 격해지면서 사회적 몰이해에 분노를 느낀다. 이러한 감정의 혼돈 상황에서 분노가 청각전문가에게 직접 향하더라도 이를 받아 주면서 상담자로서 역할을 해야 한다. 아울러 객관성을 유지하는 것이 아주 중요하다.

부모들은 감정의 질곡에서 힘들어하는 시간 동안 **죄책감**에 시달리기도 한다. 청력손실의 원인이 어디에 있는지를 끈질기게 묻는 부모들은 자신이 과거 저질렀을 수도 있는 잘못 때문에 벌을 받고 있다는 의식에서 벗어나지 못할 수 있다. 만약, 이러한 죄책감이 배우자에게로 치환되면 가정이 흔들릴 수 있는데, 장애를 둔 부모들의 이혼이 드물지 않은 것은 이 때문이다. 실제로, 많은 부모들은 난청 자녀가 응석받이가 되거나 과잉보호로 잠재적 능력을 발휘하지 못할 수 있을 것이라는 죄의식에서 벗어나지 못한다. 스스로 비난하는 것은 아무런 도움이 되지 않는다는 것을 알면서도 스스로를 탓하는 부모들이 종종 있다. 따라서 청각전문가는 부모가 죄책감을 느낄 수 있는 말이나 행동을 하지 않아야 한다. 성인 난청자 또한 죄의식을 느낄 수 있는데 특히 소음성 난청의 경우 예방 절차를 무시하여 벌을 받는 것으로 생각하기 쉽다.

부모는 난청이 가져온 좋지 않은 영향에서 벗어나 아이들의 잠재적 능력을 찾는 데 집중해야 한다. 불행하게도 부모들은 전문가, 가족, 친지들로부터 비록 좋은 의도일지라도 자녀의 직업에 대한 원하지 않은 정보와 조언을 들으면 많은 부담을 느끼게 된다. 이러한 일들이 누적되면 불안이 커지기 때문에 어떠한 형태로든 아이에게 효과적인 방향으로 중재를 제공해야 한다. 청각전문가는 성인 난청자에게도 지나친 부담을 주지 않아야 한다. 보청기 선택과 향후 재활 방향에 관한 결정 등도 오히려 중재를 지연시키는 원인이 될 수 있다. 정서적 변화 단계에서 비탄(슬픔)은 다양한 과정을 거치면서 때로 다시 심각해지기도 한다.

청력손실을 알린다는 것은 고통스러운 일이다. 어떠한 경우에도 청각전문가는 인내와 이해로 재활을 받을 수 있는 의지를 심어 주어야 한다. 피드백 과정에서 부모나 성인 난청자에게만 의지하면 불안한 상태에서 상담 결과를 잘못 해석할 소지가 있다. 예를 든다면 평온해하거나 무관심한 듯한 태도는 두려움과 당황스러움을 위장한 것일 수 있다.

❀ 실전 해설

다른 분야의 건강 관련 전문가들처럼 청각전문가 및 언어병리전문가들도 난청자에게 힘들고 어려운 이야기를 해야 하는 상황에 종종 직면한다. Clark와 English(2014)는 이러한 경우 의뢰인이 자신의 감정을 솔직하게 표현할 수 있도록 독려하고 온화하고 부드러운 표정으로 공감하면서 대답할 준비를 해야 한다고 조언하였다. 이 경우에는 힘든 사실을 받아들일 수 있고, 재활 과정을 시작하기 전 마음을 가다듬을 수 있는 충분한 시간적 여유도 주어야 한다.

개인의 조정 상담

청각전문가의 상담은 단순한 정보 전달에 머물지 않고 최근 몇 년 동안 나타난 사실을 토대로 그 역할을 재조정할 필요가 있다. 상담은 난청자와 그 가족이 삶 속에서 실질적 변화가 나타나는 방향으로 지원해야 한다. 이러한 변화는 기술적 지원을 통하여 잔존하는 많은 의사소통의 어려움을 극복하는 데 더욱 긍정적으로 발전할 수 있는 방향이어야 한다(Clark, 1994; Clark & English, 2004, 2014).

청각전문가가 전문가적 및 비전문가적 상담의 차이를 이해하는 것은 매우 중요하다. 전문적 상담은 상담에 관한 전문적 교육과 훈련을 받은 후, 우선적으로 제공하는 서비스이다. 이러한 전문가에는 심리전문가, 사회복지사와 함께 정신건강의학과 의사들이 포함된다. 비전문적 상담은 상담에 관한 심화 교육을 받았거나 또는 그렇지 않았더라도 해당 전문가로서 일차적으로 제공하는 상담 서비스이다. 청각전문가, 언어병리전문가,

의사, 교사, 성직자, 변호사, 친구 및 가족 구성원이 여기에 포함된다. 심리치료는 전문적 상담 범위에 포함된다. 심리치료적 상담에 비하면 개인적 변화를 위한 상담은, 상담이 비록 비전문적이지만 특정 분야 전문가에게 편안하게 상담을 받을 수 있다는 이점이 있다. 개인적 변화를 위한 상담 지원에서 청각전문가의 역할은 난청자로서 돌보는 것보다 의뢰인의 권익 보호를 우선해야 한다는 것이다. 상담은 어떤 경우라도 장점과 한계를 반드시 인지하고, 전문가의 말과 약속이 난청자와 그 가족에게 중대한 영향을 미친다는 점을 명심해야 한다.

보호자들은 때로 청각전문가가 특정 난청자에게 최선의 선택이라고 믿는 계획을 선택하지 않기도 한다. 청각전문가들은 자신의 교육적 배경과 수련 과정에서 얻은 경험을 고려하면 첫 번째 계획이 증폭기 사용이다. 증폭기 사용은 잔존 청력을 최대한 활용하여 말-언어를 통한 의사소통을 촉진할 수 있는 방법(청각구어법)이기 때문이다. 보호자들은 이를 선택하지 않을 수 있다. 이러한 부모의 결정은 전문가가 보기에 '잘못된' 결정으로 보일 수 있다. 그러나 청각전문가의 역할은 청각적 습득과 재활 및 교육에 관한 선택 사양을 전달하는 데 있다(Clark, 1983). 따라서 다양한 대안들을 편견 없이 객관적으로 주의 깊게 설명하고 부모가 최종적으로 결정하도록 해야 한다.

유소아 난청자들은 부모가 도움을 주기 전에 스스로 이겨 낼 수 있도록 돕는 것이 중요하고 다양한 도전을 할 수 있도록 양육해야 한다. 아울러 일상적 삶에서 말보다 감정을 공유하면서 가족 구성원 모두와 지속적으로 사랑을 주고받는 것을 배워야 한다. 개인적 감정이 개입된 중재는 전혀 도움되지 않는다.

❀ 실전 해설

효과적인 상담에서 가장 큰 장벽 중 하나는 난청자 부모나 성인 난청자와 전문가의 감정 교류가 이루어지지 않는 것이다. "이 작은 귀에 보청기가 너무 크게 보인다."라고 말한 부모에게 보청기 크기에 대한 설명 대신 "보청기는 노인들만 하는 것으로 알았다."라는 질문에 해당하는 청력손실 통계를 설명하는 것은 좋지 않다. 보청기가 과거보다 더욱 작아졌다거나 청각전문가들이 상담하는 난청자들이 더욱 젊어졌다는 식의 대화는 분명히 소통하였다고 볼 수 없다. 두 상황 모두에서 현명한 반응은 기본적으로 보청기의 필요성을 받아들여야만 하는 아픔을 이야기하고, "만약 나라면, 예상하지도 못했고 원하지도 않는 이 상황을 아주 어렵지만 받아들이도록 하겠다."라고 간단하게 말하는 것이다. 난청자와의 상담에서 소통하지 못하는 것은 청각 및 언어병리전문가를 포함한 모든 전문가들이 흔히 경험한다.

흔한 질문은 아니지만 난청자나 그 가족들은 청력손실이 진행되어 더 나빠지지 않을까 하는 두려움을 가지고 있으며 이에 대한 대답을 원한다. 많은 노인성 난청자들은 청력이 완전히 소실되기까지 시간만이 문제라고 생각하면서 두려움을 느끼기도 한다. 또 유소아 난청자 부모들은 재활 목표를 달성하기 위해 쏟아야 할 많은 힘겨운 시간들에 두려움을 느낄 수 있다. 청력손실이 진행성이거나 그렇지 않거나 하는 문제는 정기적 청각 평가를 통해서도 확인할 수 없지만 마음을 진정시키고 안심하게 하는 것은 청각전문가의 상담만으로 가능하다.

대부분의 청각전문가들은 무슨 이유인지 모르지만 기회가 주어지더라도 재활을 피하는 선택을 하는 것을 보았을 것이다. 이들은 주로 청력손실이 미치는 영향을 완벽하게 이해하지 못하거나 청각이 정상적으로 기능하지 않는데도 불구하고 스스로 치료가 가능하다고 믿는 성인 난청자나 청력손실 보상을 위해 반드시 필요한 전기음향 장치가 다른 사람들에게 노출되는 것을 기피하는 청소년들, 이제 살 만큼 살아서 다른 사람들의 조언을 듣지 않겠다는 노인들이다. 근본적으로 난청자들은 자신의 삶에 영향을 미치는 결정을 내릴 때 자신만의 가치에 따라 행동한다. 청각전문가들은 상담이 난청자의 결정에 영향을 미칠 수 있다는 사실을 직시하고 이에 따른 책임을 인식해야 한다. 또한 난청자에게 다양한 도움을 줄 수 있도록 탐구하고 시각을 넓히는 활동을 계속해야 한다 (Clark, 2007; Clark & English, 2014).

청각전문가는 개인 조정 상담 제공 과정에서 아래의 세 가지 핵심 사항을 기억해야 한다.

1. 반영(reflect). 난청자의 관심사를 반영하기 위해서는 관심사를 제대로 이해하고 동시에 환자나 부모의 관점에서 문제와 욕구를 공감한다. 효과적으로 반응하는 방법은 "아! 그러시군요." 또는 "달리 말하면 …"처럼 호응하면 된다.
2. 수용(accept). 현재의 상황을 파악하고 타당한 시각으로 환자나 보호자가 표현한 감정 및 자세를 받아들인다. 감정적 동조나 편향이 중단되면 감정과 자세에 대한 판단을 내릴 수 있다. 이상의 두 단계가 지난 후, 세 번째 단계를 시작할 수 있다.
3. 탐색(explore). 미래를 위해 열려 있는 다양한 기회를 찾는다(Clark, 1999, 2000).

난청자와 가족들은 기꺼이 충분한 시간을 주면서 배려하고 적절한 관심을 주는 전문가에게 호감을 느낀다고 말한다. 이러한 전문가는 많은 사람들에게 장애가 깊어지는 것을 막는 데 기여한다. 상담은 정보의 전달보다 더 의미 있는 것들이 반드시 포함되어야 한다. 상담에 대한 내용은 추천 도서를 참조하기 바란다.

지원 단체

성인 난청자와 유소아 난청자 가족들은 청력손실을 이겨 내는 과정에서 지원 단체의 도움에 큰 용기를 얻는다. 이 단체에 참여한 사람들은 혼자만 어려운 시간을 보내고 있는 것이 아니라는 사실을 빠르게 배운다. 소아를 대상으로 지원하는 단체는 특정한 사안을 해결하기 위하여 전통적인 부모 단체와 별도로 할아버지, 할머니, 사촌들이 조직할 수 있다(Atkins, 1994).

일반학교에 재학 중인 청소년 난청자들은 같은 어려움을 겪는 사람이 있다는 것을 인지하지 못하고 좌절하면서 의사소통에 어려움을 느낀다. 청소년에 대한 지원 단체는 이들에게 건강한 탈출구를 찾아 주고 학습 환경을 개선하는 것뿐만 아니라 아이들이 더 어렸을 때 예상하지 못했던 청소년기 문제를 다시 한 번 함께 고민하고 해결하려는 노력도 할 수 있다. Alexander Graham Bell 난청자 협회(Alexander Graham Bell Association for the Deaf and Hard of Hearing, www.agbell.org) 소속 소비자 단체는 부모, 청소년 난청자, 유소아 난청자 부모를 위한 전국 및 지방 분회를 통해 온라인 지원을 제공하고 있다. 미국난청자협회(Hearing Loss Association of America, HLAA, www.hearingloss.org)도 지역 사회에서 성인 난청자들인 소비자를 위한 소식지를 발행하고 있다. 청각전문가는 이들 단체에 속한 모든 연령의 난청자들에게 적절한 서비스를 제공할 수 있도록 자문을 제공하여야 한다.

성인 난청자 지원 및 관리

미국 공법 101-336, 미국 장애인법(Americans with Disabilities Act, 1991)은 지방 자치단체, 교통, 공공 편의시설, 고용, 통신 등의 분야에서 차별을 금지하고 있다. 장애인법은 21세기 통신 및 비디오 접근법(21st Century Communications and Video Accessability Act, 2010)을 처리하여 다양한 통신 기술에 쉽게 접근할 수 있도록 하고 있다. 이 법안들은 전적으로 난청자들을 위한 것으로 사회 구석구석에 깊은 영향을 주고 있다. 이 법안은 기술적인 의미는 물론 신체적 · 정신적 측면에서 어려움을 겪고 있는 사람들에 대한 부정적 인상을 줄이는 데 기여했고, 장애에 대한 인식을 개선했다. 청각전문가들도 청각 관련 용어에 대한 검토가 필요한 시기이다. 예를 들면, 장애(handicap)를 불능(disability)으로 대체하는 것처럼 용어의 순화가 있다. 왜냐하면 장애는 불능이 극복할 수 없는 문제를 안았을 때를 표현하기 때문이다. 이러한 운동은 '인간 중심(people first)'의 측면에서 추진할 수 있다. 이를 고려하여 , '청각장애인' 대신 '난청자'로 바꾸어 사용하는 것도 추천한다.

성인 난청자의 청각학적 관리는 이들의 청력손실이 대체로 우발적으로 발생한다는 점을 고려한 접근이 필요하다는 것이다. 일부 난청은 갑자기 생기기도 하고 약물 치료나 질병에 의해 서서히 나타나기도 한다. 이 난청자들을 위해서는 **귀 재활**(aural rehabilitation)이라는 용어를 사용하였으나 최근에는 **청각학적 재활**(audiological rehabilitation or audiological treatment)로 대신하고 있다.

용어의 개념을 이해하는 것은 매우 중요하다. **청력손실**(hearing impairment)은 심리학적 · 해부학적 · 생리학적 이상만을 의미하고(청력검사 결과만), **청각불능**(hearing disability)은 생물학적 · 사회적 활동에서 느끼는 어려움을 포함하며, **청각장애**(hearing handicap)는 자가 평가 척도를 근거로 난청자가 원하는 역할 수행 과정에서 불이익을 당하는 것을 포함한다(World Health Organization, 1980). 이 용어들은 많은 건강 관련 전문가들이 관행적으로 잘못 사용하고 있다. WHO(2001)는 질병의 결과를 의미하는 용어에서 건강 구성 요소를 중심으로 분류하는 방식으로 바꾸고 있다. 새로운 기준은 불능은 효과적인 의사소통이 어려워 활동을 제한하는 것을, 장애는 교육적 · 직업적 · 사회적 활동을 제한하는 것을 의미한다.

참여 제한의 정도는 청력손실이 미치는 활동의 한계가 개인마다 매우 다르므로 재활을 계획할 때 고려해야 한다. 실제로 참여 제한은 개인 증폭기, 청각 보조 장치, 작업장 시설, 장애를 바라보는 시선, 지원 법률 등과 직접적인 관련이 있다.

활동 제한 수준은 순음청력손실 평균(pure tone average, PTAs)(표 4.1)을 기준으로 표시할 수 있다. PTAs는 두 개 또는 세 개 주파수의 가청역치 평균으로 어음청취역치를 예측하고 청력손실의 영향을 축소 또는 확대 해석하는 것을 예방하기 위해 사용한다. 그러나 청력손실 정도를 표현하는 과정에서 두 방법은 상당히 다르다. 4장에서 이미 설명한 가변 순음청력손실 평균(variable pure tone average, VPTA)은 청력손실 정도를 표현하는 데 다소 유리할 수 있지만 어떤 방법이라도 개인의 청력손실을 완벽하게 표현하는 데는 한계가 있다.

청각학적 재활은 기술 발전과 문화적 영향 등 다양한 원인에 의해 변화가 있었다. 독화(speechreading)나 청능 훈련(auditory training)과 같은 전통적인 성인 재활 기법만으로는 효과적이지 못하다는 사실을 알면서도 계속 시행하고 있다. 이것은 청력손실이 삶에 방해가 된다고 믿는 난청자와 가족의 마음에 위안을 줄 수 있기 때문이다.

의과학은 계속 발전하여 청력손실의 원인이 되는 질병을 치료하고 생명 연장에 기여하여 노인 인구가 많은 사회를 만들었다. 청력손실의 필연적 원인 중 하나가 노화라는 사실을 감안하면 청력손실을 가진 인구도 계속 증가하고 있다.

지난 수십 년 동안 사람들의 마음을 파고 든 질환은 **알츠하이머병**(Alzheimer's disease)* 이다. 주로 기억 상실과 관련하여 공간 감각을 잃고 혼란에 빠지는 이 병은 중년 후반에 발병하여 10~20년 이내 사망에 이를 수 있다. **치매**(dementia)의 가장 큰 원인이다.

알츠하이머병의 발생 빈도는 자기공명영상(magnetic resonance imaging, MRI)과 양전자 방출 단층촬영(positron emission tomography, PET)으로 조기 진단이 가능하게 됨으로써 점점 빠르게 증가하고 있다.

알츠하이머병은 나이가 들어가면서 발병도 증가하는 것으로 알려져 있다. 이에 따라 노인성 난청도 함께 증가하는데 보청기나 청각 보조 장치 등을 사용한 청각재활을 어렵게 한다. 이것은 불행하게도 노화가 청력손실과 더불어 기억상실을 동반하고 의사소통을 어렵게 만들기 때문이다(Cacace, 2007). 청각전문가들은 이러한 문제를 함께 해결할 수 있도록 준비해야 한다.

청각학적 재활의 시작은 청력손실 여부 확인이 필요하며, 청각 평가는 필수적이며 관행적으로 시행해야 한다. 책의 서두에서 설명한 환자에 대한 정보 관리 또한 매우 중요하다. 관리가 필요한 정보들로는 청력손실에 대한 난청자 스스로의 생각, 청력손실 보상에 대한 욕구와 환경, 교육, 직업, 사회경제적 상태 등 청각 이외의 요인 등이 있다(American Academy of Audiology, 2006).

사회 활동을 제한하는 정도는 청각 평가 결과와 환자 스스로 평가한 지표를 기초로 결정한다. 청력손실이 미치는 영향에 관한 평가 척도는 Clark과 English(2014)가 만든 것을 사용하기도 한다. 이 도구가 완벽하지는 않을지라도 청각재활 과정에서 청력손실의 핵심적 영향을 점수화하는 데 도움을 얻을 수 있다. 결국, 난청자가 청력손실의 영향을 과소평가하고 보청기를 사용할 의도가 없는 경우 난청자에게 증폭기 사용이 필요하다는 것을 주장하는 데 다소의 도움을 얻을 수 있다.

성인 난청자 청각재활의 목적은 잔존 청력을 최대한 활용하는 데 있다. 잔존 청력은 청각적 활용에 유용하지만 청력도나 어음청취역치 또는 어음이해도만으로 쉽게 확인하기 어렵다. 잔존 청력은 가청역치와 불쾌 강도의 차이를 dB로 표현하는 가청 범위(dynamic range)로 보며 보청기 사용과 청각학적 재활은 이 범위가 넓을수록 좋다.

청각학적 재활은 반드시 청각 평가를 마친 후 여러 가지 필요한 결정을 하게 된다. 이 결정은 보청기 사용 여부, 적절한 기종 선택, 재활 방향 등이 포함된다. 재활은 개별 중재를 할 것인가, 집단 중재를 할 것인가, 누가 집단 중재를 맡을 것인가, 어떤 시각 단서로 강화할 것이며, 말-음성을 어떻게 보존할 것인가 등에 대한 선택을 해야 한다. 청각

* 독일의 신경학자 Alois Alzheimer(1864~1915)의 이름에서 명명됨.

학적 재활은 난청자의 지적 호기심과 이해 능력이 과소평가되지 않도록 반드시 개인에 맞춰 설계되어야 한다. 난청자는 일반적 청력손실과 개인적 특성에 대해 충분한 교육을 받아야 한다. 귀의 정상 및 병리적 현상과 말-언어를 통한 의사소통에서 청력손실이 미치는 영향, 청력손실의 진행 여부, 청력손실 보상을 위한 보청기 기술 등도 이에 포함되어야 한다. 아울러 난청자와 마음을 열고 진솔하게 이야기할 수 있는 가족 및 친구, 이들과 상호작용 정도, 지금 가장 가깝고 언제든 만날 수 있는 가족 구성원이나 친구 등의 정보도 확인해야 한다.

많은 청각전문가들은 청력손실 관리보다 평가 및 해석에서 더 큰 역할을 한다. 현대의 청각학은 이 두 영역 모두를 관장해야 한다. 실제로 청각전문가에게는 평가 및 해석 과정에서 더 큰 자율성을 보장받는다. 불편한 사실이지만 임상 청각학 분야는 독립적이지 못하고 기술적 측면에서 청력손실 관리에 더 많은 역할을 하는 경향이 있다. 효과적인 의사소통 훈련을 통한 직접적인 중재에 실패할 경우 이는 난청자와 청각학 분야 전문가 모두에게 손해가 된다(Clark, 2009, 2010; Clark, Kricos, & Sweetow, 2010).

보청기 및 청각 보조 장치

미국노화협회(National Council on Aging, NCOA)는 성인 난청자와 그 가족을 대상으로 대규모 연구를 수행하였다(Kochkin & Rogin, 2000). 이 연구에서는 청력손실을 방치하면 우울, 불안, 분노, 좌절 등이 증가하는 것으로 나타났다. 이것은 노인성 난청이 10 dB 증가할 때마다 기능적 불능이 커지는 것으로 보고한 선행 연구를 지지하는 결과이다(예: Bess, Lichtenstein, Logan, Burger, & Nelson, 1989). 또 보청기 사용은 노인성 감각신경성 난청자의 의사소통 능력 감퇴에 의한 기능적 · 심리적 · 정서적 건강 상태를 양호하게 개선시켰고(Chisolm et al., 2007; Crandell, 1998; Kochkin & Rogin, 2000; Larson et al., 2000), 초기에 얻은 이득은 오랫동안 지속되는 것으로 나타났다(Bratt, Rosenfeld, & Williams, 2007). 아울러 특화된 의사소통 훈련은 청력손실에 의한 부정적 영향을 완화시키고, 개별 및 집단 청각재활이 모두 유용한 도움을 얻을 수 있는 것으로 다양한 연구를 통해서 입증되었다(예: Clark & English, 2014; Wayner & Abrahamson, 1996).

보청기 장착 청각전문가의 주요 직무는 난청자의 잔존 청력을 최대로 활용할 수 있도록 노력하는 것이다. 보청기가 최대 효과를 내기 위해서는 사용 방법 및 관리에 대한 내용을 반드시 숙지해야 한다. 청능 훈련이 잘 되고 있다고 하더라도 청각 재훈련(auditory retraining)으로 증폭 이득을 더욱 높일 수 있다(Kricos & McCarthy, 2007). 그럼에도 불구하고 일부 성인 난청자들은 추가 청각학적 서비스를 생략하기도 한다. 듣기 및 소통

증강 훈련(listening and communication enhancement, LACE)처럼 컴퓨터를 기반으로 접근하는 재택 청각 재훈련은 성인 난청자의 의사소통에 긍정적인 영향을 주는 것으로 나타났고(Sweetow & Sabes, 2006), 증폭기 사용에 관한 청각전문가의 조언을 받으면 추가 이득이 생긴다(**그림 15.3** 참조). 청각 재훈련은 난청자의 효과적인 의사소통 능력 향상뿐만 아니라 약리학적으로도 강화될 수 있다(Tobey et al., 2005). 이 예비 연구 결과는 많은 사람들이 노력을 통해 최상의 의사소통 능력에 도달할 수 있다는 것을 입증했다.

성인 난청자의 청각 재훈련은 환경, 발화자 또는 청취자의 습관 등 다양한 방해 조건에서도 성공적인 인지와 의사소통이 이루어질 수 있도록 진화하고 있다(Clark & English, 2004, 2014; Trychin, 1994). 난청자들은 의사소통과 관련한 자신들의 요구를 다른 사람에게 말할 수 있어야 하고, 의사소통 능력을 극대화할 수 있도록 부분적으로나마 환경을 통제할 수 있어야 한다. 다른 사람과 대화는 마주 보도록 하고 다른 사람이 말하면 바로 보고 경청하는 습관을 가져야 한다. 또 실내는 밝은 조명을 사용하고 잡음이 없도록 하면서 필요한 경우 적적할 청각 보조 장치를 사용하는 것이 좋다. 난청자와 직접 대화하는 사람도 훈련에 적극 동참해야 최대의 이득을 줄 수 있고 성공적 의사소통을 위한 추가적인 강화를 제공할 수 있다. **청각재활**(hearing therapy) 또는 의사소통 훈련(communication training)은 청각학적 서비스를 더 종합적이고 효과적으로 제공하고 난청자들도 이를 공감할 수 있어야 한다. 난청자들의 소비자 권익 단체인 미국난청자협회(Hearing Loss Association of America, HLAA)도 이를 인지하고 추가적인 보청기 조절을

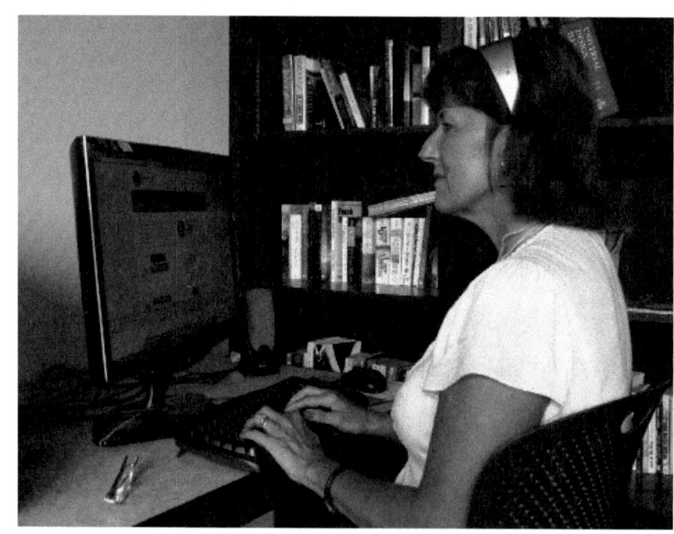

그림 15.3 많은 난청자들이 가정이나 청각전문가 사무실에서 컴퓨터를 이용한 듣기 및 독화 수행력 향상 프로그램을 통해 효과적인 청각재활을 할 수 있다.

권고하고 있다(Self Help for Hard of Hearing People, Inc., 1996). 이러한 과정에도 불구하고 보청기 조절 상태가 몇 년 동안 변하지 않고 유지되기 위해서는 연간 3~5회 정도 방문이 필요한 것으로 나타났다(Skafte, 2000).

❀ 실전 해설

대부분 보청기 사용자들은 불행하게도 관행적인 3~5회 방문을 통해 최대의 이득을 얻을 수 있는 조절 상태를 찾지 못하고 있다. 청각전문가들은 난청자들에게 단순한 보청기 사용 방법보다 더 많은 정보를 제공해야 일반적인 수준의 만족을 얻을 수 있다. 보청기는 기술적 발전을 거듭하여 과거보다 훨씬 높은 수준인 반면 만족도는 이에 미치지 못하고 있다.

의사소통 훈련의 가장 효과적인 것 중의 하나는 난청자와 배우자, 가족이나 친구 등으로 구성한 집단 훈련이다. 의사소통에서 집단 중재로 달성되는 가치는 모든 기능적 개선 정도를 초월한다. 성인 난청자의 집단 중재는 그 가치가 심리치료보다 낮다고 할 수 없다. 많은 성인 난청자 특히, 노인 난청자는 청력이 떨어지면 우울과 소외감에 빠진다. 비록 쉽게 깨달을 수 없지만 자신의 문제를 심각하게 느끼거나 정서적 고립감을 느끼기도 한다. 그러나 동년배 사람들이 비슷한 문제를 경험한다고 생각하면 재활에 도움이 되고 마음도 편해질 것이다. 의사소통의 어려움을 극복하기 위해 노력하는 사람들이 함께 집단을 이루면 모든 구성원들에게 교육적 · 정서적으로도 도움을 줄 수 있다. 그러나 비록 중재에 강한 의욕을 갖고 있더라도 성인 감각신경성 난청자들의 일부는 보청기를 조절하거나 이와 관련된 접근을 거부하기도 한다.

집단 의사소통 훈련은 증폭기를 조절하고 적응하려는 많은 난청자들의 성공적 재활을 위한 필수적인 요소이다. 그러나 청각전문가들은 여전히 이에 소극적이다(Clark, 2001, 2002). 일부 청각전문가들은 성인 난청자들을 위한 이러한 의사소통 훈련이 시간 투자 대비 효율성이 낮다고 생각하고 있다. 이러한 비효율적 시간 투자라는 생각은 잘못된 것이다. 이 훈련이 보청기에 대한 거부감을 낮추고, 사용을 극대화한다. 많은 성인 난청자들은 집단이나 개별 훈련 기회가 적고 듣기 및 소통 증강 훈련(LACE)과 같은 재택 교육 권고를 무시하고 있다. 오늘날 보청기 회로 기술은 청력손실을 효과적으로 보상할 수 있는 수준이다. 그러나 꾸준히 계속되는 문제들이 있다면 보청기로 해결할 수 없는 한계인지를 확인해야 한다. 극히 적지만 극복할 수 없는 한계라면 보청기 조절 과정에서 난청자와 의사소통 전략을 상담해야 한다(Clark, 2009; Clark & English, 2014).

성인 난청자를 위한 독화

많은 보통 사람들은 물론 전문가조차도 청력손실이 생기면 발화자의 입술을 보는 **독순**(lipreading)으로 대화가 가능할 것이라고 잘못된 생각을 하고 있다. 독순이라는 용어는 **독화**(speechreading)로 대치되었다. 독화는 입술 움직임에만 집중하는 것이 아니라 표정, 동작, 신체 움직임 등을 시각적으로 관찰하여 음성을 인지한다고 본다.

많은 말소리들은 조음 방법과 위치를 달리하여 산출되기 때문에 적어도 일부 음소는 입술만 관찰하더라도 인지할 수 있다. 그러나 /p/, /m/, /b/와 같은 소리의 일부는 시각적 단서만으로 구별하기 어려워 산출도 어렵고, /g/, /k/, /h/와 같은 소리는 시각적 단서만으로 전혀 인식할 수 없다.

독화의 가치를 확인하기 위한 많은 연구가 있었고, 보청기 사용자에게 여러 가지 교육이 진행되고 있지만 여전히 개념적 오해가 남아 있다. 이 중 심각한 것은 독화만으로 담화를 완전히 이해할 수 있다고 믿는 것이다. 아울러 독화만으로 말소리의 50% 이상을 인지할 수 있다고 믿는 것도 오류이다.

난청자에게 독화의 최대 이점은 의사소통 훈련에서 대응 전략(coping strategies)으로 잔존 청력과 시각을 결합하여 가르치게 되면 효과가 극대화된다는 것이다.

많은 사람들은 독화가 일부 사람들의 타고난 재능이라고 믿는다. 시각을 더 잘 활용하는 사람들을 보면 이것은 사실인 것 같다. 이들은 훈련을 받지 않고도 독화 교육을 받은 사람들보다 더 잘한다. 물론 발화 습관이 나쁜 사람과의 대화는 독화가 어렵다. 분명한 발화 습관을 가진 사람이 직접 중재에 참여하면 성공적인 독화에 도움을 줄 수 있다(Caissie et al., 2005).

성인 난청자에게 독화 교육 방법은 난청자의 생각과 태도에 따라 상당한 차이가 있다. 어떤 사람들은 발화자의 입술을 분석적으로 관찰하는 데 반해 또 다른 사람들은 보다 종합적으로 관찰한다. 컴퓨터 기반 독화 훈련은 CD를 이용한다. 이 방법은 잔존 청력과 보청기를 이용하여 독화를 가급적 자연스럽게 배울 수 있도록 구성되어 있다.

실전 해설

청각전문가와 언어병리전문가의 직무는 모두 성인과 소아 난청자에게 청각학적 재활 서비스를 제공하는 것을 포함하고 있다. 청각학적 재활 서비스의 범위는 계속 확대되고 있으며, 두 분야 전문가들의 역할은 학문적 배경과 서비스 방식으로 분명히 구분된다. 그러나 두 분야 전문가들은 아주 자주 서비스를 공동으로 제공하기 위하여 노력한다. 미국언어청각협회(America Speech-Language-Hearing Association, ASHA) 윤리위원회는 이 분야 전문가에게 교육과 임상 실습 및 실무 경험의 의무를 부여한다(American Speech-Language -Hearing Association, 2002b).

유소아 난청 관리

여러 가지 조건들이 말-언어의 정상적 발달을 늦추기는 하지만 청력손실이 일차적 원인인 경우가 흔하다. 청력손실은 선천성이거나 성장하면서 나타나거나 관계없이 언어 습득에 심각한 영향을 준다. 언어가 정상적으로 발달하기 이전에 청력손실이 있었다면 **언어 습득 이전 난청**(prelinguistic hearing loss)이라 하고, 반대로 언어 개념을 형성한 후 청력손실이 생겼다면 **언어 습득 이후 난청**(postlinguistic hearing loss)이라 한다. 물론 언어 발달을 한 후 뒤늦게 청력손실이 생겼다면, 어린 시절 듣고 배웠던 것을 통해 이미 습득한 말-언어를 잘 보존할 수 있다.

청각전문가들의 중요한 직무 중 하나는 청력손실이 발생한 경우 가능한 한 빨리 의학적 지원을 받게 하는 것이다. 이는 이과적 또는 외과적 치료 방향은 의학적 결정을 기초로 한다. 따라서 청각전문가들은 중이염 또는 감염을 확인하거나 청각기관의 해부학적 손상이 의심되는 경우 즉시 의학전문가들에게 자문을 구해야 한다. 만약 청력손실이 의학적으로 치료할 수 없거나 치료 후에도 청력손실이 여전히 남아 있다면, 부모 상담을 포함한 청각학적 중재를 시작한다.

유아 청능 훈련

언어 습득 이전과 이후에 발생한 청력손실에 대한 접근 방법은 분명한 차이가 있다. 태어날 때부터 청력손실이 있었던 유아는 인생 초기부터 말소리에 대한 기억이 없기 때문에 특별한 방법으로 훈련을 시작해야 한다. 난청 유아들을 위한 **청능 훈련**(auditory training)은 매우 종합적이면서도 개인적 필요에 따라 특정한 목표를 설정해야 한다. 이 프로그램은 종종 소리에 집중하는 능력(인지)을 개발하는 것부터 소리를 변별하고, 확인한 다음 말과 소리를 이해하는 것까지 공식적 · 비공식적 방법으로 훈련하는 것이다. 보청기를 쉽게 장착하였다면 훈련은 더욱 빠르게 시작할 수 있다(그림 15.4).

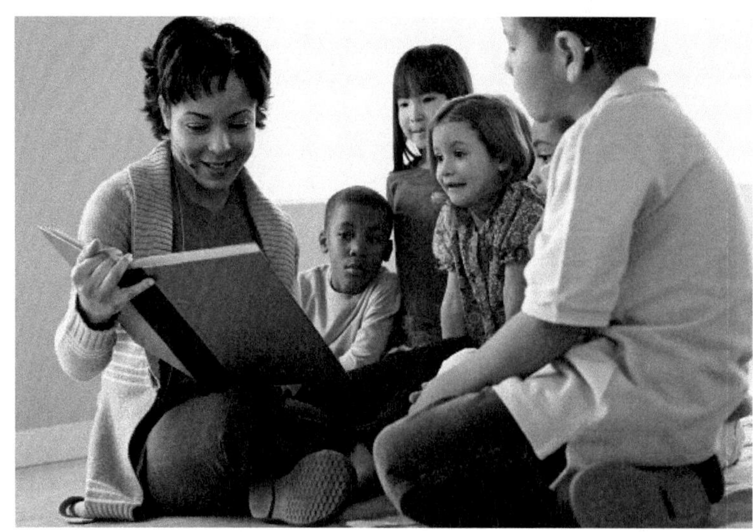

그림 15.4 청각을 강화하는 훈련 프로그램은 깨끗한 신호가 귀에 도달하게 하는 것이 중요하다. 사진에서 교사의 머리에 착용한 마이크를 통해 수집한 음성이 FM 신호로 바뀌어 유소아가 착용하고 있는 보청기로 전달되고 있다.

출처: Phonak.

유아 독화 훈련

유아의 독화는 가급적 일찍 시작해야 한다. 이들에게 부모나 다른 사람을 마주 보는 습관을 만들어 주고, 말을 할 때는 표정과 입 모양을 과장하지 말고 천천히 단순하면서 주의 깊게 조음해야 한다. 아이들이 들리지 않기 때문에 소리를 내지 않고 입 모양을 과장하는 것이 독화에 도움 될 것이라는 생각은 잘못된 것이다. 부모가 말을 하면서 소리를 내는 것이 더 자연스럽고 잔존 청력이 있는 유아에게 청각적 단서를 제공할 수 있기 때문이다.

교육적 선택

1966년 설립된 장애인교육국(Bureau of Education of the Handicapped)은 1975년 모든 장애 교육을 보호하는 미국 공법 94-142호의 제정을 주도하였다. 이 법은 장애 유소아의 '교육 환경 제한을 최소한'으로 하고 **일반학교**(mainstreaming)에서 교육을 받을 수 있는 권리를 보호하는 것을 골자로 한다. 이 법은 많은 유소아 난청자들에게 학교생활을 모두 일반학교의 정규교실에서 지낼 수 있도록 보장하고, 특별한 지원이 필요한 경우만 별도의 학급에서 수업을 받을 수 있도록 규정하고 있다. 미국의 경우 지난 25년 동안 고도 이상 난청 유소아의 반 이상이 특수학교를 떠났고 학교가 폐쇄되었다(Lane, 1987). "교육 환경 제한을 최소화한다"는 원칙으로 모든 유소아 난청자들이 일반학교에서만 학습하게 한 것은 다소 문제가 있다. 환경의 제한은 학생들의 교실 환경을 제한하는 것이고, 최소한의 환경 제한은 학생들에게 가장 적절한 방법으로 제한하는 것이다(Ross, Brackett, & Maxon, 1991).

장애 교육에 관한 법(P.L. 99-157)은 1986년 청력손실을 포함한 모든 장애에 대해 태어날 때부터 지원을 제공할 수 있도록 개정되었다. 이 법의 목적은 영유아 가족에 대한 교육과 지원은 물론 가족 중심의 프로그램(family-centered programs)을 개발하는 데 있다. 공법 99-142가 **개인 교육 계획**(individual education plan, IEP)을 규정했다면 공법 99-457은 **가족 서비스 계획**(individual family service plan, IFSP)을 규정하고 있다. 낙오 학생 방지(No Child Left Behind, NCLB)법(2001)은 모든 학생의 성취를 추구하는 교육 개혁 법안이다. 청각전문가는 법안 제정 과정에서 법률이 추구하는 이상을 달성하기 위하여 난청 유소아에 대한 확인과 평가, 중재 계획을 벤치마크 하는 것뿐만 아니라 반드시 가족과 함께 일반 교육 과정의 표준과 목표를 이해하고 우수한 성적을 얻을 수 있도록 지원해야 한다. 조기 중재 서비스는 청력검사, 언어 평가, 증례 관리, 가족 훈련, 건강 서비스, 영양, 직업치료, 물리치료, 심리 및 사회 복지 서비스, 교통 지원 등을 포함한다. 1990년 장애인 교육법(Individuals with Disabilityies Education Act, P.L. 100-476)과 1997년 개정 장애인 교육법(P.L. 105-117)은 법적으로 명확성을 추가하였다. 모든 법안에는 교육 청각학의 위치를 법적으로 보장하였다. 이들의 실질적 서비스가 반드시 제공되고 있는 것은 아니지만 법을 지키지 않는 경우 징계할 수 있다.

모든 주에서 청력손실이 의심되는 유소아에 대한 무료 청력검사를 시행하고 있다. 물론 이것은 난청을 가급적 조기에 발견하는 것을 목적으로 하고 있으며, 이를 'Child Find'라고 한다. 청각전문가는 난청을 조기에 발견하고 필요한 적절한 관련 분야 전문가에게 의뢰하는 것과 동시에 청능 훈련, 언어 자극, 독화, **말 보존**(speech conservation) 등의 재활 평가, 교육과 상담, 보청기 상담 등의 서비스를 반드시 제공해야 한다(Johnson, 1994). 말-언어 습득 및 재활(habilitative/rehabilitative) 서비스는 주로 언어병리전문가들이 계획한다.

유소아기 난청은 수용 및 표현 의사소통 발달 능력을 지연시키고, 학업 성적을 낮추는 학습 장애 문제를 야기할 수 있다. 아울러 사회적 고립과 낮은 자신감, 그리고 미래 직업 선택을 제한할 수 있다. American Speech-Language-Hearing Association(2004b)는 유소아 난청아의 교육적 지원을 제공하는 교육 청각전문가의 책임을 구체적으로 명

표 15.2 교육 청각전문가 책임

• 난청 발견 프로그램 계획 및 관리
• 난청 발견 프로그램에서 확인된 난청 의심 학생의 청각 평가
• 필요한 경우 의학 등 적절한 관련 분야 전문가 의뢰
• 난청 예방 프로그램 계획 및 관리
• 학생, 부모, 교사에 대한 교육 및 상담
• 개인용 보청기 선택과 조절, 교실 증폭장치, 보조청각장치 선택 및 결정

출처: American Speech-Language-Hearing Association, 2004b.

시하고 있다(표 15.2).

난청 학생의 정규 교육을 위한 다양한 교육적 배치 선택권은 공사립 보호 시설, 통학 또는 기숙학교, 공립학교 등에서 활용할 수 있다. 일반 학급에서 공부하지만 특수 교육 서비스가 필요한 모든 난청 학생들을 모아 별도의 학급을 만들 수 있다(Flexer, Wray, & Ireland, 1989). 비록 담임교사가 담당 난청 학생에 대해 더 많은 지식을 원하고 있지만 적절한 지식 지원은 부족한 것으로 나타났다(Martin, Bernstein, Daly, & Cody, 1988). 교사는 교육적 지원 및 관리와 함께 교실 잡음 관리, 개인 휴대용 보청기, 신호 대 잡음 비를 개선하는 증폭기 등에 대한 정보도 알고 있어야 한다.

❀ 실전 해설

학생이 일반학교에 통합되는 경우 담임교사는 학생의 요구가 충족되었는지를 반드시 확인해야 한다. 담임교사들이 학생의 중재를 위해 적극적이고 학생들을 도울 수 있는 방법을 탐색하는 데 매우 높은 의욕을 보이고 있으므로 교육청각전문가는 교사들과 학생을 돕기 위한 깊이 있는 의논을 하는 것이 좋다. 좌석 배정, 시각적 단서 제공 극대화, 보청기 사용 장려, 강의와 함께 강의록 제공, 보호자와의 수시 면담 등을 포함한 지원을 제공해야 한다. 학교 소속 청각전문가가 부족한 현실을 감안하면 이러한 업무들은 언어병리전문가들이 제공하기도 한다. 난청 학생 교육은 교실, 언어 및 청각클리닉, 어떤 방법이든 좋다. 당연하겠지만 집에서의 교육 프로그램이 가장 효과적이고 강력하다. 학업 성적은 부모와 함께 정상 청력 학생보다 더 자주 관심을 갖는 것이 중요하다.

난청 유소아의 교육과 훈련을 위한 부모의 결정은 새로운 정보와 경험을 토대로 변할 수 있다. 소아 청각전문가는 정보의 원천과 가족적 지원, 정기 청각 평가를 이용한 최초 진단에 대한 추적, 보청기와 청각 보조 장치 활용 지원 등의 책임이 있다. 현명한 전문가는 난청 유소아의 잠재 능력을 개발하고 성취하는 과정에서 중요한 일련의 결정을 가족이 쉽게 할 수 있도록 지원하는 기술을 개발해야 한다.

이 책은 '농(deaf)'이라는 단어를 거의 사용하지 않았다. 40여 년 이전 Ross와 Calvert (1967)는 '농의 의미(semantics of deafness)'가 난청아 가족들의 문제 대처 능력에 결정적 영향을 미친다고 지적하였다. 일반인이나 규모가 커진 전문가 집단은 소리를 듣는 사람들과 듣지 못하는 사람들 두 집단으로 양극화하고 있다. '농'은 소리를 전혀 들을 수 없거나 들을 수 없는 상태를 유지하는 것을 말한다. 이것은 잔존 청력의 사용과 말-언어 발달을 막을 수 있다. Ross와 Calvert는 청력손실 본연의 정량적 특성을 무시하고 있다고 주장하면서, 이는 난청 진단, 부모와의 상호작용, 교육적 배치와 치료, 수행력 기대치 등에 영향을 줄 수 있다고 지적하였다.

의사소통 방법론

난청 유소아의 정확한 의사소통 방식은 지속적으로 논의되고 있다. 난청 유소아의 인공와우 이식은 계속 증가하고 있으며, 이에 따라 급우들과 별도의 의사소통 방식이 필요 없는 경우가 많아지고 있다. 많은 사람들은 인공 와우를 이식받지 않은 고도 이상 난청 학생들의 경우 증폭장치로 잔존 청력을 최대한 활용하더라도 말소리를 더욱 강조해야 한다고 믿고 있다. 이러한 고정 관념을 가진 사람들을 **구화 옹호주의자**(oralists)라 한다. 이들은 모든 유소아들이 음성 언어로 의사소통을 하고 살아가기 때문에 이에 맞추어(fit in) 살아가야 하고, 이를 위해 최선의 교육을 제공해야 한다고 믿는다.

인공 와우를 이식받지 않은 고도 이상의 난청 학생들이 의사소통 더 쉽게 할 수 있도록 손을 이용하여 수화나 지문자를 사용하는 것이 적절하다고 믿는 전문가[**수화 옹호주의자**(manualists)]들도 있다. 이들은 의사소통 방법을 더 쉽게 배울 수 있고 별도의 과목도 가르칠 수 있기 때문에 이 방법을 지지하고 있다. 아울러 수화는 소리를 듣지 못하는 침묵의 세계에서 음성 언어를 이용할 때보다 효과적인 의사소통 수단이 될 수 있고 보다 완벽하게 의사를 전달할 수 있다고 믿는다.

구화 및 수화 옹호주의자들의 논쟁은 난청 조기 교육의 문제를 토론하던 때부터 시작되었다. 일부 순수주의자들은 교육적 접근만을 주장한 반면 다른 전문가들은 수화와 구화를 함께 사용하여 교육하는 것을 주장하였다. 다음은 잘 알려져 있는 교육 방법의 일부이다.

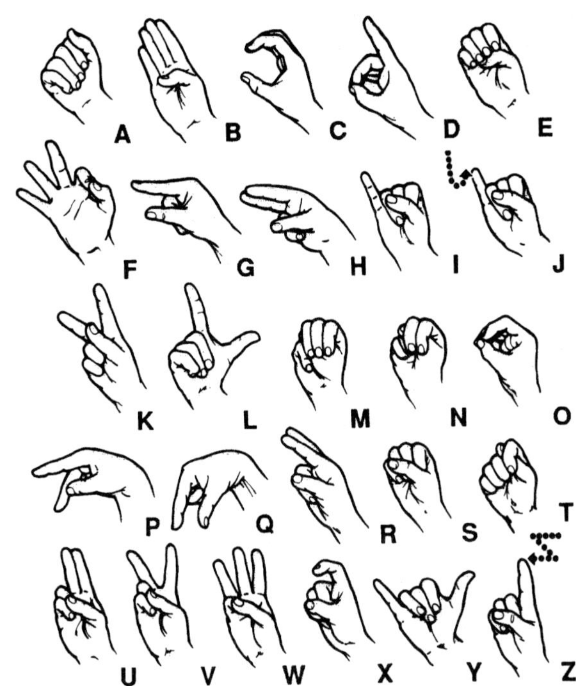

그림 15.5
수화 철자

미국 수화

미국 수화(American Sign language, ASL)는 'Ameslan'이라고도 하며, 논리 신호의 일부와 특정 신호들은 손으로 표현한다. 미국 수화는 수화가 없는 특정 낱말을 지문자(fingerspell)로 대신 사용하기도 한다(그림 15.5 수화 철자). 종종 미국 문법과 구문을 정확하게 표현할 수 없어서 힘들어하기도 한다. 그렇지만 진정한 의미의 언어로서 많은 교육전문가들이 만족하고 있으며, 고등학교, 대학 등에서 사용하고 있다.

청각구어법

청각구어법은 단일 감각 또는 청각 위주법(acoupedics)과 같이 이전부터 언급된 교육 방법들을 조기에 보청기를 장착시키고 듣기 능력을 전적으로 활용하는 것을 원칙으로 한다. 이 방법은 구어 수용 및 표현 언어 발달을 목표로 청각적 사용을 강조한다.

청각/구화 교수법

청각/구화법은 다감각(multisensory) 또는 청각-통합 접근법(auditory-global approach)이라고도 하며, 잔존 청력과 보청기 활용, 청각 및 구화 훈련 등 가능한 모든 방법을 활용한다. 난청 아동의 음성 언어 산출을 목표로 한다.

지화

지화(cued speech)는 거의 반세기 전 Cornett(1967)이 독화와 음성 언어 발달을 돕기 위해 개발하였다. 지화 사용자가 얼굴 가까이 네 곳에서 여덟 가지 손 모양을 이용하여 독화 정보를 보완해 준다. 지화는 입술 모양이 같은 /m/, /b/, /p/ 등의 음소를 변별하는 데 도움이 되며, 지화만으로는 의미가 없기 때문에 독화와 지화를 함께 사용한다.

영어 수화 기호

영어 수화 기호(Manually-Coded English, MCE)는 몇 년에 걸쳐 다양한 요구들을 반영하면서 개발된 것이다. 이 방법은 구어 영어 체계를 따르며 수화, 잔존 청력, 독화 등을 동시에 활용하는 통합적 의사소통법이다. 다른 방법들과 달리 통합적 의사소통법을 사용하기 때문에 언어를 더 빠르게 습득할 수 있어서 인기가 있다. 그렇지만 입술을 읽고, 수화를 사용하기 때문에 듣고 배우기를 기대하는 사람들은 좋아하지 않는다.

영어 수화 기호에는 영어의 문법 규칙을 따르는 수화 영어(Signed English, SE), 시제와 숫자, 복합어 등을 표현할 수 있는 필수 시각 영어(Signing Essential English, SEE 1), 문장에서 정확한 순서를 지키지 않아도 되는 고급 영어 수화(Signing Exact English, SEE 2)가 있다. 영어 혼성 기호(Pidgin Sign English, PSE)는 미국 수화와 복수형, 시제 등을 조합한 것이다. 영어 수화 기호의 흔하지 않는 예는 문어체 영어 어순과 약간 다르게 사용하는 보이는 영어 언어학(Linguistics of Visual English, LOVE)이다. 보이는 음성(visible speech)으로 알려진 Rochester 법은 허공에 지문자를 쓰면서 동시에 말하는 방법을 말한다. 영어 수화 기호는 구어 영어의 구문 규칙을 따르지 않고 개발되었기 때문에 난청아들이 화용에서 혼동을 느낄 수 있다.

농 공동체

Vernon과 Mindel(1978)은 고도 이상 난청 유소아들에게 가장 심각한 심리적 문제가 부모의 무능과 이들을 담당하는 직업전문가들이 문제를 인식하는 시사에서 출발한다고 지적하였다. 이들은 독화나 청능 훈련을 하더라도 보청기의 잦은 고장으로 수화 의사소통이 조기에 필요할 수밖에 없다고 믿고 있다. 부모나 전문가들은 실제로 난청자가 될 수 없기 때문에 가상 체험만으로 난청아의 심리 및 교육적 욕구를 알 수 없다고 주장하였다. 이들은 오히려 고도 이상의 난청을 장애로 보지 않고 농 공동체 구성원으로 바라보았다. 이를 위해 농(deaf)이라는 용어를 'deaf'와 'Deaf'로 구분하여 사용하는데,

'Deaf'(대문자 D)는 농 문화와 이들의 정체성을, 'deaf'(소문자 d)는 개인의 청력손실 정도를 표현하는 데 사용한다(Woodward, 1972). 청각학적 관점에서 '농'은 가장 심각한 청력손실의 정도를 표현하는 데만 사용하고 음성 언어를 청취하거나 말-언어 발달과 관련한 표현으로 사용하지 않는다.

Lane(1992)은 농 공동체를 장애로 보는 대신 소수 언어 사용자로 미국 수화라고 하는 고유의 언어와 문화를 가진 집단으로 보아야 한다고 주장하였다. 그는 난청자들이 정상 청력자 중심의 사회 구성원이 될 것을 강요당하고 난청자의 교육 결정권을 빼앗는 것에 대해 몹시 불편해한다고 말했다. 이러한 경향은 점차로 확산되고 있다. Lane(1987)은 또한 "난청 아동들은 사회에 적극적으로 참여하면서 지적 · 정서적 성취를 이룩하기 위해 주요 언어인 미국 수화를 이용한 교육을 필요로 한다."라고 언급하면서 고도 이상 난청자들의 공동체에 대한 직업 교육의 필요성을 공감했다.

난청아 교육에서 구화나 구화와 수화를 함께 사용하는 것 중 하나를 지지하는 것은 신념에 따라 확고할 수 있다. 그러나 난청아에 대한 교육적 접근은 쉽게 해결할 수 없는 문제이다.

청각 처리 장애의 관리

와우 질환 외에도 12장에서는 청각 처리 장애(auditory processing disorder, APDs)를 포함한 질환에 대한 평가를 설명하였다. 이것은 오늘날 중추 청각 기능 평가에 사용하는 많은 주관적 평가들이 청각 처리 장애가 의사소통에 미치는 영향을 기술할 수 있다는 것에서 주목할 필요가 있다. APD는 청각 정보를 지각하고 회상하고, 구성하는 데 지연이나 지장이 있는 것을 말한다. 중추신경계통에서 청각 정보의 지각과 처리의 어려움은 소리의 편측화 및 국재화, 청각 변별, 청각 패턴 인식, 소음이나 경쟁 잡음 환경에서의 청각적 수행력, 낮은 품질의 음성 이해, 시간 해상도 등이 낮아지는 것을 통해 설명할 수 있다(American Speech-Language-Hearing Association, 2004a). 청각 처리 장애를 가진 성인이나 유소아의 경우 의사소통에 미치는 영향을 기초로 치료적 중재를 설계하는 것이 가장 좋다.

유소아 청각 처리 장애의 관리

APD 유소아는 주의를 집중하거나 정보를 기억하기, 반복적 정보 처리, 경청 태도, 다단계 지시 따르기 등을 어려워한다. 추가 행동의 문제도 보일 수 있으며, 학업 성적이 정상 청력과 지능을 가진 아이들에 비해 낮을 수 있다. 청각 자극에 집중하지 않고 더욱 산만한 경향을 보이며 소리 위치와 변별이 낮아지며 언어 이해는 더욱 어려워한다. 그리고 전경-배경 변별(auditory figure-ground differentiation)을 어려워하면서 선택적 주의 집중력(selective attention)이 낮아진다. 청각 처리의 어려움은 난독증, 주의력 결핍 장애, 자폐, 자폐 스펙트럼 장애, 특수 언어 장애, 전반적 발달 장애 또는 발달 지연 등과 다양하게 관련된다. APD 진단은 담당 소아과 의사가 시작하는 경우가 많고, 유사 증상이 있는 질환들을 배제하는 방법을 사용한다.

APD는 일대일 가정 학습 환경에서 시각 및 청각적 자극이 산재한 익숙하지 않는 환경으로 바뀌면서 나타난다. 따라서 학교에 입학하기 전까지 확인하기 어려운 경우가 많다. 이때 아이는 잘 듣고 지능이 정상이지만 반복해서 말하거나 또래와 어울리지 못하고 듣고 바라보기만 하면서 자아상이 빠르게 왜곡될 수 있다.

APD 유소아의 치료적 중재는 의사소통에 미치는 영향에 관한 연구 결과를 기반으로 계획하고 실행하는 것이 가장 바람직할 수 있다. 흔히 청각 및 언어병리전문가는 팀 구성원으로서 APD 진단 및 관리를 함께 담당한다. APD에 대한 접근은 APD와 관련 질환들을 잘 이해하면서 최선의 치료적 접근이 무엇이고, 각각의 치료법에 대한 효율성을 지속적으로 평가하면서 끊임없이 계속하여야 한다.

교실 환경 관리를 위한 제언(Clark, 1980; Hall & Mueller, 1997)에서는 신호 대 잡음비 개선을 위한 교실용 증폭기나 개인용 FM 장치(14장 참고)가 APD 유소아에게 도움을 줄 수 있다고 하였다. 신호 대 잡음비 향상을 위해서는 테니스공을 의자와 책상 다리에 달거나 흡음 커튼을 달고 좌석을 앞쪽으로 배치하는 등의 간단한 방법들이 있다.

청각학적 평가만으로도 APD 진단이 가능하지만 언어병리전문가는 의사소통에 결손이 있고 교정이 필요한 부분에 대한 자문으로 진단에 도움을 줄 수 있다. 언어병리전문가들은 주로 APD 유소아를 위해 언어기술 향상, 음소 인지, 청각적 기억뿐만 아니라 순서, 청각 집중, 청각 패턴 인식, 청각 변별, 청각 전경-배경 변별, 방향 등을 포함한 특수한 청각적 결손을 강화하기 위한 청능 훈련을 담당한다.

청각 처리 문제와 언어 학습 장애가 동반된 경우 녹음 어음을 증폭하고 음성 자질을 강조하면서 연장시킨 음성을 들려주면 도움이 될 수 있다(Cinotti, 1998). 이 프로그램은 Fast for Word로 알려져 있으며, 언어 처리를 7단계 게임으로 구성하고 있다. Earobics로 알려진 컴퓨터 기반 프로그램은 문해 문제를 가진 유소아를 위해 고안하였고, APD 유소아의 청각적 기술을 교정하는 데도 유용하다.

청각 통합 훈련(Auditory integration training, AIT)은 청각적 왜곡을 줄이고 청각계를 재훈련하는 또 다른 접근법이다. 몇 년 동안 회의적 시각이 많았던 AIT는 주파수와 음

강도 범위를 정상보다 크게 한 소리를 연장 청취시키고 주파수를 변조한 음악을 들려주어 청각계의 정상 범위를 크게 한다는 이론을 기초로 한다.

ASHA는 청각전문가 및 언어병리전문가들이 AIT로 중재하는 경우 효용성을 검증할 과학적 표준이 없다는 결론을 내렸다(American Speech-Language-Hearing Association, 2004e). 그러면서 AIT 효용성 평가를 위한 대조 연구가 필요하다고 권고했다.

청각전문가 및 언어병리전문가 중 한 사람은 APD 유소아의 담임 교사에게 질환이 가져다줄 파급 효과와 치료 등에 관한 내용을 반드시 조언해야 한다. 말소리를 듣는다는 것과 듣고 이해한다는 것의 차이와 이해를 돕기 위해 음성 언어를 사용해야 하는 필요성 등을 설명하는 것이 교사의 이해에 도움이 된다. APD에 대한 교사의 이해가 클수록 학생의 학업 성취도가 높아진다. 말초성 난청을 가진 학생들에게 제공되는 다양한 방법들은 APD 학생들에게도 도움이 된다.

❀ 실전 해설

청각전문가 및 언어병리전문가는 의사소통 장애 관리를 위해 다양한 측면에서 협력할 필요가 있으며, 이러한 협력을 통하여 유소아 청각 처리 장애 진단과 관리의 극대화를 기할 수 있다. 두 전문가들의 직무상 협력은, 청각전문가들이 말초 및 중추 청각기관에 대한 평가 및 관리, 확인된 질환 관리 등을, 언어병리전문가들이 언어 능력의 평가와 적절한 중재 제공 등을 담당함으로써 이루어진다.

성인 청각 처리 장애의 관리

미로성 난청 성인들은 청각기관 말초에서 소리를 감쇠시키고 왜곡시켜서 말소리 인지에 어려움을 느끼는 경우가 많다. 노인성 난청은 와우 손상만의 문제가 아니고, 중추 청각계통에도 문제가 있을 수 있다. 노인성 난청에 중추성 요인이 포함되면 미로성 난청만 있을 때보다 구어 언어 처리에 어려움을 느끼며, 특히 말을 빠르게 하거나 경쟁 잡음이 있는 경우 더욱 심하다. 노인성 난청에서 말초성 청력손실을 토대로 선택한 보청기의 수행력이 기대한 것보다 현저하게 낮은 경우를 종종 볼 수 있다. 이 경우에는 경쟁 잡음과 함께 어음이해도를 평가(5장 참고)하면 청각학적 재활 방향 결정과 예후 판단에 좋은 단서를 얻을 수 있다.

청각 처리에 어려움을 느끼는 성인이나 중추성 노인성 난청 재활에서는 입력하는 소리의 신호 대 잡음비 개선만으로도 수행력이 크게 향상된다. 이러한 성과는 개인용 FM 보청기와 다양한 청각 보조 장치로 환경 음을 재조정하는 것만으로도 기대할 수 있다 (14장 참고).

성인 청각 처리 장애의 관리에서 노화에 동반되는 신경원과 뇌 가소성의 일반적 손실에 대해서는 보상 접근법이 있다. 아울러 중추성 노인성 난청자를 위한 전반적 청취 환경 개선은 일반적인 의사소통 지침으로 사용할 수 있는데, 이 방법은 말초성 청력손실이 더 큰 난청자에게서 입증되었다(Clark & English, 2004; Trychin, 1994). 청각 처리에 약간의 어려움을 느끼는 노인들이 많고, 이들에 대한 적절한 대책이 필요한 실정이다. 청각전문가들은 이들의 중추성 노인성 난청 선별을 위해 많은 노력을 기울이고 있다.

성인과 유소아의 APD 기시부는 다를 수 있으나 전체적인 중재의 목적은 듣기 기술과 구어 언어의 이해력 향상으로 같다. 이러한 목적을 향해 듣기 환경을 재구성해야 하고, 특별한 청각 처리 훈련으로 의사소통 향상 전략을 세워야 한다.

이명의 관리

이명은 이 책에서 여러 차례 언급하였다. 이명이라는 용어는 '울린다' 또는 '~ 소리가 들린다'라는 의미의 라틴어 'tinnire'로 19세기에 처음으로 사용되었다. 귀나 머리에서 잡음이 들린다는 불평은 역사 이전까지 거슬러 가고, 청력손실이 있으면 그 정도가 다르지만 거의 모두 동반된다.

미국인의 거의 3,000만 명 정도가 청력손실을 동반하지 않는 이명을 느끼는 것으로 보고되었다(Kochkin, Tyler, & Born, 2011). 유소아 이명 유병률은 보고된 것보다 더 많을 것으로 추정하고 있다. 이것은 유소아들이 이상한 소리를 듣고 이를 누구에게도 말하지 않기 때문이다(Clark, 1984). Graham(1987)은 유소아 난청자의 60% 이상이 보청기가 필요하고 어느 정도의 이명을 경험한 것으로 보고했다.

이명을 경험하는 많은 사람들은 심각하게 해로운 것은 아니지만 집중과 수면을 방해받고 있으며, 고용과 인간관계, 사회적 역할, 그리고 정서적으로 부정적인 영향을 받을 수 있다. 실제로 많게는 250만 명의 미국인이 심신이 쇠약할 만큼 이명을 느낀다는 보고가 있다(Davis & Refaie, 2000). 초기에 지각하는 이명의 크기는 1~20 dB SL 정도이다(Graham & Newby, 1962). 그러나 이명에 고통을 느끼기 시작하면 이에 비례하여 이명의 크기도 8~50 dB SL에 이르는 것으로 나타났다(Goodwin, 1984). 이명을 심각하게 느끼는 정도는 지각하는 크기만으로만 평가하지 않고, 짜증스럽게 하고 지장을 주는 정도의 영향을 받는다(Eggermont, 2012). 이명의 기시부에 대해서는 전문가와 연구원들 사이에서 많은 논쟁이 있었다. 대뇌 혈류 연구에 따르면 이명이 와우보다는 청각 피질 영역에 있다는 보고도 있다(Lockwood et al., 1998). 이러한 의견은 이명이 와우가 손상되지 않아도 생기고 말초 손상보다 중추 청각전달로 주변에서 나타난 비정상적인 변화에 의해 생기는 것으로 볼 수 있다. 그러나 이명의 기시부는 여전히 확실하지 않다. 이명은 청각계통 내부 어느 곳에서 생긴 것일 수도 있고, 알게 되더라도 완벽한 치료와 중재법 개발을 보장할 수 없다(Sandlin & Olsson, 2000).

Fagelson(2007)은 이명과 **외상 후 스트레스 장애**(posttraumatic stress disorder, PTSD)의 관계를 알아보았다. PTSD는 심리학 및 생리학적으로 다양한 증상을 동반하며, 참전한 퇴역 군인에서 흔히 나타난다. 전쟁 스트레스와 매우 높은 소음에 대한 노출은 PTSD를 유발할 수 있는데, 후자의 경우 소음성 난청과 이명이 동반될 수 있다. 청각전문가는 같은 사람에게 이 두 가지 상황이 공존할 경우 현저한 상승작용을 일으킨다는 사실을 명심해야 한다.

그림 15.6은 '전화 벨 소리', '귀뚜라미 울음', '포효하는 소리', '쉿 소리', '쨍그랑 소리', '물기 닦는 소리' 등 지각할 수 있는 다양한 이명을 요약한 것이다. 이명의 음질은 '이명 잡음의 종류'보다 이명 환자를 더 자주 성가시게 한다(Press & Vernon, 1997). 미국이명협회(American Tinnitus Association, DeWeese & Vernon, 1975)가 만들어지면서 이명에 대한 관심이 커졌고 이명 환자의 고통에 관심을 갖기 시작했다. 이명의 차폐는 약 25년 전부터 낮 시간 동안 보청기를, 밤 시간 동안 라디오나 백색 잡음을 이용하고 있었다. 치료에는 비타민, 혈관 확장제, 청신경 절단과 같은 외과적 처치, 신경 차단, 인지 치료 등이 있으며 결과는 아주 다양하게 나타난다.

청각전문가들은 이명을 평가하고 치료와 재활 및 관리 전략을 개발하기 위하여 관련 학문 분야 전문가들과 융합 팀을 구성하는 경우가 많다(American Academy of Audiology, 2000). 개인 휴대용 이명 차폐기가 호응을 받고 있으며 이들 대부분 장치는 귀걸이형과 외이도형 보청기와 비슷하고(그림 14.6C와 E) 보청기 제조사에서 제작하고 있다. 차폐기는 이명 주파수 주변 대역의 잡음을 발생하는데, 이명의 주파수 특성이 없거나 잡음인 경우 광대역 잡음을 사용할 수 있다. 조절은 몇 차례 반복하여 이명에 가장 근접하게 한다.

대부분 이명 환자들은 차폐기에 만족을 느끼지 못하는 것으로 보고하였으나 일부 소수가 매우 만족하는 결과를 보이기도 했다. 이들은 외부 소리로 자신의 이명을 완화시키는 것은 물론 차폐기 사용을 중단하더라도 일시적으로 이명이 느껴지지 않는 것에 만족하는 것으로 나타났다. 이 효과는 완전하게 이해할 수 없지만 청각계통에서 생기는

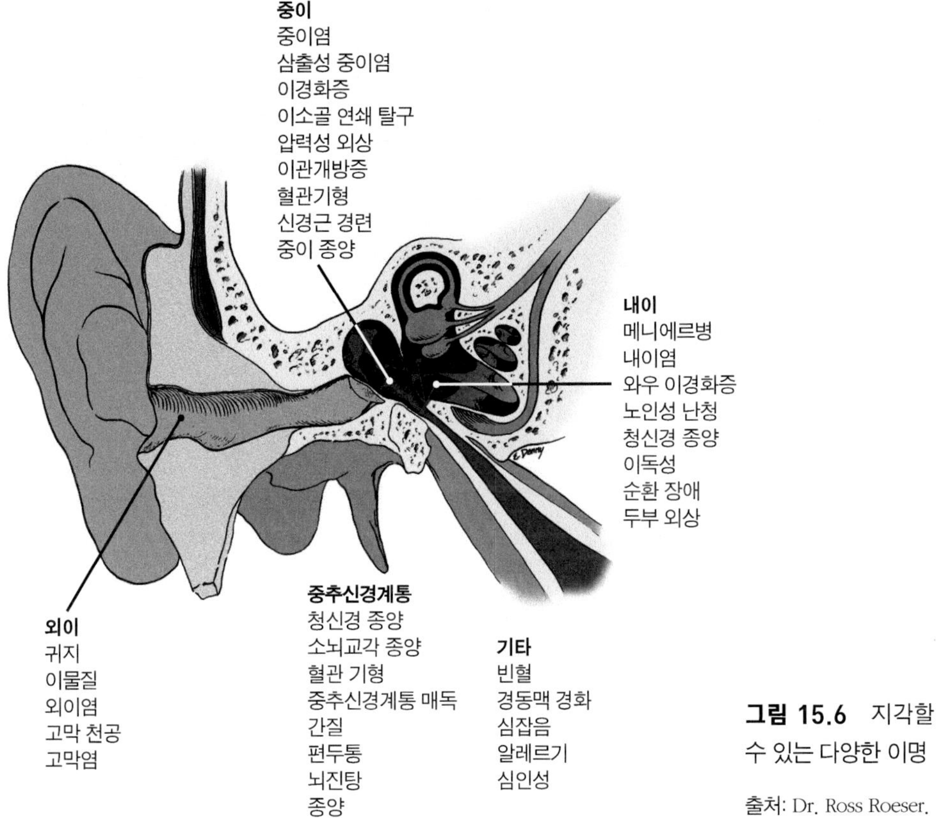

그림 15.6 지각할 수 있는 다양한 이명

출처: Dr. Ross Roeser.

이명의 일시적 소실(residual inhibition)에 의한 것으로 설명하기도 한다. 청력손실이 동반된 경우 보청기 이득을 적절하게 조절하여 차폐 효과를 얻을 수 있다.

바이오피드백 원리는 이명의 완화에도 적용되고 있다. 바이오피드백은 신체 부위에 기록용 전극을 부착하여 생리학적 활동을 기록하거나 감시할 수 있다. 이러한 생리학적 감시는 환자의 활동을 관찰하거나 조절하는 데 도움이 된다. 일부 환자들은 바이오피드백을 이용하여 이명을 감시하고 억제하기도 한다.

이명 재훈련 치료(tinnitus retraining therapy, TRT)는 자신에게 이명이 있다는 사실을 받아들이고 이를 습관화하는 것만으로도 효과가 있다는 점을 이용한다(Jastreboff & Hazell, 1998). 이 치료법은 정서를 관장하는 변연계와 자율신경계가 관여하여 이명을 성가시게 느낀다는 점을 기초로 한다. TRT는 환자가 적극적으로 치료에 협조하고 잘 적용될 경우 이명의 성가심을 80% 이상 낮출 수 있다. TRT 임상적 효용성과 차폐기를 비교한 연구에서도 TRT 효과가 현저하게 높게 나타났다(Henry et al., 2006).

최근 적용하고 있는 이명 치료법 중 하나는 Neuromonics(Davis, 2006)이다. 이 방법은 장치로 쾌적하고 편안한 음향 자극을 들려주고 이명의 탈감작 효과를 기대하는 치료이다. Neuromonics 이명 치료법은 이명의 심각한 정도를 빠르고 유의하게 낮추며, 이명 환자의 삶의 질을 개선하는 것으로 전해지고 있다(Davis, Paki, & Hanley, 2007).

이명 환자의 일부는 청력손실이 비슷하고 이명의 성상 및 정도도 비슷한 사람들과 비교하여 자신이 더 고통을 받는다고 호소한다. Schechter, McDermott과 Fausti(1992)는 이명이 통증을 느끼는 것 같은 고통이라고 비유하였다. 이들은 사람마다 뇌의 활성 신경 자극에 대한 경험이 다르고, 뇌의 고위 중추에서 문화, 개인차, 분위기를 조정하기 때문에 통증 중추가 느끼는 정도도 아주 다르다고 지적하였다. 아울러 이명이 개인의 삶에 미치는 영향은 개인의 심리적 상태에 의해서도 영향을 받는다고 지적하였다. 알려지지 않은 이명의 생리학적 기초와 심리학적 반응 사이의 상호작용 때문에 이명은 매우 곤혹스러운 것이다.

청각과민증

일부 이명 환자는 큰 소리 듣기를 어려워하는 **청각과민증**(hyperacusis)을 호소하기도 한다. 이들은 고통의 정도가 이명과 같거나 이보다 더 심한 것으로 보고한다(Reich & Griest, 1991). 일반적인 생각과 다르게 청각과민증은 특이하게도 급성으로 나타난다. 좀 더 정확하게 말하면 큰소리를 듣고 참아 내는 체계가 무너진 것이라 할 수 있다. 청각과민증 환자의 불쾌 강도는 고주파수로 갈수록 낮아지는 관계를 보인다. 이들의 불쾌 강도는 250 Hz의 경우 낮게는 20~25 dB까지 낮아질 수 있고, 주파수가 높아져서 10,000 Hz에 이르면 5 dB SL 또는 이보다 낮아질 수 있다(Vernon & Press, 1998). Moorehouse, Waddington과 Adams(2005)는 저주파수 소리에 대해 불편함을 참기 어려워하는 사람들이 많다고 보고하였다. 청각과민증은 누가현상과는 다르며, 중추 청각계통에서 억제 반응 둔화에 의한 현상으로 보고 있다.

청각과민증 환자는 전화벨이나 청소기 소리와 같은 생활 소음에 놀라거나 겁을 먹는 반응을 보인다. 일상에서 과잉보호가 상태를 나쁘게 할 수도 있지만 청각과민증 환자들은 귀 보호구를 착용하고 소리를 듣는 경우가 많으며, 생활 소음을 듣는 것을 기피하기도 한다. 청각학적 재활은 소리에 대한 둔감 훈련을 통해 극복되기도 한다(Vernon & Press, 1998). 분명한 것은 청각과민증에 대해서 여전히 배워야 할 것들이 많다는 것이다.

전정 재활

11, 12장에서는 다양한 와우 병변과 질병, 이독성, 외상, 증후군과 관련한 와우 이상으로 재발성 또는 지속성 어지러움, 두중감, 현기증 등의 증상이 나타날 수 있다고 설명했다. 실제로 미국인의 적어도 반 이상은 가끔씩 전정 또는 평형의 문제를 겪고 있고, 이러한 문제는 소아와 성인 인구 모두에서 나타날 수 있을 것으로 추산했다(American Academy of Audiology, 2004b). 전정의 문제는 급성, 만성, 쇠약, 시야 흐림, 평형감 상실, 어지러움, 공간 감각 상실, 잦거나 종종 넘어지는 일들을 겪을 수 있다.

청각전문가의 직무 범위를 의사소통에 한정해야 한다고 주장하는 사람들도 있지만 만성 전정 질환에 대한 해부학적 기시부가 청각전문가의 학문 범위에 있으므로 평가와 재활에 참여해야 한다고 보는 주장이 많다. 실제로 전정의 평가와 관리는 청각전문가의 직무로 보고 교육과 실습을 시행하고 있으며(American Academy of Audiology, 2004a, American Speech-Language-Hearing Association, 2004d), 많은 청각전문가들이 전정 진단 및 평가, 운동 치료, 습관화 및 평형 재훈련 등을 담당하고 있다(**그림 15.7**).

미국의 경우 청각전문가와 일부 물리치료사들이 전정 재활과 재훈련을 특화시켜 서비스를 제공하고 있다(**표 15.3**). 이 서비스에는 습관화 훈련, 적응 훈련, 이석 위치 재조정, 평형 재훈련 운동 등이 포함된다. 전정 습관화 또는 적응 훈련은 갑작스런 운동에

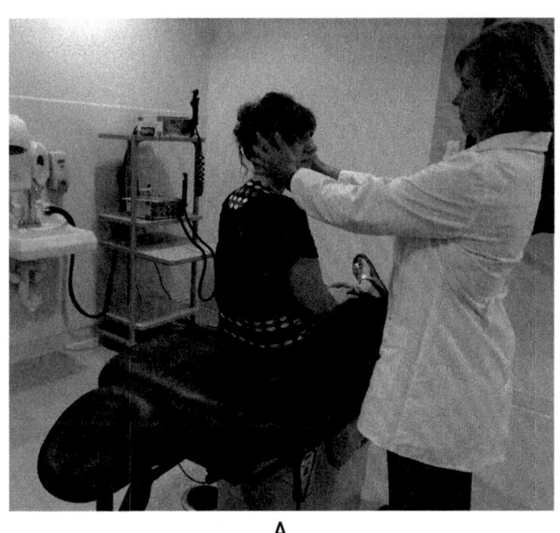
A

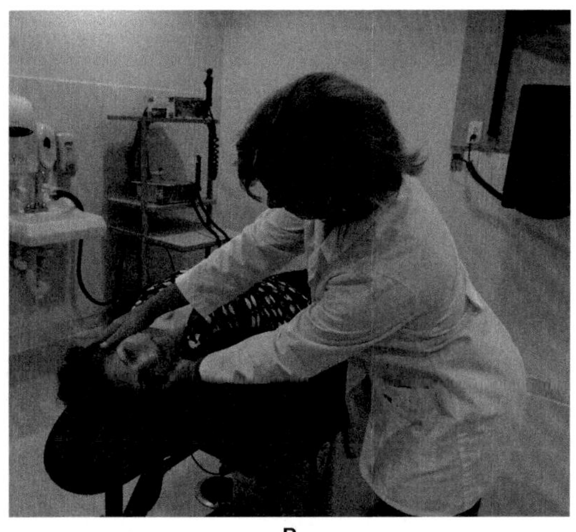
B

그림 15.7 일부 청각전문가는 전정 문제만을 전문적으로 담당한다. (A)는 앉은 자세에서 (B)는 누운 자세에서 각각 두위를 조절하는 모습이다. 이것은 6단계로 체위 및 두위를 변환시켜 내이 내에서 자유롭게 떠다니는 입자의 운동을 통해 어지러움을 유도하는 Eply 법 중 일부이다.

표 15.3 전정 치료 목표

• 어지러움의 빈도, 강도 및 지속시간 감소
• 개인의 평형 능력 향상
• 구역질, 두통, 어지러움 등 증상의 완화
• 개인의 일상 활동 능력 개선
• 넘어지거나 낙상 위험 감소
• 불균형과 어지러움, 이에 따른 부가적 불안을 극복하기 위한 보상 전략 개발

반응하는 뇌의 역할을 훈련시키는 운동이다. 환자에게는 어지러움을 일으키는 특정 동작이나 체위를 취하게 하고, 뇌가 습관적으로 반응할 때까지 반복해서 운동하게 한다. 이석 위치 재조정은 양성 두위성 어지러움(benign positional vertigo)에 효과적이다. 반규관(semicircular canal) 내 이석을 원래의 위치로 보내기 위해 환자의 머리를 정해진 순서로 운동시킨다. 평형 재훈련 운동은 근육의 협응 반응 향상과 함께 눈, 귀, 고유 감각을 지배하는 근 수용기 등으로부터 감각 정보를 통합하는 능력을 강화시킨다. 만약 환자가 시선과 초점 유지에 어려움을 느낀다면 시선을 안정시키고 눈과 손의 협응을 위한 시각-운동계 강화 운동(visual-motor exercises)을 하게 할 수 있다.

대부분 대학들은 전정의 평가와 관리를 특화된 세부 전공으로 선택할 수 있도록 박사 과정을 개설 운용하고 있으며 개설이 증가하고 있다. 이러한 경향은 대학원 과정을 통해서 전정 진단과 재활을 수행할 수 있는 능력을 기르고 윤리적 책임을 다하게 하기 위한 것이다.

분명한 것은 전정 질환 치료를 위한 욕구가 높다는 것이다. 이것은 1차 진료기관에서 개원의 상담과 의학적 자문 및 65세 입원의 가장 흔한 원인이 균형 문제와 어지러움인 것을 통해 확인할 수 있다(Desmon, 2000). 낙상 위험은 노화 과정에서 자연스러운 현상이지만 피하는 것이 좋다(www.fallpreventiontaskforce.org; 표 15.4). 균형에 어려움을 느끼는 환자들의 경우 병력이 복잡할 수 있어서 평가와 치료는 의사의 자문이 반드시 필요하다.

⚜ 다문화적 고려 사항

민족적 · 문화적 · 언어적 다양성은 수십 년에 걸쳐 미국을 변화시켰다. 인구의 다양성은 인종, 종교, 성적 취향, 지역성, 사회경제적 수준, 학력, 신체 및 정신 건강, 연령층에

표 15.4 노인을 위한 낙상 예방 방안

• 건강 상태와 병력 등을 통해 낙상의 잠재 위험 정도 평가
• 근력, 유연성, 균형 유지를 위한 운동
• 밝은 생활공간 조성
• 집 안을 정리하고 바닥 덮개 고정
• 바닥이 미끄러운 신발, 하이힐, 슬리퍼 대신 꼭 맞고 튼튼한 신발 착용
• 지팡이나 보행기 사용과 난간을 잡고 안전한 보행

따라 영향이 다르다(American Speech-Language-Hearing Association, 2004c). 미국인 세 명 중 한 사람은 백인이 아닌 히스패닉이며, 이들은 미국 내 소수 민족 중 가장 빠르게 증가하고 있다. 20세기 후반 학령기 아동 인구 중 문화와 언어의 다양성 비율은 거의 두 배이고(U.S. Bureau of the Census, 1990), 2010년 취학 연령 인구의 22%이다(U.S Bureau of the Census, 2000).

전문가는 자신의 문화와 다른 문화를 인정하고 익숙해야 할 의무가 있다(Atkins, 1994; Ballachanda, 2001; Clark, 1999; Clark & English, 2004; Roseberry-McKibbin, 1997). 분명한 것은 청각전문가와 난청자의 언어의 차이가 평가와 지속적인 상담에 직접적으로 영향을 미칠 수 있다는 것이다(Flores, Martin, & Champlin, 1996). 그러나 이 문제보다 중요한 것은 문화적 배경이 다른 난청자가 외국인 전문가를 찾을 수 있게 만드는 가치이다. 아울러 문화적 영향에 따른 가족 구성원의 역학적 차이 및 외부와의 상호작용이 이루어질 수 있도록 문화적으로 수용 가능한 범위에서 권위를 유지하는 것도 중요하다. 이것은 전문가의 권고 사항을 받아들이고 실행하는 데 직접적인 영향이 있기 때문이다.

미국의 청각전문가 및 언어병리전문가의 7% 정도는 소수 민족인 것으로 추산하고 있다(American Speech-Language-Hearing Association, 2002a). 불행한 일이지만 대부분 미국인들은 서양 문화에 대한 우월적 민족주의에 빠져 있다. 문화적 유산이 다른 사람과 접촉이 잦다면 이들이 친밀감을 느낄 수 있도록 배려할 필요가 있다. 이렇게 친숙한 환경을 만들면 난청자가 재활 계획을 신뢰하고 쉽게 따르는 동기가 된다. Roseberry-McKibbin(1997)은 의사소통에 문제가 있는 사람들의 문화적 다양성에 관한 폭넓은 정보를 확인해야 한다고 지적했다. 이미 설명한 것처럼 평범한 보통 미국인들의 상당수는 다양한 문화에 대해 마음을 열고 진솔하게 이야기하지는 않는다. 우리나라의 경우 사람과 소통하고 배려하며 조화를 추구하지만 미국에서 전문가와 난청자 사이에는 이러한 측면을 찾기 어렵다(원저에는 일본 문화를 비교하였으나 우리나라로 바꾸어 기술함—역자 주).

일부 히스패닉과 아시아계의 사람들은 신체적 문제에서 시력재활과 달리 청각재활에 대해서 심한 거부감을 보이기도 한다. 이러한 문제는 전문가가 자신의 문화적 영향만을 고려하고 가족 참여를 요청하기 때문에 나타나는 것이다. 이들은 가족일지라도 자신의 중재에 대한 개입에 불편을 느낄 수도 있다.

언어적·문화적 배경이 다른 모든 사람들이 자신의 문화적 틀 안에 갇혀 있는 것은 아니다. 전문가들은 서로 다른 문화적 차이를 인정하고 받아들이려는 유연한 마음을 유지하는 것이 중요하다. 문화적 다양성에 의한 문제가 발생하면 청각전문가들은 난청자와 가족들의 신념을 인정하는 것과 청각학적 재활 방향 결정 사이에서 균형을 유지하는 것이 매우 중요하다. 문화적 배경이 다른 난청자들과의 상호작용에 대해서는 www.culturegrams.com과 Center for Assessment and Demographic Studies, Gallaudet University, Washington DC를 참조하기 바란다.

이미 설명하였지만 청각전문가는 농 문화와 이들이 추구하는 가치를 인정하고 이러한 마음을 유지하여야 한다. 농 공동체에 대한 자신의 견해와 관계없이 난청자와 가족은 전문가로서 서비스를 제공하여야 할 소중한 자원이기 때문이다.

원격 청각학

원격 의료는 외딴 지역에 거주하여 접근성이 떨어지는 사람들에게 전통적인 진료와 치료 대신 새로운 차원의 서비스를 제공할 수 있다. 1997년 원격건강법(Telehealth Act of 1997)은 의사가 제공하는 원격의료와 원격 건강 수칙을 구분하고 청각전문가 및 언어병리전문가를 포함한 건강 관련 서비스 제공자 모두 이 법을 따르도록 하고 있다. 거리상의 문제는 전화, 암호화한 실시간 화상 회의, 인터넷 채팅, 음성 및 동영상 파일, 사진 전송 등을 통해 온라인으로 해결한다.

세계보건기구(World Health Organization, WHO)는 청력손실도 불능(disability)의 하나로 보고, 원격 청각학의 발달이 불가피한 것으로 보고 있다. 난청자의 대부분, 많게는 90% 정도가 이에 공감하고 있다(Nemes, 2010). 센터에서 먼 곳에서 살더라도 전통적인 청각학적 평가와 재활을 원격으로 지원받을 수 있고 이에 따른 이득이 많다고 생각하고 있다. **원격 청각학**(tele-audiology)은 지방에 사는 사람들이 장거리 여행을 하지 않더라도 모든 건강 관련 서비스를 받을 수 있게 한다. 여기서 지역적인 문제는 지방뿐만 아니라 전 세계의 모든 지역, 그리고 미국의 저소득층 사람들까지도 포함한다.

청각학 분야에서 청각전문가와 난청자 사이의 원격 건강 서비스는 이명 치료나 보청기 추적 평가 등으로 적용할 수 있다. 청각학적 평가는 별도의 추가 장비를 사용하여 시행할 수 있으며, 신생아 청각선별검사도 원격으로 시행할 수 있다. 인공 와우와 보청기의 재조절과 프로그램 저장, 실이 계측 외에도 다양한 청각 평가 등을 장소적 제한으로부터 벗어나 지원이 가능하다.

원격 건강 서비스는 해당 전문가가 분명하고도 철저하게 윤리적 규범을 따라야 한다는 것이다. 청각전문가 및 언어병리전문가들은 필요한 자격을 꼭 취득하고 등록해야 한다. 원격 건강 서비스 제공은 합법적이어야 하고, 난청자가 충분히 만족할 수 있는 보호장치가 필요하다. 이를 위해서는 전문가의 행위에 관한 허가가 필요할 수 있다. 이러한 변화에도 불구하고 청각전문가들의 직업적 전문성이 보장되는 것은 의심의 여지가 없으며 또 다른 세부 전문 분야의 발전으로 이어질 것이다.

근거 기반 서비스

청각학적 재활 서비스 제공은 질병을 중재하는 어느 전문 분야와 마찬가지로 서비스 제공이 이득으로 나타난 증거가 있어야 한다. **근거 기반 서비스**(evidence-based practice) 제공 원칙은 "깊이 생각하고, 분명한 것을 신중하게 결정하여 사용"하는 것으로 간단하게 정의할 수 있다. 근거 기반 서비스는 서비스 제공에 관한 의사결정 과정에서 최선의 실천 원칙이다(Sackett, Rosenberg, Gray, Haynes, & Richardson, 1996). 근거 기반 서비스의 실질적인 제공은 물론 이들을 위한 연구에서도 사용할 수 있다.

증거를 기반으로 최신의 기술과 방법을 효과적으로 전달하기 위해서는 문제의 정의, 예상되는 치료가 적절할 것이라는 증거 탐색, 증거에 대한 비판적 평가, 상세한 권장 사항, 치료 제공 후 결과 평가 등의 다섯 단계로 진행한다(Cox, 2005). 근거 기반 서비스의 성공은 난청자의 시각과 선택을 존중하는 전문가의 능력, 난청자의 관심 유도, 재활 중재에 대한 합리적인 기대치 등이 필요하다. 이 과정에서 전문가는 개개인에게 적용할 수 있는 합리적인 문제 해결 방법을 찾고 이를 기준으로 개입해야 하는 책임이 있다.

결과 평가

건강 관리는 정보 부족 상태에서 결과만을 고려하여 일방적으로 제공되는 경우가 종종 있다. 청각학적 재활은 청력손실의 문제를 해결하는 것보다 청력손실 보상을 직접적인 목적으로 한다. 난청자에게 이득이 없는 서비스를 제공하는 것은 직업윤리에 위배되며 청각학적 재활은 이를 검증하기 위하여 긍정적 결과의 문서화를 중요히 여긴다.

난청자의 청력손실과 평형의 문제는 분명히 다양하게 나타난다. 이 점을 고려하여 최상의 결과를 얻기 위해서는 하나 이상의 청각 평가를 시행해야 하는 것도 당연하다. 재활의 효용성은 반드시 객관적 평가를 이용한 성적, 추적 중재, 재활에 대한 만족과 향상 정도 등을 확인하고 난청자 및 가족의 주관적 평가 등을 시행하여 문서화해야 한다. 후자는 병력 정보를 포함한 자가 평가 설문을 반복 시행이 가능하고, 이를 비교할 수 있기 때문에 평가가 가장 쉽다. 자가 평가 설문은 질환이 자신의 삶에 미치는 영향, 이명, 평형 문제, 다른 문제 등을 조사할 수 있다.

심화 증례 학습

이 책을 통해 미래 경험할 수도 있는 서로 다른 여섯 가지 증례를 분석하였다. 이들 결과는 단순하게 진단 평가하는 데 그치지 않고, 이를 해석하여 청각학적 중재를 제공할 수 있어야 한다. 전문가가 제공하는 청각학적 재활은 높은 자율이 보장되며 아울러 난청자가 자신이 가진 가능성을 최대한 발휘하여 의사소통을 할 수 있도록 지원하는 책임이 따른다. 이러한 목적을 달성하기 위해 증례에 대한 지속적인 분석 노력이 필요하다.

증례 1: 전음성 난청 – 외이 질환

2장에서 소개한 증례이다. 9세 남자로 양측 무이증(anotia)으로 외이도가 없으며 골도 보청기를 사용하고 있다(**그림 14.9**). 평가 결과는 **그림 9.7**처럼 양측 50~60 dB HL 정도이고, 골도 이식형 보청기를 추천하였다(**그림 14.10**). 전음성 난청이어서 감각성 난청에서 볼 수 있는 소리의 왜곡이나 불쾌 강도가 낮아지는 현상은 없을 것으로 기대한다. 골도 보청기도 기도와 마찬가지로 교정 청력은 거의 정상 범위에 이를 수 있다. 교육적 상담은 청각 평가를 의뢰한 언어병리전문가를 통해 교실 증폭기와 좌석 배치 등을 배려할 수 있게 하였다(**그림 14.18**). 수용 및 표현 언어 능력을 고려하여 학교에서 지속적인 언어치료 서비스를 받아야 한다. 자신이 사용하고 있는 증폭장치에 대해 급우들에게 설명하고 토론할 기회를 주는 것이 좋고, 효과적으로 들을 수 있도록 도움을 요청한다. 의사소통을 위한 훈련과 수정 전략은 가족 도움이 중요하다. 원한다면 유전 상담 등과 함께 치료에 대한 관련 분야 전문가 자문을 구하여야 한다.

❀ 증례 2: 전음성 난청 – 중이 질환

대부분 전음성 난청은 의학적으로 치료가 가능하고 청력도 회복할 수 있다. 청각전문가의 역할은 치료 전 정확한 평가를 시행하고, 치료 후 청력손실이 남아 있는지를 확인하는 것이다. 청력손실은 대부분 의학적 요인에 의한 것이며, 청각학적 중재가 필요한 경우 대부분 성공적으로 마무리할 수 있다. 14장에서 설명한 것처럼 이과적 병리가 없어서 보청기를 조절한 23세 여자이다. 정기적인 추적 관찰은 보청기와 청력 변화 유무를 확인하기 위해 반드시 필요하다. 와우 기능이 정상이어서 증례 3과 같은 증폭 한계의 문제는 나타나지 않을 것으로 예상한다. 재활 과정에 보호자의 적극적인 도움은 기대하지 않아도 된다.

❀ 증례 3: 감각신경성 난청 – 내이 질환

14장에서 설명한 증례는 양측에 경도부터 중등도의 대칭성 미로성 난청으로 어음이해도가 낮아진 76세 난청자이다. 2장에서 환자 아내의 보고를 통해 영화 감상, 연극 관람, 종교 활동과 같은 사회적 활동을 현저히 기피하고 있는 것으로 확인되었다. 청각학적 재활 목표는 14장에서 설명한 보청기 선택과 조절이 여전히 포함되며, 상당한 이득이 보장되는 최고의 보청기일지라도 보상에는 여전히 한계가 있다. 청각재활의 기대치 조절과 한계 등에 대한 고지는 환자는 물론 가족에게도 분명하게 설명할 책임이 청각전문가에게 있다.

청력손실 보상의 한계는 공공장소에서 신호 대 잡음비 향상이 입증된 청각 보조 장치 사용을 추가로 고려할 수 있다. 아울러 난청 관리를 위한 교육도 반드시 시행하여야 한다. 이 장에서 설명한 것처럼, 발화자, 청취자, 환경 등 의사소통에 지장을 주는 요인에 대해 교육하고, 이에 따른 스트레스를 완화할 수 있는 행동 요령 등을 알려 주어야 한다. 교육은 가장 효과적으로 전달할 수 있는 방법을 모색하여야 한다. 난청자 교육은 난청자와 교류하는 모든 사람들에 대한 단체 교육이 좋으나 불가능한 경우 배우자 등을 대상으로 유인물을 보면서 시행하는 것도 좋다.

만족도를 장기간 유지하기 위해서는 반기 또는 연간 단위로 보청기와 청력의 상태에 대한 추적 관찰이 필요하고, 필요한 경우 보청기를 조절해야 한다. 보청기 조절이 완성되지 않은 경우 초기 6개월 이내에 자가 평가를 포함한 반복 평가가 필요하다. 결과는 중재로부터 얻은 이득에 관한 자가 평가와 비교하는 것이 좋다. 전문가의 활동에 관한 기록은 다른 분야 전문가들과 마찬가지로 매우 중요해지고 있다. 서비스 효과와 다른 단체와의 관계 등을 위해 체계적인 관리가 필요하다.

증례 4: 감각신경성 난청–청신경 질환

14장에서 설명한 것처럼, 청신경 종양을 방사선 치료나 수술 또는 이 두 방법 모두를 사용할 것인가에 대한 결정과 왼쪽 귀 잔존 청력으로 보청기가 도움이 있을 것인가를 추적 중이다. 오른쪽 귀 청력이 정상이어서 조용한 곳에서 의사소통에는 문제가 없을 것이며 청각 보조 장치도 필요하지 않을 것이다. 그러나 상황에 따라 신호 대 잡음비를 개선하고 의사소통 증진을 위한 교육은 필요하다. 특히, 난청자와 주 대화자를 대상으로 한 교육은 중요하다(Clark & English, 2014).

증례 5: 비기질성 난청

근무 중 청력손실이 발생했다고 주장하면서 소송을 준비하는 45세 남자이다. 비기질성 난청을 보이면 이에 관한 특징적 행동을 확인해야 하고 필요한 관련 분야 전문가 상담을 시행하면서 실제 가청역치를 구해야 한다. 피검자와의 상담은 검사 결과가 분명하게 잘못되었다는 점, 청력손실을 뒷받침하는 분명한 기관 손상이 없다는 점, 결과가 매우 혼란스럽다는 점 등을 중심으로 진행한다. 13장 증례처럼 비기질성 난청을 직접 경험하기는 흔하지 않다. 만약 설명이 부족했다든지, 장비에 문제가 있다든지, 다시 한 번 검사하자면서 부정확한 결과에 대한 책임을 전문가에게 지우려 하는 경우 결과에 대한 더욱 자세한 정보를 제공해 준다. 재검사를 추가로 시행하고 이를 통해서도 정확한 결과를 얻을 수 없다면 객관적 평가를 시행할 필요가 있다. 또 주관적 평가로 실제 가청역치를 구할 수 없을 경우 ABR 검사를 반드시 시행할 필요가 있다. 보고서에는 검사 결과가 서로 상이한 점과 협조하지 않아 정확한 결과를 얻을 수 없다는 정도만 기록한다.

피검자가 협조하지 않으면 검사 시간이 길어지면서 일정에 차질이 생기기 때문에 쉽게 짜증 날 수 있다. 이 과정에서는 법적인 문제를 야기할 수 있는 피검자에 대한 비난이나 힐책을 하는 행동을 하지 않는 것이 무엇보다 중요하다. 더욱 중요한 점은 특히 비기질성 난청자와 최초 면담에서 피검자가 정서적 불안 요인이 있는가를 알기 어렵지만 심리적 불편을 느끼지 않게 하는 것이다. 성인 비기질성 난청은 경제적 이득이 가장 흔한 목적이고 소아의 경우 관심을 받고자 하는 심리적 요인이 가장 흔한 동기이다. 따라서 소아 비기질성 난청은 13장 설명처럼 접근 방법을 다르게 해야 한다.

증례 6: 유소아 피검자

몇 차례 방문을 통해 확인한 고도 이상 감각신경성 난청이 있고, 의미 있는 음성 언어를 산출하지 못하는 3세 여자이다. 14장에서 신호 대 잡음비를 향상시키기 위해 direct audio input 기능이 있고 개인용 FM 보청기를 활용할 수 있는 고출력의 귀걸이형 디지털 보청기를 권하였다. 아울러 개인 및 집단 언어치료와 언어 자극 훈련을 지속적으로 시행할 필요가 있다. 치료 진행 과정은 지속적으로 감시하여 향후 인공 와우 이식 가능성도 검토할 필요가 있다.

중재를 계속하는 동안 청각전문가 및 언어병리전문가는 가족들이 겪는 고통을 인지하고 이를 이해하면서 전문가 윤리 규범에 따라 최선의 서비스를 제공하여야 한다. 재활 지원은 형제자매, 조부모, 친구 등을 포함한 가족이 참여하는 것이 가장 바람직하다. 아울러 가정생활에 대해 설명해 주고 관심을 갖고 질문할 수 있는 충분한 나이이면서 양육에 주로 참여하는 보호자를 파악하는 것도 중요하다. 유전 상담은 부모와 함께 고려할 수 있으며 관련 분야 전문가 의뢰나 정보 공유를 대비한 서명도 받아야 한다.

* 요약

난청자에 대한 청력손실 성질과 정도 평가는 청각학적 재활에 있어서 필수적이다. 청각전문가는 난청자 관리를 위해 복잡한 병력 청취 과정을 효과적으로 수행할 수 있어야 하고 난청자나 그 가족 구성과의 전문적 관계에 대한 중요성은 아무리 강조해도 지나치지 않다. 재활 방향 추천과 상담은 난청자 관리에 전반적으로 큰 영향을 미친다. 청각전문가는 관련 분야 전문가와도 좋은 관계를 형성하여야 한다. 적절한 관계가 보고서 및 각종 정보 교환에 큰 영향을 미친다.

청각전문가는 난청자의 청력손실과 청각재활 프로그램에 대한 전반적인 책임을 진다. 따라서 독화, 의사소통 훈련, 청능 훈련, 보청기 사용, 이명 재훈련 치료, 청각과민증 상담 등과 같은 특별한 요구에 대한 결정을 해야 한다. 보청기 사용을 결정하는 경우 기종의 선택과 조절에도 적극적으로 참여해야 한다.

유소아 난청 재활은 난청아의 잠재 능력을 극대화할 방법을 찾아야 하고, 보호자 및 관련 분야 전문가들과 상호작용을 통해 전문가로서 역량을 최대한 발휘하여야 한다. 이들에 대한 소극적 서비스는 난청아의 미래에 심각한 영향으로 나타날 수 있다.

✻ 자주 묻는 질문

Q 교실에서 신호 대 잡음비 향상을 위한 방법은?

A 교실 환경 개선은 치료의 첫 단계이다. 딱딱한 벽이나 바닥에 카펫 설치, 음향 타일, 커튼 등을 다는 것도 방법 중 하나이다. 공립학교는 예산상 어려움이 있을 수 있으며, 이 경우 적외선 장치나 FM 등이 개별 학생들에게 도움 될 수 있다.

Q 청각전문가는 모두 미국 수화를 배워야 하는가?

A 공식적인 것은 아니지만, 미국 수화를 사용하는 난청자나 가족과 소통해야 하므로 실질적으로 도움이 많다. 난청자는 수화를 사용하여 소통하려는 전문가의 모습에 고마워할 것이다.

Q 청각전문가는 농 문화에 대해 얼마나 알아야 하는가?

A 청각학 박사(Au.D) 프로그램이 전문 분야에서 더 많은 것을 알고자 하는 것처럼 분명하고도 정확한 대답은 "더 많을수록 좋다."이다.

Q 청각재활을 위한 팀의 리더는 누가 맡는 것이 좋을까?

A 성인 난청자인 경우 청각전문가가 직업재활, 주치의 등의 전문가 사이에서 조정과 리더로 서비스를 제공한다. 소아 난청자인 경우 난청자와 그 가족과의 접촉과 상호작용을 가장 많이 하는 전문가가 그 역할을 할 수 있다.

Q 병력 관리란 무엇인가?

A 병력 정보 유형은 전문가들 사이 또는 특정 전문가가 만나는 고객에 따라 달라지기 때문에 정확하게 한 가지 의미로만 정의할 수 없다. 그러나 난청자나 보호자가 진행 과정에 편안해야 하고, 전문가에게 관심이 있는 수준이어야 하며, 시간이 방해받지 않도록 자유로워야 한다.

Q 언제 유전 상담을 의뢰할 수 있는가?

A 난청 원인을 알 수 없을 때 의뢰할 수 있다. 난청아 부모가 임신 계획이 있을 때도 가능하다. 아울러 난청 청년이 가정을 이루고 새로운 가족을 갖고 싶어 할 때도 가능하다.

Q 모든 난청자에게 정서적 지원 상담이 필요한가?

A 청각전문가가 가장 먼저 시행하는 상담은 정보 전달이다. 개인 조정, 지원 상담은 청각전문가의 확실한 직무 범위이고, 직무 서비스 범위에서 효과적으로 제공해야 한다. 추가 상담은 추천한 내용들이 효과적으로 진행되기 위한 동기 부여와 성공을 위하여 필요하다. 많은 전문가들은 정서적 지원 상담이 필요할 때 어려움을 느낀다. 그렇지만 전문가라면 환자가 원하는 것보다 더 많은 정보를 늘 준비해야 한다.

Q 청각전문가들은 보청기 조절보다 더한 서비스를 제공하는가?

A 그렇지 않다. 그러나 대부분 난청자들은 최소한의 서비스보다 더한 것을 원한다. 청각전문가는 성공적 의사소통 전략과 청각 보조 장치, 난청자에게 도움을 줄 수 있는 지원 방안 등에

관한 정보를 준비해야 한다.

Q 청능 훈련은 무엇인가?

A 가장 기본적으로는 청취 능력을 향상할 수 있도록 개발한 훈련이라 할 수 있다. 유소아 난청 관리에서 중요한 요인이며, 성인은 의사소통 단절의 요인을 찾는 데 초점을 맞추며, 의사소통 향상 전략, 습관, 메시지를 듣고 무슨 의미가 담겨 있는지 확인하기 위한 훈련 강도 조절 등이 포함된다.

Q 얼마나 많은 청각전문가가 이명이나 어지러움 재활에 참여하는가?

A 대부분의 청각전문가들이 이 분야에서 활동하는 것은 아니다. 그러나 계속해서 성장할 것이다.

✻ 추천 도서

Brown, A. S. (2009). Intervention, education and therapy for children who are deaf or hard of hearing. In J. Katz, L. Medwetsky, R. Burkard, & L. Hood (Eds.), *Handbook of clinical audiology* (pp. 934-953). Philadelphia, PA: Lippincott Williams and Wilkins.

Clark, J. G., & English, K. M. (2014). *Counseling-infused audiologic care*. Boston, MA: Pearson Education.

Desmond, A. L. (2008). Vestibular rehabilitation. In M. Valente, H. Hosford-Dunn, & R. J. Roeser (Eds.), *Audiology treatment* (pp. 452-470). New York: Thieme.

Medwetsky, L., Riddle, L., & Katz, J. (2009). Management of central auditory processing disorders. In J. Katz, L. Medwetsky, R. Burkard, & L. Hood (Eds.), *Handbook of clinical audiology* (pp. 642-662). Philadelphia, PA: Lippincott Williams and Wilkins.

Montano, J. J., & Spitzer, J. B. (2014). *Adult audiologic rehabilitation* (2nd ed.) San Diego, CA: Plural Publishing.

Newman, C. W. & Sandridge, S. A. (2014). Tinnitus management. In J. J. Montano, & J. B. Spitzer, *Adult audiologic rehabilitation* (2nd ed.) (pp. 467-517). San Diego, CA: Plural Publishing.

용어 해설

가변 순음청력손실 평균(variable pure-tone average, VPTA)　500, 1,000, 2,000, 4,000 Hz 순음 가청역치 중에서 나쁜 세 개 주파수를 이용하여 청력손실 평균을 구한다. 청력손실이 심한 주파수 범위를 표현한다.

가소성(plasticity)　뇌의 청각 중추 세포가 환경에 대응하기 위해 변화하는 능력

가족 서비스 계획(individual family service plan, IFSP)　연방 정부가 매년 갱신하는 특별한 도움이 필요한 신생아 및 영아와 그 가족을 위한 중재 프로그램으로, 매년 갱신한다.

가청 단위(hearing level, HL)　정상 청력 평균을 기준으로 이보다 높은 소리를 dB 단위로 표시하는 숫자. 청력검사기 다이얼 눈금은 이 단위로 보정한다.

가청 범위/역동 범위(dynamic range, DR)　쾌적 음량 범위(range of comfortable loudness) 참고

가청역치(threshold)　순음과 같은 소리 자극을 수차례 들려주어 적어도 50% 이상 들을 수 있는 가장 낮은 강도

각(crura)　다리, 등골의 전각, 후각

각(crus)　crura의 단수형

간엽/중간엽(mesenchyme)　배아 중배엽의 결합 조직. 이곳에서 혈관, 림프관이 발생한다.

감각 단위(sensation level, SL)　주어진 소리가 특정인의 가청역치보다 높은 정도(dB)

감각신경성 난청(sensory/neural hearing loss)　감각기관인 와우와 청신경 손상에 의한 난청

감마나이프(gamma knife)　종양과 같은 유해 조직을 감마선으로 제거하는 시술. X선보다 파장이 짧은 감마선을 투과시켜 종양만을 선택적으로 파괴한다.

감쇠(attenuation)　에너지를 줄이는 것

감쇠(damping)　음원의 진폭을 점차로 줄이는 것, 진폭은 그 정도를 달리하면서 한 주기가 완성되기 전에(critical) 감쇠할 수 있다.

갑각(promontory)　와우 기저회전 골미로 벽이며, 중이강 쪽으로 노출되어 있다.

강강격 낱말(spondaic word)　두 음절에 동일한 강세가 있는 2음절 낱말

강약 정도(loudness level)　1,000 Hz를 기준으로 다른 주파수 소리들이 같은 크기로 느끼는 주관적 척도. 단위는 phon이다.

강약/음량(loudness)　소리의 크기에 대한 개인의 주관적 느낌. 단위는 sone이다.

강제 진동(forced vibration)　외부 힘이 물체의 진동을 조절하고 유지하는 것

개막(tectorial membrane)　중간계 Corti 기관 위에 있는 거미줄 막, 유모세포 섬모의 일부가 함몰되어 있다.

개인 교육 계획(individual education plan, IEP)　연방 정부가 장애 유소아를 위한 교육 계획으로, 매년 갱신한다.

개창 수술(fenestration) 이경화증 초기 수술법. 청력 보존 및 회복을 위해 전정 외측에 새로운 창을 만들어 이소골 연쇄를 무시하고 소리를 듣게 하는 데 목적이 있었다.

객관적 평가(objective audiometry) 주관적 반응을 필요하지 않는 청력검사

거대세포 바이러스(cytomegalovirus, CMV) Herpesvirus과의 가장 흔한 바이러스, 임산부가 감염되면 태아에게 선천성 난청을 일으킨다.

거짓 난청(pseudohypacusis) 비기질성 난청(nonorganic hearing loss) 참고

격하현상(decruitment) 음량 크기 인지가 음 강도 증가를 따르지 못하는 현상. 마이너스 청력이라고도 하며, 신경성 난청을 의심할 수 있다.

결합관(ductus reuniens) 원형낭과 중간계를 연결하며, 와우로 내림프를 운반한다.

경동맥(carotid artery) 목의 양쪽에 있는 동맥으로 중이강 전벽 바로 아래를 지난다.

경정맥 팽대(jugular bulb) 중이 하벽에 있는 경정맥의 구상 돌기

고막(eardrum membrane) 외이와 중이를 나누는 막으로 음파에 의해 진동하는 막. tympanic membrane이 정확한 표현이다.

고막(tympanic membrane) 외이도 끝에 있으며, 외이와 중이 사이에서 진동하는 막이다. 외층은 피부, 중간층 결합 조직, 내층은 점막으로 구성된다.

고막성형술(myringoplasty) 손상된 고막을 복원하는 수술

고막염(myringitis) 고막의 염증

고막운동도(tympanogram) 고막의 압력-전도 특성을 나타내는 결과(그림)

고막운동성 계측(tympanometry) 고막의 압력-전도 특성을 검사하는 과정

고막장근(tensor tympani muscle) 중이 추골에 연결되어 삼차신경 지배를 받는 근육, 강한 소리에 반응하는 중이 근육 두 개 중 하나.

(고막)제(umbo) 추골 끝부분이 위치하는 고막의 거의 중앙으로, 약간 위축된 희미한 윤곽을 보인다.

고막절개술(myringotomy) 고막을 자르는 수술

고삭신경(chorda tympani nerve) 중이강을 지나는 안면신경(VII 뇌신경) 분지, 같은 쪽 혀의 전방 3분의 2 지점에서 미각 정보를 전달한다.

고실경화증(tympanicsclerosis) 고막에 생기는 희끄무레한 플라그와 등골 족판 주변에 결합 조직이 생기는 병, 2차 중이염이 생기고, 이소골 연쇄가 굳어진다.

고실계(scala tympani) 중간계 아래에 있는 와우의 관. 외림프가 채워져 있다.

고실륜(annulus) 외이도 가장 안쪽에 있는 반지처럼 둥근 골이다. 고막 주변 테두리를 고정한다.

고실성형술(tympanoplasty) 중이염 등으로 손상된 중이를 치료하고 청력 회복을 목적으로 하는 수술법

고위험군(high-risk registry) 청력손실 가능성이 정상보다 높게 나타날 수 있는 신생아 대상 집단

고저(pitch) 소리의 높고 낮음을 표시, 주파수의 심리적 표현

고주파수 평균(high-frequency average, HFA) ANSI에서 정한 보청기 음향특성 표시 기준의 하나로, 음압이나 이득을 1,000, 1,600, 2,500 Hz 평균으로 표시한다.

골고실 골도 전도(osseotympanic bone conduction) 골도 전도된 소리의 일부가 외이도로 누설되어 기도 전도 경로를 통해 다시 내이로 진행하여 듣는 데 기여하는 골도 전도 방식

골도 전도(bone conduction) 두개골 진동을 통해 소리를 내이로 직접 전달하는 과정

골수염(osteomyelitis) 화농균 감염에 의한 뼈의 염증

골-연골 접합부(osseocartilaginous junction) 외이도에서 골부와 연골부 사이의 연결부

골염(osteitis) 물러지고, 부풀고, 통증이 심한 뼈의 염증

공명 이론(resonance theory of hearing) 19세기 주파수 분석 이론. 와우관을 각각의 주파수를 따로 분석하는 공명관으로 보는 이론

공명 주파수(resonant frequency) 최소한의 외부 힘으로 물체가 진동하는 주파수, 고유 주파수

공명(resonance) 최소한의 외부 힘에 반응하는 물체의 고유 진동 주파수

공명-연사 이론(resonance-volley theory of hearing) 위치 이론과 공명 이론을 조합한 주파수 분석 이론. 4,000 Hz까지는 연속 발화 이론에, 이보다 높은 주파수는 위치 이론에 따라 음의 높낮이를 분석한다.

과대 차폐(overmasking, OM) 실제 역치와 무관하게 검사하지 않는 귀로 들려준 잡음이 검사 귀의 가청역치를 높이는 현상으로, 비검이 잡음이 검이로 교차한다.

과소 차폐(undermasking) 검사 귀로 들려준 소리가 검사하지 않는 귀로 전달될 정도로 충분하지 않은 차폐

관성 골도 전도(inertial bone conduction) 두개골 진동이 이소골 연쇄와 내이 림프 진동을 통해 와우로 전달되는 골도 전도

관절융기(condyle) 뼈의 둥근 돌기. 하악의 관절융기는 외이도 골-연골 접합부 바로 아래 관절와에 닿는다.

괴사(necrosis) 세포의 죽음

교뇌(pons) 뇌의 기저부에서 신경섬유와 신경원들을 연결하는 다리

교련(commissures) 뇌의 좌우 반구 내에서 신경정보를 투사하는 신경 섬유

교차 청력/음영 청취(cross hearing) 기도나 골도 전도 청력검사에서 한쪽으로 들려준 소리가 반대쪽으로 듣는 현상

교차(decussation) 뇌의 양쪽 신경섬유가 서로 연결된 것

구심성(afferent) 말초의 신경 자극을 뇌 쪽으로 운반

구형낭(saccule) 전정 막미로에 있으며, 평형기관의 끝에 있는 작은 두 개의 주머니

국재화(localization) 음원 위치를 판단하는 능력

국제표준기구(International Organization for Standardization, ISO) 스위스 제네바에 본부를 둔 세계 148개국의 컨소시엄. 청력검사기를 포함한 수천 가지 장비에 대한 표준 지침을 정한다.

국제표준기구(ISO) '같다'는 뜻의 그리스어 'isos'의 파생어이며, 국제 산업 표준을 정하는 International Organization for Standardization의 약어이다.

귀기원판/청판(auditory placode) 내이로 발전하는 배아의 후뇌 근처 두꺼운 판

귀지 제거제(cerumenolytic) carbarmide peroxide나 글리세린 등의 귀지 제거제

그림 찾기 과제(Picture Identification Task, PIT) CNC의 라임 낱말 그림 셋트를 이용하여 어음이해도를 검사

그림 찾기 어음이해도 검사(Word Intelligibility by Picture Identification(WIPI) test) 영유아가 그림을 이용한 어음이해도 검사에서 올바르게 맞춘 성적 백분율(%)

근막(fascia) 근육을 싸고 있는 껍질 막

급성(acute) 발병 기간이 빠른, 유병 기간이 짧은

기능 이득(functional gain) 보청기를 착용한 교정 청력과 맨 귀 청력의 차이를 dB로 표시.

기능성 난청(functional hearing loss) 비기질성 난청(nonorganic hearing loss) 참고

기도 전도(air conduction) 외이에서 시작하여 중이를 지나 내이에 이르는 소리 전달 과정

기도-골도 차이(air-bone gap, ABG) 같은 귀 같은 주파수 골도와 기도 전도 가청역치의 차이

기본주파수/기저주파수(fundamental frequency) 복합파에서 가장 낮은 진동 주파수

기저막(basilar membrane) 와우에서 고실계와 중간계를 구분하는 막이며, 막 위로 Corti 기관이 있다.

기준음량이득(reference test gain) 커플러로 측정한 보청기 음향이득. 보청기 음량을 $OSPL_{90}$의 출력보다 17 dB 낮도록 조절하고, 입력 음압을 60 dB SPL로 하여 얻은 이득이다. 평균은 1,000, 1,600, 2,500 Hz에서의 이득으로 구한다.

긴장도(stiffness) 물체의 유연성, 적응성, 전도의 반대

긴장도 리액턴스(stiffness reactance) 물체의 긴장도를 2πf로 나눈 값

긴장부(pars tensa) 고막의 이완부를 제외한 부분

꾀병(factitious disorder) 비기질성 난청(nonorganic hearing loss) 참고

나선인대(spiral ligament) 와우관 바깥쪽의 두꺼운 골막, 기저막에 연결된다.

나팔관(fallopian canal) 중이 내벽에 안면신경이 지나는 관

난원창(oval window) 등골 족판 뒤에 있는 작은 타원형의 창. 중이와 내이를 구분한다.

난형낭(utricle) 평형기관 끝부분 막미로에 있는 두 개의 큰 주머니

내림프(endolymph) 내이 청각 및 전정기관 막미로 안에 있는 액체

내배엽(entoderm) 배아 싹에서 가장 안쪽 막

내슬상체(medial geniculate body) 뇌의 시상에 있는 부위로 피질하에서 최종적으로 청각 중계를 담당한다.

내신경축(intra-axial) 뇌간 안쪽

내이(inner ear) 청각기관의 하나로 두개골에 묻혀 있으며, 청각 정보를 뇌로 전달할 수 있도록 기계적 에너지를 전기화학적 에너지로 변환한다.

내이도(internal auditory canal) 내이와 뇌간 사이를 통하는 통로. VIII 뇌신경 청각 및 전정 분지, VII 안면신경, 동맥이 지난다.

내인성(endogenous) 유기체 내에서 발생하는

냉온교대검사/온도안진검사(caloric test) 외이도에 찬물과 따뜻한 물을 넣으면 내이의 전정을 자극한다. 정상에서는 어지러움을 동반한 안진이 나타난다.

노인성 난청(presbycusis) 노화에 의한 청력손실

뇌막염(meningitis) 뇌와 척수를 보호하는 막 중의 하나인 수막의 염증

뇌섬(insular) 뇌섬엽(도엽)의, 뇌반구의 중심 엽

뇌성마비(cerebral palsy) 뇌 손상으로 나타나는 운동 장애로, 산전 및 주산기, 신생아기에 발생한다.

뇌파검사(electroencephalograph, EEG) 뇌에서 발생하는 전위 변화를 연속적으로 기록하는 검사

뇌혈관 사고(cerebrovascular accident, CVA) 대뇌 동맥 출혈에 의한 응고 혈액, 뇌졸중 등

누가현상(recruitment) 작은 역치상 음강도 변화를 비정상적으로 크게 느낌. 와우 손상에 의한 청력손실에서 나타난다.

누공(fistula) 이상(비정상) 개방, 이곳을 통해 림프가 누설된다.

뉴턴(Newton, N) 질량 1 kg 물체에 작용하여 1 m/s^{2}의 가속도를 내는 힘(1 N은 100,000 d)

능형체(trapezoid body) 교뇌의 신경섬유. 한쪽의 복측 청신경핵과 반대측 외측 모대 사이를 연결한다.

다른 소리(difference tone) 주파수가 다른 두 개의 소리를 동시에 들려주었을 때 인식할 수 있는 음색의 차이. 두 개의 서로 다른 주파수의 소리를 같은 주파수의 소리로 인식할 수 있는 주파수 차이다.

다발성 경화증(multiple sclerosis, MS) 신경계통 여러 부분에서 경화나 탈수초화를 보이는 만성 질환

다운 증후군(Down syndrome) 정신지체, 작고 약간 평평한 얼굴, 낮은 귀, 손가락 이상, 얼굴과 신체 이상 등을 보이는 증후군, trisomy 21 증후군이라고도 한다.

다인(dyne, d) 1g의 질량을 1 cm/sec^{2}으로 가속할 수 있는 힘의 단위

다인성 유전 요인(multifactorial genetic considerations) 환경적 요인과 여러 유전자들의 상호작용으로 발생

단이 복청(diplacusis monauralis) 단일 주파수 소리를 한 귀에서 화음이나 잡음처럼 듣는 것

단이/한 귀(monaural) 한 귀로

대립유전자(allele) 한 쌍의 상동염색체에서 같은 위치에 있으나 서로 다른 특성 형질을 가진 유전자

대수(logarithm) 지수, 숫자가 커지는 정도

대역 잡음(narrow band noise) 대역 필터를 통과시켜 만든 특정 주파수 대역의 잡음

대측 간섭 최소 강도(minimum contralateral interference level) Stenger 검사에서 피검자가 청력이 좋은 귀로 역치상 소리를 들으면 반응을 멈추는데, 이때 청력이 나쁜 귀에 들려주어 반응을 보인 가장 낮은 소리 강도를 말한다.

데시벨(dB)(decibel, dB) 소리를 기준 음압(또는 파워 레벨)과 특정 음압 사이 관계를 비율로 표현한 단위. Bel의 1/10.

도/길(meatus) 외이도와 같은 통로

독순(lipreading) 독화(speech reading) 참고

독화(speechreading) 주로 얼굴의 시각적 단서를 통해 발화자의 말을 이해한다.

동형접합(homozygous) 특정 위치에서 같은 유전자를 가지는 한 쌍의 염색체

두 귀/양이(diotic) 청진기를 통하는 것처럼 같은 소리를 두 귀로 동시에 자극

두정엽(parietal lobe) 전두엽과 후두엽 사이의 대뇌 피질

등가 용적(equivalent volume) 임피던스에서 탄성(compliance) 근차시 계산법. 중이와 비슷한 물리적 등가 용적(cm^3)을 확인한다.

등가 입력 잡음 강도(equivalent input noise level) 음량 조절기가 기준 위치에 있고 입력 신호가 없을 때 보청기 내부에 존재하는 잡음 강도

등골 운동법(stapes mobilization) 이경화증에서 청력 개선을 위해 등골을 제거하고 인공 삽입물로 대치하는 수술. 난원창에 고정된 등골을 부수는데, 지금은 더 이상 시행하지 않는다.

등골(stapes) 이소골 연쇄에서 세 번째인 뼈로 가장 작다. 침골과 연결되며 난원창 위에 있다.

등골근 반사 민감도 예측(sensitivity prediction from the acoustic reflex, SPAR) 순음과 대역 잡음으로 구한 등골근 반사 역치를 비교하여 감각신경성 난청의 유무와 정도를 예측하기 위한 검사

등골근 반사 소실(acoustic reflex decay) 지속되는 음향 자극에 중이 근육의 반사 강도가 낮아지는 현상

등골근 반사 역치(acoustic reflex threshold, ART) 등골근 반사를 일으킬 수 있는 가장 낮은 음강도

등골근 반사(acoustic reflex) 강한 소리에 한쪽 또는 양쪽 중이 근육에서 나타나는 반사

등골근 반사(intra-aural muscle reflex) 강한 소리에 대한 등골근의 수축

등골근 반사궁(acoustic reflex arc) 강한 소리 자극에 대한 반사 경로. 외이에서 뇌간까지 상행한 후, 안면신경을 타고 두 귀 중이에 있는 등골근까지 하행한다.

등골근(stapedius muscle) 등골에 연결되며 안면신경의 지배를 받는 중이의 작은 근육. 강한 소리에 수축하며 근육이 수축하면 고막의 위치가 변한다.

등골절개술(stapedotomy) 등골절제술의 축소형

등골절제술(stapedectomy) 이경화증에서 청력 개선을 위해 등골을 제거하고 인공 삽입물로 대치하는 수술

디지털 보청기(digital hearing aid) 송화기가 받아들인 소리, 주파수, 음강도, 시간 정보 등을 이진수로 변환하여 증폭하는 보청기

리액턴스(유도 저항)(reactance) 질량, 긴장도, 주파수의 영향을 받고, 음향 임피던스 총량에 영향을 준다.

마이크로바(microbar, μbar) 대기압의 100만분의 1에 해당하는 압력. 1 bar는 1 dyne/cm^{2}이다.

만성(chronic) 긴 기간

말 보존(speech conservation) 언어 습득 이후 난청자의 청각적 피드백 한계로 음성 산출이 방해받을 때 시행하는, 명확한 조음 유지를 위한 치료

맥놀이(beats) 주파수가 약간 다른 소리를 동시에 발생시킬 때 생기는 소리 진폭의 주기적 변화

메니에르병(Ménière's disease) 이명, 어지러움증, 변동성 난청(일반적으로 편측성)을 동반하는 내이 질환

멜(mel) 단위(mel) 음색 단위. 1,000 Hz 40 dB SL을 1,000 mel이라 하고, 이 소리보다 두 배 높은 주파수를 찾아 이를 2,000 mel이라 한다. 이와 같은 방법으로 계속 구한다.

무미건조 발화(cold running speech) 빠른 속도로 미리 녹음하거나 음량 단위계(volume unit meter)로 감시하는 육성을 단조롭게 자극하는 방법

무산소증(anoxia) 신체의 신진대사에 영향을 주는 특정 세포의 산소를 박탈하는 증상

무이증(anotia) 이개가 없는 기형

무정위운동(athetosis) 몸 꼬기, 몸 비틀기와 함께 뇌성마비의 세 가지 특징 중 하나로, 손가락을 심하게 비트는 불수의운동이다.

무향실(anechoic chamber) 천장과 바닥, 벽 사방에 음향 흡수용 쐐기를 달아 소리를 최대한 흡수하여 잔향을 제거하기 위해 특별하게 설계된 방

미국 장애인법(Americans with Disabilities Act) 장애인에게 균등한 기회를 제공하기 위한, 1990년 통과된 미국 공법(P.L. 103-336)

미국국립표준연구소(American National Standards Institute, ANSI) 미국 내 모든 분야에 영향을 미칠 수 있는 지침의 작성과 사용을 감독하는 기관. 이 기준은 청력검사기와 같은 음향장치에도 적용되며, 다양한 인증 프로그램도 관리한다.

미로(labyrinth) 내이, 골미로와 막미로로 구성된다.

미로염(labyrinthitis) 미로에 생긴 염증, 어지러움증과 현기증이 나타난다.

민감도(sensitivity) 검사에서 병을 병이라 인지하는 비율

반규관(semicircular canals) 내이 전정부에 있는 세 개의 고리. 회전 감각을 담당한다.

반달 모양(meniscus) 유체 기둥의 표면 곡선. 중이에 삼출액이 있는 경우 고막이 반달 모양으로 보일 수 있다.

반사 활성 자극(reflex-activating stimulus, RAS) 등골근의 수축을 일으킬 수 있는 순음 또는 여러 가지 소리 자극 강도. RAS는 소리 자극을 탐침을 꽂은 쪽(동측, ipsilateral)과 반대쪽 기도 수화기(대측, contralateral)으로 주고 구한다.

배음(overtone) 기본주파수의 전체 배음으로 된 복합파, 기본주파수를 포함하는 배음과 차이가 있다.

배측(등 쪽) 청신경핵(dorsal cochlear nucleus) 뇌 양측에 있는 두 개의 청신경핵. 와우 동측의 신경섬유와 연결된다.

백색 잡음(white noise) 주파수마다 에너지가 거의 같은 광대역 잡음

변성 골도 전도(distortional bone conduction) 골도 수화기 진동이 두개골 진동시킬 때 유발되는 반응이며, 와우에 전달되면 전기화학적으로 기록할 수 있다.

변조 이음향방사(distortion-product otoacoustic emission, DPOAE) 서로 다른 두 개의 주파수를 와우에 자극하였을 때 와우에서 생기는 왜곡된 방사음으로 외이도에서 기록할 수 있다

변환(transduce) 에너지 형태를 바꾸는 것

병변 부위/병소 부위(site of lesion) 청각계통에서 비정상 증상을 일으키는 정확한 부위

보인자(carrier) 정상인의 유전자가 환경과 상호 작용을 통해 형성된 형질. 비정상 특성의 열성 유전자도 정상 대립유전자와 쌍을 이룬다.

보정(calibration) 청력검사기의 출력 음압을 전기음향, 심리음향학적 방법으로 결정하는 과정. 음향 출력, 감쇄기 작동, 주파수 정확도, 화음 왜곡 등을 확인한다.

보청기제조업협회(Hearing Aid Industry Conference, HAIC) 보청기 제조회사들의 협의회. 보청기 성능 평가와 보고에 관한 사항들을 결정한다.

복측(복부 쪽) 청신경핵(ventral cochlear nucleus) 두 개의 청신경핵 중 큰 것. 동측 청신경핵와 연결된 청신경섬유에서 신경정보를 받는다.

복합파(complex wave) 주파수가 서로 다른 여러 개의 소리가 한데 모인 소리

부동섬모(stereocilia) 유모세포의 표면에 있는 원형질 필라멘트

불분명한 청각 기능 장애(obscure auditory dysfunctions, OADs) APD와 같은 청각적 이상이 있으나 진단이 모호한 상태

불완전 탈구(subluxation) 불완전 탈구 또는 염좌(삠)

불쾌 강도(uncomfortable loudness level, UCL)　소리가 불편하게 큰 음강도

불쾌 역치(threshold of discomfort, TD)　불쾌 역치, uncomfortable loudness level 참고

브라운 운동(Brownian motion)　매질에서 분자가 불규칙하고 활발하게 하는 운동

비기질성 난청(nonorganic hearing loss)　의식적이거나 무의식적으로 청력손실의 정도를 과장하는 난청

비율(ratio)　같은 종류의 어떤 수량을 다른 수량으로 나눈 수학적 결과. 분수로 표현하기도 한다.

비인두(nasopharynx)　코 뒷부분부터 목에 이르는 부분

비주기음(aperiodic sound)　정해진 시간 내내 무작위로 변화하는 소리로 기본주파수가 없는 복잡한 소리

비주기적 음파(aperiodic wave)　시간이 지나도 일정한 반복을 관찰할 수 없는 파형

빠른 교대 말소리 지각 검사(Rapidly Alternating Speech Perception(RASP) test)　청각 처리 장애를 평가하기 위한 검사. 문장을 들려주면서 청취 방향을 왼쪽에서 오른쪽으로 빠르게 변환하는 검사. 정상인 경우 문장을 변별할 수 있다.

사기 난청(malingering)　개인적 이익이나 면제 등을 목적으로 청력손실을 고의로 과장하는 행위

사이버나이프(cyberknife)　인체 종양을 비침습적으로 시술하는 치료법, 고도로 정확한 고선량 방사선을 이용한다.

삼염색체증(trisomy)　염색체가 하나 더 있는 것

삼차신경(trigeminal nerve)　V 뇌신경. 고막장근과 구개 근육 일부를 지배한다.

삽입 손실(insertion loss)　보청기를 착용하고도 스위치를 껐을 때 생기는 추가 청력손실

삽입 이득(insertion gain)　탐침 송화기를 이용하여 측정한 보청기 사용 전후의 dB 차이. 실이 삽입 이득(real ear insertion gain, REIG)이라고도 한다.

상고실와(epitympanic recess)　고막 위쪽의 중이강 상부. attic of middle ear라고도 한다.

상쇄(cancellation)　음파의 진폭을 '0'으로 감쇠시키는 것. 주파수가 같은 두 소리를 180° 다른 위상으로 들려주면 나타난다.

상염색체 열성(autosomal recessive)　상동 염색체 쌍의 두 대립유전자가 모두 있어야 발현되는 유전자

상염색체 우성(autosomal dominant)　상동 염색체 쌍 중 하나만 있어도 발현되는 유전자

상염색체, 보통염색체(autosome)　성염색체를 제외한 22쌍의 염색체

상올리브 복합체(superior olivary complex, SOC)　중뇌 청각 정보 중계 부위의 하나. 청신경핵에서 정보를 받는다.

상측두회(superior temporal gyrus)　측두엽의 뇌회, 청각자극에 대한 언어 이해를 관장하는 것으로 믿는다.

섬모(cilia)　속눈썹 모양의 세포 돌기, 일정한 리듬으로 움직이면서 특정 물질을 이동시킨다.

성분(component)　복합파에서 순음의 구성

세포체(cell body)　신경세포의 중앙부

소뇌(cerebellum)　연수와 교뇌 상부 대뇌 하부에 위치하며, 자세 및 통합 운동 중추이다.

소뇌교각(cerebellopontine angle, CPA)　소뇌, 연수, 교가 만나는 뇌의 기저부 교차점

소리 위상학(tonotopic)　해부학적으로 정해진 위치에서 주파수를 분석한다고 보는 이론

소리 유발 근육 반사(sound-evoked muscle reflex) 소리가 구형낭을 자극하여 발생하는 반사. 전정 질환 진단에 사용한다.

소음계(sound-level meter) 공기 중 소리의 압력을 측정하는 장치. 송화기, 증폭기, 주파수 가중 회로, 20 μPa의 기준 음압을 dB로 보정하는 보정기 등으로 구성된다.

소이증(microtia) 외이가 작은 선천성 기형

소증폭 인지도(short increment sensitivity index, SISI) 역치상 20 dB의 순음을 계속 들려주면서 1 dB의 작은 증폭 변화를 인지하는가 확인하는 검사

손(sone) 소리의 크기 단위. 1 sone은 1,000 Hz 40 dB HL과 같다.

수상돌기(dendrite) 이전 신경원의 신경정보를 세포체로 전달하는 신경원 분지

수술 중 감시(intraoperative monitoring) 청각유발전위 등을 이용하여 수술 중 환자의 상태를 감시하는 과정

수평(plateau) (1) 검사하지 않는 귀로 들려주는 잡음 강도를 15 dB 정도 올리거나 내리더라도 가청역치에 변화가 나타나지 않는 이론적인 지점. (2) 검사 귀의 실제 가청역치가 나타나는 과소차폐와 과대차폐 사이의 지점.

순음 소실(tone decay) 지속적으로 들려주는 순음을 어느 순간부터 듣지 못하고 놓치는 현상

순음(pure tone) 하나의 주파수로만 된 소리. 배음이 없다.

순음청력손실 평균(pure-tone average, PTAs) 각 귀의 순음 500, 1,000, 2,000 Hz의 가청역치 평균. 때로 이들 중 낮은 두 개 주파수만을 사용하기도 한다.

스펙트럼(spectrum) 복합파의 구성 합

승모근(trapezius muscle) 흉곽 상부, 목의 뒷부분 표면에 분포하는 큰 근육. 후두골에서 시작하며 흉쇄유돌근이라고도 한다.

시각강화청력검사(visual reinforcement audiometry, VRA) 빛과 그림, 애니메이션 등으로 영유아의 반응을 강화하는 청력검사

시간 압축 어음(time-compressed speech) 녹음 음성을 가속하여 재생하면 시간 축을 왜곡되지만 낱말을 식별할 수 있다.

시상(thalamus) 뇌 기저부에 위치하며, 대부분 피질에서 신경 정보를 받아 투사한다.

시차 2음절 낱말 검사(Staggered Spondaic Word(SSW) test) 두 개의 강강격 낱말을 이분청취시켜 청각 처리 장애를 진단하는 검사. 한 귀로 들려주는 강강격 낱말의 두 번째 음절 시작과 동시에 반대쪽 귀로 다른 낱말 첫 번째 음절을 들려준다.

신경섬유종증(neurofibromatosis, NF) von Recklinghausen으로 알려지기도 한 말초신경 또는 피부의 종양

신경염(neuritis) 감각과 운동 기능 이상을 동반하는 신경의 염증

신경원(neuron) 신경 자극을 전달할 수 있도록 특화된 세포

신경전달(neurotransmission) 신경전달물질을 통한 신경원 사이의 전달 방식

신경전달물질(neurotransmitter) 신경원 사이에서 신경전달이 효과적으로 이루어질 수 있도록 분비되는 화학물질

신생물/종양(neoplasm) 종양처럼 비정상적으로 새롭게 성장하는 것.

신호 대 잡음비(signal-to-noise ratio, SNR) 같은 귀로 들려준 잡음과 어음 등의 신호 강도의 차이

를 dB로 표시, 신호가 잡음보다 크면 +, 신호가 잡음보다 작으면 − 기호를 사용한다.

심리음향 동조 곡선(psychophysical tuning curve, PTC) 귀에 들려준 소리 중 와우에서 반응하는 특정 주파수 반응 곡선

심인성 난청(psychogenic hearing loss) 비기질성 난청. 불안(anxiety)한 상태에서 무의식적으로 나타난다.

아날로그 보청기(analog hearing aid) 주파수마다 입력 음향 신호, 음강도, 시간적 양상 등을 아날로그로 처리하는 증폭장치

안검 반사(auropalpebral reflex, APR) 예상 밖의 소리를 갑자기 듣고 눈 주위 근육이 긴장하는 반응

안면신경(facial nerve) VII 뇌신경, 안면근과 등골근을 지배한다.

안진(nystagmus) 눈의 진동 운동

알츠하이머병(Alzheimer's disease) 노화 관련 질환. 노인성 치매의 60에서 70%를 차지하며, 다양한 증상이 있으나 기억 상실이 가장 많다.

압력(pressure) 단위 면적에 가해지는 힘

압력성 외상(barotrauma) 비행이나 다이빙처럼 급격한 압력 변화로 생기는 귀의 손상

압축/압축상(compression) (1) 음파의 한 부분으로 매질에서 입자가 모아지는 부분. 흩어지는 부분은 희박상이다. (2) 압력의 감소. 보청기에서 강한 소리의 압축을 제한하는 방법. 상대적으로 작게 들린다.

양분/이분(dichotic) 두 귀로 동시에 다른 자극을 하는 것. 기도 수화기와 2채널 장치가 필요하다.

양이 교대 음량 균형 검사(alternate binaural loudness balance(ABLB) test) 편측성 난청 누가현상을 확인하는 검사. 정상 귀의 음강도를 증가시키면서 난청 귀가 같은 크기로 느끼는 음량(음강도)를 찾는 검사이다.

양이 복청(diplacusis binauralis) 하나의 소리를 두 귀가 다른 음색으로 듣는 것

양이/양귀(binaural) 같거나 서로 다른 자극을 두 귀로 동시에 듣는 것

양전자 방출 단층촬영(positron emission tomography, PET) 뇌의 생화학적 변화를 확인할 수 있는 의학 영상 기술

어드미턴스(acoustic admittance) (1) 중이를 지나는 에너지 총합을 mohms(miliohms)으로 표시, (2) 임피던스의 역수이며, ohms(Ω)으로 표시

어음 강도별 수행력 특성 일음절 낱말 목록(performance-intensity function for PB word lists, PI-PB) 음강도마다에서 낱말을 바르게 인식한 백분율을 구하여 그래프에 표시한 입출력 특성. 세로축은 어음이해도(%), 가로축은 감각 단위(dB SL)를 사용한다.

어음이해도(word-recognition score, WRS) 어음이해도 검사에서 바르게 응답한 백분율(%)

어음이해도/어음인지도(speech-recognition score, SRS) 어음이해도 검사에서 검사 낱말을 바르게 이해한 백분율

어음청취역치(speech-recognition threshold, SRT) 두 음절에 강세가 있는 2음절 낱말을 적어도 50% 정확하게 이해할 수 있는 가장 낮은 어음 강도

어음탐지역치(speech-detection threshold, SDT) 청취자가 담화 음성을 겨우 느낄 수 있는 강도. speech awareness threshold(SAT)라고도 한다.

어지러움/현훈(vertigo) 빙빙 도는 느낌

언어 습득 이전 난청(prelinguistic hearing loss) 언어가 발달하기 전 발생하는 선천성 또는 후천성 난청

언어 습득 이후 난청(postlinguistic hearing loss) 언어가 발달한 유소아에게서 발생한 후천성 난청

언어병리학(speech-language pathology) 말, 언어, 음성 질환을 연구하는 학문. 유소아 및 성인을 대상으로 이 분야에 대한 문제를 진단하고 치료 서비스를 제공한다.

에르그(erg, e) 일의 단위, 1 dyne의 힘으로 1 cm를 이동시키는 일을 1 에르그라 한다.

역자승 법칙(inverse square law) 소리의 강도는 음원으로부터 거리의 제곱 함수로 감소한다.

연결 발화 검사(Connected Speech Test, CST) 피검자에게 다화자 잡음과 함께 문장 중심의 구절을 들려주고 이해도를 평가하는 검사

연사 이론(volley theory of hearing) 주파수 분석 이론 중 하나. 다른 신경원들이 불응기에 있는 동안 소리 진동수와 일치하는 신경원이 발화하여 주파수를 분석한다고 보는 이론이다.

연수(medulla oblongata) 뇌의 가장 아래 부분으로 교뇌 및 척수와 연결된다.

연접(synapse) 신경원 사이의 신경 정보 전달 영역. 이전 신경원의 축색을 지나온 정보가 이곳을 지나 다음 신경원 수상돌기를 통해 핵으로 정보가 이동한다.

염색체(chromosome) 유전 정보를 담고 있는 모든 동물의 세포 핵의 구조

영구적 역치 상승(permanent threshold shift, PTS) 일반적으로 강한 충격음에 노출되어 생기는 영구적 감각신경성 난청

영어 수화 기호(Manually-Coded English, MCE) 여러 가지 수신호와 지문자를 이용하여 구어 영어를 표현하는 의사소통법

예상 값(predictive value) 실제 양성 반응을 양성 결과로 나타나는 비율, 실제 음성을 음성 결과로 나타내는 비율

옴(ohm, Ω) 임피던스 단위

와우(cochlea) 달팽이 모양의 내이, 음파를 뇌가 해석할 수 있는 전기화학 에너지로 변환한다.

와우공(helicotrema) 와우 첨단부 끝에서 고실계와 전정계가 만나는 구멍

와우관(cochlear duct) 중간계 참고

와우전기반응(cochlear microphonic, CM) 와우 유모세포에서 발생하는 전기 반응

와우전기반응검사(electrocochleography, ECoG) 소리 자극 후 수 ms 이내에 나타나는 전위. clcik이나 tone pip을 자극하고 평균가산하여 기록한다.

와우축(modiolus) 와우의 중심 기둥

와트(watt) 전력의 단위

왜곡(distortion) 보청기에서 입력과 출력 사이에 생기는 오차. 일반적으로 송화기, 증폭기, 수화기에서 발생한다.

외골증(exostoses) 외이도 등에서 뼈(일반적으로 연골)가 표면으로부터 자라나는 것

외림프(perilymph) 내이 청각 및 전정부 골미로를 채우는 림프액

외배엽(ectoderm) 일차 배아 싹에서 가장 바깥 층

외상 후 스트레스 장애(post traumatic stress disorder, PTSD) 큰 사건을 경험한 후에 인지 이상 등 극적 심리학적 변화를 동반하는 장애

외신경축(extra-axial)　뇌간 바깥
외이(outer ear)　청각기관의 가장 바깥쪽 부분, 소리를 모아 중이로 보내는 역할을 한다.
외이도 용적 검사(physical-volume test, PVT)　높은 강도의 소리로 확인하는 외이도 용적 검사. 이미턴스 검사에서 C_1 용적이 5 cm^3 이상 높으면 환기관이 삽관되었거나 고막이 천공된 상태이다.
외이도(external auditory canal, EAC)　이개강으로부터 고막까지 외이에 있는 관
외이도염(external otitis)　외이의 염증. otitis externa라고도 한다.
외인성(exogenous)　유기체 외부에서 발생하는
외측 융대(lateral lemniscus)　청신경핵으로부터 하구까지, 외측 모대 그리고 내슬상체로 이어지는 청각전달로의 한 부분
운동에너지(kinetic energy)　물체가 운동할 때 갖는 에너지
원격 청각학(tele-audiology)　전화, 암호화한 화상 회의나 인터넷 등을 이용한 실시간 문서 전송, 전자 기록, 동영상 파일 등 비실시간으로 청각학적 서비스를 제공하는 것
원심성(efferent)　뇌에서 말초로 신경 흥분을 전달
위난청/과대 난청(false or exaggerated hearing loss)　비기질성 난청(nonorganic hearing loss) 참고
위상(phase)　두 개 이상 반복하는 파형에서 시간적 변화를 표현
위양성(false positive response)　청력검사에서 피검자가 역치보다 낮은 자극에 반응하는 것
위음성(false negative response)　청력검사에서 피검자가 듣고서도 반응하지 않는 것
위치 이론(place theory of hearing)　Corti 기관의 위치에 따라 인지하는 주파수가 달라진다는 이론
위치에너지(potential energy)　물체가 그 위치에서 지니는 잠재 에너지. 예를 들면 감겨진 스프링의 에너지.
위험 소음 기준(damage-risk criteria)　대역폭이 다른 소음의 안전 허용 최대 강도
유도코일/텔레코일(audiocoil)　텔레코일로 사용되던 용어로 새로이 추천하는 용어이다. 주로 전화기와 같이 사용되는 장치이다.
유도코일/텔레코일(telecoil)　전화나 유도선에서 발생하는 유도파 신호를 받아들이는 코일. audio-coil 또는 t-coil이라고도 한다.
유도파 장치(induction loop)　발화자 음성이 청취 공간 모서리에 설치된 전선을 타고 전자기파로 변환되어 실내에 방출된다. 난청자는 보청기 유도코일로 이 신호를 받아 들을 수 있다.
유발 이음향방사(evoked otoacoustic emission, EOAE)　외이에 소리를 주고 와우에서 발생하는 방사음을 기록하는 검사
유병률(prevalence)　특정한 시기에 어떤 집단에서 질병이 나타나는 수를 말한다.
유양돌기(mastoid process)　귀 뒤 측두골의 돌출 부위로, 공기가 채워져 있다.
유양돌기염(mastoiditis)　유양돌기의 감염
유양돌기절제술(mastoidectomy)　유양돌기의 감염 부위를 제거하는 수술. 수술 정도에 따라 단순, 근치, 변형 근치 유양돌기절제술 등이 있다.
유양동구(aditus ad antrum)　추골두와 침골체가 위치하는 고실 상부의 공간. 뒤쪽에 있는 유양돌기와 연결된다.
유전성 퇴행성 난청(hereditodegenerative hearing loss)　유전적 원인으로 출생 후 나타나는 청력 손실

유전자(gene) DNA 서열이 배열된 유전 단위로, 염색체에 있다.

유전자형(genotype) 개인의 유전적 구성

유형 강화 자발 조건화 청력검사(tangible reinforcement operant conditioning audiometry, TROCA) 음식이나 토큰 같은 유형의 물체를 강화제로 사용하여 조건화한 청력검사

유효 차폐(effective masking, EM) 동일한 수화기를 사용하여 특정 가청 단위 소리를 차단할 수 있는 최소 잡음 강도

음강도 단위(intensity level, IL) 단위 면적에 가해지는 소리의 힘을 표시하는 단위. 기준치(dB IL)는 10^{-12} watt/m^2, 또는 10^{-16} watt/cm^{2}이다.

음강도 조절 줄거리 검사(Varying Intensity Story Test, VIST) 음강도를 피검자가 반응한 역치보다 높게 하고 낮게 하기를 교대하면서 이야기를 들려준다. 만약, 역치보다 낮은 강도에서 제공한 정보를 이해하면 과대 난청을 시도한다는 증거이다.

음강도(intensity) 단위 면적에 가해지는 소리 에너지 총합

음계(octave) 주파수 비율이 2:1인 두 소리

음량 불쾌 강도(loudness discomfort level) 불쾌 강도. uncomfortable loudness level 참고.

음성 균형 낱말 목록(phonetically balanced(PB) word lists) 어음이해도를 검사하는 1음절 낱말 목록. 이론상으로 각각 목록에 영어 담화에 나타나는 동일한 음소가 분포되어야 한다.

음성 스펙트럼(speech spectrum) 일상 대화 음성의 주파수와 음강도 분포

음성전위 부정합(MMN)(mismatch negativity, MMN) 표준과 일탈의 두 가지 자극을 들려주고 기록한 두 개의 유발 전위 파형을 더하여 구한 큰 골(negative response)이 있는 파형의 전위

음소 회귀(phonemic regression) 노화와 관련한 청각 이해 속도 저하

음속(velocity) 특정 방향으로 진행하는 음파의 속도

음압 단위(sound-pressure level, SPL) 소리의 압력 단위로, 기준 음압은 20 μPa이다.

음차/소리굽쇠(tuning fork) 하나의 기둥과 두 개의 가지가 있는 모양이다. 타격해서 진동시키면 거의 완벽한 순음이 발생한다.

음향 궤환(되돌림)(acoustic feedback) 보청기 수화기에서 나온 소리가 송화기로 다시 들어가 증폭되면서 나는 휘파람 소리

음향 외상성 절흔(acoustic trauma notch) 3,000~6,000 Hz의 가청역치가 급격하게 낮아졌다가 고음역으로 가면서 회복하는 청력도 양상. 소음성 난청을 강하게 의심할 수 있다.

음향 임피던스(acoustic impedance) (고막 면에서) 진행하는 에너지에서 흐름을 방해하는 에너지의 총합이다. 질량(부피), 긴장도, 마찰 리액턴스의 성분이 있고, 주파수의 영향을 받는다.

음향이득(acoustic gain) 보청기에서 입력 음압과 출력 음압의 차이, dB로 표시

이간감약/양이감쇠(interaural attenuation, IA) 기도 및 골도로 소리를 주었을 때 전달 과정에서 생기는 에너지 손실(dB)로, 검사 귀로 들려준 소리가 반대쪽 귀로 옮겨 가면서(음영 청취, cross hearing) 생긴다.

이개(auricle) 외이의 연골성 부속 기관

이개(pinna) 외이의 이개

이개성형술(pinnaplasty) 미용상 목적으로 한 이개의 성형 수술

이경(otoscope) 고막을 관찰하기 위해 깔때기 모양의 검이경에 특수한 손전등이 달린 장치

이경화증(otosclerosis) 등골 족판 주변이 비정상적으로 골화되는 증상. 등골의 진동을 방해하여 청력손실이 생기며 진행성 전음성 난청이다.

이과학(otology) 귀 질환의 진단과 치료를 담당하는 세부 전공 중 하나

이관(auditory tube) 이관(Eustachian tube) 참고

이관(Eustachian tube) 중이와 비인두를 연결하는 관으로 내부는 점막으로 싸여 있다. auditory tube, pharyngotympanic tube라고도 한다.

이관(pharyngotympanic tube) 이관(Eustachian tube) 참고

이구/귀지(cerumen) 귀지

이낭(otocyst) 인간 배아의 청각 소포

이독성(ototoxic) 귀에 해로운 독

이루(otorrhea) 외이도나 중이에서 생기는 분비물

이명(tinnitus) 귀 또는 머리에서 들리는 소리, 울리거나 포효하거나 쉭쉭하는 소리.

이미턴스(immittance) 임피던스(impedance)와 어드미턴스(admittance)의 합성어

이분숫자검사(dichotic digits test) 한 쌍의 두 가지 서로 다른 숫자를 두 귀 각각으로 동시에 들려주고 반응을 확인하여 청각 처리 장애를 판단하는 검사

이상언어반복증(perseveration) 지속적으로 반복하는 행동

이성형술(otoplasty) 외이의 성형 수술

이소골(ossicles) 중이에 있는 작은 뼈. 추골, 침골, 등골이 연쇄를 이룬다.

이완부(pars flaccida) 고막 위쪽의 느슨한 부, Shrapnell 막으로도 알려져 있다.

이음향방사(otoacoustic emissions, OAEs) 와우에서 발생한 소리를 외이도에 장착한 탐침 송화기로 기록하는 검사

이주(tragus) 이개의 앞쪽에 돌출된 작은 연골 부분

이진균증(otomycosis) 외이의 진균 감염

이통(otalgia) 귀의 통증

이해면화증(otospongiosis) 이경화증(otosclerosis) 참고

이형접합(heterozygous) 특정 위치에서 다른 유전자를 가지는 한 쌍의 염색체

인공 귀(artificial ear) 기도 수화기 보정 장치. 계측용 콘덴서 송화기에 연결하는 6 cm^3 커플러이며, 이곳을 통과한 소리의 음압(dB SPL)을 읽는다. 삽입 수화기는 2 cm^3 커플러를 사용

인공 와우(cochlear implant) 고도 이상 난청자의 청각학적 재활을 위해 수술로 내이에 이식하는 여러 개의 전극이 담긴 장치

인공 유양돌기(artificial mastoid) 골도 수화기를 대는 면이 유양돌기 진동 특성을 고려하여 탄력 있게 만든 장치. 소리에너지 힘(force)은 소음계의 dB로 확인한다.

인두궁(pharyngeal arches) 쌍으로 구성된 배아궁, 인간은 귀와 목으로, 생선은 아가미로 분화한다.

인체 면역 결핍 바이러스(human immunodeficiency virus) 1980년대 초 미국에서 발견된 바이러스. 체액을 통해 감염되어 면역 체계를 혼란시킨다. 전음성, 감각성, 신경성 난청을 일으킬 수 있다.

일과성 역치 상승(temporary threshold shift, TTS) 흔히 강한 소음에 노출되어 나타나는 일시적 감각신경성 난청

일과성 유발 이음향방사(transient-evoked otoacoustic emission TEOAE) clcik이나 tone pip과 같은 매우 짧은 자극으로 유발하는 이음향방사

일률(power) 단위 시간 동안 수행한 일의 양으로, 단위는 watts 또는 ergs/second.

일반학교(mainstreaming) 난청아의 제한을 최소화한 교육기관에서 통합 교육을 받게 하는 것. 특수 교육적 지원이 필요하면 정규학교에 특수 학급을 편성한다.

일량(work) 물체에 힘(에너지)을 작용하여 움직이는 것. 단위는 joule 또는 erg이다.

임계 대역(critical band) 동일한 강도의 순음들이 나란히 연속되는 주파수 대역

임상적 결과 분석(clinical decision analysis, CDA) 민감도, 특이도, 효율성, 예측치 등의 지표를 평가하는 과정

임피던스(impedance) 음파 전달에 반대하는 힘. 마찰 저항, 질량, 긴장도에 의해 결정되며, 주파수의 영향을 받는다.

자가 면역 내이 질환(autoimmune inner-ear disease, AIED) 신체 면역체계가 내이를 공격하여 생기는 염증성 질환. 양측 변동성 진행성 감각신경성 난청이 나타나고, 이명, 이충만감, 어지러움증 등이 동반될 수 있다.

자기공명영상(magnetic resonance imaging, MRI) X선 대신 자장을 이용하여 인체 내부 상태를 보는 장치. 미세 조직을 포함 다양한 병리적 상태를 알 수 있다.

자기청력검사(Békésy audiometry) 피검자가 소리를 들으면 단추를 누르고, 들리지 않으면 떼는 과정을 반복하여 난청자가 스스로 가청역치를 추적하는 자동 청력검사. 소리는 단속음과 연속음을 자극하며, 해석은 별도의 청력도를 사용한다. 이 검사는 더 이상 사용하지 않는다.

자동 이득 조절(automatic gain control) 보청기의 과도한 증폭을 방지하기 위한 회로

자발 이음향방사(spontaneous otoacoustic emission, SOAE) 외부 자극을 주지 않더라도 와우에서 발생하는 매우 약한 방사음. 중이를 통해 외이도로 누설되기 때문에 매우 민감한 송화기를 사용하여 기록할 수 있다.

자발 조건화 청력검사(operant conditioning audiometry, OCA) 순음청력검사가 어려운 유소아에게 사탕 같은 강화물을 이용하여 조건화하는 검사

자성강청(autophony) 중이와 이관 기능 부전으로 자신의 목소리를 더 크게 듣는 현상

자유 진동(free vibration) 외부 힘의 도움을 받지 않는 독립적인 진동

자폐(autism) 회피와 상동증 등의 반사회적 행동으로 표출하는 발달 장애

잔향(reverberation) 좁은 공간에서 음원이 진동을 멈춘 후에도 반사와 회절에 의하여 들리는 소리. 짧은 에코.

잠복시간(latency) 자극 후 생리학적 반응이 나타나기까지의 지연 시간

잡음하 어음 청취 검사(Speech Perception in Noise(SPIN) test) 녹음된 검사 문장과 다화자 잡음을 이용하여 어음이해도를 찾는 검사

장액성 삼출액(serous effusion) 중이강에서 생길 수 있는 액체

저항(resistance) 진행하려는 힘의 반대

전기안진검사(electronystagmograph, ENG) 전정 자극에 의하거나 자발적으로 발생하는 안진을 기록하는 검사

전도/탄성(compliance) 긴장도(stiffness)의 반대

전산화 동적자세검사(computerized dynamic posturography, CDP) 컴퓨터 기반 이동 플랫폼과 동작 센서를 이용하여 자세 안정에 대한 평형 기능을 평가하고 정량적으로 분석하는 검사

전산화 청력검사(computerized audiometry) 컴퓨터 프로그램으로 소리를 자극하고 해석해서 가청역치를 구하는 과정

전음성 난청(conductive hearing loss) 외이와 중이 기능 이상으로 발생하는 청력손실

전정(vestibule) 평형기관을 포함하는 내이 공간. 와우와 통한다.

전정계(scala vestibuli) 중간계 위에 있는 와우의 관. 외림프가 채워져 있다.

전정유발근전위(vestibular-evoked myogenic potential, VEMP) 소리로 구형낭을 자극하여 유발한 근반사. 전정 질환 진단에 이용한다.

전환 신경증(conversion neurosis) 정서적 장애가 청력손실이나 실명 등과 같은 신체적 증상으로 나타난다는 프로이트 이론

전환 장애(conversion disorder) 심인성 난청(psychogenic hearing loss) 참고

점막(mucous membrane) 몸의 여러 부분에 있는 상피세포의 한 형태. 액체를 분비하는 선이 있다.

접지 전극(ground electrode) 청성유발전위에서 접지에 사용하는 세 번째 전극

정원창(round window) 작고 둥글며 얇지만 단단한 막, 내이와 중이를 구분한다.

정적 탄성(static acoustic compliance) 고막의 운동성

정현파(sine wave) 정현파(sinusoidal wave) 참고

정현파(sinusoidal wave) 단순 조화 운동을 보이는 순음의 파형. sine wave라고도 한다.

조건화 반사(conditioned orientation reflex, COR) 영유아를 대상으로 음장에서 소리 방향에 반사를 보이면 불빛과 인형으로 강화하여 가청역치를 평가하는 검사

족판(footplate) 등골의 바닥. 난원창과 연결되어 있다.

종기/절창(furunculosis) 외이도 이모낭에서 감염

종파(longitudinal wave) 음파의 방향과 매질에서 입자의 운동 방향이 같다.

주기(cycle) 단순 사인파가 360° 연속 과정을 마치고 원점으로 되돌아오기까지 운동 과정

주기(period) 한 진동 주기의 지속시간(초). 주기는 주파수와 역의 관계이다. 예를 들면 1,000 Hz 소리의 한 주기는 1/1,000초이다.

주기음(periodic sound) 복잡하지만 이정한 고음조를 반복하는 소리

주파수 변조음(warble tone) 주파수 변조 순음, 변조는 %로 표시하며 1,000 Hz 5%이면, 950부터 1,050 Hz 사이로 변조

주파수 왜곡(frequency distortion) 음파에서 주파수가 부정확하게 재생

주파수 응답(frequency response) 보청기에서 낮은 주파수부터 높은 주파수까지 증폭되는 범위를 Hz로 표시

주파수(frequency) 단위 시간당 진동수. 소리는 초당 주기의 수, 단위는 cycle per second; cps 또는 Hz이다

줄(joule, J) 일의 단위, 1 N(Newton)의 힘이 물체를 1 m 움직이게 할 때의 일을 1 juole(J)이라 한다. 1 joule은 1,000만 ergs이다.

중간계(scala media) 고실계와 전정계 사이에 있는 관. 내림프가 채워져 있고, Corti 기관이 있다.

중배엽(mesoderm) 외배엽과 내배엽 사이에 있는 배아의 배엽층 중의 하나

중이 틈새(middle-ear cleft) 중이와 이관의 공간

중이(middle ear) 소리 에너지를 외이에서 내이로 전달하는 이소골이 위치하는 공기로 채워진 공간

중이염(otitis media) 중이의 감염

중추 차폐(central masking) 차폐로 생기는 가청역치의 상승. 차폐 잡음 강도는 음영 청취를 생길 정도로 강하지 않지만 뇌간 영역에서 교차하여 역치 상승이 일어난다.

중추 청각 처리 장애(central auditory processing disorder, CAPD) 청각의 중추신경계통의 손실로 음향신호 디코딩, 방향성, 잡음하 어음이해에 문제가 생기는 장애. 이 용어는 청각 처리 장애로 바꾸어 사용하기를 권고하고 있다.

증거 기반 서비스(evidence-based practice) 개별화 치료를 위해 최근 실험 결과, 임상 전문가 경험, 환자의 관심과 기대 등을 의사 결정에 반영하는 것

증후군(syndrome) 여러 가지 증상의 집합으로, 특정한 병리적 현상을 의미한다.

지수(exponent) 대수 등의 관계로 숫자를 증가시키는 것

지화(cued speech) 독화(speech reading) 능력을 높이기 위해 말을 하면서 입 근처에 몇 가지 손 모양의 단서를 보여 주는 방법

진공관(vacuum tube) 전류 흐름을 조절하기 위한 밀봉 유리관

진동(oscillation) 진동체가 앞뒤로 움직이는 운동

진동(vibration) 물체의 왕복 운동. 자유 진동은 물체의 운동(변위)이 외부 힘을 받지 않고, 강제 진동은 왕복 운동의 앞과 뒤에서 외부 힘을 받는다.

진동촉각 보청기(vibrotactile aid) 특별히 고안한 진동자를 피부에 대고 증폭한 진동을 전달하는 장치. 기도 보청기 사용에 한계가 있는 고도 이상의 심한 난청자의 독화 등에 도움이 된다.

진주종(cholesteatoma) 중이, 유양돌기에서 발생하는 종양

진폭 왜곡(amplitude distortion) 전기음향 시스템에서 입력에는 없으나 출력에는 있는 것으로, 입력과 출력파 사이의 불균형이 원인이다.

진폭(amplitude) 매질에서 입자가 안정 상태로부터 가장 멀리까지 이동한 폭

진행파 이론(traveling wave theory) 음파가 와우 기저막의 기저회전에서 첨부로 이동하면서 주파수를 분석한다는 이론, 파형 정점을 보이는 기저막 위치가 해당 주파수를 수용한다는 이론

질량 리액턴스(mass reactance) $2\pi fM$ 공식에 의한 값

질량(mass) 관성과 관련한 신체의 고유한 양. 몸무게는 중력 가속도로 나눈다.

집적회로(integrated circuit) 모든 트랜지스터와 저항 등의 소자를 매우 작은 절연 실리콘 조각에 담은 복합 시스템

차폐 강도 차(masking-level difference, MLD) 두 귀에 같은 위상의 잡음을 주었을 때보다 잡음의 위상을 180°로 달리하였을 때 순음에 대한 양이 가청역치가 낮아진다. 이 값의 차이.

차폐(masking) 가청역치를 구하면서 또 다른 소리를 동시에 들려주는 과정

참을 수 있는 강도(tolerance level) 불쾌 강도, uncomfortable loudness level 참고

청각 방사(auditory radiations) 내슬상체를 나와 대뇌 피질 측두회의 청각 영역을 연결하는 신경섬유다발

청각 보조 장치(assistive listening devices, ALDs) 신호 대 잡음비 개선을 위한 보청 장치, 개인용

증폭기, FM장치, 유도파 장치, TV 및 전화 증폭기 등이 있다.

청각 처리 장애 선별검사(Screening Test for Auditory Processing Disorders, SCAN) 청각 처리 장애를 빠르게 선별할 수 있는 검사. 필터된 낱말, 청각 전경-배경, 이분 청취의 세 가지 하위 검사를 포함한다.

청각 처리 장애(auditory processing disorder, APD) 뇌의 청각 중추가 관련되는 질환으로, 언어 발달이 지연되고 의사소통에 어려움을 느끼는 질환

청각 피드백 지연(delayed auditory feedback, DAF) 피검자가 말을 하는 동안 이미 들었던 소리를 시간 차이를 두고 재생하여 들려주는 것

청각/청력(auditory) 청력(hearing) 참고

청각과민증(hyperacusis) 청력손실 유무에 관계없이 큰 소리를 듣지 못하는 증상

청각불능(hearing disability) 난청으로 사회적 역할 수행에 어려움을 느끼는 것. 장애 여부는 고려하지 않는다.

청각신경병증 스펙트럼 장애(auditory neuropathy spectrum disorder, ANSD) 청각 신경병증/청각동기화 이상 등으로 불렸다. 청력손실은 경도부터 중등고도의 감각신경성 난청을 보이는데, 난청 정도에 비해 어음이해도가 현저하게 낮다. 청신경 종양과 달리 MRI는 정상이지만 ABR 파형이 기록되지 않는다.

청각이상(dysacusis) 청력손실로 음향신호를 왜곡하여 듣는 증상, 어음이해도가 낮다.

청각장애(hearing handicap) 난청이 개인의 역량과 개인적 목표도 파괴(좌절)시키는 것

청각재활(aural rehabilitation) 구어 언어 발달 후 청력손실이 발생한 난청자의 의사소통 능력 향상을 위한 재활

청각학적 재활(audiological rehabilitation) 보청기, 청력재활, 구화교육, 상담 등을 통해 난청자의 의사소통 능력을 증진하는 재활 기법. 유소아는 청능 훈련과 말-언어치료, 수화를 포함한다. Aural rehabilitation이라는 용어도 함께 사용한다.

청능 훈련(auditory training) 잔존 청력을 효과적으로 사용하기 위한 난청자 청각 활용 훈련

청력검사기(audiometer) 가청역치를 검사하는 장치. 여러 순음을 발생하며, 가청역치를 찾을 때까지 음강도를 낮추거나 올리면서 검사한다. 출력은 기도 수화기를 이용한 기도 전도 검사, 골도 수화기를 이용한 골도 전도 검사가 있으며, 1개 이상의 스피커를 통한 음장검사도 시행한다.

청력도(audiogram) 주파수마다의 가청역치인 청력검사 소견을 기록한 그래프.

청력손실(hearing impairment) 청각기관의 해부학적 구조 손상에 따라 생리학적 기능 손실이 있는 것

청력손실(hearing loss) 청각기관의 이상으로 소리를 부분적 또는 완전히 들을 수 없는 것

청력손실(hypacusis) 청력손실

청력재활(hearing therapy) 의사소통을 방해하는 다양한 청취 환경, 낮은 발화 명료도 음성, 잘못된 청취 습관 등에 개입하여 교육하는 행위. 대체로 집단적인 훈련을 의미한다.

청성뇌간반응(auditory brain stem response, ABR) 소리 자극 후 10 ms 이내에 나타나는 7개의 정점을 관찰하는 검사

청성사건관련전위(auditory event-related potentials, ERPs) 잠복시간 60 ms 이후에 나타나는 청성유발전위. 피검자가 적극적으로 참여하면서 300 ms 정도에서 강한 양성파로 나타나는 전위도

포함한다.

청성유발전위(auditory-evoked potentials, AEPs) 소리를 자극하여 와우, 뇌간, 청각 피질 등에서 나타나는 아주 작은 반응을 평균 가산 컴퓨터로 처리하여 기록한 전위

청성중간반응(auditory middle-latency responses, AMLRs) 소리 자극 후 10~50 ms 범위에서 나타나는 반응으로, 뇌간보다 고위의 청각기관에서 발생하는 청성유발전위이다.

청성지속반응(auditory steady-state response, ASSR) 순음청력검사가 곤란한 경우 신뢰할 수 있는 가청역치를 구할 수 있는 주파수 특이 청성유발전위 검사법

청성후기반응(auditory late responses, ALRs) 가장 큰 진폭을 갖는 전위가 나타나는 청성유발전위. 순음도 사용할 수 있고, 주파수 특이 정보를 얻을 수 있다.

청신경 종양(acoustic neuroma) 청신경의 겉을 싸고 있는 수초(sheath)에서 발생하는 종양

청신경(auditory nerve) VIII 뇌신경. 청각과 전정 분지로 내이와 뇌간 사이를 연결한다.

청신경염(acoustic neuritis) 청신경의 감염 및 퇴행성 병변

체성감각(somatosensory) 체표면으로 느끼는 고유 감각

초기 차폐(initial masking(IM) 유효 차폐 범위 중 가장 낮은 잡음 강도. 기도 전도는 차폐 귀의 가청역치와 같고, 골도 전도는 잡음을 주는 귀 기도 가청역치에 폐쇄효과를 더한 값이다.

초언어 훈련(metalinguistic training) 연상, 연습, 의역, 요약, 분화의 활용 등을 포함한 언어 처리 기술을 개발하여 생각과 의사소통을 학습하는 훈련

초인지 훈련(metacognitive training) 음성 언어 처리의 자기 규제 강화를 통해 상황을 분석하고 수정하면서 전략 개발에 도움을 얻는 훈련

촉감 반응(tactile response) 골도 전도 검사에서 소리보다 느낌으로 듣는 것

최고 명료도(PB_{Max}) 어음 강도에 상관없이 음성학적 균형 낱말 목록으로 구한 가장 높은 명료도

최대 차폐(maximum masking) 잡음의 최대 강도, 반대 귀의 역치 상승을 일으키기 직전 잡음 강도

최소 반응 강도(minimum response level, MRL) 유소아가 자극에 반응하는 가장 낮은 음강도, 다양한 정황에 의해 달라지지만 이 음강도는 역치 근처이거나 역치보다 충분히 높은 강도이다.

최소 청각 결핍증(minimal auditory deficiency syndrome, MADS) 인생 초기 전음성 난청으로 인한 중추신경계통 신경원의 크기 변화. 언어와 학습에 어려움을 느낀다.

추골(malleus) 중이 이소골 연쇄에서 첫 번째이며 가장 큰 뼈. 고막 및 침골과 연결되어 있다.

추골병(manubrium) 고막의 섬유층에 함몰된 추골의 돌기

축삭(axon) 신경원에서 원심성 정보 전달 부위

출력 음압(output sound-pressure level, OSPL) 보청기 최대 출력 음압(maximum power output)의 새 용어. 입력 음압에 관계없이 보청기 수화기에서 출력되는 가장 높은 음압을 말한다.

측두엽(temporal lobe) 소리 인식과 관련되는 대뇌 반구의 한 부분. 청각 언어 영역은 측두엽에 있다.

치매(dementia) 노화 관련 진행성 질환으로 공간 감각 상실, 기억 상실, 판단력 저하, 사고력 저하 등의 인지 및 지적 기능 손실이 나타난다.

침골(incus) 이소골 연쇄에서 두 번째 뼈. 모루 모양이다.

캘리포니아 자음 검사(California Consonant Test) 고주파수 청력손실 난청자의 어음이해를 확인하는 검사. 무성 자음을 주로 들려주고 응답을 보기 중에서 선택한다.

컴퓨터 단층촬영(computed tomography) 인체 단면 영상을 얻는 촬영 방법. 내부 장기나 종양 위치를 확인하는 데 이용한다.

코사인파(cosine wave) 위상각 90°에서 시작하는 정현파

쾌적 강도(most comfortable loudness, MCL) 피검자가 가장 편안한 크기로 듣는 소리의 가청 단위

쾌적 음량 범위(range of comfortable loudness, RCL) 어음에 대한 불쾌 역치에서 어음청취역치를 뺀 차이(dB)를 말하며, 가청 범위(역동 범위, dynamic range)라고도 한다.

탄성(elasticity) 물체가 원래의 상태로 되돌아오는 능력

탈억제(dysinhibition) 뇌 손상과 관련한 이상 행동

탐침 송화기(probe-tube microphone) 보청기를 착용한 상태에서의 전기음향학적 성능을 평가하기 위하여 사용하는 송화기로, 송화기 끝에 연결한 가는 실리콘 관을 외이도 내부에 넣을 수 있다.

트랜지스터(transistor) 전력 소비가 낮고, 공간 효율이 좋은 전자 장치, 실리콘과 같은 반도체를 이용 전류를 증폭하는 장치이다.

특발성 돌발성 감각신경성 난청(sudden idiopathic sensory/neural hearing loss, SISNHL) 원인 없이 갑자기 생긴 청력손실. 일반적으로 편측성이며, 며칠 이상 계속된다.

특이도(specificity) 검사에서 병이 아닌 것을 병이 아니라고 진단하는 비율

파동(wave) 물질의 진동이 주변으로 퍼져 나가는 현상

파스칼(Pascal, Pa) 1 N/m^{2}와 같은 압력 단위(Pa)

파장(wavelength) 완성된 한 주기에서 위상이 같은 두 지점(마루와 마루 또는 골과 골) 사이의 거리

팽대(ampulla) 세 개의 반규관(반고리관)에서 난형낭으로 되돌아오는 끝 지점에 확대된 부분. 각 팽대에는 평형감각을 감수하는 기관이 있다.

편기/편측화(lateralization) 오른쪽이나 왼쪽 또는 중간 등으로 듣는 방향

폐쇄증(atresia) 외이도처럼 인체에 있는 관이 선천적으로 막혀 있는 증상

폐쇄효과(occlusion effect, OE) 외이도를 막았을 때 골도 전도 증가로 음량 변화가 생기는 효과

포만트(formant) 모음 스펙트럼에서 에너지의 정점

폰(phon) 소리 크기 단위, 1,000 Hz 소리와 같은 크기로 느껴지는 다른 주파수의 소리들

표현 다양성(variable expressivity) 정도는 유전 특성으로 표현된다.

표현형(phenotype) 유전과 환경 작용 등에 의해 육체적 · 생화학적 · 생리적으로 발현되는 개체마다의 성질

푸리에 분석(Fourier analysis) 복합파 구성 요인들에 대한 수학적인 분석

하구(inferior colliculus) 중뇌 후방에 있는 중추 청각전달로의 하나

하악-측두 관절 증후군(temporomandibular joint(TMJ) syndrome) 하악-측두 관절에서 발생하는 신경통

함기 유양(pneumatic mastoid) 두개의 측두골에 공기가 채워진 상태

합성 문장 인지(synthetic sentence identification, SSI) 문법적으로 정확하지만 의미가 없는 10개의 일곱 단어 문장을 이용한 어음이해도 검사

핵 황달(kernicterus) 중추신경계통, 특히 기저핵에서 담즙 색소 침착에 의해 발생하며, 태아적혈

모구증, Rh인자와 관련된다.

행동관찰청력검사(behavioral observation audiometry, BOA) 소리 자극에 대한 신생아의 반응 변화를 관찰하는 청력검사

헤르츠(hertz, Hz) 초당 주기의 수 cycle per second; cps

헤슬회(Heschl's gyrus) 상측두회(superior temporal gyrus) 참고

혈고실(hemotympanum) 중이에서 출혈

혈관 경련(vasospasm) 일반적으로 동맥의 심한 수축

혈관조(stria vascularis) 중간계 외벽을 따라 있는 혈관줄무늬, 내림프 분비와 흡수를 담당하고, Corti 기관에 산소와 영양분을 공급한다. 내림프의 +직류전위에 영향을 미친다.

협착(stenosis) 외이도가 비정상적으로 좁혀진 것

혼합성 난청(mixed hearing loss) 감각신경성 난청과 전음성 난청이 함께 있는 난청. 기도 전도 가청역치는 전체 청력손실, 골도 전도 가청역치는 감각신경성 난청, 기도-골도 차이는 전음성 난청 요인이다.

화농(성)(purulent) 고름이 있는

화농성(suppurative) 고름을 만듦

화음 왜곡(harmonic distortion) 고조파 주파수들에서 증폭으로 생기는 왜곡을 %로 표시한다.

화음(harmonic) 기본주파수의 배수 관계를 갖는 복합파. 기본주파수는 첫 번째 고조파이다.

환기관[pressure-equalizing(PE) tube] 중이강을 환기시키기 위해 고막절개술로 절개한 고막에 넣는 작은 관

활동전위(action potential, AP) 신경 자극 후, 신경원 표면에서 측정되는 전압의 변화

회전의자검사(rotary chair testing) 다양한 속도로 의자를 시계 및 시계 반대 방향으로 회전시켜 유발된 안진을 기록하는 전정 기능 검사

횡파(transverse wave) 입자의 운동과 진행 방향이 수직 관계에 있는 파형

효용성(efficiency) 병소 부위를 정확하게 구분하거나 병소 부위가 아니라고 배제할 수 있는 비율

후미로(retrocochlear) 와우 이후의 청각계통

후천성 면역 결핍 증후군(acquired immune deficiency syndrome, AIDS) 면역 결핍 바이러스(human immunodeficiency virus) 참고

훈련된 육성음(monitored live voice, MLV) 음량 단위계(volume unit meter)로 크기를 감시하면서 발성한 육성

흉쇄유돌근(sternocleidomastoid muscle) 유양돌기에서 시작하여 쇄골, 흉골로 연결되는 근육. 승모근으로도 알려져 있다.

희박상(rarefaction) 음파의 한 부분으로 단위 공간에서 입자의 밀도가 상대적으로 덜 조밀한 상태

히스테리성 난청(hysterical deafness) 심인성 난청(psychogenic hearing loss)의 옛 용어

힘(force) 물체의 속도를 유지하거나 변경하는 데 필요한 운동량

Apgar 검사(Apgar test) 신생아 상태 검사, 호흡, 심박동, 근긴장, 안색, 반사 과민 등으로 평가한다.

Bel(벨)(Bel) 음압을 대수 관계식을 이용하여 표현하는 단위

Bell 마비(Bell's palsy) 안면신경(VII 뇌신경)의 말초 분지 마비

BiCROS 보청기(BiCROS hearing aid) CROS 보청기를 개량한 것으로, 송화기는 양쪽 귀 모두에

장착하고 보청기는 청력이 좋은 귀에만 장착하는 방식

Bing 검사(Bing test) 폐쇄효과를 이용하여 전음성 난청 유무를 감별하는 음차검사 중 하나

Carhart 절흔(Carhart notch) 이경화증 환자의 골도 전도 검사에서 나타나는 청력도 양상. 2,000 Hz 가청역치가 다른 주파수보다 낮은 결과를 보이며, 이는 실제 청력보다 나쁘게 나타난 것이다. 수술적 치료 후 종종 회복된다.

CHARGE 증후군(CHARGE syndrome) 청각기관 대부분과 기관 등에 영향을 미치는 선천성 질환

CNC 낱말(consonant-nucleus-consonant(CNC) words) 어음이해도를 검사하는 단음절 낱말. 각 낱말은 세 개의 음소로 구성되는데, 초성과 종성이 자음이고, 중간 음소가 모음 또는 이중 모음이다.

CON-SOT-LOT(CON-SOT-LOT) continuous tone, pulsed tone with a standard off-time(50%), and a lengthened off-time(80%)'의 약어. 순음청력검사 상승법과 하강법에서 비기질성 난청 소견일 때 시행하는 검사. 연속음을 계속 들려주면서 자극과 멈춤을 50%씩 하는 단속음, 자극을 20%만 하는 단속음에 대한 반응으로 비기질성 난청을 평가한다.

Corti 궁(Corti's arch) 와우 Corti 기관에 배열된 세포들이 만든 아치형 구조물

Corti 기관(organ of Corti) 와우 중간계에 있는 청각 기관의 말단 감각 수용기

CROS 보청기(CROS hearing aids) contralateral routing of signals의 약어. 편측성 난청자를 위해 고안된 보청기로, 난청 귀에 송화기를, 잘 들리는 귀에 보청기를 달고 외이도를 개방한 상태로 장착한다.

DNA(DNA) 인산 데옥시리보 염기(deoxyribonucleic acid). 유전 정보를 전달하는 기본 분자.

Doerfler-Stewart(Doerfler-Stewart test) 2음절 낱말과 잡음으로 양측성 비기질성 난청을 진단하는 검사

Lombard 검사(Lombard test) 비기질성 난청 검사. 정상 청력자의 경우 잡음 강도를 올리면 말소리도 커지는 원리를 이용한다.

Lombard 음성 반사(Lombard voice reflex) 잡음의 크기를 올리면 목소리도 커지는 반사

Moro 반사(Moro reflex) 큰 소리를 들은 신생아 및 영아가 껴안는 듯한 동작으로 팔을 움직이는 반사

Northwestern 대학교 어린이 어음 수용 검사(Northwestern University Children's Perception of Speech(NUCHIPS) test) 영유아의 언어이해도를 평가하기 위한 그림 식별 검사

Politzer 환기법(politzerization) 코를 막고 힘을 주면 이관이 열려 중이강으로 공기가 주입되는 통기법

Reissner 막(Reissner's membrane) 고실계와 중간계를 나누는 막

Rh 인자(Rh factor) 인간 적혈구 표면의 단백질 인자. 처음 관찰한 Rhesus 붉은털 원숭이 이름을 이용.

Rinne 검사(Rinne test) 음차로 기도와 골도 전도를 비교하는 검사

Schwabach 검사(Schwabach test) 정상 청력의 검사자와 피검자의 골도 전도를 비교하는 음차 검사

Schwartze 징후(Schwartze sign) 일부 이경화증에서 나타나는 갑각의 혈관 분포도 증가. 고막 발적 현상으로 확인할 수 있다.

Shrapnell 막(Shrapnell's membrane) 고막의 이완부

stacked 청성뇌간반응(stacked ABR) 와우 전 영역에서 반응한 청성뇌간반응과 고역 통과 필터 기법을 이용한 대역 청성뇌간반응을 합성하는 방식의 청성뇌간반응. 작은 청신경 종양에 민감도가 높다.

Stenger 검사(Stenger test) Stenger 원리를 이용한 편측성 비기질성 난청을 감별하는 검사

Stenger 원리(Stenger principle) 두 귀에 주파수와 음강도가 같은 소리를 동시에 들려주면 크게 들을 수 있는 한쪽으로만 소리를 느끼는 원리

Toynbee 법(Toynbee maneuver) 코를 막고, 입을 다문 체 침을 삼켜 이관에 힘을 주는 방법

Valsalva 법(Valsalva) 입과 코를 막고 이관으로 힘을 가할 때 생기는 중이의 자가 환기

Weber 검사(audiometric Weber test) 음차 대신 청력검사기로 시행하는 Weber 검사. 골도 수화기를 피검자의 이마에 대고 역치상 소리를 들려준 후, 오른쪽, 왼쪽, 중앙의 청취 방향을 확인한다.

Weber 검사(Weber test) 음차검사의 한 종류. 편측성 난청의 성질을 감별하는 검사법이다.

Willis 착청(Willisii paracusis) 전음성 난청자에서 나타나며, 조용한 곳보다는 소란스러운 곳에서 더 잘 알아듣는다.

X-연쇄(X-linked) X 염색체(성염색체)의 유전 특성

2형 신경섬유종증(neurofibromatosis type 2) 양측성으로 나타나는 유전성 청신경 질환, 난청과 두개골 내 종양과도 관련된다.

4분표(tetrachoric table) 정확하고 효율적인 청각선별검사를 위해 네 개의 칸으로 나눈 표

찾아보기

[주제어 찾아보기]

[ㄱ]

[ㄴ]

[ㄷ]

[ㄹ]

[ㅁ]

[ㅂ]

[ㅅ]

[ㅇ]

[ㅈ]

[ㅊ]

[ㅋ]

[ㅌ]

[ㅍ]

[ㅎ]

[기타]

[인용저자 찾아보기]

역자 소개

■ 허승덕

청각학, 청신경전기생리학, 청각재활
대구대학교 재활과학대학 언어치료학과 교수

♣ 저 · 역서

청각학—인공와우재활(박학사)
청각학—청각학적 평가와 해석 기초(박학사)
청각학—청력도해석(박학사)
말, 언어, 청각의 해부와 생리(박학사)
음성언어의 측정, 분석 및 평가(학지사)
청각학(동아대학교 출판부)
청각학 개론(대구대학교 출판부) 외 다수

♣ 논문

유소아 및 청소년 청각선별 결과(언어치료연구)
정상청력자와 성인 인공와우 이식자에서 음절 간 쉼 간격에 따른 어음이해도(언어치료연구)
비대칭 음 강도 양이 동시 자극 청성뇌간유발 반응의 양이 간섭치(재활복지공학회 논문지)
전기 자극 청신경 복합 활동전위: 변인 영향(재활복지공학회 논문지)
전정 구형낭 청력에 관한 연구(말소리와 음성과학)
인공와우 이식자에서 positive peaked 청신경 복합 활동전위(말소리와 음성과학)
인공와우 이식 후 전극 상태 평가(Communication Science and Disorders) 외 다수

청각학 개론, 제12판

Introduction to Audiology

발 행 일 | 2016년 9월 1일 초판 1쇄 발행
저 자 | Frederick N. Martin · John Greer Clark
역 자 | 허승덕
발 행 인 | 구본하
발 행 처 | 도서출판 **박학사**
주 소 | 서울시 마포구 월드컵북로5길 33 동아빌딩 2층
전 화 | (02)3142-3764~5
팩 스 | (02)3142-3766
웹 사 이 트 | www.pakhaksa.co.kr
등 록 번 호 | 제10-2230호

정가 25,000원 ISBN 978-89-98521-52-3